GUIDE PRATIQUE DES REMÈDES NATURELS

GUIDE PRATIQUE DES REMÈDES NATURELS

Des centaines de conseils santé

Sélection du Reader's Digest

PARIS • BRUXELLES • MONTRÉAL • ZURICH

GUIDE PRATIQUE DES REMÈDES NATURELS

est une réalisation de

SÉLECTION DU READER'S DIGEST

Nous remercions tous ceux qui ont contribué à la réalisation de cet ouvrage.

Conseillers de la rédaction : Pierre CORNILLOT, assisté de **Jacques FLEURENTIN** et **Yves LARAQUE.**

Auteurs :

Jean-Pierre BAUSSARD, médecin au centre de climatothérapie Castel-Roc et Les Tout-Petits, Font-Romeu : p. 248-249.

Jamal BELLAKHDAR, pharmacien, chercheur en ethnopharmacologie au Centre des sciences de l'environnement de l'université de Metz : p. 74, 81, 84, 103-105, 107, 110, 114-116, 120, 122, 124, 131, 144, 148, 149, 152, 153, 158, 166, 167, 174, 180, 187, 190, 192, 196, 209, 210.

Edwige BERTIN, médecin du sport, chargée de cours à la faculté de médecine de Bobigny, université Paris-Nord : p. 282-288.

Jean-Claude BOULO, chargé de cours à l'institut universitaire Sport et Santé de la faculté de médecine de Bobigny, université Paris-Nord p. 280-281.

Christian CHARON, médecin, chargé de cours à la faculté de médecine de Bobigny, université Paris-Nord : p. 308-311.

Pierre CORNILLOT, médecin, professeur de biologie médicale, ancien doyen, directeur du département des Médecines naturelles à la faculté de médecine de Bobigny, université Paris-Nord : p. 5, 10-19, 22-69, 72-73, 222-223, 252-266, 302-303.

Michel COSTE, médecin, chargé de cours à la faculté de médecine de Bobigny, université Paris-Nord : p. 228-230, 243-245.

Jacques FLEURENTIN, pharmacien, directeur de recherches à l'Institut européen d'écologie de Metz : p. 24-69, 72-73, 86, 89, 97, 100, 106, 108, 113, 117, 119, 121, 126, 128, 139, 145, 146, 154, 160, 168, 170, 172, 177, 203, 206, 207.

Yves GRAILLAT, médecin, attestation nationale d'hydrologie et de climatologie : p. 233-239.

Sydney HAYOUN, ostéopathe, chargé de cours à l'institut universitaire Sport et Santé de la faculté de médecine de Bobigny, université Paris-Nord : p. 301.

Jean-Pierre HUBERT, sophrologue, chargé de cours à la faculté de médecine de Bobigny, université Paris-Nord : p. 315-319.

Cyrus IRAMPOUR, médecin psychiatre, alcoologue, chargé de cours à la faculté de médecine de Bobigny, université Paris-Nord : p. 312-314.

Alan JONES, chargé de cours à la faculté de médecine de Bobigny, université Paris-Nord : p. 300.

Marie-Claire LANHERS, maître de conférences à la faculté de médecine de Nancy-Vandœuvre : p. 94, 123, 125, 129, 130, 135-137, 141-143, 147, 151, 163, 165, 175, 176, 178, 183, 184, 186, 189, 193-195, 198, 191, 199, 210, 211.

Yves LARAQUE, médecin, chef du département de Naturothérapie à la faculté de médecine de Bobigny, université Paris-Nord : p. 24-69, 224-227, 246-247, 254-266.

Marc LECHABLE, médecin à la Fédération française de basket-ball, praticien hospitalier (CHI de Montfermeil) : p. 296-297.

Christine LE SCANFF, maître de conférences à l'université de Caen : p. 298.

Bernard MORON, médecin des thermes marins Riva Bella - Normandie, chargé de cours à la faculté de médecine de Bobigny, université Paris-Nord : p. 231-232, 240-242.

Henri PÉRIÉ, inspecteur général honoraire au ministère de la Jeunesse et des Sports, ancien chef des services médicaux du ministère : p. 289-295.

Pascal ROBERT, médecin du sport, chargé de cours à la faculté de médecine de Bobigny, université Paris-Nord : p. 299.

Jean-Marie SZTALRYD, psychanalyste, directeur adjoint du diplôme interuniversitaire de sexualité humaine à la faculté de médecine de Bobigny, université Paris-Nord : p. 267-279.

Izan TSOU-HO, médecin naturothérapeute, chargé de cours à la faculté de médecine de Bobigny, université Paris-Nord : p. 259.

Chafique YOUNOS, ethnobotaniste, professeur à l'université de Metz : p. 75-80, 82, 83, 85, 87, 88, 91-93, 98, 99, 101, 102, 109, 111, 112, 118, 133, 134, 162, 164, 169, 181, 200.

Nous remercions également pour leur collaboration : Marguerite-France BRUN-COTTAN (rédaction), Michèle ANDRAULT (maquette), Jeanne-Françoise ROCHE (iconographie), Dominique CARLIER, Nicole MILOUDI (correction), Serge BARRIER, Michel HOFF (vérification des dessins des plantes médicinales).

Équipe éditoriale de
SÉLECTION DU READER'S DIGEST

Direction éditoriale : Gérard CHENUET

Réalisation de l'ouvrage

Responsable du projet : Catherine LAPOUILLE
Direction artistique : Claude RAMADIER
Responsable de la maquette : Gérard DESHAYES
Responsable de la cartographie : Claude PERRIN
Lecture-correction : Béatrice OMER, Catherine DECAYEUX, Emmanuelle DUNOYER
Iconographie : Nicole TESNIÈRE
Fabrication : Jacques LE MAITRE, Marie-Pierre DE SCEY

Conception du projet

Responsables d'édition : Philippe PELLERIN, Jean-Jacques POTIRON
Direction artistique : Dominique CHARLIAT
Couverture : Françoise BOISMAL

PREMIÈRE ÉDITION

ISBN 2-7098-0578-2

Préface

La réalisation d'un guide pratique consacré aux médecines naturelles tenait d'une double gageure : mettre à la portée du lecteur un ensemble d'informations pratiques suffisamment précises pour lui permettre de les utiliser, et simultanément veiller à ne pas nuire indirectement à sa santé par la trop grande assurance que pourrait lui conférer un ouvrage qui prétendrait tout soigner. Tous les auteurs de ce guide, professionnels chevronnés, ont veillé scrupuleusement à respecter la marge de libre décision du lecteur, tout en faisant les mises en garde nécessaires. Voici donc un ouvrage où les conseils apparaissent d'abord comme les fruits d'une expérience personnelle que l'on aimerait faire partager. Les articles en appellent volontiers au vécu du lecteur, de sorte que, même sur des sujets délicats comme la sexualité, l'alcool, la drogue… ou l'alimentation, l'auteur n'apparaît pas comme un donneur de leçons, mais comme un professionnel plein de sagesse.

À quelques encablures du nouveau siècle, le discours sur la santé et la maladie se transforme sous nos yeux. Jadis réservé à des corps professionnels éminents, il se trouve pris aujourd'hui dans un mouvement à la fois économique, social et technique qui redistribue les rôles et les responsabilités. Les médecins eux-mêmes se trouvent contraints de limiter leurs interventions aux aspects les plus techniques et les plus périlleux de leur profession. Le coût de la santé et le déficit chronique des organismes d'assurance maladie conduisent à exclure progressivement du champ de la protection sociale les mille petits maux qui accompagnent la vie de tous les jours. Cette redistribution des rôles oblige chacun de nous à reconsidérer ses propres responsabilités, tant pour protéger sa santé que pour limiter les méfaits d'une affection bénigne.

C'est dans cet espace nouveau que veut se placer le Guide pratique des remèdes naturels. *Mais, loin de chercher à supplanter le corps médical ou pharmaceutique, l'ouvrage s'efforce de satisfaire aux nouveaux besoins d'information nécessaires pour permettre à chacun de décider, en étant plus averti, des actions à entreprendre ou à éviter pour conserver la meilleure santé possible.*

En centrant leur réflexion sur les remèdes naturels, les auteurs ont voulu montrer à quel point notre environnement naturel pouvait contribuer au maintien et à la restauration de notre santé, et par là même réhabiliter aussi ces mille moyens simples par lesquels, ancestralement, nous avons appris à surmonter les maux du quotidien. Mais, en plaçant nos comportements au cœur de cette réflexion, ils ont cherché à nous faire percevoir la dimension de notre propre pouvoir sur notre santé, à nous faire entrevoir l'étendue de nos responsabilités vis-à-vis de nous-mêmes et à nous aider à les assumer. Et ainsi ouvrir une perspective sur l'avenir.

Pr Pierre CORNILLOT

Table des matières

Comprendre les remèdes naturels

Le grand courant d'opinion qui s'est levé durant les années 1960-1970 en faveur d'un retour à la nature, donnant naissance et force aux mouvements écologiques, avec des fortunes diverses, dans les différents pays industrialisés, a favorisé une réflexion très variée sur les rapports entre nature et santé. Il a valorisé des initiatives parfois anciennes comme la réhabilitation d'une agriculture sans engrais chimiques ou la diffusion de produits alimentaires biologiquement sains, et stimulé la pratique de nouvelles formes d'exercice physique (jogging, course au petit trot) comme un moyen de conserver la forme et l'équilibre individuel.

Plus de vingt années se sont écoulées, qui n'ont pas atténué l'intérêt pour cette dimension de notre vie personnelle et communautaire. Au contraire, les progrès de la pollution sous toutes ses formes (fumées toxiques, eaux polluées, bruits, pluies acides, marées noires...), qui frappe la nature entière (air, eau, végétation, mer), et l'insoluble problème des résidus industriels et urbains n'ont fait qu'accroître une méfiance généralisée envers une industrialisation trop peu soucieuse de ménager la santé des individus et les équilibres écologiques. La médecine, prise elle-même dans le tourbillon du progrès scientifique et technologique, voit la plupart de ses méthodes et de ses moyens actuels liés aux dernières avancées de la technique : scanner, doppler, médecine nucléaire, échographie, résonance magnétique nucléaire, épuration extrarénale, circulation extracorporelle, banque de sperme, greffe d'organes, manipulation génétique, procréation médicalement assistée, congélation d'embryons, génie génétique, thérapeutiques immunodépressives...

Une évolution aussi vertigineuse devait nécessairement produire aussi des fruits amers : pour ne parler que de la médecine, une meilleure connaissance des effets négatifs de tous ces progrès a montré que l'on ne pouvait pas impunément parer l'innovation, fût-elle la plus désintéressée, de toutes les vertus : des événements extrêmes (malformations congénitales dues à la thalidomide, transmission du virus du sida par transfusion sanguine, comportements meurtriers sous anxiolytiques), des maladies et des morts provoquées par les institutions ou par les soins (pathologie hospitalière ou iatrogène), une meilleure connaissance des effets indésirables des médicaments ont jeté un doute salvateur sur cette notion dangereuse du progrès à tout prix.

Il fallait donc considérer avec un a priori favorable toute démarche visant à concevoir autrement médecine et santé, à réhabiliter les rapports ancestraux entre l'homme et la nature, à faire l'économie, autant que possible, des techniques et des thérapies agressives, en somme à réhumaniser la médecine et la santé. C'est ce à quoi se sont attachés de nombreux professionnels de santé et de nombreux « consommateurs de soins », désireux de promouvoir de nouvelles approches dans les rapports entre l'homme, la santé, la maladie et la nature.

Cette idée force a servi de moteur dans la réalisation du *Guide pratique des remèdes naturels.* Elle s'est appliquée à l'identification des ressources que pouvaient nous apporter la nature d'une part, la tradition d'autre part, ainsi qu'à la reconnaissance de la participation de chacun à sa propre histoire de santé et de maladie.

Les ressources santé de la nature

Les transformations de son environnement naturel réalisées par l'homme pour satisfaire aux besoins de ses activités économiques et sociales (agglomérations urbaines, complexes industriels, voies de communication, exploitation des ressources naturelles terrestres, souterraines, océaniques, agriculture intensive...) l'ont progressivement éloigné de son milieu originel, mettant plus en avant ses dangers que ses bienfaits.

S'il veut retrouver ses racines naturelles, l'homme moderne a un double chemin à faire. Découvrir qu'il peut vivre et même bien vivre au contact de la nature : d'elle il apprendra les rythmes de vie ponctués par les jours et les saisons,

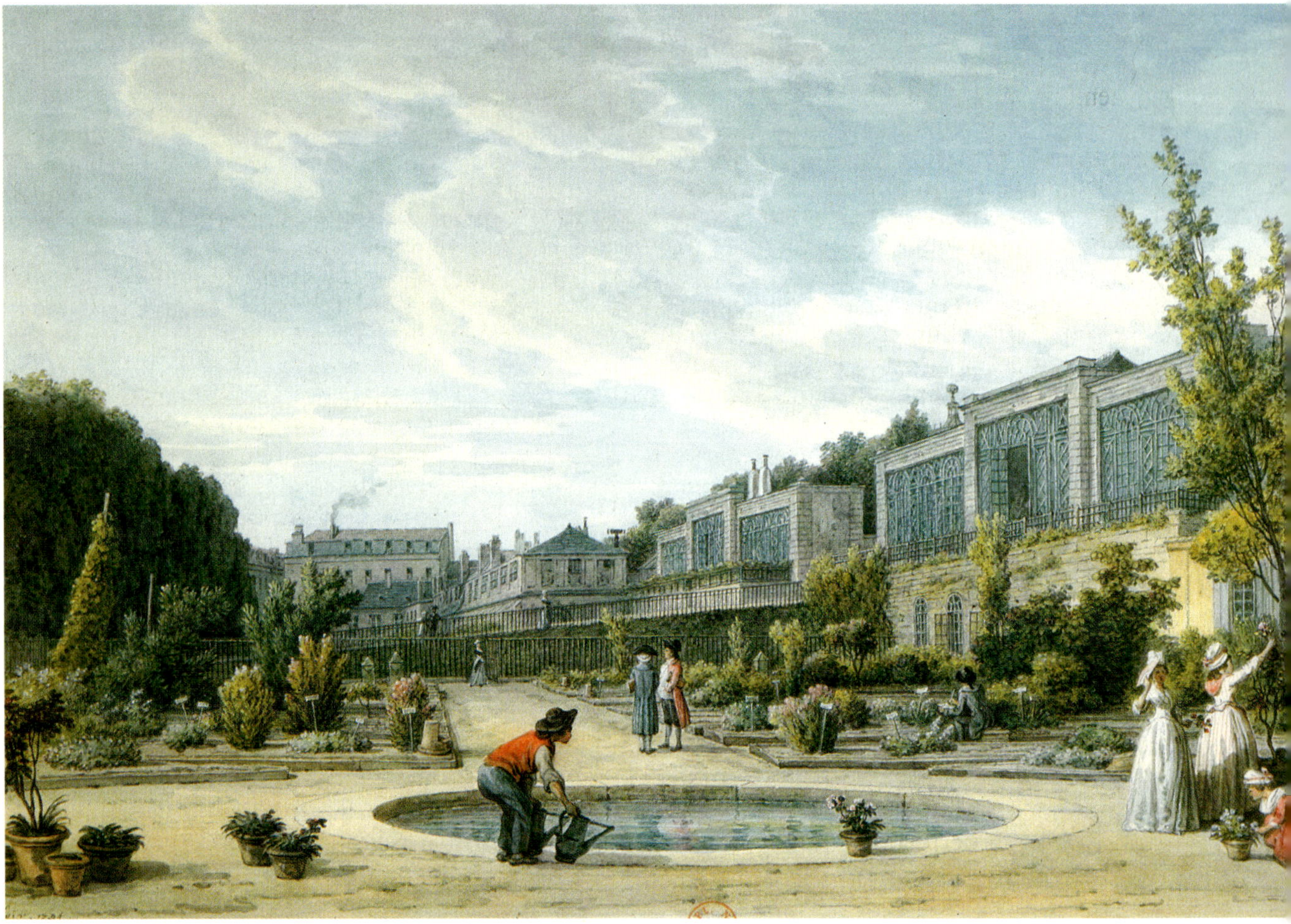

Fondé en 1635, le Jardin du roi fut dès l'origine un centre de culture et d'étude des plantes médicinales.

les plaisirs de l'air vivifiant et de l'eau pure, le calme de la forêt, la variété et le goût d'une alimentation simple et généreuse, la beauté de ses paysages. Mais il lui faudra aussi découvrir combien sa santé court de risques quand il reste trop longtemps soumis à la somme des stress d'une vie sociale et professionnelle trépidante.

L'homme de la ville a perdu ce contact avec la nature que l'homme de la campagne entretenait simplement, et auquel correspondaient toute une organisation sociale, toute une activité économique. La culture, la récolte, la conservation et le commerce des plantes médicinales étaient naturels en un temps où les produits de la terre s'échangeaient en toute fraîcheur sur le marché voisin ; ils apparaissent complètement désuets aujourd'hui et sont même en voie de disparition totale sous l'effet d'une mécanisation intensive de l'agriculture et du traitement chimique des sols, qui détruisent irrémédiablement des équilibres botaniques et écologiques millénaires.

Il y a quelque part l'idée d'un retour aux sources dans le cheminement proposé par le *Guide pratique des remèdes naturels :* apprendre à se soigner en demandant à la nature d'y apporter une contribution déterminante, c'est se réhabituer à chercher dans la nature une aide, une réponse à ses problèmes de santé et de vie.

Mais ce retour aux sources ne doit pas émousser notre sens critique. La nature comporte aussi ses dangers : il ne faudrait pas que, par un simple effet de balancier, tout ce qui est naturel soit bon et que tout ce qui vient des mains de l'homme soit mauvais. La nature peut aussi, dans sa violence, mettre en péril la vie humaine : outre les cataclysmes naturels, elle produit les champignons vénéneux, les plantes poisons, les drogues, mais aussi le paludisme et autres maladies parasitaires. Redonner à la nature sa place, c'est la réintégrer en toute connaissance de cause dans un ensemble critique où elle occupera une position essentielle à côté des réalisations humaines.

Les ressources santé de la tradition

Il est un autre domaine que les progrès des sciences et des techniques ont abusivement couvert de leur ombre, particulièrement en ce qui concerne la médecine et la santé, c'est celui des contributions de la tradition et des autres civilisations aux savoirs d'aujourd'hui. Sans que l'on puisse véritablement en expliquer le mécanisme autrement que par le jeu d'une désolante vanité et d'un impérialisme intellectuel de mauvais aloi, force est de constater que les sciences médicales modernes ont les plus grandes difficultés à admettre l'importance de ces contributions. Il a ainsi fallu plus de deux siècles pour que l'on reconnaisse enfin que la vaccination contre la variole existait en Chine depuis près de deux mille ans et qu'on y enseignait la circulation du sang près de vingt siècles avant son entrée officielle dans les facultés de médecine européennes. De même, de nombreuses thérapeutiques à base de plantes existaient dans bien des médecines traditionnelles africaines, malgaches, asiatiques, indiennes, amérindiennes, qui ont permis à la pharmacopée européenne de s'enrichir de produits actifs obtenus par extraction et purification. Des médicaments parmi les plus efficaces nous ont été apportés par le biais de ces pratiques traditionnelles (sédatifs, antihypertenseurs, régulateurs du rythme cardiaque, antipaludéens, tonicardiaques, anxiolytiques, antitumoraux...). D'autres pratiques thérapeutiques traditionnelles sont aujourd'hui à l'étude et beaucoup de laboratoires pharmaceutiques se sont mis à la recherche de produits traditionnels

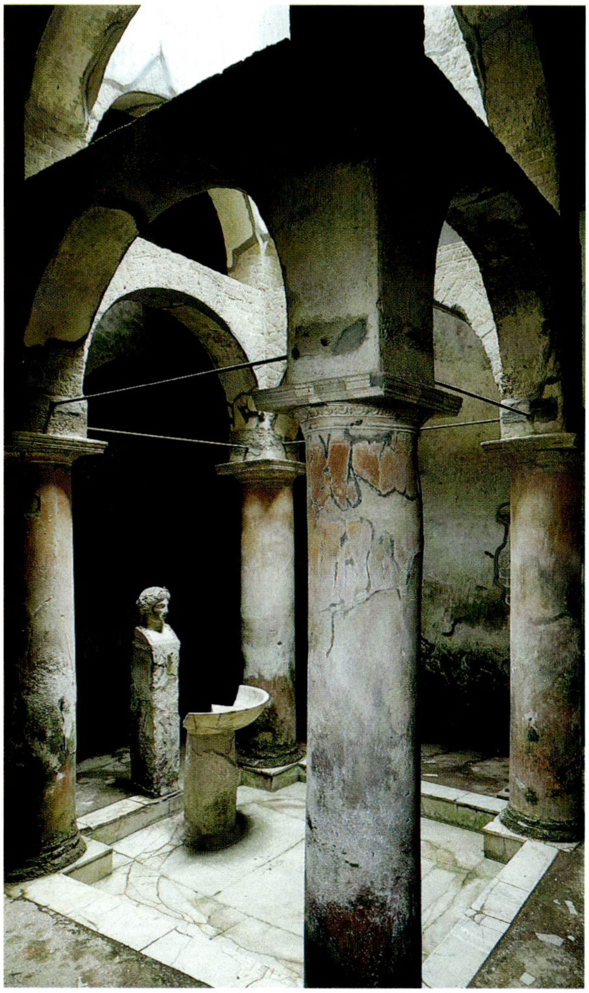

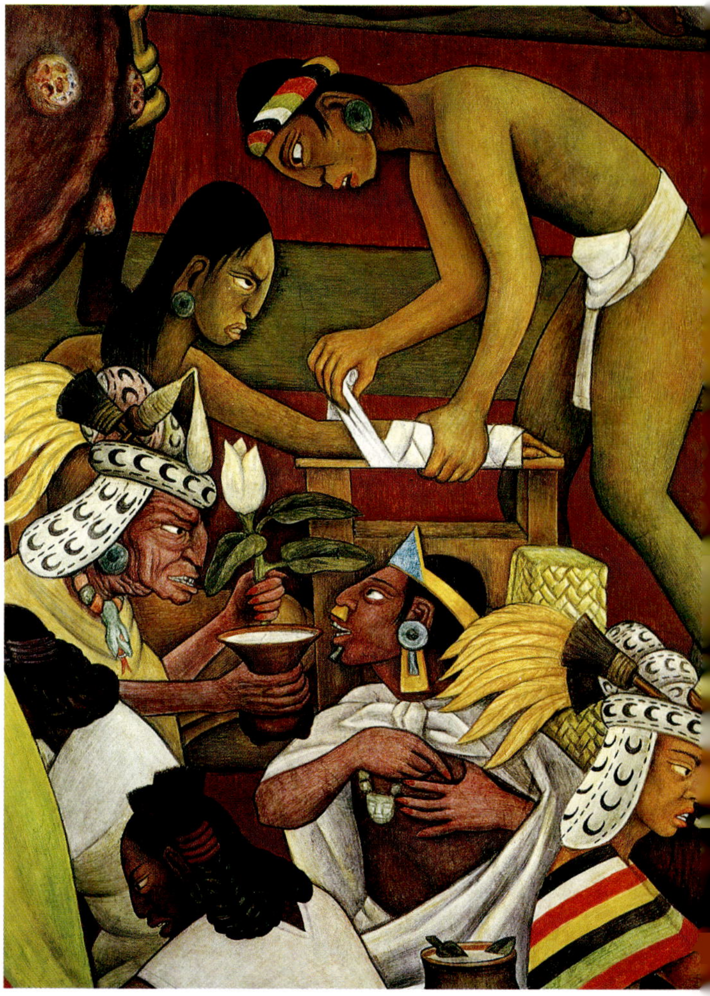

Des thermes romains, un « herboriste » aztèque, deux images de pratiques venues du passé.

encore mal connus, avec le secret espoir d'en tirer de nouvelles molécules douées de propriétés médicamenteuses originales. Mais toutes ces études ont montré simultanément qu'il existait un lien culturel entre les traitements « médicaux » en pratique dans une société humaine et les représentations que celle-ci se faisait de la souffrance, de la maladie et de la mort. La médecine française, comme les médecines des autres pays européens, s'est construite sur une tradition qui a intégré, au cours des siècles, de multiples apports extérieurs, en les confrontant et en les adaptant aux particularités écologiques, climatiques, culturelles, épidémiologiques qui constituaient encore le cadre au sein duquel s'exercent les professions de santé. Pour tenir compte de cette dimension, l'ouvrage s'est efforcé de présenter un ensemble de pratiques venues de nos traditions ou d'ailleurs, mais qui possèdent toutes leur place dans l'arsenal thérapeutique d'aujourd'hui (eaux thermales, sources, argiles, plantes, jeûnes et régimes alimentaires, massages). Ces pratiques se sont facilement situées dans l'éventail des soins proposés pour les différentes affections évoquées au fil des pages.

Un nouveau regard sur nos comportements ordinaires

Le *Guide pratique des remèdes naturels* ne pouvait pas faire l'économie d'une incursion en profondeur dans le monde si personnel des comportements individuels. Nos connaissances sont trop importantes et trop précises aujourd'hui pour que nous feignions d'ignorer le rôle décisif que nous jouons dans la protection ou l'altération de notre propre capital santé. Pendant une partie de notre vie, nous refusons de voir risques et dangers, convaincus que nous sommes d'être invulnérables. Consciemment ou non, nous prenons des risques importants dans lesquels nous ne voyons pendant longtemps que les plaisirs qu'ils procurent. Malgré sa capacité étonnante à encaisser les coups, à réparer les blessures tant morales que physiques, notre nature finit par accumuler un déficit qui s'exprimera plus tard en termes de désagréments, de troubles chroniques, voire d'affections constituées difficiles à soigner. Il n'y a pas de commune mesure entre les simples précautions qu'il aurait fallu prendre en temps utile et le préjudice personnel et social que représentent quelques années plus tard la toux du fumeur, les troubles caractériels du buveur, l'obésité du gros mangeur, les séquelles d'accidents du sportif. Ce nouveau regard que nous devons avoir sur nos comportements ordinaires peut nous permettre de transformer réellement des années de vie pour nous-mêmes comme pour notre entourage.

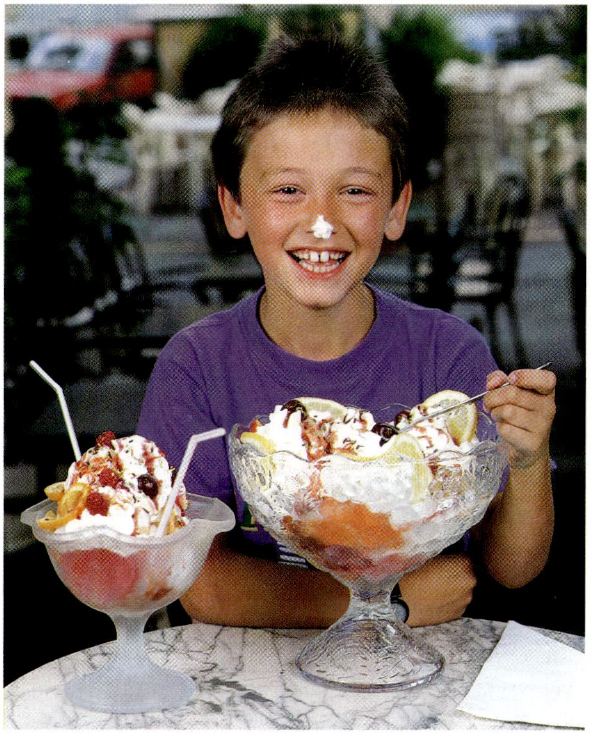

Bien vivre, oui, mais gare aux excès !

Cet ouvrage n'aurait pas rempli sa mission s'il ne s'était attaché à bien souligner que nous sommes en possession des clés de notre propre bonheur. Quels que soient notre âge ou notre état de santé, il existe une possibilité de nous ressaisir, d'accéder à une certaine forme du plaisir de vivre, dégagée des risques et des excès. Ce nouveau regard sur nous-mêmes, véritable remède intérieur, est le gage d'une vie meilleure, plus harmonieuse, plus apaisée, plus économe des moyens dont nous disposons. Certes, il n'existe pas de recette toute prête, mais le lecteur trouvera à coup sûr, en parcourant ce guide, des indications précieuses pour identifier, rectifier, consolider des pratiques de la vie quotidienne qui portent avec elles une partie de l'avenir et de sa qualité de vie.

Savoir se protéger et se soigner soi-même

Il semble paradoxal d'entamer la lecture d'un guide pratique si l'on n'est pas prêt à mettre en œuvre une partie au moins des recommandations ou des propositions qu'il contient. Se pose alors la question de savoir ce que l'on est disposé à entreprendre, et plus généralement si l'intention qui nous anime relève de la simple curiosité ou d'un désir assez clairement affirmé de mettre à l'épreuve l'une ou l'autre des pratiques décrites dans l'ouvrage.
Si telle est la démarche du lecteur, il ne faut pas manquer de lui rappeler que se soigner soi-même implique le respect d'un certain nombre de règles, qui peuvent s'énoncer en quelques lignes.

- Se soigner soi-même ne signifie pas une tentative « pour voir », mais doit procéder d'une réelle intention d'accorder à sa santé toute l'attention qu'elle mérite. Cette attention ne doit pas être

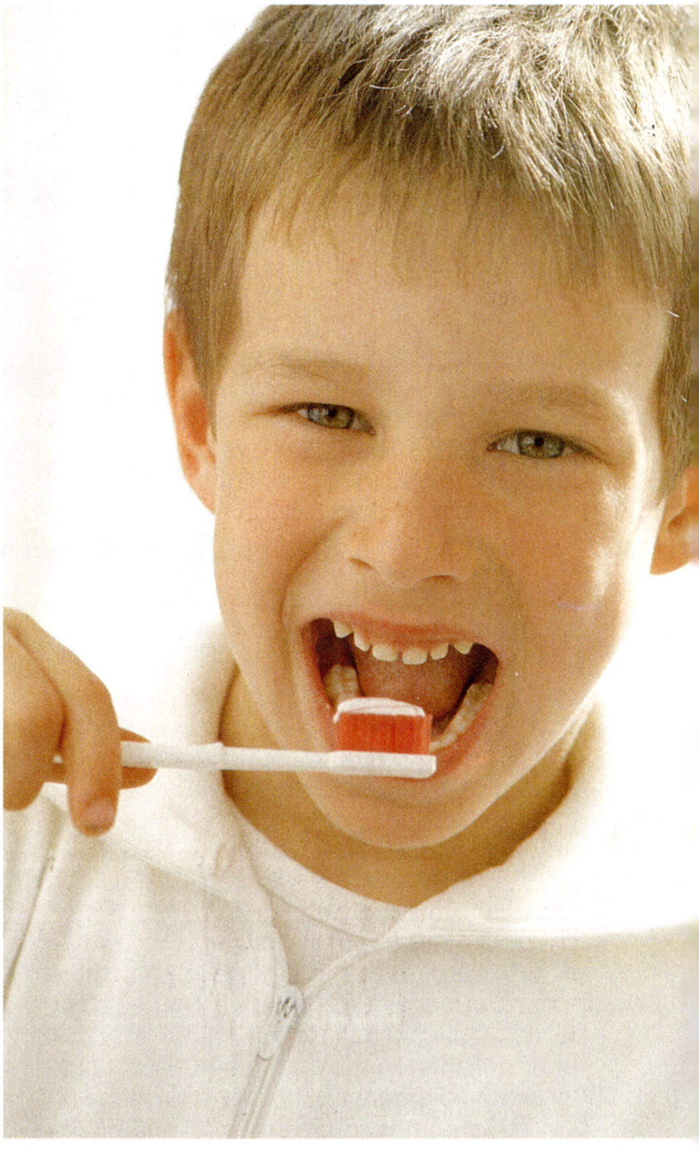

Prendre très tôt de saines habitudes…

excessive, sous peine de détourner l'entreprise de son but et de la conduire à l'échec. Entre trop demander et trop négliger, il y a place pour un comportement responsable. S'aérer l'esprit, ne pas être obnubilé par sa santé, bien aménager sa vie au quotidien, faire des projets sont des moyens de garantir le succès de l'entreprise.

- Notre nature est capable de se manifester et d'exprimer, sur un mode parfois dramatique, l'existence d'un mal ou d'un mauvais fonctionnement. Se faire une idée correcte de la situation et de sa gravité n'est pas toujours facile. En effet, notre corps et notre esprit disposent d'un arsenal assez réduit de signes (douleur, fatigue, angoisse, insomnie, diarrhée, vomissement, hémorragie, dyspnée, vertige, impotence, inflammation plus ou moins éruptive de la peau et des muqueuses, perte de connaissance...) pour exprimer l'existence d'un désordre dont la gravité doit s'apprécier selon d'autres critères (rapidité d'installation, violence, aggravation, durée, répétition...). C'est notre propre expérience qui va nous aider à nous connaître, à reconnaître les maux qui nous sont familiers : l'urticaire des fraises, le rhume des foins à la saison des pollens, l'indigestion des lendemains de fête, les douleurs articulaires des jours humides... Autant de situations que nous pouvons le plus souvent gérer sans dommage.
- Mais, bien se connaître, c'est aussi savoir discerner le caractère inhabituel de certains troubles, la fréquence de leur répétition, l'importance de leur durée : consulter un médecin devient alors une règle élémentaire de prudence. Ce sera tout son art que de savoir distinguer à travers les signes manifestés (ou décelés pendant son examen) ceux qui vont lui permettre d'identifier l'affection, et à partir de là de déterminer le comportement le plus adapté. Un médecin avisé ne cherchera pas nécessairement à vous détourner de votre entreprise, mais il pourra vous aider à mieux vous soigner, à mieux préciser l'origine ou la nature de certains troubles, à mieux évaluer l'efficacité ou les risques du traitement ou du régime mis en œuvre ; éventuellement, il vous prescrira une cure thermale ou de thalassothérapie.

D'une manière générale, chercher à prendre en charge la protection de sa santé et le soin des troubles mineurs dont on peut être affecté est une attitude responsable qu'il faut toujours encourager. Mais cette attitude ne doit pas aller jusqu'à nous faire ignorer que certains désordres peuvent être les premiers signes d'une affection plus grave.

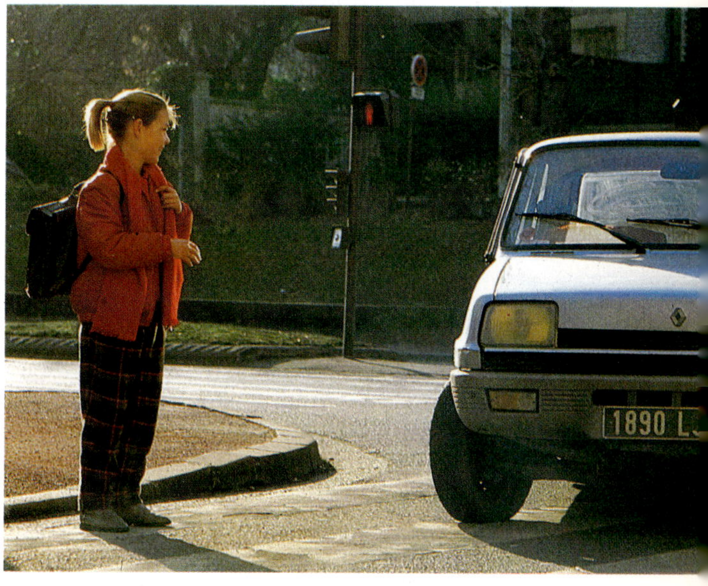

... et éviter les comportements à risques.

L'élaboration d'un guide de santé : de l'idée à l'emploi

Un ouvrage qui affiche son intention de proposer des solutions pratiques pour se soigner, et de suggérer des comportements pour protéger ou retrouver la santé, ne peut pas se concevoir comme un recueil de recettes, fussent-elles parfaites. Il n'existe pas deux personnes identiques sur terre. Même les vrais jumeaux finissent par se différencier par le simple jeu de deux histoires de vie différentes. C'est dire que, si l'idée était bonne en soi, encore fallait-il que sa réalisation s'effectuât selon un cadre bien délimité.

- À l'exception d'une rubrique (Athérosclérose, p. 30), nous nous sommes attachés à ne présenter que des troubles ou des affections dont les manifestations cliniques sont d'abord ressenties comme gênantes par le patient, et dont le caractère de gravité immédiate est généralement faible. Pour lever toute ambiguïté, nous avons évoqué le risque d'un danger chaque fois que nécessaire, et recommandé le recours au médecin (parfois en urgence).
- La description des différentes possibilités de soins ou de prévention n'a pas cherché à être contraignante. Au contraire, il nous semblait essentiel que le lecteur se trouve devant une variété de solutions afin de se faire une idée par lui-même de la plus grande efficacité de l'une ou de l'autre, ou de choisir la plus adaptée : marcher dans la campagne offre d'autres avantages que le même temps de marche en ville dans une atmosphère enfumée... Pour nager, encore faut-il une piscine à proximité, etc. Cette liberté de choisir, d'expérimenter s'inscrit dans la logique même de l'ouvrage.
- Le choix des plantes, qui a été effectué parmi plusieurs centaines, a tenu le plus grand compte de toutes les dispositions réglementaires contrôlant leur préparation, leur circuit de distribution ainsi que les indications usuellement reconnues et leurs propriétés démontrées. En sélectionnant des plantes dénuées de toxicité, notoirement

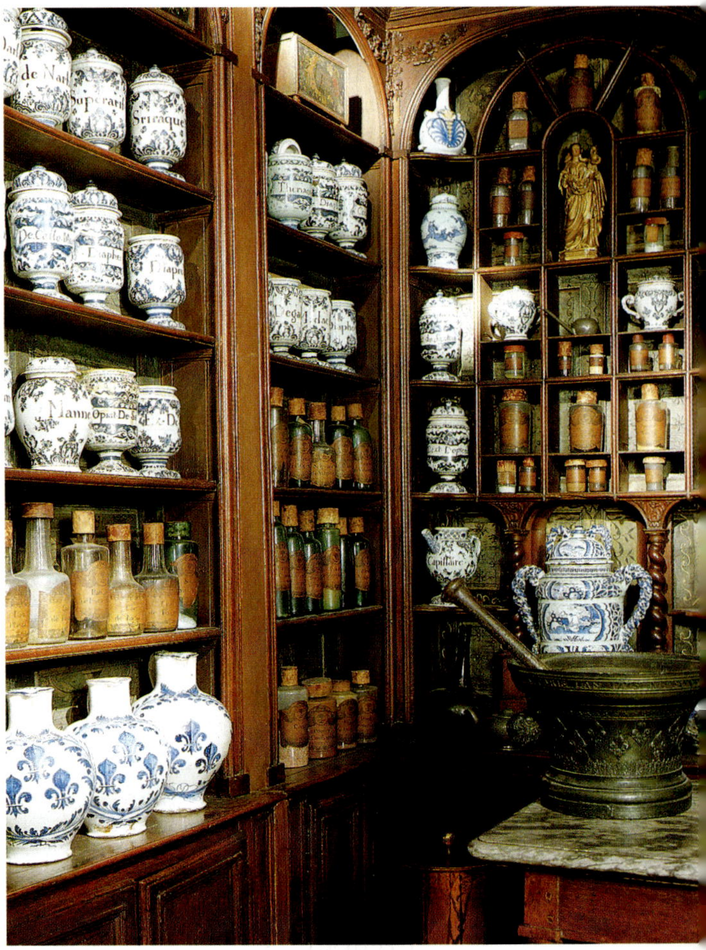

Des symboles d'une tradition fort ancienne.

utilisées en médecine traditionnelle et dont certaines sont même distribuées hors des pharmacies, nous avons voulu éviter l'écueil d'un recours plus ou moins déguisé à des médicaments. De même, la limitation des formes d'emploi à des utilisations simples a procédé de la volonté délibérée de ne pas transformer l'utilisateur en un apprenti préparateur, mais bien de recourir à des pratiques traditionnelles vieilles comme le monde. Qu'il s'agisse d'un emploi isolé ou sous forme de mélange, les modalités d'usage présentées sont sans risque.

● Sans risque également, les usages possibles des quatre éléments (eau, soleil, terre, air), pour autant que leurs utilisateurs sachent conserver leurs distances et garder la raison. En particulier, trop d'imprudents ont cru aux effets bénéfiques du soleil, qui se sont retrouvés gravement brûlés ou incommodés. De même, les indiscutables services que peut rendre l'argile ne devaient pas conduire à en vanter les mérites inconsidérément.

Au fil de la lecture, on pourra ainsi s'apercevoir que ce guide aborde presque tous les domaines de la maladie et de la santé, en donnant toujours priorité à la réflexion sur la recette toute prête. C'est dans cet esprit qu'a été en particulier conçue la dernière partie, consacrée à des comportements personnels tellement intimement liés aux idées que nous nous faisons de la bonne santé et du plaisir de vivre, et en même temps générateurs involontaires de tant de désordres.

En définitive, ce guide devrait pouvoir jouer le rôle d'un fidèle compagnon, mais non d'un maître ; ce qui veut dire que chaque lecteur pourra l'interroger à sa guise et y puiser mille façons différentes d'assumer et de soulager les difficultés du quotidien, mais qu'ensuite il lui appartiendra de décider ce qui est le mieux pour lui, ce qu'il est réellement disposé à faire… ou à ne plus faire. Là s'arrêtera le guide, à charge pour chacun de poursuivre sa route en sachant un peu mieux où sont les choix essentiels – pour l'un, mieux s'assumer, pour l'autre, se soigner plus simplement, pour un autre encore, modifier des habitudes de vie pleines de risques, pour tous, avoir le sentiment de mieux gérer ce capital si précieux qu'est la santé, et avec elle la vie, naturellement.

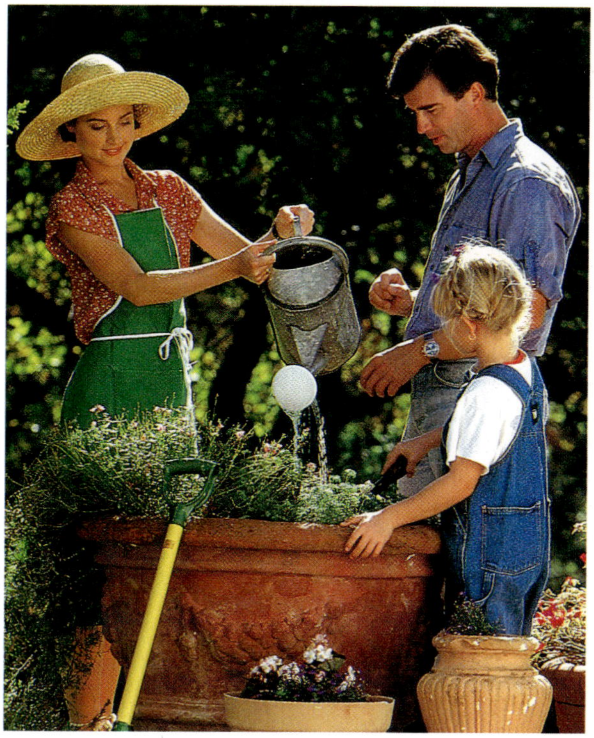

À la redécouverte d'une vie saine et naturelle.

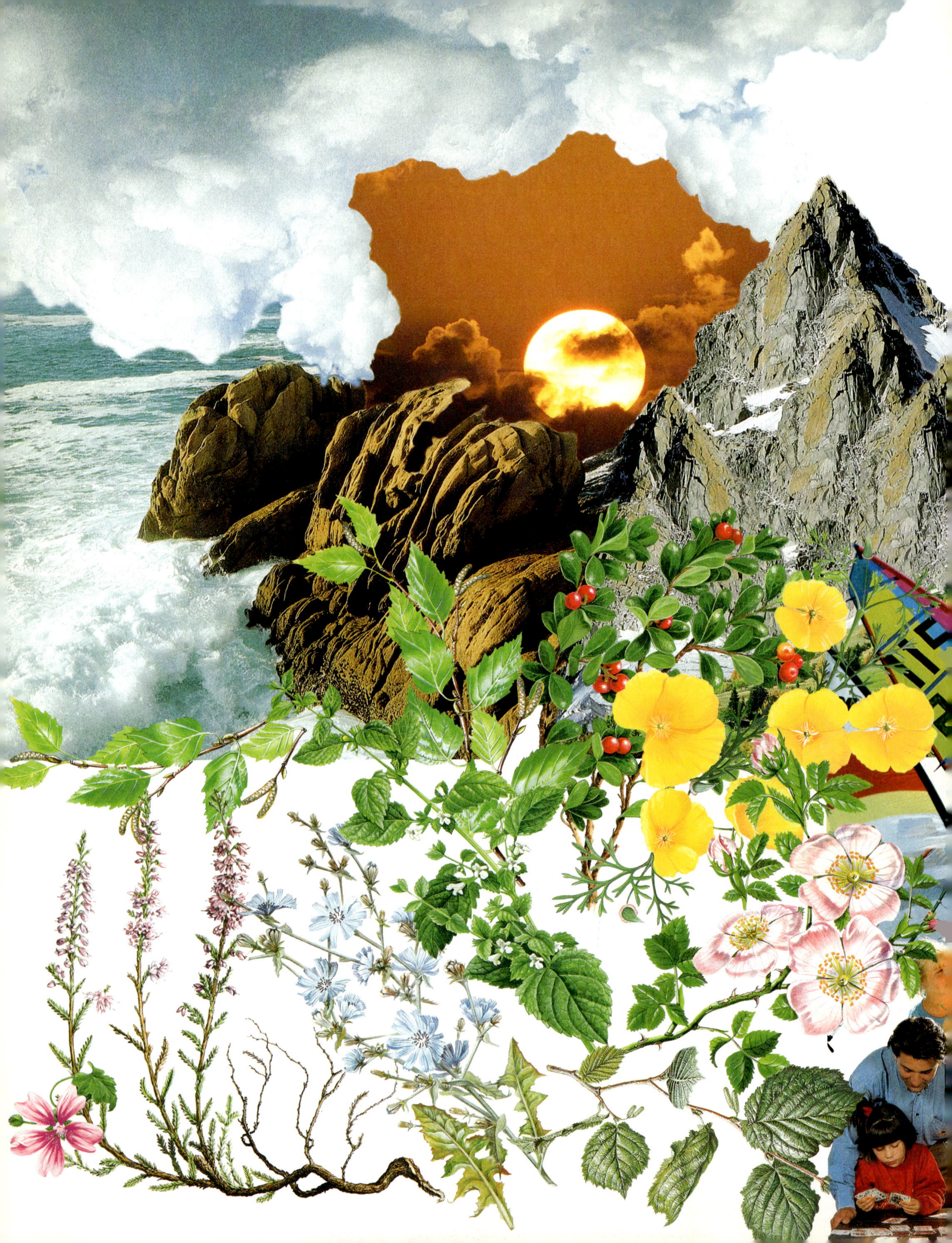

LES AFFECTIONS ET LEURS TRAITEMENTS

Répertoire

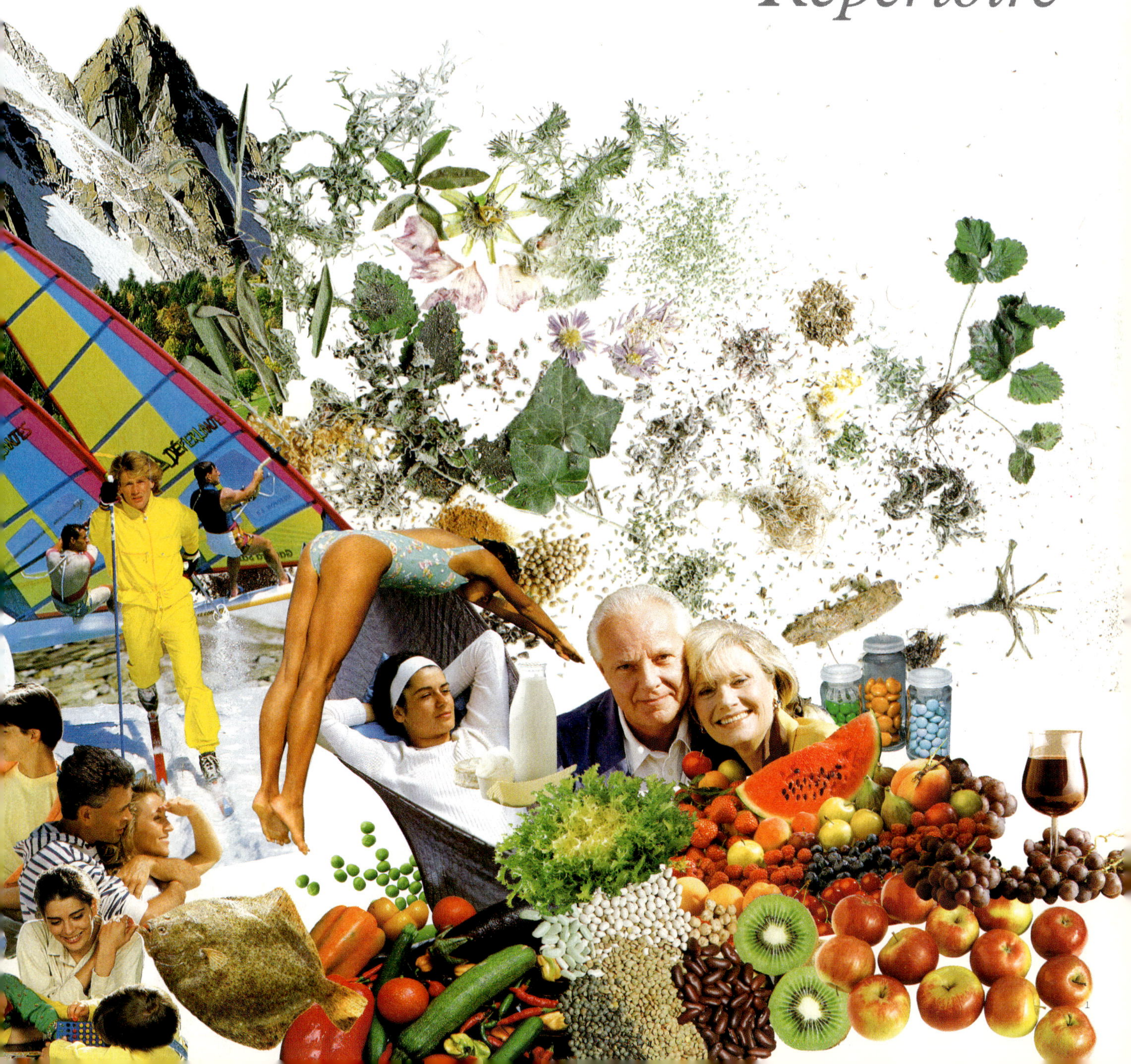

Grâce à une présentation synoptique, cette première partie apporte des éléments de réponse immédiate aux questions que chacun de nous est amené à se poser face à des troubles plus ou moins importants touchant sa santé. Notre choix s'est porté sur des troubles et des affections susceptibles de perturber plus ou moins durablement nos activités sans présenter d'emblée un réel caractère de gravité. Nous avons décrit en quelques mots chacune des affections retenues, en précisant s'il était nécessaire de faire appel à un médecin ou si l'on pouvait en assumer soi-même le soin et la surveillance. Le lecteur trouvera ensuite des propositions parmi lesquelles il aura à choisir, en complétant son information à l'aide des autres parties de l'ouvrage.

Nous ne saurions trop insister sur l'art et la manière de se servir de ces rubriques. Ainsi, dans la deuxième colonne, le choix d'une plante doit être guidé par la connaissance qu'on en a déjà, ou se faire après vérification que les indications précisées dans la fiche descriptive en deuxième partie répondent bien à la correction du trouble ressenti (un conseil de votre pharmacien peut être utile). De même, la troisième colonne évoque des possibilités de traitement qui vont, selon les cas, du bain tiède à domicile jusqu'à la cure thermale ou la thalassothérapie. Le choix se fera en allant du plus simple au plus compliqué (la cure thermale ou thalassothérapique, demandant un accord préalable de la Sécurité sociale, ne sera souvent indiquée qu'en cas d'affection prolongée ou récidivante).

La quatrième colonne orientera plutôt la réflexion du lecteur vers la recherche de comportements personnels propres à contribuer efficacement au retour à un meilleur état de santé ou à sa protection. Ils sont complémentaires des choix possibles dans les autres colonnes.

La dernière colonne propose le recours à des mélanges de plantes, le plus souvent sous forme d'infusions : c'est là l'expression de traditions bien ancrées, dont beaucoup sont soutenues par notre savoir moderne en phytothérapie. Ces mélanges ont le mérite de combiner les effets de plusieurs plantes, chacune active pour un des aspects de l'affection concernée.

Ainsi conçue, cette première partie est à la fois une synthèse de l'aide que peuvent apporter, dans différentes affections, les ressources naturelles, et une manière d'organiser sa propre démarche face à une situation anormale, que ses caractéristiques n'orientent pas immédiatement vers une décision médicale d'urgence. À condition de se rappeler qu'en cas de doute ou d'incertitude l'appel au médecin ou le conseil du pharmacien peuvent tirer de l'embarras (ou d'un mauvais pas), le lecteur saura trouver progressivement sa propre façon de la lire, et de se faire guider dans ce monde étonnamment riche.

AFFECTIONS	Remèdes issus des plantes médicinales (pages 70 à 213)	Remèdes fournis par le soleil, l'eau, la terre, l'air (pages 220 à 249)
ACNÉ Inflammation des follicules pileux (face, cou, thorax) avec points noirs (comédons) et papules surinfectées. Fréquente et bénigne chez le jeune, favorisée par déséquilibres hormonaux, stress, émotions. Tenace chez l'adulte. ***Attention :*** *antibiotiques parfois nécessaires.*	Bardane / Ortie dioïque / Pensée sauvage	• Éviter le soleil. • **Hydrothérapie** locale (pulvérisations d'eau d'Évian, de La Bourboule, de La Roche-Posay). • **Thermalisme :** cure à Molitg-les Bains, Neyrac-les-Bains, Saint-Christau, Uriage, La Roche-Posay...
ACOUPHÈNES Sensations sonores (sifflements, bourdonnements...) ne provenant pas d'une stimulation extérieure, dans une oreille (cause souvent locale) ou dans les deux (hypertension, athérosclérose...). Peut s'accompagner de vertiges, de surdité. ***Attention :*** *un examen médical spécialisé permet parfois de traiter des causes locales.*	Ballote noire / Mélisse	
AÉROPHAGIE Normale à tout âge, la déglutition d'air pendant ou entre les repas peut être excessive chez les dyspepsiques ou les sujets nerveux : ballonnements, sensations de pesanteur et de dilatation, éructations. ***Attention :*** *les ballonnements peuvent être dus à la constipation.*	Achillée millefeuille / Alchémille vulgaire / Aneth / Angélique officinale Anis vert / Artichaut / Aspérule odorante / Badiane de Chine Carvi / Chardon-Marie Chicorée / Coriandre / Fenouil doux Menthe poivrée / Mélisse Romarin / Sarriette des montagnes	• Cure d'argile.
ALCOOLISME Ensemble de troubles engendrés par l'abus d'alcool. **Aigu :** provoque des troubles du comportement et de la vigilance. **Chronique :** entraîne de graves lésions digestives, hépatiques, nerveuses, mentales. ***Attention :*** *l'alcool est une drogue, la désintoxication n'est jamais simple.*	Boldo / Chardon-Marie / Eschscholzia Passiflore / Romarin	• **Climatothérapie :** cure d'altitude. • **Thalassothérapie :** adjuvant en cure de désintoxication.

Remèdes procurés par une vie saine

(pages 250 à 319)

Mélanges de plantes médicinales

- Apport alimentaire réduit en féculents, épices.
- Supprimer alcool et excitants.
- Vitamines A, B2.
- Oligoéléments : Cu, Au, Ag.
- Éviter les stress.
- Relaxation.

125 g de racines de bardane
+ 50 g de parties aériennes de pensée sauvage.
Infusion (30 min) : 35 g de ce mélange par litre d'eau.
1 tasse trois fois par jour.

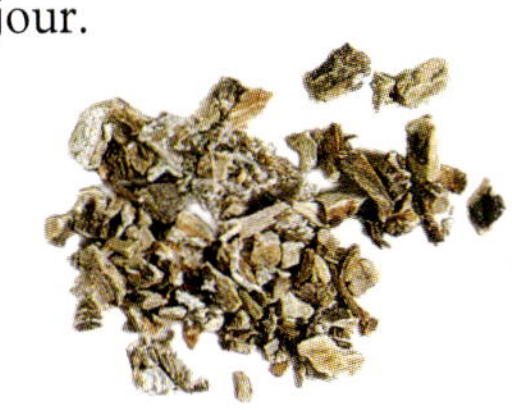

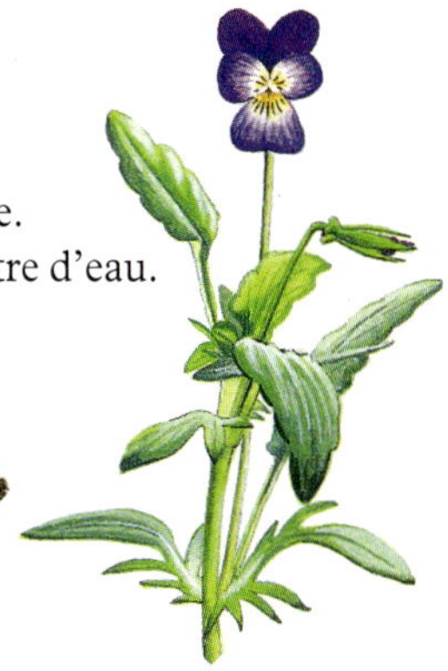

- Réduire ou supprimer alcool, tabac, café.
- Régime riche en légumes verts, poissons gras.
- Étirements actifs.

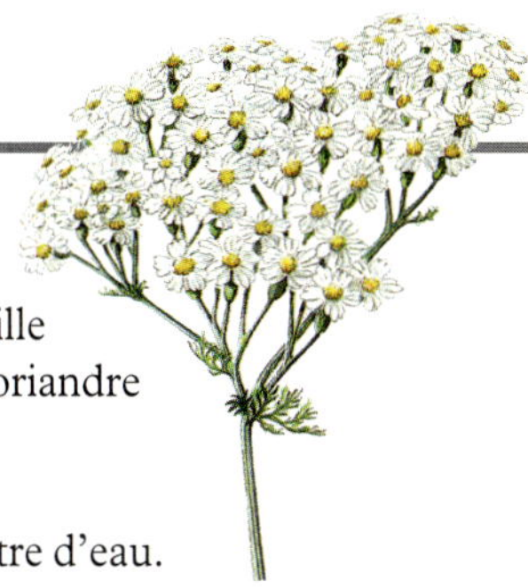

- Manger lentement, en mâchant soigneusement.
- Éviter de boire eaux et boissons gazeuses.
- Tabac, alcools forts, épices déconseillés.

80 g de sommités fleuries d'achillée millefeuille
+ 20 g de fruits de carvi + 50 g de fruits de coriandre
+ 40 g de fruits de fenouil doux
+ 60 g de feuilles de menthe poivrée.
Infusion (10 min) : 20 g de ce mélange par litre d'eau.
1 tasse après les trois repas.

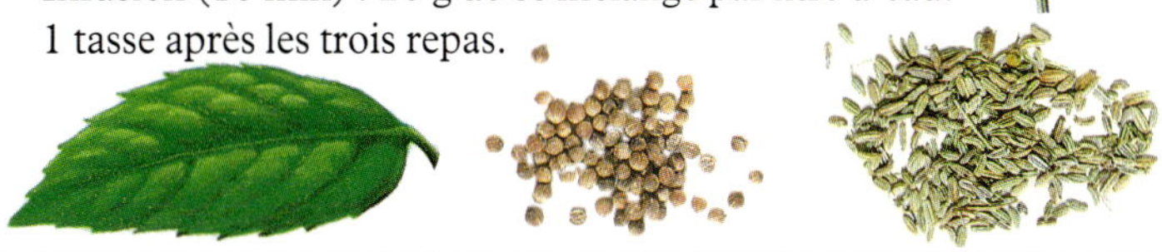

- Alimentation pauvre en viandes rouges, graisses et fromage, riche en fibres et en fruits.
- Ne jamais consommer d'alcool à jeun ; éviter si possible les boissons alcoolisées en cours de journée.
- Pratique de sports collectifs.
- Relaxation, sophrologie, psychothérapie.

AFFECTIONS	Remèdes issus des plantes médicinales (pages 70 à 213)	Remèdes fournis par le soleil, l'eau, la terre, l'air (pages 220 à 249)
ALLERGIES Réactions intenses (conjonctivite, asthme, eczéma, rhume des foins, toux quinteuse, urticaire) à certaines substances étrangères (pollen, acariens, piqûres d'insecte, médicaments, produits chimiques). ***Attention :*** *certaines réactions sont des urgences médicales (œdème de Quincke, choc anaphylactique, crise d'asthme, urticaire géante).*	Plantain	• **Climatothérapie :** cure d'altitude. • **Thermalisme :** cure d'eaux bicarbonatées mixtes à Vichy, Le Boulou.
AMÉNORRHÉE Absence de règles chez une femme en période d'activité génitale. **Primaire** chez la jeune fille (causes locales ou hormonales). **Secondaire** chez la femme réglée (maladie générale, désordre endocrinien, affection utérine ou ovarienne). ***Attention :*** *grossesse et anorexie prolongée s'accompagnent d'un arrêt des règles.*	Armoise commune / Souci des jardins Viburnum	• **Hydrobalnéothérapie** régionale froide ou tiède. • **Thermalisme :** cure à Bourbon-l'Archambault, Évaux-les-Bains, Salies-de-Béarn, Salies-du-Salat.
ANGINE AIGUË Inflammation des amygdales, du voile du palais, du pharynx, par des microbes ou des virus, parfois confondue avec une réaction locale pendant une grippe ou une rhinopharyngite. ***Attention :*** *dépôts blanchâtres, ulcérations sur les amygdales, douleurs, ganglions enflés, fièvre élevée imposent l'appel au médecin.*	Alchémille vulgaire / Bistorte Bouillon-blanc / Camomille romaine Cochléaria / Érysimum / Eucalyptus Géranium herbe à Robert / Giroflier Guimauve / Millepertuis / Noisetier / Noyer Origan / Pied-de-chat / Pin sylvestre Raifort / Réglisse / Romarin / Ronce Rose trémière / Salicaire / Sauge officinale Serpolet / Souci des jardins / Thym	• **Thermalisme :** cure d'eaux sulfurées à Cauterets, Luchon, Allevard-les-Bains (angines à répétition).
ANGOISSE Sentiment pénible et confus d'insécurité, avec sensation de boule dans la gorge, gêne à la respiration, palpitations, sueurs, diarrhée. **Inquiétude**, **nervosité**, **anxiété** sont des états voisins, moins intenses. ***Attention :*** *la répétition fréquente de ces états peut être le signe d'un trouble plus profond à faire soigner.*	Aubépine / Ballote noire / Coquelicot Éleuthérocoque / Eschscholzia / Ginseng Marjolaine vraie / Passiflore / Saule blanc Valériane officinale	• **Hydrobalnéothérapie :** bains chauds. • **Thermalisme :** cure à Divonne-les-Bains, Ussat-les-Bains, Néris-les-Bains, Saujon.

Remèdes procurés par une vie saine

(pages 250 à 319)

Mélanges de plantes médicinales

- Éviter tabac, sédentarité, mais aussi poils d'animaux, literies à plumes, moquettes épaisses, chauffage et climatisation par air pulsé.
- Alimentation fraîche (sans conservateurs ni colorants) et variée.
- Oligoéléments : Mn, Cu.
- Réduire la consommation de médicaments à l'essentiel (après avis médical).

- Éviter les excès de sport.
- Relaxation, yoga, sophrologie.
- Varier les habitudes alimentaires.
- Limiter l'alcool à un peu de bière.
- Certains médicaments (antidépresseurs, antihypertenseurs) peuvent provoquer arrêt ou retard des règles (voir avec le médecin).

- Dormir dans un endroit frais, éviter chauffage et climatisation à air pulsé, aérer chambre, literie.
- Alimentation simple, sans épices ni charcuterie.

20 g de boutons floraux de giroflier
+ 60 g de racines de guimauve
+ 30 g de sommités fleuries d'origan
+ 60 g de bourgeons de pin sylvestre
+ 30 g de sommités fleuries de serpolet.
Infusion (10 min) : 30 g de ce mélange par litre d'eau.
Utiliser en gargarisme six fois par jour.

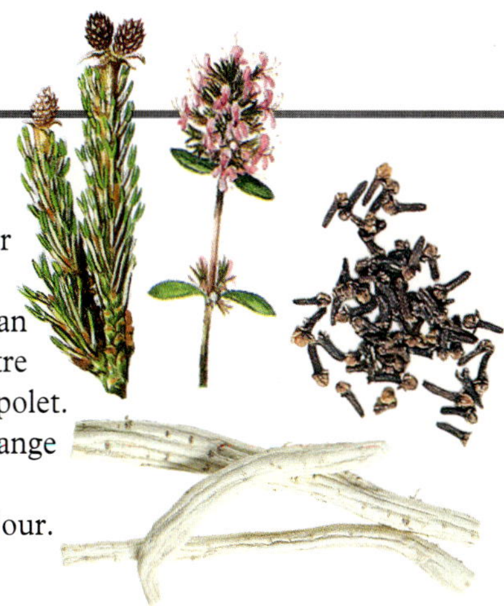

- Éviter stress et conflits.
- Yoga, relaxation.
- Arts martiaux.
- Régime hypocalorique.
- Éviter les abus d'alcool et de tabac.

40 g de parties aériennes d'eschscholzia
+ 80 g de parties aériennes de passiflore
+ 40 g de pétales de coquelicot
+ 80 g de feuilles d'oranger amer.
Infusion (10 min) : 20 g de ce mélange par litre d'eau.
1 tasse trois fois par jour.

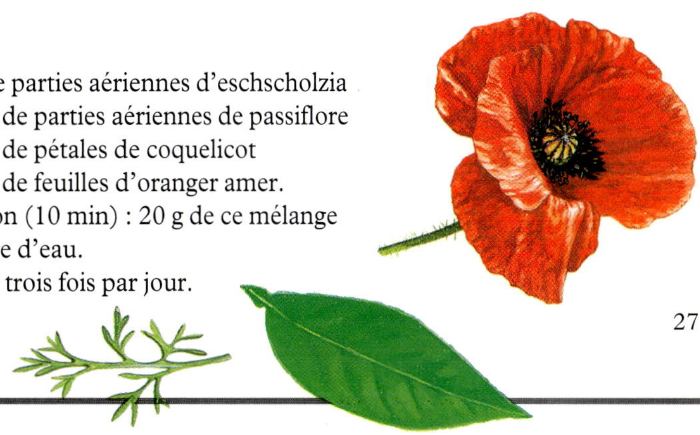

AFFECTIONS	Remèdes issus des plantes médicinales (pages 70 à 213)	Remèdes fournis par le soleil, l'eau, la terre, l'air (pages 220 à 249)
ANOREXIE Perte ou diminution importante de l'appétit. Peut être provoquée par des désordres alimentaires, certains médicaments ou une affection hépatique (hépatite). Parfois, perturbation psychologique importante (anorexie mentale de la jeune fille). ***Attention :*** *une anorexie prolongée avec amaigrissement est un problème médical.*	Absinthe / Armoise commune Cannelle de Ceylan / Petite centaurée Églantier / Fenugrec / Genévrier Gentiane jaune / Houblon / Matricaire Ményanthe / Oranger amer	• **Climatothérapie :** cure d'altitude.
APHTES Petites ulcérations superficielles douloureuses de la muqueuse buccale. Fond jaunâtre, bords nets entourés d'un liseré rougeâtre. Apparaissent par poussées. Peuvent siéger sur les muqueuses génitales.	Fenugrec / Noyer / Sauge officinale Verveine odorante	• Bains de bouche avec eaux bicarbonatées ; badigeonnage avec bicarbonate de soude. • **Thermalisme :** cure à Aix-les-Bains, Neyrac-les-Bains (aphtose).
ARTHRITE Inflammation aiguë ou chronique d'une ou de plusieurs articulations, parfois provoquée par une bactérie ou un virus. Enflure, douleur, rougeur et chaleur locales. Chronique, elle évolue par poussées. ***Attention :*** *une articulation brusquement rouge, chaude, douloureuse au voisinage d'une plaie est une urgence médicale.*	Arnica / Bleuet des champs Cassis / Fenouil doux / Frêne élevé Grindélia / Harpagophyton / Mélilot Millepertuis / Noisetier / Orthosiphon Ortie dioïque / Primevère officinale Psyllium / Reine-des-prés / Romarin Saule blanc / Scrofulaire noueuse Souci des jardins / Vergerette du Canada	• **Hydrobalnéothérapie :** bains chauds (20 min). • **Thalassothérapie.** • **Thermalisme :** crénothérapie à distance des crises. Cure à Amnéville, Ax-les-Thermes, Gréoux-les-Bains... Eaux hyperthermales de Bourbonne-les-Bains. • **Climatothérapie.**
ARTHROSE Affection chronique dégénérative non inflammatoire des articulations, accompagnée de douleurs, craquements, déformations, impotence. Généralement après la cinquantaine ; touche une articulation (hanche, genou, épaule) ou un groupe d'articulations (vertèbres, doigts).	Cassis / Harpagophyton / Ortie dioïque Pin sylvestre / Prêle des champs Reine-des-prés / Saule blanc Scrofulaire noueuse	• **Hydrobalnéothérapie :** bains chauds (20 min). • **Thalassothérapie.** • **Thermalisme :** cure à Aix-les-Bains, Gréoux-les-Bains, Préchacq... Eaux hyperthermales de Chaudes-Aigues, Néris-les-Bains. Eaux bicarbonatées mixtes de Lamalou-les-Bains. • **Climatothérapie.**

Remèdes procurés par une vie saine (pages 250 à 319)	**Mélanges de plantes médicinales**
• Relaxation, yoga. • Exercice physique quotidien (marche avant les repas). • Régime alimentaire riche en protides ; faire plusieurs petits repas, privilégier les mets appétissants. • Ne pas manger entre les repas, éviter les sucreries.	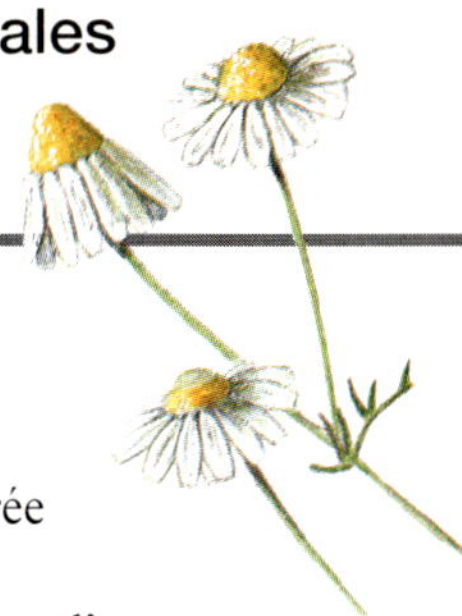 20 g d'écorce de cannelle de Ceylan + 30 g de sommités fleuries de petite centaurée + 60 g de fleurs de matricaire. Infusion (10 min) : 15 g de ce mélange par litre d'eau. 1 tasse avant les trois repas. Prendre en même temps 1 tasse d'une décoction de 100 g de graines de fenugrec par litre d'eau. 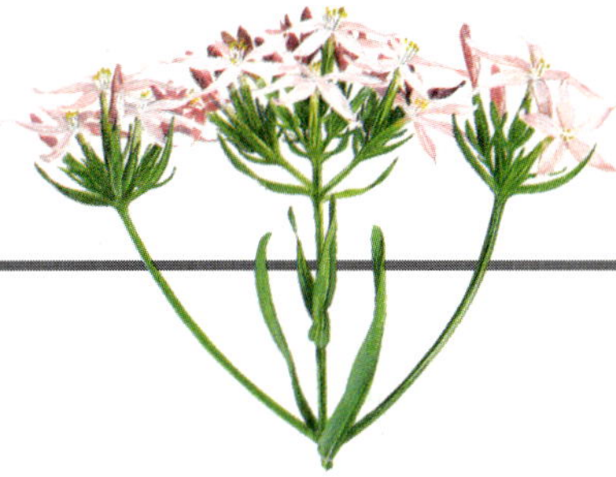
• Éviter noix, amandes, miel, raisin. • Varier les habitudes alimentaires. • Oligoéléments : Au, Ag, Cu.	
• Réduire les activités sportives, les arrêter en période de crise. • Repos. • Régime pauvre en viandes rouges, éviter vin blanc et régimes décalcifiants.	
• Relaxation. • Exercice physique non violent. • Régime enrichi en persil, cresson, ail, radis, lentilles, noix. • Oligoéléments : Co, Mn. • Cure d'amaigrissement en cas de surcharge pondérale.	40 g de feuilles de cassis + 40 g de feuilles de frêne élevé + 30 g de racines d'harpagophyton + 80 g d'écorce de saule blanc + 40 g de tiges stériles de prêle des champs. Décoction (10 min) suivie d'une macération (30 min) : 20 g de ce mélange par litre d'eau. 1 tasse trois fois par jour. 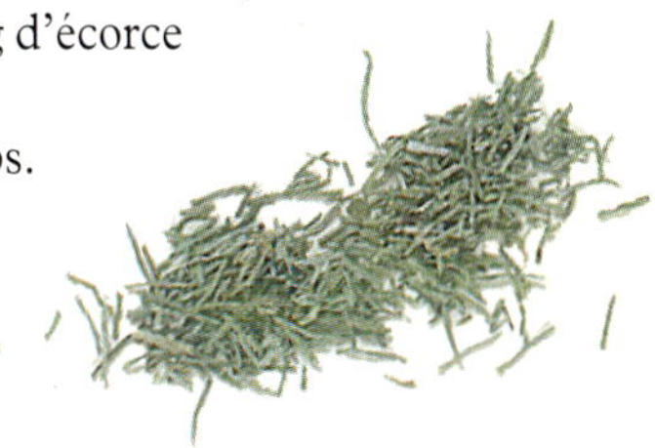 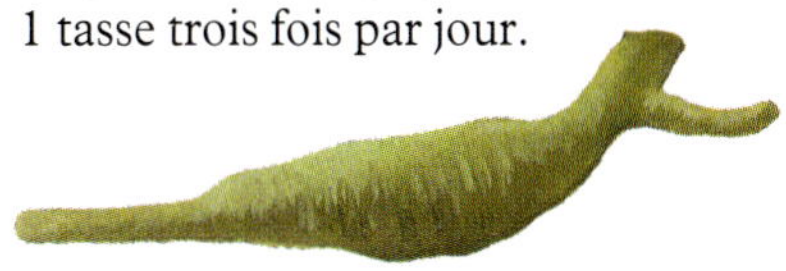

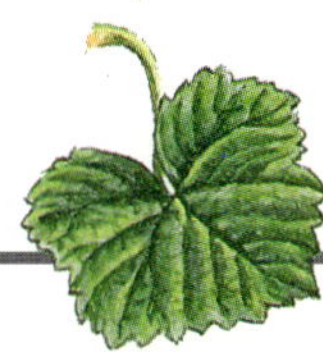

AFFECTIONS	Remèdes issus des plantes médicinales (pages 70 à 213)	Remèdes fournis par le soleil, l'eau, la terre, l'air (pages 220 à 249)
ASTHÉNIE État d'épuisement total, associant impuissance devant l'effort et fatigue intense (musculaire, nerveuse, mentale). Provoquée par diverses maladies (grippe, hépatite, dépression...), diarrhées profuses (fuite de potassium), stress, surmenage, certains médicaments. ***Attention :** ne pas laisser s'installer un état d'asthénie sans consulter.*	Cannelle de Ceylan / Éleuthérocoque Églantier / Fenugrec / Ginseng / Guarana Karkadé / Kolatier / Marrube blanc / Maté Millepertuis / Persil / Romarin Sauge officinale / Serpolet / Thé vert	• Bains d'argile. • **Climatothérapie :** cure d'altitude. • **Hydrobalnéothérapie :** bains froids. • **Thermalisme :** cure à Divonne-les-Bains, Néris-les-Bains, Ussat-les-Bains, Saujon.
ASTHME Crises d'étouffement souvent nocturnes : dyspnée expiratoire. Importance des facteurs allergiques, neuroendocriniens, psychiques. Évolution capricieuse influencée par climat, saisons, infections locales. ***Attention :** certaines crises sont dues à des maladies cardiaques ou rénales. Suivre médicalement nourrisson, enfant.*	Cyprès / Grindélia / Lierre terrestre Plantain	• **Hydrobalnéothérapie :** bains des bras et des avant-bras (10 min). • **Climatothérapie :** cure d'altitude à Font-Romeu, Briançon. • **Thermalisme :** cure à Saint-Honoré-les-Bains, La Bourboule, Le Mont-Dore, Cambo-les-Bains...
ATHÉROSCLÉROSE Maladie artérielle dégénérative frappant surtout aorte, carotides, coronaires, artères du cerveau et des membres. Plaques d'athérome (dépôt de graisses, prolifération de fibres et calcification) obstruant progressivement les gros vaisseaux. Facteurs de risques : hérédité, tabac. ***Attention :** risque d'infarctus (myocarde, cerveau) et d'artérite.*	Ail / Artichaut / Olivier	• **Thermalisme :** eaux riches en calcium, magnésium, silicium (Badoit, Carola, Contrex, Hépar, Saint-Antonin, Vauban, Vernière, Vittel...). Cure à Royat, Bains-les-Bains, Bourbon-Lancy. • **Climatothérapie :** cure d'air marin iodé.
BRONCHITE AIGUË Inflammation aiguë des muqueuses trachéobronchiques, souvent secondaire à une infection rhinopharyngée ou laryngée, bactérienne ou virale (grippe). Toux sèche pénible, un peu de fièvre, sensation de brûlures dans la poitrine, dyspnée légère. ***Attention :** suivre médicalement nourrisson, enfant, personne âgée.*	Aunée / Bourrache / Capucine / Cochléaria Cyprès / Érysimum / Eucalyptus / Hysope Lierre terrestre / Lin / Marjolaine vraie Marrube blanc / Origan / Peuplier noir Pin sylvestre / Plantain / Raifort / Violette	• Cataplasmes (farine de lin, de moutarde, argile). *En cas de récidives fréquentes :* • **Climatothérapie :** cure d'altitude. • **Thermalisme :** cure à Allevard-les-Bains, Saint-Honoré-les-Bains, La Bourboule, Luchon, Le Mont-Dore...

Remèdes procurés par une vie saine

(pages 250 à 319)

Mélanges de plantes médicinales

- Régime hypocalorique (sauf en cas d'amaigrissement), riche en fibres et en fruits frais.
- Limiter l'alcool à un peu de vin rouge.
- Vitamines C et du groupe B.
- Limiter les médicaments à l'essentiel (après avis médical).
- Activité physique quotidienne modérée.
- Relaxation, yoga, sophrologie.

50 g de calices de karkadé + 30 g d'écorce de cannelle de Ceylan
+ 30 g de feuilles de maté
+ 60 g de sommités fleuries de romarin.
Infusion (20 min) : 15 g de ce mélange par litre d'eau.
1 tasse matin et midi.

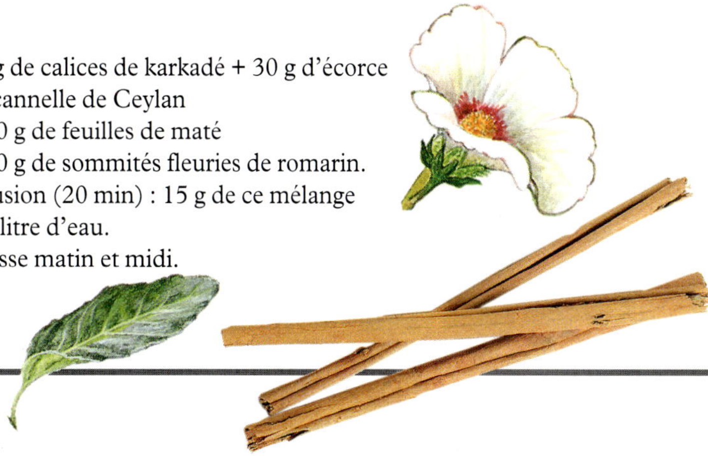

- Supprimer le tabac.
- Éviter les allergènes possibles (poussière, pollen, agents infectieux, aliments ...).
- Alimentation simple, pauvre en calories ; limiter laitages, œufs, céréales, tomates, oranges.
- Pratiquer des activités sportives.
- Psychothérapie, yoga, étirements passifs, relaxation, sophrologie.

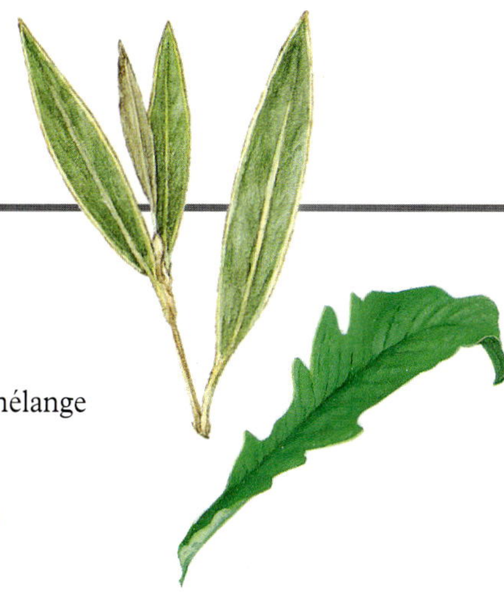

- Marche, natation, tennis, sports collectifs.
- Arrêter le tabac.
- Lutter contre obésité, surpoids ; régime hypocalorique.
- Remplacer les graisses animales (beurre, fromage, charcuterie, viande...) par graisses végétales (huiles de colza, tournesol, soja) et poisson.
- Éviter stress, surmenage, excitants, alcool.

120 g de feuilles d'artichaut
+ 80 g de feuilles d'olivier.
Infusion (20 min) : 25 g de ce mélange par litre d'eau.
3 tasses par jour.
Ajouter à ce traitement 6 g d'ail à prendre dans la journée.

- Repos
- Locaux aérés.
- Alimentation plutôt liquide et légère ; jus de fruits.
- Éviter les allergènes possibles (poussière, pollen, agents infectieux, aliments, médicaments).

40 g de feuilles d'eucalyptus
+ 25 g de feuilles et de sommités fleuries de marrube blanc
+ 75 g de bourgeons de pin sylvestre
+ 50 g de feuilles et de sommités fleuries d'érysimum.
Infusion (10 min) : 20 g de ce mélange par litre d'eau.
4 tasses par jour.

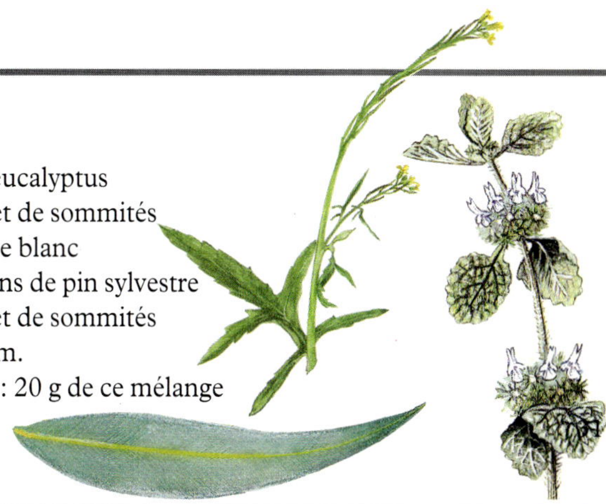

AFFECTIONS	Remèdes issus des plantes médicinales (pages 70 à 213)	Remèdes fournis par le soleil, l'eau, la terre, l'air (pages 220 à 249)
BRONCHITE CHRONIQUE Inflammation diffuse obstruant les canaux bronchiques et provoquant des épisodes de toux et de crachats purulents pendant 3 mois par an, depuis au moins 2 ans. Dyspnée quasi permanente. Atteint surtout le fumeur de la cinquantaine. Évolution vers emphysème pulmonaire et insuffisance respiratoire.	Capucine / Eucalyptus / Marrube blanc	• Enveloppements thoraciques tièdes avec huile essentielle de thym. • **Thermalisme :** cure à Allevard-les-Bains, Saint-Honoré-les-Bains, La Bourboule, Luchon... • **Climatothérapie :** cure de moyenne altitude.
BRÛLURE CUTANÉE Lésion cutanée due à une source de chaleur élevée (feu, objet, liquide ou gaz brûlants, coup de soleil), un produit chimique ou l'électricité. Localisation, étendue et profondeur font la gravité. Une rougeur localisée est une brûlure bénigne. ***Attention :** les brûlures étendues et/ou profondes sont des urgences médicales.*	Arnica / Capucine / Consoude Hydrocotyle / Lavande vraie / Millepertuis Noyer / Psyllium / Radis noir Scrofulaire noueuse / Souci des jardins Verveine officinale	• Drap ou compresses largement mouillés à l'eau ou au sérum physiologique. • **Hydrobalnéothérapie :** bains tièdes ou froids de la partie atteinte. *Pour séquelles de brûlures :* • **Thermalisme :** cure à La Roche-Posay, Avène-les-Bains, Saint-Gervais...
CELLULITE Infiltration irrégulière du tissu cellulaire sous-cutané avec indurations douloureuses localisées (peau d'orange). Le plus souvent chez la femme (puberté, ménopause, grossesse). Effet discuté de la pilule. Siège surtout aux hanches, fesses et cuisses, mais aussi aux bras et sur l'abdomen.	Fucus vésiculeux / Lierre commun Pissenlit	• Cataplasmes d'argile. • **Hydrobalnéothérapie :** bains chauds régionaux ; hydrothérapie locale. • **Thalassothérapie :** kinébalnéothérapie. • **Thermalisme :** cure à Brides-les-Bains.
CÉPHALÉE Mal de tête dû à une cause locale (sinusite, otite, mauvaise vue) ou générale (dysménorrhée, grippe, insolation, hypertension, médicaments, méningite). ***Attention :** une céphalée avec fièvre, vomissements et raideur de la nuque est une urgence médicale ; une douleur périorbitaire soudaine au réveil à la soixantaine aussi.*	Giroflier / Primevère officinale Reine-des-prés	• Compresses humides, tièdes ou froides, sur le front. • **Hydrobalnéothérapie :** bains chauds ou tièdes. *Formes chroniques :* • **Thermalisme :** cure selon la cause reconnue.

Remèdes procurés par une vie saine
(pages 250 à 319)

- Arrêt impératif du tabac.
- Éviter atmosphères polluées, irritantes pour les voies respiratoires.
- Air chaud et sec.
- Gymnastique respiratoire.
- Marche quotidienne.
- Régime hypocalorique en cas de surcharge pondérale.

- Rendre inaccessibles aux enfants sources de chaleur, produits d'entretien, prises de courant.
- Attention aux brûlures de sensibilisation au soleil (phototoxicité, photoallergie), par produits locaux (cosmétiques, lotions, fleurs, pommades diverses) ou médicaments (en particulier à base de psoralène).

- Exercice physique quotidien sans refroidissement cutané (marche en survêtement, gymnastique en salle, natation en eau chaude...).
- Lutter contre obésité, surpoids : régime hypocalorique, pauvre en graisses animales, enrichi en fibres.
- Psychothérapie, yoga, relaxation.

- Boire 1,5 litre d'eau par jour.
- Éviter les repas copieusement arrosés ; réduire l'alcool.
- Éviter les refroidissements de la tête, du cou.
- Dormir dans une pièce aérée et fraîche.
- Activité physique quotidienne non violente.
- Relaxation, yoga, sophrologie.
- Kuatsu antalgiques.
- Limiter les médicaments (après avis médical).

Mélanges de plantes médicinales

60 g de fleurs de bourrache
+ 75 g de fleurs de primevère officinale
+ 75 g de parties aériennes de lierre terrestre
+ 30 g de fleurs ou de feuilles de mauve.
Infusion (10 min) : 20 g de ce mélange par litre d'eau.
3 tasses par jour.

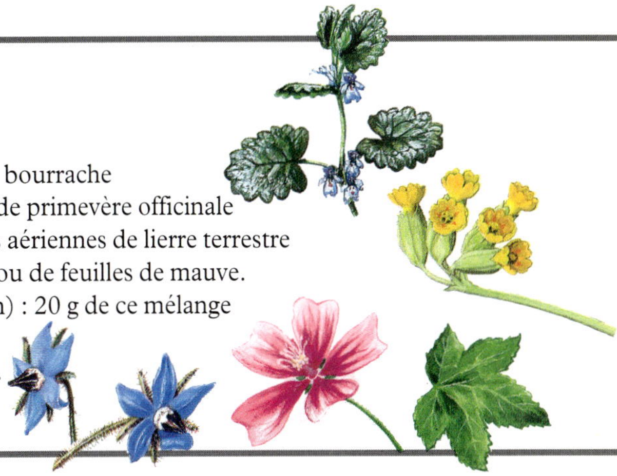

20 g de fleurs d'arnica + 100 g de sommités fleuries de millepertuis
+ 40 g de fleurs de souci des jardins.
Infusion (10 min) : 40 g de ce mélange par litre d'eau.
Utiliser en cataplasme.

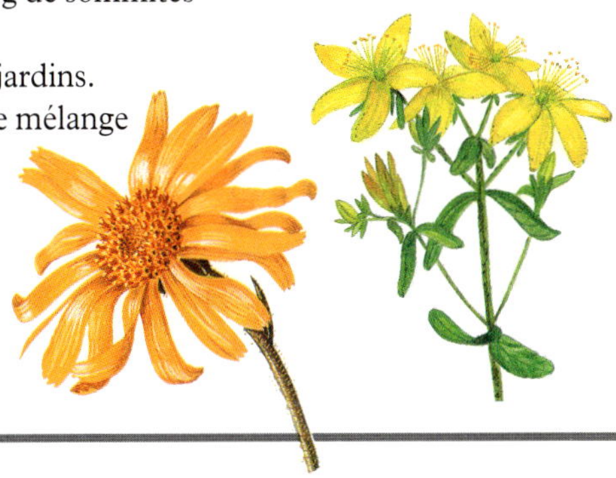

AFFECTIONS	Remèdes issus des plantes médicinales (pages 70 à 213)	Remèdes fournis par le soleil, l'eau, la terre, l'air (pages 220 à 249)
CHEVEUX (chute anormale des) C'est l'**alopécie**. Chez l'homme de 25-30 ans aux cheveux plutôt gras. Chez la femme, problèmes de santé ou produits capillaires. Réversible après chocs émotionnels, chimiothérapie, infections. ***Attention :** la teigne, alopécie localisée, est une maladie contagieuse à déclaration obligatoire.*	Lavande vraie / Noyer / Radis noir	● **Hydrobalnéothérapie :** bains relaxants ; hydrothérapie locale quotidienne avec shampooing doux non détersif.
COLIQUES NÉPHRÉTIQUES Douleurs lombaires intenses irradiant vers la vessie, les organes génitaux, les cuisses. Provoquées par la migration d'un calcul dans l'uretère. Anxiété, agitation. Plutôt la nuit, à l'occasion d'un voyage. Dues à une lithiase urinaire à traiter. ***Attention :** la crise elle-même impose l'appel au médecin.*	Bouleau / Petit chiendent / Cochléaria Maïs / Orthosiphon	● Boire 2 à 3 litres d'eau par jour (Évian, Vichy, Vittel). ● **Thermalisme :** cure à Évian-les-Bains, Vittel.
COLITE SPASMODIQUE Dystonie neurovégétative, datant souvent de l'enfance. Douleur abdominale, ballonnements, alternance diarrhée-constipation, nausées, palpitations, migraines ; c'est l'ancienne « crise de foie ». Facteurs héréditaires, alimentaires, psychiques. ***Attention :** faire vérifier l'absence de cancer, rectocolite.*	Achillée millefeuille / Aneth Angélique officinale / Anis vert Aspérule odorante / Badiane de Chine Bouillon-blanc / Carvi / Coriandre Fenouil doux / Guimauve / Lin / Mauve Menthe poivrée / Psyllium / Rose trémière	● Cure d'argile. ● **Thermalisme :** cure à Plombières-les-Bains, Châtelguyon, Vichy, Vals-les-Bains.
CONJONCTIVITE Inflammation de la conjonctive, d'origine bactérienne (plutôt formes aiguës), virale ou allergique (soleil). Œil rouge, larmoiement, sensation de sable dans l'œil. Le **trachome** (conjonctivite infectieuse, rare en France) conduit à la cécité. ***Attention :** consulter si rougeur persistante ou provoquée par un corps étranger (blessure possible).*	Bleuet des champs / Camomille romaine Matricaire / Mauve / Mélilot / Plantain Rose pâle	● Bains d'yeux, lavage oculaire en eau stérile. *En cas de récidives fréquentes :* ● **Climatothérapie :** cure d'altitude.

Remèdes procurés par une vie saine (pages 250 à 319)	Mélanges de plantes médicinales.
• Garder les cheveux courts et propres. • Éviter le port prolongé du même couvre-chef. • Alimentation riche en huile de germes de céréales, oignons, noix, cresson, raisin.	
• Régime hypocalorique, pauvre en calcium. • Supprimer gibier, crustacés en cas de lithiase urique ; oseille, asperges, épinards en cas de lithiase oxalique.	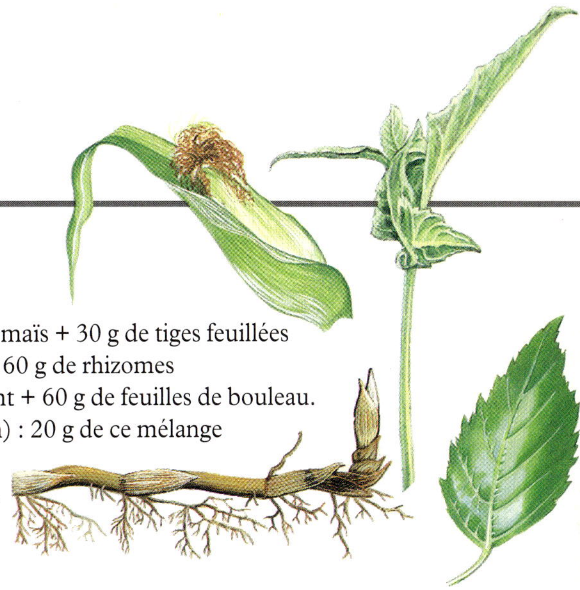 60 g de styles de maïs + 30 g de tiges feuillées d'orthosiphon + 60 g de rhizomes de petit chiendent + 60 g de feuilles de bouleau. Infusion (10 min) : 20 g de ce mélange par litre d'eau. 3 tasses par jour.
• Gymnastique, sport. • Relaxation, sophrologie. • Régime pauvre en légumes secs, charcuterie, épices, plats en sauce. Bonne tolérance aux pâtes, riz, œufs frais, fromage.	60 g de feuilles de mélisse + 40 g de fruits d'anis vert + 60 g de sommités fleuries de serpolet + 60 g de feuilles de menthe poivrée. Infusion (10 min) : 15 g de ce mélange par litre d'eau. 1 tasse après chaque repas. 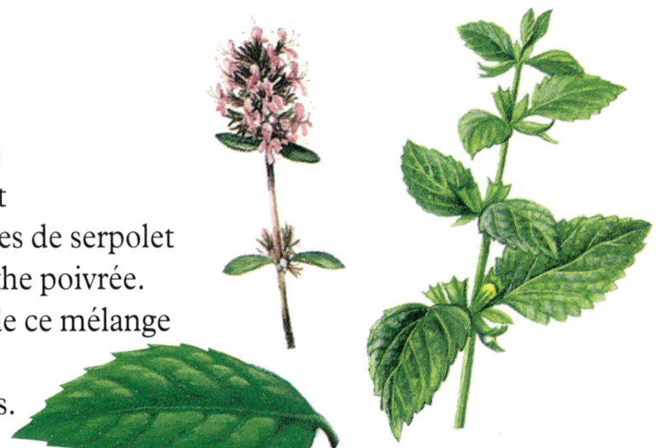
• Réduire sucres rapides et viandes rouges. • Éviter les allergènes (poussière, acariens, pollen, agents infectieux, aliments, médicaments). • Éviter l'exposition au soleil (plage, neige, glace). Porter des lunettes à verres teintés. • Éviter les atmosphères irritantes (fumées de tabac), les climatiseurs et l'air pulsé.	40 g de fleurs de bleuet des champs + 100 g de fleurs de camomille romaine + 30 g de feuilles de plantain. Infusion (10 min) : 50 g de ce mélange par litre d'eau. Utiliser en bains d'yeux. 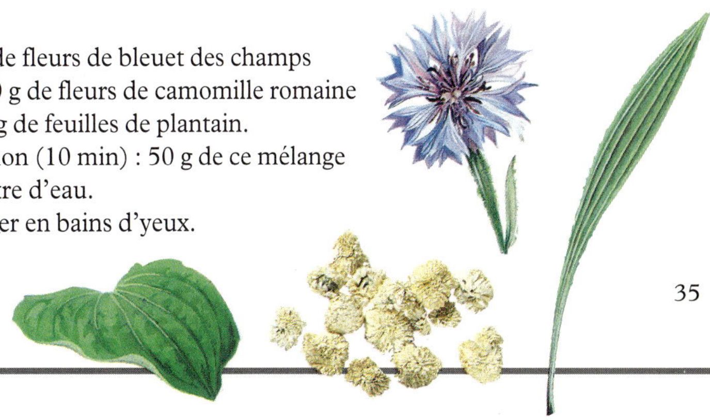

AFFECTIONS	Remèdes issus des plantes médicinales (pages 70 à 213)	Remèdes fournis par le soleil, l'eau, la terre, l'air (pages 220 à 249)
CONSTIPATION Difficulté d'évacuation des selles, généralement rares et dures. Facilitée par erreurs de régime, grossesse, divers médicaments, âge, sédentarité, lésion de l'anus. ***Attention :*** *une brusque constipation avec douleurs et/ou vomissements est une urgence médicale. Toujours consulter en cas de constipation prolongée.*	Artichaut / Petite centaurée / Chicorée Fucus vésiculeux / Guimauve / Ispaghul Karkadé / Lin / Mauve / Ményanthe Pissenlit / Psyllium / Rhubarbe / Rose pâle Séné / Sureau noir	• **Climatothérapie :** cure d'air héliomarin, riche en iode. • **Thermalisme :** eaux bicarbonatées magnésiennes. Cure à Châtelguyon, Vals-les-Bains, Évian-les-Bains.
CONTUSION Choc sur les parties molles, sans plaie ni lésion osseuse. Gonflement douloureux, zones bleuâtres. ***Attention*** *à la répétition de ces lésions (anomalie vasculaire ou sanguine, troubles de l'équilibre, femmes ou enfants battus...). Douleurs violentes, contusions multiples, perte de connaissance, choc crânien sont des urgences médicales.*	Ache des marais / Alchémille vulgaire Arnica / Lamier blanc / Marronnier d'Inde Myrtille / Persil / Primevère officinale Romarin / Verveine officinale / Viburnum	• Compresses d'eau glacée (2 à 3 min). • Cataplasmes d'argile (contusions légères). • **Hydrothérapie** locale froide. • **Thermalisme :** eaux bicarbonatées mixtes (séquelles).
CORYZA AIGU (rhume de cerveau) Rhinite virale bénigne avec obstruction et écoulement nasaux, éternuements et léger mal de gorge. Parfois un peu de fièvre et céphalée. Dure 1 semaine environ. ***Attention :*** *peut parfois se compliquer d'une sinusite.*	Bourrache / Eucalyptus / Hysope Marjolaine vraie / Origan / Pin sylvestre Plantain / Romarin Sarriette des montagnes / Serpolet	• Lavage local quotidien au sérum physiologique. • Inhalations, une ou deux fois par jour.
CORYZA SPASMODIQUE (rhume des foins) Rhinite allergique avec éternuements en salves, écoulement nasal clair, obstruction nasale, larmoiement. Souvent de caractère saisonnier. Peut alterner avec les crises d'asthme chez la même personne. Rechercher les facteurs de la réaction allergique.	Plantain	• Lavage local quotidien au sérum physiologique. • Inhalations, une ou deux fois par jour. • **Climatothérapie :** cure d'altitude éventuellement.

Remèdes procurés par une vie saine
(pages 250 à 319)

Mélanges de plantes médicinales

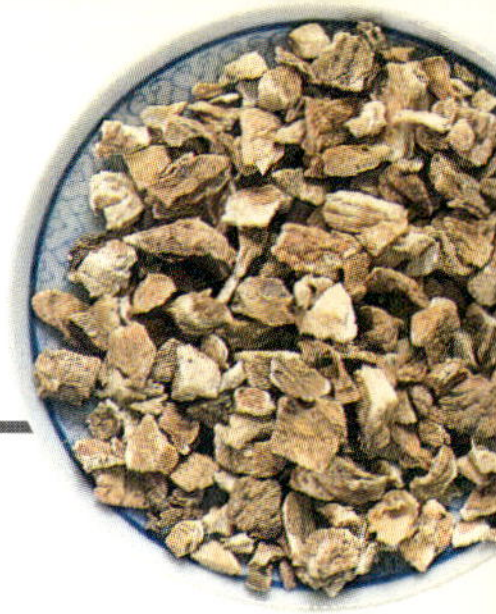

- Alimentation riche en fruits, fibres, légumes verts.
- Supprimer les laxatifs irritants, réduire les médicaments (après avis médical).
- Bien mâcher.
- Boire 1,5 à 2 litres d'eau par jour ; boire pendant les repas.
- Vie régulière (s'habituer à la défécation quotidienne à heure fixe).
- Marche et gymnastique abdominale quotidienne.
- Étirements passifs, relaxation.

40 g de sommités fleuries de petite centaurée
+ 80 g de racines de chicorée
+ 80 g de feuilles ou de fleurs de mauve.
Infusion (20 min) : 20 g de ce mélange par litre d'eau.
1 tasse après le repas de midi ou du soir.
Prendre également 1 cuillerée à café de graines d'ispaghul et 1 cuillerée à café de graines de psyllium au repas du soir.

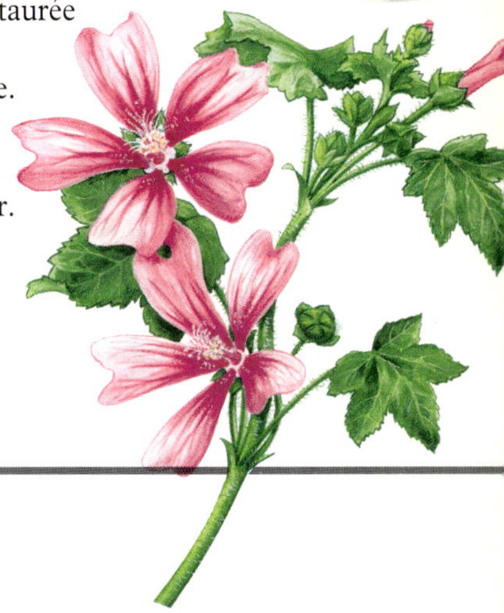

- Éviter les contusions répétées sur la même partie du corps.
- Vitamine K.
- Attention aux sports violents.

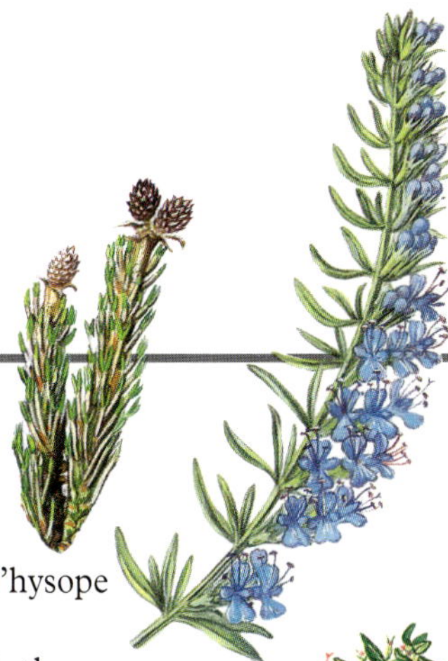

- Dormir dans un local aéré et frais.
- Se couvrir la tête.
- Éviter les atmosphères polluées et irritantes.

30 g de feuilles d'eucalyptus
+ 30 g de feuilles et de sommités fleuries d'hysope
+ 60 g de bourgeons de pin sylvestre
+ 40 g de feuilles et de sommités fleuries de thym.
Infusion (10 min) : 15 g de ce mélange par litre d'eau.
4 tasses par jour.

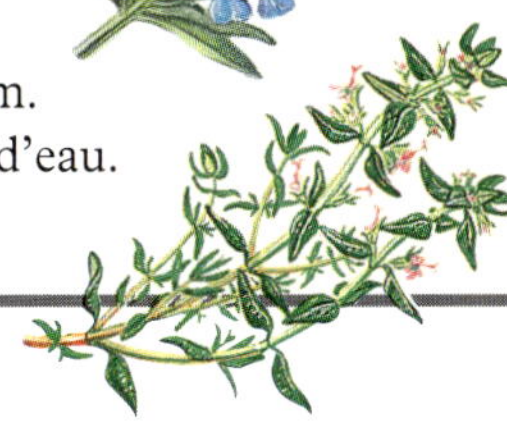

- Dormir dans un local aéré et frais.
- Se couvrir la tête.
- Éviter les atmosphères polluées et irritantes, les climatiseurs et l'air pulsé.
- Éviter les allergènes possibles (poussière, acariens, pollen, agents infectieux, aliments, médicaments).

AFFECTIONS	Remèdes issus des plantes médicinales (pages 70 à 213)	Remèdes fournis par le soleil, l'eau, la terre, l'air (pages 220 à 249)
COXARTHROSE Rhumatisme arthrosique touchant l'articulation de la hanche, après la cinquantaine. Hanche et cuisse douloureuses à la marche, à l'effort, avec irradiations vers le genou. Impotence fonctionnelle et boiterie progressives. Frappe volontiers les anciens sportifs (football, rugby...). ***Attention :** chirurgie parfois nécessaire.*	Cassis / Frêne élevé / Harpagophyton Ortie dioïque / Pin sylvestre / Prêle des champs / Reine-des-prés / Saule blanc Scrofulaire noueuse	• **Hydrobalnéothérapie :** bains chauds quotidiens (20 min) ; hydrothérapie locale. • **Thalassothérapie :** enveloppements locaux d'algues et de boues marines. • **Thermalisme** (à distance des crises) : cure à Aix-les-Bains, Ax-les-Thermes, Gréoux-les-Bains, Digne-les-Bains, Dax, Préchacq.
CRAMPE Contraction involontaire, intense, douloureuse d'un muscle ou groupe de muscles, parfois la nuit. Souvent due à fortes suées, efforts physiques, froid, alcoolisme, diarrhée, médicaments, urémie. Fréquente en fin de grossesse. ***Attention :** vers 50 ans, la crampe au mollet à la marche est signe d'athérosclérose (artérite).*	Marronnier d'Inde	• **Thalassothérapie :** bains locaux tièdes ou chauds ; kinébalnéothérapie chaude. • **Thermalisme :** eaux riches en calcium, magnésium, potassium (Badoit, Vichy Saint-Yorre). Cure à Bains-les-Bains, Bourbon-Lancy...
CYSTALGIES Crises avec douleurs (abdomen, pubis), brûlure en urinant, besoins fréquents d'uriner un peu. Cystalgie à urines claires : influencée par la vie génitale chez la femme. Cystalgie à urines infectées signifie **cystite** (infections génito-urinaires, prostatisme, malformations, lithiases). ***Attention :** consulter en cas de cystalgie avec fièvre.*	Bruyère cendrée / Busserole / Callune Genévrier / Griottier / Karkadé / Maïs Mauve / Orthosiphon / Piloselle Saule blanc	• **Hydrobalnéothérapie :** bains de siège tièdes ou froids. • Boire 2 litres par jour d'eau de source ou d'eau peu minéralisée (Celtic, Mont d'Arrée, Volvic...). • **Thermalisme :** cure à Brides-les-Bains, Capvern-les-Bains, Contrexéville, Saint-Nectaire, Salins-les-Thermes, Vittel.
DÉPRESSION NERVEUSE Souffrance morale, autodépréciation, culpabilité entraînant troubles du sommeil, digestifs, sexuels. Parfois saisonnière (automne, printemps). Après deuil, échecs, accouchement, hépatite. Causes psychiques profondes. Chez l'enfant, l'agitation peut remplacer l'abattement. ***Attention :** à suivre médicalement.*	Ginseng / Mélisse / Millepertuis	• **Hydrobalnéothérapie :** bains froids ; bains tièdes en fin de journée. • **Thermalisme :** cure à Divonne-les-Bains, Néris-les-Bains, Saujon, Ussat-les-Bains. • **Thalassothérapie.**

Remèdes procurés par une vie saine

(pages 250 à 319)

Mélanges de plantes médicinales

- Marcher peu, éviter la station debout prolongée.
- Vélo recommandé.
- Éviter les charges lourdes.
- Couper la journée de siestes à plat ventre (20 à 30 min).
- Lutter contre obésité, surpoids.
- Régime hypocalorique enrichi en persil, cresson, ail, radis, lentilles, noix.
- Oligoéléments : Co, Mn.

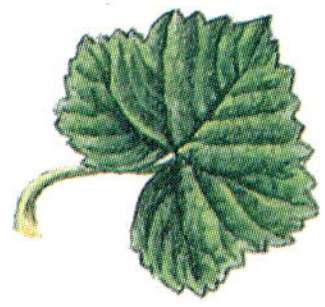

40 g de feuilles de cassis + 40 g de feuilles de frêne élevé
+ 30 g de racines d'harpagophyton
+ 40 g de tiges stériles de prêle des champs
+ 80 g d'écorce de saule blanc.
Décoction (10 min)
suivie d'une macération (30 min) :
20 g de ce mélange par litre d'eau.
1 tasse trois fois par jour.

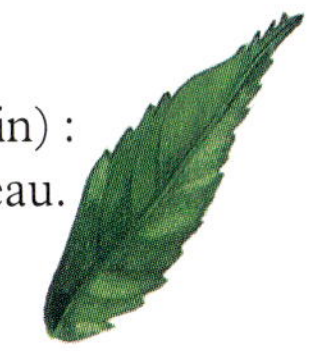

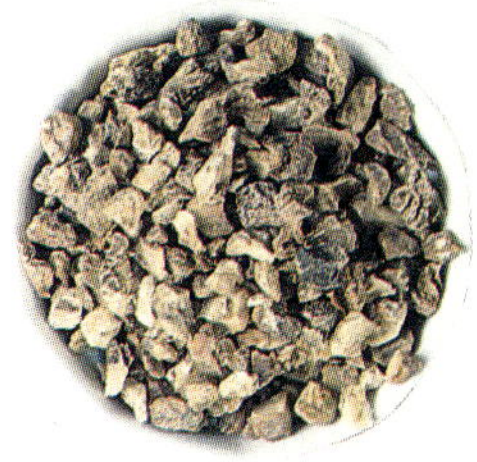

- Alimentation frugale ; régime végétarien, ou végétalien, 1 semaine par mois:
- Réduire massivement alcool et tabac.
- Limiter les médicaments à l'essentiel (après avis médical).
- Étirements passifs, relaxation.
- En compétition sportive : échauffement, boissons salées, jus de fruits, bananes.

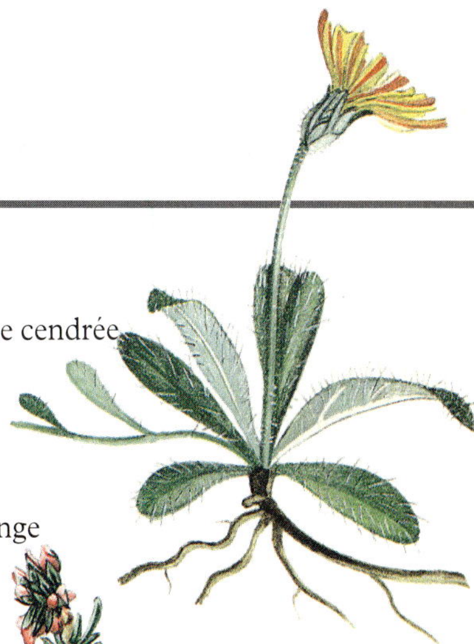

- Bonne hygiène corporelle.
- Soin des infections de proximité.
- Exercice physique quotidien, marche.
- Éviter les sports assis (vélo, moto, cheval), les longs déplacements en voiture, la sédentarité.
- Régime sans épices ni alcool.
- Relaxation, sophrologie.

60 g de sommités fleuries de bruyère cendrée
+ 20 g de feuilles de busserole
+ 40 g de baies de genévrier
+ 60 g de piloselle (plante entière)
+ 80 g d'écorce de saule blanc.
Infusion (20 min) : 20 g de ce mélange par litre d'eau.
3 tasses par jour.

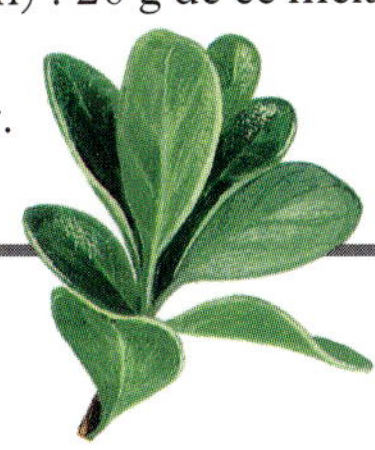

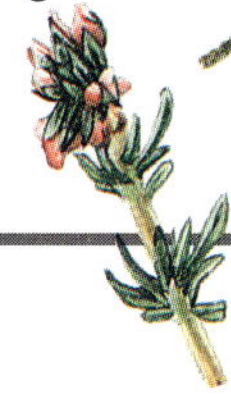

- Psychothérapie spécialisée, relaxation, sophrologie, yoga.
- Exercice physique en groupe, sans excès.
- Réduire l'alcool.
- Régime enrichi en sucres lents, réduction des viandes rouges et des graisses.
- Réduire les médicaments à l'essentiel (après avis médical).

AFFECTIONS	Remèdes issus des plantes médicinales (pages 70 à 213)	Remèdes fournis par le soleil, l'eau, la terre, l'air (pages 220 à 249)
DIARRHÉE Évacuation de selles liquides plus de trois fois par jour. **Aiguë :** causée par alimentation, infections, parasites, médicaments ; risques majeurs de déshydratation. **Chronique :** allergie, colopathie, parasites, médicaments. ***Attention :*** *abattement, vomissements, fièvre sont des urgences médicales. Consulter en cas de diarrhée prolongée.*	Alchémille vulgaire / Benoîte / Bistorte Cyprès / Églantier / Fraisier Géranium herbe à Robert / Guarana Myrtille / Noyer / Plantain Potentille-tormentille / Ronce / Salicaire Sauge officinale / Thé vert Vergerette du Canada	• Compenser les pertes en liquide par la boisson : eau salée et sucrée, eaux minérales riches en sels (Badoit, Vichy Saint-Yorre...). • Cure d'argile pendant 10 jours. *Diarrhée chronique :* • **Thermalisme :** cure à Plombières, Le Boulou...
DIGESTION (troubles de la) La dyspepsie associe avant les repas nausées, haleine fétide, langue chargée, brûlures le long de l'œsophage. Après les repas, aérophagie, éructations, ballonnements, lourdeurs, brûlures. Bon état général. ***Attention :*** *consulter pour troubles récents avec amaigrissement, surtout après la quarantaine.*	Achillée millefeuille / Alchémille vulgaire Aneth / Angélique officinale / Anis vert Artichaut / Aspérule odorante Badiane de Chine / Carvi / Petite centaurée Chicorée / Cochléaria / Coriandre Fenouil doux / Giroflier / Lavande vraie Mélisse / Menthe poivrée / Réglisse Romarin / Sarriette des montagnes / Sauge	• **Hydrobalnéothérapie :** bains chauds ou tièdes. • Boire 1,5 à 2 litres par jour d'eau de source ou peu minéralisée. • **Thermalisme :** cure à Plombières-les-Bains, Le Boulou, Pougues-les-Eaux, Vichy...
DORSALGIES Douleurs dorsales tenaces chez la femme jeune, sans signe clinique ni radiologique, aggravées par la position et le travail assis. Entre les omoplates **(dorsalgie)**, cou et occiput **(cervicalgie)**, région lombaire **(lombalgie)**, tout le dos **(rachialgie)**. Associent souvent surmenage, musculature dorsale faible, éléments dépressifs.	Arnica / Cassis / Harpagophyton Scrofulaire noueuse	• **Hydrobalnéothérapie :** bains chauds chaque soir (20 min). • Cataplasmes d'argile, deux ou trois fois par jour, froids en crise, chauds au stade chronique. • **Thermalisme :** hydrokinésithérapie ; cure à Aix-les-Bains, Ax-les-Thermes, Gréoux-les-Bains... • **Thalassothérapie.**
DYSHIDROSE Apparition de petites vésicules transparentes groupées par 3 ou 4, sur la paume de la main, la face latérale des doigts **(palmaire)** ou la plante du pied **(plantaire)**. Disparaissent en 1 semaine. Surtout printemps et été. Démangeaisons intenses. Manifestation cutanée d'une dystonie neurovégétative.	Consoude / Noyer / Plantain Rose pâle / Rose trémière / Tilleul	• **Hydrobalnéothérapie :** bains tièdes ou chauds ; hydrothérapie locale tiède. • **Thermalisme :** cure à La Roche-Posay, Avène-les-Bains, Sail-les-Bains...

Remèdes procurés par une vie saine

(pages 250 à 319)

- Supprimer les produits laitiers.
- Remplacer le jus d'orange par des fruits (banane, pomme, caroube).
- Régime végétalien ou macrobiotique pendant quelque temps.
- Jeûne mouillé de 1 ou 2 jours.

Chez l'enfant :

- Régime riz-carottes.

- Boire entre les repas.
- Réduire ou supprimer alcool, tabac.
- Limiter les médicaments à l'essentiel (après avis médical).
- Alimentation légère ; bien mâcher.
- Bonne hygiène buccale et dentaire.
- Gymnastique abdominale quotidienne.
- Relaxation, étirements passifs.

- Psychothérapie, yoga, relaxation.
- Étirements passifs, ostéopathie.
- Gymnastique en salle, marche, natation.
- Éviter surcharge pondérale, obésité.
- Régime pauvre en farineux.
- Oligoéléments : Co, Mn.

- Hygiène locale.
- Éviter la transpiration prolongée, les fibres synthétiques, les sports violents.
- Limiter alcool, tabac, médicaments.
- Régime pauvre en laitages, viande, graisses animales ; préférer poisson, huiles, fruits, légumes verts.
- Oligoéléments : Li.

Mélanges de plantes médicinales

40 g de racines de fraisier + 50 g de parties aériennes de géranium herbe à Robert
+ 20 g de fruits secs de myrtille
+ 15 g de feuilles de ronce.
Infusion (20 min) : 40 g de ce mélange par litre d'eau. 4 tasses par jour.

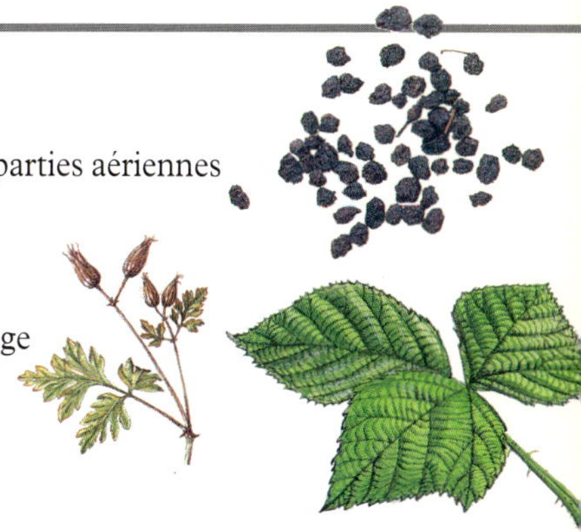

60 g de fruits d'aneth + 60 g de feuilles d'artichaut
+ 40 g de racines de chicorée
+ 30 g de sommités fleuries de sarriette des montagnes.
Infusion (10 min) : 25 g de ce mélange par litre d'eau.
1 tasse après les trois repas.

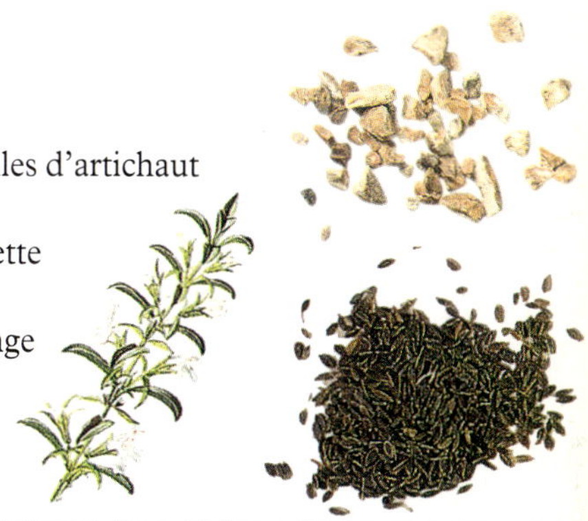

50 g de feuilles de cassis + 40 g de racines d'harpagophyton
+ 40 g de sommités fleuries de reine-des-prés.
Infusion (10 min) suivie d'une macération (4 h) :
20 g de ce mélange par litre d'eau. 4 tasses par jour.

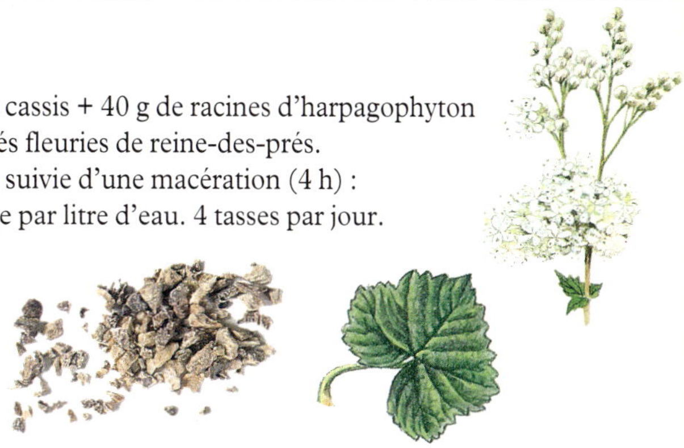

AFFECTIONS	Remèdes issus des plantes médicinales (pages 70 à 213)	Remèdes fournis par le soleil, l'eau, la terre, l'air (pages 220 à 249)
DYSKINÉSIE BILIAIRE Douleurs dans la région hépatique (l'hypocondre droit), avec troubles dyspepsiques, parfois migraines. Dues à une évacuation anormale de la bile à travers les voies biliaires et à des contractions anormales de la vésicule biliaire. Élément (avec la colite spasmodique) de la traditionnelle « crise de foie ».	Artichaut / Boldo / Chicorée / Fumeterre Lavande vraie / Piloselle / Pissenlit Radis noir / Romarin / Tilleul	• Massages abdominaux. • **Hydrobalnéothérapie :** bains tièdes quotidiens. • **Thermalisme :** cure à Châtelguyon, Plombières-les-Bains, Vals-les-Bains, Vichy, Vittel…
DYSMÉNORRHÉE Douleurs pelviennes avec céphalées et état nauséeux, avant ou pendant les règles, chez la femme en activité génitale. Fréquente après la puberté, soulagée par la pilule, les rapports sexuels, la grossesse. ***Attention :*** *toujours consulter pour une dysménorrhée nouvellement apparue chez une femme normalement réglée.*	Absinthe / Armoise commune / Persil Romarin / Sauge officinale Souci des jardins / Viburnum	• **Hydrobalnéothérapie :** bains tièdes, bains de siège tièdes ou froids. • **Thermalisme :** cure à Bourbon-l'Archambault, Bagnoles-de-l'Orne, Challes-les-Eaux, Évaux-les-Bains, Salies-de-Béarn, Salies-du-Salat. • **Thalassothérapie.**
ECZÉMA Plaques rouge vif, un peu surélevées, suintantes puis croûteuses. Fortes démangeaisons. **Allergique :** réaction cutanée à de nombreux produits chimiques et médicaments. **Constitutionnel :** dès l'enfance, aux plis des membres, au visage (parfois avec asthme, rhume des foins). ***Attention :*** *l'eczéma constitutionnel demande un suivi médical.*	Artichaut / Bardane / Bourrache Matricaire / Noyer / Pensée sauvage Sauge officinale	• **Hydrobalnéothérapie :** bains régionaux tièdes ou froids. • **Héliothérapie :** bains de soleil courts (sauf eczéma de contact). • **Climatothérapie :** cure d'altitude. • **Thermalisme :** cure à Avène-les-Bains, La Roche-Posay, Molitg-les-Bains…
ENGELURES, GERÇURES Lésions provoquées par le froid, surtout aux mains et aux pieds. **Engelures :** doigts d'abord blancs, froids et insensibles, puis enflés, durs, rouges, douloureux. **Gerçures :** fissures douloureuses de la peau (mains, lèvres, seins). ***Attention :*** *le froid intense provoque des gelures nécrosantes (nez, oreilles, doigts).*	Achillée millefeuille / Bleuet des champs Bouillon-blanc / Camomille romaine Consoude / Fenugrec / Guimauve Lamier blanc / Matricaire / Mauve Millepertuis / Noyer / Origan / Peuplier noir Plantain / Primevère officinale Rose trémière / Souci des jardins Verveine officinale / Violette	• **Hydrobalnéothérapie :** bains régionaux chauds (35 °C). • Compresses mouillées chaudes (éviter radiateur ou air chaud). *Séquelles :* • **Thermalisme :** cure à Uriage, Avène-les-Bains, La Roche-Posay.

Remèdes procurés par une vie saine (pages 250 à 319)	Mélanges de plantes médicinales
• Relaxation, yoga, psychothérapie, sophrologie, training autogène. • Gymnastique abdominale quotidienne. • Supprimer alcool, tabac, café, excitants. • Réduire les médicaments à l'essentiel (après avis médical). • Régime pauvre en viandes rouges et graisses animales ; préférer poisson, huiles, légumes verts, fruits.	90 g de feuilles d'artichaut + 60 g de parties aériennes fleuries de fumeterre + 60 g de sommités fleuries de romarin. Infusion (10 min) : 20 g de ce mélange par litre d'eau. 1 tasse aux trois repas. 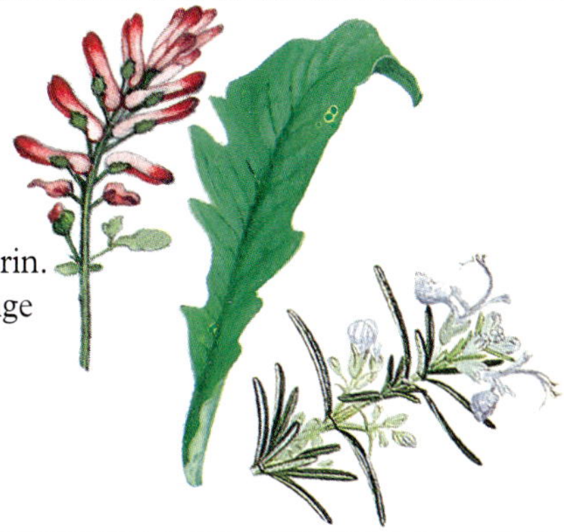
• Relaxation, psychothérapie, étirements passifs, sophrologie, training autogène. • Éviter les activités sportives trop intenses. • Oligoéléments : Fe.	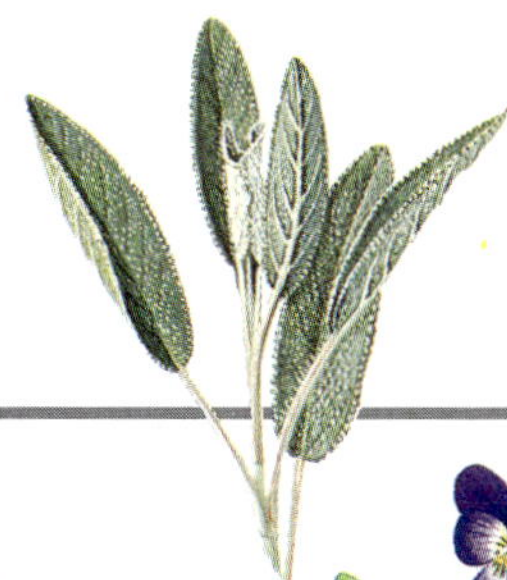
• Éliminer les facteurs favorables : contact avec des produits chimiques, cosmétiques, parfums, teintures, fibres synthétiques. • Réduire les médicaments à l'essentiel (après avis médical). • Alimentation légère et variée, pauvre en sucres lents. • Jeûne mouillé éventuel, 5 à 10 jours, sous surveillance médicale.	90 g de feuilles d'artichaut + 150 g de racines de bardane. Décoction (15 min) : 40 g de ce mélange par litre d'eau. 1 tasse au repas du soir. 60 g de fleurs de matricaire + 100 g de feuilles de noyer + 30 g de parties aériennes de pensée sauvage + 60 g de feuilles de sauge offinale. Infusion (20 min) : 60 g de ce mélange par litre d'eau. Utiliser en application locale. 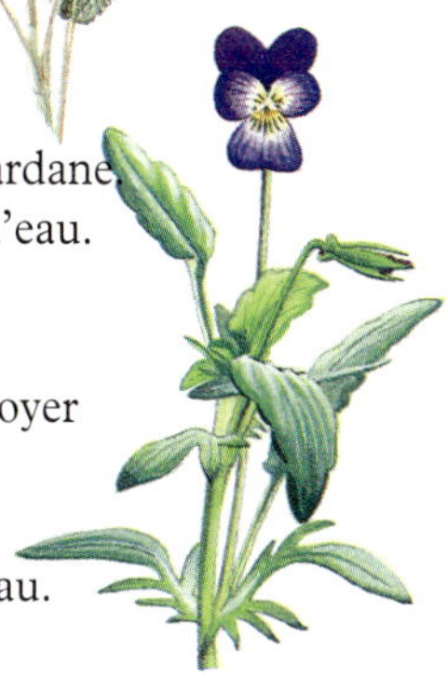
• Entraînement progressif au froid (marche ou exercice physique, un peu plus longtemps chaque jour). • Vêtements chauds, couvre-chef protégeant les oreilles, gants épais, chaussettes de laine, chaussures rembourrées (attention, les vêtements, gants, chaussures trop serrés ou humides favorisent les accidents au froid)	30 g d'hydrocotyle (plante entière) + 40 g de fleurs de bouillon-blanc + 60 g de fleurs de souci des jardins + 80 de sommités fleuries de millepertuis. Infusion (20 min) : 40 g de ce mélange par litre d'eau. Filtrer et appliquer en compresse. 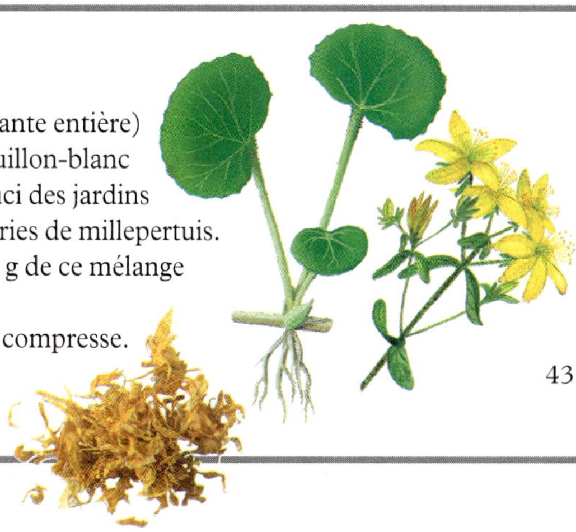

AFFECTIONS	Remèdes issus des plantes médicinales (pages 70 à 213)	Remèdes fournis par le soleil, l'eau, la terre, l'air (pages 220 à 249)
ENTÉROCOLITE Inflammation de l'intestin grêle et du côlon. Colique, diarrhée, vomissements, malaise, fièvre. **Aiguë :** infectieuse ou virale. Violente dans intoxication alimentaire, bénigne dans *turista* ou « grippe intestinale ». **Chronique :** infection, médicaments, aliments. ***Attention :** urgence médicale chez nourrisson, enfant, vieillard.*	Achillée millefeuille / Aneth Angélique officinale / Anis vert Aspérule odorante / Badiane de Chine Bouillon-blanc / Carvi / Coriandre Fenouil doux / Guimauve / Lin / Mauve Menthe poivrée / Psyllium / Rose trémière Salicaire	*Aiguë :* • Chaleur sur le ventre. • **Hydrobalnéothérapie :** bains tièdes. • Compenser les pertes en liquides par eau salée, sucrée, minérale riche en sels (Badoit, Carola…). *Chronique :* • Cure d'argile. • **Thermalisme :** cure à Châtelguyon, Le Boulou… • **Thalassothérapie.**
ENTORSE Élongation traumatique des ligaments articulaires, avec ou sans arrachement, sans lésion des surfaces osseuses. **Légère (foulure) :** douleur modérée, gonflement, mouvements possibles. **Grave :** douleur vive, œdème, gros hématome, impotence complète. ***Attention :** l'entorse grave équivaut à une fracture.*	Arnica / Cassis / Grindélia / Harpagophyton Scrofulaire noueuse	*Légère :* • Cataplasmes d'argile. • **Hydrobalnéothérapie :** bains locaux tièdes en eau salée. *Séquelles :* • **Hydrothrapie** locale ; kinébalnéothérapie. • **Thermalisme :** cure à Barbotan-les-Thermes…
ÉNURÉSIE Incontinence urinaire surtout infantile (au-delà de 5 ans), presque toujours nocturne, pendant le sommeil, sans cause anatomique. Surtout chez les garçons. Cède le plus souvent à l'adolescence. Composante psychoaffective importante. ***Attention :*** faire vérifier l'absence d'anomalies génito-urinaires.	Cyprès / Millepertuis	• **Hydrobalnéothérapie :** bains tièdes quotidiens en fin de journée. • **Thermalisme :** cure à Lons-le-Saunier, Salies-du-Salat. • **Climatothérapie.**
ESCARRES Croûte noirâtre épaisse formée de tissu cutané nécrosé. Tend à s'éliminer avec perte de matière. Apparaît surtout aux points de pression et saillies osseuses (dos, fesses, talons, coudes, hanches, occiput).chez des malades grabataires ou des handicapés moteurs et sensitifs (paraplégiques, tétraplégiques).	Achillée millefeuille / Arnica / Consoude Lierre commun / Millepertuis / Noyer Prêle des champs / Souci des jardins	• Air chaud local. • **Hydrobalnéothérapie :** bains tièdes locaux. • **Thalassothérapie :** kinébalnéothérapie. • **Thermalisme :** cure à Avène-les-Bains, Molitg-les-Bains, Neyrac-les-Bains, Saint-Gervais-les-Bains, Uriage.

Remèdes procurés par une vie saine
(pages 250 à 319)

Mélanges de plantes médicinales

Aiguë :
- Diète hydrique, bouillon de carottes, tisanes.
- Lit, repos, calme.

Chronique :
- Supprimer les laitages, éviter l'association féculents-fruits, éviter les fruits entre les repas.
- Consommer viande et légumes verts bien cuits.
- Réduire les médicaments à l'essentiel (après avis médical).

40 g de fleurs de bouillon-blanc
+ 40 g de sommités fleuries de salicaire
+ 40 g de feuilles et de sommités fleuries de thym
+ 60 g de feuilles de mélisse.
Infusion (10 min) : 20 g de ce mélange par litre d'eau.
1 tasse aux deux principaux repas.

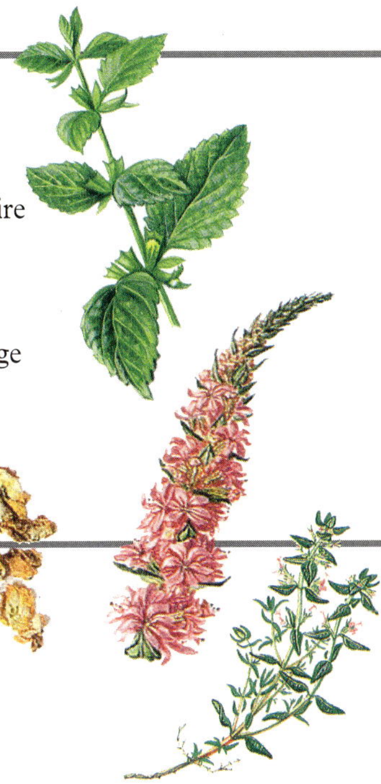

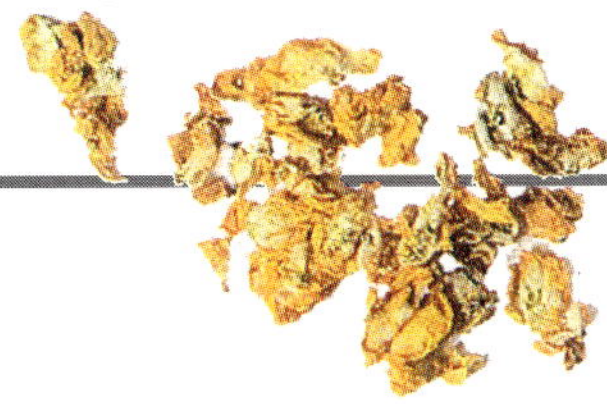

Légère :
- Ostéopathie, contension souple (bandage élastique, chevillère, genouillère).

Séquelles :
- Limitation des activités sportives à risque (ski, patinage sur glace, football, rugby).
- Gymnastique de rééducation, étirements passifs.

- Rééducation de la miction (uriner à heures fixes, appareillage d'alarme).
- Psychothérapie, relaxation.
- Oligoéléments : Li.

- Kinésithérapie, massages.
- Mobilisation active et passive quotidienne.
- Cure de vitamines.

AFFECTIONS	Remèdes issus des plantes médicinales (pages 70 à 213)	Remèdes fournis par le soleil, l'eau, la terre, l'air (pages 220 à 249)
FIÈVRES DE L'ADULTE Élévation de la température centrale du corps pour lutter contre un agent extérieur (parasite, bactérie infectieuse, virus, agent physique ou chimique) ou un désordre interne. Pouls et respiration accélérés, transpiration, déshydratation. ***Attention :*** *toujours rechercher les causes d'une fièvre avant de la faire baisser.*	Absinthe / Ache des marais / Benoîte Petite centaurée / Eucalyptus / Noisetier Olivier / Persil / Peuplier noir / Pin sylvestre Reine-des-prés / Saule blanc / Sureau noir	● Refroidissement local par vessie de glace (tête, front, aisselles, ventre...) pour des températures supérieures à 39 °C. ● **Hydrobalnéothérapie :** bains tièdes. ● Boire 2 à 3 litres par jour d'eau minérale riche en sels (Badoit, Carola, Parot, Vichy Saint-Yorre).
FIÈVRES DE L'ENFANT Une fièvre élevée favorise convulsions et délire. Principales causes : maladies infectieuses, rhinopharyngite, otite, bronchite, poussée dentaire, gastroentérite, entérocolite, vaccinations, lieux trop chauds. ***Attention :*** *les fièvres avec douleurs, vomissements, troubles de la conscience, raideurs sont des urgences médicales.*	Absinthe / Ache des marais / Benoîte Petite centaurée / Eucalyptus / Noisetier Olivier / Persil / Peuplier noir Reine-des-prés / Saule blanc	*Plus de 38 °C :* ● **Hydrobalnéothérapie :** bains tièdes à température de 3 °C inférieure à celle de l'enfant. *Plus de 39 °C ou ne baissant pas :* ● Appeler le médecin. ● Faire boire abondamment eau salée, sucrée, eau minérale riche en sels.
FRACTURES (séquelles de) Troubles mineurs et incapacités transitoires, créant un obstacle parfois important à la reprise des activités après consolidation : fonte musculaire, ankylose, attitudes vicieuses, douleurs à distance dues aux attitudes de compensation, dystrophies du membre atteint (cyanose, œdème, lymphangite, escarres).	Prêle des champs	● Cataplasmes d'argile (œdème) ● **Hydrobalnéothérapie :** bains régionaux, tièdes ou chauds. ● **Thermalisme :** hydrokinésithérapie ; cure à Amnéville, Digne-les-Bains... ● **Thalassothérapie.** ● **Héliothérapie.**
FRIGIDITÉ Absence de désir et de plaisir pendant l'acte sexuel avec orgasme impossible (30 à 40 % des femmes). Parfois compliquée de vaginisme ou dyspareunie. Diverses causes : problèmes gynécologiques, troubles endocriniens, surmenage, dépression, obésité, alcoolisme, médicaments, mais surtout composante psychoaffective majeure.	Ginseng / Éleuthérocoque	● **Hydrobalnéothérapie :** bains tièdes. ● **Thermalisme :** cure à Challes-les-Eaux, Évaux-les-Bains, La Léchère-les-Bains, Luxeuil-les-Bains, Néris-les-Bains, Salies-de-Béarn, Salies-du-Salat. ● **Thalassothérapie.**

Remèdes procurés par une vie saine

(pages 250 à 319)

Mélanges de plantes médicinales

- Repos peu couvert dans une pièce fraîche et aérée.
- Alimentation à la demande, légère et liquide, riche en sucres rapides, jus de fruits, bouillons, tisanes.
- Limiter les médicaments à l'essentiel (après avis médical).

60 g d'écorce de saule blanc
\+ 30 g de sommités fleuries de reine-des-prés
\+ 60 g d'écorce de peuplier noir.
Infusion (20 min) : 50 g de ce mélange par litre d'eau.
4 tasses par jour.

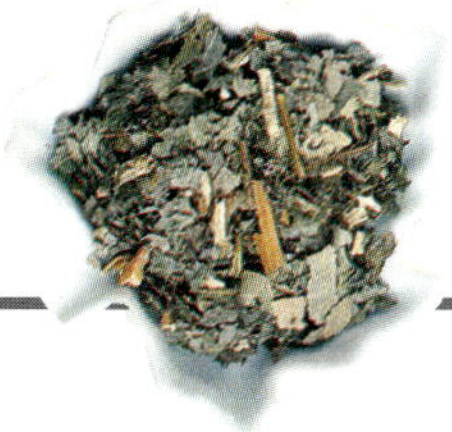

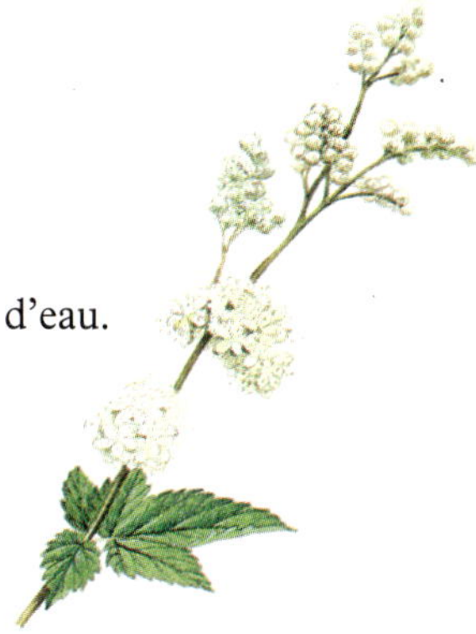

- Placer l'enfant dans un local frais et aéré, peu couvert, au calme.
- Alimentation légère à la demande, liquide et riche en sucres ; jus de fruits frais, bouillon de légumes.

- Kinésithérapie, ostéopathie, relaxation.
- Gymnastique, entraînement progressif, marche quotidienne.
- Alimentation enrichie en viande, fromage, légumes verts, fruits, calcium.
- Vitamines A, D, C, E, K, du groupe B (en cas de douleurs).
- Réduire l'alcool.

- Psychothérapie, relaxation, sophrologie, yoga, étirements passifs.
- Gymnastique abdominale, natation.
- Limiter l'alcool à la consommation d'un peu de bière aux repas.
- Régime hypocalorique ou jeûne médical en cas d'obésité.
- Limiter les médicaments à l'essentiel (après avis médical).

AFFECTIONS	Remèdes issus des plantes médicinales (pages 70 à 213)	Remèdes fournis par le soleil, l'eau, la terre, l'air (pages 220 à 249)
FURONCLE Réaction cutanée au staphylocoque doré : cône rouge, chaud et douloureux centré sur un poil. Au 3e jour, pus jaunâtre, au 6e, sortie du bourbillon. **Orgelet :** furoncle centré sur un cil. **Furonculose :** éruption répétée de furoncles en série (allergie possible). ***Attention** au diabète et aux furoncles de la face.*	Bardane / Fenugrec / Lierre terrestre Mauve	• Cataplasmes d'argile. • **Hydrothérapie** locale en cas de réaction cutanée importante (eau bouillie froide). • **Thermalisme :** cure à La Roche-Posay, Neyrac-les-Bains, Molitg-les-Bains (furonculose).
GASTRITE Inflammation aiguë ou chronique de la muqueuse gastrique, d'origine toxique ou allergique. Brûlures épigastriques aggravées par alcool, confitures, sucreries, lait, œufs, médicaments (corticoïdes, anti-inflammatoires, aspirine, laxatifs en excès…), tabac. ***Attention :** toute gastrite persistante demande un suivi médical.*	Angélique / Camomille romaine Petite centaurée / Chicorée / Coriandre Fucus vésiculeux / Gentiane jaune / Lin Menthe poivrée / Réglisse Verveine odorante	• Cure d'argile. • **Thermalisme :** eaux minérales bicarbonatées sodiques non gazeuses ou dégazées ; cure à Châtelguyon, Le Boulou, Plombières-les-Bains, Vichy.
GINGIVITE Inflammation des gencives due à des dépôts de tartre surinfectés (manque d'hygiène). Saignement au brossage. Associée à une **stomatite** (inflammation de la muqueuse buccale) avec douleurs, dysphagie, inappétence et mauvaise haleine : **gingivostomatite** (tartrique, des fumeurs).	Benoîte / Bistorte / Camomille romaine Cochléaria / Églantier / Fraisier Géranium herbe à Robert / Giroflier Guimauve / Lavande vraie Marjolaine vraie / Menthe poivrée / Myrtille Noyer / Potentille-tormentille / Primevère officinale / Salicaire / Sarriette des montagnes / Sauge officinale Serpolet / Thym / Verveine odorante	• Bains de bouche à l'eau argileuse. • Brossage quotidien des dents avec eau salée (Badoit, Vichy). • **Thermalisme :** cure à Rochefort-sur-Mer, Saint-Gervais, Neyrac-les-Bains, La Bourboule, Tercis-les-Bains.
GOUTTE Maladie chronique due à un excès d'acide urique dans le sang. Crises nocturnes très douloureuses, parfois fiévreuses, touchant le gros orteil, cédant au matin. Extension possible des dépôts d'urates aux autres articulations (rhumatismes), reins (lithiase urique, calculs), vaisseaux (insuffisance coronarienne), nerfs (névralgies), peau.	Bouleau / Petit chiendent / Frêne élevé Maïs / Orthosiphon / Ortie dioïque Peuplier noir / Vergerette du Canada	• **Hydrobalnéothérapie :** bains locaux chauds des articulations. • Boire 3 litres par jour d'eau de source ou minérale (Badoit, Vichy…). • **Thermalisme :** eaux bicarbonatées sodiques et calciques. Cure à Eugénie-les-Bains, Le Boulou, Vittel… • **Thalassothérapie.**

Remèdes procurés par une vie saine (pages 250 à 319)	Mélanges de plantes médicinales
• Hygiène soigneuse des « repaires » (région périanale, narines, barbe, cuir chevelu, oreille si otite...). • Éliminer les facteurs d'irritation de la peau (cosmétiques, vêtements collants, ceintures serrées, parasites, allergènes...). • Alimentation légère : supprimer charcuterie, abats, réduire féculents et sucreries. • Réduire ou supprimer l'alcool.	
• Hygiène buccale et dentaire. • Supprimer tabac, alcool, boissons gazeuses, fruits acides, vinaigre, cornichons, épices, confitures, farineux, lait, œufs. • Consommer plutôt viandes blanches, poisson, volaille. • Réduire les médicaments à l'essentiel (après avis médical). • Jeûne mouillé (1 à 2 jours par mois).	50 g de racines de chicorée + 50 g de racines de réglisse + 50 g de fruits de coriandre + 50 g de feuilles de verveine odorante. Infusion (10 min) suivie d'une macération (2 h) : 20 g de ce mélange par litre d'eau. 1 tasse avant les trois repas. Contre-indiqué en cas d'hypertension. 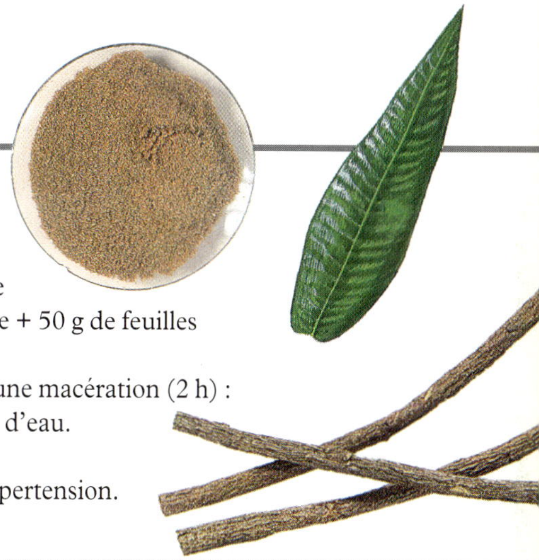
• Arrêter le tabac. • Hygiène dentaire et buccale stricte (se laver les dents après chaque repas). • Faire soigner les dents abîmées. • Éviter noix, fruits acides. • Réduire les médicaments à l'essentiel (après avis médical).	60 g de racines de fraisier + 70 g de fleurs de lavande + 20 g de feuilles et de fleurs de guimauve. Infusion (20 min) : 30 g de ce mélange par litre d'eau. Utiliser en bain de bouche, trois fois par jour. 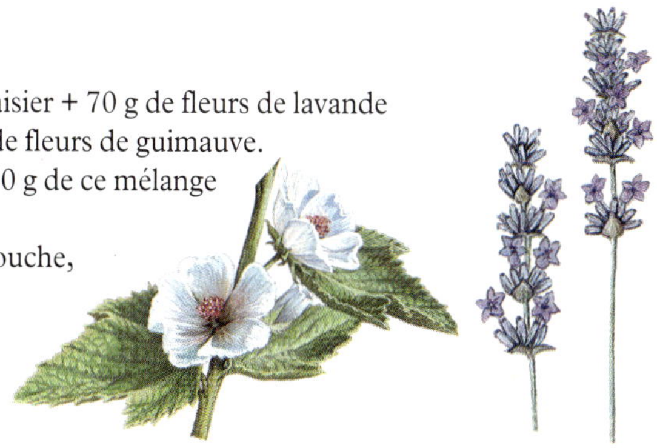
• Régime hypocalorique, hypoprotidique (végétarien, macrobiotique). • Supprimer abats, gibier, vin blanc. • Éviter la sédentarité (marche, natation en eau chaude). • Réduire l'alcool. • Lutter contre surpoids et obésité (jeûne mouillé suivi médicalement).	90 g de feuilles de bouleau + 60 g de rhizomes de petit chiendent + 60 g de feuilles de frêne élevé + 60 g de bourgeons de peuplier noir. Infusion (20 min) : 20 g de ce mélange par litre d'eau. 3 tasses par jour. 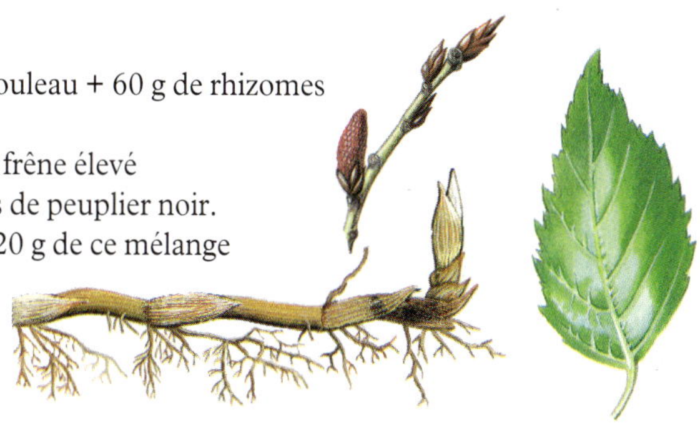

AFFECTIONS	Remèdes issus des plantes médicinales (pages 70 à 213)	Remèdes fournis par le soleil, l'eau, la terre, l'air (pages 220 à 249)
GRIPPE Virose épidémique, avec début brutal, fièvre à 40 °C, courbatures, céphalées, écoulement nasal, larmoiement, toux, dyspnée. Névralgies dans la forme nerveuse. Dure de 4 à 6 jours. Généralement bénigne. Risque de surinfection bronchopulmonaire (fumeur). ***Attention :*** *dangereuse chez personne âgée, insuffisant respiratoire.*	Absinthe / Cyprès / Lierre terrestre Reine-des-prés / Saule blanc / Sureau noir	• Boire 2 litres par jour d'eau minérale riche en sels (Badoit, Carola, Vichy Saint-Yorre...).
HALEINE (mauvaise) Occasionnellement due à l'ingestion d'ail, d'oignon. Chez l'enfant, chercher un corps étranger nasal. **Chronique :** mauvaise hygiène dentaire, état buccodentaire (carie, gingivite, parodontose), rhinite, sinusite, pharyngite, angines, dyspepsie, infections trachéobronchiques. Effet très nocif du tabac et de l'alcool.	Benoîte / Fraisier / Giroflier Lavande vraie / Menthe poivrée Primevère officinale Sarriette des montagnes / Serpolet Thym / Verveine odorante	• Brossage prolongé des dents après les repas et au coucher. • Bains de bouche. • **Thermalisme :** selon la cause, cure à Aix-les-Bains, Argelès-Gazost, Allevard-les-Bains, Amélie-les-Bains, Ax-les-Thermes, Bagnères-de-Bigorre, Bourbonne-les-Bains, Castéra-Verduzan, Challes-les-Eaux...
HÉMORROÏDES Varices des veines hémorroïdaires (anus/rectum). Douleurs à la défécation, brûlures, démangeaisons, saignements. Favorisées par sédentarité, grossesse, obésité, constipation, épices, alcool, café, sports assis (moto, vélo, cheval). Risque de thrombose (à soigner d'urgence). ***Attention :*** *des saignements répétés demandent un suivi médical.*	Achillée millefeuille / Ail / Benoîte / Bistorte Bourse-à-pasteur / Cassis / Cyprès / Ficaire Fragon épineux / Hamamélis de Virginie Ispaghul / Marronnier d'Inde / Myrtille Noisetier / Noyer / Potentille-tormentille Réglisse / Ronce / Salicaire / Vigne rouge	• **Hydrobalnéothérapie :** bains de siège tièdes ou froids. • **Thermalisme :** cure à Aix-en-Provence, Argelès-Gazost, Bagnoles-de-l'Orne, Barbotan-les-Thermes, La Léchère-les-Bains, Luz-Saint-Sauveur, Plombières-les-Bains...
HERPÈS Virose contagieuse, réactivée par émotion, soleil, règles. **Labial** (« boutons de fièvre ») : lèvres et joues ; primo-infection infantile courante. **Génital,** vénérien : gland, vulve. ***Attention :*** *grave chez nouveau-né, nourrisson.*	Marjolaine / Matricaire / Mélisse	*Gingivostomatite de la primo-infection :* • Bains de bouche à l'eau bicarbonatée. *Herpès génital :* • **Hydrothérapie :** bains de siège avec eau additionnée de permanganate ; pulvérisations locales à l'eau d'Évian.

Remèdes procurés par une vie saine
(pages 250 à 319)

Mélanges de plantes médicinales

- Repos dans une pièce aérée et fraîche.
- Alimentation légère, riche en sucres rapides.
- Jus de fruits, bouillons, tisanes.
- Vitamine C.
- Oligoéléments : Cu, Au, Ag.

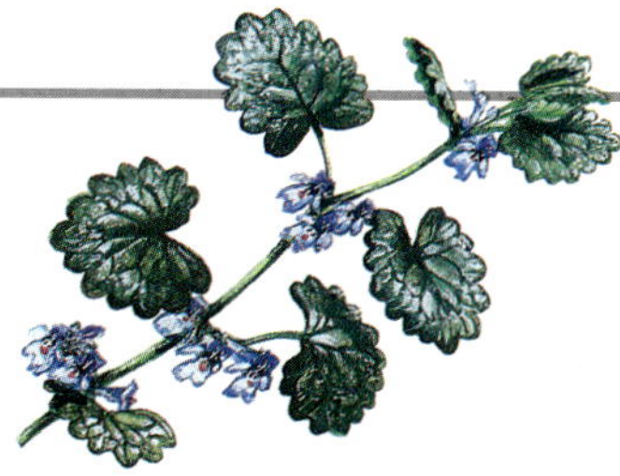

80 g d'écorce de saule blanc
+ 40 g de sommités fleuries de reine-des-prés
+ 20 g de fleurs de sureau noir
+ 40 g de parties aériennes de lierre terrestre.
Infusion (10 min) : 20 g de ce mélange par litre d'eau.
4 tasses par jour.

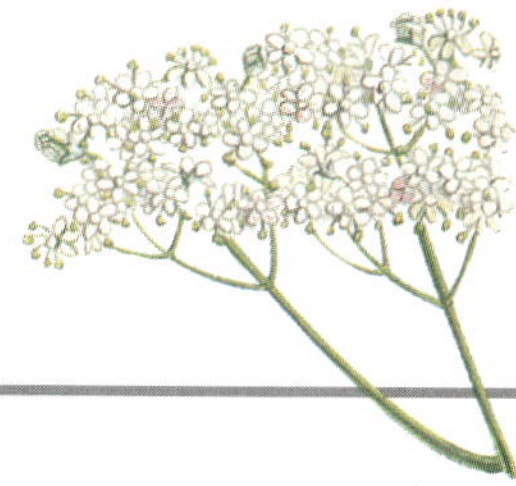

- Vérifier et soigner l'état dentaire et buccal.
- Régime varié, peu épicé.
- Éviter cuisine grasse, sauces.
- Supprimer ail, oignon, charcuterie, tabac, alcool.

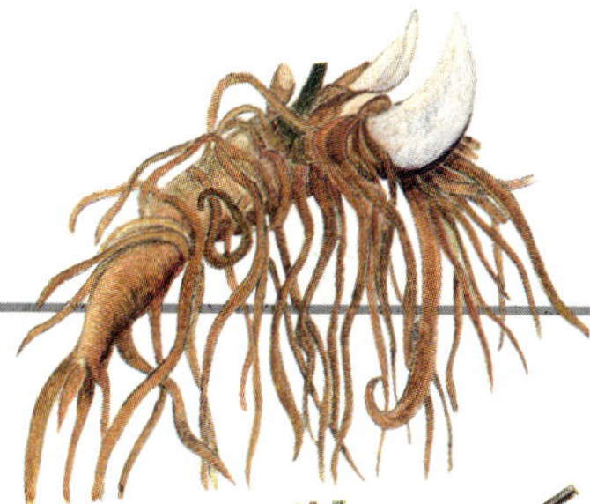

- Lutter contre la sédentarité (exercice physique quotidien, marche, piscine).
- Éviter les sports assis (moto, vélo, cheval...), la station debout prolongée.
- Étirements passifs.
- Traiter la constipation.
- Régime varié enrichi en fibres ; supprimer les épices.
- Réduire ou supprimer alcool, tabac.

50 g de feuilles de vigne rouge
+ 90 g de rhizomes de fragon épineux
+ 20 g de rhizomes de potentille-tormentille
+ 30 g de cônes de cyprès.
Décoction (10 min) :
30 g de ce mélange par litre d'eau.
3 tasses par jour.

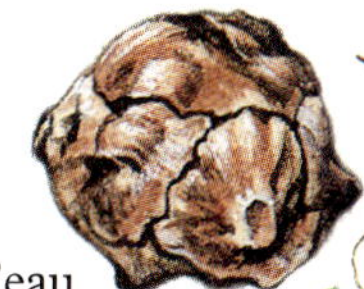

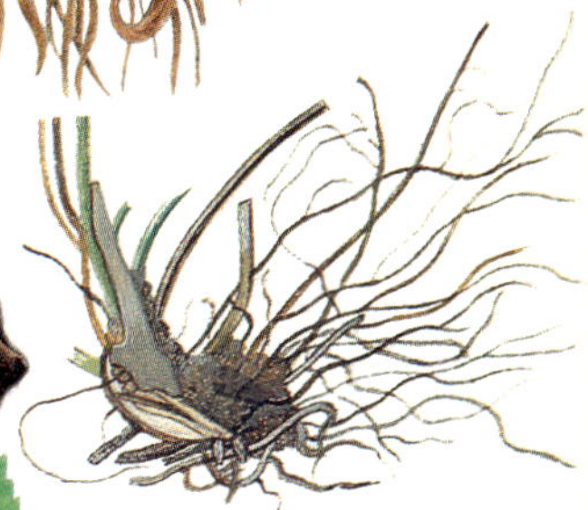

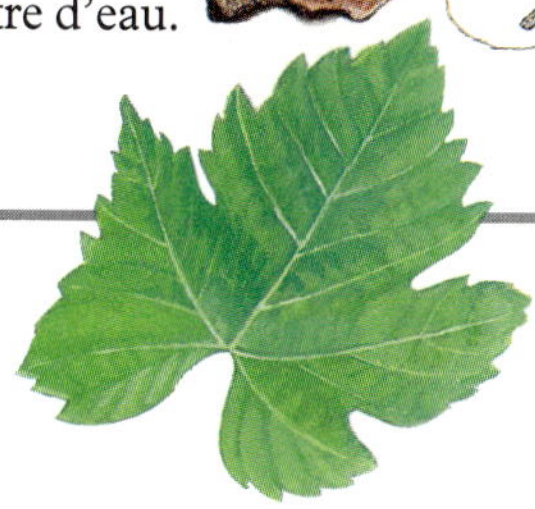

Herpès labial :
- Relaxation, psychothérapie.
- Éviter le soleil.

Herpès génital :
- Éviter la contamination vénérienne.
- En cas de grossesse, avertir le médecin et prévoir des mesures de protection du nouveau-né.

AFFECTIONS	Remèdes issus des plantes médicinales (pages 70 à 213)	Remèdes fournis par le soleil, l'eau, la terre, l'air (pages 220 à 249)
HYPERTENSION Pression artérielle au repos supérieure à 16/9,5. Céphalées, vertiges, acouphènes, phosphènes, saignements de nez, fréquents. Risques d'accident vasculaire (cerveau, cœur). Favorisée par âge, obésité, stress, sel, tabac, athérosclérose. 80 % des cas inexpliqués. ***Attention :*** *un suivi médical s'impose.*	Ail / Aubépine / Ginseng / Mélisse Millepertuis / Olivier / Souci des jardins	• **Hydrobalnéothérapie :** bains tièdes ou chauds de relaxation. • **Thermalisme :** cure à Aulus-les-Bains, Bains-les-Bains, Bourbon-Lancy.
ICTÈRE C'est la jaunisse : peau et yeux jaunes, urines brunes, nausées, dégoût. Dû à l'obstruction des voies biliaires par cancer, calcul (douleurs, fièvre), ou à une hépatite virale (fatigue, urticaire), infectieuse ou toxique (champignons, médicaments, toxiques, alcool). ***Attention :*** *demande un suivi médical ; bénin le jour de la naissance.*	Artichaut / Boldo / Petite centaurée Chardon-Marie / Fumeterre / Matricaire Piloselle / Pissenlit / Radis noir / Romarin	• Boire 2 à 3 litres par jour d'eau de source ou minérale pauvre en sels (Celtic, Cora, Montcalm, Mont-Roucous, Volvic). *Séquelles :* • **Thermalisme :** cure à Barbazan, Le Boulou, Capvern-les-Bains, Châtelguyon, Vals-les-Bains, Vichy, Vittel…
IMPUISSANCE Chez l'homme, absence de désir et de plaisir pendant l'acte sexuel. Troubles de l'érection et de l'éjaculation, anorgasmie. Diverses causes possibles : âge, malformation des organes génitaux, troubles endocriniens, obésité, alcoolisme, artérite, médicaments, mais surtout composante psychoaffective majeure.	Éleuthérocoque / Ginseng / Kolatier Millerpertuis / Sarriette des montagnes	• **Hydrobalnéothérapie :** bains tièdes. • **Thermalisme :** selon la cause, cure à Aix-en-Provence, Bains-les-Bains, Bourbon-Lancy, Lamalou-les-Bains, Néris-les-Bains, Royat… • **Climatothérapie.**
INSOMNIE Difficulté à s'endormir, réveils nocturnes avec ou sans terreur. Favorisée par surmenage, bruit, vie irrégulière, café, médicaments (stimulants, coupe-faim, fortifiants...). Les besoins en sommeil diminuent avec l'âge. ***Attention :*** *peut révéler dépression, toxicomanie, alcoolisme, maladie mentale.*	Aspérule odorante / Aubépine Ballote noire / Coquelicot / Eschscholzia Houblon / Laitue vireuse / Lavande vraie Marjolaine vraie / Mélisse / Oranger amer Passiflore / Saule blanc / Tilleul Valériane officinale / Verveine odorante	• Bains d'argile. • **Hydrobalnéothérapie :** bains froids, tièdes ou chauds en fin de journée. • **Thermalisme :** cure à Bagnères-de-Bigorre, Néris-les-Bains, Saujon…

Remèdes procurés par une vie saine (pages 250 à 319)	Mélanges de plantes médicinales
• Relaxation, sophrologie, yoga. • Éviter émotions, bruits, stress. • Activités physiques modérées. • Éviter la station debout prolongée. • Éviter le soleil. • Supprimer tabac, alcool, viandes rouges. • Régime hypocalorique pauvre en sel, riche en fruits ; lutter contre l'obésité. • Vitamine C, facteurs vitaminiques P.	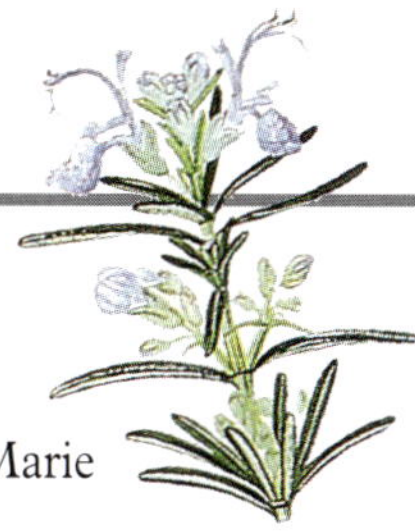
• Alimentation légère et variée, pauvre en viande et en graisses (régime végétalien, macrobiotique). • Jus de fruits, tisanes, bouillons. • Arrêter l'alcool. • Réduire les médicaments à l'essentiel (après avis médical).	30 g de feuilles de boldo + 60 g de fruits de chardon-Marie + 90 g de feuilles d'artichaut + 60 g de sommités fleuries de romarin. Infusion (20 min) : 20 g de ce mélange par litre d'eau. 4 tasses par jour. 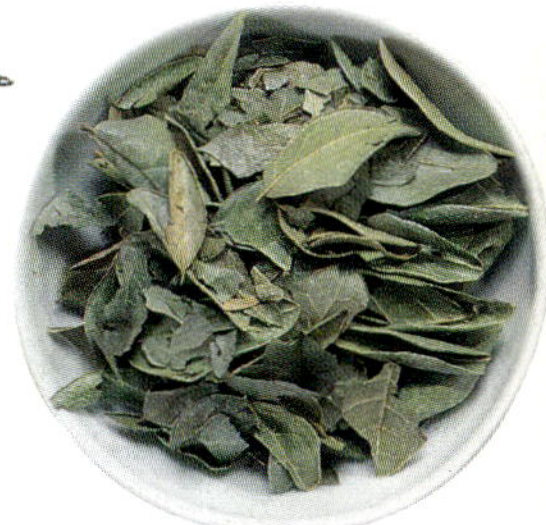 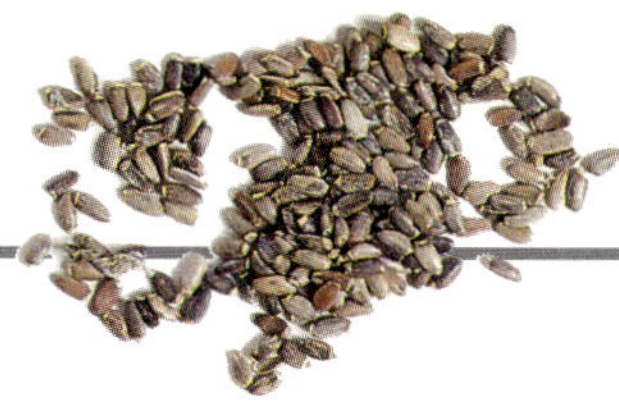
• Psychothérapie, relaxation, sophrologie, yoga, étirements. • Sports non violents. • Régime enrichi en céréales simples ou germées (avoine, blé). • Lutter contre obésité, athérosclérose. • Arrêter l'alcool.	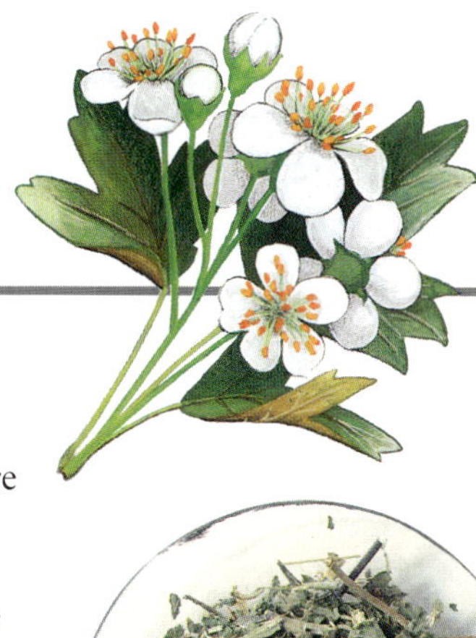
• Relaxation, sophrologie, yoga, étirements. • Promenade digestive. • Repas léger le soir. • Arrêter café, excitants, alcool. • Réduire les médicaments à l'essentiel et modifier l'horaire des prises (après avis médical). • Réapprendre le sommeil (petite sieste en journée, lecture au calme au lit…). • Vie sexuelle harmonieuse.	50 g de sommités fleuries d'aubépine + 50 g de parties aériennes de passiflore + 50 g de feuilles d'oranger amer + 50 g de fleurs de tilleul. Infusion (10 min) : 20 g de ce mélange par litre d'eau. 1 tasse au coucher. 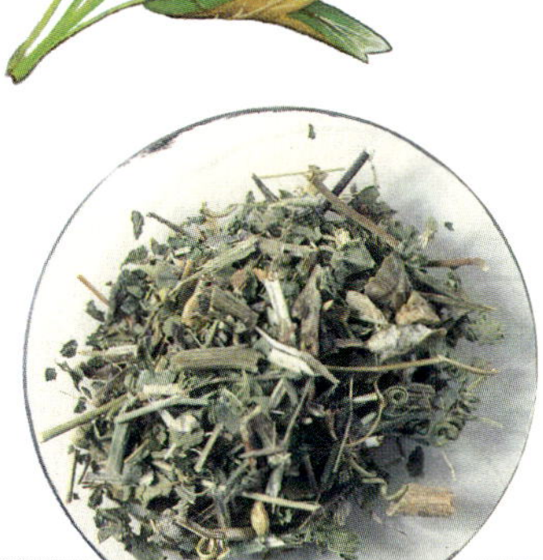 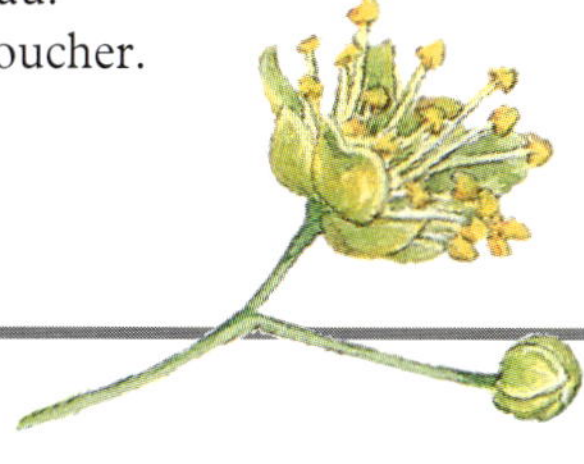

AFFECTIONS	Remèdes issus des plantes médicinales (pages 70 à 213)	Remèdes fournis par le soleil, l'eau, la terre, l'air (pages 220 à 249)
LARYNGITE Toux avec voix enrouée ou éteinte. Chez l'adulte, forme aiguë (de 8 à 10 jours) souvent virale, associée à grippe, rhinopharyngite, sinusite. Chez l'enfant, enrouement, toux, dyspnée (rhinopharyngite, grippe, rougeole, scarlatine)... ***Attention :** un enrouement qui traîne ou récidive demande un contrôle médical. Prudence chez le nourrisson.*	Bistorte / Camomille romaine / Cochléaria Érysimum / Fraisier / Giroflier / Guimauve Mauve / Millepertuis / Noisetier / Origan Pied-de-chat / Pin sylvestre / Plantain Raifort / Réglisse / Ronce / Rose trémière Salicaire / Serpolet / Thym	• Bains de bouche, gargarismes d'eau bicarbonatée tiédie. • **Hydrothérapie :** compresses tièdes avec huile essentielle de thym. *Forme chronique, séquelles :* • **Thermalisme :** cure à Allevard-les-Bains, Bagnols-les-Bains, Cauterets, Digne-les-Bains, Luchon, Molitg-les-Bains, Le Mont-Dore…
LITHIASE BILIAIRE Calculs dans les voies biliaires, composés de cholestérol ou de sel de calcium. Fréquente (25 % des adultes). Souvent silencieuse, peut se manifester par une crise de colique hépatique (douleurs, vomissements), un ictère, des troubles dyspeptiques. Favorisée par régime hypercalorique, obésité, pilule, médicaments, hérédité.	Artichaut / Pissenlit	• Bouillotte chaude sur le foie en cas de douleurs. • Boire 2 litres par jour d'eau de source ou d'eau minérale sulfatée calcique et magnésienne (Contrex, Vittel...). • **Thermalisme :** cure à Capvern-les-Bains, Châtelguyon, Le Boulou, Vals-les-Bains…
MÉNOPAUSE (troubles de la) Fin des activités menstruelles et de la fonction ovarienne, vers 45-50 ans. Peut s'accompagner de troubles divers dus aux changements hormonaux et à la dystonie neurovégétative fréquente : bouffées de chaleur, fatigue, irritabilité, insomnie, dépression, dyspareunie, ostéoporose. Traitement hormonal intéressant.	Ail / Ballote noire / Cyprès / Sauge officinale	• **Hydrobalnéothérapie :** bains tièdes quotidiens. • Boire eau minérale calcique magnésienne (Badoit, Contrex…). • **Thermalisme :** cure à Bagnoles-de-l'Orne, Néris-les-Bains, Lamalou-les-Bains… • **Thalassothérapie.**
MÉTRORRAGIES Pertes sanglantes en dehors de la période des règles. Peuvent signifier menace d'avortement, grossesse extra-utérine, fibrome, lésion du col de l'utérus (cancer) ou être dues à la pilule ou au stérilet. Sans cause locale, sont souvent prémenstruelles avec seins gonflés, ventre ballonné. ***Attention :** demande un suivi médical, à cause des risques de cancer.*	Alchémille vulgaire / Bourse-à-pasteur Cyprès / Fragon épineux	*Sans cause locale urgente :* • Bouillotte froide sur le bas-ventre. • **Hydrobalnéothérapie :** bains de siège froids. *À récidives sans cause identifiée :* • **Thermalisme :** cure à Aix-en-Provence, Évaux-les-Bains, La Léchère-les-Bains, La Preste-les-Bains, Salies-de-Béarn, Salies-du-Salat…

Remèdes procurés par une vie saine (pages 250 à 319)	Mélanges de plantes médicinales
• Dormir le cou au chaud dans une pièce fraîche et humidifiée. • Boissons chaudes, lait chaud au miel, tisanes. • Arrêt indispensable du tabac. • Éviter les atmosphères enfumées, irritantes. • Limiter les activités de parole. *Forme chronique :* • Relaxation, yoga.	45 g de racines de guimauve + 75 g de feuilles de ronce + 30 g de sommités fleuries de romarin + 20 g de fleurs ou de feuilles de mauve. Infusion (10 min) : 40 g de ce mélange par litre d'eau. Utiliser en gargarisme six fois par jour. 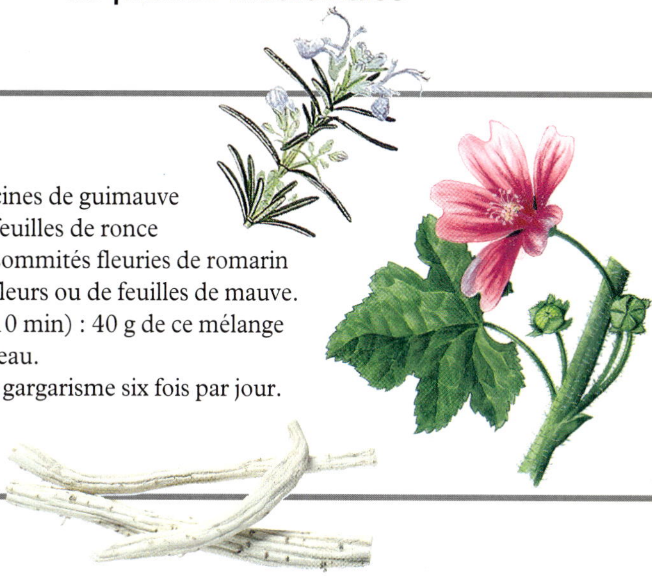
• Relaxation, yoga, étirements passifs. • Alimentation pauvre en viande et en graisses animales, enrichie en huiles et poisson. • Régime hypocalorique (végétalien, végétarien, macrobiotique...) en cas d'obésité. • Supprimer café, excitants, stimulants.	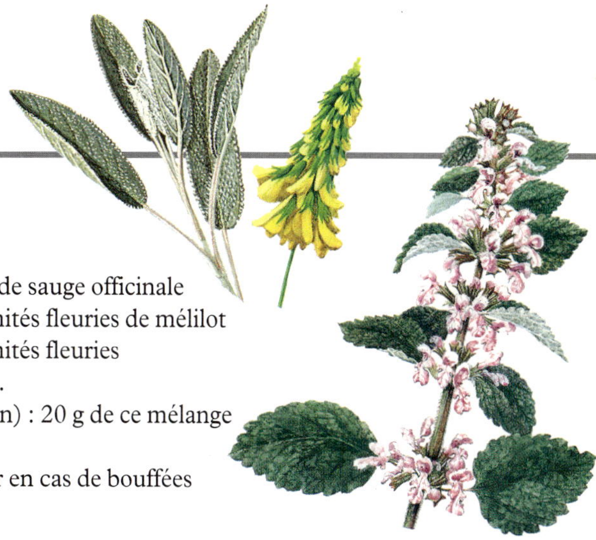
• Relaxation, sophrologie, psychothérapie, yoga. • Sports non violents, natation, gymnastique quotidienne. • Alimentation enrichie en laitages, germes de céréales, poisson, pauvre en graisses animales et viandes grasses (mouton, canard...). • Maintenir une activité sexuelle normale.	50 g de feuilles de sauge officinale + 50 g de sommités fleuries de mélilot + 50 g de sommités fleuries de ballote noire. Infusion (20 min) : 20 g de ce mélange par litre d'eau. 3 tasses par jour en cas de bouffées de chaleur.
• Éviter sports violents et activités physiques en période de saignements. • Repos au calme. • Alimentation enrichie en fer, germes de céréales. • Lutter contre l'obésité. *Métrorragies prémenstruelles :* • Yoga, natation.	40 g de parties aériennes de bourse-à-pasteur + 40 g de rhizomes de fragon épineux + 90 g de cônes de cyprès. Décoction (10 min) : 40 g de ce mélange par litre d'eau. 3 tasses par jour. 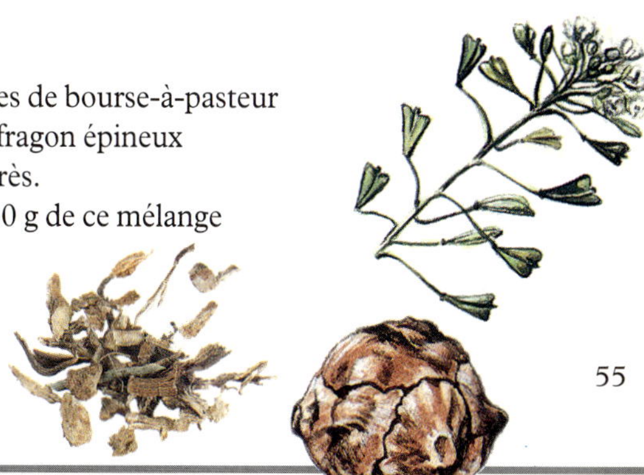

AFFECTIONS	Remèdes issus des plantes médicinales (pages 70 à 213)	Remèdes fournis par le soleil, l'eau, la terre, l'air (pages 220 à 249)
MIGRAINE Céphalée unilatérale intense, pulsatile, avec scintillements, nausées, photophobie, vomissements. Surtout chez la femme. Débute avant 30 ans, souvent à la puberté. Favorisée par les règles, les contrariétés, la pilule, soulagée par la grossesse. ***Attention :*** *une céphalée unilatérale récente et tenace impose un examen médical.*	Alchémille vulgaire / Fumeterre / Giroflier Primevère officinale / Reine-des-prés	• Bouillotte froide sur le front, la tête. • Boire 2 litres par jour d'eau calcique magnésienne (Badoit, Carola, Contrex, Hépar, Saint-Antonin, Vernière, Vittel). • **Thermalisme :** cure à Châtelguyon, Néris-les-Bains, Vichy, Vittel.
MUGUET Mycose **(candidose)** frappant certaines muqueuses, surtout la muqueuse buccale : stomatite diffuse jusqu'au pharynx avec plaques d'un blanc crémeux. Sur les muqueuses génitales : démangeaisons. Favorisé par antibiotiques, corticoïdes, pilule, grossesse, ménopause, diabète. ***Attention :*** *risque d'extension ; un suivi médical s'impose.*	Noyer / Primevère officinale / Raifort Sarriette des montagnes / Sauge officinale Solidage verge d'or / Thym	• Bains de bouche et gargarismes avec eau bicarbonatée sodique (Vichy). • **Thermalisme :** cure à Châtelguyon, Molitg-les-Bains, Neyrac-les-Bains, La Roche-Posay, Saint-Christau, Uriage. • **Héliothérapie :** bains de soleil courts.
MYCOSES CUTANÉES Dues à des champignons microscopiques. Contagieuses. Rougeur, suintement, prurit. **Dermatophytoses :** teignes du cuir chevelu et de la peau, pied d'athlète (intertrigo entre les orteils), pityriasis versicolor sur le tronc, ongles en « moelle de jonc ». **Candidoses :** surtout aux plis cutanés.	Noyer / Primevère officinale / Raifort Sarriette des montagnes Solidage verge d'or / Thym	• Bains locaux avec eau bicarbonatée tiède. • **Hydrothérapie** locale. • **Thermalisme :** cure à Molitg-les-Bains, Neyrac-les-Bains, La Roche-Posay, Saint-Christau, Uriage… • **Héliothérapie :** bains de soleil courts.
NAUSÉES, VOMISSEMENTS Réflexe d'évacuation de l'estomac, dû à des causes variées : indigestion, migraine, vertiges, intoxication, hépatite, appendicite, occlusion intestinale, méningite... ***Attention :*** *en cas de vomissements avec fièvre ou sanglants, vomissements répétés du nourrisson, de la grossesse, appeler le médecin.*	Artichaut / Mélisse / Menthe poivrée Sauge officinale / Verveine odorante	• Avant les vomissements, boire un peu d'eau tiède (pour les rendre moins pénibles). • Après les vomissements, boire dès que possible eau salée, sucrée, eau minérale riche en sels (Badoit, Contrex, Hépar...) pour compenser les pertes.

Remèdes procurés par une vie saine

(pages 250 à 319)

Mélanges de plantes médicinales

- Relaxation, sophrologie, yoga, étirements passifs.
- Vie aérée et calme.
- Sports non violents, natation, gymnastique.

Au moment des crises :

- Repos dans l'obscurité.
- Alimentation légère et variée ; éviter la cuisine grasse, les excès alimentaires.
- Réduire ou supprimer alcool, tabac.
- Limiter télévision, cinéma.

- Alimentation variée peu assaisonnée, peu salée.
- Éviter fruits et boissons acides, vinaigre.
- Éviter de boire de l'alcool à jeun.
- Vitamines A, E.
- Oligoéléments : Cu, Au, Ag.
- Limiter les médicaments à l'essentiel (après avis médical).

Sur les muqueuses génitales :

- Attention à la transmission vénérienne.

- Hygiène soigneuse des régions infectées (savons alcalins, rinçage et séchage minutieux, serviette séparée).
- Éviter transpiration, macération (gants de caoutchouc à proscrire).
- Linge, chaussettes en coton ou fil.
- Chaussures aérées (en changer tous les jours).
- Éviter les douches collectives.
- Cheveux courts et propres.

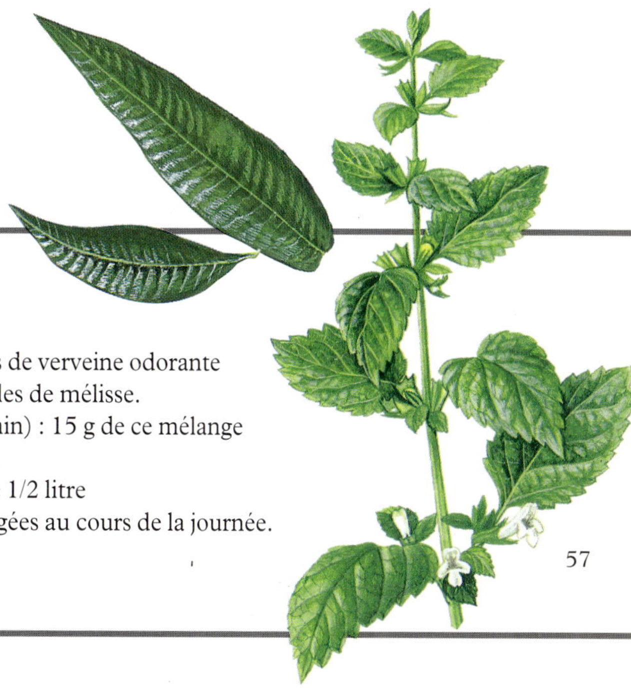

- Position allongée, en chien de fusil, dans pénombre, atmosphère calme.
- Diète hydrique, tisanes sucrées, bouillons de légumes, jus de fruits, boissons au cola dégazées (en agitant).

50 g de feuilles de verveine odorante
+ 50 g de feuilles de mélisse.
Infusion (10 min) : 15 g de ce mélange
par litre d'eau.
Sucrer et boire 1/2 litre
par petites gorgées au cours de la journée.

AFFECTIONS	Remèdes issus des plantes médicinales (pages 70 à 213)	Remèdes fournis par le soleil, l'eau, la terre, l'air (pages 220 à 249)
OBÉSITÉ Excédent de poids par hypertrophie générale du tissu adipeux. Le poids du sujet dépasse de 20 % le poids idéal. Touche plus de 20 % de la population française. Croît avec l'âge. Responsable de multiples désordres cardiovasculaires, articulaires, respiratoires, hormonaux, sexuels. Diminue l'espérance de vie.	Fucus vésiculeux / Ispaghul Lierre commun / Pissenlit	• **Thermalisme :** cure à Aulus-les-Bains, Capvern-les-Bains, Contrexéville, Eugénie-les-Bains, Luxeuil-les-Bains, Montrond-les-Bains, Niederbronn-les-Bains, Vittel… • **Thalassothérapie.** • **Climatothérapie :** cure héliomarine.
ŒDÈMES Gonflements indolores et sans rougeur des tissus, notamment du tissu conjonctif de la peau et des muqueuses. Dus à une infiltration séreuse provoquée le plus souvent par une insuffisance cardiaque ou rénale, une dénutrition prolongée, une réaction allergique, un traumatisme. Siègent surtout aux chevilles et aux jambes.	Ache des marais / Artichaut / Aunée Bouleau / Bourrache / Bruyère / Busserole Callune / Cassis / Chicorée / Petit chiendent Fenouil / Fraisier / Frêne / Fumeterre Genévrier / Griottier / Lamier / Maïs / Maté / Orthosiphon / Ortie dioïque / Persil Peuplier noir / Piloselle / Pissenlit / Prêle des champs / Reine-des-prés / Solidage Sureau noir / Thé vert / Vergerette	• Cataplasmes d'argile, compresses froides • Boire de l'eau faiblement minéralisée. • **Hydrothérapie** locale et régionale dans eau tiède salée. • **Thermalisme :** cure à Bagnoles-de-l'Orne, La Léchère-les-Bains, Luxeuil-les-Bains…
OSTÉOPOROSE Déminéralisation osseuse généralisée par raréfaction de la matrice protéique de l'os. Visible à la radiographie. Provoque des douleurs (dos), des déformations, une fragilité des os. Due à des désordres hormonaux (ménopause), des troubles digestifs, une longue immobilisation, un traitement prolongé aux corticoïdes.	Prêle des champs	• Boire eaux minérales riches en calcium et magnésium (Badoit, Hépar, Saint-Antonin, Vittel). • **Thermalisme :** cure à Bourbonne-les-Bains, Capvern-les-Bains, Luchon, Morsbronn-les-Bains, Pechelbronn, Salies-de-Béarn, Salies-du-Salat, Vichy.
PALPITATIONS Perception désagréable de battements cardiaques forts, rapides et plus ou moins réguliers. Ressenties surtout la nuit ou en position allongée (côté gauche). Déclenchées par émotion, effort physique intense, abus de café ou d'alcool, aérogastrie. ***Attention :** consulter le médecin en cas d'essoufflement, de pâleur.*	Aubépine / Coquelicot / Mélisse Millepertuis / Passiflore / Verveine odorante	• **Hydrobalnéothérapie :** bains tièdes ou chauds en fin de journée. • **Thermalisme :** cure à Bagnères-de-Bigorre, Bourbon-Lancy, Néris-les-Bains, Saujon.

Remèdes procurés par une vie saine (pages 250 à 319)	Mélanges de plantes médicinales
• Psychothérapie, relaxation, sophrologie, yoga. • Pratique quotidienne d'activités physiques, gymnastique. • Jeûne médical. • Régime hypocalorique pauvre en viande et en graisses animales. • Arrêter l'alcool.	
• Dans la journée, sieste en position allongée, jambes surélevées. • Régime pauvre en sel. • Régime macrobiotique.	30 g de fleurs de sureau noir + 60 g de racines de pissenlit + 30 g de fleurs de callune + 60 g de sommités fleuries de vergerette du Canada + 30 g de tiges feuillées d'orthosiphon. Infusion (20 min) : 15 g de ce mélange par litre d'eau. 1,5 litre à répartir dans la journée.
• Maintenir une activité physique et sportive soutenue (gymnastique quotidienne, natation). • Régime riche en calcium, laitages, protides végétaux, germes de céréales. • Vitamines D, A, E. • Oligoéléments : Fe, Li, Co, Mn.	
• Activité physique quotidienne (marche, natation...). • Vie calme et régulière. • Alimentation variée et légère ; éviter les repas copieux le soir. • Réduire l'alcool à un verre de vin aux repas. • Supprimer café, excitants. • Réduire puis supprimer le tabac. • Lutter contre surpoids, obésité.	50 g de sommités fleuries d'aubépine + 50 g de parties aériennes de passiflore + 40 g de pétales de coquelicot + 50 g de feuilles de verveine odorante. Infusion (10 min) : 20 g de ce mélange par litre d'eau. 3 tasses par jour.

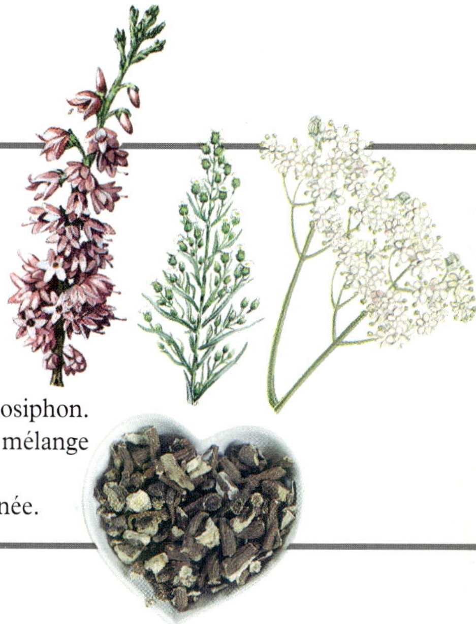

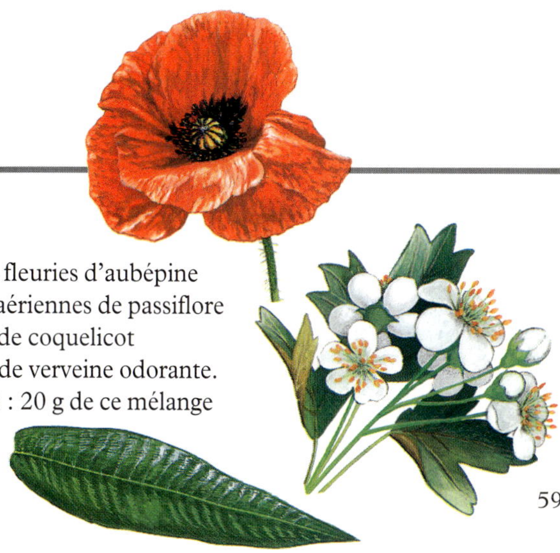

AFFECTIONS	Remèdes issus des plantes médicinales (pages 70 à 213)	Remèdes fournis par le soleil, l'eau, la terre, l'air (pages 220 à 249)
PARASITES INTESTINAUX Transmis par aliments souillés : **oxyures** (chez l'enfant, vers blancs de 5 à 10 mm sur selles et autour de l'anus avec démangeaisons le soir et la nuit) ; **ascaris** (20 cm, maux de ventre, vomissements, diarrhée) ; **ténia** (de 4 à 10 m, maux de ventre, nausées, diarrhée ou constipation, anneaux blancs dans les selles, la literie). ***Attention :*** *ascaris et ténia sont à suivre médicalement.*	Absinthe / Ail / Aunée / Gentiane jaune	*En cas de vomissements, diarrhée :* • Compenser les pertes en liquide et en sels par une eau minérale riche en potassium et en sodium (Badoit, Carola, Nessel, Parot, Vichy Saint-Yorre).
PELLICULES Petits fragments provenant de l'élimination de la couche superficielle du cuir chevelu. Se détachent facilement des cheveux . Produites en excès quand les cheveux sont trop gras ou trop secs.	Bardane / Capucine / Lamier blanc / Noyer	• Shampooing doux ou à l'huile de cade, quotidien pour cheveux gras, bihebdomadaire pour cheveux secs. Bien rincer.
PHARYNGITE CHRONIQUE Inflammation récidivante du pharynx. S'accompagne d'une gêne importante avec sensation de corps étranger dans la gorge et douleurs diffusant vers l'oreille, la nuque... Provoquée par affection de voisinage (nez, amygdales, sinus, œsophage) ou par réaction en partie allergique à la poussière, aux fumées (tabac), à l'alcool.	Bistorte / Camomille romaine / Cochléaria Érysimum / Millepertuis / Noisetier Pied-de-chat / Pin sylvestre / Raifort Réglisse / Ronce / Rose trémière / Salicaire	• Bains de bouche, gargarismes d'eau bicarbonatée tiède. • **Hydrothérapie** locale et générale. • **Thermalisme :** cure à Allevard-les-Bains, Amnéville, Bagnères-de-Bigorre, Bourbonne-les-Bains, Cambo-les-Bains, Cauterets, Challes-les-Eaux, Gréoux-les-Bains, Luchon, Le Mont-Dore... • **Climatothérapie.**
PIQÛRES D'INSECTES Rougeur, gonflement, prurit. **Moustiques, taons :** inoffensives sauf en régions de paludisme. **Abeilles, guêpes, frelons (hyménoptères) :** urgence médicale si réactions allergiques graves (urticaire géante, asphyxie, état de choc). **Tiques** (cuir chevelu) : risque d'inoculation d'une bactérie (graves troubles cardiaques, nerveux).	Achillée millefeuille / Bleuet des champs Bouillon-blanc / Camomille romaine Consoude / Guimauve / Lavande vraie Mélisse / Millepertuis / Origan / Persil Peuplier noir / Plantain / Primevère officinale / Rose trémière / Souci des jardins Verveine officinale / Violette	• Cataplasmes d'argile. • Après nettoyage et si possible extraction de l'aiguillon (hyménoptères) : glaçons, compresses froides. *Si terrain allergique :* • **Climatothérapie :** cure d'altitude à Saint-Gervais-les-Bains.

Remèdes procurés par une vie saine

(pages 250 à 319)

Mélanges de plantes médicinales

- Hygiène rigoureuse des mains et des vêtements.
- Lavage soigneux des fruits et légumes.

En cas de nervosité :

- Régime enrichi en calcium (laitages, fromage).
- Vitamine D.

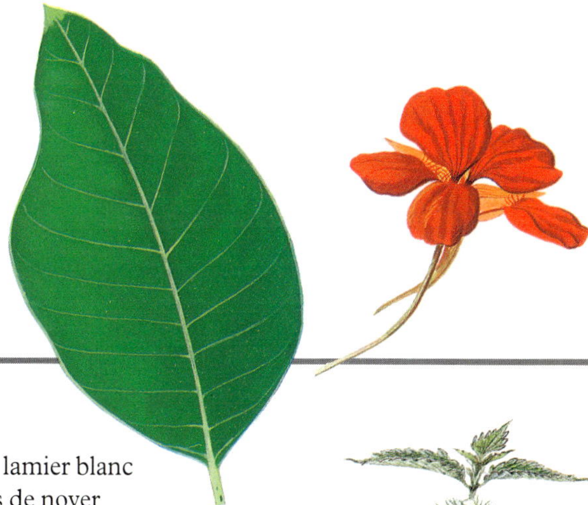

- Éviter transpiration et irritation du cuir chevelu (échauffement avec tête couverte).
- Cheveux courts, nettoyés avant et après passage chez le coiffeur.
- Éviter les lotions capillaires irritantes.

100 g de fleurs de lamier blanc
+ 100 g de feuilles de noyer
+ 100 g de sommités fleuries de capucine.
Décoction (10 min) : 50 g de ce mélange pour 1/4 de litre d'eau. Utiliser en application locale.

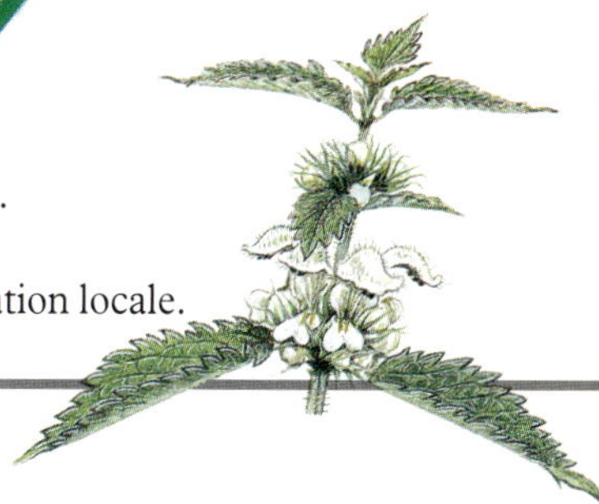

- Vivre et dormir dans des lieux aérés et frais.
- Marche (forêt, campagne, montagne, bord de mer) à l'abri de la poussière.
- Prudence en saison de pollen.
- Alimentation légère sans condiments ni épices.
- Lutter contre l'obésité.
- Arrêter tabac et alcool.
- Relaxation, sophrologie.

30 g de feuilles et de sommités fleuries d'hysope
+ 30 g de feuilles d'eucalyptus
+ 60 g de bourgeons de pin sylvestre
+ 40 g de feuilles et de sommités fleuries de thym.
Infusion (10 min) : 15 g de ce mélange par litre d'eau.
4 tasses par jour.

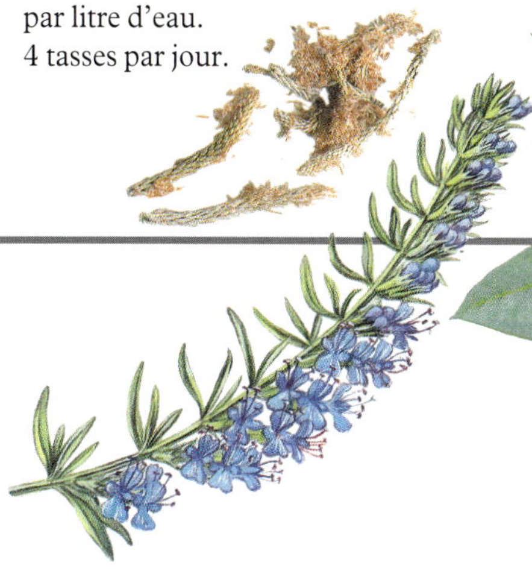

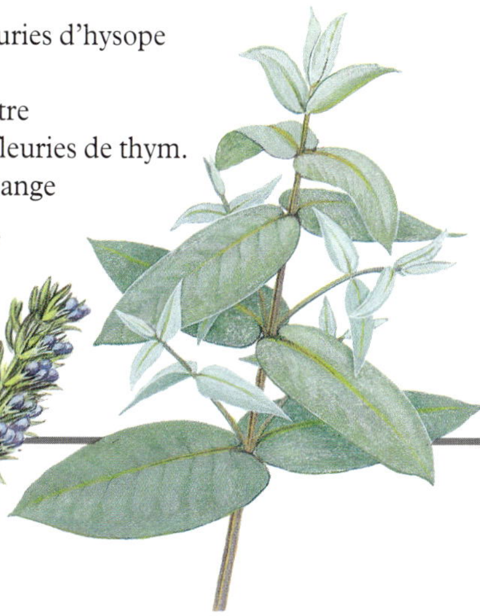

- Dormir sous une moustiquaire dans les régions à moustiques.

En cas d'allergie connue :

- Avoir sur soi une trousse d'urgence avec médicaments prescrits par le médecin.
- Éviter les comportements et situations à risque.

AFFECTIONS	Remèdes issus des plantes médicinales (pages 70 à 213)	Remèdes fournis par le soleil, l'eau, la terre, l'air (pages 220 à 249)
PLAIES, BLESSURES SUPERFICIELLES Ruptures de la peau (coupure, égratignure, griffure) sans atteinte des tissus plus profonds. Produites par éléments coupants, pointus… ***Attention :** une plaie large, profonde, saignant beaucoup, infectée ou souillée par terre ou rouille (risque de tétanos), avec vaccination ancienne ou inconnue, est une urgence médicale.*	Achillée millefeuille / Consoude / Géranium herbe à Robert / Giroflier / Lavande vraie Hydrocotyle / Mélilot / Millepertuis Prêle des champs / Ronce / Sarriette des montagnes / Sauge officinale / Serpolet Solidage verge d'or / Souci des jardins Thym / Violette	• Laver la plaie à grande eau avec savon et rincer ; désinfecter. • Arrêter le saignement en comprimant la plaie pendant 5 à 10 min. *En cas de cicatrices importantes :* • **Thermalisme :** cure à Neyrac-les-Bains, La Roche-Posay, Saint-Gervais-les-Bains.
PROSTATISME Ensemble de troubles urinaires dus à l'hypertrophie de la prostate chez l'homme après la cinquantaine : besoins fréquents d'uriner un peu, difficultés à vider sa vessie, tendance à l'incontinence. Complications possibles : rétention aiguë d'urines, cystite, surinfection **(prostatite).** ***Attention :** faire vérifier l'absence de cancer.*	Bruyère cendrée / Busserole / Ortie dioïque	• Boire eau minérale riche en magnésium (Badoit, Contrex, Hépar, Parot). • **Thermalisme :** cure à Aix-en-Provence, Bagnoles-de-l'Orne, Contrexéville, Eugénie-les-Bains, La Preste-les-Bains, Saint-Nectaire, Vittel.
PRURIT Démangeaisons souvent intenses (lésions de grattage). Parfois localisé : face, cheveux, plis, périnée, anus, gland, vulve. Causes diverses : externes (ortie, insectes, poux, gale) ; locales (eczéma, varicelle, herpès, zona) ; allergiques (urticaire médicamenteuse, alimentaire) ; générales (diabète, hépatite, goutte, grossesse, âge…).	Achillée millefeuille / Bouillon-blanc Camomille romaine / Consoude Lierre commun / Mauve / Menthe poivrée Millepertuis / Noyer / Plantain Potentille-tormentille / Prêle des champs Rose pâle / Rose trémière Solidage verge d'or / Souci des jardins Tilleul / Violette	• **Hydrobalnéothérapie** chaude. *Prurit localisé :* • Nettoyage soigneux non irritant (huile d'amande douce après séchage). *Prurit tenace :* • **Thermalisme :** cure à Avène-les-Bains, La Roche-Posay, Molitg-les-Bains, Neyrac-les-Bains…
PSORIASIS Croûtes blanchâtres en taches de bougie, faciles à enlever, recouvrant des plaques rouges saignant facilement. Coudes, genoux, cuir chevelu, bas du dos, parfois tout le corps. Évolution capricieuse par poussées, influencée par stress, émotions, infections. Parfois douleurs articulaires. Probablement héréditaire.	Bardane / Consoude / Pensée sauvage	• **Hydrothérapie** locale. • **Climatothérapie :** cure héliomarine. • **Héliothérapie.** • **Thermalisme :** cure à Avène-les-Bains, La Roche-Posay, Molitg-les-Bains, Neyrac-les-Bains, Rochefort-sur-Mer, Uriage… • **Thalassothérapie.**

Remèdes procurés par une vie saine

(pages 250 à 319)

- Prévenir la répétition de tels incidents (sports ou comportements à risque).
- Éviter une activité trop importante de la région atteinte pendant la durée de la cicatrisation (risque de cicatrice exubérante et fragile).
- Vitamines A, E.

- Combattre la sédentarité : gymnastique au lever, marche quotidienne.
- Sports collectifs ; éviter les sports assis (vélo, moto, cheval).
- Régime pauvre en viande et en graisses.
- Lutter contre l'obésité ; régime végétalien ou macrobiotique.
- Supprimer épices, liqueurs, café.

- Relaxation, sophrologie, yoga, étirements passifs.
- Identifier et éviter les allergènes possibles (poussière, pollen, agents infectieux, médicaments, aliments).
- Soigner les causes locales ou générales.
- Éliminer les causes externes.
- Alimentation simple et variée.
- Limiter les médicaments à l'essentiel (après avis médical).

- Psychothérapie, relaxation, sophrologie, yoga.
- Vie calme en période de poussée.
- Éviter les vêtements collants, la transpiration.
- Alimentation légère et variée.
- Lutter contre le surpoids.
- Vitamines A, D, E.

Mélanges de plantes médicinales

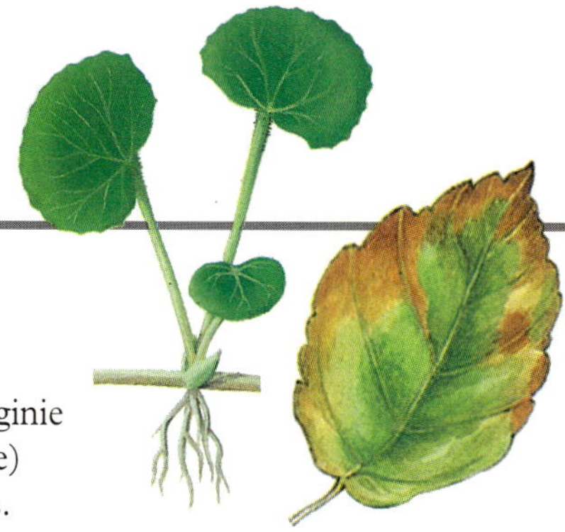

90 g de feuilles d'hamamélis de Virginie
+ 30 g d'hydrocotyle (plante entière)
+ 60 g de fleurs de souci des jardins.
Infusion (10 min) : 20 g de ce mélange par litre d'eau.
Utiliser en compresse.

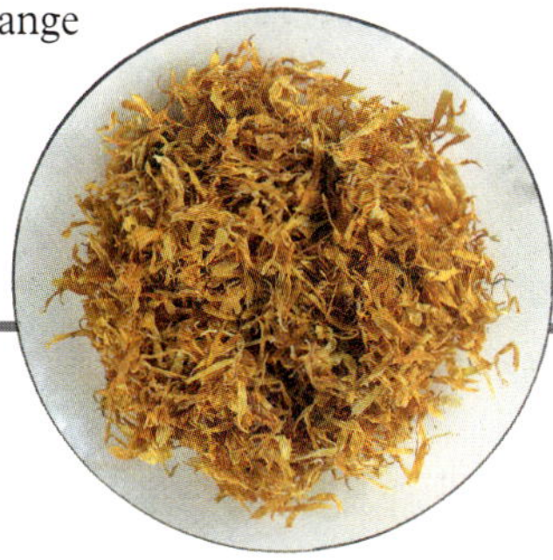

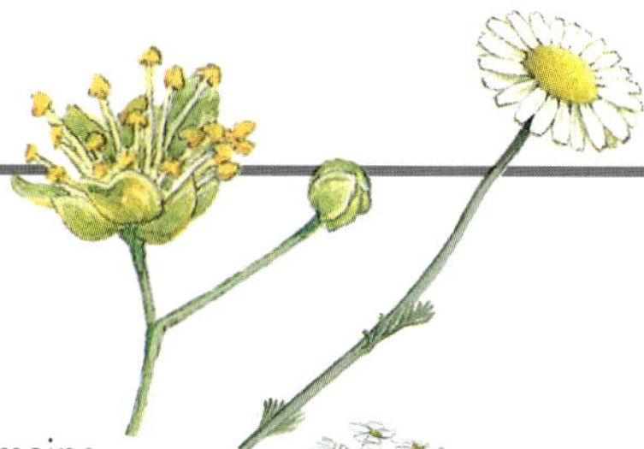

50 g de sommités fleuries d'achillée millefeuille
+ 60 g de fleurs de camomille romaine
+ 150 g de fleurs de tilleul.
Infusion (20 min) : 60 g de ce mélange par litre d'eau.
Utiliser en application locale.

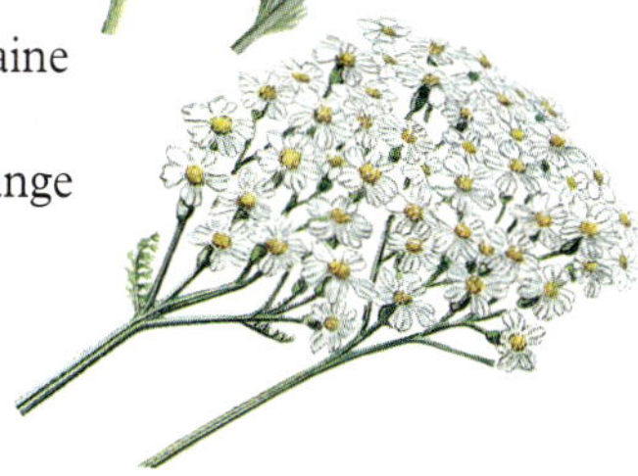

AFFECTIONS	Remèdes issus des plantes médicinales (pages 70 à 213)	Remèdes fournis par le soleil, l'eau, la terre, l'air (pages 220 à 249)
RHINOPHARYNGITE Inflammation du pharynx nasal, d'origine bactérienne ou virale. Surtout chez le nourrisson et l'enfant. Fièvre modérée plutôt le matin, écoulement nasal et pharyngé, gêne respiratoire. Guérison en quelques jours. L'otite est la complication la plus fréquente. Les formes récidivantes se répètent pendant plusieurs années.	Bourrache / Eucalyptus / Hysope Marjolaine vraie / Origan / Pin sylvestre Plantain / Romarin / Sarriette des montagnes / Serpolet	• Sérum physiologique ou eau bouillie légèrement salée deux ou trois fois par jour. • **Hydrobalnéothérapie :** bains en cas de fièvre supérieure à 38 °C. *En cas de récidives fréquentes :* • **Thermalisme :** cure à Amnéville, Saint-Honoré-les-Bains, Uriage… • **Climatothérapie :** cure d'altitude.
SINUSITE Inflammation des sinus de la face, infectieuse ou allergique. Vives douleurs frontales ou périorbitaires, écoulement nasal purulent unilatéral, fièvre de 38 à 38,5 °C. Guérison en 8 jours. La sinusite chronique est rebelle, moins douloureuse, avec écoulement bilatéral. ***Attention :** demande un suivi médical chez enfant, nourrisson.*	Eucalyptus / Lavande vraie / Pin sylvestre Plantain / Romarin / Sauge officinale	• Compresses froides ou tièdes (front et visage) au moment des douleurs. • Inhalations. *Sinusite chronique :* • **Thermalisme :** cure à Allevard-les-Bains, Amnéville, Cauterets, Challes-les-Eaux, Gréoux-les-Bains, Luchon, Molitg-les-Bains… • **Climatothérapie :** cure d'altitude.
SPASMOPHILIE, TÉTANIE Spasmophilie surtout chez la femme, tétanie chez l'enfant. Fourmillements, contractures des membres, de la face (peut durer 1 h), convulsions parfois. Dans la spasmophilie, anxiété, émotivité, insomnie. Favorisée par manque de calcium, allaitement, stress… ***Attention** au spasme laryngé de l'enfant : urgence absolue.*	Aubépine / Menthe poivrée / Mélisse Millepertuis / Prêle des champs Saule blanc	• **Hydrobalnéothérapie :** bains tièdes ou chauds. • Boire eaux minérales riches en calcium et en magnésium (Badoit, Contrex, Hépar, Parot…). *Spasmophilie :* • **Thermalisme :** cure à Barbazan, Salies-du-Salat, Saujon…
SYNDROME PRÉMENSTRUEL Quelques jours avant les règles, gonflement douloureux des seins, du bas-ventre, petits troubles de l'humeur, migraine, petits troubles digestifs, vasculaires, respiratoires, associés à une prise de poids (rétention d'eau). Souvent chez femme jeune, élancée, active, menant une vie stressante. Disparaît avec les règles.	Aubépine / Ballote noire / Coquelicot Saule blanc	• **Hydrothérapie :** compresses froides sur seins, ventre ; bains tièdes ou chauds. • **Thermalisme :** éventuellement cure à Bagnoles-de-l'Orne, Challes-les-Eaux, Luxeuil-les-Bains, Salies-de-Béarn, Salies-du-Salat, Saujon.

Remèdes procurés par une vie saine

(pages 250 à 319)

Mélanges de plantes médicinales

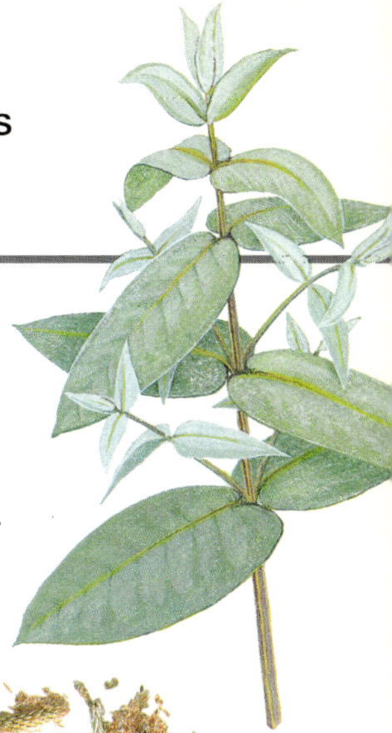

- Faire dormir l'enfant dans une pièce fraîche et aérée.
- Éviter poussière, vapeurs irritantes, médicaments.

En cas de récidives fréquentes :

- Éviter courants d'air, pièces surchauffées, air conditionné.
- Réduire sucres, laitages.
- Vitamine A ; oligoélément : Fe.

30 g de feuilles et de sommités fleuries d'hysope
+ 30 g de feuilles d'eucalyptus
+ 60 g de bourgeons de pin sylvestre
+ 40 g de feuilles et de sommités fleuries de thym.
Infusion (10 min) : 15 g de ce mélange par litre d'eau.
4 tasses par jour.

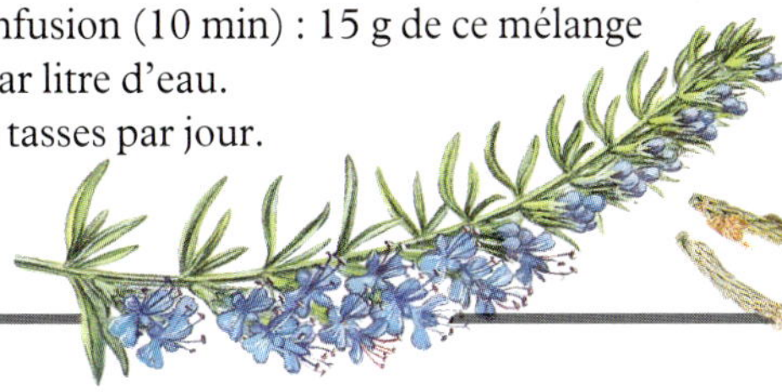

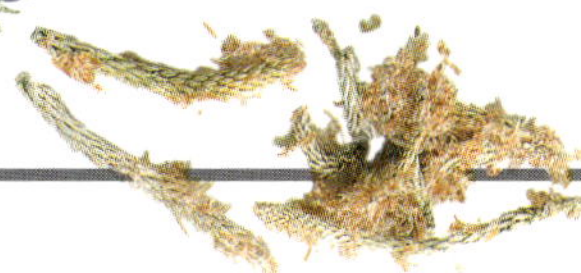

- Soigner la rhinite initiale.
- Se couvrir la tête.
- Surveiller l'état dentaire.
- Identifier et éviter les allergènes possibles (poussière, pollen, agents infectieux, médicaments, aliments...).
- Régime pauvre en laitages et sucres rapides, enrichi en huiles et germes de céréales.
- Vitamine A ; oligoéléments : Fe, Cu, Au, Ag.

50 g de feuilles ou de sommités fleuries de thym
+ 50 g de bourgeons de pin.
Infusion (15 min) : 20 g de ce mélange par litre d'eau.
3 tasses par jour.

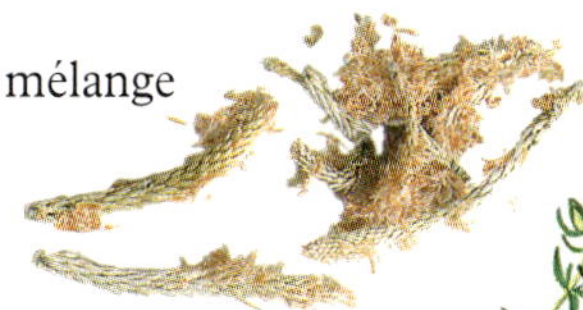

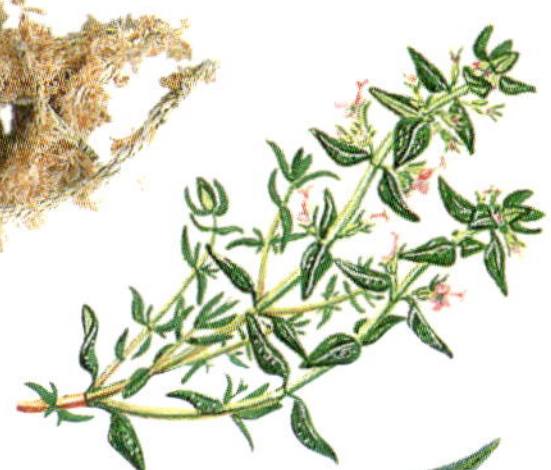

Une poignée de feuilles d'eucalyptus dans un bol d'eau bouillante.
Inhaler pendant 15 min, trois fois par jour.

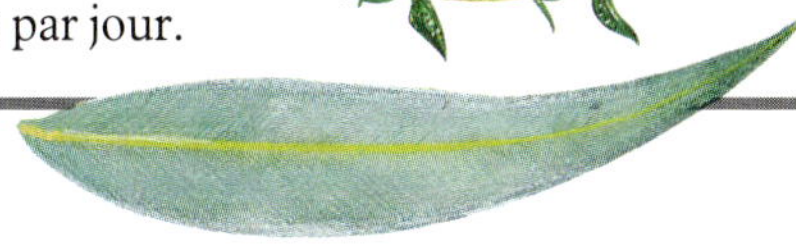

- Relaxation, sophrologie, yoga, psychothérapie, training autogène, étirements passifs.
- Pratique quotidienne d'une activité physique.
- Régime riche en calcium (laitages, fromage) et en germes de céréales.
- Éviter café, excitants, alcool.

- Relaxation, sophrologie, psychothérapie, yoga, étirements passifs.
- Vie calme.
- Natation, gymnastique.
- Régime végétarien l'hiver, végétalien l'été, 1 semaine avant les règles.
- Limiter café, excitants.

AFFECTIONS	Remèdes issus des plantes médicinales (pages 70 à 213)	Remèdes fournis par le soleil, l'eau, la terre, l'air (pages 220 à 249)
TABAGISME Intoxication par le tabac. **Aigu** (accidentel) : salivation, vomissements, tremblements. **Chronique** (fumeur) : atteintes respiratoires (cancers, bronchite chronique), cardiovasculaires (artérites), digestives (cancers), grossesse compliquée. ***Attention :** drogue tuant un fumeur sur deux (70 000 morts par an en France).*	Aubépine / Passiflore / Valériane	*Tabagisme chronique :* ● **Climatothérapie :** cure d'altitude. ● **Thalassothérapie :** adjuvant en cure de désintoxication. *Bronchite chronique :* ● **Thermalisme :** cure à Allevard-les-Bains, Cambo-les-Bains, Challes-les-Eaux, Digne-les-Bains, Luchon, Le Mont-Dore, Saint-Honoré-les-Bains...
TENDINITE, TÉNOSYNOVITE Inflammation d'un tendon (tendinite) et de sa gaine (ténosynovite). Fréquente chez les sportifs, les travailleurs manuels : épaule, genou, coude (épicondylite du joueur de tennis ou tennis-elbow), poignet, pouce, tendon d'Achille. Contraction musculaire très douloureuse, impotence fonctionnelle.	Arnica / Cassis / Frêne élevé Harpagophyton / Reine-des-prés Saule blanc / Scrofulaire noueuse	● Calmer la douleur avec un spray réfrigérant ou avec compresses froides ou glacées, glaçons. ● **Hydrothérapie** locale ou régionale, froide ou tiède. ● **Thermalisme :** cure à Aix-les-Bains, Amnéville, Gréoux-les-Bains... ● **Thalassothérapie :** kinébalnéothérap
TOUX Expiration brutale, saccadée, bruyante, répétée (quinte). Parfois volontaire. Réflexe salvateur d'évacuation des voies respiratoires. Sèche : signe d'irritation. Grasse : avec crachats. Manifestation d'une atteinte de l'appareil respiratoire (larynx, trachée, bronches, poumons, plèvre) ou cardiaque.	Aunée / Ballote noire / Bouillon-blanc Coquelicot / Cyprès / Érysimum Eucalyptus / Grindélia / Guimauve Lavande vraie / Lierre terrestre Marrube blanc / Mauve / Pensée sauvage Pied-de-chat / Pin sylvestre / Plantain Primevère officinale / Radis noir / Réglisse Rose trémière / Serpolet / Thym / Tilleul Violette	● Boire de l'eau fraîche ou glacée. *Toux chronique* (liée à bronchite chronique ou équivalent) : ● **Thermalisme :** cure à Allevard-les-Bains, Amélie-les-Bains, Amnéville, Challes-les-Eaux, Digne-les-Bains, Gréoux-les-Bains, Le Mont-Dore, Saint-Honoré-les-Bains... ● **Climatothérapie :** cure d'altitude.
ULCÈRES GASTRODUODÉNAUX Ulcérations de la muqueuse gastrique ou duodénale. Douleurs épigastriques par poussées de quelques jours, à distance des repas, calmées par aliments, laitages. Parfois caractère saisonnier. Favorisés par médicaments, alcool, tabac, stress. ***Attention :** risques d'hémorragie, de perforation. À suivre médicalement.*	Réglisse	● Cure d'argile. ● **Thermalisme :** cure à Barbazan, Capvern-les-Bains, Le Boulou, Vichy.

Remèdes procurés par une vie saine

(pages 250 à 319)

Mélanges de plantes médicinales

- Relaxation, training autogène, sophrologie, psychothérapie.
- Cure (assistée) de désintoxication-sevrage.
- Régime végétalien ou végétarien pendant plusieurs jours.
- Réduire alcool, café, excitants.
- Éventuellement jeûne mouillé médicalement assisté.

- Relaxation, étirements passifs, yoga.
- Interrompre tout usage du membre atteint jusqu'à guérison complète.
- Immobilisation du membre ou de l'articulation si nécessaire.
- Prendre en compte une meilleure préparation à l'effort, mais aussi les premiers signes du vieillissement.

- Position couchée ou semi-assise selon la profondeur de la toux.
- Calme, pénombre dans une pièce fraîche et aérée, aide à proximité.
- Rester au repos un moment après une crise.
- Faire traiter les causes de la toux.
- Identifier et éviter les allergènes possibles (poussière, pollen, agents infectieux...).
- Petits repas légers en dehors des crises.

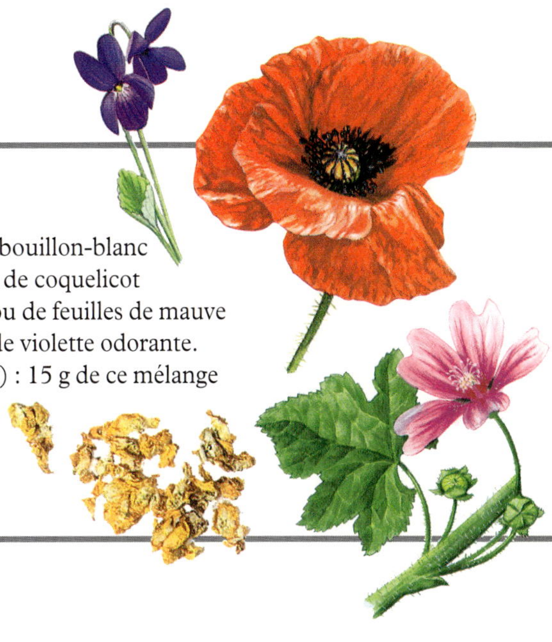

30 g de fleurs de bouillon-blanc
+ 60 g de pétales de coquelicot
+ 30 g de fleurs ou de feuilles de mauve
+ 30 g de fleurs de violette odorante.
Infusion (10 min) : 15 g de ce mélange par litre d'eau.
4 tasses par jour.

- Psychothérapie, sophrologie, relaxation.
- Vie calme.
- Arrêter tabac et alcool.
- Limiter les médicaments à l'essentiel (après avis médical).
- Régime macrobiotique ou végétarien.

AFFECTIONS	Remèdes issus des plantes médicinales (pages 70 à 213)	Remèdes fournis par le soleil, l'eau, la terre, l'air (pages 220 à 249)
ULCÈRE DE JAMBE Ulcération cutanée de la jambe, souvent à la face interne de la cheville, au contact de l'os. Dû à une altération des petits vaisseaux de la peau, parfois douloureux, souvent surinfecté. Affection traînante associant eczéma, plaques douloureuses violettes ou ocre, cicatrices douteuses, œdème et troubles veineux (varices).	Hamamélis de Virginie / Hydrocotyle Lierre commun / Marronnier d'Inde Noisetier / Prêle des champs / Psyllium	• **Hydrothérapie** locale tiède. • **Thalassothérapie :** kinébalnéothérapie. • **Thermalisme :** cure à Aix-en-Provence, Argelès-Gazost, Avène-les-Bains, Bagnoles-de-l'Orne, Barbotan-les-Thermes, Luxeuil-les-Bains, Rochefort-sur-Mer, Saint-Christau...
URTICAIRE Papules rouges à centre blanc, prurit, évoquant les piqûres d'ortie. Réaction allergique à médicaments, agents infectieux, aliments, pollen, acariens, piqûres d'insectes... Forme chronique activée par froid, soleil, chaleur, contact de certains tissus (nylon, soie...). ***Attention :** l'urticaire géante est une urgence médicale.*	Eschscholzia / Plantain	• Compresses d'eau froide. • Bains d'argile. • **Hydrothérapie** locale ou régionale froide. *Urticaire chronique :* • **Thermalisme :** cure à Avène-les-Bains, Vichy... en complément d'une désensibilisation. • **Climatothérapie.**
VARICES Dilatations veineuses permanentes aux membres inférieurs. Dues au mauvais état veineux (associées à œdème, eczéma, dermite, ulcère). Souvent au mollet : impression de jambes lourdes. Étendues, elles forment un cordon variqueux qui peut s'enflammer. ***Attention :** le mollet brusquement chaud, dur, douloureux est une urgence médicale.*	Ail / Alchémille vulgaire / Benoîte / Bistorte Bourse-à-pasteur / Cassis / Cyprès / Ficaire Fragon épineux / Hamamélis de Virginie Marronnier d'Inde / Mélilot / Myrtille Noisetier / Potentille-tormentille / Ronce Salicaire / Viburnum / Vigne rouge	• Bains d'argile. • **Hydrothérapie :** enveloppements froids ou tièdes des jambes avec massage ; douches froides de bas en haut. • **Thermalisme :** cure à Argelès-Gazost, Bagnoles-de-l'Orne, Barbotan-les-Thermes, La Léchère-les-Bains, Luxeuil-les-Bains...
VERTIGE Sensation désagréable de déséquilibre giratoire avec déplacement des objets. Nausées, vomissements fréquents, parfois acouphènes. Sans perte de conscience ni « voile noir ». Passager, peut être dû à alcool, faim, émotion. ***Attention :** répétitif, à explorer médicalement ; avec céphalée et fièvre, urgence médicale.*	Artichaut / Mélisse / Sauge officinale	• Compresses froides sur front, nuque. • **Thermalisme :** cure à Bagnères-de-Bigorre, Lamalou-les-Bains, Néris-les-Bains, Saujon.

Remèdes procurés par une vie saine

(pages 250 à 319)

- Psychothérapie, relaxation.
- Gymnastique quotidienne.
- Éviter station debout immobile, sédentarité, vêtements et chaussures trop serrés.
- Soigner le diabète éventuel.
- Lutter contre l'obésité.
- Régime végétalien (10 jours par mois), régime macrobiotique...

- Régime végétarien (10 jours par mois).
- Éviter les allergènes possibles (poussière, pollen...).
- Supprimer le tabac.
- Alimentation variée pauvre en calories ; réduire laitages, œufs, céréales, tomates, oranges.
- Psychothérapie, sophrologie, relaxation.

- Éviter froid, chaleur, soleil, chauffage par le sol, vêtements et chaussures trop serrés.
- Sieste quotidienne avec jambes surélevées.
- Bandes ou chaussettes de contention.
- Éviter la station debout, immobile.
- Gymnastique des jambes quotidienne ; natation, vélo.
- Régime pauvre en épices ; supprimer vin blanc.
- Facteurs vitaminiques P.

Pendant la crise :
- Position allongée dans l'obscurité.
- Croquer quelques morceaux de sucre ou boire lait au miel.

En cas de vomissements incoercibles :
- Diète absolue puis réhydratation prudente.

Entre les crises :
- Vie calme, activité physique quotidienne.
- Régime pauvre en sel ; plusieurs petits repas par jour ; arrêter café, alcool, tabac.

Mélanges de plantes médicinales

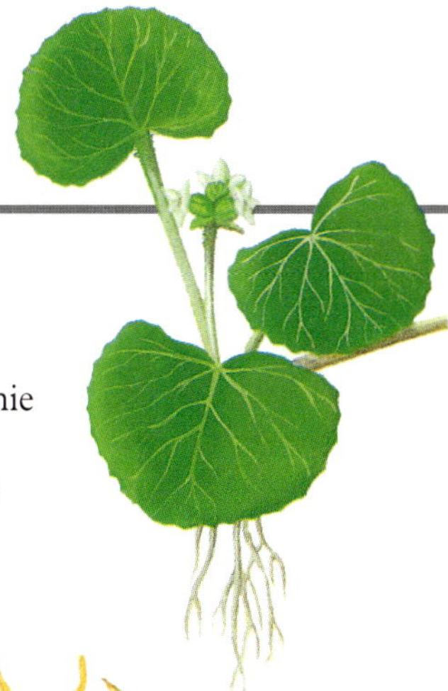

50 g de graines de psyllium
+ 80 g de feuilles d'hamamélis de Virginie
+ 80 g d'hydrocotyle (plante entière).
Décoction (5 min) : 30 g de ce mélange par litre d'eau.
Utiliser en compresse.

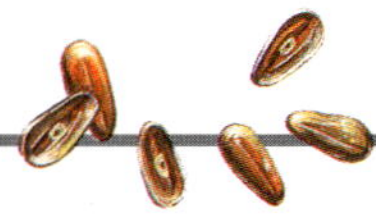

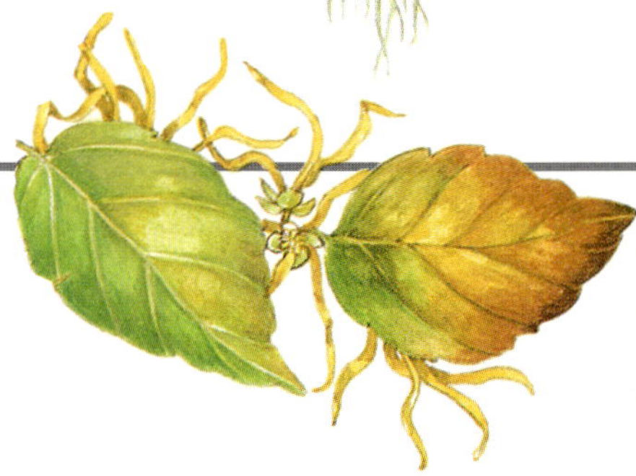

60 g de feuilles de vigne rouge
+ 40 g de feuilles d'hamamélis de Virginie
+ 40 g de sommités fleuries de mélilot
+ 50 g de feuilles de noisetier.
Infusion (10 min) : 20 g de ce mélange par litre d'eau.
3 tasses par jour.

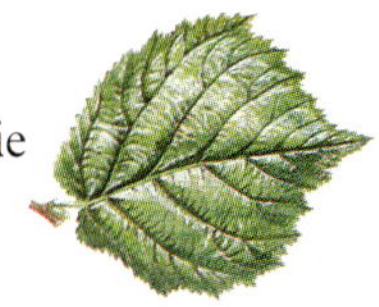

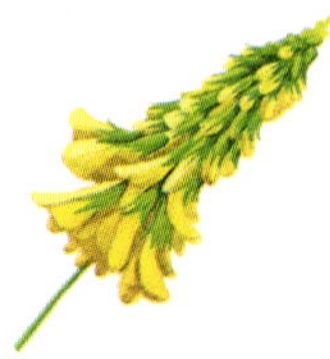

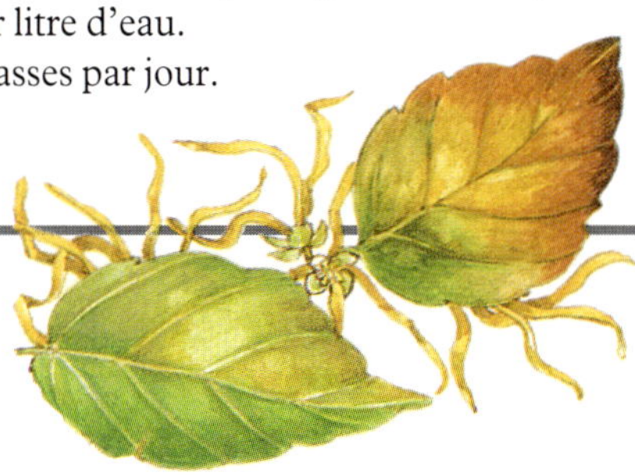

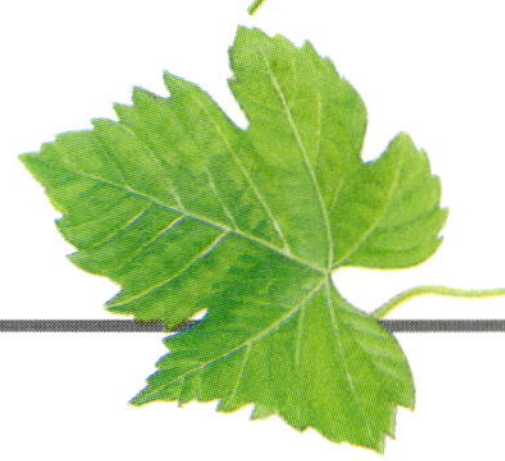

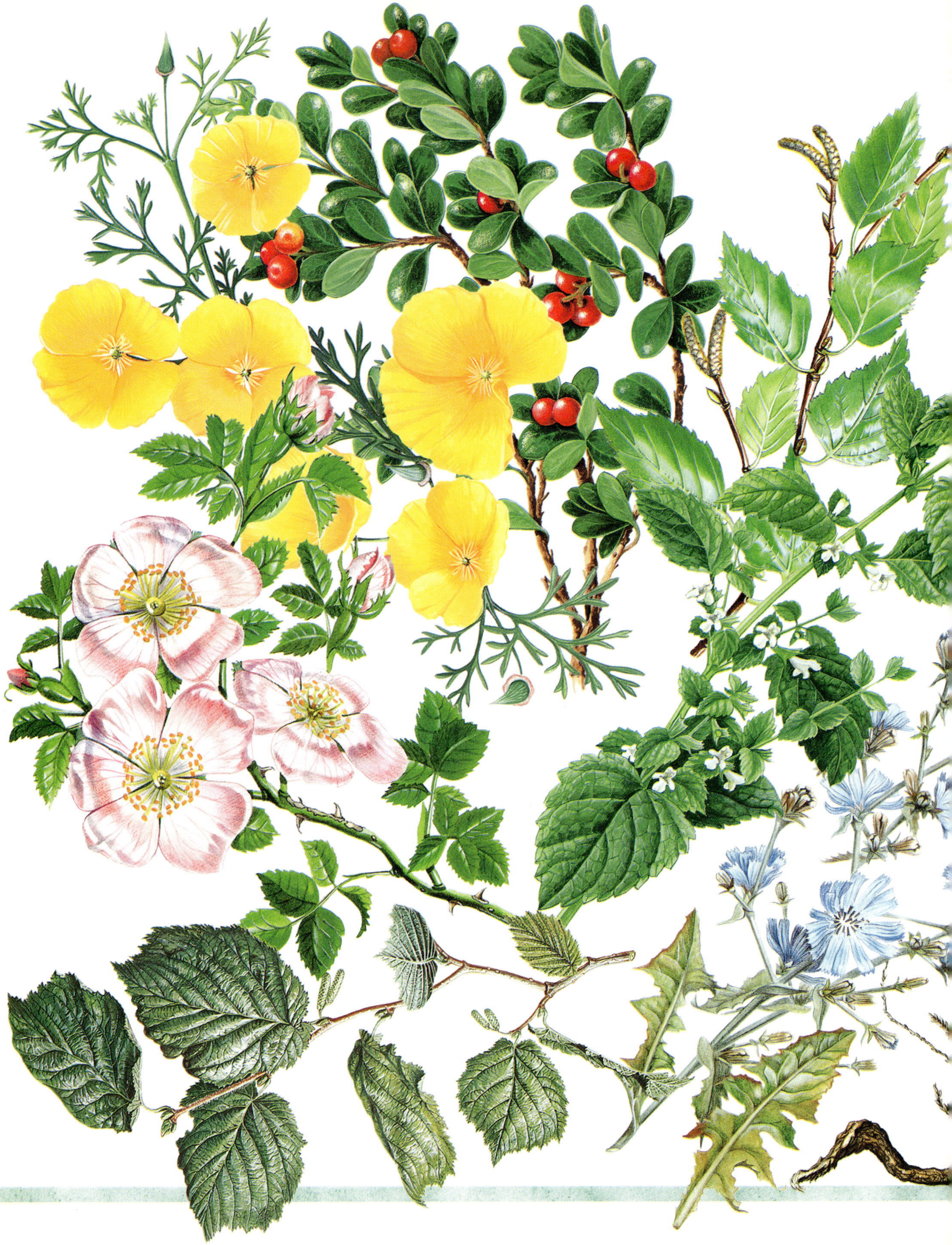

LES PLANTES MÉDICINALES

Dictionnaire

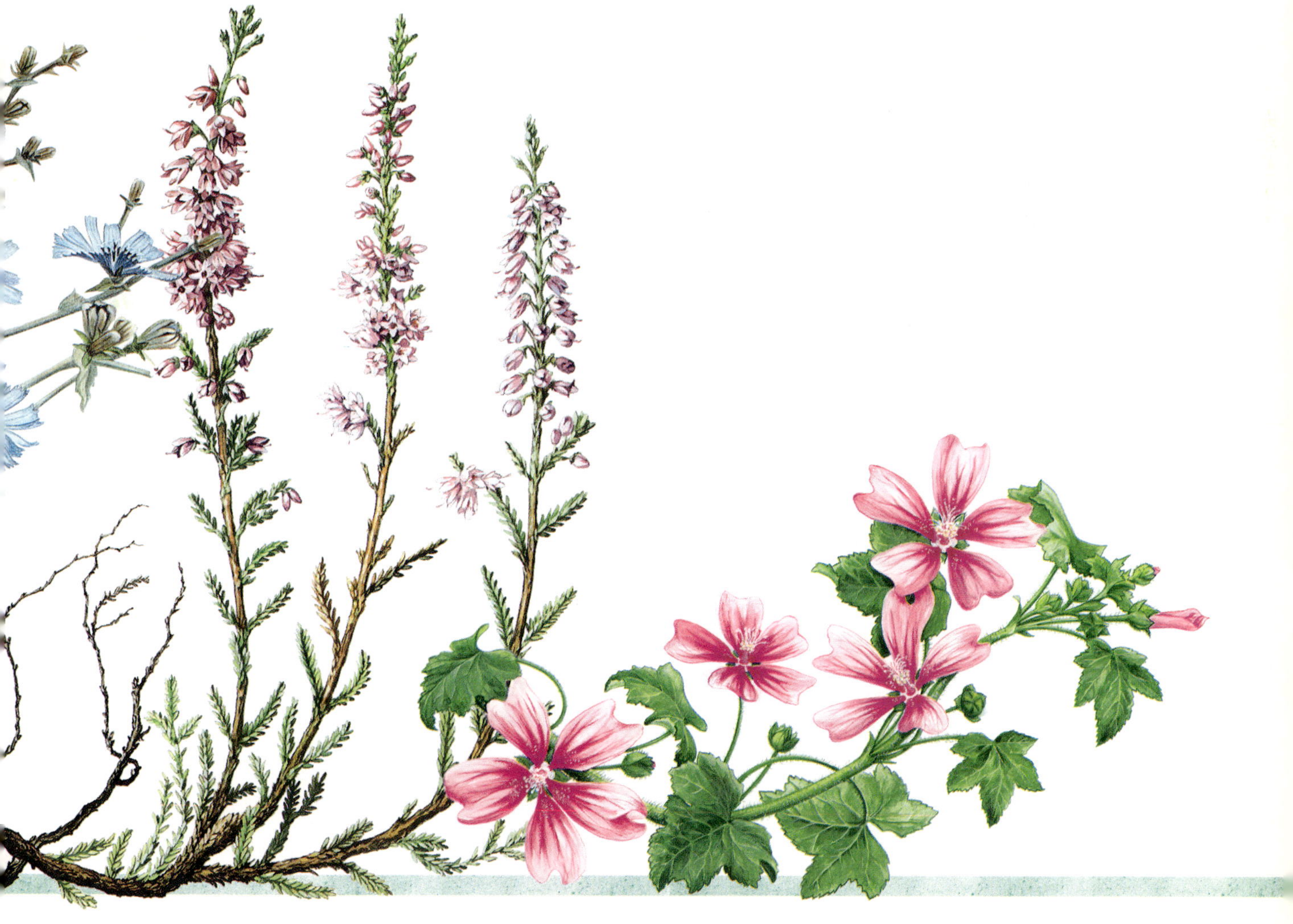

L'homme a depuis toujours été confronté à des dangers qui menaçaient sa santé et celle de ses proches. En réponse, il a su progressivement trouver dans son environnement naturel, en particulier dans le monde végétal, des moyens de se soigner.
Ces pratiques de soin par les plantes ont constitué la base des grandes médecines savantes du passé : ayurvédique, égyptienne, chinoise, andine, grecque, arabo-islamique, européenne enfin.
Notre médecine moderne s'est elle-même construite à partir de ce passé. La grande majorité des médicaments aujourd'hui disponibles dans nos pharmacies, des plus anodins aux plus puissants, ont pris naissance dans le monde végétal.
Tout un savoir ancestral sur les plantes médicinales est encore en pratique dans le monde entier. Il était bien dans la ligne de ce guide pratique de faire le point sur l'usage possible de ces plantes qui nous veulent du bien.
Pour ce faire, nous avons sélectionné un ensemble de plantes qui répondent à deux critères : d'une part, bien sûr, ne pas être toxiques, d'autre part appartenir à notre médecine traditionnelle ou posséder une grande notoriété dans d'autres régions du monde.

Pour chacune, nous nous sommes attachés à détailler les propriétés démontrées, les indications habituellement reconnues, les modes de préparation et la posologie (quantité à utiliser et modalité d'emploi), et nous voudrions en préalable donner quelques recommandations sur la manière d'acquérir les plantes, d'en réaliser la préparation et d'en déterminer la quantité à utiliser.
Il est indispensable de bien choisir ses plantes : une plante de qualité se définit comme une plante sauvage ou cultivée dans de bonnes conditions phytosanitaires, récoltée,

séchée et conservée selon les normes. En principe, toutes les plantes médicinales sont vendues en pharmacie. Toutefois, en France, trente-quatre plantes médicinales dont l'usage populaire s'est banalisé sont en vente libre depuis 1979. Leur vente en l'état est autorisée pour tout commerce, à condition de ne pas comporter d'indications thérapeutiques.

La préparation requiert un certain soin. Nous nous sommes volontairement limités à des formes simples d'utilisation (décoction, infusion, macération) pour laisser à chacun la possibilité de procéder à sa propre préparation. Les formes pharmaceutiques plus élaborées (médicaments) ou plus concentrées en principes actifs (huiles essentielles) relèvent plutôt du conseil du pharmacien ou de la prescription du médecin et n'ont donc pas leur place ici.
On utilisera la *décoction* (maintien en ébullition de l'eau et de la plante pendant plusieurs minutes) pour traiter racines, rhizomes, écorce de certaines plantes.
On recourra à l'*infusion* (l'eau portée à ébullition est versée sur la plante et laissée en contact dix à vingt minutes à la température de la pièce) pour les parties plus tendres (feuilles, fleurs, mais aussi certaines racines tendres).
Enfin, pour certains principes actifs plus longs à extraire ou sensibles à la chaleur, on utilisera la *macération* dans de l'eau à température ambiante pendant plusieurs heures.
Il est toujours important de respecter les doses recommandées. Elles sont ici exprimées en grammes de produit par litre : pour préparer une tasse de 15 à 25 cl, on divisera la dose de plante séchée nécessaire par 6 ou par 4 ; toutefois, tisanes, décoctions et macérations peuvent se préparer à l'avance pour la journée ; elles seront alors conservées après filtrage, de préférence au frais, et réchauffées à la demande.

ABSINTHE

Artemisia absinthium L.
Asteraceae

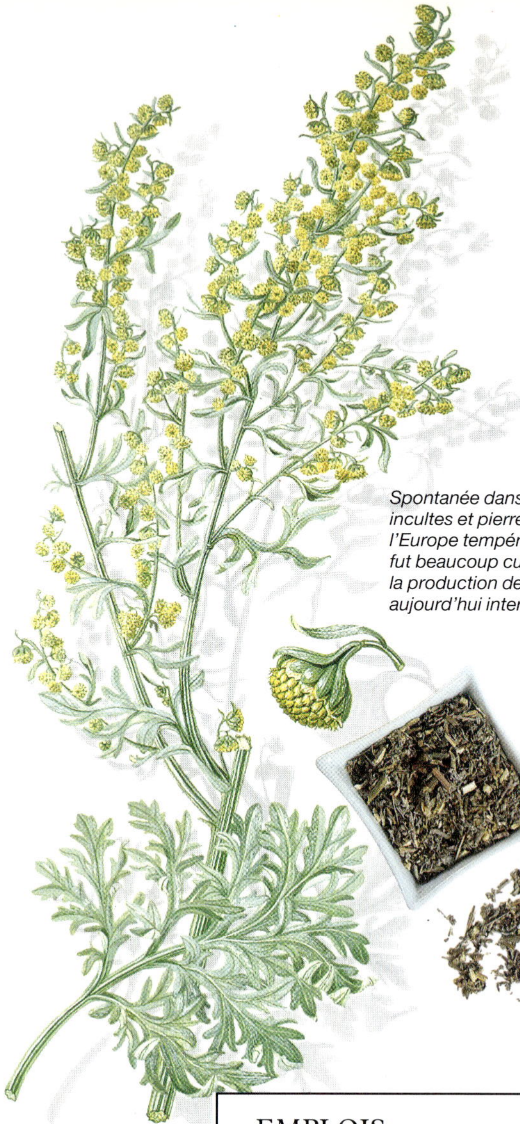

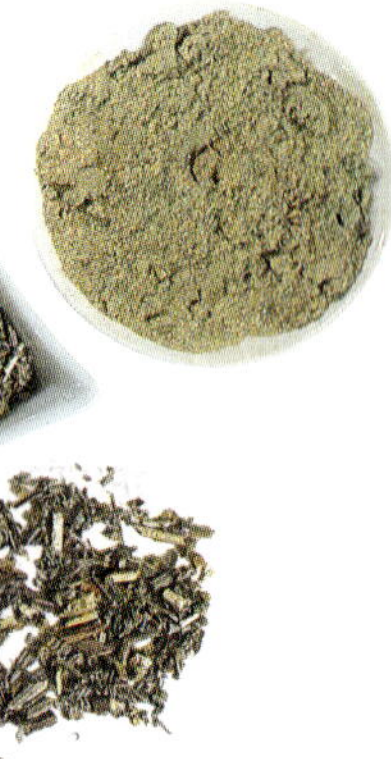

Spontanée dans les endroits incultes et pierreux de toute l'Europe tempérée, l'absinthe fut beaucoup cultivée pour la production de liqueurs aujourd'hui interdites.

BOTANIQUE

Plante bisannuelle ou vivace, à tiges dressées, très ramifiées, à feuilles pennatiséquées, soyeuses, verdâtres dessus, gris blanchâtre dessous. Les inflorescences sont de petits capitules jaunes. La plante entière est fortement aromatique.

PARTIES UTILISÉES

Les feuilles et les sommités fleuries, récoltées de juin à septembre et séchées rapidement.

COMPOSANTS

La plante contient 0,2 à 1 % d'une huile essentielle constituée de thuyones, de thuyols, de phellandrène, de cadinène et d'azulènes. On y trouve également des polyines, des flavonoïdes et des lactones sesquiterpéniques qui produisent à la distillation les azulènes.

PROPRIÉTÉS DÉMONTRÉES

Les thuyones possèdent une activité emménagogue, anthelminthique et carminative. L'huile essentielle développe une action microbicide. Les azulènes ont des propriétés anti-inflammatoires. La plante possède, de plus, une activité cholérétique et antipyrétique.

INDICATIONS USUELLES RECONNUES

La plante est traditionnellement utilisée pour soulager les règles douloureuses et pour stimuler l'appétit. Les phytothérapeutes lui reconnaissent de plus des propriétés vermifuges (contre les oxyures et les ascaris) et fébrifuges.

PRÉCAUTIONS D'EMPLOI

Ne pas dépasser les doses préconisées, la plante étant neurotoxique par son huile essentielle, riche en thuyones. La prise de l'absinthe, sous quelque forme que ce soit, ne doit pas excéder une semaine. Elle ne doit pas être administrée à l'enfant ni à la femme enceinte. Elle donne au lait des mères un goût amer peu apprécié des nourrissons. L'usage de l'huile essentielle pure est à proscrire.

La plante est connue depuis longtemps des Celtes, qui l'utilisaient comme plante médicinale. Les Égyptiens, les Grecs et les Arabes mentionnent l'absinthe, mais cette appellation se rapportait aussi à des espèces voisines : l'armoise arborescente *(Artemisia arborescens)* et la petite absinthe, ou armoise pontique *(Artemisia pontica)*. Toutes étaient prescrites comme de véritables panacées, mais Avicenne en faisait surtout un excellent stimulant de l'appétit.
Très prisées au XIXe siècle, les liqueurs d'absinthe – qui contenaient aussi de l'anis vert, du fenouil et de l'hysope – furent prohibées en 1915 et en 1922, en raison des nombreuses intoxications (absinthisme) qu'elles avaient provoquées.

Encore appelée grande absinthe, herbe sainte, alvine, aluine.

EMPLOIS

- *Poudre de plante : 2 à 3 g par dose journalière. 1 prise de poudre triturée dans de la pulpe de pruneaux ou dans 2 g de poudre de réglisse, le matin à jeun, 5 jours de suite, comme vermifuge chez l'adulte.*
- *Infusion (10 min) : 5 à 20 g de plante par litre d'eau. 2 à 3 tasses bien sucrées par jour en cas de règles douloureuses, durant toute la semaine qui les précède ; 1 tasse avant chaque repas pour stimuler l'appétit ; 1 tasse après chaque repas contre les atonies digestives.*
- *Huile d'absinthe : laisser macérer, durant 10 jours, 50 g de plante dans 0,50 litre d'huile d'olive ; exprimer. 1 à 2 cuillerées à soupe par jour, le matin à jeun, pendant 5 jours, comme vermifuge chez l'adulte.*

ACHE DES MARAIS

Apium graveolens L.
Apiaceae

BOTANIQUE

Herbe bisannuelle très rameuse, à tige fistuleuse et fortement sillonnée de 20 à 80 cm de haut, à feuilles luisantes assez épaisses. Les fleurs forment une ombelle blanc verdâtre. Les fruits sont des akènes globuleux. La racine (souche radicante), à saveur très aromatique, dégage une forte odeur balsamique. Elle est pivotante, courte, brune dehors, blanche à la coupe.

PARTIES UTILISÉES

Surtout les racines, déterrées en octobre, lavées et séchées à l'air chaud. On utilise aussi les feuilles et les fruits.

COMPOSANTS

Les racines contiennent un flavonoside (l'apioside), de l'inositol, du mannitol, du bergaptène et de la vitamine C. Les fruits renferment une huile essentielle (2,5 à 3 %), également présente dans les racines, mais en moindre quantité. Cette huile est constituée de 70 à 90 % de carbures terpéniques. Ils renferment aussi des dérivés du furano-coumarine.

PROPRIÉTÉS DÉMONTRÉES

En raison de la présence d'un flavonoside (l'apioside), l'ache des marais présente des propriétés carminatives et diurétiques. On lui reconnaît, en outre, une activité spasmolytique et sédative.

INDICATIONS USUELLES RECONNUES

Les racines sont traditionnellement utilisées comme diurétique. Les feuilles sont fébrifuges et sédatives.

PRÉCAUTIONS D'EMPLOI

Il faut éviter l'exposition au soleil après la prise d'ache, car le bergaptène entraîne des phénomènes de phototoxicité, se manifestant par des dermites aiguës, accompagnées quelquefois de vésicules, de bulles et d'une hyperpigmentation durables.

EMPLOIS

- *Décoction (10 min) : 30 à 60 g de racines fraîches par litre d'eau. 1 tasse avant les repas comme diurétique.*
- *Infusion (10 min) : 50 à 60 g de feuilles sèches par litre d'eau. 3 tasses par jour, comme diurétique et comme fébrifuge. Le suc des feuilles a les mêmes indications.*
- *En usage externe, les feuilles fraîches écrasées sont utilisées contre les contusions.*

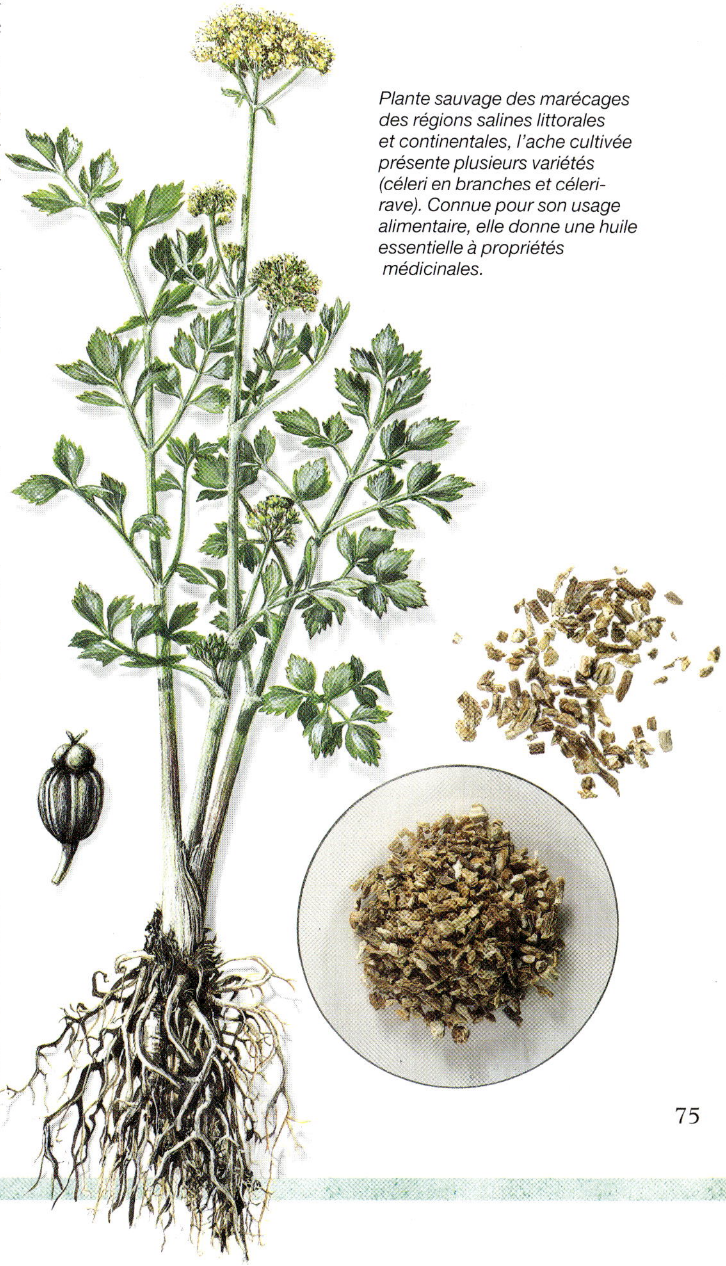

Plante sauvage des marécages des régions salines littorales et continentales, l'ache cultivée présente plusieurs variétés (céleri en branches et céleri-rave). Connue pour son usage alimentaire, elle donne une huile essentielle à propriétés médicinales.

Déjà connue des Égyptiens, des Grecs et des Romains, qui l'utilisaient pour se parfumer l'haleine, l'ache des marais était considérée comme une plante funèbre, car on la déposait sur les tombes. Au Moyen Âge, elle était censée bannir la mélancolie et purifier les reins ; elle était aussi un moyen de s'assurer du sexe d'un enfant à naître.

Encore appelée céleri sauvage, céleri des marais, ache puante.

ACHILLÉE MILLEFEUILLE

Achillea millefolium L.
Asteraceae

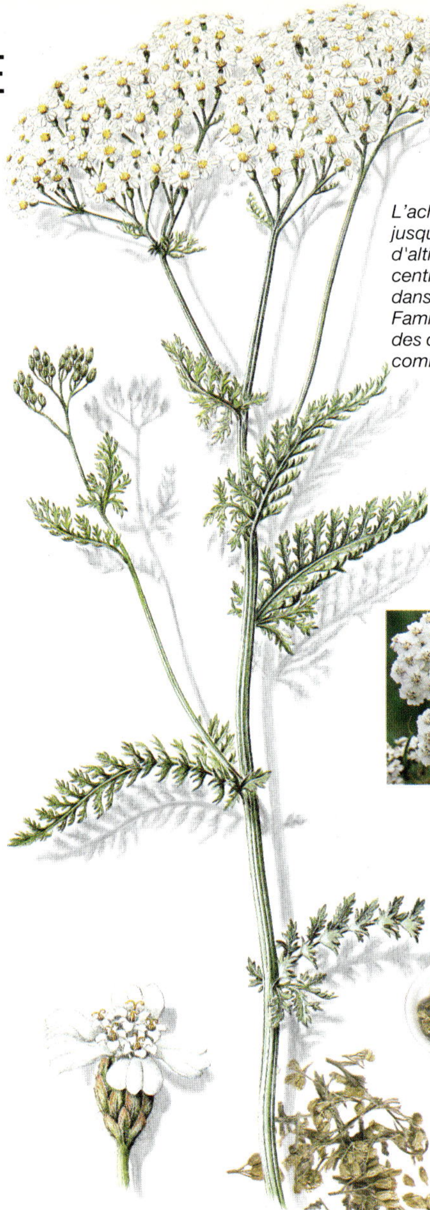

L'achillée millefeuille pousse jusqu'aux environs de 2 500 m d'altitude en Europe, en Asie centrale, au Proche-Orient et dans le nord des États-Unis. Familière des prés et des bords des chemins, elle est très commune en France.

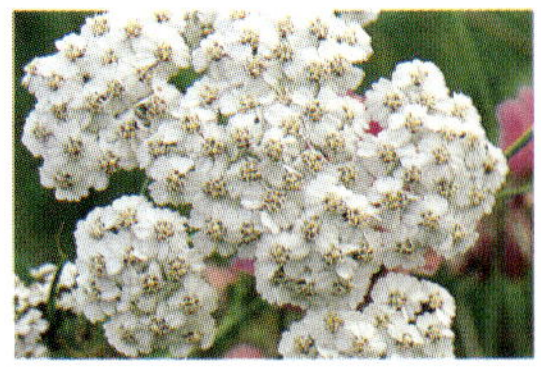

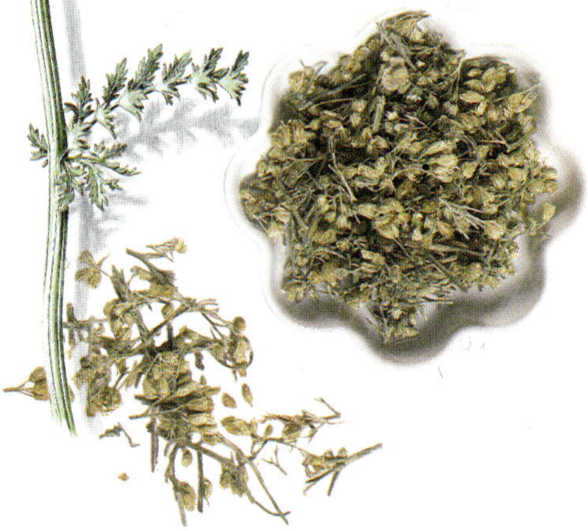

BOTANIQUE

Plante vivace à tige dressée, de 30 à 90 cm de haut. Les feuilles alternes, allongées, sont disposées dans des plans différents. Les inflorescences, petits capitules, sont réunies en corymbes denses ; les fleurs, blanches ou rosées, sont ligulées à la périphérie et tubiflores au centre.

PARTIES UTILISÉES

Les sommités fleuries, de saveur aromatique et amère, récoltées à la floraison (juin-septembre).

COMPOSANTS

L'achillée renferme des composants classiques des végétaux aromatiques, en particulier une huile essentielle, riche en azulène, qui lui donne sa coloration bleue. La plante contient aussi des composés polyphénoliques, doués de propriétés digestives. Présence de lactones sesquiterpéniques, de composés azotés du groupe des bétaïnes ; traces de substances acétyléniques ; hétéroside cyanogénétique, et huile fixe constituée d'acides myristique, palmétique, cérotique, oléique et linoléique.

PROPRIÉTÉS DÉMONTRÉES

Des travaux ont révélé des propriétés cholérétiques, astringentes, diurétiques, emménagogues, spasmolytiques, anti-inflammatoires et cicatrisantes.

INDICATIONS USUELLES RECONNUES

En usage externe, le millefeuille est indiqué comme adoucissant et cicatrisant. Il calme les démangeaisons, les irritations dues aux écorchures, gerçures et piqûres d'insectes. En usage interne, il est indiqué dans certains troubles digestifs (ballonnements, lenteur de la digestion, éructations, flatulences), et dans les colites spasmodiques.

PRÉCAUTIONS D'EMPLOI

Aucune aux doses préconisées. Toutefois, l'usage interne doit rester modéré, du fait de la présence de substances toxiques à fortes doses.

L'achillée, connue et utilisée depuis l'Antiquité en Europe et en Asie, doit son nom au héros grec Achille, à qui le centaure Chiron avait fait connaître les vertus thérapeutiques de la plante, et qui l'employa à soigner un blessé. Les Grecs anciens la recommandaient contre les plaies et les ulcères. Ses vertus hémostatiques sont signalées à plusieurs reprises, en particulier au Moyen Âge. À cette époque elle était aussi conseillée contre l'insomnie, les troubles visuels, la fatigue, la goutte, les varices et les pertes blanches.

Encore appelée herbe à la coupure, herbe aux charpentiers, herbe de Saint-Jean, sourcils de Vénus.

EMPLOIS

- *Infusion (10 min) : 20 g de plante sèche par litre d'eau. 3 à 4 tasses réparties dans la journée, comme antispasmodique et contre les troubles digestifs.*
- *Suc de la plante fraîche : 2 à 3 g en application locale contre les hémorroïdes et les affections de la peau.*
- *Décoction (10 min) : 50 g de plante sèche par litre d'eau. En application locale sur les plaies, éruptions, gerçures.*

AIL

Allium sativum L.
Liliaceae

BOTANIQUE

Plante herbacée de 20 à 50 cm de haut, vivace par son bulbe. Ses feuilles creuses sont linéaires, engainantes. La plante se termine par une inflorescence en ombelle, constituée de petites fleurs blanches ou rougeâtres. Les fleurs, peu nombreuses, sont souvent associées à des bulbilles. Le bulbe est constitué de 10 à 16 caïeux (les gousses d'ail), blanchâtres ou rougeâtres.

PARTIES UTILISÉES

Le bulbe frais, récolté au cours de l'été ou à l'automne, selon la saison de culture.

COMPOSANTS

L'odeur caractéristique de l'ail est due au disulfure de diallyle, produit de dégradation de l'alliine, riche en soufre, principal composé de l'ail frais, et qui se transforme en de nombreux sous-produits très actifs. On y trouve également des substances glucidiques, des vitamines (A, B1, B2, C, PP), des prostaglandines et plusieurs substances douées d'activités hormonales ou antibiotiques. L'ail renferme aussi des sels minéraux de manganèse, cuivre, zinc, aluminium et sélénium.

PROPRIÉTÉS DÉMONTRÉES

De nombreux travaux ont démontré ses propriétés pharmacologiques : activité antiagrégante plaquettaire expliquant son usage dans la prévention des thromboses, propriétés bactéricides et antifongiques mises en évidence sur diverses espèces de bactéries et champignons pathogènes. Ses effets hypoglycémiants, diurétiques, vermifuges, hypotensifs, fibrinolytiques, hypocholestérolémiants et antiathérogènes ont fait l'objet de nombreuses recherches.

INDICATIONS USUELLES RECONNUES

L'ail est surtout indiqué dans les troubles de la circulation (hypertension artérielle, athérosclérose, hémorroïdes, troubles congestifs de la ménopause, jambes lourdes, fragilité capillaire). Ses propriétés antiseptiques (pulmonaires, intestinales) et diurétiques sont quelquefois utilisées.

Les Égyptiens prenaient de l'ail pour avoir de la force, notamment lors de la construction des pyramides. Cultivé depuis l'Antiquité comme plante condimentaire, il était surtout réputé comme puissant fortifiant et comme préventif contre la peste. Les Grecs mentionnaient ses vertus toniques, diurétiques, antiseptiques, antiasthmatiques, apéritives, laxatives, emménagogues et vermifuges. Les médecins arabo-persans le considéraient comme un antidote contre le vitiligo, la rage, les morsures de serpent et les piqûres de scorpion. Ce sont eux qui ont transmis ses usages thérapeutiques en Europe.

PRÉCAUTIONS D'EMPLOI

Aucune aux doses préconisées. À trop fortes doses, peut provoquer une irritation des muqueuses digestives et urinaires.

EMPLOIS

- *Poudre : 6 g par jour, contre les troubles circulatoires.*
- *Sirop : 100 g d'ail frais pour 200 g d'eau et 200 g de sucre. 2 à 3 cuillerées à soupe par jour, contre l'hypertension.*
- *Lavement : préparé avec un bulbe et un jaune d'œuf, contre les oxyures.*
- *Le suc d'ail est aussi employé en usage externe comme antiseptique.*

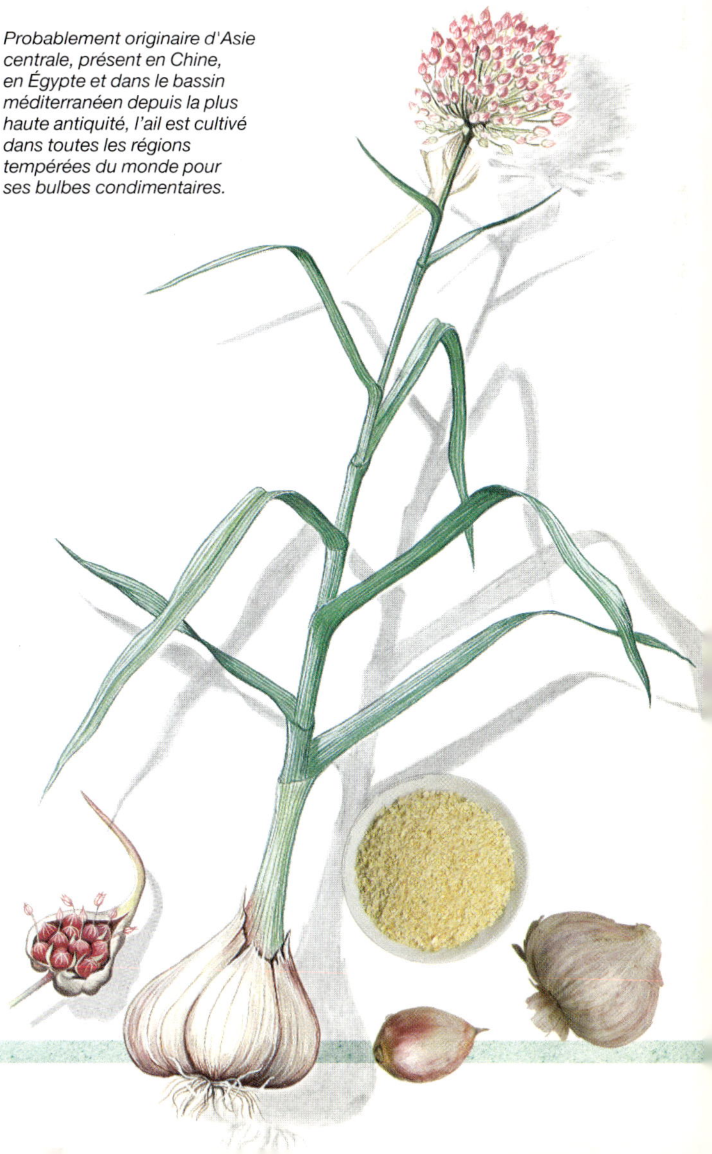

Probablement originaire d'Asie centrale, présent en Chine, en Égypte et dans le bassin méditerranéen depuis la plus haute antiquité, l'ail est cultivé dans toutes les régions tempérées du monde pour ses bulbes condimentaires.

ALCHÉMILLE VULGAIRE

Alchemilla vulgaris L.
Rosaceae

Plante de l'hémisphère Nord, l'alchémille se trouve du sud de la Suède au centre de la Grèce ; elle est abondante en Europe de l'Est. On la rencontre dans les lieux légèrement ombragés ou humides et frais, comme les prairies ou l'orée des forêts.

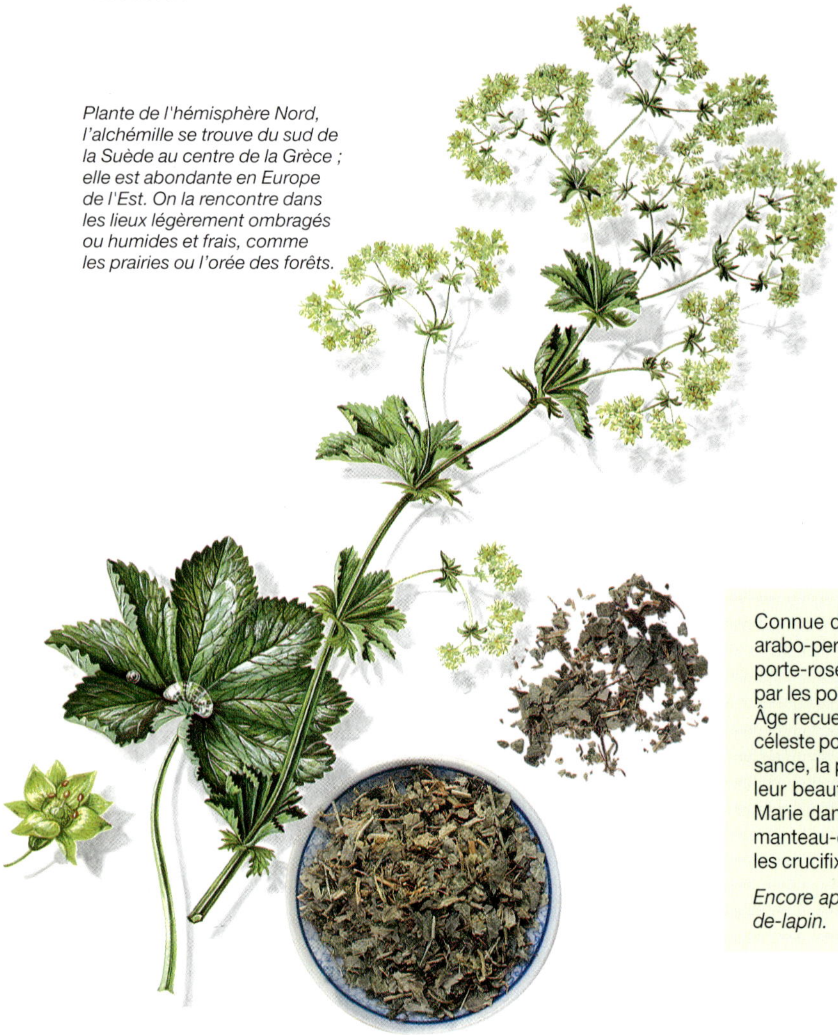

EMPLOIS

- *Infusion (15 min) : 20 g de parties aériennes par litre d'eau. 3 tasses par jour entre les repas, dans le traitement des diarrhées, des troubles digestifs et de l'insuffisance veineuse.*
- *Décoction (15 min) : 40 g par litre d'eau. 1 tasse au coucher, contre les migraines. Utilisable aussi en bain de bouche pour l'hygiène buccale.*
- *En usage externe, on peut appliquer la plante fraîche hachée sur les contusions.*

Connue depuis l'Antiquité, utilisée en médecine grecque et arabo-persane, l'alchémille est une plante légendaire, appelée porte-rosée en raison de l'abondante rosée nocturne retenue par les poils de ses grandes feuilles. Les alchimistes du Moyen Âge recueillaient cette eau, qu'ils utilisaient sous le nom d'eau céleste pour la recherche de la pierre philosophale. À la Renaissance, la plante était réputée faire renaître la virginité et rendre leur beauté aux femmes. L'alchémille est dédiée à la Vierge Marie dans certaines régions, d'où son nom vernaculaire de manteau-de-Notre-Dame, et son usage en couronnes ornant les crucifix pendant la Fête-Dieu.

Encore appelée perce-pierre, pied-de-lion, soubeirette, patte-de-lapin.

BOTANIQUE

Petite plante herbacée vivace de 10 à 40 cm de haut. Au ras du sol, elle développe des feuilles réniformes. Les autres feuilles sont alternes, en forme d'éventail palmé, portées par une tige droite se terminant par de petites fleurs jaune verdâtre.

PARTIES UTILISÉES

Les parties aériennes, récoltées à la floraison, et aussi les feuilles, cueillies après épanouissement des fleurs, séchées à l'ombre et conservées à l'abri de la poussière et de l'humidité.

COMPOSANTS

On trouve dans l'alchémille des constituants classiques des végétaux : sels minéraux riches en potassium, glucides, acides organiques et acides gras, flavonoïdes, saponosides, leucoanthocyanes, tanins, et des vitamines (E et F).

PROPRIÉTÉS DÉMONTRÉES

Les propriétés pharmacologiques de la plante ont été démontrées chez l'animal et en recherches cliniques : par ses saponosides et ses flavonoïdes, elle possède des propriétés diurétiques, dépuratives et vitaminiques P. Par ses tanins, elle est astringente, hémostatique et antihémorragique. On lui reconnaît aussi des propriétés antimigraineuses, stomachiques, toniques et décongestionnantes.

INDICATIONS USUELLES RECONNUES

En usage externe, elle est utilisée pour ses effets cicatrisants. En usage interne et en application locale, elle est indiquée dans l'insuffisance veineuse (jambes lourdes, hémorroïdes). En usage interne, elle est employée pour soigner les diarrhées estivales.

PRÉCAUTIONS D'EMPLOI

Aucune aux doses préconisées.

ANETH

Anethum graveolens L.
Apiaceae

BOTANIQUE

Plante annuelle de basse altitude à racine pivotante, de 10 à 50 cm de haut. La tige, vert foncé légèrement glauque, est creuse et porte des feuilles engainantes, divisées en lobes filiformes. Les fleurs, en ombelle, formées de 15 à 40 rayons, sont jaunes. Le fruit, ovoïde, brun clair, muni de 10 côtes, dont 4 côtes marginales dilatées en ailes plates, se présente souvent en deux parties séparées, bordées d'une marge plus claire. Sa saveur piquante et aromatique rappelle celle du carvi, du cumin et du fenouil. L'aneth dégage une forte odeur due à une huile essentielle.

PARTIES UTILISÉES

Les fruits, récoltés en septembre et séchés à l'ombre.

COMPOSANTS

Le composant principal des fruits d'aneth est une huile essentielle (3 à 4 %) presque incolore. Elle est constituée de limonène (50 à 65 %), de carvone et de dihydrocarvone (30 %). En outre, les fruits contiennent des composés azotés, de la pectine et un tanin.

PROPRIÉTÉS DÉMONTRÉES

L'aneth possède des propriétés carminatives et stimulantes.

INDICATIONS USUELLES RECONNUES

Aujourd'hui moins utilisé qu'autrefois, l'aneth est surtout employé pour ses propriétés eupeptiques ; ses propriétés antispasmodiques permettent de l'utiliser comme adjuvant dans le traitement des colites spasmodiques douloureuses. Il aurait un effet diurétique et cholérétique.

PRÉCAUTIONS D'EMPLOI

Aucune aux doses préconisées.

Utilisé par les Juifs comme plante potagère – à l'époque du Christ, il faisait même l'objet d'un impôt –, l'aneth était connu des Grecs pour son arôme. Ses fruits sont mentionnés par Dioscoride. Avicenne considérait le suc d'aneth comme salutaire contre les maux d'oreilles. Pour d'autres médecins arabopersans, l'aneth était doué de propriétés carminatives. Rhazes cite l'utilité des fruits sous forme de décoction pour calmer les douleurs dorsales. Un vin préparé avec la décoction est utilisé comme calmant dans les cas d'insomnie. L'aneth a été également vanté comme un remède au hoquet.

Encore appelé fenouil puant, fenouil bâtard, faux anis.

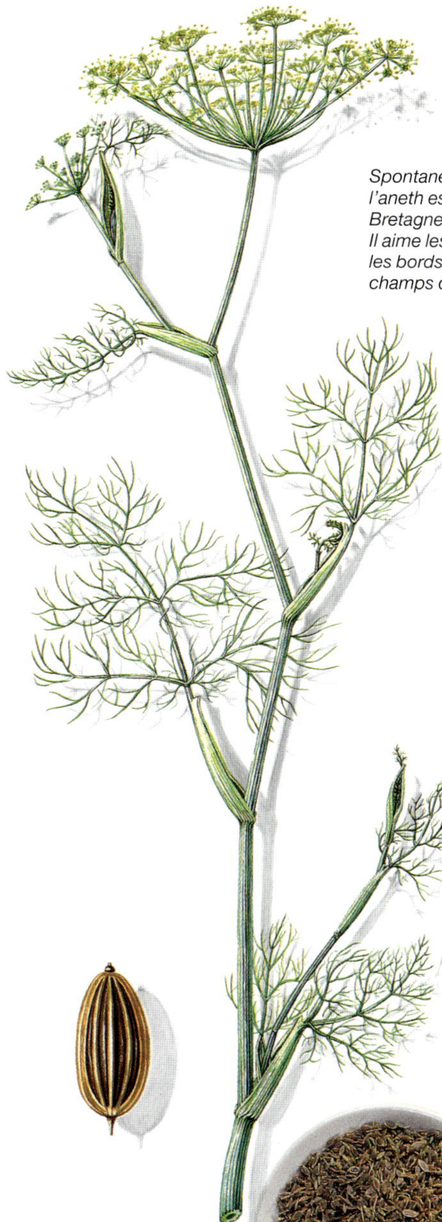

Spontané dans toute l'Europe, l'aneth est cultivé en Grande-Bretagne et en Europe centrale. Il aime les terrains vagues, secs, les bords des chemins et les champs cultivés.

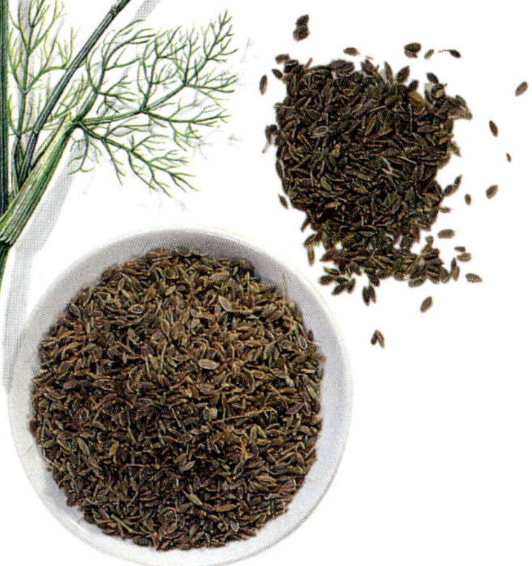

EMPLOIS

• *Infusion (15 min) : 4 à 8 g de fruits secs par litre d'eau, ou 1 cuillerée à soupe par tasse. 1 tasse avant chaque repas, en cas de troubles digestifs.*

ANGÉLIQUE OFFICINALE

Angelica archangelica L.
Apiaceae

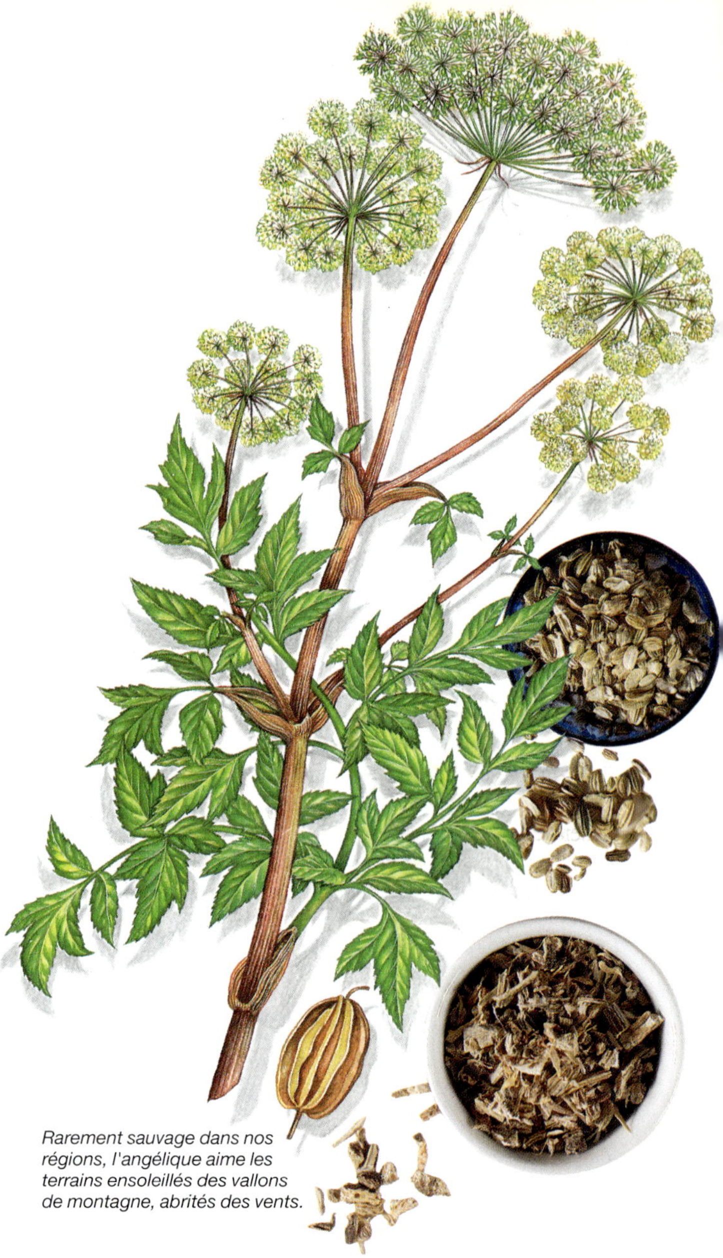

Rarement sauvage dans nos régions, l'angélique aime les terrains ensoleillés des vallons de montagne, abrités des vents.

BOTANIQUE

Grande plante bisannuelle ou trisannuelle, à croissance rapide, de 1 à 2 m de haut, à tige cannelée et creuse, souvent violacée, à grandes feuilles plus claires dessous, bipennatiséquées, à gros pétiole charnu et creux. Les fleurs, jaune verdâtre, sont groupées en larges ombelles hémisphériques. Les fruits, ovoïdes, sont aplatis en ailes. La plante écrasée dégage une odeur aromatique. Son suc est irritant pour la peau et les muqueuses.

PARTIES UTILISÉES

Les racines et les fruits. Les racines sont récoltées à la fin de la première année ou la deuxième, les fruits, à maturité.

COMPOSANTS

La plante contient une huile essentielle riche en carbures terpéniques aux vertus eupeptiques et carminatives (70 à 80 %). L'huile essentielle est quantativement plus importante dans les fruits. Présence de térébangalène, qui se combine avec les composés résineux pour produire une gomme résine (baume d'angélique). Les racines et la tige renferment aussi beaucoup de glucides, des acides organiques, quelques tanins, du sitostérol, et surtout des dérivés furo-coumariniques auxquels on rattache les effets sédatifs et antispasmodiques de la plante.

PROPRIÉTÉS DÉMONTRÉES

C'est surtout un stomachique, un carminatif, un antispasmodique et un antiseptique.

INDICATIONS USUELLES RECONNUES

Très en vogue autrefois, la plante ne connaît plus que des usages limités. Les racines et les fruits sont indiqués pour faciliter la digestion et en cas de colites spasmodiques. L'huile essentielle a un effet antispasmodique. Action analgésique, cicatrisante et antiseptique en usage externe.

PRÉCAUTIONS D'EMPLOI

Risque de photosensibilisation due aux furo-coumarines. L'emploi d'huile essentielle pure est à éviter.

Inconnue des Anciens, l'angélique fut d'abord cultivée dans les régions nordiques et les pays alpins. Elle était utilisée au XIIe siècle pour ses propriétés alimentaires, puis cultivée au XIVe siècle dans les monastères d'Europe centrale, et au XVIe siècle partout en Europe, pour ses vertus médicinales. Les médecins de la Renaissance la recommandaient et la nommaient racine du Saint-Esprit en raison de ses propriétés miraculeuses contre les maladies et la vieillesse.

Encore appelée angélique de Bohême, herbe aux anges, herbe du Saint-Esprit.

EMPLOIS

- *Infusion (10 min) : 12 g de racines ou 8 à 15 g de fruits par litre d'eau. 1 tasse après chaque repas.*
- *Poudre de racines ou de fruits : 1/2 cuillerée à café deux à trois fois par jour.*
- *Vin d'angélique : 50 à 60 g de racines par litre de vin blanc. Laisser macérer 3 jours dans un endroit chaud. 1 à 2 verres par jour.*

L'angélique est utilisée sous toutes ces formes comme antispasmodique.

ANIS VERT

Pimpinella anisum L.
Apiaceae

BOTANIQUE

Plante annuelle à feuilles de 3 types : les inférieures, cordiformes ; celles de la partie moyenne, pennées ; les supérieures, trifides, à divisions linéaires. Les fleurs, petites et blanches, sont rassemblées en ombelles composées. Les fruits sont petits, ovoïdes ou piriformes, et bruns. Toute la plante exhale une forte odeur aromatique.

PARTIES UTILISÉES

Les fruits séchés.

COMPOSANTS

Les fruits contiennent 2 à 3 % d'une huile essentielle constituée principalement d'anéthole (90 à 95 %) et d'estragole. On y trouve également des sucres et des polysaccharides, des protides (aleurone), des lipides (15 à 20 %), des flavonoïdes, un glucoside de l'acide p-hydroxybenzoïque, de la choline.

PROPRIÉTÉS DÉMONTRÉES

L'expérimentation sur l'animal a montré que l'huile essentielle augmente le tonus basal et les contractions de la musculature lisse intestinale, alors que les fruits sont consacrés par la tradition comme antispasmodiques. La plus grande partie des effets de l'huile essentielle est due à l'anéthole et à ses dérivés. On leur reconnaît des activités antispasmodiques, antiseptiques sur la flore intestinale et œstrogéniques.

INDICATIONS USUELLES RECONNUES

Les fruits et l'huile essentielle sont indiqués principalement dans le traitement symptomatique des troubles digestifs : ballonnements épigastriques, digestion difficile, éructations, fermentation intestinale, aérophagie, colites spasmodiques. On utilise aussi l'anis vert pour favoriser la montée de lait chez les mères.

EMPLOIS

- *Poudre de fruits : 1 à 8 g par jour en 2 prises en cas de troubles digestifs et comme galactogogue ; 1 g chez les nourrissons comme laxatif léger.*
- *Infusion (15 min) : 10 à 15 g de fruits par litre d'eau. 3 tasses par jour après les repas, en cas de troubles digestifs et comme galactogogue.*

PRÉCAUTIONS D'EMPLOI

Pour les fruits : aucune aux doses préconisées. L'huile essentielle, dangereuse par l'anéthole – neurotoxique – qu'elle contient, ne s'obtient que sur prescription médicale.

Très utilisé en confiserie et en liquoristerie (pastis, anisette, etc.), l'anis entrait aussi dans la composition des liqueurs d'absinthe et contribuait à sa toxicité. Il est connu depuis très longtemps des Chinois, des Indiens, des Grecs et des Arabes, qui l'employaient comme condiment et pour ses propriétés carminatives. Son usage en France est mentionné dès le VIIIe siècle. Sa culture fut ordonnée dans le capitulaire de Louis le Pieux, comme plante médicinale. Les anciennes cultures de Touraine, d'Alsace et de l'Albigeois sont aujourd'hui abandonnées.

Encore appelé anis boucage, pimpinelle anis et anis d'Europe.

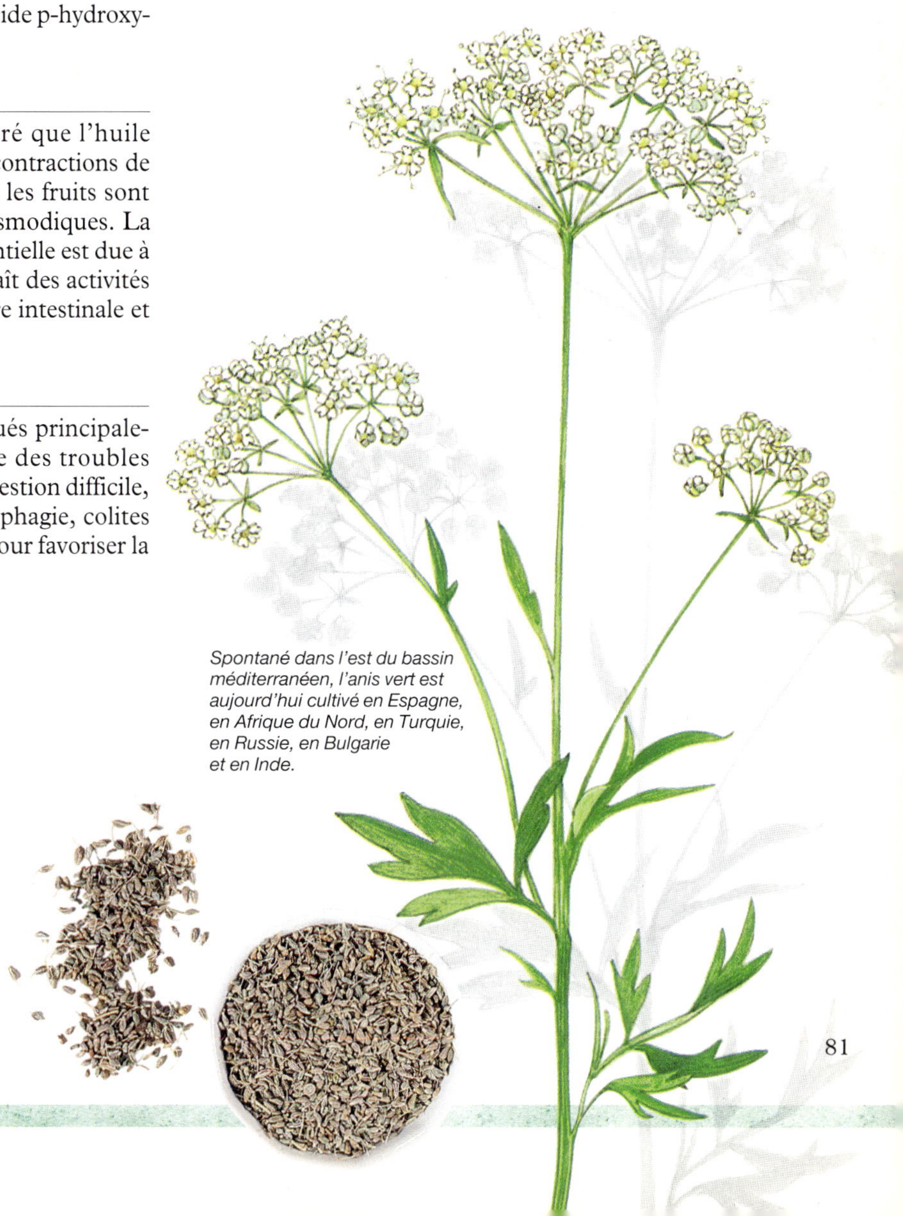

Spontané dans l'est du bassin méditerranéen, l'anis vert est aujourd'hui cultivé en Espagne, en Afrique du Nord, en Turquie, en Russie, en Bulgarie et en Inde.

ARMOISE COMMUNE

Artemisia vulgaris L.
Asteraceae

EMPLOIS

• *Infusion (10 min) : 10 à 15 g de feuilles ou de sommités fleuries par litre d'eau. 3 tasses par jour, avant ou après les repas, en cas de règles douloureuses.*

• *Vin d'armoise : 10 à 30 g par litre de vin blanc. Laisser macérer 8 jours. 1 verre avant le repas principal pour stimuler l'appétit.*

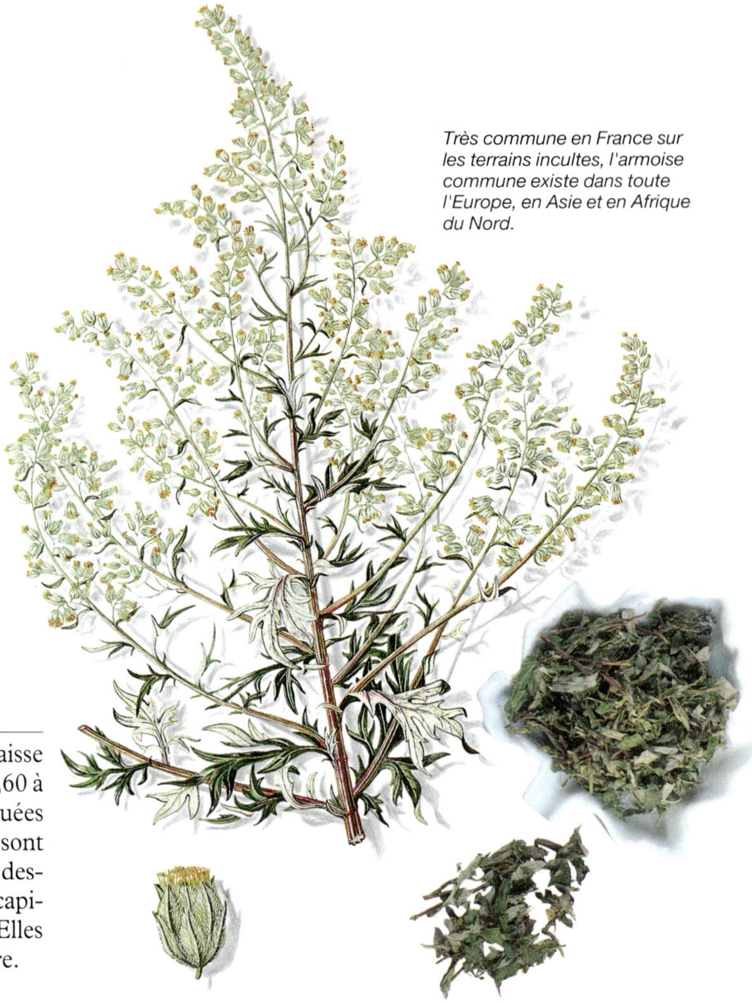

Très commune en France sur les terrains incultes, l'armoise commune existe dans toute l'Europe, en Asie et en Afrique du Nord.

BOTANIQUE

Grande plante herbacée, vivace, à tige souterraine épaisse et ligneuse, dressée ou étalée, souvent rougeâtre, de 0,60 à 1,50 m de haut. Les feuilles basales sont pennatiséquées et pétiolées, celles du sommet de la tige, sessiles. Elles sont vert-brun et glabres dessus, blanches et tomenteuses dessous. Les fleurs minuscules, jaunâtres, groupées en capitules globuleux en forme de grappe, sont tubuleuses. Elles ont une odeur aromatique et une saveur un peu amère.

PARTIES UTILISÉES

Les feuilles, récoltées avant la floraison, et les sommités fleuries, coupées au début de la floraison (juillet-octobre), séchées à l'ombre, souvent réduites en poudre et conservées à l'abri de la lumière.

COMPOSANTS

Le composant principal de l'armoise commune est une huile essentielle constituée de cinéol, de camphre, de bornéol, de vulgarol, de farnésol et de carbures, et peut-être de traces de thuyone, substance toxique pour le système nerveux.

PROPRIÉTÉS DÉMONTRÉES

On a identifié un dérivé terpénique à effet répulsif contre les moustiques. Des effets antibactériens et antifongiques ont aussi été démontrés. Certains auteurs lui reconnaissent une activité anticoagulante et hépatoprotectrice.

INDICATIONS USUELLES RECONNUES

Emménagogue dans la médecine populaire, utilisée en cas de règles douloureuses, d'aménorrhée, de dysménorrhée, et aussi comme stimulant de l'appétit.

PRÉCAUTIONS D'EMPLOI

L'armoise est à éviter chez la femme enceinte, en raison de ses effets abortifs supposés. Toxique à doses trop élevées, elle induit une hépato-néphrite accompagnée de phénomènes convulsifs. Le pollen est allergisant.

L'armoise commune, qui a depuis toujours la réputation de provoquer les règles, doit son nom latin *Artemisia* à la déesse protectrice des vierges, Artémis. Il semblerait qu'elle ne corresponde pas à l'*Artemisia* tant vantée par Hippocrate, Dioscoride et Galien. Toutefois, Dioscoride la considérait comme un puissant emménagogue et, pour Pline, elle était même abortive. Dans la médecine arabo-persane, elle était utilisée contre les maux de tête, les obstructions nasales, le coryza et enfin comme antidote des venins. L'armoise s'est vu attribuer aux temps de la sorcellerie de mystérieux effets ; elle entrait dans la composition de nombreux philtres bénéfiques et dans les couronnes de la Saint-Jean, d'où ses multiples noms populaires.

Encore appelée herbe de la Saint-Jean, fleur de Saint-Jean, ceinture de Saint-Jean, couronne de Saint-Jean, tabac de Saint-Pierre, herbe de feu, herbe aux cent goûts.

ARNICA

Arnica montana L.
Asteraceae

BOTANIQUE

Plante herbacée vivace, de 20 à 70 cm de haut, à rhizome oblique brun, à tige dressée, portant souvent un seul capitule floral jaune orangé ; les feuilles, en rosette à la base, opposées et lancéolées le long de la tige, sont vert pâle, velues comme la tige. Le grand capitule floral porte des fleurs tubuleuses au centre, ligulées sur le pourtour. Les fruits, bruns, portent une aigrette. La plante, à odeur aromatique, a une saveur amère.

PARTIES UTILISÉES

Les capitules, séchés à l'ombre dans un endroit ventilé.

COMPOSANTS

Les capitules contiennent des caroténoïdes, une huile essentielle, des lactones sesquiterpéniques (0,2 à 0,5 %) et leurs esters, dont dépend le goût amer. Ils renferment aussi des triterpénoïdes, des phytostérols, des acides gras, des alcanes, des polysaccharides, des acides-phénols, des coumarines (0,2 à 0,3 %) et des flavonoïdes.

PROPRIÉTÉS DÉMONTRÉES

Les propriétés anti-inflammatoires, analgésiques, anti-ecchymotiques dues aux lactones sesquiterpéniques et une activité inhibitrice de la plante sur l'agrégation plaquettaire ont été démontrées. Des propriétés antibactériennes, antifongiques et hépatoprotectrices dues aux composés phénoliques ont également été mises en évidence.

INDICATIONS USUELLES RECONNUES

L'arnica est indiquée en usage externe contre les manifestations de la fragilité capillaire de la peau (ecchymoses, pétéchies) ; elle est aussi utilisée contre les coups de soleil, brûlures superficielles peu étendues, érythèmes fessiers.

PRÉCAUTIONS D'EMPLOI

À n'utiliser qu'en usage exerne. En usage interne, l'arnica peut provoquer céphalées, douleurs abdominales et troubles vasomoteurs.

Ignorée des Anciens, l'arnica est citée pour la première fois au XIIe siècle par sainte Hildegarde, qui reconnaît ses vertus contre les contusions. Au XVIe siècle, Matthiole popularise la plante en la décrivant et en la dessinant. Il était conseillé à toute bonne mère de famille de l'avoir à la maison pour l'employer contre les traumatismes, les plaies et les bosses que se font les enfants. C'est seulement au XVIIIe siècle qu'apparaît la teinture d'arnica.

Encore appelée arnique des montagnes, doronic des Vosges, bétoine des montagnes, souci des Vosges, tabac des Vosges, plantain des Vosges, herbe aux chutes, pulmonaire de montagne, quinquina des pauvres, herbe à éternuer, tabac des Savoyards, herbe aux pêcheurs.

EMPLOIS

- *Infusion (15 min) : 10 g de fleurs pour 0,50 litre d'eau, en compresse contre contusions, ecchymoses, entorses, foulures.*
- *Teinture diluée à 1/5, en compresse, pour les mêmes indications.*

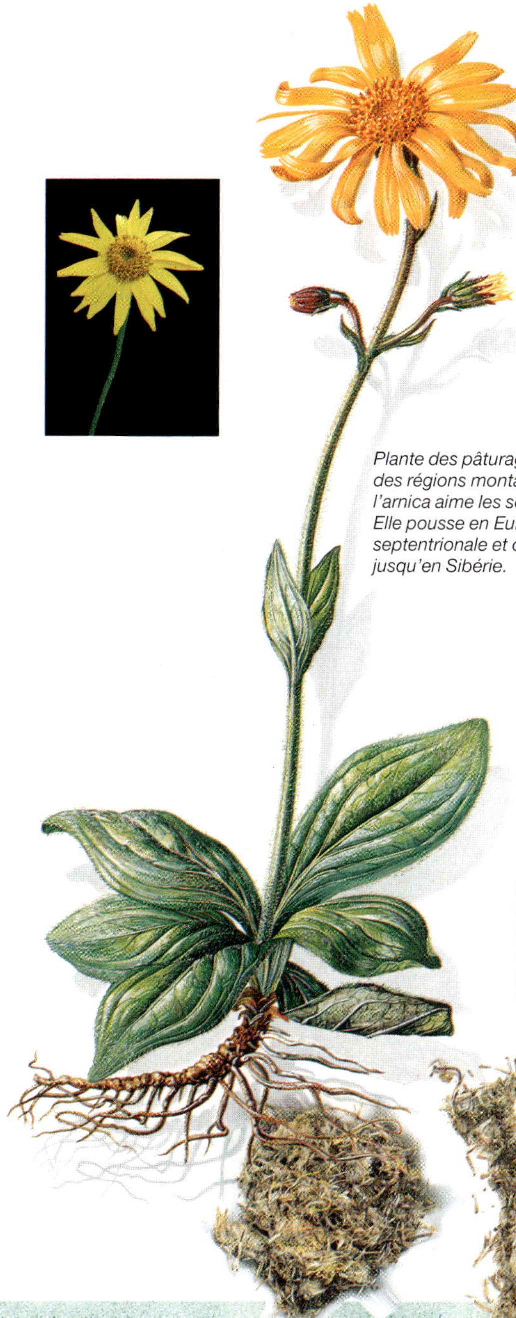

Plante des pâturages des régions montagneuses, l'arnica aime les sols acides. Elle pousse en Europe centrale, septentrionale et orientale, jusqu'en Sibérie.

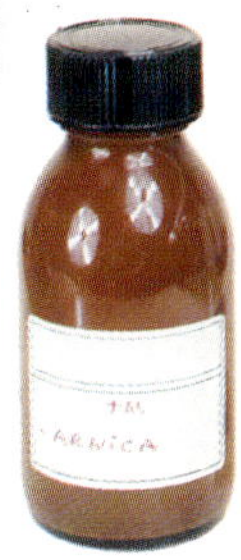

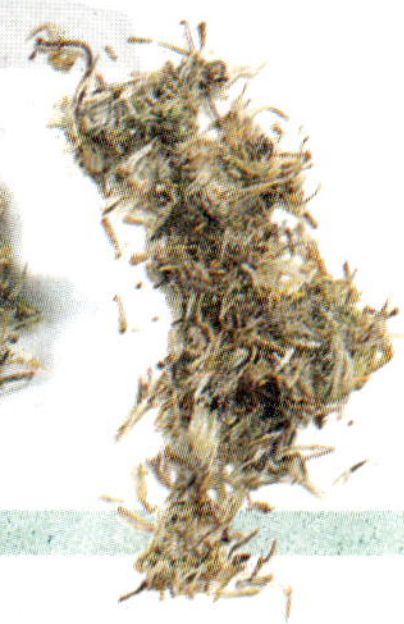

ARTICHAUT

Cynara scolymus L.
Asteraceae

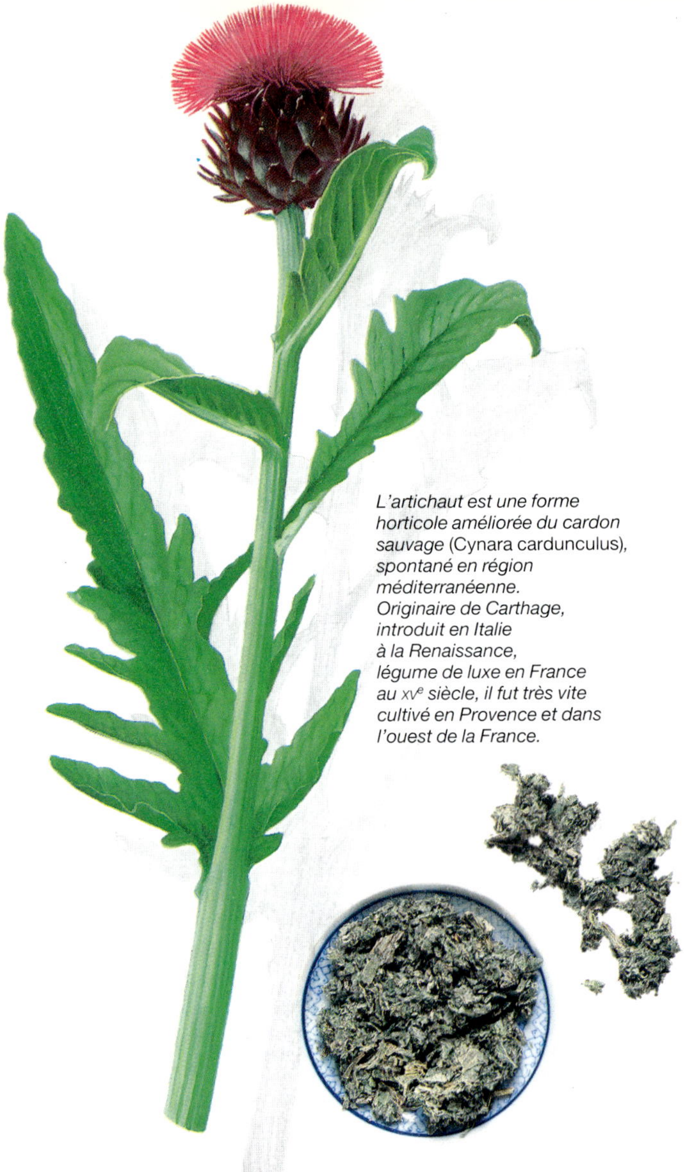

L'artichaut est une forme horticole améliorée du cardon sauvage (Cynara cardunculus)*, spontané en région méditerranéenne. Originaire de Carthage, introduit en Italie à la Renaissance, légume de luxe en France au* XVe *siècle, il fut très vite cultivé en Provence et dans l'ouest de la France.*

BOTANIQUE

Plante vivace à grosse racine pivotante, à tige dressée, cannelée, robuste, atteignant 1,50 m de haut. Les feuilles sont grandes, pennatiséquées, vertes dessus, blanchâtres et velues dessous, à nervures saillantes. À l'aisselle des feuilles supérieures naissent des capitules terminaux entourés de bractées (la partie comestible) et à fleurs bleu violacé. La base du capitule, charnue (le fond d'artichaut), est surmontée de soies (le foin).

PARTIES UTILISÉES

Les feuilles de la première année, privées de leur nervure médiane et découpées en petits fragments, séchées rapidement sous forte ventilation et à faible température. Celles qui ont noirci au séchage sont éliminées.

COMPOSANTS

Les feuilles contiennent des acides-phénols (cynarine et acide chlorogénique en particulier), des acides-alcools, des lactones sesquiterpéniques (cynaropicrine et dérivés), des flavonoïdes (hétérosides du lutéolol et de l'apigénol : cynaroside, scolymoside, cynaratrioside, etc.), des stérols, des alcools triterpéniques (taraxastérol), des oxydases, 12 à 15 % de matières minérales riches en sels de potassium et de magnésium.

PROPRIÉTÉS DÉMONTRÉES

On a démontré expérimentalement sur l'animal que les extraits d'artichaut étaient doués de propriétés cholérétiques, hépatoprotectrices, stimulantes de la régénération hépatique, hypocholestérolémiantes et diurétiques. Des essais cliniques font aussi état de leur activité hypocholestérolémiante, hypotriglycéridémiante et diurétique chez l'homme. Chez le rat, la cynarine et ses dérivés sont actifs sur le débit biliaire et protègent les cellules hépatiques contre l'intoxication chimique (tétrachlorure de carbone).

INDICATIONS USUELLES RECONNUES

L'artichaut est indiqué pour régulariser et stimuler la fabrication de la bile. On le recommande dans les ictères, les congestions hépatiques, les cholélithiases, les insuffisances hépatiques, hépatorénales et cardiorénales, l'hypercholestérolémie, l'hyperazoturie, l'athérosclérose, les dyspepsies (ballonnements, états nauséeux), les digestions lentes, les petites constipations ; il possède une activité diurétique et favorise la disparition des œdèmes ; il est indiqué aussi dans certains eczémas.

PRÉCAUTIONS D'EMPLOI

Aucune aux doses préconisées. Toutefois, l'artichaut est déconseillé en cas d'obstruction des voies biliaires et d'hyperkaliémie.

Le cardon sauvage, dont dérive l'artichaut, était connu des Égyptiens, des Grecs et des Arabes pour sa valeur alimentaire et ses vertus thérapeutiques. Feuilles, tiges et racines étaient déjà utilisées pour leur action sur les fonctions hépatique et rénale. Le mot artichaut dérive de l'italien *carcioffo*, provenant lui-même de l'arabe *kharchouf*, qui désigne le cardon.

Encore appelé bérigoule.

EMPLOIS

• *Infusion (15 min) ou décoction (10 min) : 30 g de feuilles sèches ou 100 g de feuilles fraîches par litre d'eau. 3 tasses par jour, 15 à 20 min avant les repas, contre les troubles digestifs et biliaires, les troubles de la diurèse, l'hypercholestérolémie, l'hyperazoturie et certains eczémas.*

ASPÉRULE ODORANTE

Galium odoratum (L.) Scop.
Rubiaceae

BOTANIQUE

Petite plante herbacée, vivace, à tige dressée, quadrangulaire, de 10 à 30 cm de haut. Ses feuilles sont sessiles, opposées, ovales, pointues et rêches sur les bords avec des stipules foliacés de même taille, d'où un aspect de verticilles formées de 6 à 8 feuilles. Les fleurs, légèrement parfumées, sont blanches, en corymbes terminaux. Le fruit, globuleux, est recouvert de poils crochus.

PARTIES UTILISÉES

Les parties aériennes, comprenant les sommités fleuries, récoltées à la floraison. Le séchage, qui favorise le développement de son parfum, noircit la plante.

COMPOSANTS

Le composant essentiel est une coumarine à laquelle on attribue les effets antispasmodiques de la plante. On y a trouvé aussi de l'aspéruloside, un glucoside iridoïde, et de la vitamine C. La racine contient des hétérosides anthraquinoniques et un pigment rouge.

PROPRIÉTÉS DÉMONTRÉES

L'aspérule odorante a des propriétés antispasmodiques.

INDICATIONS USUELLES RECONNUES

Elle est indiquée dans le traitement des troubles digestifs (ballonnements épigastriques, digestion lente, éructations, flatulences). Populairement, elle est utilisée pour faciliter la digestion. Elle sert aussi comme antispasmodique dans les colites douloureuses et comme sédatif nervin, dans le traitement symptomatique des états neurotoniques, chez les enfants et les personnes âgées, notamment en cas de troubles mineurs du sommeil.

PRÉCAUTIONS D'EMPLOI

Aucune aux doses préconisées.

Inconnue des Anciens, l'aspérule odorante est mentionnée indirectement, pour la première fois, à propos du « vin de mai » par le bénédictin Wandalbert de Prum. On sait aussi que le roi de Pologne Stanislas Leszczyński avait coutume de prendre chaque matin une tasse de ce vin très capiteux, le Maitrank, auquel il attribuait sa robuste santé. Ce fameux vin de mai est encore préparé de nos jours en Alsace, en Belgique et en Allemagne. Au Moyen Âge, la plante s'appelait *hepatica* et *matrisilva*, ou mère des forêts, ce dernier nom évoquant bien son habitat, comme ses autres dénominations vernaculaires. L'aspérule passe également pour être un excellent succédané du tabac, mélangée à des feuilles de menthe ou de tussilage, et elle éloigne les moustiques.

Encore appelée reine des bois, petit muguet, muguet des bois, hépatique étoilée, thé de Suisse.

EMPLOIS

- *Infusion (10 min) : 20 g de parties aériennes par litre d'eau. 2 tasses dans la journée et 1 au coucher, en cas de troubles digestifs et de troubles du sommeil.*
- *Vin aromatique : laisser macérer 15 jours 60 g de fleurs et 80 g de sucre dans 1 litre de bon vin ; filtrer. Bien fermer la bouteille. Ce vin, dit « vin de mai », a des propriétés toniques et digestives.*

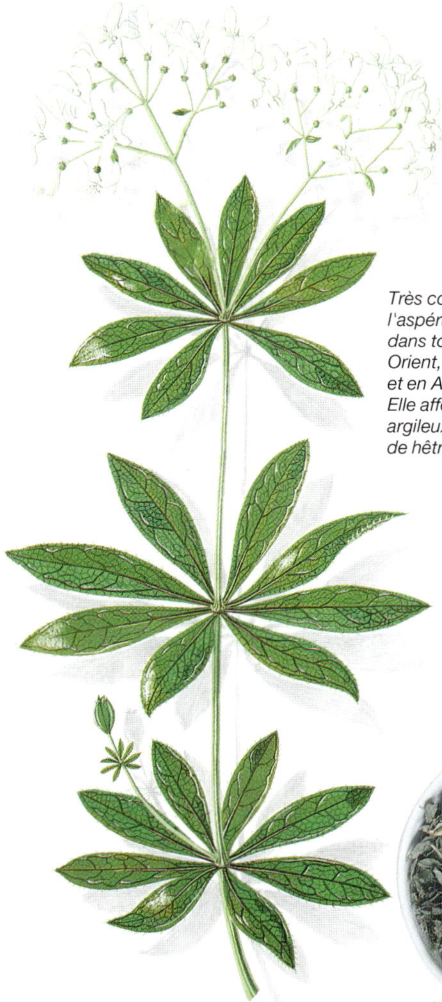

Très commune en France, l'aspérule odorante pousse dans toute l'Europe, au Proche-Orient, en Afrique du Nord et en Amérique du Nord. Elle affectionne les sous-bois argileux et frais, ceux des forêts de hêtres en particulier.

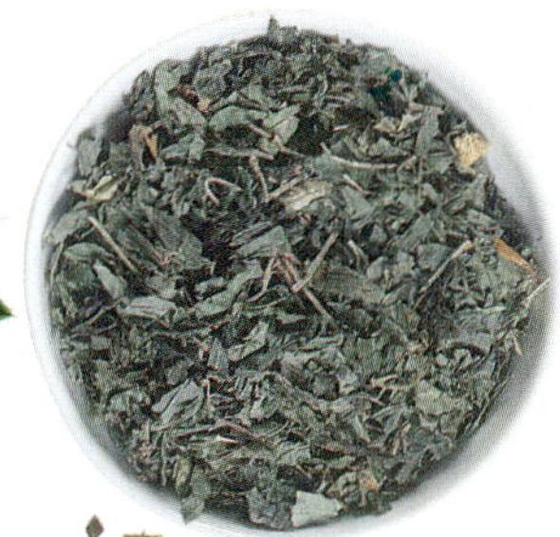

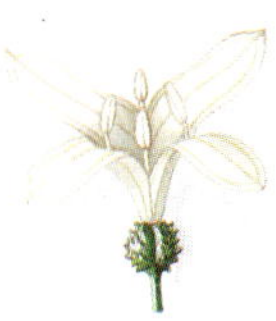

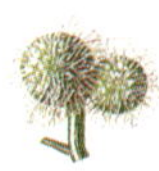

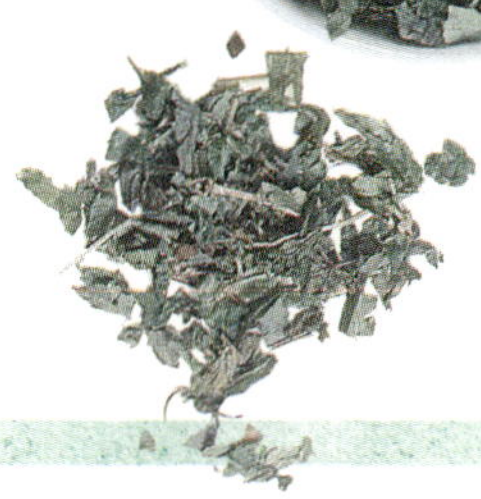

AUBÉPINE

a) *Crataegus monogyna* Jacq. ; b) *C. laevigata* (Poiret) DC.
Rosaceae

BOTANIQUE

Arbuste épineux de 3 à 4 m de haut, représenté ici par deux espèces qui se différencient par le nombre de carpelles, 2 ou 3 pour *C. laevigata* et 1 pour *C. monogyna*. Les feuilles, d'un vert brillant, sont découpées en lobes, et les fleurs odorantes en corymbes sont blanchâtres ou rosées ; le fruit est une drupe rouge.

PARTIES UTILISÉES

Les sommités fleuries, récoltées au début de la floraison et séchées.

COMPOSANTS

Les sommités fleuries contiennent des substances banales, comme les acides-phénols ou les acides triterpéniques, mais aussi des constituants actifs : 1 à 2 % de flavonoïdes (hypéroside, vitexine, isovitexine, orientine, isoorientine), des proanthocyanidols (1 à 3 %) et des amines telles que la phénéthylamine et ses dérivés.

PROPRIÉTÉS DÉMONTRÉES

L'aubépine augmente le débit sanguin dans les coronaires, améliore la contraction du muscle cardiaque et diminue les résistances vasculaires périphériques sans modifier la pression artérielle. Elle possède des effets antiarythmiques et hypotenseurs. Elle réduit l'étendue des lésions ischémiques du myocarde. À forte dose, l'aubépine présente des effets sédatifs faibles. L'extrait aqueux est sédatif, et la teinture alcoolique est spasmolytique.

INDICATIONS USUELLES RECONNUES

L'aubépine est indiquée dans le traitement des états nerveux et des troubles mineurs du sommeil, ainsi que dans l'éréthisme cardiaque (tachycardie, palpitations avec un cœur sain ou sénile, lorsque les digitaliques ne sont pas nécessaires). C'est un cardiotonique et un hypotenseur.

PRÉCAUTIONS D'EMPLOI

Aucune aux doses préconisées. Des doses trop importantes pourraient provoquer une hypotension et une bradycardie.

L'aubépine peut vivre jusqu'à cinq cents ans. Ses fruits étaient utilisés comme aliments à l'époque préhistorique, comme en témoignent les noyaux retrouvés dans les cités lacustres. « Buisson ardent » des Anciens, fleur des poètes, ses indications médicinales ne remontent en Europe qu'au XIVe siècle. Elles sont variées : fleurs contre la goutte, la pleurésie, l'hémorragie ; baies contre les calculs urinaires. Si l'on excepte un auteur anonyme qui révéla en 1695 l'effet favorable de l'aubépine sur la circulation et sur la pression sanguines, c'est à la fin du XIXe siècle que des médecins américains puis européens observent ses effets positifs dans les cardiopathies et l'angine de poitrine.

Encore appelée épine blanche, épine de mai, noble épine, valériane du cœur.

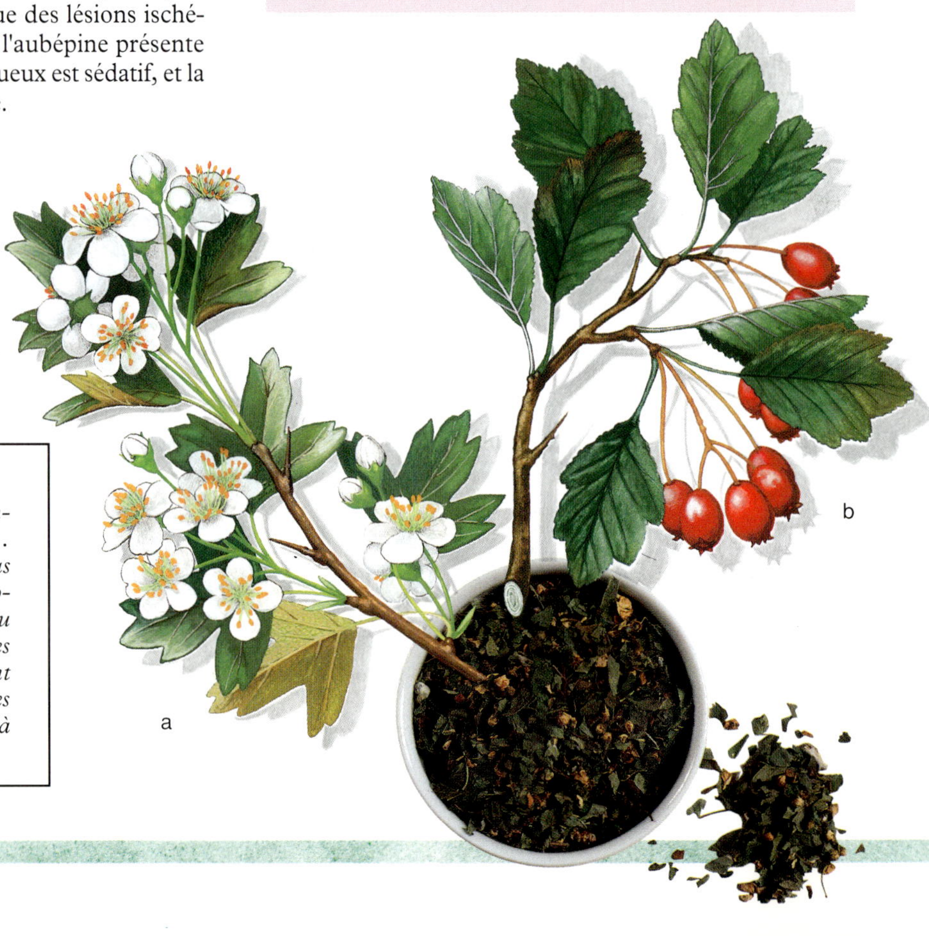

Répandue sur tous les types de sols en Europe, dans l'ouest de l'Asie et dans le nord de l'Afrique, l'aubépine a été introduite en Amérique du Nord.

EMPLOIS

- *Infusion (20 min) : 20 g de sommités fleuries par litre d'eau. 3 tasses par jour chez l'adulte en cas d'éréthisme cardiaque ou de nervosité occasionnelle ; après le repas du soir et au coucher en cas de troubles du sommeil. En cas de traitement prolongé, la dose de sommités fleuries est ramenée à 10 g par litre et à 2 tasses par jour.*

AUNÉE

Inula helenium L.
Asteraceae

BOTANIQUE

Grande plante herbacée, de 1 à 2 m de haut, à tige dressée et robuste, rameuse, à grandes feuilles alternes, ovales, allongées, molles, dentées sur les pourtours, embrassantes, vert blanchâtre et légèrement cotonneuses en dessous ; celles de la base sont plus grandes. Les capitules, aux nombreuses bractées, ont des fleurs périphériques ligulées filiformes et des fleurs centrales tubuleuses, toutes jaunes. Le fruit est un akène brun à aigrette roussâtre. La racine, volumineuse et en forme de navet, dégage une odeur balsamique et a une saveur aromatique, amère et âcre.

PARTIES UTILISÉES

Les racines, déterrées à la fin de la deuxième ou de la troisième année, sectionnées puis séchées.

COMPOSANTS

Riche en inuline (45 % en automne), la racine contient aussi une huile essentielle (1 à 2 %), qui cristallise aussitôt après distillation, et ce que l'on appelle l'hélénine, mélange de lactones sesquiterpéniques (alantolactone, isoalantolactone, dihydroalantolactone).

PROPRIÉTÉS DÉMONTRÉES

Une activité antifongique due aux alantolactones et iso-alantolactones a été mise en évidence vis-à-vis de nombreux champignons pathogènes de l'homme et des animaux. Ces composés ont aussi une activité anthelminthique, antivirale et cholérétique. Enfin, ils sont hypotenseurs et légèrement diurétiques.

INDICATIONS USUELLES RECONNUES

Administrée par voie orale, l'aunée est indiquée pour faciliter les fonctions d'élimination rénale et digestive, et dans le traitement symptomatique de la toux.

PRÉCAUTIONS D'EMPLOI

Aucune aux doses préconisées, mais prendre en considération les problèmes d'allergie cutanée avec les lactones.

Plante médicinale au passé très ancien, recommandée par Théophraste, les hippocratiques, Dioscoride et Pline, vantée par sainte Hildegarde, l'aunée était utilisée au Moyen Âge dans les affections pulmonaires, les hémorroïdes, les indurations des seins. La médecine arabo-persane la conseillait dans les tumeurs, les irritations causées par les flatuosités et les engorgements, les rhumatismes, et pour faciliter la digestion. Elle a été aussi utilisée comme laxatif et diurétique.

Encore appelée énule campane, aillaume, œil-de-cheval, aromate germanique, panacée de Chiron, hélénine, lionne, astre de chien, soleil vivace, grande aunée, inule.

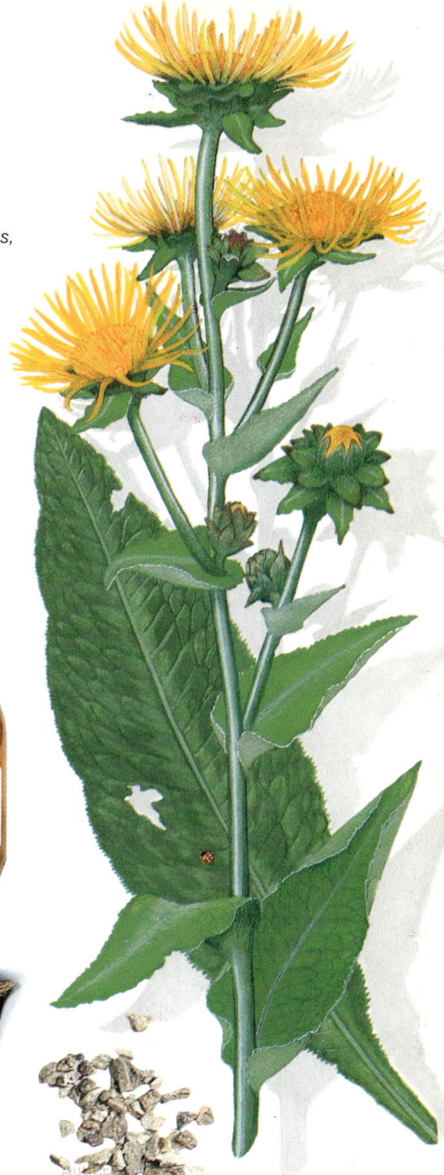

Originaire d'Asie, l'aunée est une plante du bord des fossés, des haies, des prés humides. On la trouve plutôt dans les régions tempérées de presque toute l'Europe, mais aussi dans l'Himalaya et dans le nord de l'Amérique.

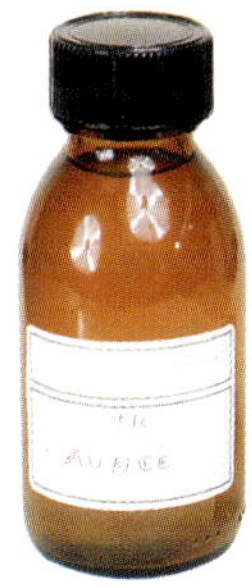

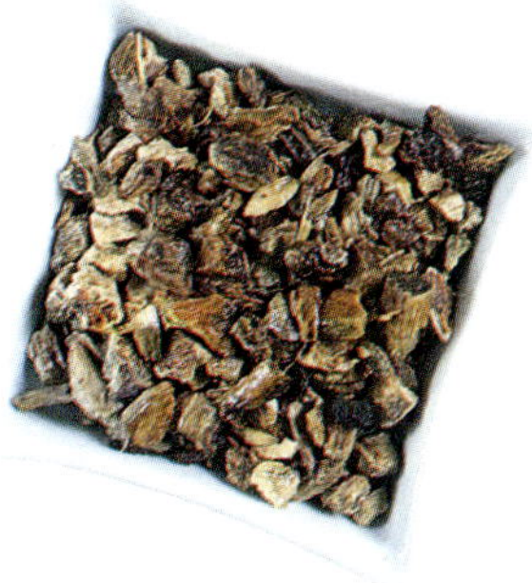

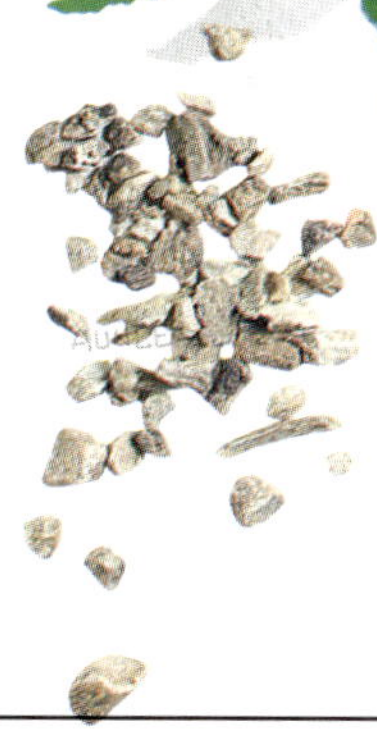

EMPLOIS

- *Décoction (1 h) : 10 g de racines par litre d'eau. 1 à 2 tasses par jour en dehors des repas, contre la toux.*
- *Macération (8 jours) : 80 g dans 1 litre de vin. Agiter, filtrer, sucrer. 1 verre par jour, comme diurétique et digestif.*
- *Teinture : 2 à 5 g par jour, dans l'eau bouillante, en inhalation, contre la toux et la bronchite.*

BADIANE DE CHINE

Illicium verum Hook. f.
Magnoliaceae

BOTANIQUE

Arbuste de 4 à 5 m de haut, le badianier a un aspect pyramidal. Les feuilles sont persistantes, entières et lancéolées. Les fleurs, blanc jaunâtre ou rosées, à étamines et à carpelles nombreux, sont isolées. Le fruit est un ensemble de 8 à 12 follicules, sensiblement égaux, disposés en étoile autour d'un pédicelle central, de consistance dure, rugueuse, d'odeur agréable et de saveur anisée et sucrée ; chaque follicule, en s'ouvrant sur son bord supérieur, laisse voir une graine ovale, brillante, marron.

PARTIES UTILISÉES

Les fruits verts, récoltés un peu avant la maturité complète sur des arbres âgés de 10 ans, et séchés au soleil.

COMPOSANTS

La badiane de Chine est riche en huile essentielle (5 à 9 %), composée surtout de E-anéthole (80 à 90 %), d'estragole, d'anisaldéhyde et de carbures terpéniques. Elle renferme aussi un tanin catéchique, des acides organiques (quinique, caféique...), des flavonoïdes.

PROPRIÉTÉS DÉMONTRÉES

On reconnaît classiquement à la badiane de Chine des propriétés eupeptiques et carminatives. Expérimentalement, les essais sur l'animal ont montré que son huile essentielle augmentait le tonus et les contractions de l'intestin du cobaye.

INDICATIONS USUELLES RECONNUES

La badiane de Chine est utilisée par voie orale, dans le traitement symptomatique des troubles digestifs tels que ballonnements, éructations, flatulences, lenteur de la digestion, et dans le traitement des douleurs de la colite spasmodique.

PRÉCAUTIONS D'EMPLOI

Aucune aux doses préconisées. Noter que la vente de l'huile essentielle est strictement contrôlée et ne peut se faire que sur prescription médicale. Bien sélectionner le fournisseur de la badiane, car il y a risque de confusion avec le fruit du badianier du Japon, le shikimi, qui, lui, est toxique (crises convulsives).

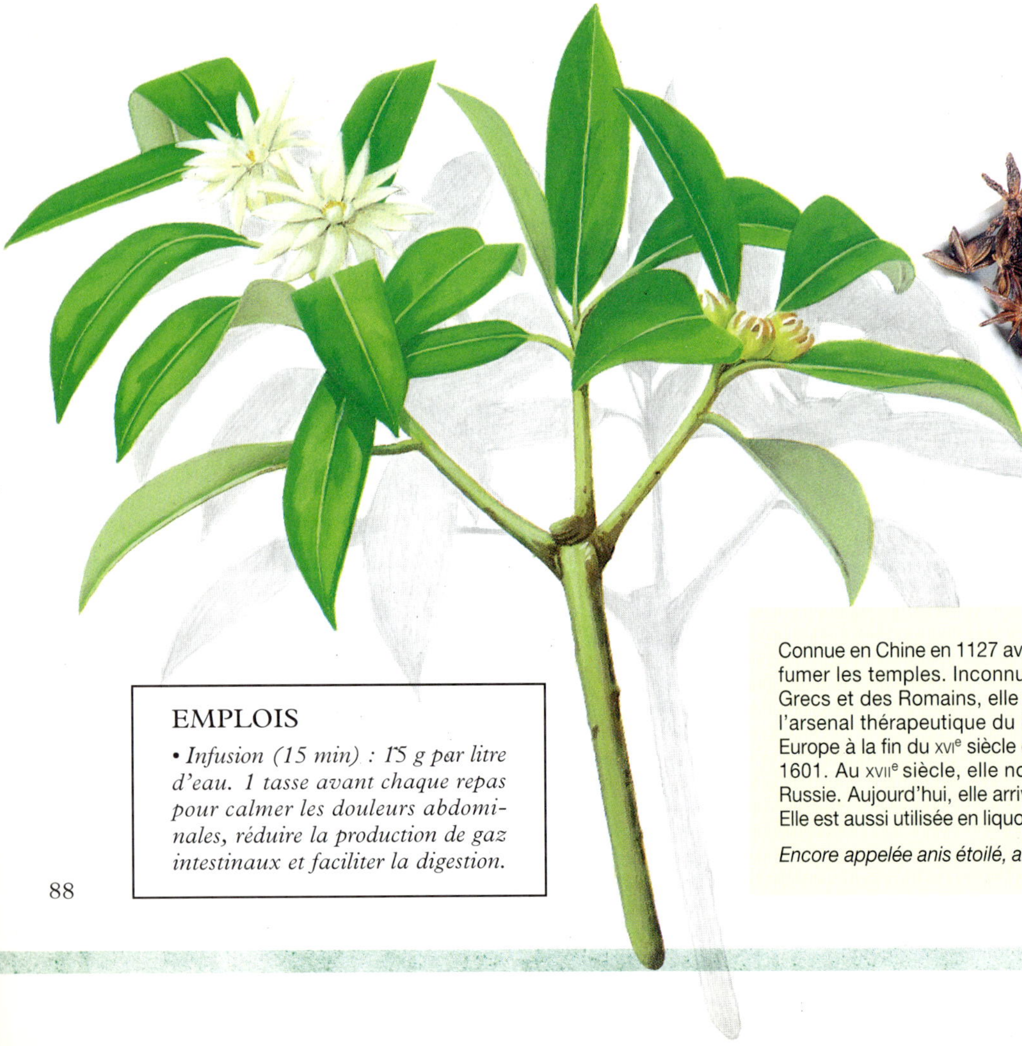

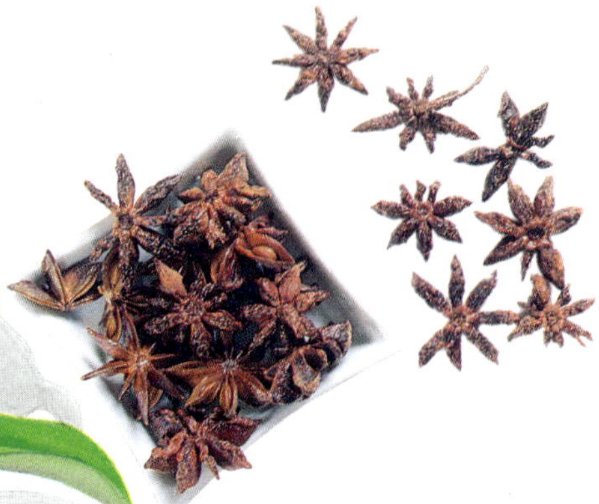

Originaire du sud-ouest de la Chine et du nord du Viêt Nam, le badianier, bel arbuste proche du magnolia, produit un fruit aux propriétés médicinales, la badiane.

Connue en Chine en 1127 avant J.-C., la badiane servait à parfumer les temples. Inconnue de la médecine indienne, des Grecs et des Romains, elle ne faisait pas non plus partie de l'arsenal thérapeutique du Moyen Âge. Elle fut importée en Europe à la fin du XVIe siècle et décrite pour la première fois en 1601. Au XVIIe siècle, elle nous parvenait par la Sibérie et la Russie. Aujourd'hui, elle arrive de Chine par la voie des mers. Elle est aussi utilisée en liquoristerie, pâtisserie, confiserie.

Encore appelée anis étoilé, anis de Sibérie.

EMPLOIS

- *Infusion (15 min) : 15 g par litre d'eau. 1 tasse avant chaque repas pour calmer les douleurs abdominales, réduire la production de gaz intestinaux et faciliter la digestion.*

BALLOTE NOIRE

Ballota nigra L. *ssp. foetida* (Vis.) Hayek
Lamiaceae

BOTANIQUE

Plante herbacée vivace de 60 à 80 cm de haut. Ses fleurs, pourpres, à la corolle découpée en deux lèvres, groupées en semi-verticilles, signent son appartenance à la famille des lamiacées, tout comme sa tige carrée, qui porte des feuilles velues ovales, présentant des nervures saillantes sur le dessous.

PARTIES UTILISÉES

Les sommités fleuries, récoltées en juillet ou en août, et séchées.

COMPOSANTS

La plante renferme des lactones diterpéniques dérivées de la marrubiine (trouvée dans le marrube blanc), des acides-phénols et une huile essentielle.

PROPRIÉTÉS DÉMONTRÉES

Des travaux récents ont confirmé l'intérêt de la ballote, qui induit des effets sédatifs chez la souris et favorise le sommeil. Elle est réputée antispasmodique, calme la toux quinteuse et stimule la sécrétion biliaire.

INDICATIONS USUELLES RECONNUES

La ballote est indiquée dans la nervosité, les troubles mineurs du sommeil et dans le traitement symptomatique de la toux chez l'adulte et chez l'enfant.

PRÉCAUTIONS D'EMPLOI

Aucune aux doses préconisées.

Originaire du bassin méditerranéen et de l'Asie orientale, la ballote a gagné l'Amérique septentrionale. Elle était connue des Grecs, qui lui attribuaient les mêmes propriétés qu'au marrube blanc, et des Arabes, qui mentionnent sa présence et son usage en Andalousie. Par voie orale, on la disait salutaire contre les morsures de chien ; en usage externe, flétrie sur la cendre, contre les hémorroïdes, et, cuite avec du miel, pour purifier les ulcères variqueux.
Au Moyen Âge, on la confondait encore avec le marrube blanc, mais à partir du XVIIe siècle elle est recommandée contre les névroses et l'hystérie, puis pour prévenir la goutte, et comme vermifuge. Au début du XXe siècle, de bons résultats ont été obtenus dans le traitement de l'hystérie, des phobies, des troubles nerveux liés à la ménopause et dans les bourdonnements d'oreilles.

Encore appelée marrube noir, marrube fétide

EMPLOIS

• *Infusion (15 min) : 20 g de sommités fleuries par litre d'eau. 1 tasse trois fois par jour chez l'adulte en cas de nervosité ou de toux ; demi-dose chez l'enfant. On prendra aux mêmes doses 1 tasse après le repas du soir et 1 au coucher pour les troubles du sommeil.*

En raison de l'odeur fétide, on ajoutera à l'infusion des plantes aromatisantes comme la mélisse, la menthe ou l'anis .

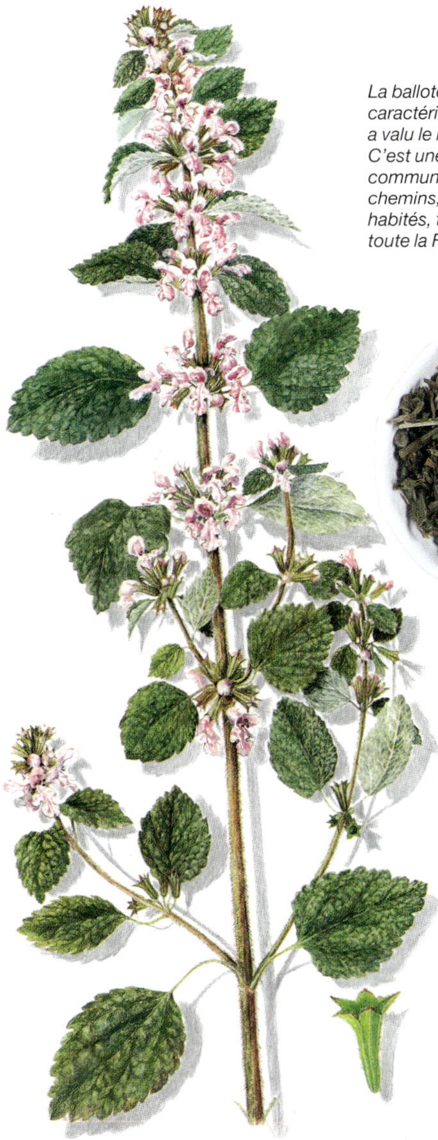

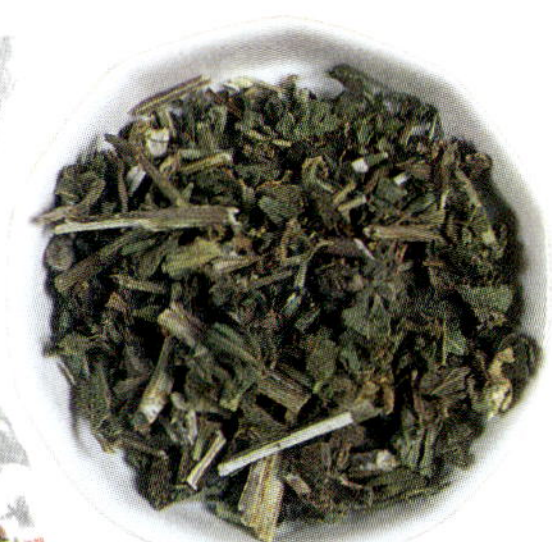

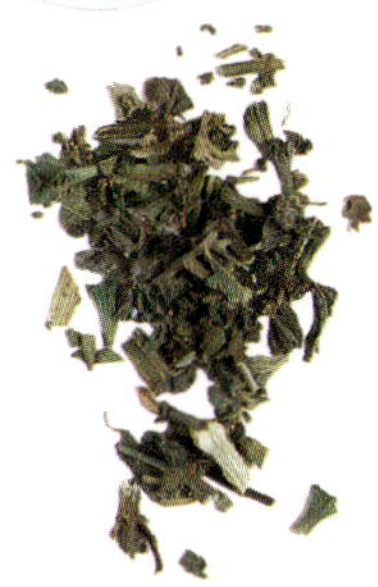

La ballote noire a une odeur caractéristique de moisi, qui lui a valu le nom de marrube puant. C'est une plante rudérale, commune des bords des chemins, des haies et des lieux habités, très répandue dans toute la France.

BARDANE

Arctium lappa L.
Asteraceae

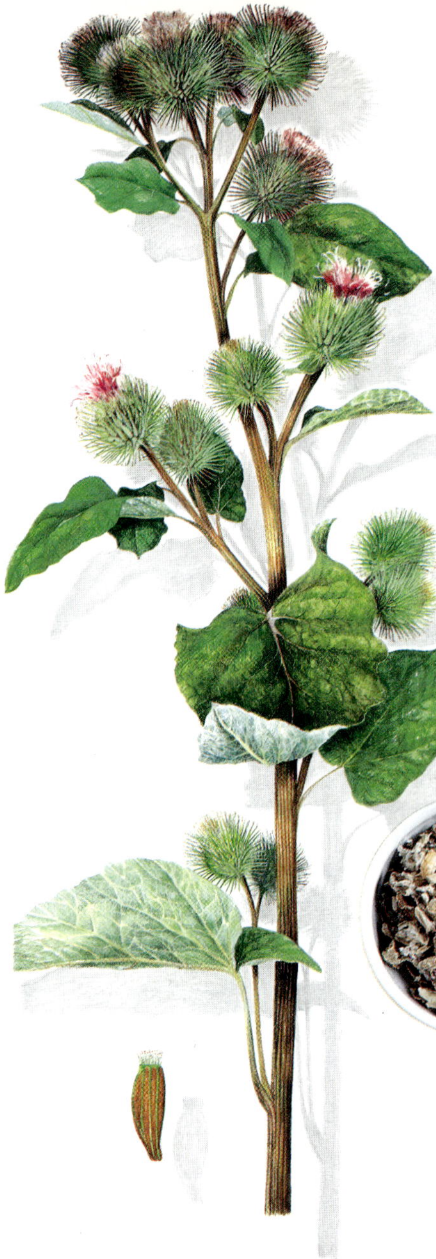

Très commune dans les régions tempérées, la bardane est une espèce robuste qui croît sur le bord des chemins, les terrains incultes et les friches. On la rencontre dans presque toute l'Europe.

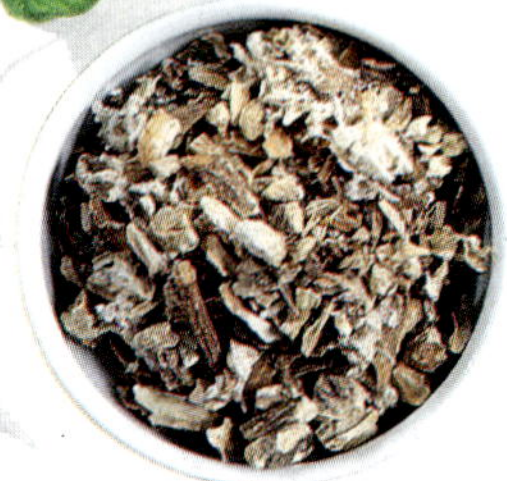

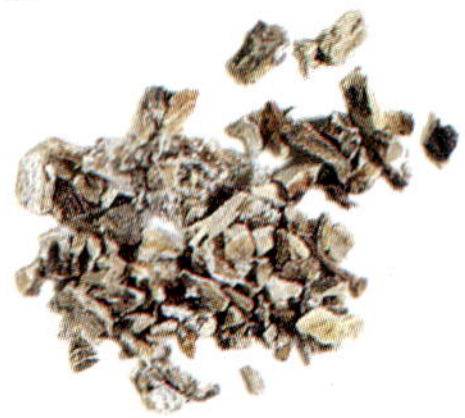

BOTANIQUE

Plante bisannuelle de 0,50 à 2 m de haut, à grandes feuilles cordiformes (50 cm) à la base, vertes dessus, gris-blanc velouté dessous. La tige supporte des capitules à fleurs tubuleuses rose-pourpre entourés de bractées se terminant en crochet. Le fruit (akène) est brun-rouge, à aigrette.

PARTIES UTILISÉES

La racine, récoltée en octobre, coupée en morceaux d'environ 2 à 3 cm, et séchée au frais à l'abri de la lumière.

COMPOSANTS

La racine est riche en sucres (50 % d'inuline), en sels de potassium, acides-alcools et acides-phénols. La présence de composés polyinsaturés (polyènes et polyines) en constitue l'originalité. Les feuilles contiennent des dérivés du germacranolide (arctiopicrine), d'où leur amertume.

PROPRIÉTÉS DÉMONTRÉES

L'expérimentation a montré une activité normoglycémiante chez l'animal en hyperglycémie. L'expérimentation in vitro a démontré une action antibactérienne et antifongique conférée en particulier par les polyènes et les polyines. Les effets cholérétiques et diurétiques peuvent être attribués aux acides-alcools et aux sels de potassium.

INDICATIONS USUELLES RECONNUES

C'est dans le domaine dermatologique que la racine de bardane a toujours trouvé son emploi. Elle est utilisée par voies interne et locale dans le traitement des dermatoses, des furonculoses et de différentes formes d'acné et d'eczéma. Elle a des effets diurétiques et cholérétiques.

PRÉCAUTIONS D'EMPLOI

Aucune aux doses préconisées.

EMPLOIS

- *Décoction (10 min) : 50 g de racine par litre d'eau ; filtrer. 1 tasse trois fois par jour, en dehors des repas, comme diurétique et comme adjuvant dans le traitement des furonculoses et dermatoses.*
- *Décoction concentrée en usage externe (10 min) : 150 g de racine par litre d'eau ; filtrer. Laver la peau en cas d'acné, furoncles, eczéma et croûtes de lait.*

Le nom de genre de la bardane, *Arctium*, vient du grec *arctos*, ours, et évoque bien l'aspect laineux de la plante. Son nom d'espèce, *lappa*, tiré du grec *labein*, prendre, fait allusion à ses capitules, qui s'agrippent aux vêtements et aux cheveux. Dioscoride la recommandait contre les ulcères, Pline la conseillait également, suivi par les auteurs du Moyen Âge. Sa réputation grandit encore au XVIe siècle car elle aurait guéri Henri III d'une maladie de peau. La racine de bardane a d'ailleurs toujours été beaucoup utilisée dans ce domaine. La feuille, en raison de son amertume, était recommandée dans les maladies du foie. Les jeunes pousses et les racines sont parfois préparées comme légume à la façon des salsifis, et la racine, riche en fibres, est traditionnellement consommée au Japon sous le nom de *gobo*.

Encore appelée grande bardane, gratteron, herbe-aux-teigneux, herbe-aux-pouilleux, glouteron, bouillon-noir, oreille-de-géant.

BENOÎTE

Geum urbanum L.
Rosaceae

BOTANIQUE

Plante herbacée, vivace, de 20 à 90 cm de haut, à rhizome court et rugueux, à tige grêle, velue, rude au toucher, peu ramifiée. Elle porte des feuilles alternes, stipulées, bordées de dents aiguës et dissemblables : pétiolées, groupées en rosette et divisées en folioles inégales (5 à 7) à la base ; très développées et en 3 folioles au milieu, la terminale étant plus grande. Les fleurs sont jaunes, petites, solitaires et terminales ; les étamines sont nombreuses. Les fruits sont des akènes velus terminés par un style persistant et crochu. La racine, épaisse et allongée, dégage une odeur de clou de girofle.

PARTIES UTILISÉES

Racines et rhizomes, séchés.

COMPOSANTS

La benoîte est riche en tanins. On sait que son odeur est due à la présence du géoside, un hétéroside dont l'aglycone est l'eugénol.

PROPRIÉTÉS DÉMONTRÉES

Les effets toniques amers et astringents de la benoîte, dus à la présence de tanins en quantités relativement importantes, ont été démontrés.

INDICATIONS USUELLES RECONNUES

La racine de la benoîte est indiquée dans les manifestations de l'insuffisance veineuse (jambes lourdes, hémorroïdes) ; par voie orale, elle est utilisée pour soigner les diarrhées légères ; enfin, par voie externe, on l'emploie en bain de bouche pour l'hygiène buccale.

PRÉCAUTIONS D'EMPLOI

Aucune aux doses préconisées. À des doses excessives, la benoîte peut occasionner nausées et vomissements.

Le nom vernaculaire de cette plante est une forme de bénite, mot qui fait allusion à ses propriétés bienfaisantes. Son nom de genre, *Geum*, apparaît dans l'*Histoire naturelle* de Pline l'Ancien, qui la conseille déjà contre « les douleurs de poitrine et les digestions difficiles ». Connue au Moyen Âge, elle est appelée *benedicta* par sainte Hildegarde. Utilisée alors comme remède de la dysenterie et des panaris, elle avait aussi des effets aphrodisiaques, nervins, fortifiants. Ses vertus stimulantes, calmantes, stomachiques et vulnéraires ont été relevées au XVIe siècle. Depuis lors, la benoîte est restée dans la médecine populaire et a finalement attiré l'attention de la phytothérapie moderne.

Encore appelée avence, herbe du bon soldat, herbe à la fièvre, herbe de saint Benoît, sanicle des montagnes, galiote, récise, racine-bénite.

EMPLOIS

- *Infusion (15 min) : 30 g de racines par litre d'eau. 1 tasse avant chaque repas, comme tonique amer, et contre la fièvre et les diarrhées.*
- *Décoction en usage externe (15 min) : 30 g de racines par litre d'eau. En lavage et compresse sur les plaies et les hémorroïdes, en bain de bouche pour l'hygiène buccale.*

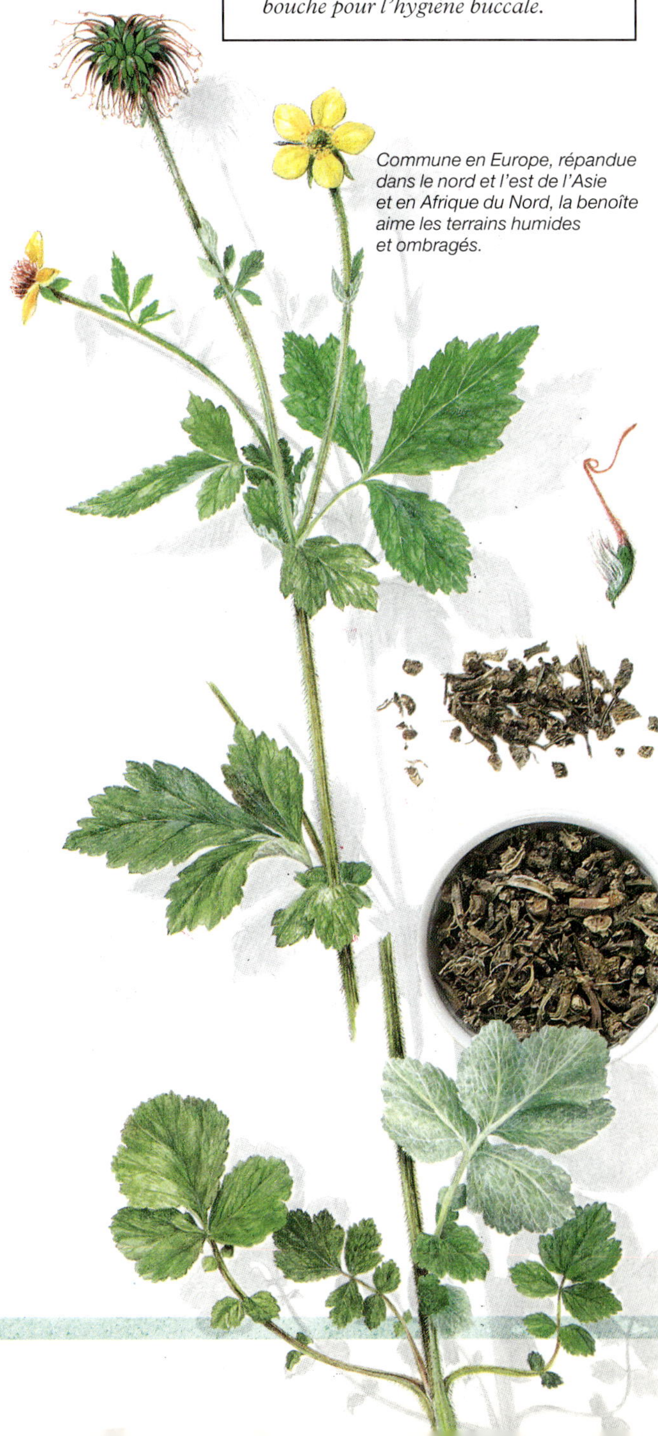

Commune en Europe, répandue dans le nord et l'est de l'Asie et en Afrique du Nord, la benoîte aime les terrains humides et ombragés.

BISTORTE

Polygonum bistorta L.
Polygonaceae

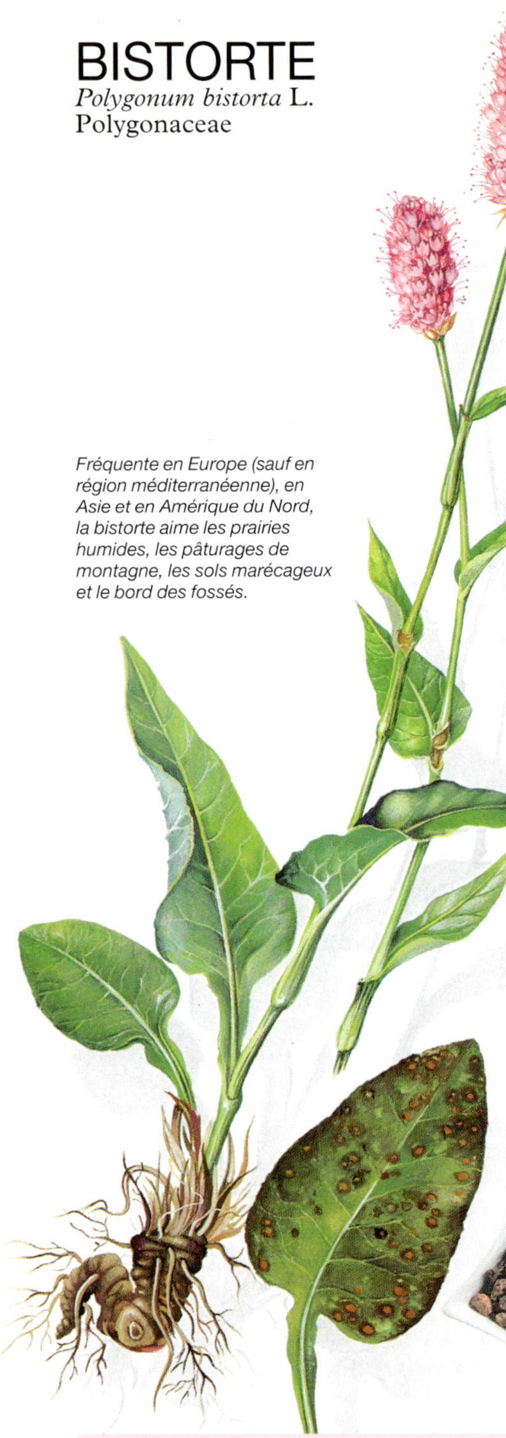

Fréquente en Europe (sauf en région méditerranéenne), en Asie et en Amérique du Nord, la bistorte aime les prairies humides, les pâturages de montagne, les sols marécageux et le bord des fossés.

BOTANIQUE

Plante vivace, de 20 cm à 1 m de haut, à tige dressée, à feuilles oblongues, glabres dessus, glauques et recouvertes d'un duvet dessous ; celles de la base sont pourvues d'un pétiole ailé. Les fleurs, roses, sont regroupées en épi terminal très serré. Le fruit est un akène trigone, à une seule graine. Le rhizome, charnu, brun rougeâtre, ponctué de blanc, a une saveur amère et astringente.

PARTIES UTILISÉES

Le rhizome, récolté de juin à août, dépouillé des tiges et des racines, lavé, débité en rondelles et séché rapidement.

COMPOSANTS

Le rhizome de la bistorte est très riche en tanins galliques et catéchiques (15 à 20 %) ; il contient aussi une quantité importante d'amidon, de résine et de cellulose (66,7 %).

PROPRIÉTÉS DÉMONTRÉES

Les tanins présents dans cette espèce lui confèrent des propriétés astringentes, toniques et vulnéraires.

INDICATIONS USUELLES RECONNUES

Le rhizome est utilisé par voies interne et externe dans les manifestations de l'insuffisance veineuse (jambes lourdes, hémorroïdes) ; il est indiqué comme antidiarrhéique ; en application locale, comme antalgique dans les affections de la cavité buccale et/ou de l'oropharynx ; enfin en bain de bouche pour l'hygiène buccale.

PRÉCAUTIONS D'EMPLOI

Aucune aux doses préconisées.

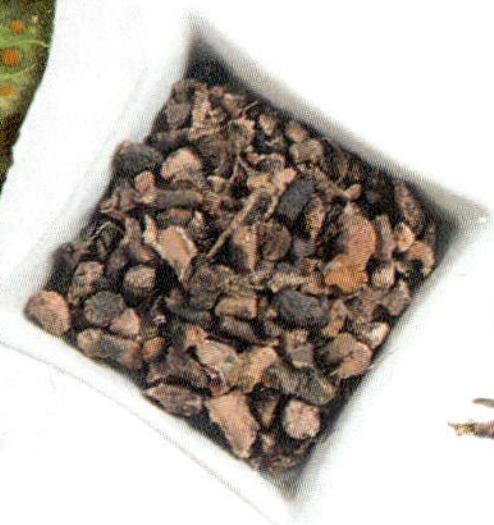

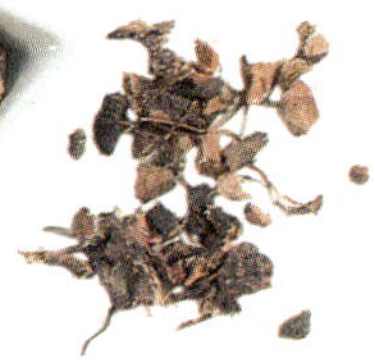

Le nom de l'espèce, *bistorta* (deux fois tordue), évoque bien la forme du rhizome, recourbé en S. Inconnue des Anciens, la plante est toujours ignorée au Moyen Âge. À la Renaissance, on signale son emploi comme antidiarrhéique, et Matthiole lui attribue quelques vertus dans les lithiases urinaires. Elle occupa une place de choix en médecine populaire et fut employée dans la prévention et le traitement de la tuberculose avant l'avènement des antibiotiques.

Encore appelée renouée bistorte, feuillotte, andrelle, couleuvrée, serpentaire, langue-de-bœuf, faux épinard.

EMPLOIS

- *Décoction (5 min) : 20 à 30 g de rhizome par litre d'eau. 1 à 2 tasses par jour, entre les repas, contre la diarrhée, les hémorroïdes et les troubles de la circulation.*
- *Poudre : 2 à 4 g par jour, contre la diarrhée et les hémorroïdes.*
- *Décoction en usage externe (15 min) : 30 à 60 g de rhizome par litre d'eau. Trois fois par jour, en gargarisme, bain de bouche, pour l'hygiène buccale et contre les ulcérations des gencives et de la bouche.*

BLEUET DES CHAMPS

Centaurea cyanus L.
Asteraceae

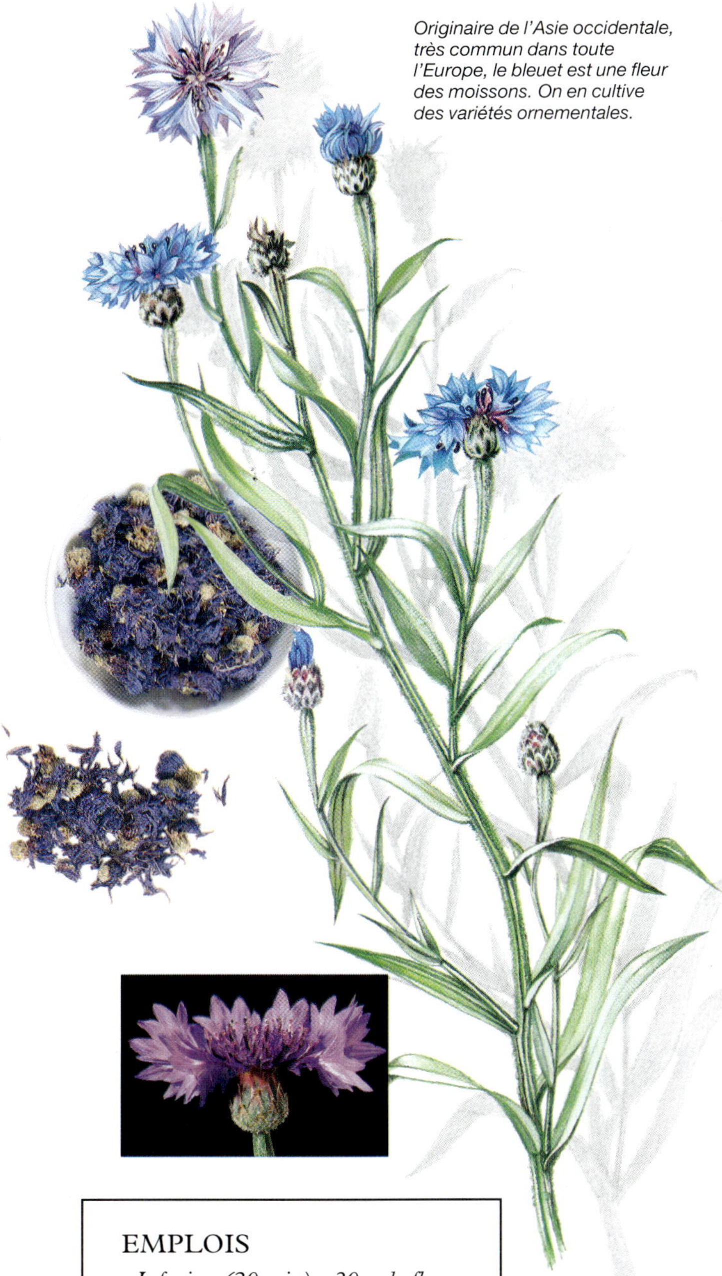

Originaire de l'Asie occidentale, très commun dans toute l'Europe, le bleuet est une fleur des moissons. On en cultive des variétés ornementales.

BOTANIQUE

Plante herbacée annuelle, de 20 à 80 cm de haut, à tige rameuse et grêle, à feuilles cotonneuses, profondément divisées à la base et linéaires à la partie supérieure. Les capitules, de grande taille et longuement pédonculés, ont des bractées imbriquées à bord membraneux ciliés. Les fleurs périphériques du capitule, d'un beau bleu, parfois rosées ou blanches, sont en cornet et stériles, celles du centre sont hermaphrodites. Le fruit, akène blanchâtre ou jaunâtre, est surmonté d'une aigrette fauve.

PARTIES UTILISÉES

Les capitules entiers ou les fleurs mondées, récoltés à l'épanouissement, séchés à l'ombre dans un endroit aéré.

COMPOSANTS

Les fleurs renferment des polyines ; leur couleur bleue est due à des pigments anthocyaniques et flavoniques (cyanocentauréine). Elles contiennent aussi de la pectine.

PROPRIÉTÉS DÉMONTRÉES

Les propriétés diurétiques, dues probablement aux flavonoïdes, ont été démontrées. Les fleurs du bleuet présentent également des effets anti-inflammatoires, antiseptiques et antibactériens liés à la présence des polyines. Les anthocyanosides et les flavonoïdes diminuent la perméabilité des capillaires et en augmentent la résistance.

INDICATIONS USUELLES RECONNUES

Par voie orale, le bleuet a un effet diurétique et légèrement anti-inflammatoire. En application locale, il est indiqué comme adoucissant et antiprurigineux dans les affections cutanées (crevasses, écorchures, gerçures, piqûres d'insectes) et aussi contre les irritations ou gênes oculaires dues à des causes diverses : atmosphère enfumée, effort visuel soutenu, bain de mer ou de piscine.

PRÉCAUTIONS D'EMPLOI

Aucune aux doses préconisées.

EMPLOIS

- *Infusion (20 min) : 30 g de fleurs sèches par litre d'eau. 1 tasse avant chaque repas, comme diurétique et anti-inflammatoire léger.*
- *Infusion en usage externe (15 min) : 20 g de fleurs fraîches par litre d'eau bouillante, passer. En application locale comme collyre dans les affections oculaires.*

Le bleuet, comme toutes les centaurées, tient son nom de genre, *Centaurea*, du centaure Chiron, éducateur d'Achille, réputé pour sa science médicale. Mais si la petite et la grande centaurée étaient connues des Anciens, le bleuet, lui, semble avoir été ignoré des Grecs et aussi des Arabes. Les fleurs de la plante ont vraisemblablement été utilisées au Moyen Âge comme collyre, d'où son nom vernaculaire de casse-lunettes, et la tradition veut même qu'elles conviennent plus particulièrement aux yeux bleus. Elles furent aussi recommandées comme diurétique et comme pectoral.

Encore appelé herbe de saint Zacharie, bluet, aubifoin, barbeau, blavette, bleu-bleu, blavéole, blavélie.

BOLDO

Peumus boldus Mol.
Monimiaceae

BOTANIQUE

Petit arbre dioïque de 5 à 8 m de haut, aux feuilles vert grisâtre, d'odeur camphrée et de saveur aromatique, persistantes, coriaces, opposées, ovales, entières et à bords légèrement repliés vers le dessous. Les fleurs, groupées en cymes terminales, sont blanchâtres. Les fruits sont de petites drupes glauques et translucides.

PARTIES UTILISÉES

Les feuilles sèches. L'écorce, plus riche que les feuilles en alcaloïdes, est utilisée pour l'extraction de la boldine.

COMPOSANTS

À côté de substances banales, les feuilles sèches renferment 0,25 à 0,50 % d'alcaloïdes isoquinoléiques, dont le principal est la boldine (1/3 des alcaloïdes totaux), ainsi que des flavonoïdes. Elles contiennent également une huile essentielle (1 à 3 %) riche en composés monoterpéniques, sous forme de carbures ou de dérivés oxygénés (limonène, ascaridole, cinéol...).

PROPRIÉTÉS DÉMONTRÉES

Des effets hépatoprotecteurs, anti-inflammatoires et spasmolytiques ont été obtenus avec un extrait hydroalcoolique ; la boldine est impliquée dans les actions hépatoprotectrices et spasmolytiques ; elle est également dotée d'effets antioxydants importants. Une action cholérétique fugace a été observée à fortes doses, chez le rat ; celle-ci est attribuée à l'association alcaloïdes/flavonoïdes.

INDICATIONS USUELLES RECONNUES

Les feuilles sont indiquées pour stimuler les fonctions d'élimination rénale et digestive, et comme cholérétiques et cholagogues. L'huile essentielle est active contre les parasites intestinaux.

PRÉCAUTIONS D'EMPLOI

Aucune aux doses préconisées. Provoque des troubles nerveux à très fortes doses.

Toutes les parties du boldo ont un usage dans son pays d'origine. Les Chiliens mangent l'amande du fruit ; ils utilisent les feuilles comme condiment, l'écorce en tannerie et le bois pour la fabrication de charbon. Le boldo a été utilisé pour la première fois en thérapeutique après la découverte fortuite de son efficacité sur les atteintes hépatiques des moutons. Les Chiliens l'emploient également dans les troubles digestifs, les migraines, les maux d'oreilles, les rhumatismes, les odontalgies. Il fut introduit en Europe en 1868 et continue d'être importé pour son usage médicinal, car son acclimatation dans nos régions est difficile et exige une culture en serre tempérée sur terre de bruyère siliceuse.

EMPLOIS

• *Infusion (10 min) : 10 g de feuilles par litre d'eau. 1 tasse avant chacun des trois repas, en cas d'insuffisance hépatique.*

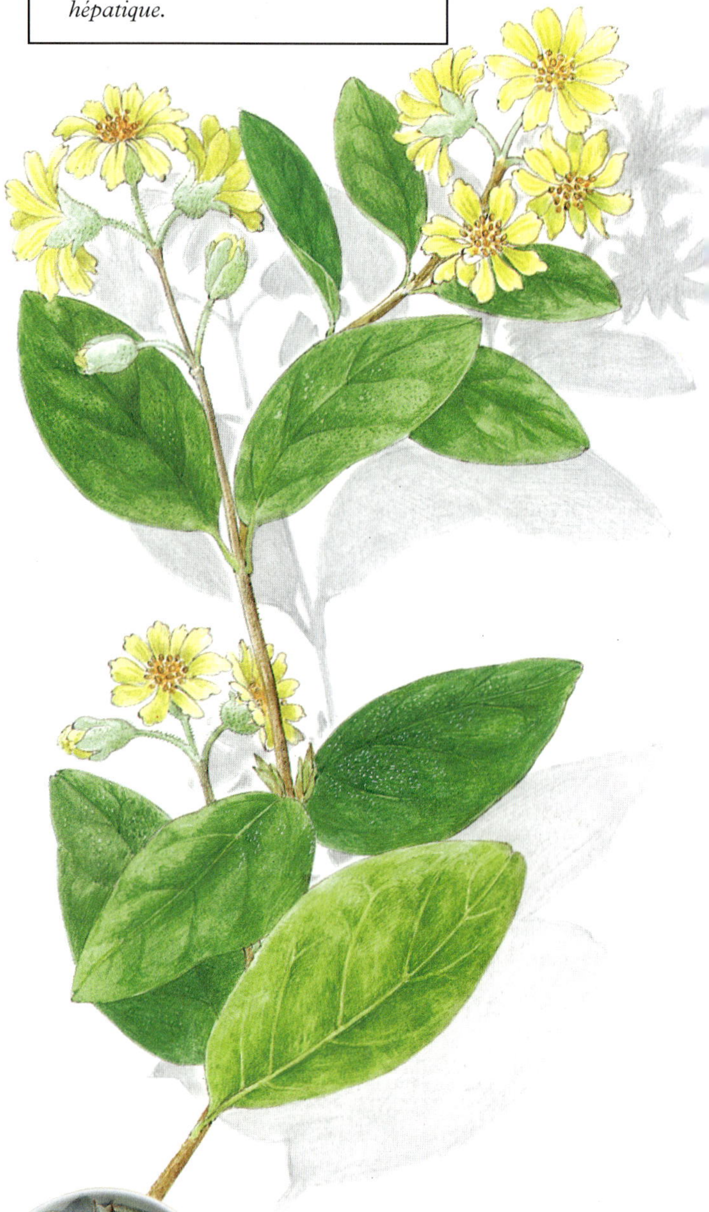

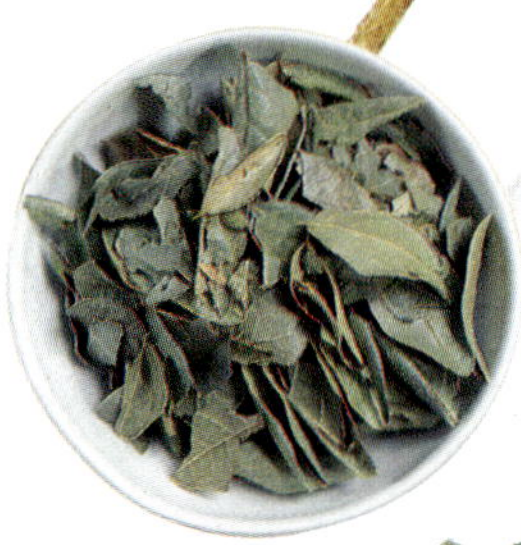

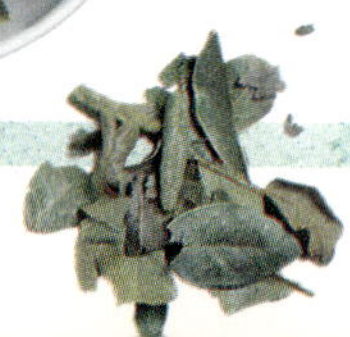

Originaire du Chili, où elle pousse spontanément, cette unique espèce du genre Peumus *présente une aire de répartition très restreinte et se développe en climat méditerranéen.*

BOUILLON-BLANC

Verbascum thapsus L.
Scrofulariaceae

BOTANIQUE

Plante bisannuelle de 1 à 2 m de haut, à tige dressée. Les feuilles basales sont grandes, épaisses et couvertes sur les deux faces d'un duvet laineux très épais et blanchâtre. Les fleurs, jaune pâle, disposées en cymes, forment un épi serré à la partie supérieure de la tige. Elles présentent 5 divisions supportant 5 étamines insérées à la base de la corolle. Les fruits sont des capsules ovoïdes.

PARTIES UTILISÉES

Les fleurs, récoltées en juillet-août, et rapidement séchées au soleil ou dans un four à 40 °C.

COMPOSANTS

Les fleurs renferment des flavonoïdes (2 à 4 %), des acides-phénols (verbascoside), des saponosides, des iridoïdes (dont l'harpagoside), des lignanes hétérosidiques et surtout des mucilages (3 %), polysaccharides complexes auxquels on attribue une partie des vertus thérapeutiques de la plante.

PROPRIÉTÉS DÉMONTRÉES

Les mucilages présents dans la plante expliquent son activité émolliente et adoucissante. On reconnaît au bouillon-blanc une action anti-inflammatoire que l'on attribue en particulier à la présence d'harpagoside et au verbascoside.

INDICATIONS USUELLES RECONNUES

Les fleurs, aux propriétés émollientes et pectorales, sont utilisées en usage interne pour calmer la toux et pour apaiser la composante douloureuse des irritations du côlon. En gargarisme, elles soulagent les maux de gorge ou enrouements passagers. En usage externe, elles sont employées pour leurs effets adoucissants et protecteurs dans certaines affections dermatologiques.

PRÉCAUTIONS D'EMPLOI

Aucune aux doses préconisées.

Cette plante en forme de cierge était reconnue par Dioscoride et Pline pour ses vertus thérapeutiques dans les affections bronchiques. Ses fleurs font partie des fleurs pectorales. Dans l'usage populaire, on les utilisait dans les coups de froid, bronchites, affections des voies urinaires, dans la dyspnée, la perte d'appétit, la rétention d'urine, l'aménorrhée. Mais, dans certains pays comme l'Irlande, on préférait l'emploi de la feuille fraîche, « infaillible dans la phtisie ». En dehors de leurs propriétés médicinales, les fleurs furent autrefois utilisées pour fabriquer des mèches de lampe, et les hampes florales pour chauffer les fours de boulanger.

Encore appelé molène, blanc-de-mai, herbe de Saint-Fiacre, cierge-de-Notre-Dame, herbe à Bonhomme.

EMPLOIS

- *Infusion (10 min) : 10 g de fleurs par litre d'eau ; filtrer sur coton afin d'éliminer les poils irritants. 1 tasse deux à trois fois par jour, en dehors des repas, pour calmer la toux.*
- *Infusion en usage externe (20 min) : 40 g de fleurs par litre d'eau ; filtrer soigneusement avant d'appliquer à l'aide d'un coton pour calmer les démangeaisons, crevasses, gerçures, et contre les piqûres d'insectes.*

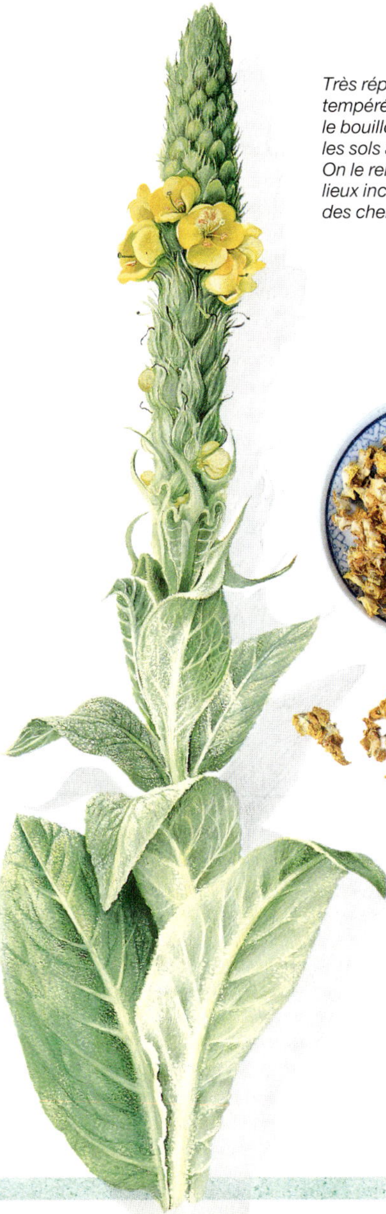

Très répandu dans les régions tempérées de toute l'Europe, le bouillon-blanc affectionne les sols argilo-sableux. On le rencontre sur les talus, lieux incultes, bords des chemins et jachères.

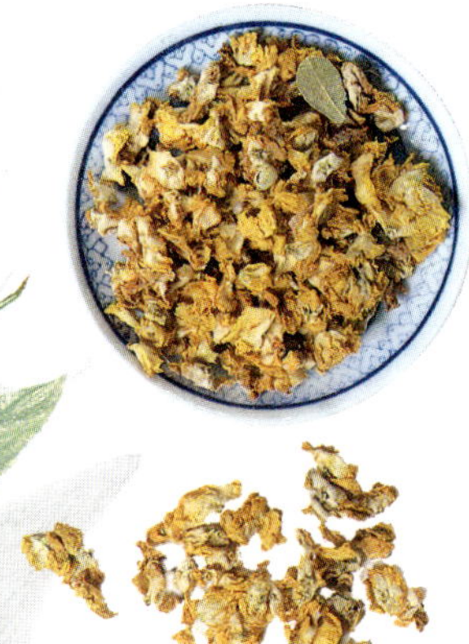

BOULEAU

Betula alba L.
Betulaceae

BOTANIQUE

Arbre de 20 à 30 m de haut, au tronc élancé, à l'écorce d'abord brun doré puis blanc argenté, se crevassant au cours du temps. Les feuilles, alternes, sont simples, dentées en scie, ovales, d'un vert brillant dessus, légèrement duveteuses dessous. Les fleurs, petites, sont jaune verdâtre et disposées en chatons de forme cylindrique. Les fruits sont des akènes petits et ailés.

PARTIES UTILISÉES

Les feuilles, récoltées de juin à août, séchées en couches minces pendant une dizaine de jours et retournées tous les jours, dans un endroit frais à l'abri de la lumière.

COMPOSANTS

La feuille renferme des composants très divers tels que la vitamine C, des acides-phénols et des carotènes. Sa spécificité chimique se manifeste par la présence de flavonoïdes, dont l'hypéroside (2 à 3 %) et des triterpènes dérivés du bétulafoliendol et du lupane (acide bétulinique). L'huile essentielle, qui contient une proportion élevée d'acide salicylique sous forme d'ester méthylique, possède une activité antiseptique.

PROPRIÉTÉS DÉMONTRÉES

Les feuilles du bouleau ont des propriétés diurétiques dont l'activité sur l'animal a été démontrée. Ces travaux sont anciens, mais on a pu récemment confirmer le rôle des flavonoïdes dans l'élimination rénale d'eau. Les observations cliniques chez l'homme confirment partiellement l'activité diurétique.

INDICATIONS USUELLES RECONNUES

La feuille de bouleau est reconnue pour ses vertus diurétiques et dépuratives. À ce titre, elle a été retenue dans des affections telles que goutte, rhumatismes, œdèmes.

PRÉCAUTIONS D'EMPLOI

Aucune aux doses préconisées.

Le bouleau a un passé utilitaire très ancien. Pour Pline, c'est un arbre «redoutable par les verges qu'il fournit aux maîtres d'école ». Depuis très longtemps, son bois et son écorce ont été exploités par les savetiers, charrons, charpentiers, teinturiers, tanneurs et parfumeurs du monde occidental. Son emploi médicinal est assez récent. Au XIIe siècle, sainte Hildegarde recommande ses fleurs contre les ulcères. Au XVIe, « l'eau de bouleau », c'est-à-dire la sève, dont la préparation est décrite par Matthiole, est conseillée contre la lithiase urinaire. Cet emploi valut au bouleau d'être proclamé « l'arbre néphrétique d'Europe ». Quelque peu oubliées au XIXe, ses vertus ont été remises à l'honneur au XXe siècle.

Encore appelé boulard, biole, bois à balais, boule, arbre de la sagesse, sceptre des maîtres d'école.

EMPLOIS

• *Infusion (15 min) : 30 g de feuilles par litre d'eau. 1 tasse à jeun et 1 tasse 30 min avant les repas de midi et du soir comme diurétique, en particulier dans le traitement de la goutte et des rhumatismes, ainsi que pour prévenir la lithiase rénale.*

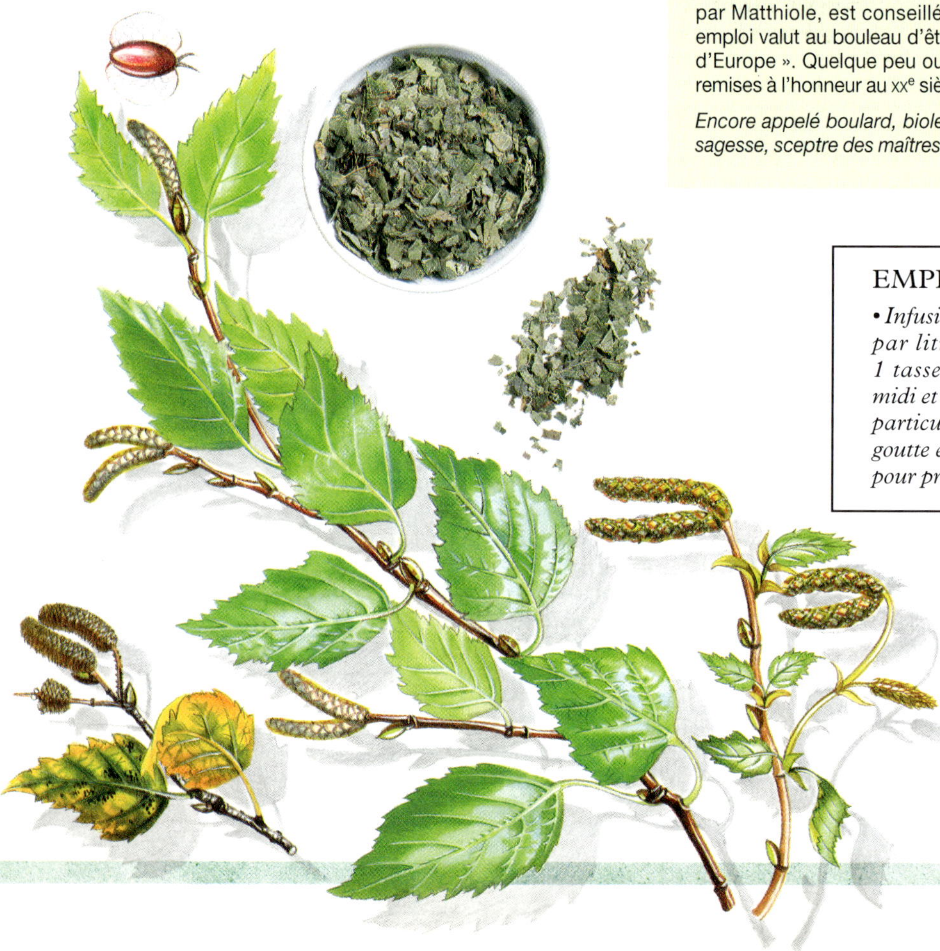

Très commun dans l'hémisphère Nord, sauf en région méditerranéenne, le bouleau se rencontre dans les bois et coteaux sablonneux, jusqu'à 2 000 m d'altitude.

BOURRACHE

Borago officinalis L.
Boraginaceae

BOTANIQUE

Plante herbacée annuelle, recouverte de poils rudes. Les feuilles, grandes, ovales, alternes et pétiolées à la base, sessiles embrassantes le long de la tige, sont vertes dessus et blanchâtres dessous. Les fleurs, bleu vif, sont en cymes scorpioïdes. Les fruits sont des tétrakènes, se séparant à maturité en 4 parties renfermant chacune une graine.

PARTIES UTILISÉES

Les fleurs, séchées rapidement, et l'huile des graines.

COMPOSANTS

Les fleurs renferment des mucilages (10 %), des polyphénols (quercétol, kaempférol, anthocyanidols), de l'allantoïne, des substances minérales (15 à 17 %) comme le nitrate de potassium, et des alcaloïdes pyrrolizidiniques saturés (thésinine). Les graines donnent une huile riche en acides gras polyinsaturés : acides gamma-linolénique (18 à 25 %) et linolénique (36 à 38 %).

PROPRIÉTÉS DÉMONTRÉES

La bourrache n'a pas encore fait l'objet de travaux pharmacologiques approfondis. On sait toutefois que les mucilages possèdent des propriétés émollientes, que la forte teneur en sels de potassium stimule la diurèse et que la présence d'allantoïne favorise la cicatrisation. L'acide gamma-linolénique présent dans l'huile est un acide gras polyinsaturé indispensable à notre organisme. Il sert à la production de l'acide arachidonique, précurseur fondamental de nombreuses substances à haute activité biologique cellulaire. Normalement, nous fabriquons l'acide gamma-linolénique à partir de l'acide linoléique apporté par l'huile alimentaire ; mais il semble bien que l'âge, le stress, le tabac, l'alcool limitent cette transformation.

EMPLOIS

- *Infusion (10 min) : 20 g de fleurs par litre d'eau ; filtrer soigneusement. 1 tasse trois fois par jour en cas de bronchite aiguë bénigne et comme diurétique.*
- *Décoction (10 min) : 100 g de fleurs par litre d'eau. En fumigation, deux à trois fois par jour, contre les coryzas et le rhume.*
- *Huile des graines : 200 mg trois fois par jour pendant 1 mois pour traiter l'eczéma et soigner la peau.*

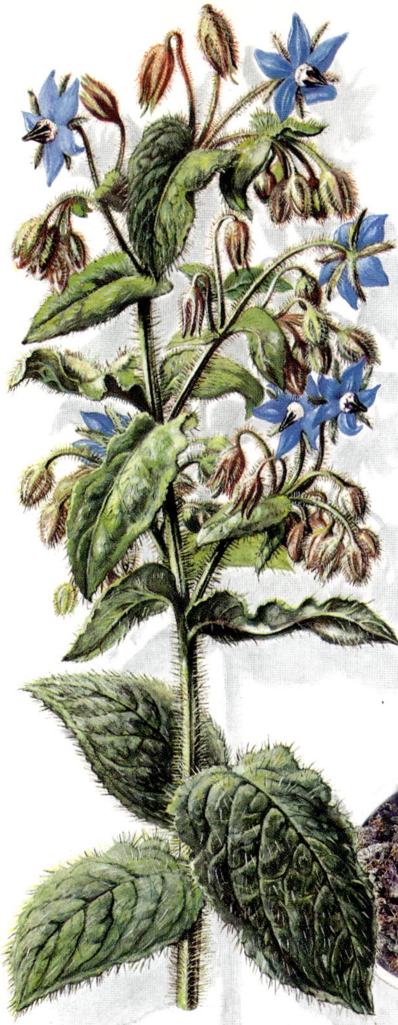

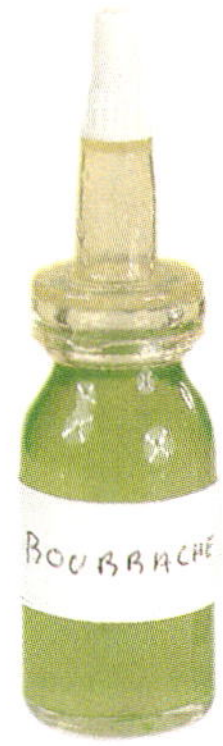

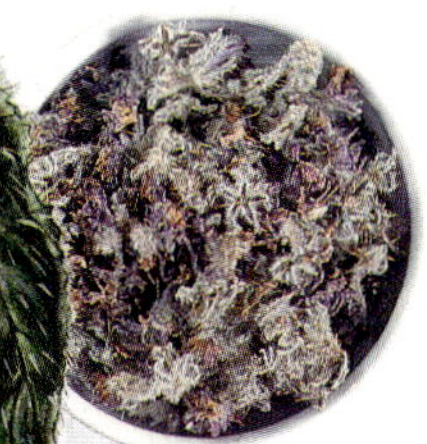

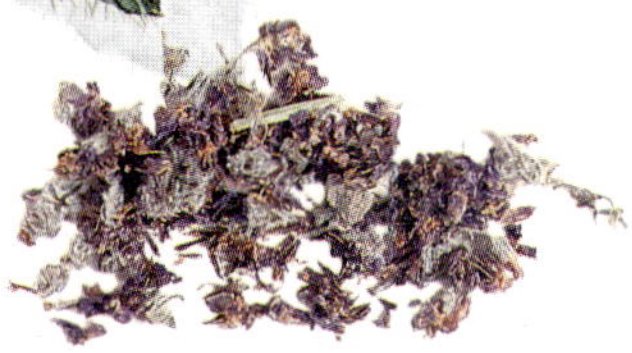

Originaire d'Afrique du Nord, la bourrache s'est répandue en Europe, puis en Amérique du Nord. Elle aime les décombres et les terrains incultes exposés au soleil.

INDICATIONS USUELLES RECONNUES

Les fleurs sont indiquées pour leurs effets diurétiques et dans les affections bronchiques bénignes. L'huile s'utilise contre la déshydratation, le vieillissement cutané et dans le traitement de l'eczéma.

PRÉCAUTIONS D'EMPLOI

Aucune aux doses préconisées. Mais la présence d'alcaloïdes toxiques pour le foie interdit un emploi prolongé.

Au Moyen Âge, la bourrache est signalée comme « génératrice de bon sang », mais c'est à la Renaissance que ses propriétés sont vraiment reconnues. Grâce à ses effets émollients, sudorifiques, diurétiques, adoucissants et dépuratifs, elle fut traditionnellement recommandée contre la toux, la bronchite, les refroidissements, les rétentions urinaires et les dartres.

Encore appelée langue-de-bœuf, bourrage, boursette.

BOURSE-À-PASTEUR

Capsella bursa-pastoris (L.) Medik.
Brassicaceae

BOTANIQUE

Plante herbacée annuelle de 8 à 50 cm de haut, à tige dressée plus ou moins velue à la base. Les feuilles basales sont en rosette étalée sur le sol ; celles qui se trouvent le long de la tige, beaucoup plus petites, sont embrassantes, entières et légèrement pennatiséquées. Les fleurs, très petites, blanches, sont regroupées en corymbes terminaux. Les fruits sont des silicules triangulaires renfermant de nombreuses graines oblongues et rougeâtres.

PARTIES UTILISÉES

La partie aérienne, séchée à l'ombre dans un endroit bien aéré.

COMPOSANTS

La bourse-à-pasteur contient de la choline (près de 0,2 %). Elle renferme aussi des dérivés flavoniques (lutéolol et hétérosides correspondants) et un alcaloïde (la burcine), une huile essentielle proche de celle de la moutarde, un peu de tanin et des acides organiques, dont l'acide fumarique.

PROPRIÉTÉS DÉMONTRÉES

Les parties aériennes sont réputées pour leur action sur l'insuffisance veineuse et leur effet hémostatique, qui trouvent sûrement leur origine dans la richesse en choline, en alcaloïde et en dérivés flavoniques de la plante.

INDICATIONS USUELLES RECONNUES

La bourse-à-pasteur est traditionnellement reconnue comme un hémostatique et tonique utérin. Elle est indiquée par voies interne et externe dans les cas d'insuffisance veineuse (jambes lourdes).

PRÉCAUTIONS D'EMPLOI

Aucune aux doses préconisées.

Espèce très répandue en Europe et en Asie, la bourse-à-pasteur ou capselle est spontanée sur les sols non arides, les cultures, les jardins, le bord des chemins, les vieux murs et les décombres.

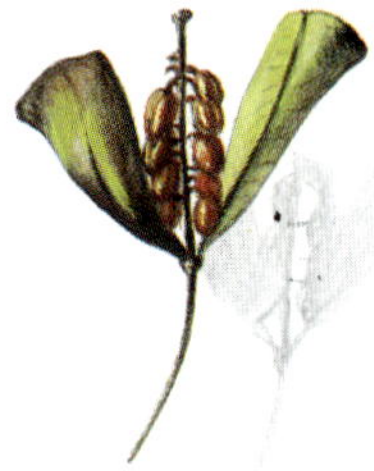

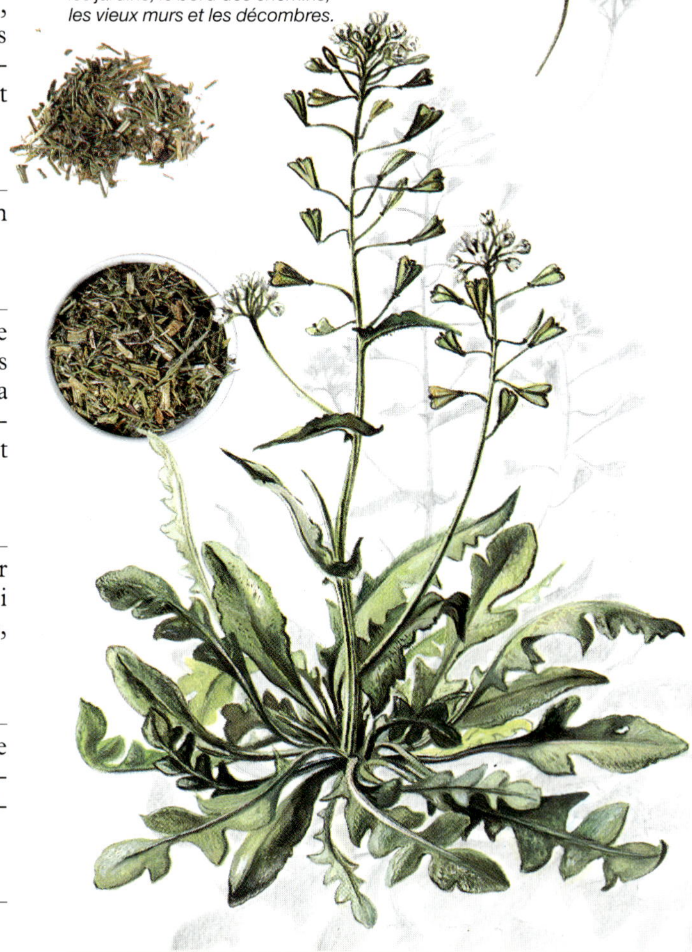

Le nom vernaculaire de la plante vient de la forme de ses fruits, qui rappelle la bourse des bergers. Son nom de genre, *Capsella*, signifie lui-même petit coffre en latin. Inconnue des Grecs, des Romains et des Arabes, la bourse-à-pasteur fut souvent confondue au Moyen Âge avec la renouée des oiseaux sous le nom de *sanguinaria*. Au XVIe, au XVIIIe et au début du XIXe siècle, elle était connue pour ses propriétés astringentes, recommandée contre les crachements de sang et les métrorragies. Elle fut ensuite délaissée. Mais, pendant la Première Guerre mondiale, le manque de plantes antihémorragiques, comme l'ergot de seigle et l'hydrastis, favorisa la recherche de plantes indigènes astringentes et hémostatiques ; dès lors, la bourse-à-pasteur sortit de l'oubli.

Encore appelée capselle bourse-à-pasteur, bourse de capucin, bourse-à-berger, bourse de Judas, boursette, molette-à-berger, tabouret, thlaspi, moutarde sauvage, moutarde de Mithridate.

EMPLOIS

- *Infusion (10 min) : 20 g de parties aériennes par litre d'eau. 1 tasse matin et soir contre les hémorroïdes, varices, troubles veineux (jambes lourdes). 3 à 4 tasses par jour, en cure de 10 jours, en cas de métrorragies, de pertes sanglantes.*

BRUYÈRE CENDRÉE

Erica cinerea L.
Ericaceae

BOTANIQUE

Sous-arbrisseau de 20 à 60 cm de haut, à rameaux poilus et cendrés, portant des feuilles étroites, glabres, luisantes et marquées d'un sillon sur la face inférieure. Ces feuilles sont disposées sur la tige en verticilles de trois feuilles mêlées à de jeunes rameaux ; vers le sommet, elles sont mêlées à des fleurs. Les fleurs, en grelots ovoïdes, sont petites, roses ou violettes et groupées en grappes allongées. Le fruit est une capsule globuleuse, glabre, brune et marquée de 5 sillons. Il contient de nombreuses graines marron foncé.

PARTIES UTILISÉES

Les sommités fleuries, séchées à l'ombre.

COMPOSANTS

Les sommités fleuries de la bruyère cendrée contiennent des tanins catéchiques et de nombreux flavonoïdes. Elles renferment de l'arbutoside à l'état de traces.

PROPRIÉTÉS DÉMONTRÉES

L'arbutoside est un hétéroside diphénolique qui se transforme aisément en hydroquinone, dont les vertus bactériostatiques sont souvent utilisées sur l'appareil urinaire. Les tanins et les flavonoïdes de la plante lui donnent des propriétés protectrices sur le réseau capillaire sanguin.

INDICATIONS USUELLES RECONNUES

Par voie interne, les sommités fleuries de la bruyère cendrée sont indiquées pour faciliter l'élimination rénale de l'eau, et aussi dans le traitement des infections urinaires bénignes en cure de diurèse. La bruyère cendrée a de plus un effet astringent.

PRÉCAUTIONS D'EMPLOI

Aucune aux doses préconisées.

À en croire les étymologistes, le nom de genre de la bruyère cendrée, *Erica*, tiré du grec *ereikein*, briser, serait une allusion à la vertu qu'on lui attribue depuis les temps les plus anciens de briser les calculs urinaires. Matthiole, au XVIe siècle, et le bénédictin dom Alexandre ont en tout cas accrédité cette légende. Quoi qu'il en soit, l'usage populaire de cette plante, inconnue des Anciens, des médecins du Moyen Âge et des Arabes, fut reconnu par la phytothérapie moderne.

Encore appelée brégeotte, bucasse.

EMPLOIS

• *Infusion (10 min) : 30 g de sommités fleuries par litre d'eau. 1 tasse trois fois par jour, entre les repas, comme diurétique et contre les cystites.*

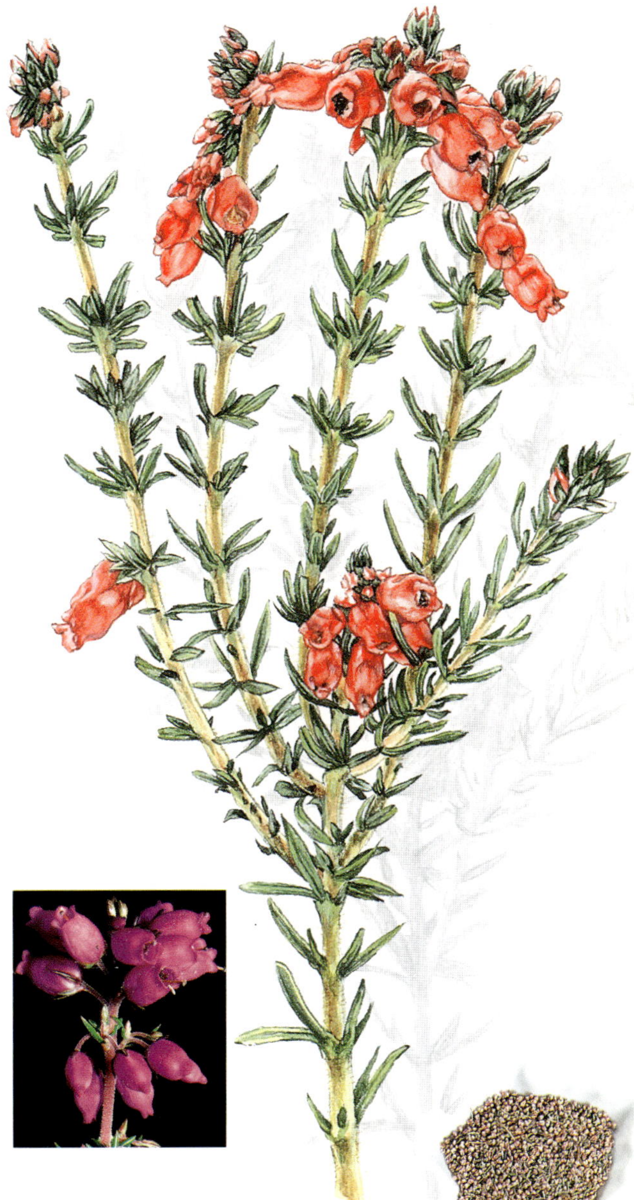

Très commune dans tout l'ouest et le centre de la France, la bruyère cendrée aime les coteaux siliceux secs et les bois clairs.

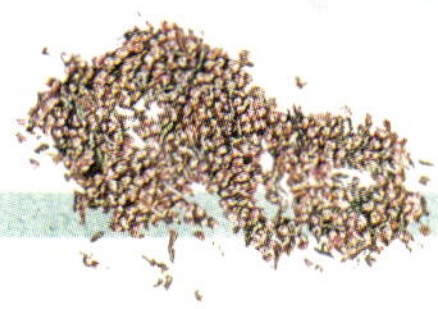

BUSSEROLE

Arctostaphylos uva-ursi (L.) Spreng. *ssp crassifolius* (Br.-Bl.) Villar
Ericaceae

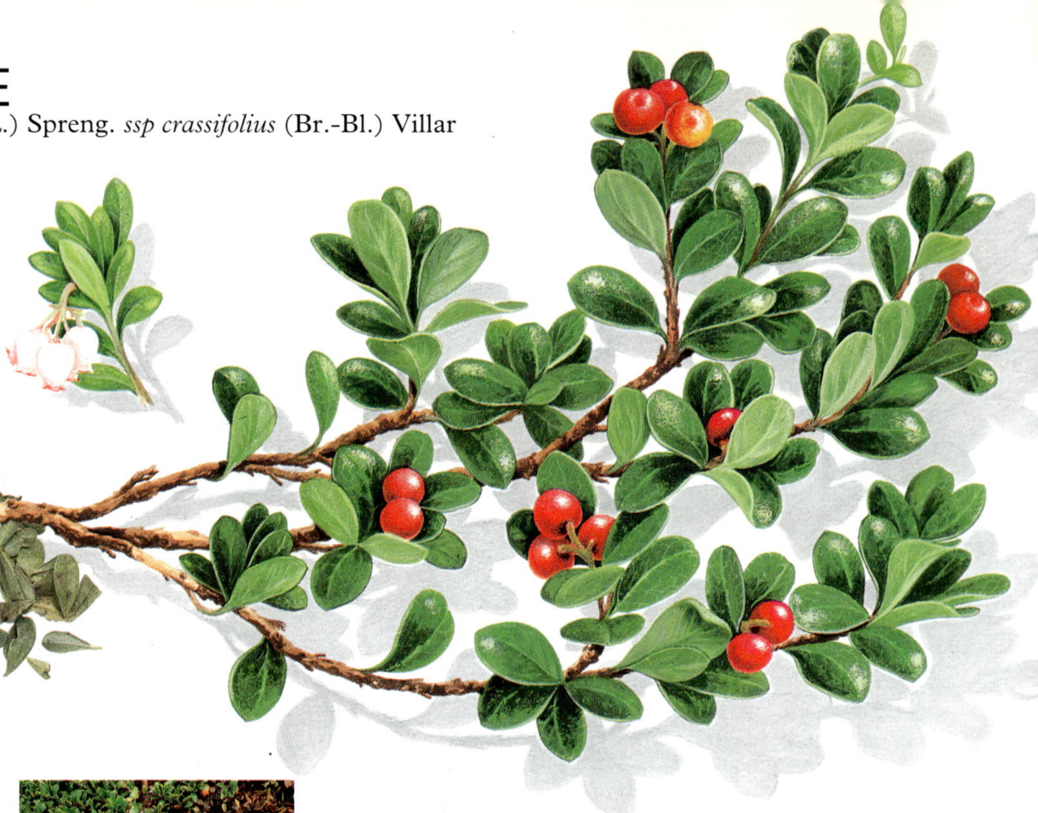

Commune en Europe, en Asie et en Amérique du Nord, la busserole affectionne les zones montagneuses et les sous-bois jusqu'à 2 400 m. Son nom latin, Uva-ursi, *« raisin-d'ours », lui vient de ses petits fruits rouges qui font, dit-on, le délice des ours (*Arctostaphylos *veut dire la même chose en grec).*

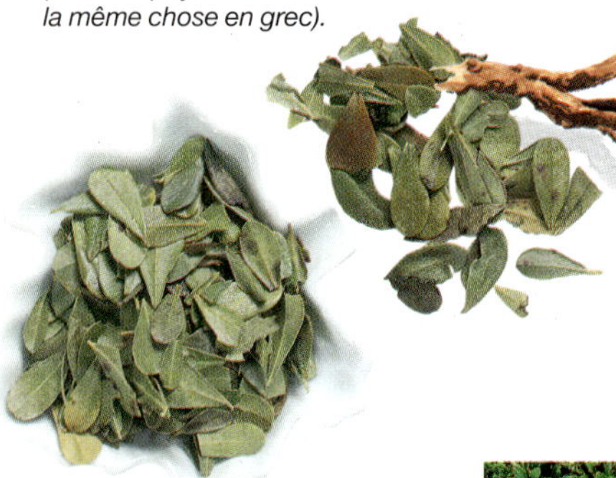

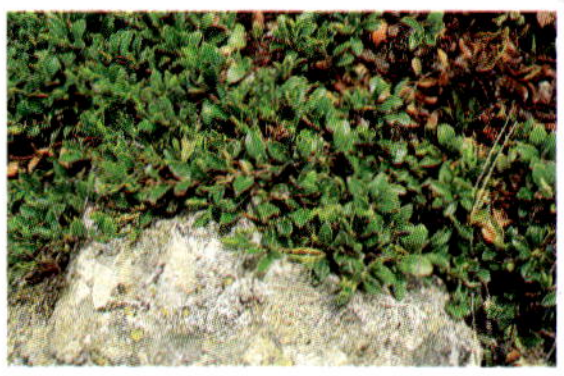

BOTANIQUE

Arbrisseau toujours vert ressemblant à la myrtille, à tiges rampantes formant des massifs denses d'environ 30 cm de haut. Les feuilles sont ovales, coriaces, entières et pétiolées, luisantes, vert foncé dessus, vert-jaune dessous. Les fleurs, à l'extrémité des rameaux, forment des grappes de petits grelots blancs ou rosés ; les fruits sont des baies rouges de saveur astringente.

PARTIES UTILISÉES

Les feuilles, récoltées tout au long de l'année, sauf en période neigeuse, et séchées au soleil.

COMPOSANTS

Les feuilles renferment des hétérosides phénoliques, en particulier de l'arbutoside (6 à 10 %) – qui se transforme dans l'intestin en un principe actif, l'hydroquinone –, des tanins galliques, des flavonoïdes, des iridoïdes, des acides organiques et des triterpènes.

PROPRIÉTÉS DÉMONTRÉES

Les extraits de busserole stimulent l'excrétion urinaire : les extraits aqueux sont diurétiques. L'hydroquinone, éliminée par les urines, est douée d'une bonne activité antibactérienne, qui sera optimale dans des urines alcalines. L'effet est renforcé par l'action diurétique des flavonoïdes.

INDICATIONS USUELLES RECONNUES

La busserole est indiquée comme diurétique et comme antiseptique dans les infections urinaires bénignes (cystites ou urétrites).

PRÉCAUTIONS D'EMPLOI

De trop fortes doses peuvent provoquer nausées et vomissements.

EMPLOIS

- *Décoction (10 min) : 10 g de feuilles par litre d'eau. 1 tasse quatre fois par jour, en dehors des repas, pendant 3 ou 4 jours en cas d'infections urinaires bénignes.*

Raisin-d'ours est aussi le nom que donne à la busserole la médecine arabo-islamique, qui lui attribue des effets antihémorragiques. Au XVIIIe siècle, les médecins de l'École de Montpellier la recommandent contre les douleurs néphrétiques, le sable et les mucosités des urines. Au début du XXe siècle, on la prescrit dans les cas de prostatite, blennorragie, leucorrhée, cystite et mictions douloureuses d'urines purulentes ou sanguinolentes. En Europe du Nord, on prépare avec le tanin de la busserole les peaux destinées à la fabrication du cuir de Russie.

Encore appelée arbousier traînant, buisserolle, buxerolle, petit buis.

CALLUNE

Calluna vulgaris (L.) Hull
Ericaceae

Inconnue des Anciens, la callune tient son nom vernaculaire – bruyère – de celui que les Celtes donnaient à la plante *(bruko)*. À la Renaissance, on lui attribuait des propriétés diurétiques et antiputrides, et elle fut utilisée en décoction pour soigner les coliques néphrétiques, les cystites, la lithiase et les catarrhes chroniques de la vessie. On a vu aussi guérir par des bains de bruyère des malades souffrant de rhumatisme chronique. La plante connaît nombre d'emplois autres que médicinaux. Sa teneur élevée en tanins l'a fait beaucoup utiliser dans la tannerie. Ses souches servent à la fabrication de pipes et ses rameaux à celle des balais. C'est de ce dernier usage que vient le nom de *Calluna*, tiré du grec *kallynô* (je balaie). Enfin, les fleurs font le bonheur des abeilles et donnent un miel très estimé pour la fabrication du pain d'épice.

Encore appelée brande, bucane, péterolle, béruée, brégère, brégotte.

BOTANIQUE

Sous-arbrisseau tortueux, vivace, de 0,10 à 1 m de haut, à tiges souterraines et à nombreux rameaux dressés brun rougeâtre. Les feuilles, persistantes, petites, étroites, sessiles, opposées sur quatre rangs, sont serrées les unes contre les autres. Les fleurs, à corolle rose en clochette, forment des grappes irrégulières. Le fruit est une petite capsule renfermant de nombreuses graines.

PARTIES UTILISÉES

Les sommités fleuries.

COMPOSANTS

Les sommités fleuries contiennent un peu d'arbutoside (doué de propriétés antiseptiques), des proanthocyanidols, de nombreux flavonoïdes. Riche en tanins (3,5 à 9,5 %), la plante renferme aussi une substance amère, des traces d'huile essentielle, des acides organiques, des pentosanes, du saccharose, une huile grasse, du carotène, une résine, des sels minéraux (sels de sodium, potassium, calcium et magnésium).

PROPRIÉTÉS DÉMONTRÉES

La callune, très proche de la busserole, présente comme elle des propriétés diurétiques et antiseptiques urinaires.

INDICATIONS USUELLES RECONNUES

Les sommités fleuries possèdent des effets diurétiques et antiseptiques ; elles sont employées comme adjuvant dans les cures de diurèse et dans les infections urinaires bénignes. Elles ont un effet antidiarrhéique.

PRÉCAUTIONS D'EMPLOI

Aucune aux doses préconisées.

EMPLOIS

• *Décoction (5 min) : 10 g de fleurs par litre d'eau. 3 à 4 tasses dans la journée, comme diurétique.*

Très commune dans presque toute l'Europe, jusqu'en Sibérie, et en Asie Mineure, la callune, ou bruyère commune, aime les bois clairs aux sols pauvres, les landes et les tourbières.

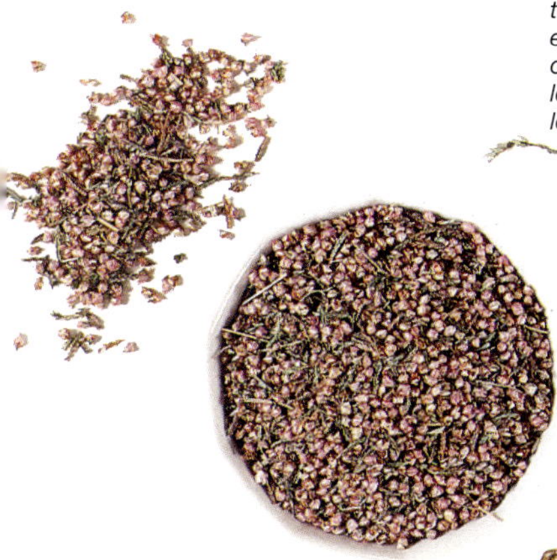

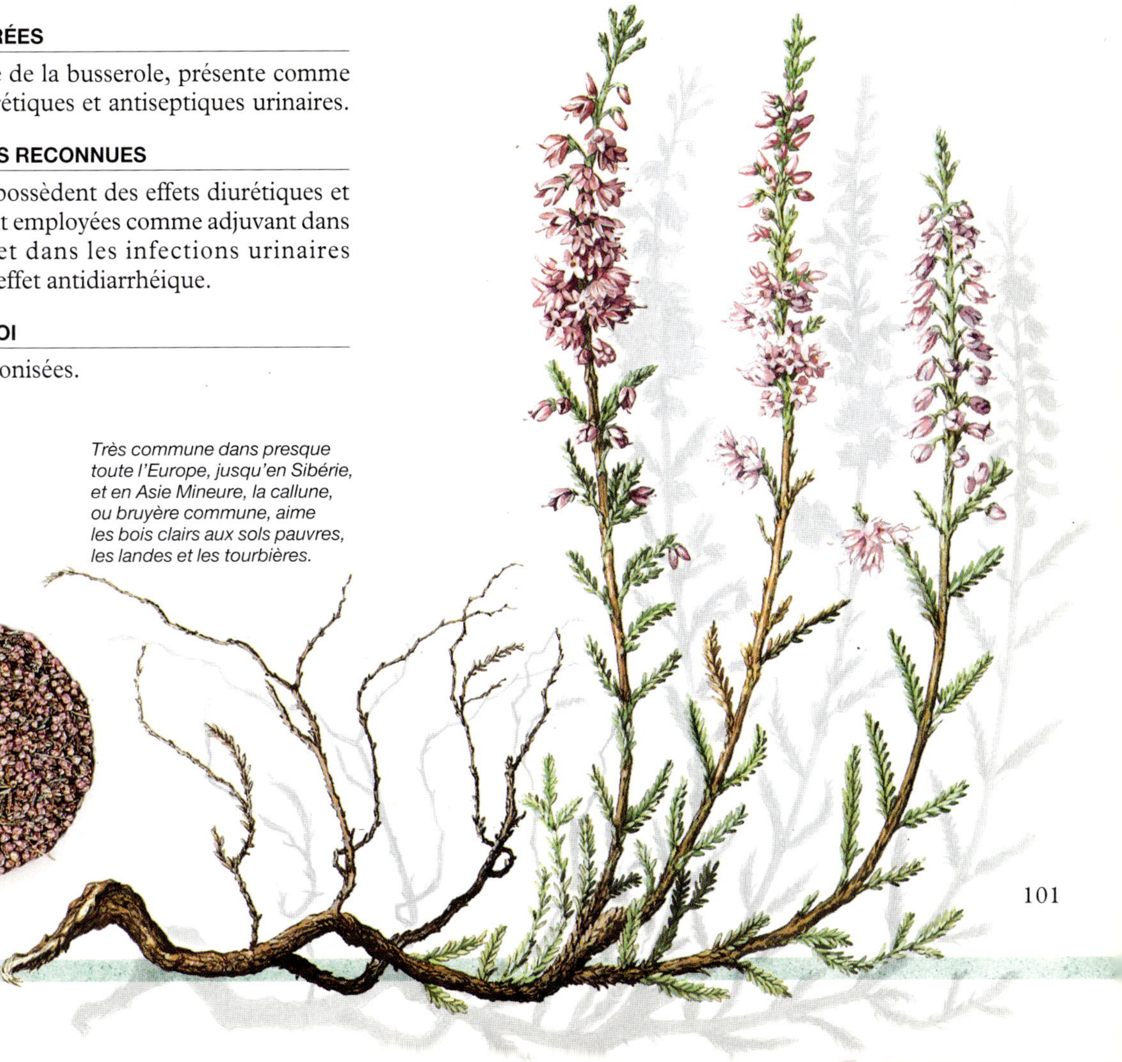

CAMOMILLE ROMAINE

Chamaemelum nobile (L.) All.
Asteraceae

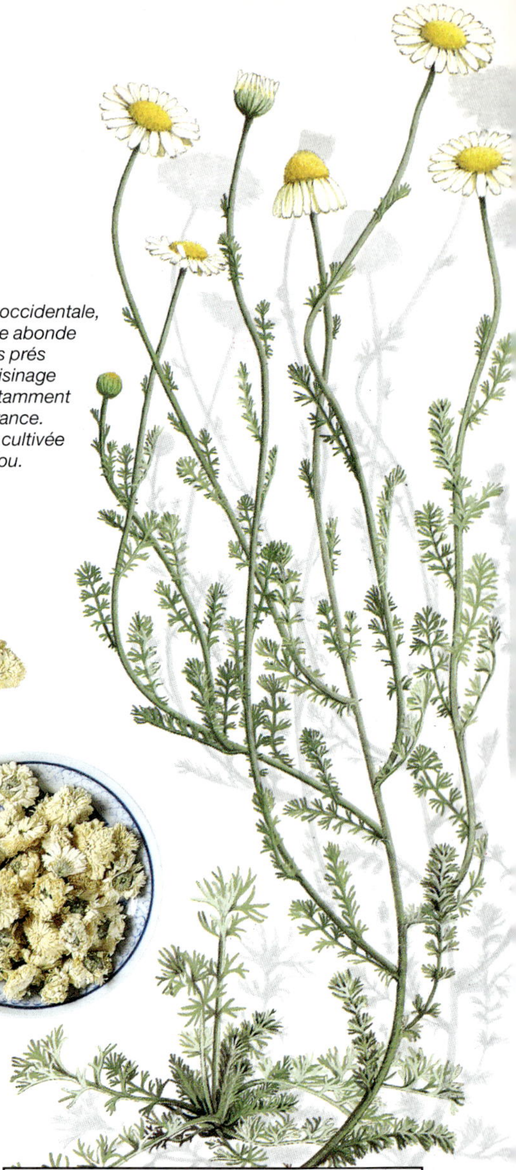

Originaire d'Europe occidentale, la camomille romaine abonde dans les champs, les prés sablonneux et au voisinage des cours d'eau, notamment dans l'ouest de la France. Aujourd'hui, elle est cultivée en particulier en Anjou.

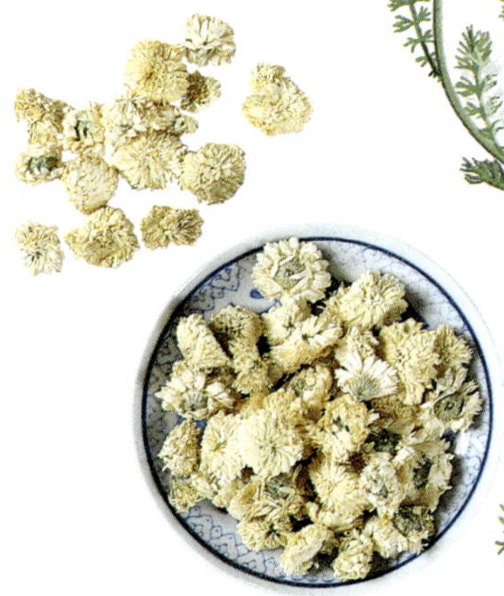

BOTANIQUE

Plante herbacée vivace, de 10 à 30 cm de haut, vert blanchâtre, à tiges couchées, étalées ou redressées, très ramifiées et velues. Les feuilles, alternes, sont divisées une fois en lobes courts et étroits. Les capitules terminaux, solitaires, sont constitués de fleurs ligulées, blanches à la périphérie, tubuleuses, jaunes, plutôt rares au centre. Les fruits, akènes jaunâtres, sont dépourvus d'aigrette.

PARTIES UTILISÉES

Les capitules, récoltés l'été à partir de la deuxième année, avant l'épanouissement complet, et séchés à l'ombre.

COMPOSANTS

Les capitules contiennent des catéchols et des lactones sesquiterpéniques (nobiline). L'huile essentielle (0,4 à 1,5%) doit sa couleur bleu clair à des traces de chamazulène. Elle contient des esters d'acides et d'alcools aliphatiques et des monoterpènes, des composés polyphénoliques, des coumarines, du scopoloside et notamment des flavonoïdes, glucosides de l'apigénol et du lutéolol.

PROPRIÉTÉS DÉMONTRÉES

Les propriétés anti-inflammatoires, liées au chamazulène et antispasmodiques, dues aux flavonoïdes, ont été démontrées chez la souris. L'effet tonique amer de la plante est dû à la nobiline, qui, in vitro, s'est révélée douée d'une activité cytostatique. Ses propriétés eupeptiques sont dues en partie à son huile essentielle.

INDICATIONS USUELLES RECONNUES

En usage local, la camomille romaine est utilisée comme adoucissant et antiprurigineux dans les affections dermatologiques, comme protecteur en cas de crevasses, écorchures, gerçures et contre les piqûres d'insectes ; elle est aussi employée en cas d'irritation ou de gêne oculaires, comme antalgique dans les affections de la cavité buccale et/ou de l'oropharynx et pour l'hygiène buccale. En usage interne, elle facilite la digestion et calme les douleurs abdominales d'origine digestive.

PRÉCAUTIONS D'EMPLOI

Aucune aux doses préconisées.

Malgré son surnom, la camomille romaine était inconnue des Romains, mais aussi des Grecs. C'est une des rares espèces sur lesquelles les Anciens ne nous ont rien transmis. Ignorée au Moyen Âge, elle n'est mentionnée qu'à partir du XVIe siècle, en Angleterre, comme mauvaise herbe. Elle a depuis été cultivée.

Encore appelée camomèle, camomille odorante, anthémis odorant, camomille noble.

EMPLOIS

- *Infusion (10 min) : 20 g de capitules secs par litre d'eau. 1 tasse à café 10 min avant les repas en usage apéritif ou après, contre les douleurs abdominales et pour faciliter la digestion.*
- *Décoction (10 min) : 20 g de capitules secs par litre d'eau. 1 tasse avant le petit déjeuner, dans les mêmes indications.*
- *Poudre : 0,5 g par prise. Trois fois par jour, comme stomachique et tonique.*
- *Infusion en usage externe (15 min) : 60 g de capitules frais par litre d'eau. À utiliser en bain d'yeux, en compresse et en bain de bouche.*

CANNELLE DE CEYLAN

Cinnamomum verum J. Presl
Lauraceae

BOTANIQUE

Arbre de 5 à 6 m de haut, à nombreuses branches et rejets, couvert d'une écorce épaisse et rugueuse. Les feuilles, persistantes, sont opposées, ovales et parcourues de 3 nervures principales bien apparentes. Les fleurs, blanchâtres, sont groupées en cymes.

PARTIES UTILISÉES

L'écorce, raclée en surface, puis séchée. Elle se présente alors en tuyaux emboîtés les uns dans les autres.

COMPOSANTS

La cannelle de Ceylan contient 1 à 2 % d'huile essentielle, dont le constituant principal est l'aldéhyde cinnamique, accompagné d'eugénol, de méthylamylcétone et de sesquiterpènes. La plante contient également des diterpènes polycycliques, des anthocyanosides, de l'amidon et des sucres, un tanin et du mucilage.

PROPRIÉTÉS DÉMONTRÉES

In vitro, l'huile essentielle possède une forte activité antibactérienne et antifongique, en particulier sur les appareils digestif et urinaire. L'expérimentation sur l'animal a démontré que l'aldéhyde cinnamique exerce une activité sédative sur le système nerveux central. De plus, cette substance provoque une accélération de la respiration et du rythme cardiaque.

INDICATIONS USUELLES RECONNUES

La plante est traditionnellement utilisée dans le traitement des troubles digestifs et des asthénies fonctionnelles. On l'emploie également pour favoriser la prise de poids. Elle est parfois utilisée pour soigner les infections urinaires.

PRÉCAUTIONS D'EMPLOI

Aucune toxicité n'a été signalée aux doses préconisées. Consommer le vin de cannelle avec modération.

EMPLOIS

- *Poudre : 1 à 2 g d'écorce par dose. Deux à trois fois par jour avec un peu de miel, après les repas, dans les troubles digestifs et les asthénies.*
- *Décoction (15 min) : 10 g d'écorce par litre d'eau. 2 à 3 tasses par jour, après les repas, dans les mêmes indications que ci-dessus.*
- *Vin de cannelle : laisser macérer 3 jours 50 g d'écorce dans 1 litre de vin rouge ; filtrer. 1 verre à liqueur après les repas dans les mêmes indications.*

Les Grecs connaissaient déjà la cannelle sous le nom de *kinamomon,* mais on pense qu'il s'agissait de la cannelle de Chine (*Cinnamomum cassia*) et non de celle de Ceylan. Cette dernière arriva en Occident par l'intermédiaire des Arabes, comme beaucoup d'autres épices. Elle atteignait alors des prix très élevés et son marché fut longtemps dominé par les Portugais et les Hollandais. À la fin du XVIIIe siècle, les Hollandais, puis les Anglais, devenus maîtres de Ceylan, développèrent la culture intensive du cannelier.

Originaire de la côte occidentale de l'Inde et du Sri Lanka, où il est spontané, le cannelier de Ceylan a été introduit dans plusieurs régions à climat tropical – Comores, Seychelles, Madagascar, Malaisie, Antilles –, mais les variétés commerciales les plus estimées viennent encore du Sri Lanka.

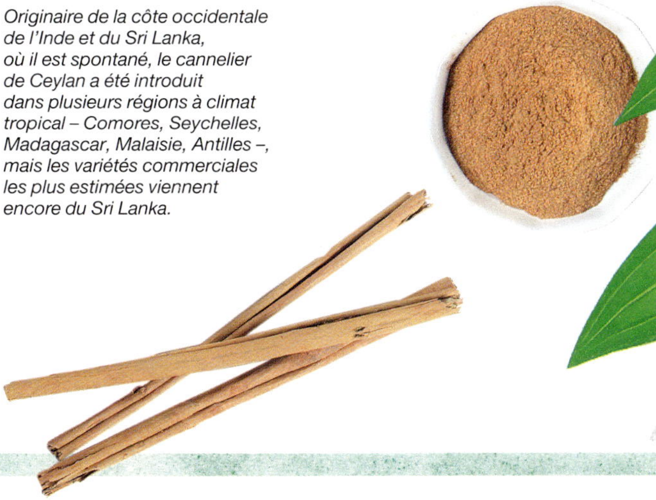

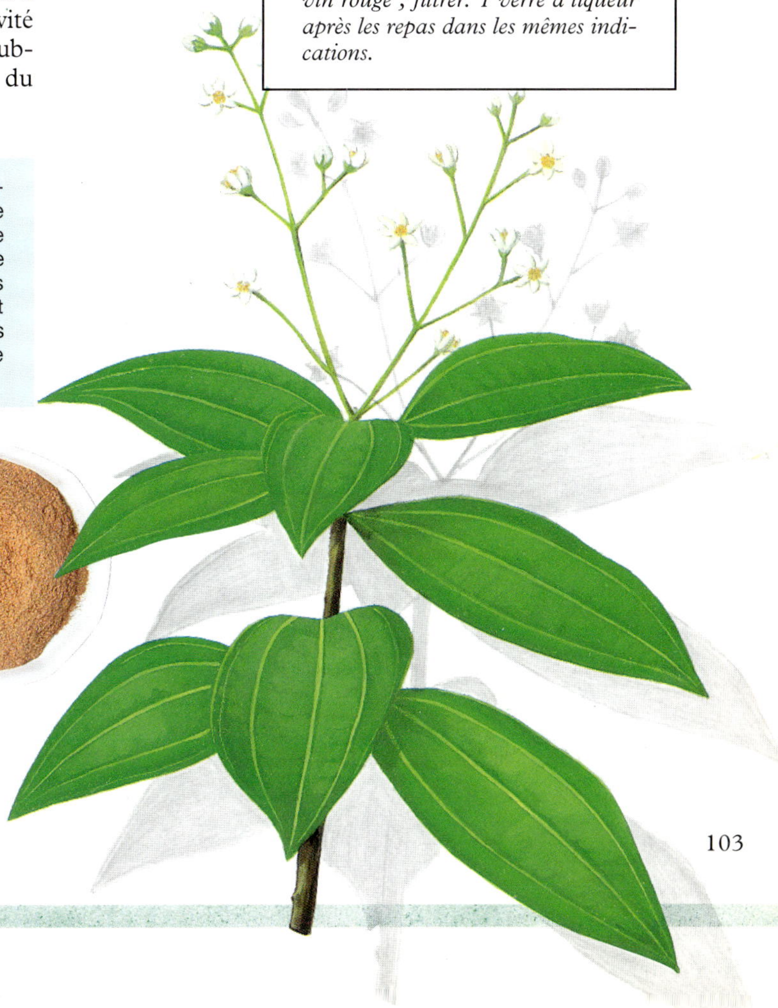

CAPUCINE

Tropaeolum majus L.
Tropaeolaceae

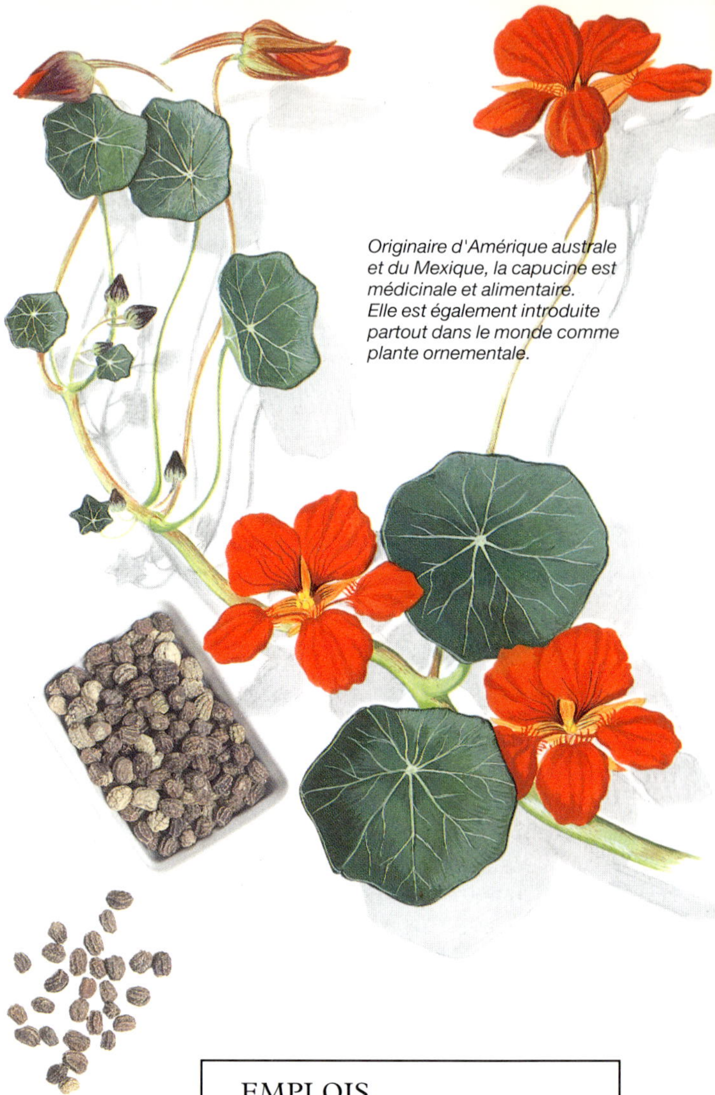

Originaire d'Amérique australe et du Mexique, la capucine est médicinale et alimentaire. Elle est également introduite partout dans le monde comme plante ornementale.

BOTANIQUE

Plante annuelle grimpante ou rampante à tiges charnues, à feuilles rondes, peltées, longuement pétiolées et à fleurs éperonnées, avec une corolle évasée à 5 pétales dissemblables, jaune intense ou rouge orangé, parfois panachée. Les fruits, charnus, sont des triakènes.

PARTIES UTILISÉES

Les sommités fleuries (ou toute la partie aérienne fleurie), à l'état frais, récoltées à la pleine floraison (juin-octobre) ; et les fruits, récoltés à maturité.

COMPOSANTS

Le composant principal de la plante fraîche, responsable de son activité, est un glucosinolate, le glucotropaéoloside. La plante renferme aussi une enzyme (la myrosine), des sucres, des résines, des gommes, des pectines, de la vitamine C, de l'acide oxalique. Les graines renferment en outre des lipides.

PROPRIÉTÉS DÉMONTRÉES

La capucine a une activité antibiotique imputable au glucotropaéoloside et fluidifie les sécrétions bronchiques. Ses propriétés rubéfiantes modérées lui confèrent une activité tonique et antipelliculaire sur le cuir chevelu, par voie externe. Sur la peau, elle exerce une action antiseptique. Les fruits sont laxatifs.

INDICATIONS USUELLES RECONNUES

Par voie orale, elle est utilisée dans les affections des voies respiratoires (emphysèmes, bronchites aiguës bénignes) et a été aussi préconisée comme antiscorbutique en raison de sa relative richesse en vitamine C. En usage externe, elle est indiquée dans les soins des coups de soleil, petites brûlures superficielles, érythèmes fessiers.

La partie aérienne dans sa totalité est très employée comme tonique capillaire et dans le traitement des démangeaisons du cuir chevelu avec pellicules. Les fruits desséchés sont parfois indiqués comme laxatif.

PRÉCAUTIONS D'EMPLOI

Chez certains sujets sensibles, la capucine, en usage externe, en raison de ses propriétés rubéfiantes, peut produire des phénomènes allergiques cutanés.

Plante d'origine sud-américaine, la capucine, décrite pour la première fois à la fin du XVIe siècle sous le nom de « fleur sanguine du Pérou », est utilisée traditionnellement dans ses pays d'origine pour soigner les plaies. Son usage en phytothérapie en Europe ne date que du début du XXe siècle.

Encore appelée cresson du Pérou, cresson du Mexique.

EMPLOIS

- *Infusion (10 à 15 min) : 30 g de sommités fleuries fraîches par litre d'eau. 2 à 3 tasses par jour comme fluidifiant dans les emphysèmes, les bronchites aiguës bénignes.*
- *Suc de la plante, fraîchement exprimé : 20 à 30 g par dose, deux fois par jour, dans les mêmes indications que ci-dessus.*
- *Macération alcoolique de capucine : hacher 100 g de plante fraîche dans 300 g d'alcool à 90°, laisser macérer 15 jours puis filtrer avec expression. À utiliser en friction sur le cuir chevelu, tous les matins, comme tonique capillaire.*
- *Cataplasme de plante fraîche, hachée et triturée avec 1 cuillerée d'huile d'amande douce. Appliquer sur les petites brûlures superficielles, coups de soleil, érythèmes fessiers.*

CARVI

Carum carvi L.
Apiaceae

BOTANIQUE

Plante herbacée bisannuelle ou pluriannuelle, à racine tuberculeuse allongée. La tige rameuse porte des feuilles vert clair, les supérieures bipennatiséquées et engainantes, les inférieures ovales, incisées et dentées. Les fleurs, blanches et petites, sont disposées en ombelles. Les fruits, ovoïdes, arqués, brunâtres, ont une saveur et une odeur aromatique caractéristiques.

PARTIES UTILISÉES

Les fruits, recueillis en ombelles, presque mûrs, puis séchés.

COMPOSANTS

Les fruits renferment 3 à 6 % d'huile essentielle contenant surtout de la carvone (50 à 60 %), accompagnée de dihydrocarvone, limonène, carvéol et dihydrocarvéol. Ils contiennent aussi une huile grasse (7 à 15 %) constituée d'acides oléique, linoléique, pétrosélinique et palmitique, des pentosanes, du furfurol, de la pectine, une oxydase.

PROPRIÉTÉS DÉMONTRÉES

Le carvi est un antispasmodique léger (propriété due à l'huile essentielle), un eupeptique et un carminatif. L'huile essentielle s'est avérée fongicide sur divers micro-organismes (*Aspergillus* et *Candida* notamment).

INDICATIONS USUELLES RECONNUES

On utilise la plante pour faciliter la digestion et calmer les douleurs abdominales d'origine digestive (coliques des enfants et des adultes) ainsi que dans l'aérophagie. La tradition populaire lui reconnaît, en outre, des propriétés galactogogues.

PRÉCAUTIONS D'EMPLOI

Aucune pour les fruits aux doses préconisées. En revanche, l'huile essentielle n'est pas dénuée de toxicité. Ne l'utiliser que sur prescription médicale.

Le mot carvi vient de l'arabe *karwia*, qui dérive lui-même du grec *karon*. L'espèce est néanmoins connue depuis très longtemps en Europe, probablement depuis la préhistoire. Les Anciens l'appréciaient déjà pour ses vertus carminatives, mais c'est surtout au Moyen Âge que son usage comme condiment et plante médicinale commença à se répandre. Il est actuellement très utilisé en Europe du Nord – sous l'appellation impropre de cumin – pour aromatiser les fromages, le pain, la charcuterie, la pâtisserie. Le kummel, eau-de-vie en vogue surtout en Allemagne, contient du carvi ou son constituant principal, la carvone, et est très utilisé comme apéritif et digestif.

Encore appelé cumin des prés, cumin des montagnes, anis des Vosges.

EMPLOIS

- *Poudre de fruits : 1 g dans du miel. Trois à quatre fois par jour après les repas contre les douleurs abdominales d'origine digestive, les crampes d'estomac et l'aérophagie.*
- *Infusion (10 à 15 min) : 4 à 10 g de carvi par litre d'eau à infuser. 1 tasse après chaque repas comme digestif, galactogogue ainsi qu'en cas d'aérophagie, de coliques et autres douleurs abdominales d'origine digestive (colites, crampes d'estomac).*

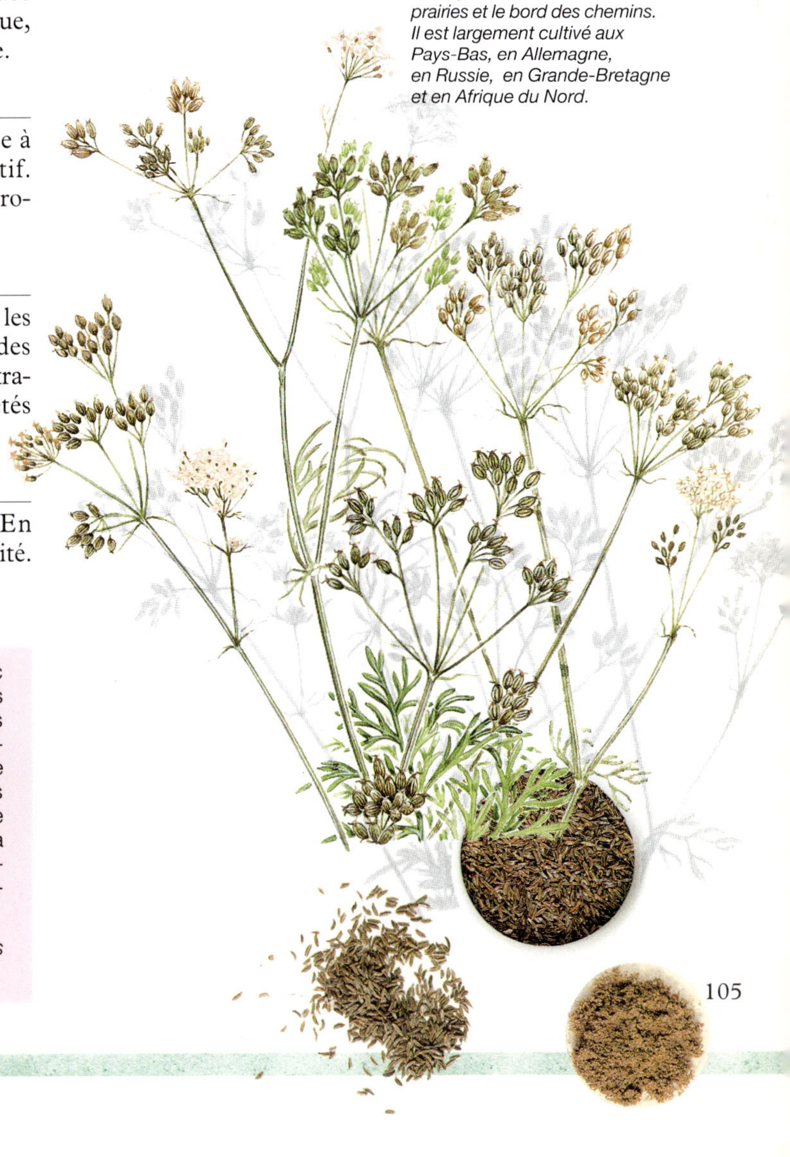

Sauvage dans l'est de la France, en Bavière et dans les pays nordiques, le carvi affectionne les prairies et le bord des chemins. Il est largement cultivé aux Pays-Bas, en Allemagne, en Russie, en Grande-Bretagne et en Afrique du Nord.

CASSIS

Ribes nigrum L.
Grossulariaceae

BOTANIQUE

Arbrisseau touffu, de 1,50 à 2 m de haut. La feuille, odorante et couverte de poils et de glandes résineuses, est formée de 3 à 5 lobes dentés. Les petites fleurs, verdâtres à l'extérieur, rougeâtres à l'intérieur, sont disposées en grappes pendantes. Les fruits sont des baies noires odorantes et de saveur agréable.

PARTIES UTILISÉES

Les feuilles séchées et les fruits frais ou secs.

COMPOSANTS

Les feuilles, riches en flavonoïdes, contiennent aussi des prodelphinidols et une huile essentielle en faible quantité (sabinène, limonène). Les fruits renferment des sucres (10 à 15 %), des acides organiques, des anthocyanosides (hétérosides du cyanidol et du delphinidol), des flavonoïdes et de la vitamine C.

PROPRIÉTÉS DÉMONTRÉES

Des extraits hydroalcooliques de feuille administrés aux rats ont révélé des effets anti-inflammatoires et analgésiques mineurs. Les anthocyanosides et les flavonoïdes des fruits ont une action vasculoprotectrice, veinotonique, anti-inflammatoire, antiœdémateuse, et améliorent la vision nocturne.

INDICATIONS USUELLES RECONNUES

Les feuilles, indiquées dans les affections douloureuses articulaires par voie orale ou en usage local pour leur effet anti-inflammatoire, ont aussi des fonctions d'élimination rénale et digestive. Les fruits sont recommandés dans les insuffisances veineuses (jambes lourdes, hémorroïdes), dans les fragilités capillaires (pétéchies), et pour améliorer la vision nocturne.

PRÉCAUTIONS D'EMPLOI

Aucune aux doses préconisées.

Spontané dans le nord, le centre et l'est de l'Europe, le cassis se rencontre en Asie jusqu'en Mandchourie. Il est fréquent dans les bois de l'est de la France et cultivé dans une grande partie de l'hémisphère Nord.

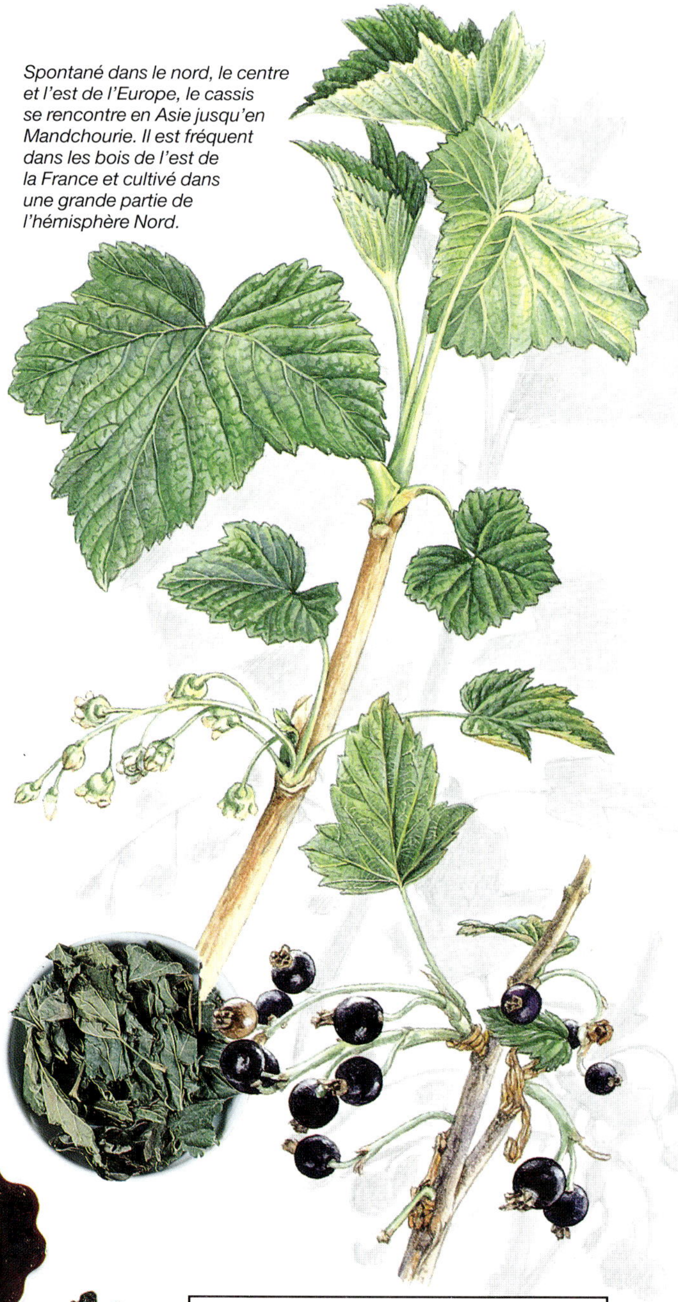

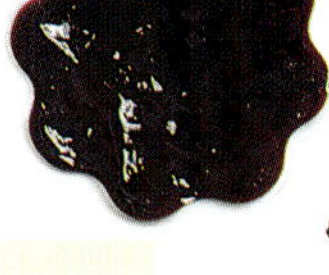

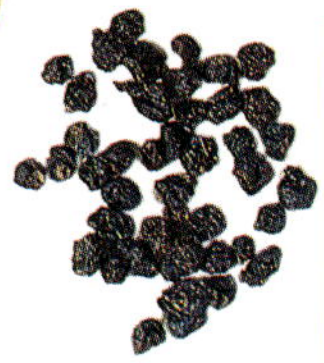

Inconnu des Grecs et des Romains, le cassis ne commence à être mentionné qu'au XVIIe siècle, contre l'anurie et les calculs vésicaux. Au siècle suivant, sa culture et son emploi se vulgarisent. Au XIXe siècle, les Suédois le recommandent contre les rhumatismes, la dysenterie et l'angine. Au début du XXe, les médecins français le prescrivent dans le traitement de la goutte et des rhumatismes chroniques, et lui attribuent des effets anti-inflammatoires, toniques, sudorifiques et astringents.

Encore appelé cassissier, cassier, cacis, groseillier noir.

EMPLOIS

- *Infusion (15 min) : 20 g de feuilles par litre d'eau. 1 tasse trois fois par jour, à jeun, comme anti-inflammatoire, diurétique et dépuratif.*
- *Les fruits sont consommés en gelée ou en sirop pour leurs effets veinotoniques et vasculoprotecteurs, et pour améliorer la vision nocturne.*

PETITE CENTAURÉE

Centaurium erythraea Rafn.
Gentianaceae

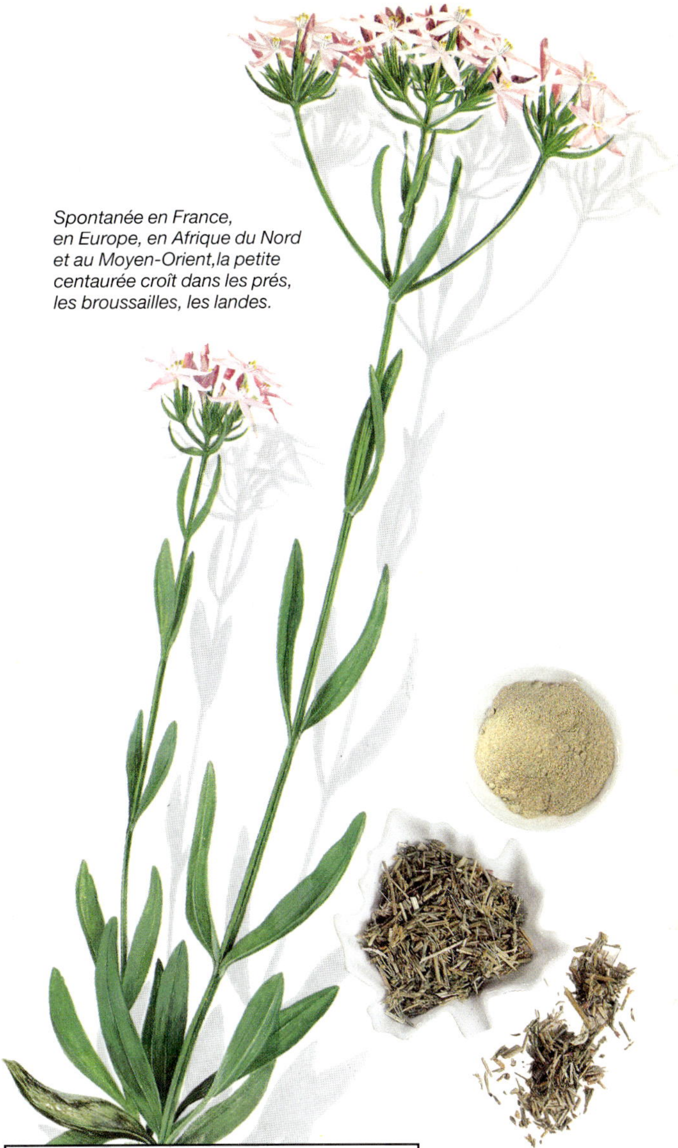

Spontanée en France, en Europe, en Afrique du Nord et au Moyen-Orient,la petite centaurée croît dans les prés, les broussailles, les landes.

BOTANIQUE

Petite plante bisannuelle à tige quadrangulaire, ramifiée au sommet, à feuilles groupées en rosette à la base, opposées, sessiles et oblongues le long de la tige. Les petites fleurs, rose vif, sont groupées en cymes corymbiformes. Le fruit est une capsule déhiscente, allongée, renfermant de minuscules graines de couleur fauve. La plante a une saveur amère.

PARTIES UTILISÉES

Les sommités fleuries, suspendues en bouquets et séchées à l'ombre.

COMPOSANTS

La plante renferme plusieurs séco-iridoïdes (swertiamarine, swéroside, gentiopicroside, centauroside, centapicrine, désacétylcentapicrine), des acides-phénols (acide téréphtalique, etc.), de l'acide oléanolique, des flavonoïdes (kaempférol, hétérosides flavoniques), des xanthones polysubstituées, des stérols, une cire, des matières minérales.

PROPRIÉTÉS DÉMONTRÉES

La petite centaurée exerce une action stimulante sur les sécrétions gastriques et sur la motilité de l'estomac. Elle possède aussi des propriétés veinotoniques. L'expérimentation sur l'animal a montré que les extraits de la plante avaient des propriétés anti-inflammatoires et antipyrétiques. Il a été également démontré que la swertiamarine et le gentiopicroside sont antibactériens. De plus, la swertiamarine, par ses métabolites, exerce une action sédative sur le système nerveux central.

INDICATIONS USUELLES RECONNUES

La plante est indiquée dans le manque d'appétit, les dyspepsies douloureuses, mauvaises digestions, constipations légères, troubles hépatobiliaires, fièvres.

PRÉCAUTIONS D'EMPLOI

Aucune aux doses préconisées. À doses élevées, la plante peut irriter l'estomac et provoquer des vomissements.

Les Grecs, les Gaulois et les Arabes connaissaient déjà la petite centaurée. Selon la légende, le centaure Chiron l'utilisa pour se soigner d'une blessure au pied que lui avait infligée Hercule. Au Moyen Âge, on la cultiva en Europe. Peu à peu oubliée, elle fut à nouveau adoptée, au XIXe siècle, par les médecins phytothérapeutes pour ses vertus thérapeuthiques. De nos jours, elle est aussi utilisée en liquoristerie (vermouths).

Encore appelée gentiane centaurée, herbe au centaure, herbe à Chiron, centaurelle, gentianelle, herbe à la fièvre, érythrée, quinquina d'Europe.

EMPLOIS

- *Poudre de plante : 0,5 à 6 g par jour dans du miel, à prendre en trois fois avant les repas, en doses progressives, pour stimuler l'appétit ou soulager les digestions difficiles.*
- *Infusion (15 min) : 10 à 20 g de plante par litre d'eau (éventuellement aromatisée avec de l'anis). 1 tasse avant chaque repas dans les mêmes indications.*
- *Sirop de petite centaurée : faire bouillir 10 min 10 g de plante dans 0,30 litre d'eau ; filtrer et ajouter 500 g de sucre et cuire 5 min. 2 à 3 cuillerées à soupe avant chaque repas en cas de dyspepsie douloureuse, mauvaise digestion, constipation légère, troubles hépatobiliaires.*

CHARDON-MARIE

Sylibum marianum (L.) Gaertn.
Asteraceae

BOTANIQUE

Plante herbacée bisannuelle, de 0,30 à 1,50 m de haut ; ses grandes feuilles vert brillant, aux nervures blanches et aux marbrures laiteuses, sont bordées d'épines. Les fleurs, rose violacé, sont rassemblées en gros capitules entourés de bractées acérées et épineuses. Les fruits, akènes noirs ou marbrés de jaune, sont pourvus d'une aigrette poilue.

PARTIES UTILISÉES

Les fruits, séchés et réduits en poudre.

COMPOSANTS

Les principes actifs les plus caractéristiques présents dans les fruits sont des flavonolignanes, molécules douées de propriétés hépatoprotectrices, en particulier la silybine, la silydianine et la silychristine. Ils renferment aussi des lipides (20 à 30 %), des protéines, des sucres et des flavonoïdes (quercétol, taxifoline).

PROPRIÉTÉS DÉMONTRÉES

Le groupe des flavonolignanes appelé silymarine et les extraits de fruits ont des effets protecteurs au niveau des cellules hépatiques. Ils les protègent contre les substances toxiques provoquant une hépatite. La silymarine renforce la résistance de la membrane cellulaire à la pénétration des toxines virales et des substances hépatotoxiques. Ce groupe de substances a un effet thérapeutique marqué dans le traitement des hépatites chroniques et des cirrhoses. Les Allemands l'utilisent pour soigner les empoisonnements par l'amanite phalloïde, qui provoque une nécrose du foie. La silymarine a un effet régénérateur sur le parenchyme hépatique, sans doute en rapport avec son effet stimulant sur la synthèse protéique. Elle possède également un effet anti-inflammatoire.

INDICATIONS USUELLES RECONNUES

Le chardon-Marie est indiqué dans les affections hépatiques telles que les hépatites ou les ictères, et dans les troubles digestifs qui accompagnent l'insuffisance hépatique. Il est souvent recommandé dans le traitement des cirrhoses du foie et des hépatites chroniques.

PRÉCAUTIONS D'EMPLOI

Aucune aux doses préconisées.

> **EMPLOIS**
>
> • *Décoction (20 min) : 20 g de fruits secs par litre d'eau. 1 tasse avant les trois repas, en cas d'ictère, d'hépatite virale ou pour soulager les troubles digestifs des maladies hépatiques.*

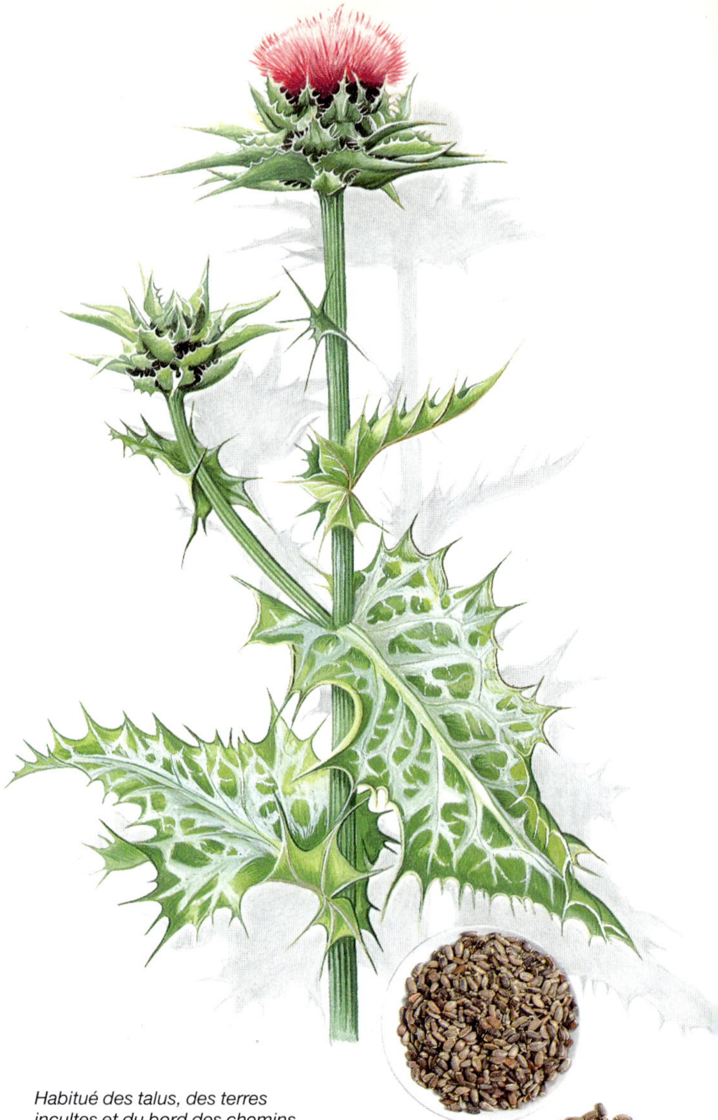

Habitué des talus, des terres incultes et du bord des chemins, le chardon-Marie est une espèce rudérale du bassin méditerranéen, présente aussi en Europe centrale et au Moyen-Orient.

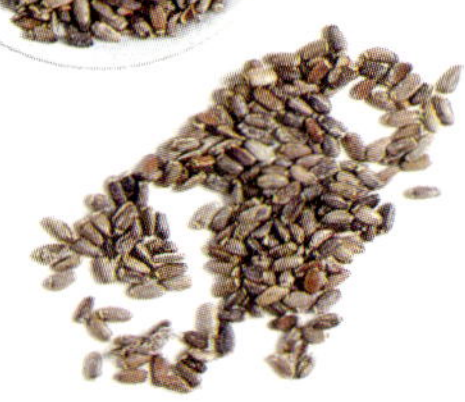

D'après une légende du Moyen Âge, les marbrures blanches marquant les feuilles de la plante seraient des vestiges de quelques gouttes de lait tombées du sein de la Vierge Marie alors qu'elle fuyait avec son fils les persécutions d'Hérode. C'est de là que viennent certains noms populaires qui lui furent attribués. Déjà utilisé dans l'Antiquité pour soigner vésicule biliaire et foie, le chardon-Marie représente à partir de la Renaissance une des plantes médicinales les plus reconnues de la médecine populaire. Racines et parties aériennes étaient conseillées dans les maladies du foie et de la rate, la constipation chronique, la dysménorrhée et les métrorragies. Les médecins du début du siècle attribuaient aux fruits deux autres propriétés : stimulant cardiaque utile contre l'hypotension, hémostatique contre les saignements de nez et les hématuries.

Encore appelé chardon Notre-Dame, chardon argenté, chardon marbré, artichaut sauvage.

CHICORÉE

Cichorium intybus L.
Asteraceae

BOTANIQUE

Plante herbacée vivace, de 0,50 à 1 m de haut, à racine pivotante, à saveur amère dégageant une forte odeur. Sa tige dressée, ramifiée, pubescente, porte des feuilles pétiolées, profondément découpées et velues dessous, à la base, entières et embrassantes au sommet. Les fleurs, bleues, sont groupées en capitules terminaux et axillaires. Les fruits sont des akènes anguleux.

PARTIES UTILISÉES

Les racines, récoltées en octobre, lavées et séchées. Torréfiées à 130-140 °C, elles servent de succédané de café.

COMPOSANTS

La racine est particulièrement riche en inuline (12 à 15 % de la racine fraîche, 50 à 60 % de la racine sèche) et en sucres. Son amertume est due à des lactones sesquiterpéniques, la lactucine et la lactucopicrine, accompagnées d'alcools triterpéniques. Elle contient aussi des acides-phénols, des lipides (2 %), des protides (6 %).

PROPRIÉTÉS DÉMONTRÉES

La racine a, dans l'ulcère gastrique, un effet protecteur dû à la lactucine et à la lactucopicrine. Elle possède des propriétés cholérétiques et se montre modérément hypotensive et bradycardisante. Sur le cœur de batracien, on a mis en évidence son effet antiarythmique ; son action bactériostatique est liée à la présence de l'acide chlorogénique. Elle a en outre une activité hypolipémiante et hypocholestérolémiante.

INDICATIONS USUELLES RECONNUES

La racine est utilisée par voie orale pour faciliter la digestion, les fonctions d'élimination rénale et digestive et la sécrétion biliaire : elle est employée dans le traitement symptomatique de troubles digestifs (ballonnement épigastriques, lenteur à la digestion, éructations, flatulences, constipation) comme cholagogue ou cholérétique.

PRÉCAUTIONS D'EMPLOI

Aucune aux doses préconisées.

EMPLOIS

- *Infusion (15 min) : 20 g de racines par litre d'eau. 1 tasse avant les repas, comme diurétique et contre la constipation.*
- *Décoction (5 min) : 30 g par litre d'eau. 2 tasses par jour, avant les repas, en cas de troubles digestifs.*

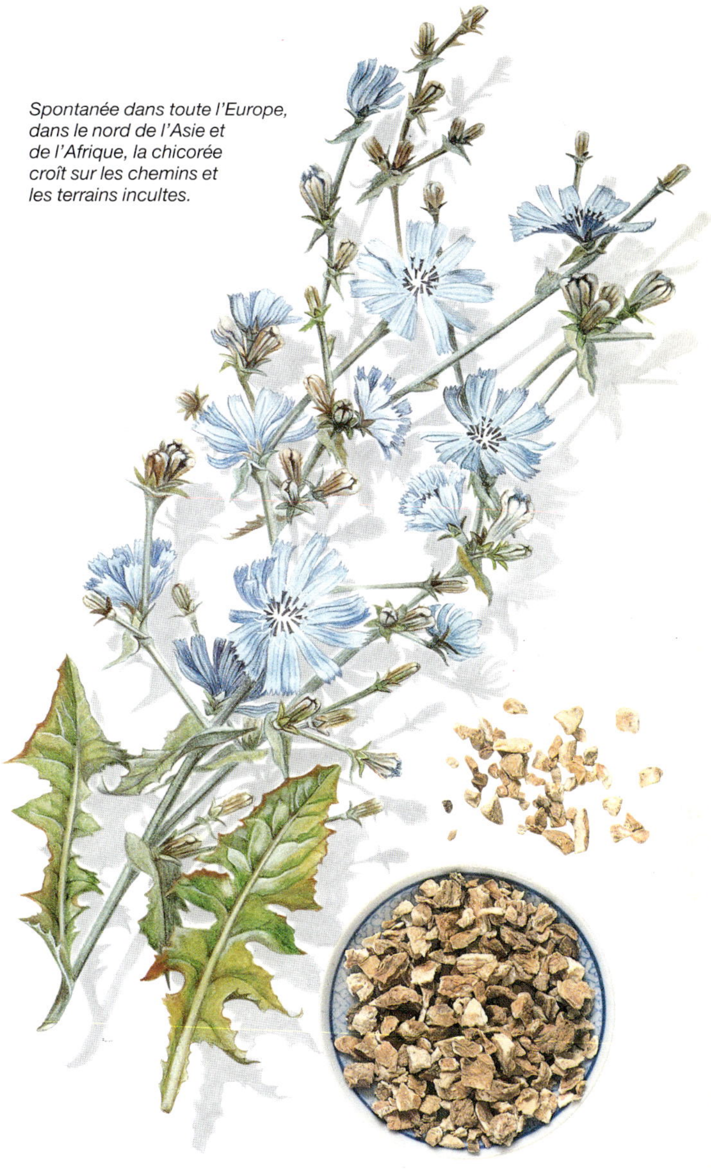

Spontanée dans toute l'Europe, dans le nord de l'Asie et de l'Afrique, la chicorée croît sur les chemins et les terrains incultes.

Connue depuis la plus haute antiquité comme plante médicinale, la chicorée est déjà mentionnée dans un papyrus égyptien vers 4000 avant J.-C. Grecs et Romains la considéraient comme « amie du foie », la recommandaient en salade pour fortifier l'estomac et préconisaient son suc contre les maux d'yeux. Au Moyen Âge, elle était cultivée dans les domaines impériaux, et sainte Hildegarde la conseillait en cas de catarrhes, indigestions, blessures. La médecine arabo-persane employait une décoction de racines pour soigner les tumeurs de la gorge, une décoction de feuilles contre la perte de la vue, le suc des feuilles contre la fièvre et l'hydropisie. Largement cultivée en Europe au XVIIe siècle, elle prend une importance considérable au XIXe en venant compenser le manque de café.

Encore appelée chicorée amère, chicorée intybe, chicorée sauvage, chicorée commune, barbe-de-capucin, cheveux-de-paysan, herbe à café, laideron.

PETIT CHIENDENT

Elytrigia repens (L.) Desv. ex Nevski
Poaceae

BOTANIQUE

Plante herbacée à long rhizome traçant, portant des renflements aux nœuds, à feuilles rubannées et engainantes. Les épis sont formés d'épillets aplatis et disposés sur 2 rangs.

PARTIES UTILISÉES

Le rhizome, lavé, coupé et séché.

COMPOSANTS

Le rhizome contient 12 à 15 % d'un fructosane, la triticine, environ 2 % de sucres, des polyols (inositol, mannitol), des acides-alcools, du vanilloside, des sels de potassium, des traces d'une huile essentielle renfermant un carbure acétylénique à propriétés antibactériennes.

PROPRIÉTÉS DÉMONTRÉES

La plante a une activité diurétique due aux sels de potassium et à la triticine. Elle facilite la digestion et exercerait de plus une action émolliente et légèrement anti-inflammatoire sur l'appareil urinaire.

INDICATIONS USUELLES RECONNUES

Les indications habituelles de la plante sont les oliguries, les inflammations vésicales, les lithiases rénales, la goutte et les rhumatismes.

PRÉCAUTIONS D'EMPLOI

Aucune aux doses préconisées, mais à éviter en cas d'hyperkaliémie.

Dioscoride et Pline mentionnaient déjà le chiendent comme remède des affections pour lesquelles il est indiqué aujourd'hui, mais il est probable qu'ils confondaient sous la même appellation deux espèces voisines : le petit chiendent, dont il est question ici, et le gros chiendent *(Cynodon dactylon)*. Ce dernier, plus répandu en Grèce et dans la région méditerranéenne, et qui possède les mêmes vertus, lui est souvent substitué mais il contient de l'amidon et est déconseillé en cas de régime alimentaire. En France, c'est à la fin du XVIIe siècle que l'usage du petit chiendent commence à être adopté par les médecins comme drainant et dépuratif dans le traitement des affections du foie, des oliguries, de la goutte et de certaines affections cutanées.

Encore appelé chiendent officinal, blé rampant, laitue de chien, sainte-neige, gramon, herbe à deux bouts.

EMPLOIS

- *Décoction (30 min) : 20 g de rhizome par litre d'eau ; filtrer. 3 à 4 tasses par jour 30 min avant les repas, éventuellement aromatisées avec un zeste de citron, dans le traitement des oliguries, des lithiases rénales, des inflammations vésicales, de la goutte.*

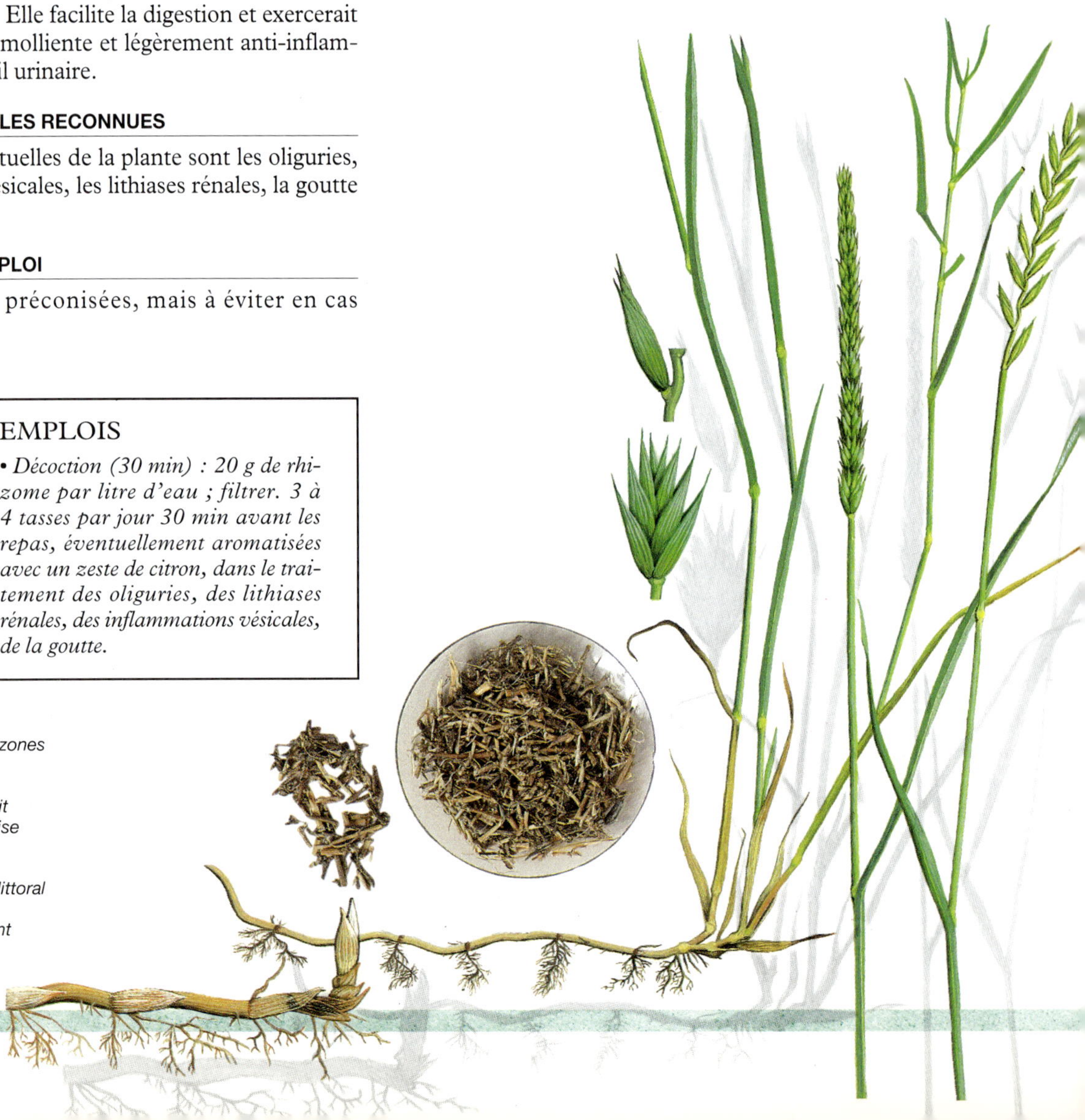

Répandu dans toutes les zones tempérées, en Europe, en Afrique, en Amérique du Nord et en Asie, le petit chiendent est une mauvaise herbe des cultures. Autrefois cultivé dans les régions sableuses du littoral de la Manche, il provient aujourd'hui principalement d'Italie.

COCHLÉARIA

Cochlearia officinalis L.
Brassicaceae

EMPLOIS

- *Infusion (10 min) : 15 à 20 g de feuilles fraîches par litre d'eau. 2 à 3 tasses par jour avant les repas, contre les problèmes de calculs urinaires (en cure de 6 semaines).*
- *Sirop : une partie du suc de la plante fraîche et deux parties de sucre, 20 à 60 g par jour en potion, répartis dans la journée, contre les affections bronchiques.*

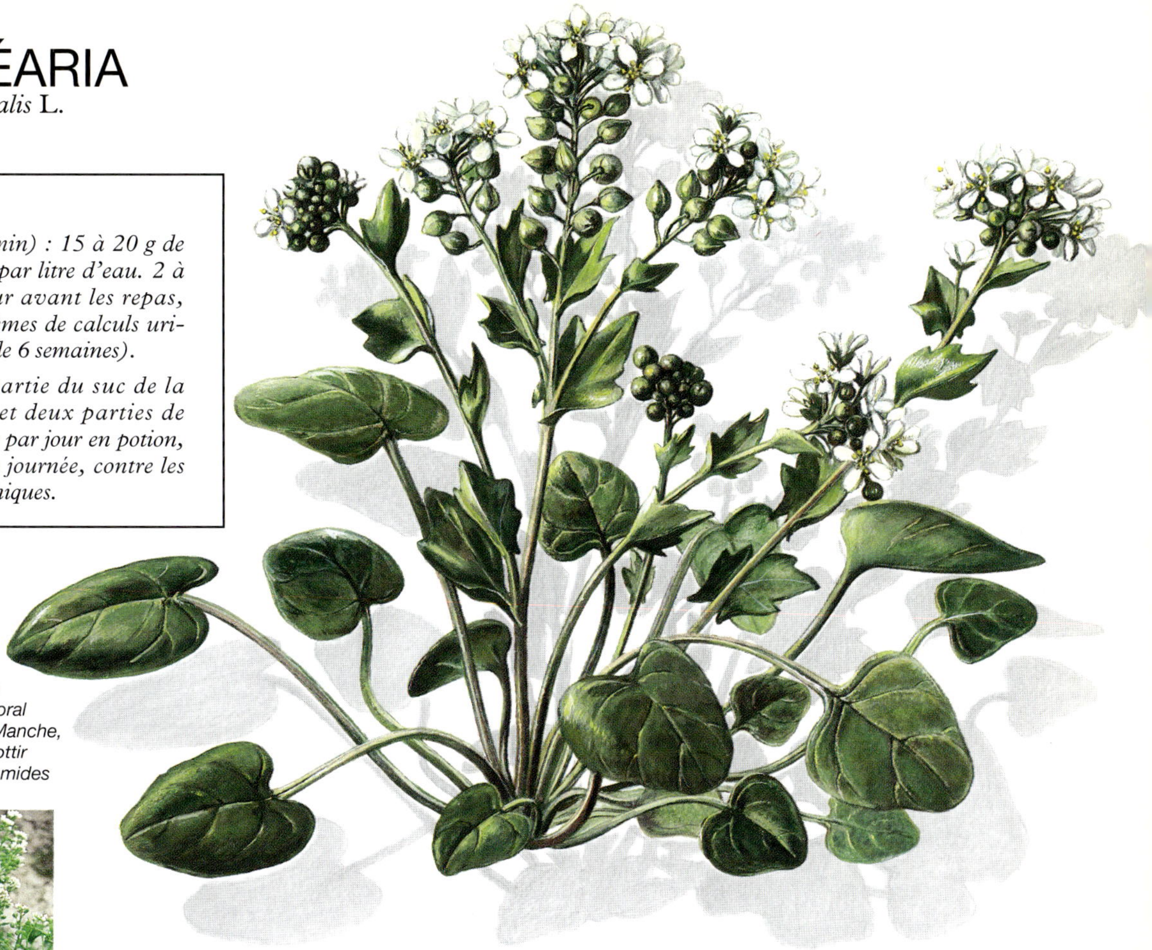

Petite plante spontanée des terrains salés du littoral de l'Atlantique et de la Manche, le cochléaria aime se blottir au creux des rochers humides

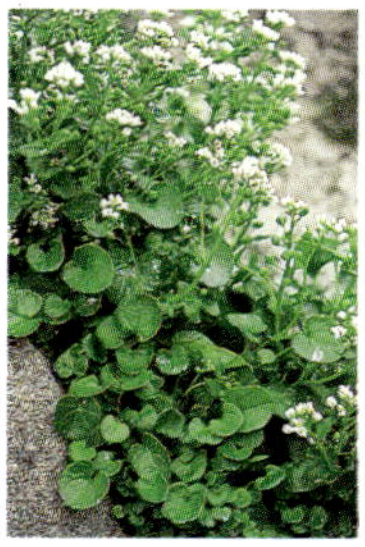

BOTANIQUE

Plante herbacée de 10 à 30 cm de haut, à tige dressée, aux feuilles basales longuement pétiolées, épaisses, charnues, concaves, groupées en rosette, aux feuilles supérieures sessiles, dentées, embrassantes, à lobes irréguliers. Les fleurs, petites, blanches et odorantes, sont groupées en grappes. Le fruit, silicule presque globuleuse, renferme des graines brun clair.

PARTIES UTILISÉES

Les feuilles fraîches, récoltées entre mars et juillet.

COMPOSANTS

La plante contient des dérivés soufrés et un glucosinolate, le glucocochléaroside. Elle contient aussi de la vitamine C (environ 1 %), des tanins et des sels minéraux.

PROPRIÉTÉS DÉMONTRÉES

Le cochléaria est surtout un eupeptique, il stimule la digestion. En application locale, il montre un effet rubéfiant, dû au glucocochléaroside.

INDICATIONS USUELLES RECONNUES

Le cochléaria est utilisé par voie orale pour stimuler et faciliter la digestion et dans les affections bronchiques aiguës bénignes. En application locale, il est employé sous forme de collutoire, comme antalgique dans les affections de la cavité buccale et/ou de l'oropharynx. Il est antiscorbutique à l'état frais, grâce à sa richesse en vitamine C.

PRÉCAUTIONS D'EMPLOI

Aucune aux doses préconisées.

Ne poussant pas en Méditerranée, le cochléaria était ignoré des Grecs et des Romains. Il était aussi manifestement inconnu des auteurs du Moyen Âge et de la médecine arabo-islamique. C'est au XVIe siècle que les botanistes ont forgé son nom scientifique à partir du mot latin *cochlear*, qui signifie cuiller, en allusion à la forme caractéristique de ses feuilles inférieures. En médecine populaire, la plante consommée en salade est employée comme antiscorbutique.

Encore appelé cranson officinal, herbe aux cuillers, cuillerée, herbe au scorbut.

CONSOUDE

Symphytum officinale L.
Boraginaceae

BOTANIQUE

Plante vivace, velue, de 0,40 à 1 m de haut, à souche noirâtre, charnue, à racines adventives nombreuses. Sa tige est ailée dans sa partie supérieure, rameuse, à feuilles ovales allongées, longuement décurrentes le long de la tige. Les fleurs, blanchâtres, rosées ou violacées, à corolle campanulée, sont groupées en grappes spiralées. Le fruit est un tétrakène luisant, noirâtre.

PARTIES UTILISÉES

Les racines, récoltées au printemps ou en automne, lavées, raclées, fragmentées et séchées au soleil.

COMPOSANTS

Les racines sont très riches en glucides (amidon, saccharose et glucofructosanes) et en mucilage (29 %), constitué par un fructosane ; elles contiennent aussi des traces d'alcaloïdes pyrrolizidiniques, un principe anticonceptionnel, l'acide lithospermique, des composés polyphénoliques (tanins, acides chlorogénique et caféique). Le principe actif le plus important est un diuréide glyoxylique, l'allantoïne.

PROPRIÉTÉS DÉMONTRÉES

Les racines possèdent des propriétés anti-inflammatoires, cicatrisantes et épithéliogènes dues à l'allantoïne ; ses effets émollients sont liés au mucilage. Prises par voie buccale, la racine et les feuilles provoquent chez 50 % des animaux soumis à l'expérience des tumeurs au niveau du foie. Chez le rat, l'extrait aqueux des feuilles augmente la production de prostaglandine.

INDICATIONS USUELLES RECONNUES

Réservée à l'usage externe, la racine de consoude est utilisée comme traitement d'appoint adoucissant, cicatrisant et antiprurigineux des affections cutanées, comme trophique protecteur dans le traitement des crevasses, écorchures, gerçures et contre les piqûres d'insectes.

Le nom savant de la consoude, *Symphytum* – du grec *symphyô*, « je réunis » –, exprime bien ce qui fit la réputation de la plante : elle consolide, ressoude les os brisés, ferme les lèvres des plaies. Elle était déjà connue à ce titre chez les Anciens, et Dioscoride et Galien la recommandaient comme vulnéraire. Le Moyen Âge puis la médecine arabo-persane reprirent cette indication. Mais ce n'est qu'en 1912 que commença l'étude des composants chimiques de sa racine, qui permit d'isoler l'allantoïne, utilisée en dermatologie comme cicatrisant.

Encore appelée consoude officinale, consoude commune, confée, consyre, grande consyre, pecton, herbe à la coupure, herbe aux charpentiers, oreille-d'âne, langue-de-vache.

PRÉCAUTIONS D'EMPLOI

Réserver à l'usage externe : ne pas avaler, car la présence des alcaloïdes pyrrolizidiniques a pu provoquer un syndrome veino-occlusif chez des personnes consommant régulièrement une infusion de consoude. La pénétration des alcaloïdes par voie cutanée est négligeable.

EMPLOIS

- *Décoction (15 min) : 80 g de racines par litre d'eau. En usage externe, sous forme de compresse, ou en usage gynécologique, comme astringent, émollient, antiprurigineux.*
- *Pulpe fraîche râpée de la racine : pour panser les plaies, brûlures, crevasses, gerçures.*

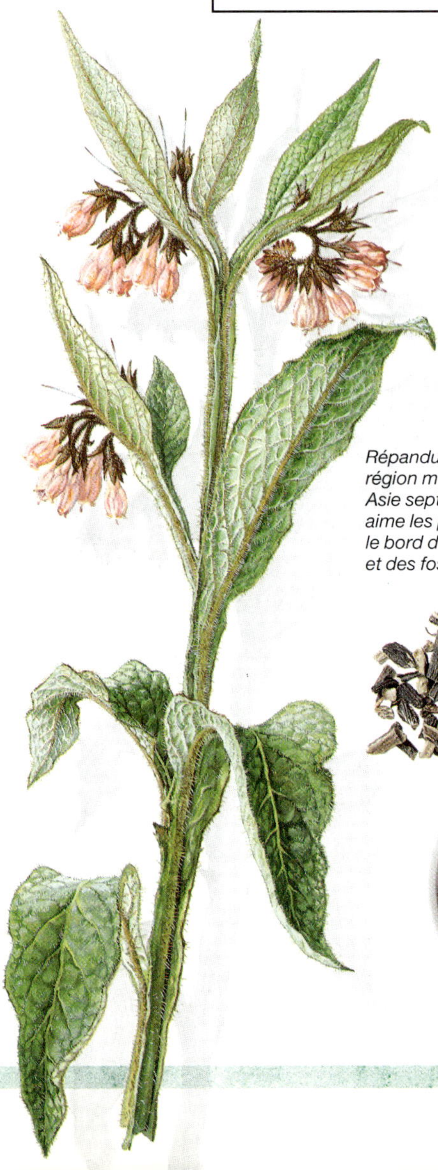

Répandue en Europe (sauf en région méditerranéenne) et en Asie septentrionale, la consoude aime les prairies marécageuses, le bord des ruisseaux et des fossés.

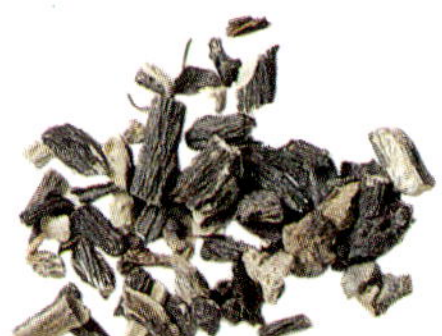

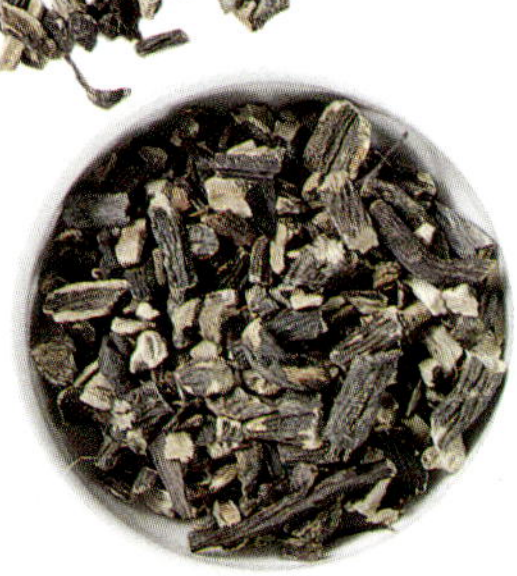

COQUELICOT

Papaver rhoeas L.
Papaveraceae

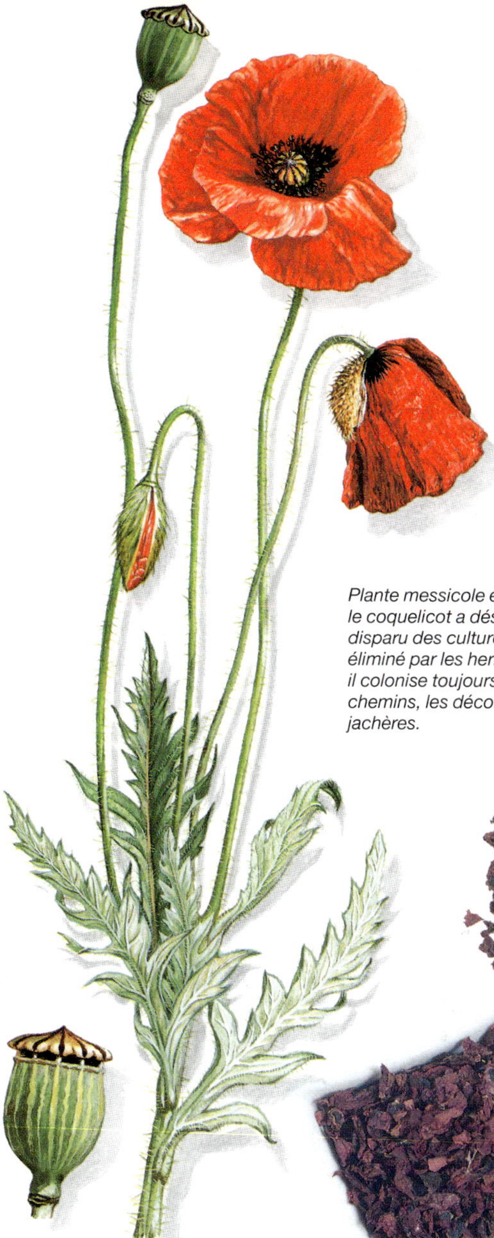

Plante messicole et rudérale, le coquelicot a désormais disparu des cultures céréalières, éliminé par les herbicides ; mais il colonise toujours les bords des chemins, les décombres et les jachères.

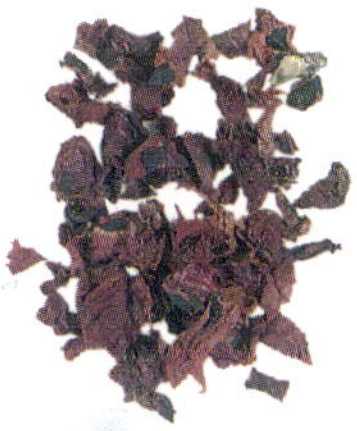

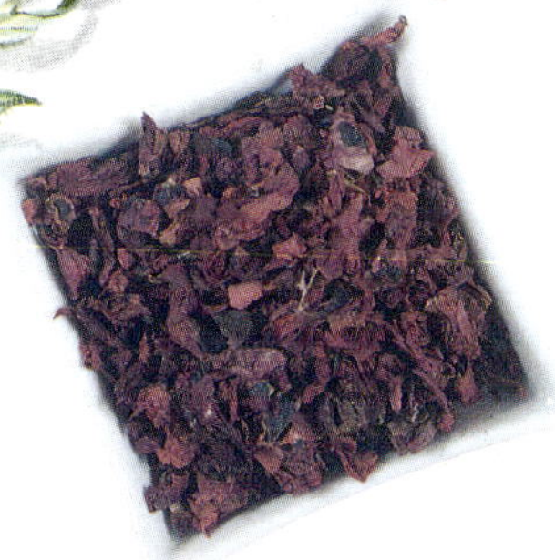

BOTANIQUE

Plante annuelle, de 25 à 80 cm de haut. Sa tige velue porte des feuilles finement découpées et des fleurs dont la corolle est formée de 4 pétales rouge écarlate, tachetés de noir à la base, et de nombreuses étamines qui font le délice des abeilles. Les fruits secs sont des capsules qui libèrent après incision un latex blanchâtre.

PARTIES UTILISÉES

Les pétales, récoltés au moment de la floraison et rapidement séchés puis conservés à l'abri de l'humidité. Ils doivent conserver leur couleur rouge foncé.

COMPOSANTS

La plante contient des alcaloïdes isoquinoléiques, peu abondants dans les pétales, dont le principal est la rhœadine (0,07 %). Les pétales renferment également des flavonoïdes, des anthocyanosides, qui les colorent, et des mucilages.

PROPRIÉTÉS DÉMONTRÉES

Malgré sa ressemblance et sa parenté botanique avec le pavot à opium, dont les capsules renferment un latex blanc riche en morphine, peu d'études récentes ont été entreprises sur le coquelicot ; la rhœadine, qui est une benzo-azépine, est considérée comme responsable des effets sédatifs, et les mucilages de l'effet émollient et antitussif.

INDICATIONS USUELLES RECONNUES

Les pétales sont indiqués dans les états de nervosité et de troubles du sommeil de l'adulte et de l'enfant, dans l'éréthisme cardiaque de l'adulte, et dans le traitement symptomatique de la toux.

PRÉCAUTIONS D'EMPLOI

Aucune aux doses préconisées. De fortes doses peuvent provoquer une intoxication. L'usage des fruits est à proscrire absolument.

Probablement originaire de Turquie et de Bulgarie, le coquelicot a été introduit dès l'époque préhistorique en Europe méridionale, en Asie et en Afrique du Nord. Les Grecs faisaient usage des capsules en décoction contre l'insomnie, des graines contre la constipation légère, et des fleurs pour adoucir les inflammations. En médecine arabo-islamique, le coquelicot était également nommé grenade à la toux.

Encore appelé pavot rouge, pavot coq, gravesolle, ponceau.

EMPLOIS

Infusion (10 min) :

• *10 g de pétales par litre d'eau. 3 tasses par jour, en cas de nervosité ou d'éréthisme cardiaque de l'adulte.*

• *20 g par litre chez l'adulte et 10 g chez l'enfant. 1 tasse après le repas du soir et 1 au coucher en cas de troubles du sommeil. 3 tasses réparties dans la journée en cas de toux.*

CORIANDRE

Coriandrum sativum L.
Apiaceae

EMPLOIS

- *Poudre de fruits : 1 à 4 g par jour, en 3 prises, après les repas, en mélange avec du miel dans les indications décrites ci-contre.*
- *Infusion (10 à 15 min) : 10 à 30 g de fruits par litre d'eau. 2 à 3 tasses par jour, après les repas, dans les mêmes indications.*

BOTANIQUE

Plante annuelle à tige luisante et striée, à feuilles pennatiséquées en lanières étroites dans la partie supérieure, et divisées en segments ovales dans la partie inférieure. Les fleurs, légèrement rosées, sont disposées en ombelles donnant à maturité de petits fruits globuleux. La plante fraîche exhale une odeur de punaise. Les fruits, à maturité, dégagent une odeur aromatique agréable.

PARTIES UTILISÉES

Les fruits mûrs séchés.

COMPOSANTS

Les fruits renferment 0,3 à 1 % d'une huile essentielle constituée surtout de linalol libre et estérifié (65 à 70 %), de géraniol, d'acétate de géranyle, de pinène, de bornéol, de phellandrène ; mais aussi 20 % de lipides, des furanocoumarines, des pentosanes, de l'amidon et des sucres, de la pectine, du tanin, de la vitamine C.

PROPRIÉTÉS DÉMONTRÉES

Les fruits ont des propriétés antispasmodiques dues à l'huile essentielle. On a mis en évidence également des propriétés antiulcéreuses. L'huile essentielle possède une bonne activité fongicide (sur *Candida albicans*) et bactéricide (sur le bacille d'Eberth).

INDICATIONS USUELLES RECONNUES

Les fruits de coriandre s'utilisent dans les colites spasmodiques douloureuses, les ballonnements épigastriques, les éructations, l'aérophagie, les digestions difficiles, les crampes d'estomac, les fermentations putrides.

PRÉCAUTIONS D'EMPLOI

Aucune aux doses préconisées. La coriandre peut cependant provoquer une légère somnolence.

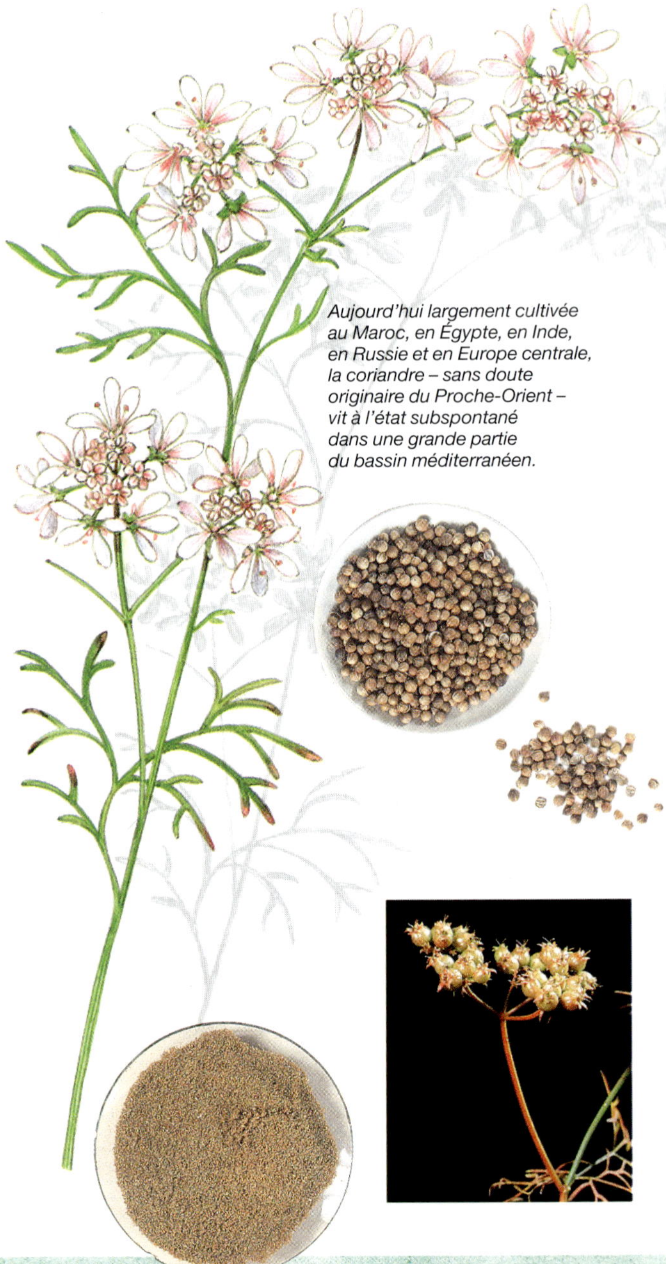

Aujourd'hui largement cultivée au Maroc, en Égypte, en Inde, en Russie et en Europe centrale, la coriandre – sans doute originaire du Proche-Orient – vit à l'état subspontané dans une grande partie du bassin méditerranéen.

La coriandre était connue des Égyptiens, comme l'attestent les papyrus et les inscriptions hiéroglyphiques, mais aussi la présence de ses fruits dans de nombreux tombeaux pharaoniques. Pour les Égyptiens, les Hébreux et les Grecs, outre ses usages médicaux, elle était réputée rendre le vin plus enivrant, alors que pour certains auteurs anciens elle n'était pas totalement dénuée de toxicité. En France, elle figurait déjà dans le capitulaire de Louis le Pieux (en 795) au nombre des plantes dont la culture était ordonnée dans les domaines impériaux. Au Moyen Âge, on l'utilisait comme plante médicinale, mais sa culture ne s'étendit à toute l'Europe qu'au XVIe siècle. Plus tard, elle fut utilisée dans la préparation de l'eau de mélisse des Carmes et de la Chartreuse. Son emploi comme condiment et plante médicinale est encore courant chez les Arabes.

Encore appelée punaise mâle, mari de la punaise, persil arabe.

CYPRÈS

Cupressus sempervirens L.
Cupressaceae

BOTANIQUE

Arbre à écorce rougeâtre, aux branches redressées et touffues entièrement recouvertes par les feuilles, imbriquées sur 4 rangs. Les cônes mâles sont petits et ovoïdes. Les cônes fructifères femelles (galbules), globuleux, d'abord verts puis gris-brun, sont formés d'écailles ligneuses, épaisses, s'écartant à maturité.

PARTIES UTILISÉES

Les cônes fructifères femelles encore verts, séchés, et les feuilles.

COMPOSANTS

Les cônes renferment 0,2 à 1 % d'une huile essentielle contenant alpha-pinène, camphène, cadinène, cédrol, carène, alpha-terpinéol libre et estérifié, terpinéol-4, furfural. Ils contiennent également 3 à 5 % de dimères et d'oligomères flavaniques (procyanidols du groupe B) et des acides diterpéniques (tanins).
Les feuilles contiennent aussi 0,2 % d'une huile essentielle (à pinène, camphène, cédrol et terpinéol) et des biflavonoïdes (amentoflavone, cupressuflavone).

PROPRIÉTÉS DÉMONTRÉES

Les cônes ont des propriétés vasoconstrictrices et astringentes dues à leurs tanins. L'expérimentation animale montre une activité angioprotectrice des oligomères flavaniques. L'huile essentielle, des feuilles surtout, a des propriétés antispasmodiques et antiseptiques.

INDICATIONS USUELLES RECONNUES

Les cônes sont utilisés dans le traitement des manifestations de l'insuffisance veineuse (varices, jambes lourdes, hémorroïdes, métrorragies de la ménopause), des diarrhées, de l'énurésie nocturne de l'enfant, de la transpiration des pieds. Les feuilles sont indiquées dans les toux quinteuses (bronchite, grippe, coqueluche, asthme).

PRÉCAUTIONS D'EMPLOI

Aucune aux doses préconisées. N'utiliser l'huile essentielle que sur prescription médicale.

Déjà mentionné comme plante médicinale dans un texte assyrien du XVe siècle avant J.-C., le cyprès avait un caractère sacré chez les Perses et les Grecs et tenait une place importante dans le culte des morts ; il était aussi connu pour ses propriétés antidiarrhéiques et antihémorroïdaires. Ces mêmes indications furent reprises par les Arabes, puis par sainte Hildegarde au XIIe siècle. Le cyprès appartient aujourd'hui à toutes les pharmacopées du pourtour méditerranéen.

Encore appelé cyprès d'Italie, cyprès pyramidal, cyprès toujours vert.

Originaire d'Orient, le cyprès est cultivé partout en région méditerranéenne. On l'utilise pour faire des haies, des brise-vent et des clôtures dans les cimetières.

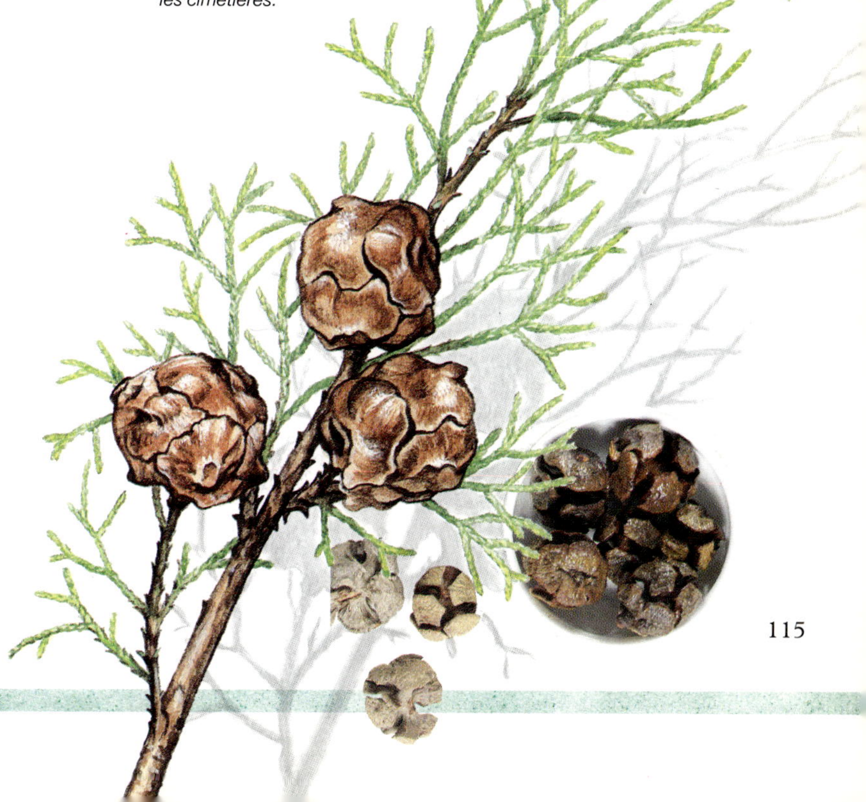

EMPLOIS

- *Décoction (15 min) : 10 à 30 g de cônes concassés par litre d'eau. 2 à 3 tasses par jour contre les diarrhées et en cas d'insuffisance veineuse ; 1 tasse le soir au dîner et 1 autre au coucher, contre l'énurésie chez l'enfant.*
- *Décoction concentrée en usage externe (20 min) : 50 g de cônes par litre d'eau. Appliquer en compresse chaude ou en lavement, trois fois par jour contre les hémorroïdes, les métrorragies de la ménopause, les varices et les jambes lourdes ; ou en bain de pieds contre la transpiration (15 min par jour).*

ÉGLANTIER

Rosa canina L.
Rosaceae

Commun dans toute l'Europe, en Afrique du Nord et au Moyen-Orient, en plaine et en basse montagne, l'églantier affectionne taillis et bord des chemins.

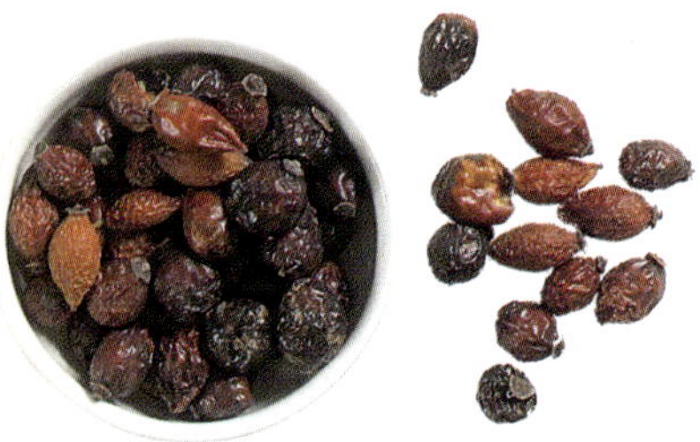

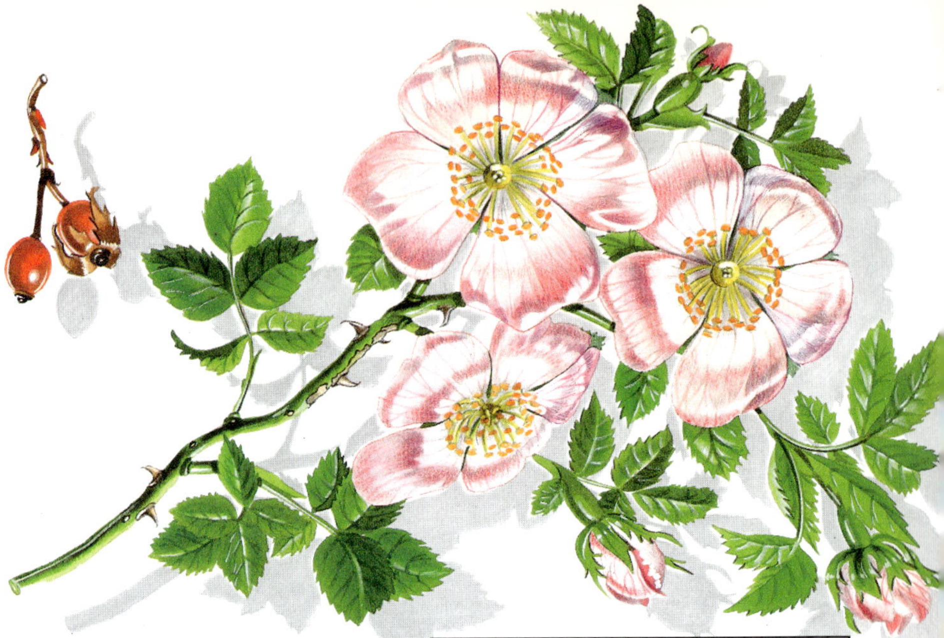

BOTANIQUE

Petit arbuste, haut de 1 à 5 m, à rameaux nombreux, munis d'aiguillons robustes. Les feuilles, alternes, sont composées de 5 à 7 folioles allongées et dentées. Les fleurs, isolées ou en corymbes, sont rose pâle ou blanches. À maturité, le réceptacle ovoïde de la fleur devient rouge orangé et charnu : c'est le cynorrhodon. Il renferme une pulpe dans laquelle se trouvent les véritables fruits, des akènes durs et poilus, irritants, d'où leur nom populaire de gratte-cul, par analogie avec le poil à gratter.

PARTIES UTILISÉES

Les cynorrhodons, récoltés avant maturité : en fait leur pulpe, débarrassée des akènes et de leurs poils.

COMPOSANTS

À l'état frais, les cynorrhodons, riches en vitamine C (1 %) et en provitamines A (caroténoïdes), contiennent aussi des tanins (procyanidols B1, B2, B3, B4 et catéchines), des sucres, des acides citrique et malique, de la pectine, des traces d'huile essentielle, du D-sorbitol, un glucoside très actif et un peu de vanilline dans les akènes.

PROPRIÉTÉS DÉMONTRÉES

Les cynorrhodons ont des propriétés astringentes, antidiarrhéiques, vitaminique C et provitaminique P.

INDICATIONS USUELLES RECONNUES

L'églantier est indiqué dans les diarrhées, mauvaises digestions, saignements des gencives, inflammations de la vessie, asthénies fonctionnelles, carences en vitamine C et pour faciliter la prise de poids.

PRÉCAUTIONS D'EMPLOI

En raison de la thermolabilité de la vitamine C, les cynorrhodons doivent être utilisés de préférence à l'état frais et ne pas bouillir plus de cinq minutes.

EMPLOIS

• *Pulpe fraîche de cynorrhodons : mastiquer lentement puis avaler. Plusieurs fois dans la journée, dans les carences en vitamine C, asthénies et saignements des gencives.*

• *Décoction (5 min) : 15 à 20 g de pulpe et de paroi charnue de cynorrhodons, finement hachées dans 0,50 litre d'eau ; laisser infuser 1 h et filtrer soigneusement. 2 à 3 tasses par jour après les repas, dans les diarrhées, mauvaises digestions, inflammations vésicales et asthénies. Cette décoction peut s'employer aussi en bain de bouche contre les saignements des gencives.*

• *Confiture de cynorrhodons : après avoir enlevé les akènes et les poils, hacher finement la partie charnue de cynorrhodons récoltés aux premiers froids ; ajouter un poids égal de sucre, mélanger jusqu'à homogénéisation parfaite, conserver en pots au réfrigérateur. 2 ou 3 cuillerées à soupe, au cours des repas, en cas d'asthénies, mauvaises digestions, inflammations de la vessie.*

Connu des Grecs pour ses propriétés astringentes et antidiarrhéiques, l'églantier avait de plus la réputation de soigner la rage, d'où son nom populaire de rosier des chiens. Les Arabes employaient surtout le bédégar – une galle engendrée sur les feuilles de l'églantier par la piqûre d'un insecte – pour ses vertus astringentes et toniques.

Encore appelé rosier sauvage, rosier des bois, rosier de la Vierge, gratte-cul.

ÉLEUTHÉROCOQUE

Eleutherococcus senticosus (Rupr. et Maxim.) Maxim.
Araliaceae

BOTANIQUE

Arbuste de 2 à 3 m de haut, à feuilles composées de 3 à 5 folioles et recouvertes d'épines. Les fleurs sont petites, groupées en ombelles : fleurs femelles ou hermaphrodites jaunâtres, et fleurs mâles violettes. Les fruits sont des drupes de couleur noire.

PARTIES UTILISÉES

Les racines, récoltées en automne ou au printemps.

COMPOSANTS

Les constituants de la plante ont fait l'objet de très nombreuses études, en particulier en Russie. Les racines renferment des substances chimiques complexes appelées éleuthérosides. Il s'agit en fait d'un mélange de substances chimiques variées : certaines sont des hétérosides combinant des substances déjà identifiées chez d'autres végétaux comme le daucostérol, la syringine ou l'isofraxidine, d'autres sont des hétérosides originaux. Par ailleurs, on a identifié dans les racines des polysaccharides à propriétés immunostimulantes, des glycanes – les éleuthéranes – à effet hypoglycémiant, et des composés phénoliques.

PROPRIÉTÉS DÉMONTRÉES

Les racines ont des propriétés stimulantes, anxiolytiques et adaptogènes. Cette dernière propriété confère notamment aux animaux traités une plus grande résistance au froid et à la fatigue. De plus, l'éleuthérocoque renforce l'immunité en stimulant les défenses de l'organisme et atténue la toxicité de certains antimitotiques. Il augmente la résistance des cellules du cerveau aux effets de l'ischémie.

INDICATIONS USUELLES RECONNUES

C'est un stimulant utile dans les asthénies fonctionnelles physiques ou intellectuelles et un adaptogène qui corrige les excès de la vie moderne induisant stress et asthénie.

PRÉCAUTIONS D'EMPLOI

Aucune aux doses recommandées. Peut gêner l'endormissement s'il est pris trop tard dans la journée. À éviter chez la femme enceinte et l'hypertendu.

L'éleuthérocoque, parfois surnommé ginseng du pauvre, est aux Russes ce que le ginseng est aux Chinois : une plante stimulante et adaptogène aussi bien utilisée chez l'homme sain en additif alimentaire, pour prévenir certaines maladies, que chez le malade ou le convalescent. On le recommande aussi pour ses effets contre les états séborrhéiques et pelliculaires. On dit également que la plante permettrait aux athlètes russes de réaliser d'étonnantes performances sportives.

Encore appelé ginseng de Sibérie, buisson du diable.

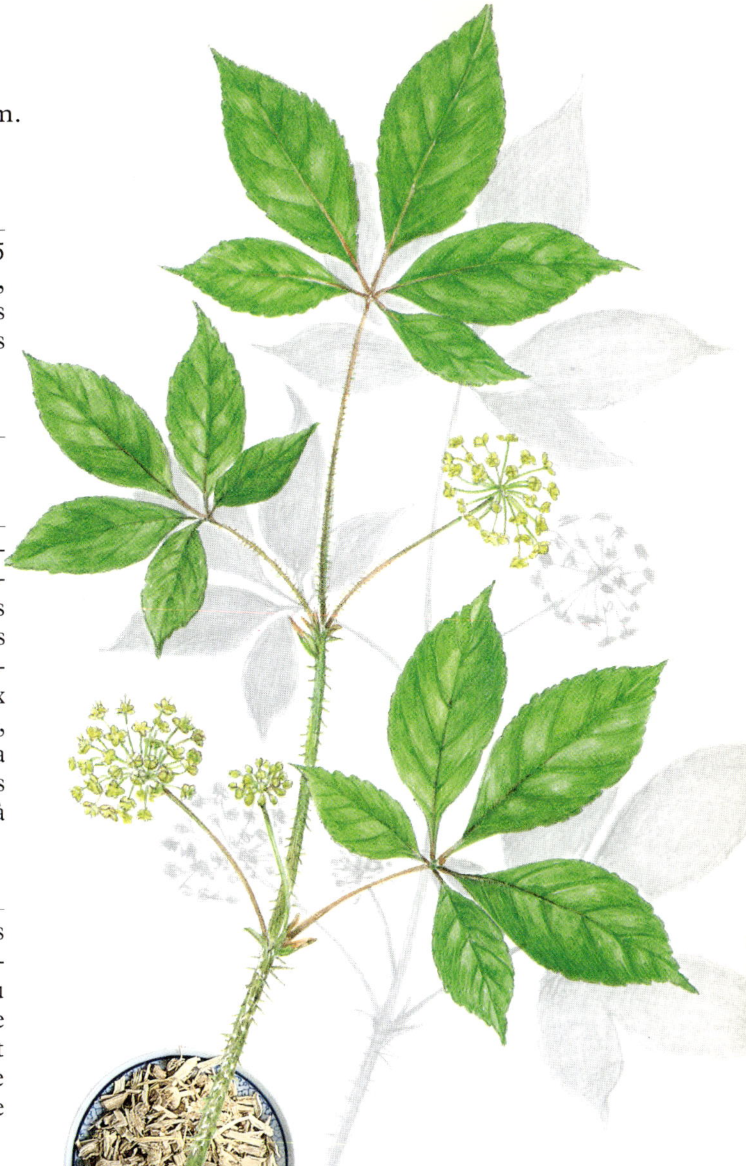

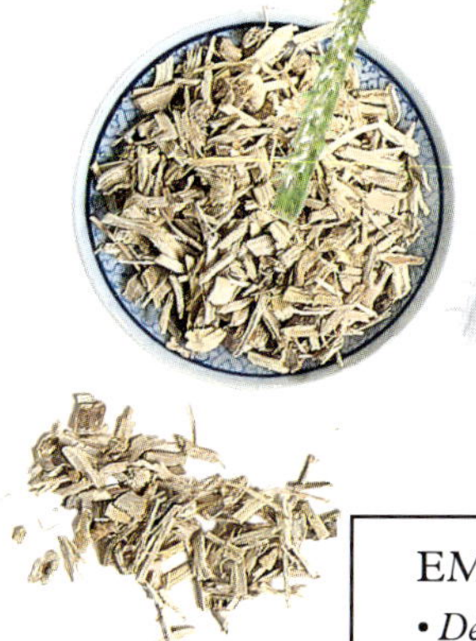

Spontané en Russie (Sibérie surtout), où il pousse comme du chiendent, en Chine, au Japon et en Corée, l'éleuthérocoque forme sous le couvert forestier des buissons épineux.

EMPLOIS

• Décoction (10 min) et macération à froid (12 h) : 3 à 5 g de racines par litre d'eau. 1 tasse quatre fois par jour pour lutter contre la fatigue, renforcer la résistance à l'effort, tonifier convalescents et personnes âgées.

• Poudre : 0,5 g trois fois par jour, avant 16 heures, dans les mêmes indications.

Demi-dose chez l'adolescent pour les 2 préparations.

ÉRYSIMUM ou SISYMBRE

Sisymbrium officinale (L.) Scop.
Brassicaceae

BOTANIQUE

Plante annuelle de 30 à 80 cm de haut, à tige dressée, portant des rameaux très étalés. Les feuilles basales sont pétiolées, profondément divisées en lobes inégaux, dont le supérieur est en forme de fer de hallebarde. Les fleurs sont petites et jaune pâle, réunies en grappes. Les fruits, étroitement appliqués contre la tige, sont des siliques droites, isolées, velues et épaisses. La plante a une saveur âcre et piquante.

PARTIES UTILISÉES

Les feuilles et les sommités fleuries, récoltées pendant tout l'été, fraîches, ou encore séchées à l'ombre dans un endroit bien aéré.

COMPOSANTS

Les feuilles et les sommités fleuries d'érysimum contiennent des hétérosides cardiotoniques, des isothiocyanates, des glucosinolates et aussi des lactones soufrées cycliques, surtout dans l'huile essentielle.

PROPRIÉTÉS DÉMONTRÉES

Ses propriétés expectorantes et mucolytiques sont dues aux glucosinolates, qui provoquent par action réflexe une sécrétion des voies respiratoires.

INDICATIONS USUELLES RECONNUES

L'érysimum est indiqué par voie orale dans le traitement symptomatique de la toux, au cours des affections bronchiques aiguës bénignes. En application locale, il soulage temporairement les maux de gorge et/ou les enrouements passagers ; c'est aussi un antalgique dans les affections de la cavité buccale et/ou de l'oropharynx.

PRÉCAUTIONS D'EMPLOI

Aucune aux doses préconisées.

L'érysimum de Dioscoride semble correspondre à une espèce très voisine de la nôtre. Il le conseillait contre les catarrhes pulmonaires, les toux purulentes, l'ictère, les poisons. La médecine arabo-islamique l'utilisait comme fortifiant. Cette plante ne semble pas avoir été connue au Moyen Âge. Au XVIe siècle, un contemporain de Matthiole, Guillaume Rondelet, la remit à l'honneur en rendant grâce à elle sa voix d'ange à un enfant de chœur « qui l'avait du tout cassée et quasi perdue avec le souffle même ». Au XVIIe siècle, Racine lui-même en témoigne, l'érysimum était recommandé pour ses vertus bienfaisantes contre l'enrouement et il était utilisé comme béchique et expectorant. C'est un exemple typique de plante médicinale restée jusqu'à nos jours au service de la phytothérapie.

Encore appelé sisymbre officinal, tortelle, julienne jaune, moutarde des haies, vélar, herbe aux chantres.

EMPLOIS

- *Infusion (20 min) : 20 g de plante sèche par litre d'eau, à sucrer avec du miel de préférence. 1 tasse avant chaque repas contre la toux.*
- *La même infusion peut être employée en bain de bouche ou en gargarisme dans les affections buccales et les enrouements.*
- *Suc frais de la plante : 15 à 30 g à prendre avec du lait ou du miel, pour les mêmes indications que l'infusion.*
- *Poudre : 2 à 4 g dans une infusion. Deux à trois fois par jour, avant les repas, contre la toux et les bronchites légères.*

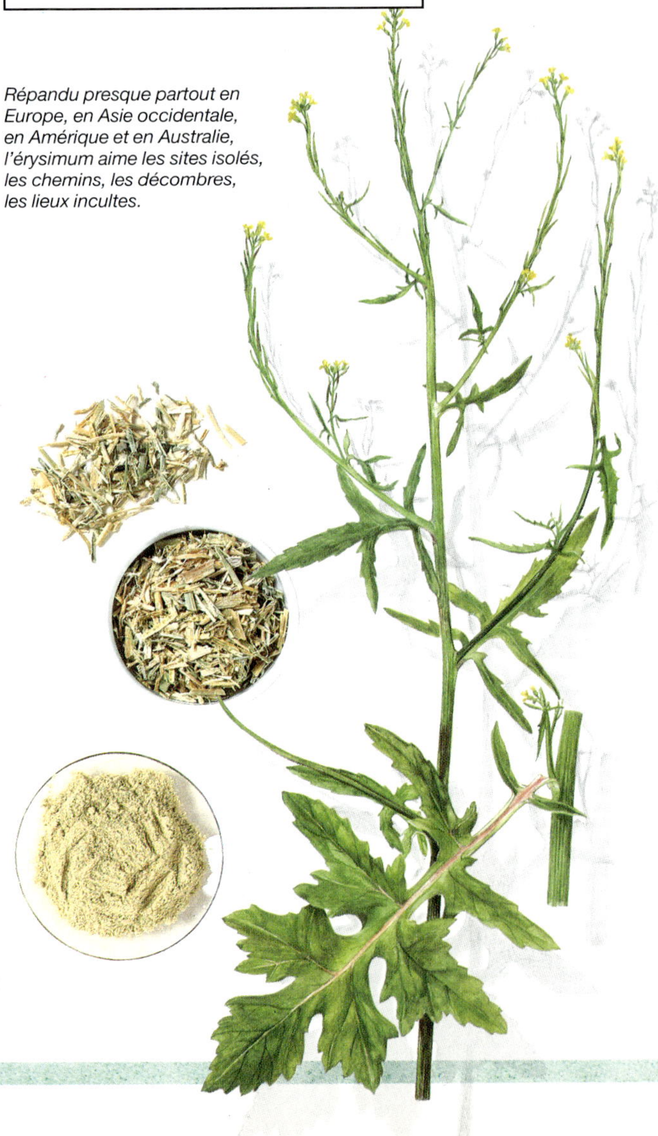

Répandu presque partout en Europe, en Asie occidentale, en Amérique et en Australie, l'érysimum aime les sites isolés, les chemins, les décombres, les lieux incultes.

ESCHSCHOLZIA

Eschscholzia californica Cham.
Papaveraceae

BOTANIQUE

Plante herbacée annuelle, rarement bisannuelle, d'environ 40 cm de haut, qui renferme un latex incolore. Les feuilles, d'un vert glauque, sont finement découpées, et les fleurs terminales, d'un orangé resplendissant, sont formées de 4 pétales. Le fruit, très allongé, est une silique à 10 nervures contenant de nombreuses graines.

PARTIES UTILISÉES

Les parties aériennes, récoltées à la fin de la floraison et séchées.

COMPOSANTS

L'eschscholzia renferme de nombreux alcaloïdes (pavine, apomorphine, protopine) souvent plus abondants au niveau des racines que dans les parties aériennes. La plante contient aussi des phytostérols, des caroténoïdes colorants des pétales et des flavonoïdes.

PROPRIÉTÉS DÉMONTRÉES

Cette plante était réputée calmante et analgésique, et c'est en recherchant ces propriétés sur les souris qu'ont été démontrés des effets sédatifs, anxiolytiques, inducteurs du sommeil et analgésiques. Les propriétés anxiolytiques semblent impliquer des mécanismes d'action voisins de ceux des tranquillisants de la classe des benzodiazépines ; cependant, les principes actifs isolés n'ont pas été déterminés. La présence de protopine explique ses propriétés spasmolytiques.

INDICATIONS USUELLES RECONNUES

L'eschscholzia est indiqué dans l'anxiété, dans les états de nervosité et dans les difficultés d'endormissement de l'adulte et de l'enfant.

PRÉCAUTIONS D'EMPLOI

Aucune aux doses préconisées.

Ce n'est qu'au XIXe siècle que l'eschscholzia fut décrit pour la première fois, après une expédition dans l'Ouest californien, par le botaniste russe Eschscholtz, qui lui donna son nom. Les Indiens et les premiers colons de cette région utilisaient ses feuilles par voie orale contre les maux de dents et les coliques, et pour diminuer la lactation ; la plante était aussi recommandée en cataplasme pour guérir les plaies ulcérées. Au début du XXe siècle, les parties aériennes sont indiquées comme somnifère doux, calmant et analgésique, particulièrement recommandé en médecine infantile. En Amérique du Nord, on l'utilise pour soigner les maux de tête.

Encore appelé pavot de Californie.

EMPLOIS

Infusion (15 min) :

- *10 g de parties aériennes par litre d'eau chez l'adulte et 5 g par litre chez l'enfant. 3 tasses par jour, en cas d'anxiété.*
- *5 g par litre chez l'adulte et 2 g chez l'enfant. 1 tasse à prendre après le repas du soir et 1 tasse au coucher, en cas d'insomnie.*

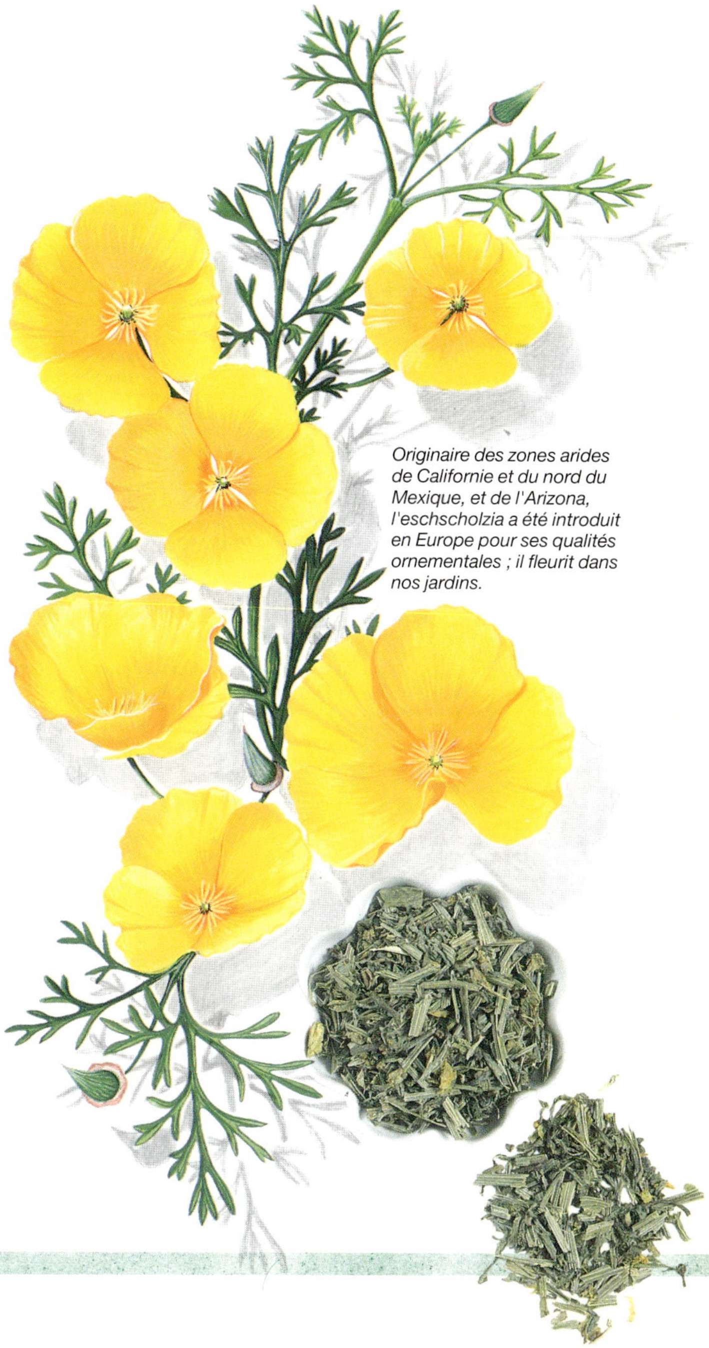

Originaire des zones arides de Californie et du nord du Mexique, et de l'Arizona, l'eschscholzia a été introduit en Europe pour ses qualités ornementales ; il fleurit dans nos jardins.

EUCALYPTUS

Eucalyptus globulus Labill.
Myrtaceae

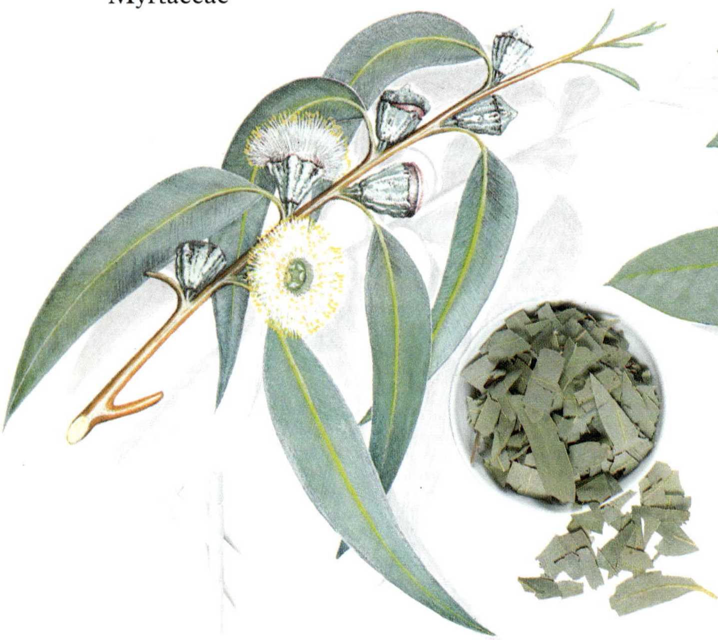

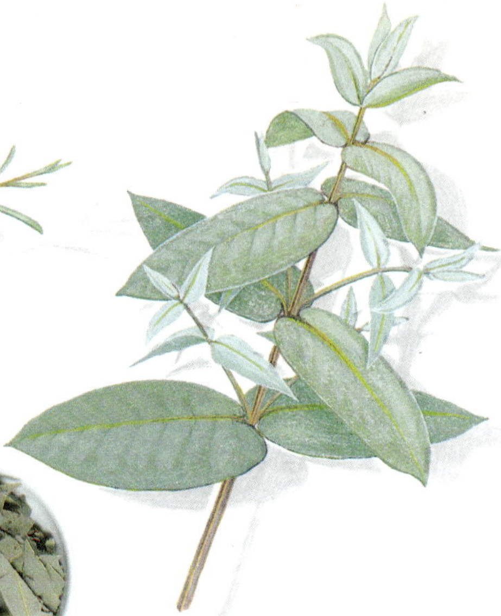

*Les eucalyptus sont originaires d'Australie et de Tasmanie. Introduits en Europe en 1860, ils se sont très bien acclimatés dans le bassin méditerranéen. Les feuilles de l'eucalyptus médicinal (*Eucalyptus globulus*) sont utilisées pour la production d'une huile essentielle.*

BOTANIQUE

Arbre pouvant atteindre 40 m de haut, 100 m en Australie. Les feuilles sont de deux types : tendres, ovales et cordées à la base, sur les jeunes rameaux ; coriaces, lancéolées, falciformes sur les rameaux âgés. Les boutons floraux s'épanouissent au printemps. Le fruit est une capsule ligneuse en forme de pyramide renversée.

PARTIES UTILISÉES

Les feuilles, récoltées sur les rameaux âgés, et séchées à l'ombre. La présence en faible quantité de boutons floraux ou de fruits est tolérée.

COMPOSANTS

Le composant principal des feuilles est l'huile essentielle, pouvant contenir jusqu'à plus de 80 % d'eucalyptol (ou cinéol). Elles lui doivent leur odeur aromatique prononcée. On y trouve également des principes flavoniques, des tanins, un hétéroside phénolique, des acides organiques, des lipides, une résine.

L'eucalyptus était inconnu des Anciens. En Europe, sa première utilisation thérapeutique remonte à 1865.
Il fut découvert en 1792 par Jacques Julien Houtou de La Billardière, voyageur et botaniste français, au cours d'une expédition en Australie. *Eucalyptus globulus* y est connu sous le nom d'« arbre à fièvre », et la gomme rouge exsudée par le tronc est utilisée contre la diarrhée et les saignements.

Encore appelé eucalyptus globuleux, eucalyptus des pharmaciens, gommier bleu de Tasmanie.

PROPRIÉTÉS DÉMONTRÉES

Les propriétés antiseptiques, hypoglycémiantes, astringentes et fébrifuges, reconnues traditionnellement pour les feuilles d'eucalyptus, ont été démontrées.

INDICATIONS USUELLES RECONNUES

En Europe, les indications retenues concernent les affections bronchiques bénignes, la toux, le rhume et les rhinites. En Australie, les feuilles sont aussi utilisées comme fébrifuge et antiseptique urinaire.

PRÉCAUTIONS D'EMPLOI

Aucune aux doses préconisées. Il faut éviter l'emploi des feuilles en cours de grossesse et lors de l'allaitement. Attention, l'huile essentielle est toxique. La réserver à la prescription médicale.

EMPLOIS

- *Infusion (10 à 15 min) : 10 à 20 g de feuilles par litre d'eau. 3 à 4 tasses par jour, contre les affections bronchiques bénignes, la toux, le rhume, le nez bouché, les maux de gorge.*
- *Fumigation : une poignée de feuilles dans un grand bol d'eau bouillante, à inhaler, trois fois par jour ; mêmes indications que ci-dessus.*
- *Cigarettes : les feuilles, hachées puis roulées en cigarettes, peuvent aussi être fumées ; 4 cigarettes par jour, contre les affections bronchiques bénignes et la toux.*

FENOUIL DOUX

Foeniculum vulgare Mill. *ssp. vulgare*
Apiaceae

BOTANIQUE

Plante herbacée vivace ou bisannuelle de 1 à 2 m de haut, à feuilles finement découpées en lanières. Les petites fleurs, jaune verdâtre, forment de grandes ombelles et donnent naissance à des fruits qui sont des diakènes elliptiques soudés. La racine principale, blanchâtre, est fusiforme. La plante a une odeur anisée et une saveur sucrée.

PARTIES UTILISÉES

Les fruits : les ombelles sont coupées avant la complète maturité des fruits, mises à sécher puis vannées. Parfois les racines, récoltées à la fin de la première année et séchées.

COMPOSANTS

L'huile essentielle des fruits renferme 80 % d'anéthole, de l'estragole, du limonène et de la fenchone. La racine contient, outre l'huile essentielle, des flavonoïdes, des acides organiques et des dérivés coumariniques.

PROPRIÉTÉS DÉMONTRÉES

Les extraits alcooliques de fruits ont des effets cholérétiques, anti-inflammatoires, analgésiques et antipyrétiques et sont bactériostatiques. Les extraits hydroalcooliques de racines sont diurétiques chez le rat et carminatifs.

INDICATIONS USUELLES RECONNUES

Les fruits sont indiqués dans les troubles digestifs (douleurs abdominales, ballonnements, colites spasmodiques, digestion difficile, aérophagie, flatulences), les racines comme diurétique et pour faciliter les fonctions d'élimination rénale et digestive.

PRÉCAUTIONS D'EMPLOI

Respecter les doses préconisées. L'huile essentielle pure est à proscrire : quelques grammes suffisent pour provoquer une intoxication (convulsions, nausées, vomissements, œdème pulmonaire). Une utilisation chronique est déconseillée en raison des effets œstrogéniques de la plante.

Connu depuis la haute antiquité, le fenouil figure déjà dans les papyrus égyptiens et dans les traités de médecine chinoise et indienne. Les Grecs le considéraient comme galactogène, stomachique, emménagogue et diurétique. Ainsi, Dioscoride le recommandait « à ceux qui ne peuvent pisser que goutte à goutte ». Les Arabes disaient que la racine dilate les obstructions du foie et de la rate, réchauffe l'estomac et fait couler l'urine, et que les vipères se frottent les yeux avec la plante pour s'éclaircir la vue, d'où son usage populaire pour renforcer la vue. D'abord cultivé dans les jardins des monastères, le fenouil est utilisé dans toute l'Europe au Moyen Âge.

Encore appelé fenouil commun, fenouil des vignes, aneth doux.

EMPLOIS

- *Infusion (15 min) : 10 à 20 g de fruits par litre d'eau. 1 tasse à la fin des trois repas chez l'adulte, pour ses propriétés digestives. Pour le nourrisson, infusion avec une dizaine de graines pour 50 ml.*
- *Macération (24 h) : 20 à 30 g de racines pour 1 litre de vin blanc. 1/2 verre matin et midi, comme diurétique. Consommer modérément.*

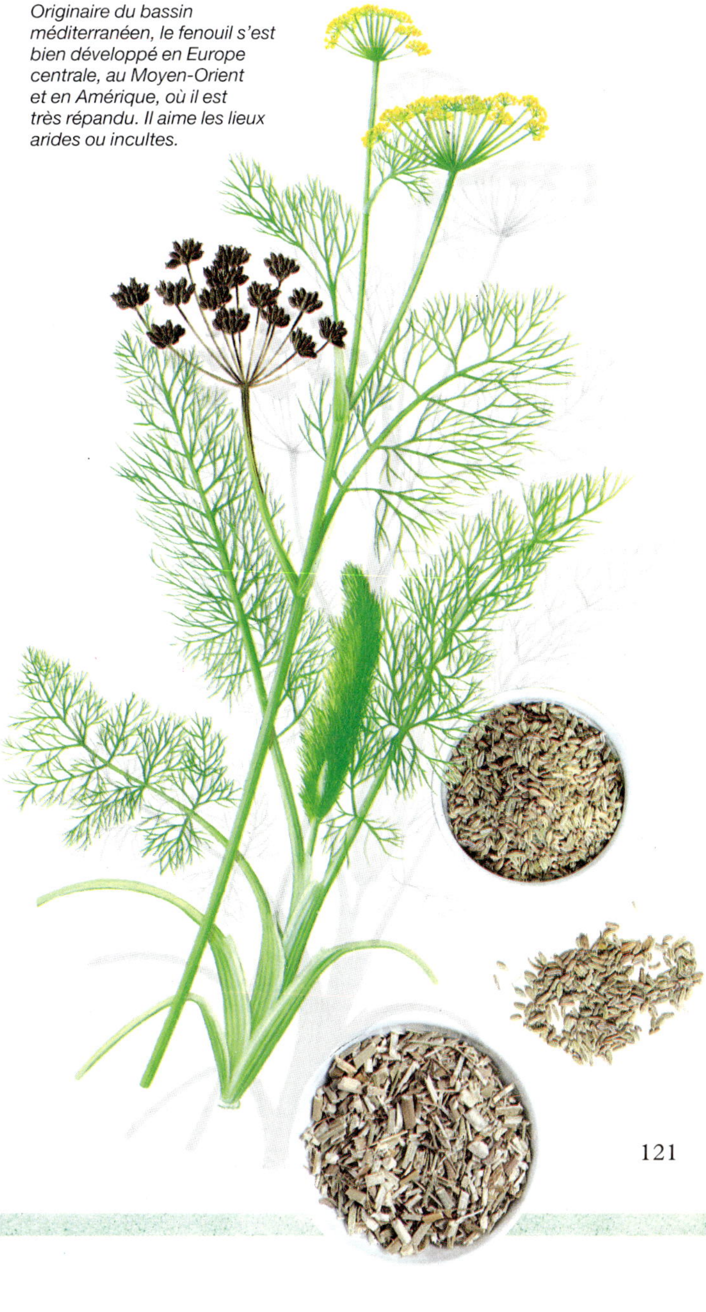

Originaire du bassin méditerranéen, le fenouil s'est bien développé en Europe centrale, au Moyen-Orient et en Amérique, où il est très répandu. Il aime les lieux arides ou incultes.

FENUGREC

Trigonella foenum-graecum L.
Papilionaceae

Originaire du Proche-Orient, le fenugrec est aujourd'hui largement cultivé au Maroc, en Égypte et en Inde. On l'exploitait autrefois dans le midi de la France et dans l'Orléanais pour l'engraissement du bétail et pour la teinturerie.

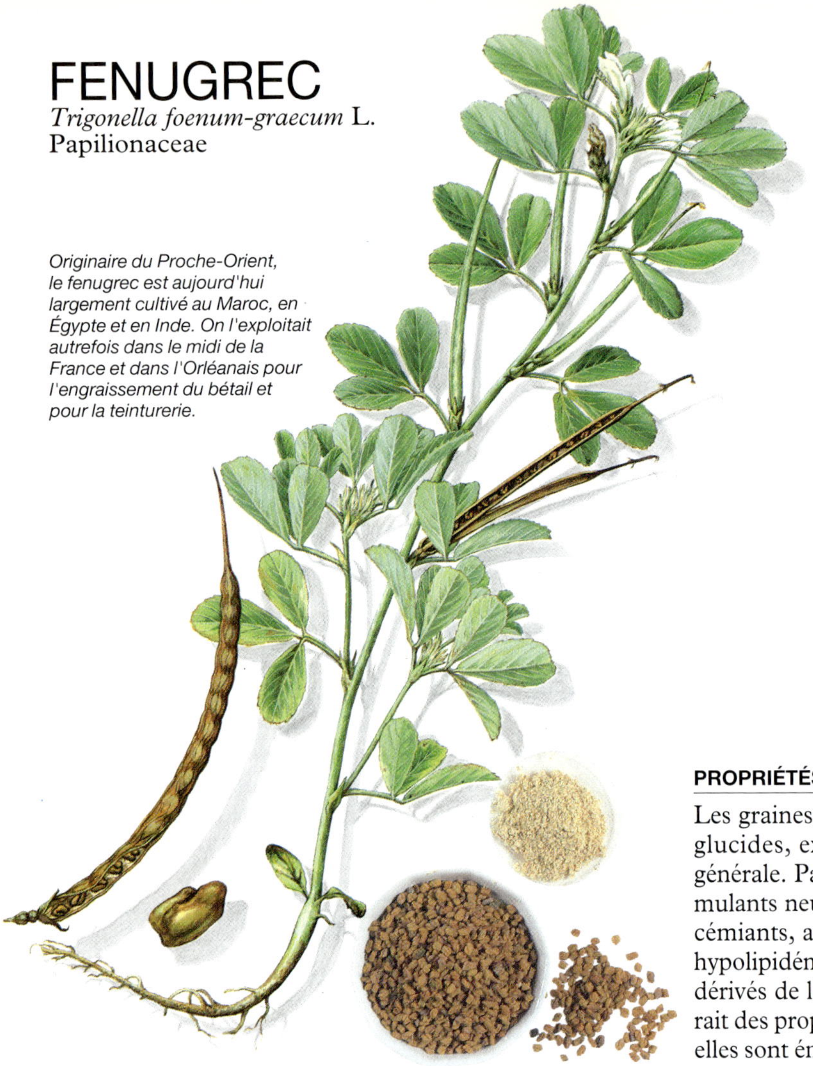

EMPLOIS

• *Graines : 1 à 2 cuillerées à soupe, trois fois par jour (ou 1 à 2 cuillerées de poudre de graines, dans de la confiture), avant les repas, contre les asthénies et les amaigrissements.*

• *Décoction (10 min) : 150 g de graines par litre d'eau. 1 verre le matin à jeun et 1 verre dans l'après-midi, contre les asthénies et les amaigrissements. Peut aussi être utilisée en gargarisme contre les aphtes, ou en badigeonnage sur les plaies, les gerçures.*

BOTANIQUE

Plante herbacée annuelle de 20 à 50 cm de haut, à feuilles alternes, longuement pétiolées, composées de 3 folioles obovales et dentées. Les fleurs, solitaires ou groupées par 2, sont jaune pâle, blanchâtres ou tirant sur le violet, et triangulaires. Les fruits sont des gousses contenant 10 à 20 graines très dures, aplaties, rhomboïdales, jaune fauve à brun. Leur odeur est forte et leur saveur amère.

PARTIES UTILISÉES

Les graines, importées surtout du Maroc, de l'Égypte et de l'Inde.

COMPOSANTS

Les graines renferment jusqu'à 30 % de protides riches en lysine, et des nucléoprotéines riches en fer et en phosphore. On trouve aussi d'autres composés phosphorés comme les lécithines (1 à 2 %), des stéroïdes, des glucosides à coumarine, de la trigonelline, beaucoup de glucides (20 à 30 %) et notamment un mucilage, des lipides (7 %). Des principes volatils et une structure furanique sont conjointement responsables de l'odeur de la plante.

PROPRIÉTÉS DÉMONTRÉES

Les graines, en raison de leur richesse en protides et en glucides, exercent une action positive sur la nutrition générale. Par leur richesse en phosphore, ce sont des stimulants neuromusculaires. En outre, des effets hypoglycémiants, antihypertenseurs, hypocholestérolémiants et hypolipidémiants ont été mis en évidence. La présence de dérivés de l'acide nicotinique (trigonelline) leur conférerait des propriétés provitaminiques PP. En usage externe, elles sont émollientes et anti-inflammatoires.

INDICATIONS USUELLES RECONNUES

Le fenugrec est classiquement utilisé dans le traitement des asthénies et des amaigrissements de toutes sortes. En usage externe, il est utilisé dans le traitement des furoncles, plaies, gerçures, aphtes.

PRÉCAUTIONS D'EMPLOI

Après la prise de fenugrec, les sueurs, d'odeur désagréable, déteignent en jaune sur les sous-vêtements.

Les graines de fenugrec étaient connues des Anciens : les Grecs faisaient avec leur farine des cataplasmes émollients et les Arabes les recommandaient contre l'amaigrissement, le rachitisme et l'asthénie. Quant aux Indiens, leur tradition culinaire en fait un complément alimentaire de grande valeur. En France, les médecins tentèrent d'utiliser leurs propriétés dans le traitement des états malingres, mais la difficulté à préparer des poudres désodorisées s'opposa à une large utilisation de ces graines.

Encore appelé trigonelle, senégrain.

FICAIRE

Ranunculus ficaria L.
Ranunculaceae

BOTANIQUE

Plante herbacée vivace, de 10 à 30 cm de haut, à tiges glabres et creuses. Les feuilles, vertes et luisantes, alternes, entières, crénelées, longuement pétiolées, rappellent par leur forme celles du lierre. Les fleurs, isolées, sont d'un jaune brillant et comme vernissées. Les fruits sont des akènes. Les racines sont épaissies et renflées en tubercules fusiformes.

PARTIES UTILISÉES

Les racines tubérisées, prélevées après la floraison (septembre) et séchées dans un endroit sec à l'abri de la lumière.

COMPOSANTS

Les racines contiennent de l'amidon, de l'anémonine, des tanins, des saponosides (hétérosides de l'hédéragénine et de l'acide oléanolique).

PROPRIÉTÉS DÉMONTRÉES

Les propriétés antihémorroïdaires, analgésiques, anti-inflammatoires et diurétiques, conférées aux racines, sont dues aux saponosides.

INDICATIONS USUELLES RECONNUES

En usage externe seulement. Les racines sont utilisées dans les manifestations de l'insuffisance veineuse (jambes lourdes) et dans la symptomatologie hémorroïdaire et anale.

EMPLOIS

• *Cataplasme de décoction de racines : porter à ébullition 40 à 50 g de racines par litre d'eau. Laisser infuser 5 min. Appliquer en compresse chaude, pour soulager les douleurs et décongestionner les hémorroïdes.*

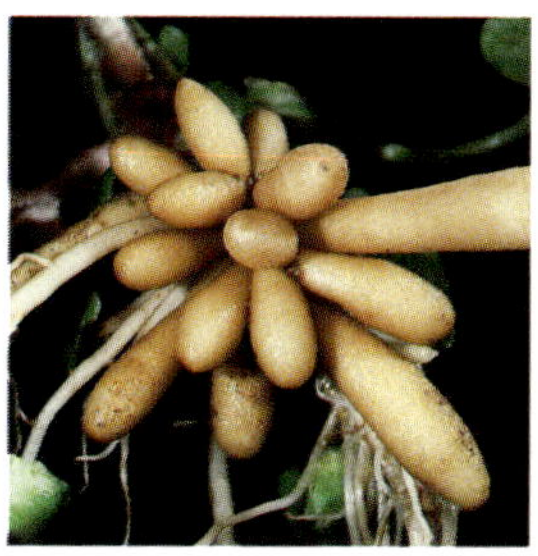

PRÉCAUTIONS D'EMPLOI

Attention ! La ficaire ne doit jamais être utilisée fraîche (présence de substances vésicantes et irritantes qui disparaissent au cours de la dessiccation ou à la cuisson). L'usage interne doit être absolument proscrit.

Au Moyen Âge, la ficaire était préconisée comme antiscorbutique, antiscrofuleuse, dans les maladies de poitrine et comme fébrifuge. C'est aux empiriques du XVIIe siècle que l'on doit la connaissance de ses effets décongestionnants sur les hémorroïdes, qui reposait sur la théorie des signatures (ressemblance des racines renflées en tubercules avec des hémorroïdes). Les racines, écrasées et appliquées sur la peau, étaient utilisées comme vésicatoires, ou contre les hémorragies, usages qui sont actuellement abandonnés.
Gustatives quand elles sont recueillies avant l'éclosion, les fleurs et les feuilles crues sont accommodées en salade, dans certaines campagnes. Le bétail les fuit, en raison de leur effet dépuratif ; les paysans les emploient pour éliminer les rats.

Encore appelée bassinet, petite éclaire, éclairette, petite chélidoine, herbe aux hémorroïdes, herbe au fic.

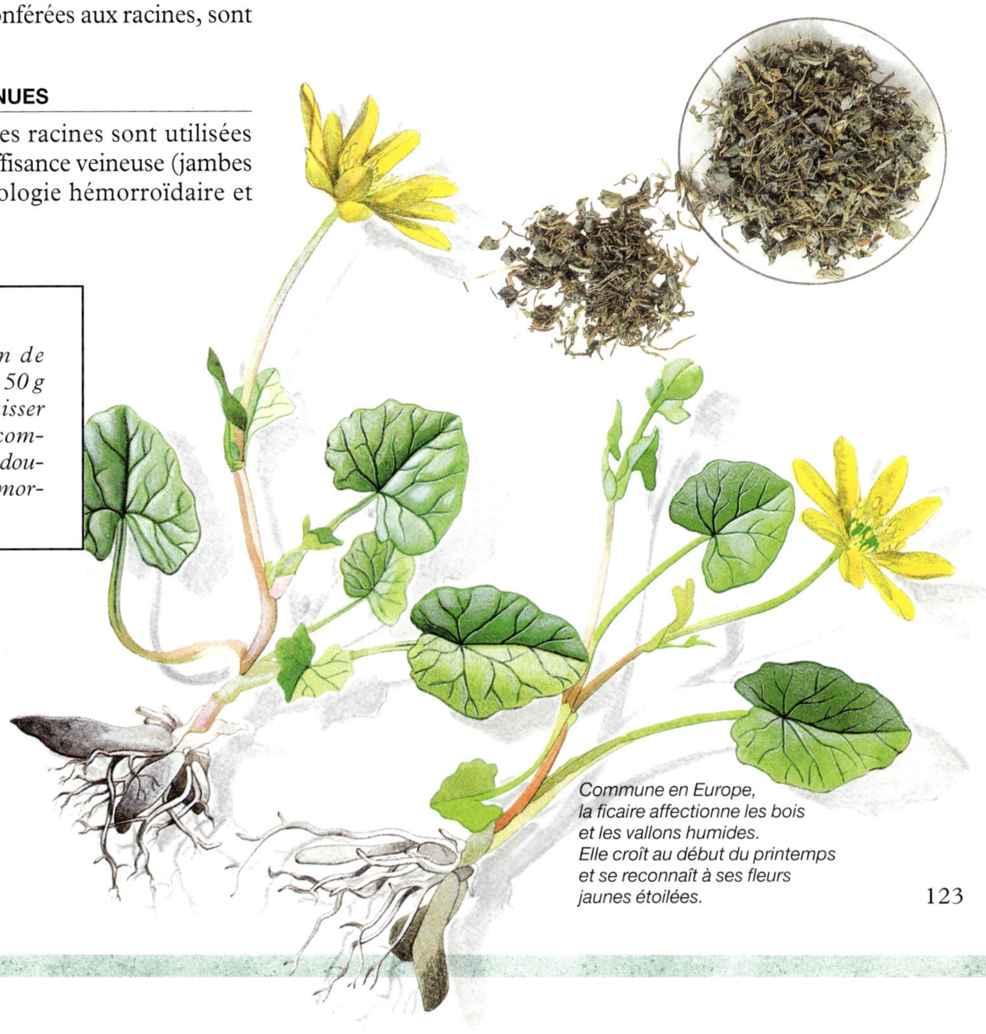

Commune en Europe, la ficaire affectionne les bois et les vallons humides. Elle croît au début du printemps et se reconnaît à ses fleurs jaunes étoilées.

FRAGON ÉPINEUX

Ruscus aculeatus L.
Liliaceae

BOTANIQUE

Plante ligneuse de 40 à 60 cm de haut, vivace, à rhizome rampant, à nombreux rameaux primaires portant des rameaux secondaires coriaces, aplatis, ovales lancéolés, vert foncé, terminés en pointe piquante. Ces rameaux portent sur la face supérieure des petites feuilles à l'aisselle desquelles apparaissent de petites fleurs verdâtres qui donnent au moment de la fructification des baies écarlates de la taille d'un pois.

PARTIES UTILISÉES

Les rhizomes, récoltés de septembre à octobre, nettoyés, coupés et séchés. Ils se présentent alors sous forme de petits fragments brun clair, noueux, portant en surface des anneaux d'accroissement circulaire ainsi que des racines adventives.

COMPOSANTS

Les plus importants, responsables de l'activité pharmacologique, sont des saponosides stéroïdiques : la ruscogénine et la néoruscogénine. On trouve dans les rhizomes d'autres constituants : des dérivés benzofuraniques, des flavonoïdes, une huile essentielle, des acides gras, des stérols, des sucres, des phénols, des sels minéraux.

PROPRIÉTÉS DÉMONTRÉES

Le fragon épineux est un vasoconstricteur veineux et un veinotonique. Il agirait en partie en stimulant les récepteurs adrénergiques de la paroi vasculaire.

INDICATIONS USUELLES RECONNUES

Le fragon épineux est indiqué dans le traitement symptomatique de l'insuffisance veinolymphatique (hémorroïdes, varices, jambes lourdes, fragilité capillaire, troubles de la circulation rétinienne, métrorragies). La tradition populaire attribue aux rhizomes une activité diurétique et anti-œdémateuse.

PRÉCAUTIONS D'EMPLOI

La décoction et le sirop de fragon épineux sont contre-indiqués en cas d'hyperkaliémie.

Le fragon épineux était utilisé comme diurétique par les Anciens. Les Arabes ont reconduit cette indication. En France, depuis le Moyen Âge, cette tradition thérapeutique se poursuit. Les médecins de l'École de Montpellier préconisaient l'usage de cette plante en particulier dans le traitement de l'ascite.

Encore appelé buis piquant, houx-frelon, myrte épineux, petit houx.

EMPLOIS

• *Décoction (15 min) : 60 g de rhizome par litre d'eau. 2 tasses par jour dans toutes les indications mentionnées ci-contre.*

• *Sirop : à 100 g de rhizomes découpés, ajouter 0,5 litre d'eau bouillante, laisser infuser 12 h, puis passer. Rajouter 0,5 litre d'eau bouillante sur les rhizomes pour faire une seconde infusion et passer avec expression. Mélanger les 2 infusés, ajouter 600 g de sucre et concentrer sur le feu pour obtenir 1 litre de sirop. Les doses de ce sirop sont de 20 à 50 g par jour en 2 prises, comme veinotonique, diurétique dans les œdèmes, oliguries.*

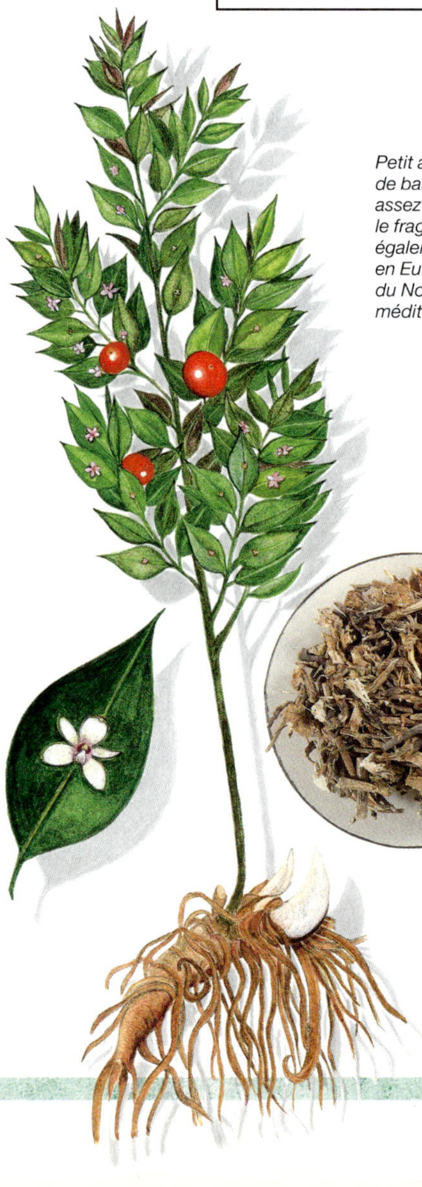

Petit arbrisseau des bois, de basse montagne calcaire, assez commun en France, le fragon épineux se rencontre également en Grande-Bretagne, en Europe centrale, en Afrique du Nord et sur le pourtour méditerranéen.

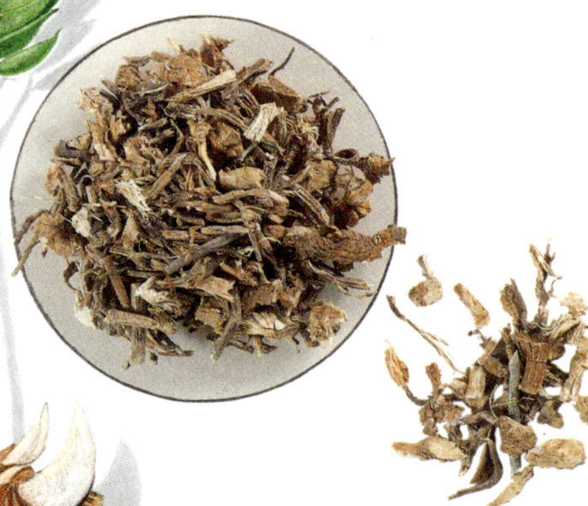

FRAISIER

Fragaria vesca L.
Rosaceae

Commun en Europe, Asie, Afrique du Nord et Amérique, le fraisier, dont le « fruit » est la fraise des bois, affectionne les bois, les haies, les coteaux.

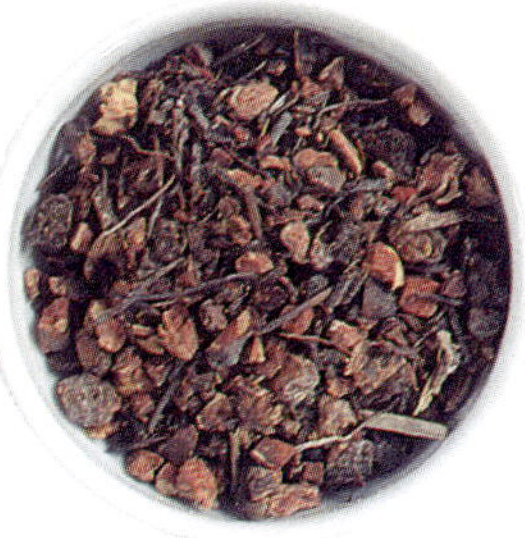

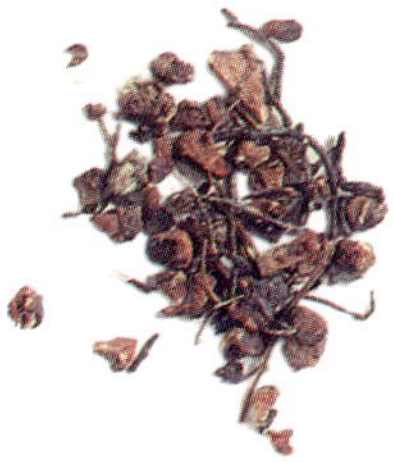

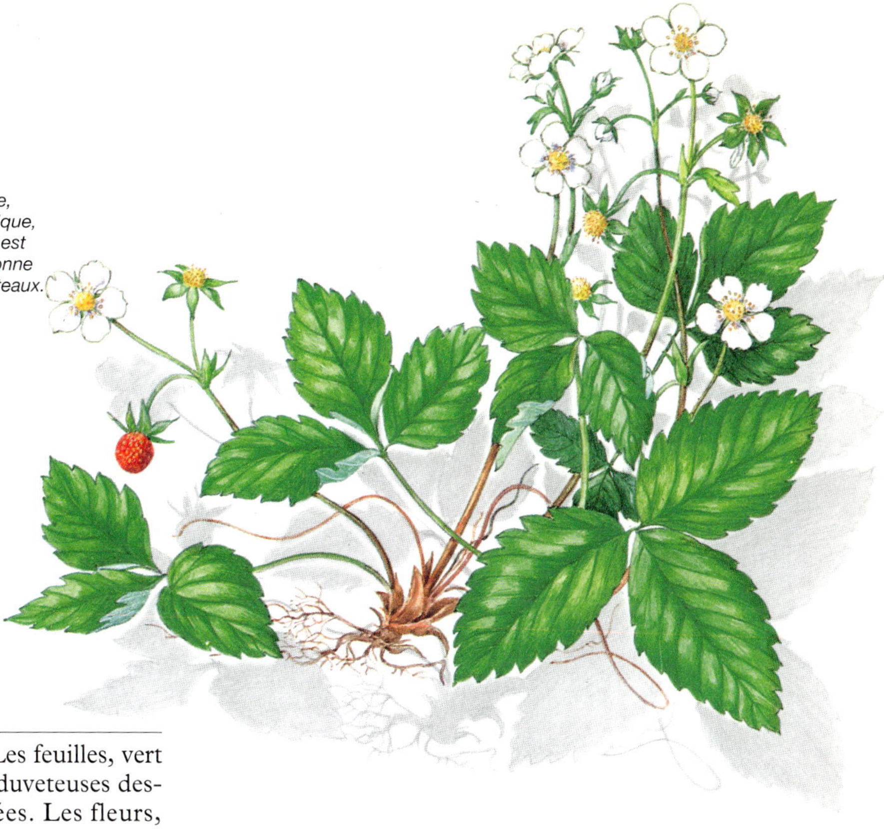

BOTANIQUE

Plante vivace, à tiges courtes et velues. Les feuilles, vert tendre, brillantes dessus, plus claires et duveteuses dessous, sont trifoliées, dentées et pétiolées. Les fleurs, blanches, forment des cymes. Les fruits (akènes) sont fixés sur la fraise, réceptacle devenu charnu et rouge à maturité. Le rhizome stolonifère est recouvert d'écailles membraneuses.

PARTIES UTILISÉES

Le rhizome et les racines, prélevés avant l'apparition des feuilles et séchés en plein air.

COMPOSANTS

Le rhizome contient des tanins catéchiques (9 à 12 %), des flavonoïdes, des triterpènes et des glucosides caractéristiques (fragarine et fragarianine). Les feuilles, également riches en tanins, contiennent des flavonoïdes, une huile essentielle et de la vitamine C. La fraise, riche en fer et en sucres de type lévulose, contient une huile essentielle et des dérivés anthocyaniques.

PROPRIÉTÉS DÉMONTRÉES

Le fraisier est un astringent antidiarrhéique et diurétique (effet lié aux tanins). Des effets angioprotecteurs sont attribués aux dérivés procyanidiques du rhizome.

INDICATIONS USUELLES RECONNUES

Les parties souterraines sont indiquées dans le traitement des diarrhées légères et en hygiène buccale (bains de bouche).

PRÉCAUTIONS D'EMPLOI

À signaler une possible urticaire provoquée par la fraise chez certains sujets prédisposés.

EMPLOIS

- *Décoction (10 min) : 40 g de parties souterraines par litre d'eau. 1 tasse, trois à quatre fois par jour, en cas de diarrhée et comme diurétique.*
- *Infusion (10 min) : 5 g par litre d'eau. À boire à volonté, comme antidiarrhéique et diurétique.*
- *Gargarisme : décoction (10 min) de 40 g par litre d'eau, contre les maux de gorge.*

Le fraisier était connu de nos ancêtres préhistoriques, puis des Grecs et des Romains, comme aliment. Sainte Hildegarde, quant à elle, déconseillait de manger des fraises. Au XVe siècle, on leur reconnaissait de nombreuses vertus plutôt imaginaires (elles protégeaient de la lèpre et favorisaient la fécondité). C'est à partir du XVIe siècle que la plante fut utilisée pour des vertus médicinales dont la plupart sont encore aujourd'hui reconnues : emploi des feuilles et du rhizome comme diurétique, pour guérir les ulcères, les plaies, la dysenterie, les hémorragies utérines, les rhumatismes et la goutte, pour fortifier les gencives... Linné affirmait avoir été guéri de la goutte par une alimentation exclusivement à base de fraises. La fraise était conseillée en cas de constipation, de scorbut, et aussi aux goutteux, aux tuberculeux, aux artérioscléreux, pléthoriques et hypertendus ; les bains d'eau de fraise étaient réputés embellissants.

Encore appelé fraisier des bois, caperonnier, capron, fraisier musqué, breslinge.

FRÊNE ÉLEVÉ

Fraxinus excelsior L.
Oleaceae

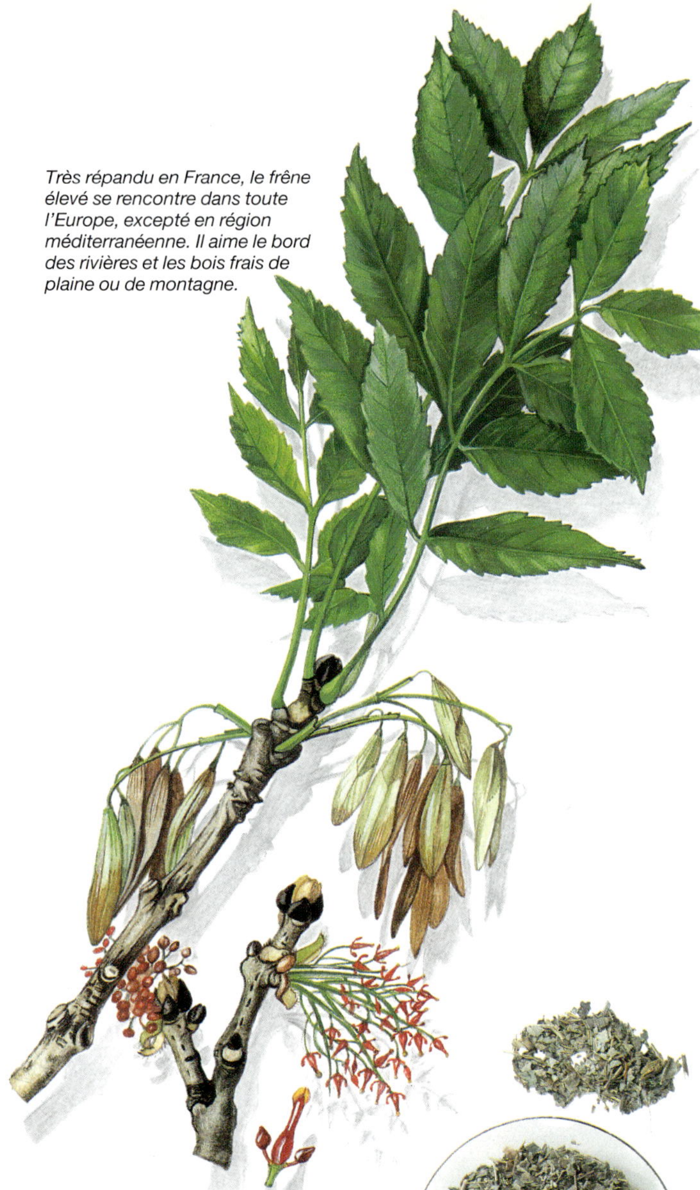

Très répandu en France, le frêne élevé se rencontre dans toute l'Europe, excepté en région méditerranéenne. Il aime le bord des rivières et les bois frais de plaine ou de montagne.

BOTANIQUE

Grand arbre de 20 à 40 m de haut, à écorce gris cendré, lisse devenant crevassée. Il se reconnaît à ses gros bourgeons noirs veloutés, qui donneront des feuilles pétiolées, imparipennées, composées de 9 à 15 folioles, vert foncé dessus, plus pâle dessous ; à ses petites fleurs brun rougeâtre sans pétales, qui apparaissent en avril-mai ; à ses fruits ailés, aplatis et pendants (samares).

PARTIES UTILISÉES

Les folioles : les feuilles sont récoltées au début de l'été, et les folioles sont séparées du pétiole et séchées à l'ombre.

COMPOSANTS

Les feuilles renferment des flavonoïdes (rutoside), des hétérosides coumariniques (fraxoside), des tanins catéchiques et galliques, du mannitol et de l'acide ursolique. Des études récentes ont identifié des iridoïdes, en particulier un séco-iridoïde, l'exelsoïde.

PROPRIÉTÉS DÉMONTRÉES

De récents travaux ont démontré l'action diurétique chez le rat avec élimination de sodium.

INDICATIONS USUELLES RECONNUES

Les feuilles sont indiquées comme stimulant des fonctions d'élimination rénale et digestive, comme diurétique, comme antirhumastismal et antalgique, en particulier dans le traitement de la goutte.

PRÉCAUTIONS D'EMPLOI

Aucune aux doses préconisées.

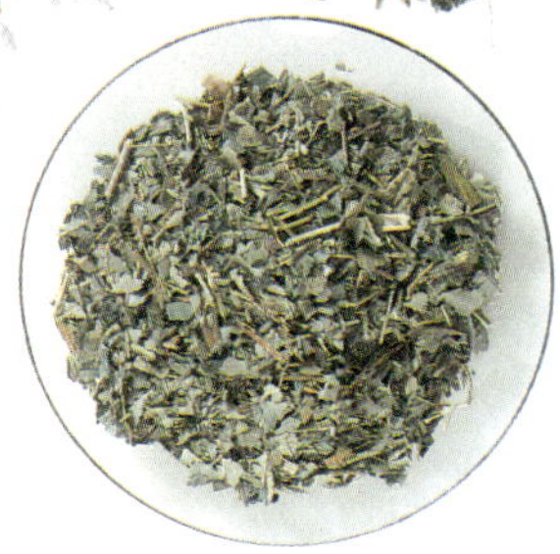

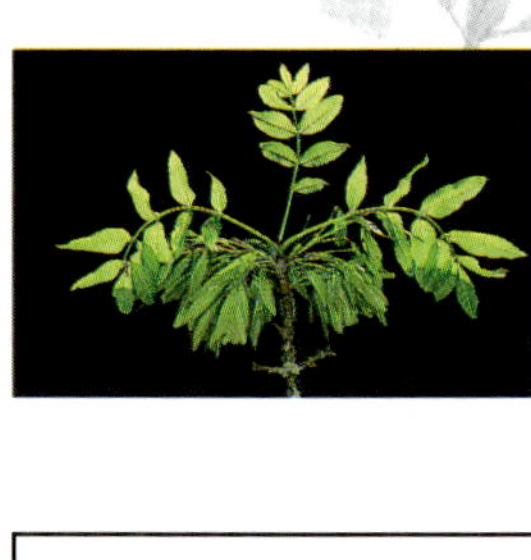

Les Grecs connaissaient déjà les effets diurétiques et laxatifs des feuilles de frêne et les recommandaient dans le traitement de la goutte et des rhumatismes. Au IIIe siècle, l'auteur latin Quintus Serenus cite dans ses préceptes curatifs l'emploi des semences pour soigner l'hydropisie. Plus tard, l'arbre joua un grand rôle dans les mythologies nordiques : le frêne Yggdrasil y couvrait le monde entier de ses rameaux et ombrageait le tribunal des dieux. Les anciennes indications mises en application par la médecine populaire étaient aussi largement appréciées par les médecins du siècle dernier, qui attribuaient aux feuilles et aux semences une activité anti-inflammatoire ; l'écorce en décoction ou en poudre était réputée fébrifuge et antidiarrhéique.
Si le bois de frêne, dur et élastique à la fois, fut longtemps utilisé pour la fabrication des skis, c'est désormais à l'ébénisterie et à la boissellerie qu'est réservé son emploi.

Encore appelé frêne commun, grand frêne, quinquina d'Europe, frêne à feuille aiguë.

EMPLOIS

• *Infusion (10 min) ou décoction (10 min) : 15 à 30 g de feuilles par litre d'eau. 1 tasse avant chaque repas et 2 tasses l'après-midi, en cas de rhumatismes, goutte, rétention d'eau.*

FUCUS VÉSICULEUX

Fucus vesiculosus L.
Fucaceae

BOTANIQUE

Algue de 60 à 70 cm de long, à renflements pleins d'air éclatant sous les doigts, le fucus vésiculeux se caractérise par ses touffes brunes (le thalle), minces et plates, fixées aux rochers par des crampons. Cette plante forme des amas de lanières maintenues par des flotteurs (aérocystes) leur permettant de garder une position verticale dans l'eau. L'algue dégage une odeur marine désagréable et a une saveur écœurante.

PARTIES UTILISÉES

Le thalle, recueilli l'été, séché au soleil et retourné toutes les heures pendant plusieurs jours jusqu'à dessiccation complète.

COMPOSANTS

Parmi les composants chimiques décrits, il faut retenir surtout la présence d'acide alginique, polymère linéaire d'acide, pouvant constituer 40 % du poids de l'algue. La présence d'oligoéléments (iode, cadmium, mercure) impose un strict contrôle de la composition de la drogue mise sur le marché

PROPRIÉTÉS DÉMONTRÉES

L'acide alginique est responsable des activités reconnues à l'espèce. Il a la propriété de s'organiser sous forme d'un gel visqueux et mousseux sous l'effet des sucs digestifs. Il assure ainsi une protection des muqueuses (œsophage, estomac) et possède un pouvoir laxatif par effet de lest.

INDICATIONS USUELLES RECONNUES

Le fucus vésiculeux est reconnu comme adjuvant dans les régimes amaigrissants et permet la perte de poids, justifiant ainsi son emploi comme coupe-faim en diététique.

PRÉCAUTIONS D'EMPLOI

La présence d'iode oblige à recommander un usage limité dans le temps et représente une contre-indication pour l'enfant. L'utilisation de cette plante comme adjuvant dans les régimes amaigrissants est délicate et doit être affaire de spécialiste. La dose utilisée doit être inférieure à 0,20 mg d'iode par jour. D'autre part, la qualité de la plante doit satisfaire à certaines exigences (absence de mercure, cadmium...).

Très prisé sur le plan alimentaire par les populations côtières anglo-saxonnes, le fucus était recommandé en cas de goitre hypothyroïdien bien avant qu'on eût reconnu chez lui la présence d'iode. Il fut également conseillé en cas d'obésité et de goutte. Il faut attendre le XIXe siècle pour que Duchesne-Duparc constate qu'une décoction de fucus favorise « la résorption des tissus graisseux ». Le fucus fut par ailleurs utilisé comme combustible et pour couvrir les chaumières.

Encore appelé varech vésiculeux, chêne marin, goémon, laitue marine.

EMPLOIS

- *Décoction (10 min) : 2 à 5 g de thalle par litre d'eau ; filtrer. 3 à 4 tasses par jour 30 min avant les repas, comme adjuvant dans les régimes amaigrissants.*

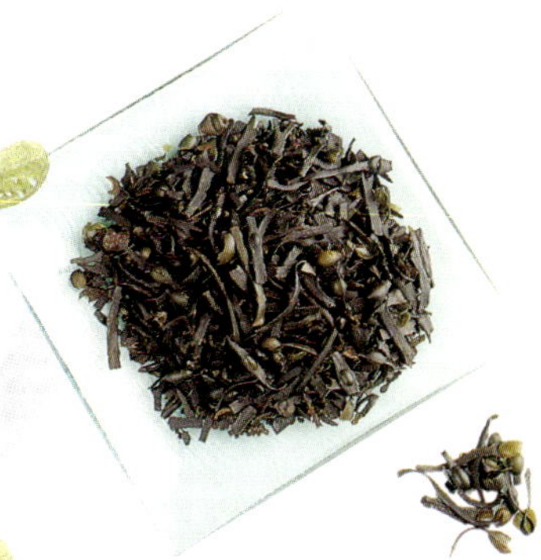

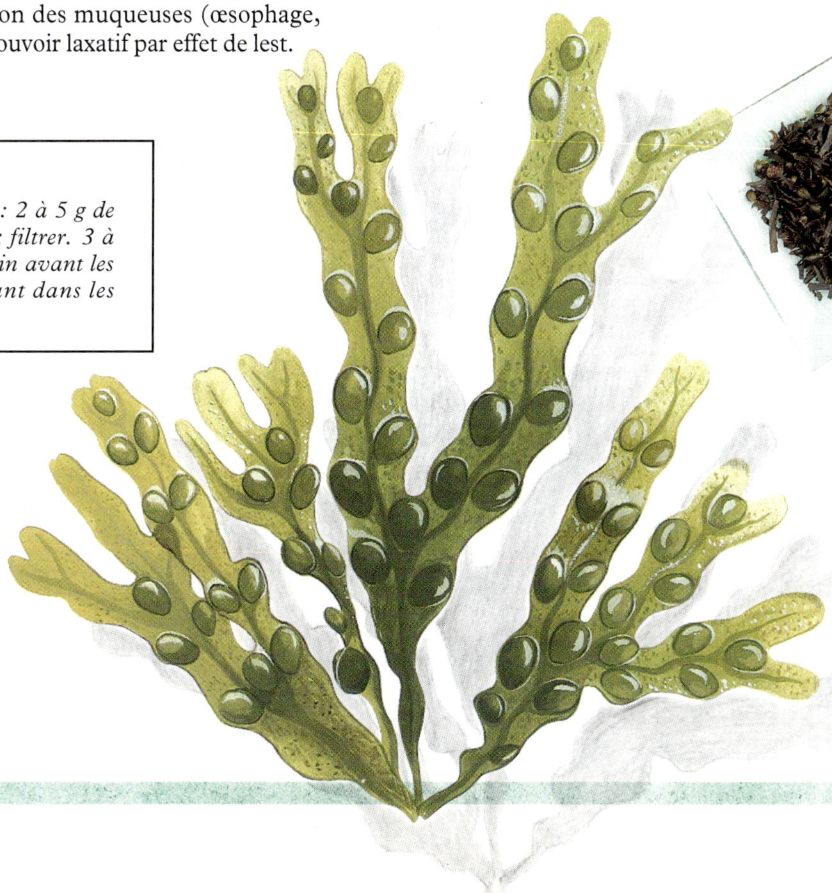

Algues brunes ou vertes, abondantes sur les côtes des mers froides ou tempérées, les fucus supportent les périodes d'émersion et on les trouve fréquemment sur les côtes de la Manche ou de l'Atlantique, accrochés aux rochers.

FUMETERRE
Fumaria officinalis L.
Fumariaceae

BOTANIQUE

Plante herbacée annuelle, de 15 à 70 cm de haut, à tige frêle, dressée ou rampante, portant de petites feuilles alternes et découpées qui forment un feuillage vert glauque. Les fleurs, à corolle allongée rose violacé, apparaissant d'avril à septembre, sont disposées en grappes et donnent des fruits globuleux, qui sont des siliques. La racine est pivotante. Toute la plante possède une odeur âcre de fumée et une saveur amère et salée.

PARTIES UTILISÉES

Les parties aériennes fleuries, récoltées en été et séchées rapidement au soleil.

COMPOSANTS

La plante contient de nombreux alcaloïdes (au total 0,3 %). L'un d'entre eux, quantitativement le plus important, la protopine (0,13 %), possède des propriétés remarquables : antispasmodique, antihistaminique, antiarythmique, antibactérien, anti-inflammatoire, elle intervient activement dans certains mécanismes de transmission de l'influx nerveux au niveau central. Outre de nombreux autres alcaloïdes (une centaine), on trouve dans les parties aériennes de la fumeterre des flavonoïdes, des tanins, des acides-alcools et des sels minéraux.

PROPRIÉTÉS DÉMONTRÉES

La fumeterre possède des propriétés régulatrices sur le flux et l'évacuation de la bile. Elle facilite l'ouverture du sphincter d'Oddi, qui contrôle l'évacuation de la bile dans l'intestin ; la protopine est un stimulant cardiaque et respiratoire, un spasmolytique et un anticholinergique, propriétés qu'elle confère à la plante.

La fumeterre était bien connue des Anciens : Dioscoride et Galien la prescrivaient dans les obstructions du foie et les affections hépatiques. Au Moyen Âge, les Arabes l'employaient par voie orale pour « évacuer la bile brûlée, rafraîchir le sang, tonifier l'estomac et réveiller l'appétit » ; en usage externe, ils conseillaient son suc contre le prurit et la gale. Au XVIe siècle, Matthiole la recommandait comme l'un des plus doux purgatifs. On la considère au début du XXe siècle comme tonique et cholagogue en traitement d'une semaine, et sédative et antipléthorique en traitement régulier. En outre, la fumeterre a, comme l'angélique et le frêne, la réputation de faire des centenaires. Ses effets sur le rythme cardiaque et la tension artérielle sont utilisés traditionnellement en Russie.

Encore appelée fiel de terre, fine terre, herbe à la jaunisse, pisse-sang, lait battu, herbe à la veuve.

INDICATIONS USUELLES RECONNUES

Traditionnellement reconnue et recherchée pour ses vertus de régulation hépatobiliaire et pour ses effets diurétiques et laxatifs, la fumeterre est indiquée pour réguler et stimuler la cholérèse dans les digestions difficiles, pour favoriser la diurèse, et dans les affections vésiculaires.

PRÉCAUTIONS D'EMPLOI

Aucune aux doses préconisées. Attention ! Le traitement ne doit pas dépasser dix jours et on respectera un arrêt de dix jours avant toute nouvelle cure.

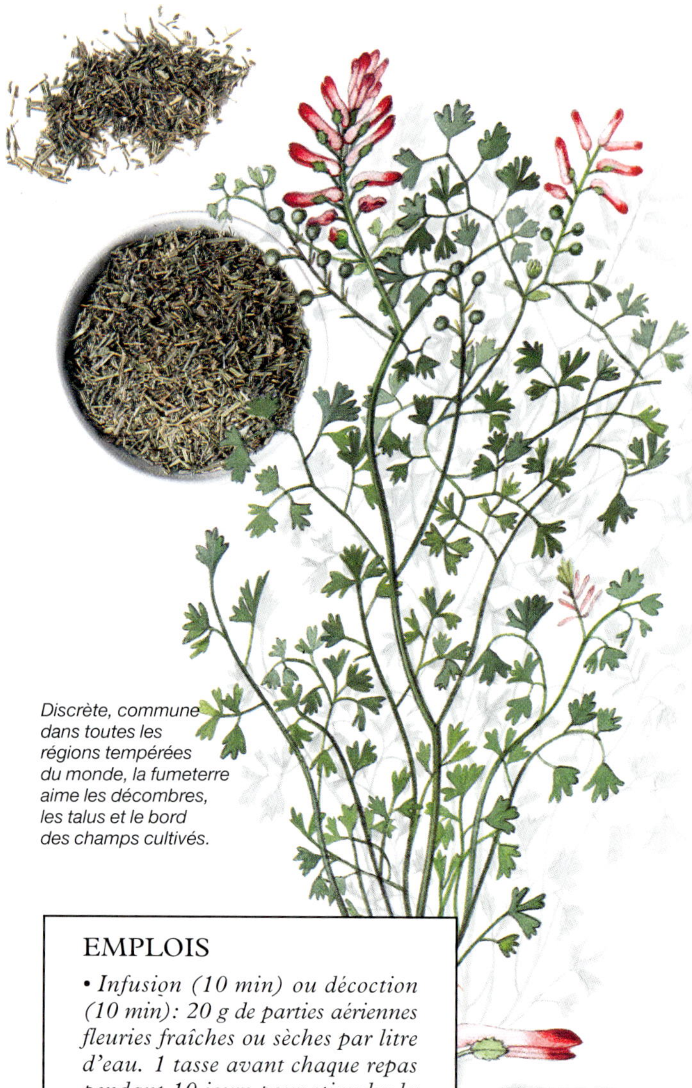

Discrète, commune dans toutes les régions tempérées du monde, la fumeterre aime les décombres, les talus et le bord des champs cultivés.

EMPLOIS

• *Infusion (10 min) ou décoction (10 min): 20 g de parties aériennes fleuries fraîches ou sèches par litre d'eau. 1 tasse avant chaque repas pendant 10 jours pour stimuler la digestion et comme diurétique.*

GENÉVRIER

Juniperus communis L.
Cupressaceae

Du celtique *juneprus* (âpre), *Juniperus communis* était considéré comme une panacée au Moyen Âge et jusqu'au XVIe siècle ; les baies du genévrier ont été de tout temps largement utilisées. Leurs effets diurétiques, toniques, stomachiques, sudorifiques, stimulants, dépuratifs, antiseptiques et anticatarrheux se retrouvent en médecine populaire, en usage interne ou externe. Le bois était également employé comme dépuratif dans les affections cutanées, la goutte et les rhumatismes. Les baies de genièvre, utilisées comme condiment, entrent aussi dans la préparation de plusieurs eaux-de-vie : le gin, fabriqué dans les pays anglo-saxons, et le genièvre, connu en Belgique, en Hollande et dans le nord de la France sous le nom de schiedam.

Encore appelé genièvre, pétron, pétrot.

BOTANIQUE

Arbrisseau buissonnant ou petit arbre dioïque, à feuilles persistantes, verticillées par trois, étalées, effilées en une pointe piquante et marquées, au-dessus, d'une ligne blanche médiane. Les fleurs, jaunâtres, peu visibles, sont groupées en chatons à l'aisselle des feuilles. Les cônes fructifères (pseudofruits), issus des inflorescences femelles et improprement appelés baies, sont charnus, globuleux, d'abord verts puis bleu-noir, et recouverts de cire à maturité (deux ans après la floraison).

PARTIES UTILISÉES

Les cônes fructifères, à odeur résineuse aromatique et à saveur âcre-douce, récoltés à maturité (automne) et séchés à l'air, en couche mince.

COMPOSANTS

Les baies contiennent une huile essentielle (0,2 à 2 %), constituée principalement de dérivés terpéniques, mais aussi des flavonoïdes, des diterpènes, une résine (10 %) et un principe amer (junipérine). L'écorce contient également une huile essentielle, une résine et du ferruginol.

PROPRIÉTÉS DÉMONTRÉES

Les baies ont des effets toniques, elles stimulent l'appétit, accélèrent la digestion (à faibles doses). L'huile essentielle provoque une forte augmentation de l'élimination urinaire. Elle serait également dotée d'effets stupéfiants, soporifiques et bactéricides.

INDICATIONS USUELLES RECONNUES

Les baies de genièvre sont utilisées comme diurétique, dans les cas d'infections urinaires bénignes et pour stimuler l'appétit.

PRÉCAUTIONS D'EMPLOI

Aucune aux doses préconisées. À doses trop élevées, les baies peuvent irriter l'appareil urinaire (hématurie, albuminurie) ; à éviter chez les femmes enceintes et les insuffisants rénaux. Le traitement ne doit pas excéder deux semaines consécutives. L'huile essentielle est à proscrire.

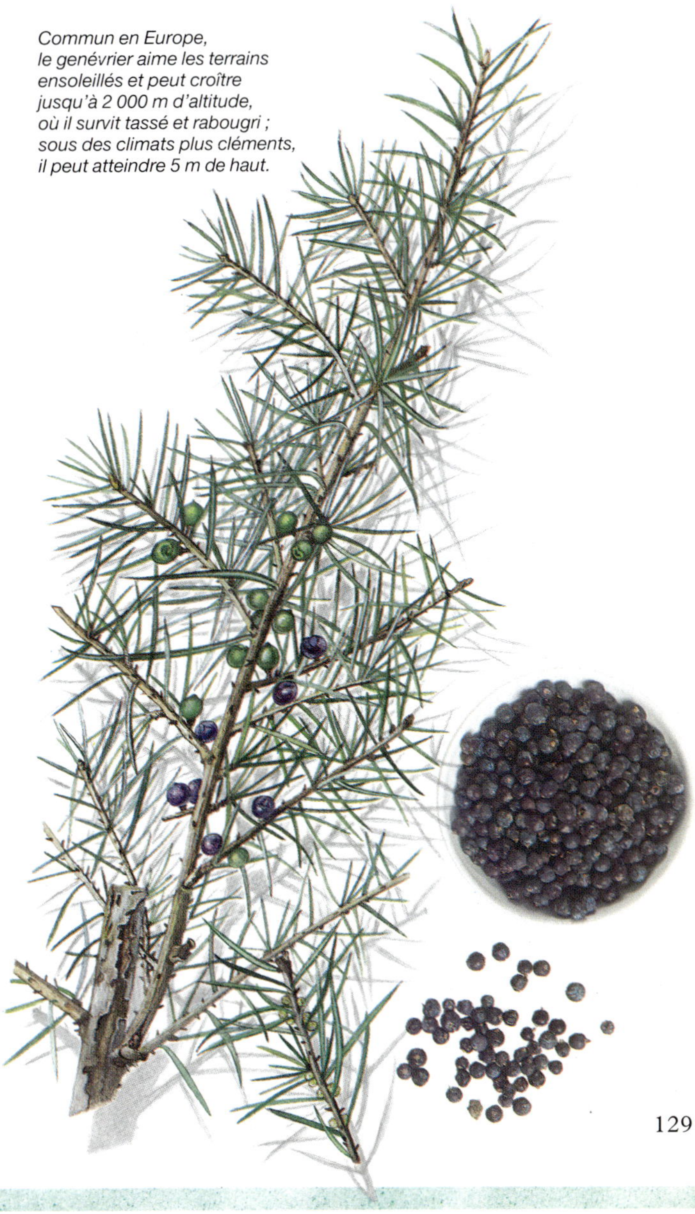

Commun en Europe, le genévrier aime les terrains ensoleillés et peut croître jusqu'à 2 000 m d'altitude, où il survit tassé et rabougri ; sous des climats plus cléments, il peut atteindre 5 m de haut.

EMPLOIS

- *Infusion (10 min) : 20 g de baies par litre d'eau. 3 tasses par jour, 15 min avant chaque repas, comme diurétique et stomachique.*

GENTIANE JAUNE

Gentiana lutea L.
Gentianaceae

BOTANIQUE

Plante herbacée vivace de 0,50 à 2 m de haut, à tige vert glauque, non ramifiée et fistuleuse, à feuilles ovales, opposées, sessiles et embrassantes au sommet de la tige. Ses fleurs, jaunes, sont groupées en pseudoverticilles, à l'aisselle des feuilles supérieures. Les fruits sont des capsules ovoïdes. La racine, gris-jaune, longue, ramifiée, charnue, robuste et ridée longitudinalement, peut dépasser 1 m.

PARTIES UTILISÉES

Les racines, récoltées sur des plantes d'au moins sept ans, après la chute des feuilles, séchées en plein air, puis à l'abri. Le séchage accroît leur amertume et leur donne une teinte brunâtre.

Attention ! Lors de la récolte, ne pas confondre les racines de la gentiane avec celles du vératre, ou ellébore blanc *(Veratrum album)*, espèce très toxique, pouvant provoquer des accidents mortels, qui pousse dans le même biotope. Le vératre se reconnaît à ses feuilles alternes, velues dessous, et surtout à ses fleurs blanchâtres le long des rameaux et à son rhizome court, noirâtre, couvert de racines.

COMPOSANTS

La racine doit son amertume aux séco-iridoïdes, surtout le gentiopicroside (2 à 3 % de la drogue fraîche). Présence de xanthones, phytostérols, acides-phénols, oligosaccharides, pectine.

PROPRIÉTÉS DÉMONTRÉES

Les effets eupeptiques de la racine sont imputés aux principes amers (augmentation des sécrétions salivaires, gastriques et biliaires ; hyperémie de la muqueuse stomacale...). Des effets anti-inflammatoires et cicatrisants ont été obtenus avec l'insaponifiable de la fraction lipidique. Des effets amœbicides et fongicides lui sont attribués. La pectine aurait des effets hémostatiques.

INDICATIONS USUELLES RECONNUES

La gentiane jaune est indiquée pour stimuler l'appétit. En usage externe, elle réduit les écoulements sanguins.

PRÉCAUTIONS D'EMPLOI

Aucune aux doses préconisées. À doses élevées, elle peut provoquer des irritations gastro-intestinales. En raison des risques de confusion avec le vératre, il est conseillé de laisser la récolte aux spécialistes.

EMPLOIS

- *Décoction (5 min) : 10 g de racines par litre d'eau. 1 tasse à thé, 30 min avant chaque repas, pour stimuler l'appétit.*
- *Macération à froid (4 h) : 10 g par litre d'eau. 1 tasse trois fois par jour, 30 min avant chaque repas, même indication.*
- *En usage externe, la décoction refroidie est appliquée en compresse.*

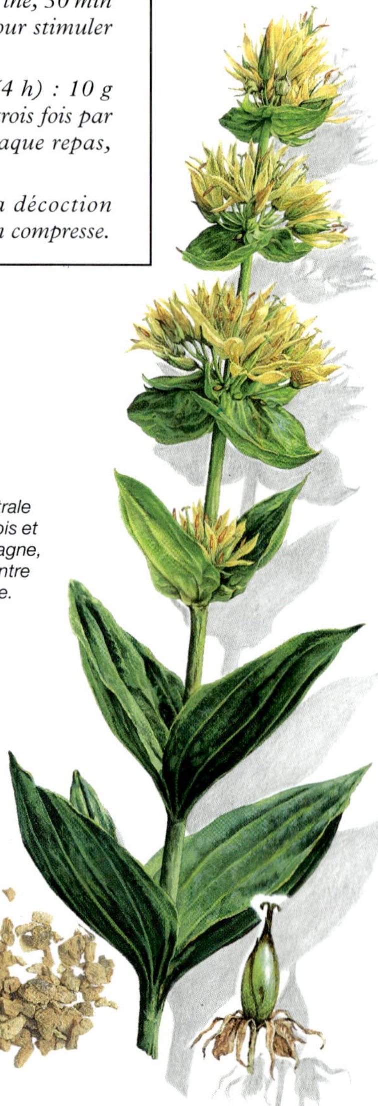

Commune en Europe centrale et méridionale, dans les bois et les prairies de haute montagne, la gentiane jaune se rencontre également en Asie Mineure. En France, elle se récolte surtout en Auvergne.

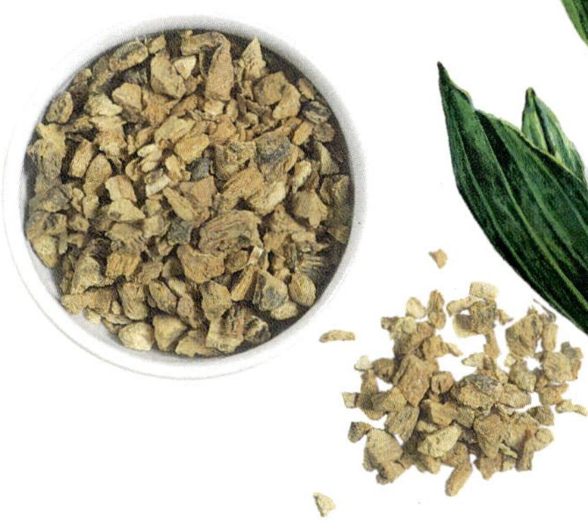

Le nom de gentiane viendrait de Gentius, selon les uns roi d'Illyrie qui aurait fait connaître son action bienfaisante, selon les autres médecin de l'Antiquité qui l'aurait employée pour combattre la peste. Au Moyen Âge, on l'utilisait comme antidote et vulnéraire ; les adeptes de la médecine des signatures lui accordaient des effets cholérétiques (amertume des racines associée à celle de la bile, couleur jaune des fleurs). Elle fut également employée comme vermifuge, contre le paludisme, la gangrène, la dyspepsie et les fièvres de toute nature. Elle entre dans la composition de nombreux apéritifs et liqueurs.

Encore appelée grande gentiane, quinquina du pauvre, quinquina indigène.

GÉRANIUM HERBE À ROBERT

Geranium robertianum L.
Geraniaceae

BOTANIQUE

Plante annuelle ou bisannuelle. Sa tige, rouge, pouvant atteindre 40 cm de haut, porte des feuilles opposées, à limbe profondément divisé et nervures en éventail. Les fleurs, rose pourpre, sont à 5 pétales libres et 5 carpelles. À maturité, ces 5 carpelles qui composent le fruit se détachent en partie, donnant à l'ensemble l'aspect d'un petit lustre suspendu. Toute la plante dégage une odeur désagréable qui disparaît au séchage.

PARTIES UTILISÉES

La plante entière sans racines, récoltée pendant la floraison (avril-novembre) et séchée à l'ombre en bouquets suspendus. Ne récolter que les variétés à tiges rouges.

COMPOSANTS

Un tanin existe en quantité notable dans la plante. On trouve aussi du saccharose, de l'amidon et une résine.

PROPRIÉTÉS DÉMONTRÉES

Par son tanin, la plante est un bon astringent, antidiarrhéique, hémostatique, vulnéraire et tonique. Traditionnellement, elle est aussi utilisée comme diurétique.

INDICATIONS USUELLES RECONNUES

La plante est utilisée dans le traitement des diarrhées légères non infectieuses et, en usage externe, contre les stomatites, amygdalites inflammatoires, saignements de nez, et sur plaies superficielles, blessures et écorchures.

PRÉCAUTIONS D'EMPLOI

Aucune aux doses préconisées.

Le nom populaire de la plante dériverait du latin *ruber* (rouge), dont on a tiré au Moyen Âge *rubertiana* puis *ruberti*. A posteriori serait venue l'attribution de la plante à Rupert (saint Robert), évêque de Salzbourg au VIIe siècle, qui aurait vulgarisé son usage comme vulnéraire et hémostatique. Au XIIe siècle, sainte Hildegarde la recommandait dans le traitement de diverses maladies. Mais elle ne commença à être communément utilisée qu'au XVe siècle, surtout dans les pays germaniques, où elle devint une véritable panacée. Peu à peu, cependant, elle perdit de sa notoriété, sauf dans les campagnes. Au début du siècle, quelques médecins la prescrirent de nouveau dans les affections buccopharyngées et les hémoptysies, mais elle ne retrouva plus jamais sa gloire d'antan.

Encore appelé herbe rouge, persil maringouin.

EMPLOIS

- *Infusion ou décoction légère (10 min) : 50 g par litre d'eau. 3 tasses par jour contre la diarrhée.*
- *Décoction concentrée (15 min) : 100 g par litre d'eau. En gargarisme plusieurs fois par jour, contre les stomatites, les amygdalites inflammatoires ; en irrigation nasale contre les saignements de nez ; en lavage et en badigeonnage sur les plaies et écorchures.*
- *Cataplasme de feuilles fraîches broyées : à appliquer sur les blessures légères.*

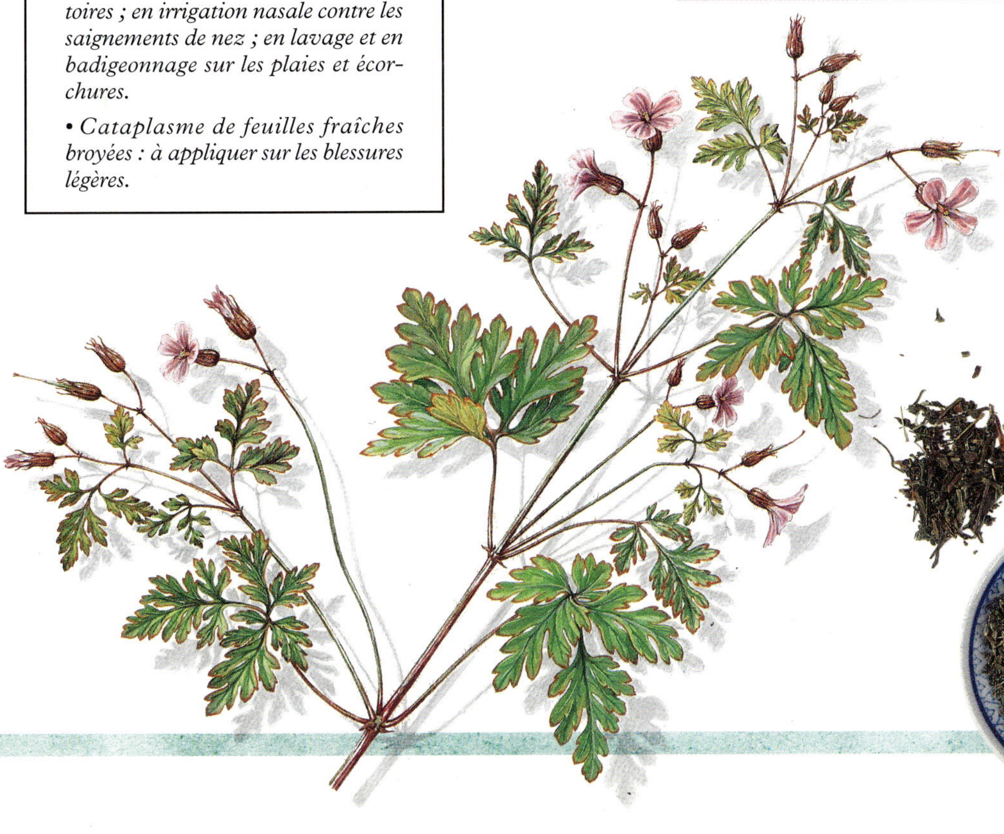

Espèce cosmopolite répandue en Europe, en Asie, en Afrique et Amérique du Nord, le géranium herbe à Robert est commun en France. On le rencontre dans les endroits pierreux, arides et dans des milieux frais et sombres.

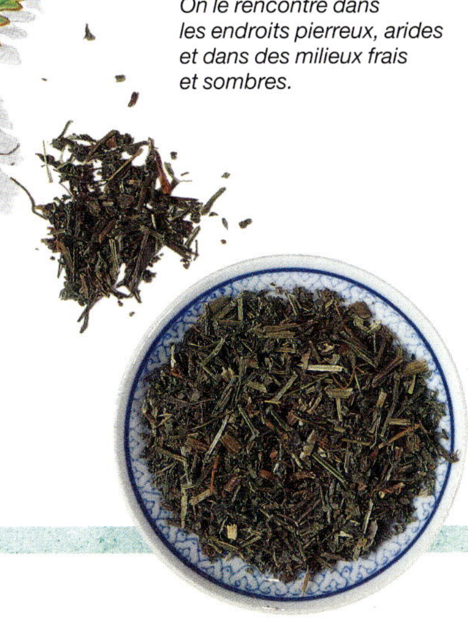

GINSENG

Panax ginseng C. Meyer
Araliaceae

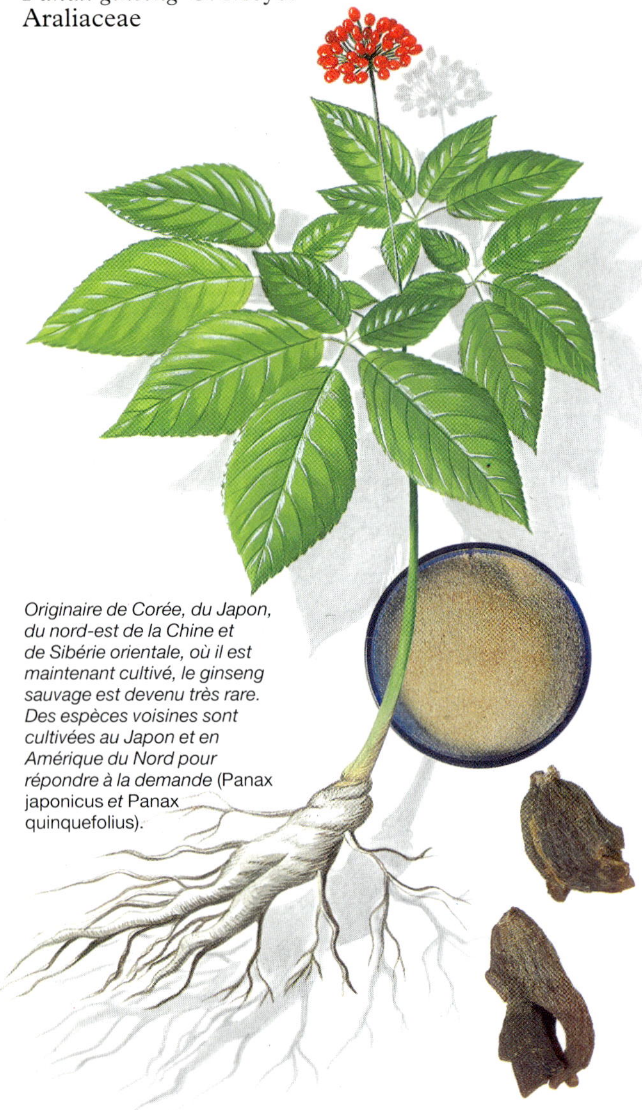

Originaire de Corée, du Japon, du nord-est de la Chine et de Sibérie orientale, où il est maintenant cultivé, le ginseng sauvage est devenu très rare. Des espèces voisines sont cultivées au Japon et en Amérique du Nord pour répondre à la demande (Panax japonicus *et* Panax quinquefolius).

EMPLOIS

• *Décoction (15 min) : 10 g de racines finement coupées par litre d'eau, laisser infuser 1 h. 2 tasses deux fois par jour avant les repas, en cas de fatigue, d'asthénie, de troubles de la mémoire.*

Le ginseng est le remède universel chinois, paré de toutes les vertus. On lui attribue le nom de *T'u ching*, ou « esprit du sol ». *Gin Seng* signifie homme-racine, sans doute en raison de la forme curieuse de la racine, qui rappelle une silhouette humaine : les ramifications de cette racine pouvant figurér les bras et les organes génitaux mâles. C'est peut-être ce qui lui vaut sa réputation de plante aphrodisiaque.

BOTANIQUE

Petite plante herbacée de 60 à 80 cm de haut, aux feuilles palmatilobées, aux tiges lisses et vertes, parfois teintées de rouge. Les fleurs blanches, réunies en ombelles, donnent des baies rouges à maturité. La racine jaune clair est souvent bifurquée, arquée ou recourbée, fusiforme et ridée longitudinalement.

PARTIES UTILISÉES

Les racines. Le vrai ginseng *(P. ginseng)* est cultivé selon des techniques précises. Après semis, les plants de un à deux ans sont lavés et traités par fongicides puis replantés ; la récolte se fait en septembre-octobre de la 5e ou 6e année de culture. Les racines lavées et séchées donnent le ginseng « blanc » ; si elles sont préalablement étuvées, elles prennent une couleur brun rougeâtre qui leur vaudra la dénomination de ginseng « rouge ».

COMPOSANTS

Très étudiées, les racines de ginseng comprennent des vitamines (groupe B, C), des glucides, des amino-acides et des peptides, des acides organiques et surtout des saponosides (les ginsénosides) et des dérivés polyacétyléniques, mis en évidence dans l'huile essentielle tirée des racines. Ces ginsénosides ont principalement retenu l'attention des chimistes, et 21 composés ont été isolés.

PROPRIÉTÉS DÉMONTRÉES

De nombreuses activités du ginseng ont été vérifiées expérimentalement : pouvoir immunostimulant – par les ginsénosides –, auquel on rattache aussi les effets hypoglycémiants, hypocholestérolémiants, hypolipémiants et défatigants, les effets sur le stress, la mémoire, l'appareil cardiovasculaire ; activité anti-inflammatoire des dérivés polyacétyléniques ; pouvoir hypoglycémiant des polysaccharides (glycones).

INDICATIONS USUELLES RECONNUES

Le ginseng, proposé dans les états de fatigue et d'asthénie, convient aux convalescents. Si l'on doit se montrer très réservé quant aux propriétés miraculeuses trop souvent vantées de cette plante, il faut se souvenir qu'elle peut agir efficacement sur les troubles du stress et de la sénescence (dépression, troubles de la mémoire).

PRÉCAUTIONS D'EMPLOI

Aucune toxicité n'a été démontrée. Cependant, une administration prolongée peut provoquer chez l'homme des manifestations indésirables similaires à un surdosage en corticoïdes.
Ne pas dépasser les doses recommandées et limiter le traitement à trois mois au maximum.

GIROFLIER

Syzygium aromaticum (L.) Merril et Perry
Myrtaceae

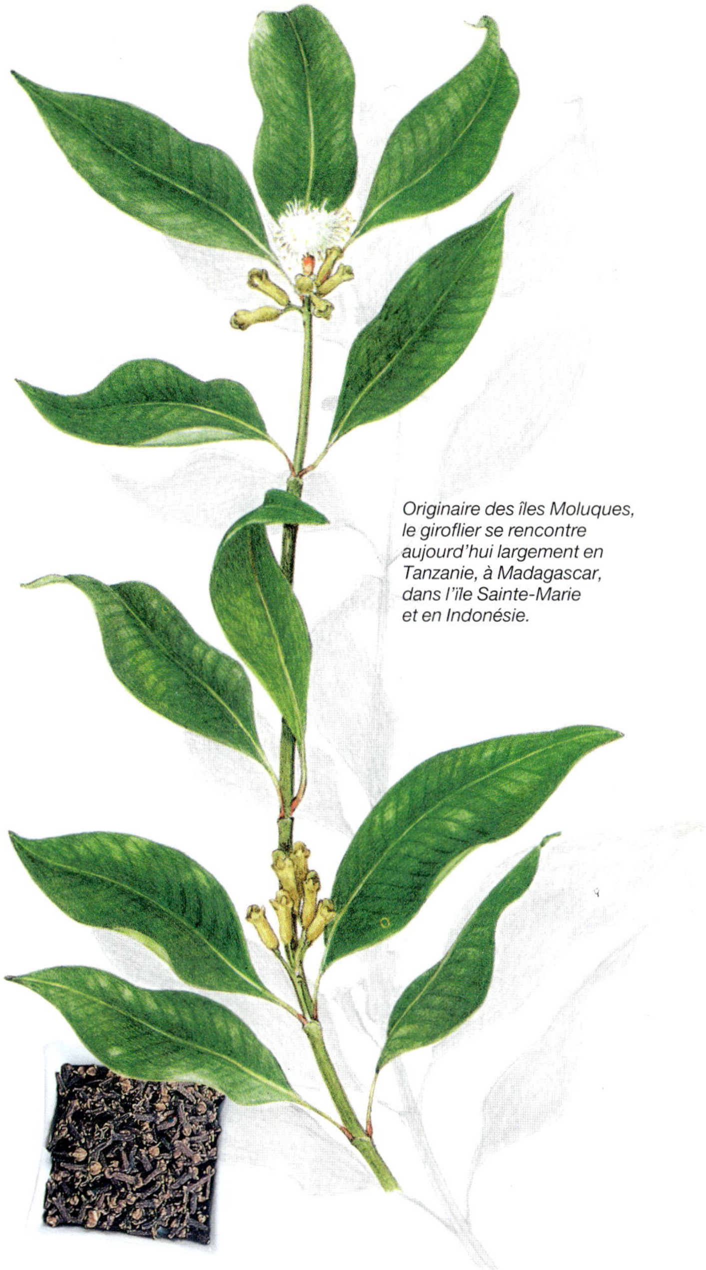

Originaire des îles Moluques, le giroflier se rencontre aujourd'hui largement en Tanzanie, à Madagascar, dans l'île Sainte-Marie et en Indonésie.

BOTANIQUE

Arbre de 12 à 15 m de haut, à feuilles opposées, persistantes, coriaces, ovales aiguës. Les fleurs, à calice rouge vif à maturité et à corolle blanc rosé, sont situées à l'extrémité des rameaux et forment des cymes compactes et ramifiées. Les fruits, baies allongées couronnées par le calice, contiennent une seule graine.

PARTIES UTILISÉES

Les boutons floraux, récoltés une ou deux fois par an lorsqu'ils commencent à rougir, séparés des pédoncules, séchés au soleil jusqu'à devenir brun-rouge ; on les appelle alors clous de girofle. Ils ont une odeur caractéristique et une saveur aromatique et brûlante.

COMPOSANTS

Le clou de girofle est exceptionnellement riche en huile essentielle (15 à 20 %) contenant notamment de l'eugénol (70 à 85 %), de nombreux composés terpéniques, en particulier du bêta-caryophyllène (10 %) ; il contient aussi des glucides, des lipides, des tanins, des chromones.

PROPRIÉTÉS DÉMONTRÉES

L'huile essentielle du clou de girofle possède de puissantes propriétés inhibitrices de l'agrégation plaquettaire et anti-inflammatoires, dues particulièrement à l'eugénol. Ce composant est aussi doué d'une activité antibactérienne.

INDICATIONS USUELLES RECONNUES

Le clou de girofle est utilisé pour traiter les petites plaies après lavage abondant et élimination des souillures ; il est aussi employé comme antalgique (céphalées, douleurs dentaires), pour soulager les maux de gorge et/ou les enrouements passagers, et en bain de bouche pour l'hygiène buccale. En usage interne, il est indiqué pour faciliter la digestion et en cas de troubles digestifs.

PRÉCAUTIONS D'EMPLOI

Aucune aux doses préconisées.

Au début du XVIIe siècle, après l'occupation des îles Moluques par les Hollandais, les sites naturels du giroflier furent en grande partie détruits par les nouveaux occupants, qui souhaitaient détenir le monopole de cette épice. Au cours du siècle suivant, grâce à l'intendant français Poivre, le giroflier fut cultivé dans diverses régions tropicales, en particulier à l'île Maurice et à la Réunion. L'usage du clou de girofle n'est pas mentionné dans la médecine ayurvédique en Inde, mais les Chinois le connaissaient comme aromate bien avant notre ère. Il fut importé en Europe vers le VIIIe siècle. Les auteurs arabo-persans le conseillaient pour faciliter la digestion et parfumer l'haleine, et le considéraient comme un remède qui fortifie tous les organes nobles. Le clou de girofle est très utilisé en dentisterie.

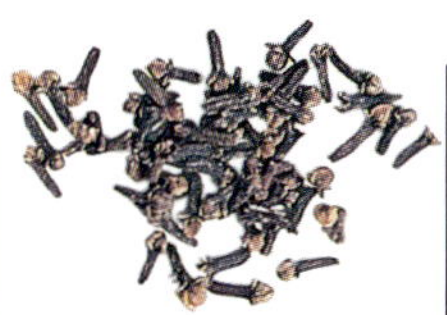

EMPLOIS

- *Décoction (3 min) : 10 g de clous de girofle par litre d'eau. 1 tasse après les repas pour faciliter la digestion.*
- *Même décoction en usage externe : bain de bouche ou gargarisme pour soulager les maux de gorge et pour l'hygiène buccale ; en compresse pour nettoyer les plaies.*
- *Le clou de girofle, appliqué sur la dent, calme la douleur.*

GRINDÉLIA

Grindelia robusta Nutt. ; *Grindelia squarrosa* Dun.
Asteraceae

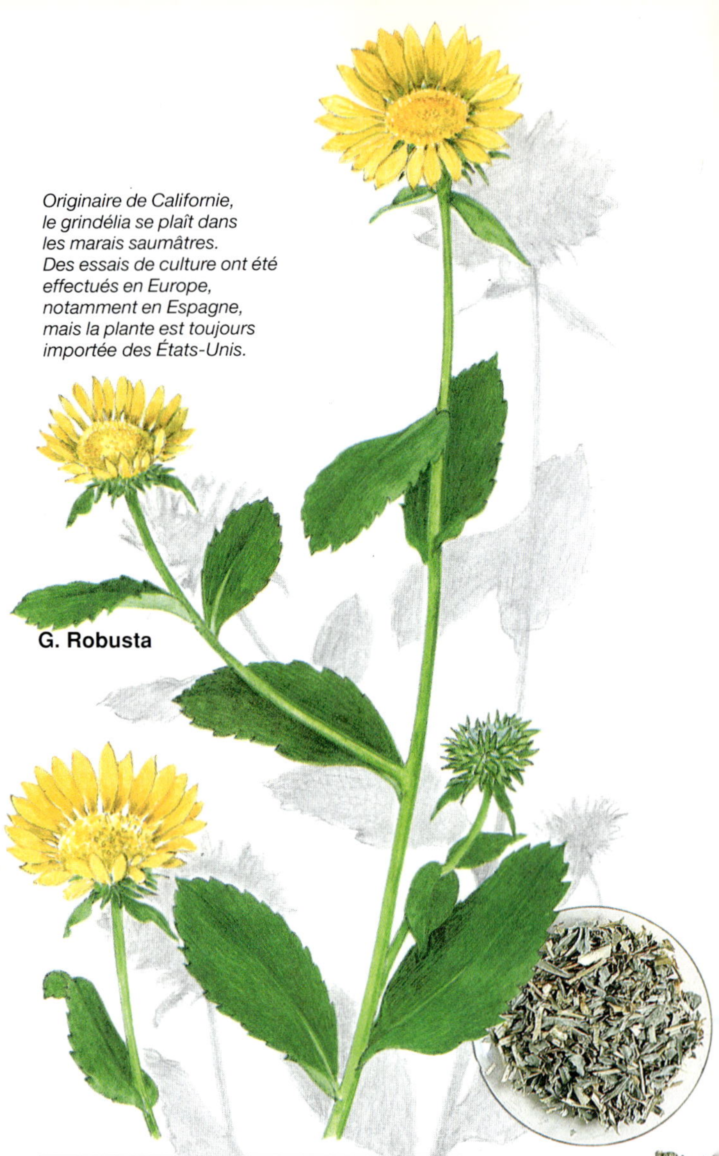

Originaire de Californie, le grindélia se plaît dans les marais saumâtres. Des essais de culture ont été effectués en Europe, notamment en Espagne, mais la plante est toujours importée des États-Unis.

BOTANIQUE

Espèce herbacée vivace, touffue, de 50 à 90 cm de haut, à feuilles persistantes, alternes, rigides, dentées, gluantes dessous car recouvertes de poils sécréteurs contenant une résine, comme d'ailleurs les capitules, entourés de bractées lancéolées. Les capitules sont hétérogènes, jaune orangé, à bractées vernissées, coriaces, à pointes recourbées et parsemées de petites lentilles de résine de coloration brune. Les fleurs sont ligulées à la périphérie et tubuleuses hermaphrodites au centre. Les fruits (akènes) sont munis d'une aigrette.

PARTIES UTILISÉES

Les sommités fleuries séchées, accompagnées de fragments de tige, à odeur balsamique et à saveur aromatique chaude et amère.

COMPOSANTS

Les sommités fleuries renferment une résine riche en acides diterpéniques (acide grindélique et autres composés à structure labdanique). La présence d'acides-phénols, de polyines, de flavonoïdes (quercétol, lutéolol, kaempférol et dérivés) et de saponosides a été observée. En outre, les capitules contiennent une huile essentielle.

PROPRIÉTÉS DÉMONTRÉES

Les flavonoïdes et les acides-phénols ont des propriétés antispasmodiques vérifiées expérimentalement et une activité antibactérienne, en particulier sur le pneumocoque et sur l'agent bactérien de la coqueluche. Les acides diterpéniques semblent renforcer cette activité antibiotique. On attribue aux flavonoïdes l'action anti-inflammatoire de la plante en usage externe. La présence des saponosides triterpéniques explique aussi l'effet expectorant et antitussif des préparations de grindélia.

INDICATIONS USUELLES RECONNUES

Les sommités fleuries de grindélia sont surtout utilisées par voie orale dans le traitement symptomatique de la toux (toux spasmodique, coqueluche). La plante peut être un adjuvant utile dans le traitement de l'asthme et de l'insuffisance respiratoire chronique. En usage externe, on lui reconnaît un effet anti-inflammatoire utile dans les rhumatismes.

PRÉCAUTIONS D'EMPLOI

Aucune aux doses préconisées.

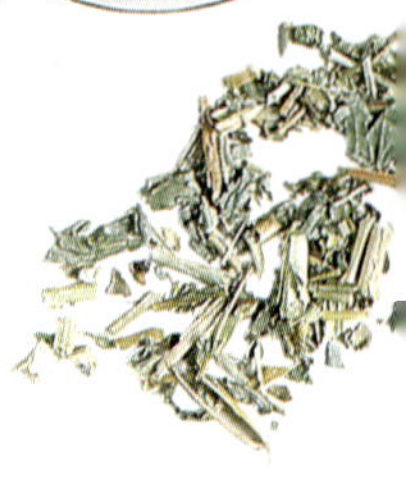

EMPLOIS

- *Infusion (10 min) : 40 à 60 g de sommités fleuries par litre d'eau. 1 tasse trois fois par jour, entre les repas et le soir au coucher, comme antispasmodique dans le traitement de la toux.*
- *En usage externe : même infusion à appliquer en compresse sur l'articulation gonflée.*

Les Indiens de Californie utilisaient différentes espèces de grindélia, qui furent introduites en Europe par les Jésuites missionnaires. À la fin du XIXe siècle, elles étaient inscrites à la Pharmacopée des États-Unis d'Amérique et utilisées en application locale, sous forme de lotion, comme anti-inflammatoire. En 1908, elles étaient inscrites au Codex français.

GRIOTTIER

Prunus cerasus L.
Rosaceae

BOTANIQUE

Arbre de 3 à 5 m de haut, à écorce noirâtre, lisse et zonée. Les feuilles, ovales, sont glabres, luisantes et dentées. Les fleurs, blanches, odorantes, sont groupées en corymbes. Les fruits (griottes, cerises aigres) sont des drupes rouge vif, globuleuses, acides, charnues, portées par un long pédoncule.

PARTIES UTILISÉES

Les pédoncules des fruits (queues de cerise), séchés à l'abri du soleil.

COMPOSANTS

Les queues de cerise contiennent des flavonoïdes, des acides-alcools, des sels de potassium, des mucilages, des tanins. Les cerises contiennent de la vitamine A, des vitamines du groupe B, des tanins et des flavonoïdes.

PROPRIÉTÉS DÉMONTRÉES

Quelques expérimentations ont validé la tradition, en reconnaissant à la queue de cerise des effets diurétiques, attribués aux flavonoïdes.

INDICATIONS USUELLES RECONNUES

Le griottier est indiqué comme diurétique et pour faciliter les fonctions d'élimination rénale et digestive.

PRÉCAUTIONS D'EMPLOI

Aucune aux doses préconisées.

Sauvage en Asie occidentale, le griottier a été introduit en Europe dès l'Antiquité. Toutes les parties de son fruit ont eu un rôle en médecine. La teinture de noyau était un remède populaire contre la lithiase rénale, les maladies de la rate, la toux, la goutte et les rhumatismes. Les queues de cerise constituent depuis longtemps un des diurétiques les plus populaires, bénéfique aux pléthoriques, aux rhumatisants, aux enfants. La pulpe fraîche peut être utilisée en masque pour tonifier l'épiderme. Quant au bois de cerisier, dur et d'une belle couleur, il est très employé en ébénisterie.

Encore appelé cerisier aigre, cerisier austère, agriottier.

EMPLOIS

- *Décoction (10 min) : 40 g de queues de cerise par litre d'eau. 1 tasse quatre fois par jour (le matin à jeun, 30 min avant les deux principaux repas et dans l'après-midi), comme diurétique et carminatif.*
- *Macération à froid (2 h), puis décoction (10 min) : 25 g par litre d'eau. 3 tasses par jour, entre les repas, en cas d'inflammation de l'appareil urinaire.*

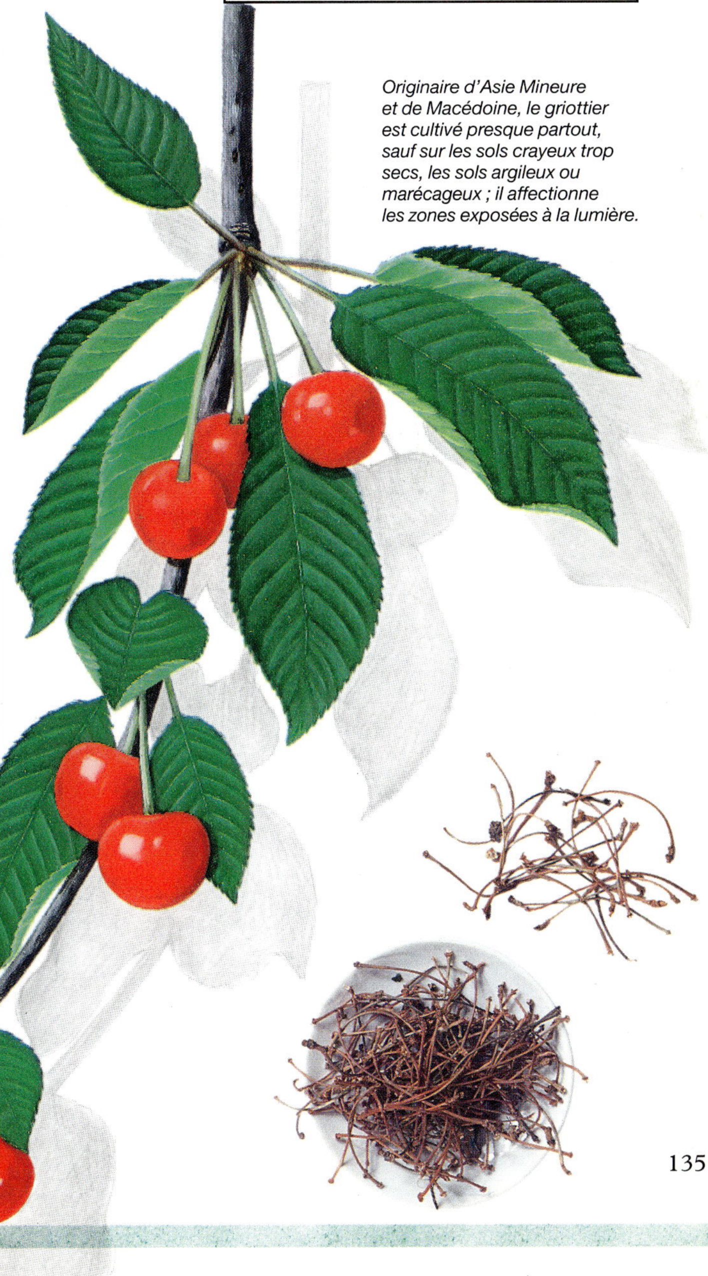

Originaire d'Asie Mineure et de Macédoine, le griottier est cultivé presque partout, sauf sur les sols crayeux trop secs, les sols argileux ou marécageux ; il affectionne les zones exposées à la lumière.

GUARANA

Paullinia cupana Kunth ex H.B.K. *var. sorbilis*
Sapindaceae

Longtemps ignoré en France, le guarana a fait son apparition récemment, souvent associé à d'autres plantes dans certaines spécialités pharmaceutiques. Il est traditionnellement utilisé en Amérique du Sud dans des boissons rafraîchissantes, gazéifiées et aromatisées. La coque du fruit est une source industrielle peu coûteuse de caféine. Une autre variété, *typica*, caractérisée par de gros fruits rouge sombre et cultivée au Venezuela, est également utilisée.

BOTANIQUE

Paullinia cupana est une liane ligneuse, à grandes feuilles isolées composées de 5 folioles ovales, à fleurs disposées en grappes. Les fruits sont de petites capsules rouge vif contenant une graine pourvue d'un arillode rouge et semblable à un petit marron de la taille d'une noisette.

PARTIES UTILISÉES

L'amande, tirée de la graine (fruits récoltés en novembre-décembre), après élimination de l'arillode, puis séchée au soleil ou légèrement torréfiée pour enlever le tégument. Elle est ensuite pilée et additionnée d'eau pour donner une pâte rouge-brun, le guarana, qui est soumise au fumage. La préparation a une odeur faible et une saveur amère et astringente.

COMPOSANTS

La graine contient de la caféine à forte dose (3,5 à 5 %), des tanins, une petite quantité d'huile essentielle, des saponosides ; de très faibles quantités de théophylline et de théobromine sont signalées. L'amande est riche en amidon (60 %) et autres sucres. Le tégument est riche en fibres et en pentosanes.

PROPRIÉTÉS DÉMONTRÉES

Par voie interne, la caféine possède des effets stimulants et diurétiques ; localement, elle a des effets métaboliques au niveau des adipocytes. Les tanins sont astringents, antidiarrhéiques, antiseptiques et vasoconstricteurs.

INDICATIONS USUELLES RECONNUES

Le guarana est indiqué dans les cas de diarrhées légères et d'asthénies fonctionnelles.

PRÉCAUTIONS D'EMPLOI

Aucune aux doses préconisées. Éviter d'en boire le soir, en raison de la présence de caféine.

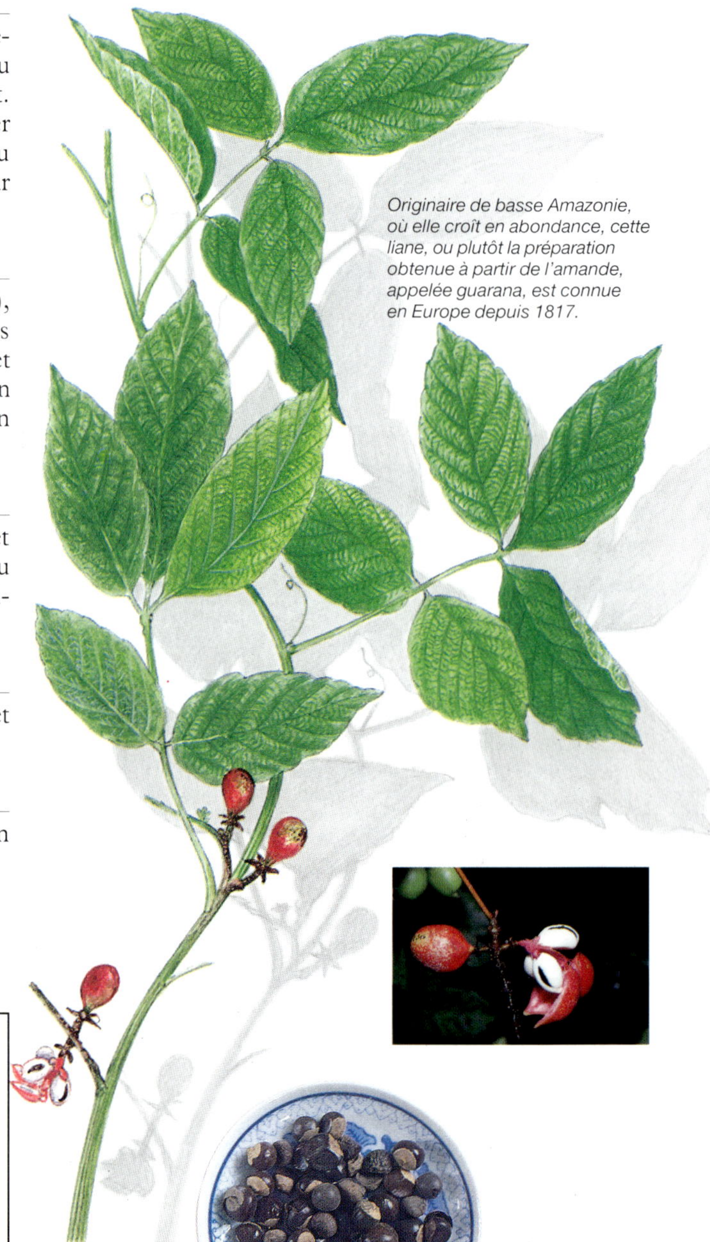

Originaire de basse Amazonie, où elle croît en abondance, cette liane, ou plutôt la préparation obtenue à partir de l'amande, appelée guarana, est connue en Europe depuis 1817.

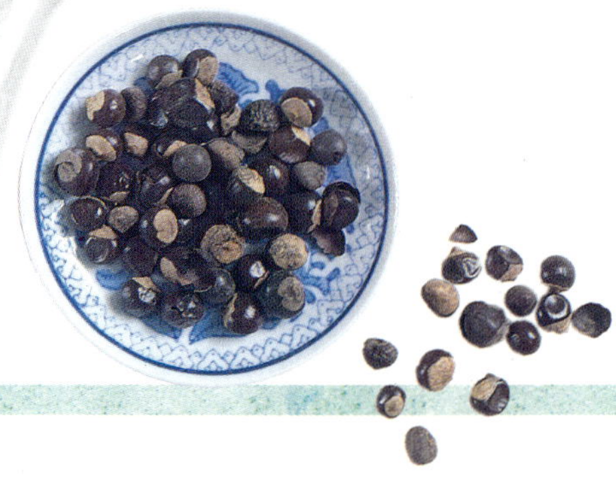

EMPLOIS

- *La poudre obtenue à partir de l'amande (1 à 4 g), additionnée d'eau, est utilisée à raison de 2 ou 3 tasses par jour, comme tonique, et dans le traitement des diarrhées légères.*

On la mélange aussi à 1 ou 2 litres de boisson gazeuse.

GUIMAUVE

Althaea officinalis L.
Malvaceae

BOTANIQUE

Plante herbacée vivace, de 0,60 à 1,20 m de haut, à feuilles grisâtres, lobées, dentées, tomenteuses. Les fleurs, blanc rosé, sont assemblées en grappes, à l'aisselle des feuilles supérieures. Les fruits sont des polyakènes. La racine, gris jaunâtre, est pivotante, longue et charnue.

PARTIES UTILISÉES

Les feuilles, récoltées après la floraison et séchées à l'air ; les fleurs, récoltées en début de floraison et séchées à l'étuve ou à l'ombre ; la racine, privée de suber, récoltée en novembre et séchée au soleil.

COMPOSANTS

La plante contient du mucilage (surtout la racine), des flavonoïdes, des pectines, de la bétaïne, des acides-phénols, du scopolétol, des sels minéraux.

PROPRIÉTÉS DÉMONTRÉES

Le mucilage, présent dans la racine (30 %), les feuilles et les fleurs, explique les effets émollients, laxatifs et antitussifs. Des effets potentialisateurs de la dexaméthasone (corticoïde) ont été obtenus avec un extrait aqueux de racine, ce qui expliquerait son action anti-inflammatoire. Des polysaccharides, présents dans la racine, stimuleraient le système immunitaire.

INDICATIONS USUELLES RECONNUES

Fleurs, feuilles et racines sont indiquées, en usage externe, dans les affections dermatologiques (crevasses, écorchures, gerçures, piqûres d'insecte) et les affections de la cavité buccale et/ou de l'oropharynx (maux de gorge, enrouements) ; en usage interne, on les utilise en cas de colites spasmodiques et de toux bénignes occasionnelles. La racine est utilisée comme laxatif. En usage externe, elle était mâchonnée par le bébé faisant ses dents.

PRÉCAUTIONS D'EMPLOI

Aucune aux doses préconisées.

Originaire d'Asie centrale, la guimauve tiendrait son nom d'une déformation du latin *bis-malva* (double-mauve), en référence à la mauve, pour montrer sa valeur thérapeutique. Connue des Grecs pour ses effets calmants sur la toux, recensée dans le capitulaire de Louis le Pieux (795), elle fut culti-vée au Moyen Âge. Sainte Hildegarde la recommandait contre la fièvre, les maux de tête, la migraine. Depuis le XVIe siècle, elle s'est vu attribuer toute une série d'applications médicinales. Elle reste la plus populaire des plantes émollientes, surtout par ses feuilles ; ses fleurs sont adoucissantes et pectorales.

Encore appelée guimauve officinale, mauve blanche, bourdon de Saint-Jacques, althée.

Spontanée en Europe, principalement dans les régions humides de la façade atlantique, la guimauve, de la même famille que la rose trémière, se rencontre également dans l'ouest de l'Asie et en Afrique du Nord. Elle a été introduite en Australie et en Amérique.

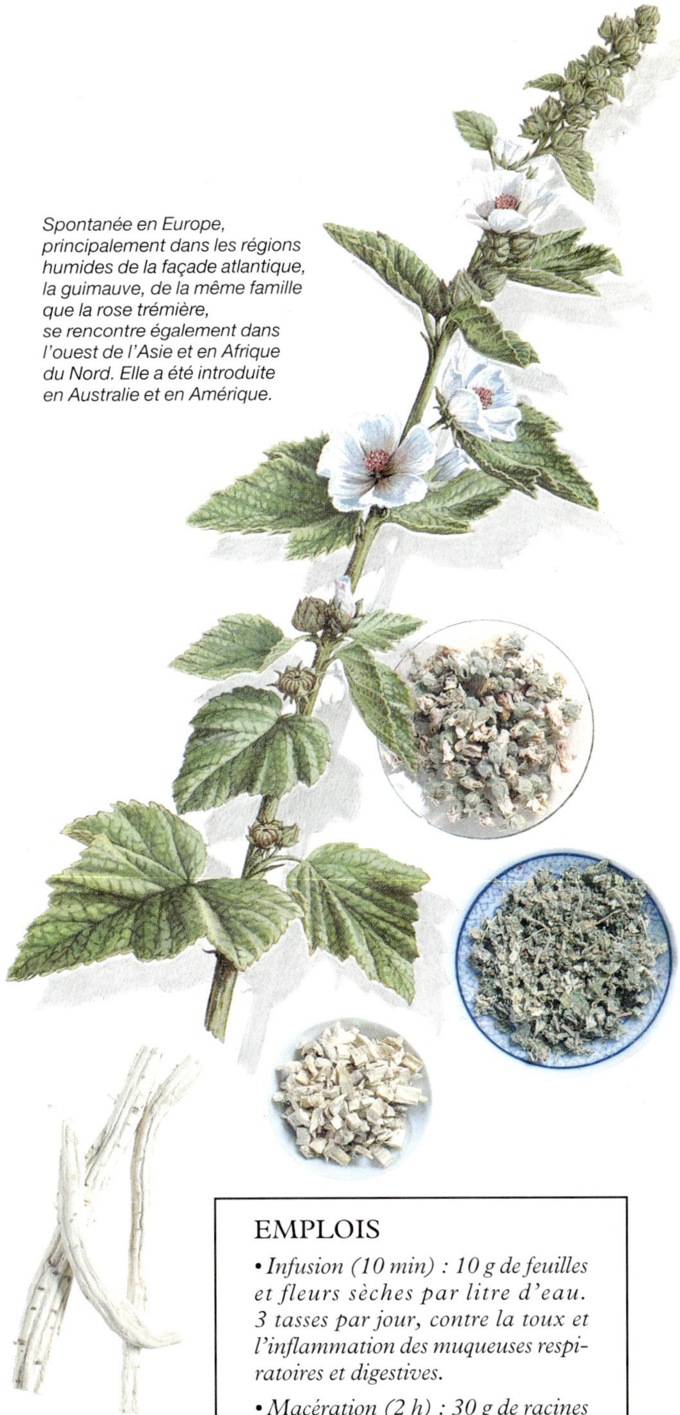

EMPLOIS

- *Infusion (10 min) : 10 g de feuilles et fleurs sèches par litre d'eau. 3 tasses par jour, contre la toux et l'inflammation des muqueuses respiratoires et digestives.*
- *Macération (2 h) : 30 g de racines coupées menu dans 1 litre d'eau tiède ; chauffer doucement (10 min) sans faire bouillir. 3 tasses par jour, comme émollient et laxatif léger.*
- *En usage externe, la macération est utilisée en compresse et en cataplasme, ou encore en gargarisme, pour soigner angines, enrouements, gingivites et abcès.*

HAMAMÉLIS DE VIRGINIE

Hamamelis virginiana L.
Hamamelidaceae

BOTANIQUE

Arbrisseau de 3 à 5 m de haut, il ressemble à notre noisetier. Les feuilles, alternes, pétiolées, ovales et dentées, ont une saveur astringente et amère. Les fleurs apparaissent étrangement en automne, à la chute des feuilles, en même temps que les fruits, et ont 4 longs pétales formés d'étroites lanières jaunes. Le fruit rappelle par sa forme la noisette de nos pays ; il apparaît l'année suivante et se trouve sur l'arbre en même temps que les fleurs de l'année.

PARTIES UTILISÉES

Les feuilles, récoltées de juillet à septembre, et séchées dans un endroit frais et aéré, à l'abri de la lumière.

COMPOSANTS

L'activité de la feuille est due principalement à la présence de tanins galliques et catéchiques et de flavonoïdes, hétérosides du kaempférol, de la myricétine et du quercétol. Les premiers, surtout responsables des effets astringents et vasoconstricteurs veineux, sont les plus importants quantitativement. Les flavonoïdes expliquent plutôt les effets vasoprotecteurs sur la microcirculation.

PROPRIÉTÉS DÉMONTRÉES

L'extrait d'hamamélis a montré in vitro des propriétés vasoconstrictrices, ce qui justifie son emploi comme astringent en dermatologie. Son activité antimicrobienne a été démontrée.

INDICATIONS USUELLES RECONNUES

L'usage des feuilles par voie interne est indiqué dans les affections veineuses (varices, ulcères variqueux, périphlébites), et plus particulièrement dans la symptomatologie hémorroïdaire. On peut les utiliser par voie locale pour leurs effets astringents, cicatrisants et antiseptiques, en particulier pour traiter la couperose.

PRÉCAUTIONS D'EMPLOI

Aucune aux doses préconisées.

L'hamamélis a été utilisé depuis des siècles par les Indiens d'Amérique pour ses propriétés sédatives contre les tumeurs douloureuses et les inflammations externes. Les esclaves noirs s'en servaient pour arrêter les hémorragies provoquées par les avortements dus à l'emploi de la racine de cotonnier. Les propriétés de cette plante, plus spécifiques des affections du système veineux, ont valu à l'hamamélis le nom de digitaline des veines.

Encore appelé noisetier des sorcières.

Très commun en Amérique du Nord, l'hamamélis croît dans les forêts humides du Mississippi jusqu'au Canada. Il fut introduit en Europe au XVIIe siècle comme espèce ornementale et médicinale. C'est aujourd'hui une plante utilisée en Occident.

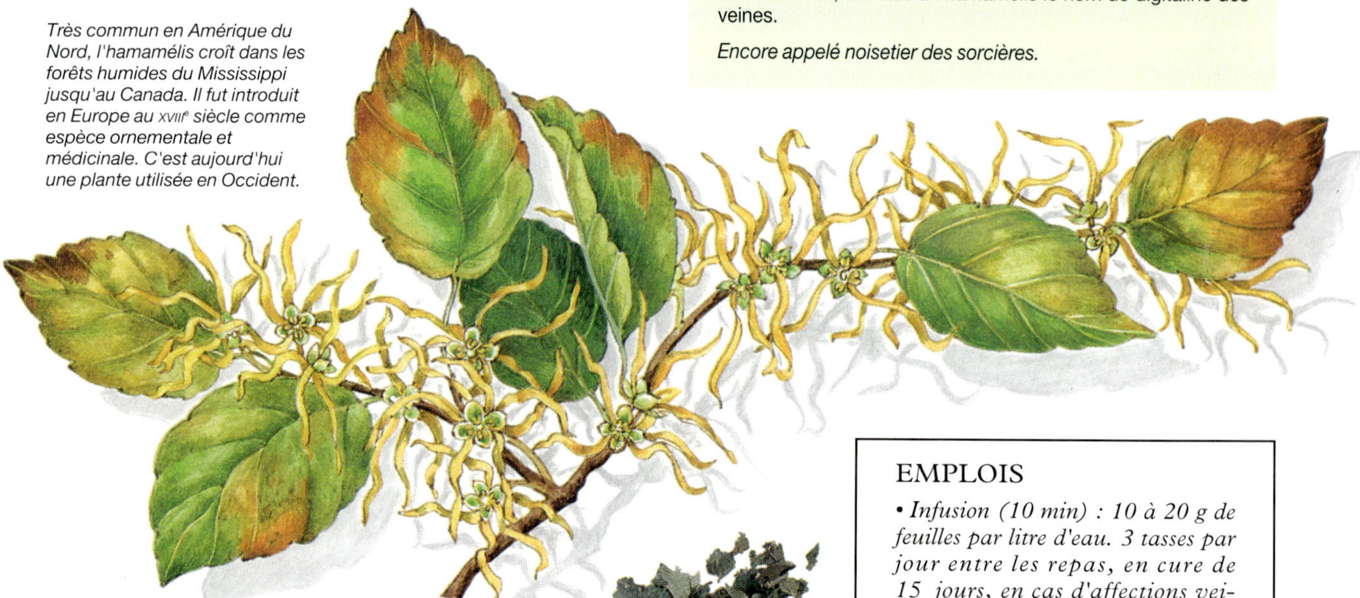

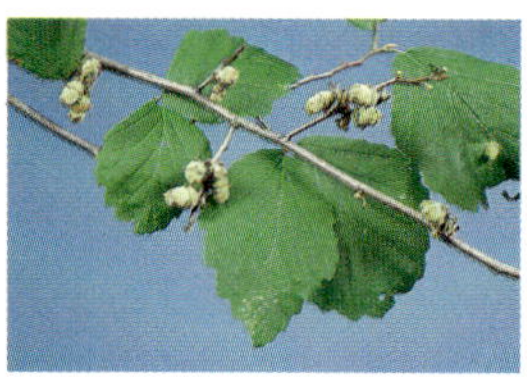

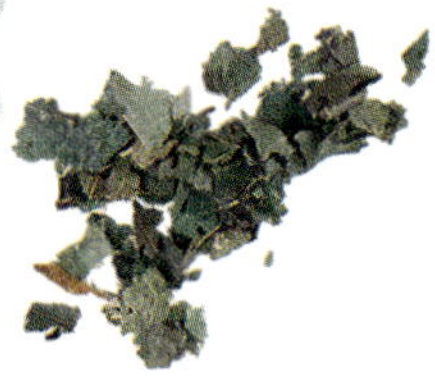

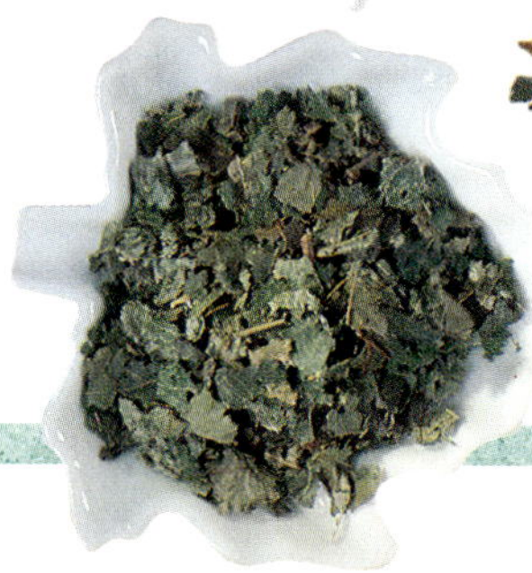

EMPLOIS

- *Infusion (10 min) : 10 à 20 g de feuilles par litre d'eau. 3 tasses par jour entre les repas, en cure de 15 jours, en cas d'affections veineuses ou d'hémorroïdes.*
- *Décoction en usage externe (5 min) : 15 g de feuilles dans 0,5 litre d'eau. Appliquer deux ou trois fois par jour avec un coton (5 min), comme léger astringent et antiseptique de la peau.*

HARPAGOPHYTON

Harpagophytum procumbens DC ex Meissn.
Pedaliaceae

BOTANIQUE

Plante herbacée vivace. La racine primaire s'enfonce jusqu'à 1 m dans le sol, elle a des racines secondaires renflées et tubéreuses. Les tiges, rampantes, émergent du sol après les pluies et portent des feuilles opposées plus ou moins lobées. Les fleurs, éphémères, solitaires, à la corolle jaune à la base puis rouge vif, donnent naissance à un fruit brunâtre et ligneux surmonté d'excroissances munies de crochets qui lui ont valu son nom de genre, *harpagos* signifiant grappin en grec.

PARTIES UTILISÉES

Les racines secondaires, séchées et découpées en rouelles.

COMPOSANTS

Les racines séchées contiennent 1 à 3 % d'iridoïdes (harpagoside, procumbide et harpagide), considérés comme les principes les plus actifs de la plante, des flavonoïdes, des acides-phénols, des phytostérols, des triterpènes et des sucres.

PROPRIÉTÉS DÉMONTRÉES

Des propriétés anti-inflammatoires et analgésiques ont été démontrées chez l'animal dans des cas d'inflammation articulaire expérimentale. Chez l'homme, des études laissent penser qu'un usage prolongé peut soulager les arthroses.

INDICATIONS USUELLES RECONNUES

L'harpagophyton est indiqué dans le traitement des douleurs articulaires d'origine inflammatoire, telles qu'arthrose et rhumatismes, ainsi que les tendinites.

PRÉCAUTIONS D'EMPLOI

Aucune aux doses préconisées. Des troubles gastro-intestinaux mineurs ont été signalés à fortes doses chez des sujets sensibles.

C'est un fermier allemand, Menhert, qui en 1904 observa en Afrique du Sud sur un blessé hottentot les effets bénéfiques d'un traitement fourni par un guérisseur. Grâce à ses chiens de chasse, le fermier découvrit l'endroit d'où les racines avaient été déterrées et identifia l'harpagophyton.
Les indigènes bochimans et bantous, comme les Hottentots, avaient traditionnellement recours aux racines par voie orale pour traiter les indigestions, la fièvre et les douleurs liées à l'accouchement. Mais l'harpagophyton était aussi indiqué contre les migraines, les réactions allergiques et les rhumatismes. Aujourd'hui, les Allemands le recommandent également pour stimuler l'appétit. On appelle la plante griffe-du-diable en raison des mouvements frénétiques que font les animaux pour se débarrasser des fruits accrochés à leur pelage ou à leurs sabots, comme s'ils étaient possédés du démon.

Encore appelé racine de Windhoek.

EMPLOIS

- *Décoction (20 min) : 15 g de racines par litre d'eau. 3 tasses par jour contre les douleurs articulaires.*
- *Macération (12 h) : 10 g pour 0,50 litre d'eau. 3 tasses par jour en dehors des repas dans les mêmes indications.*

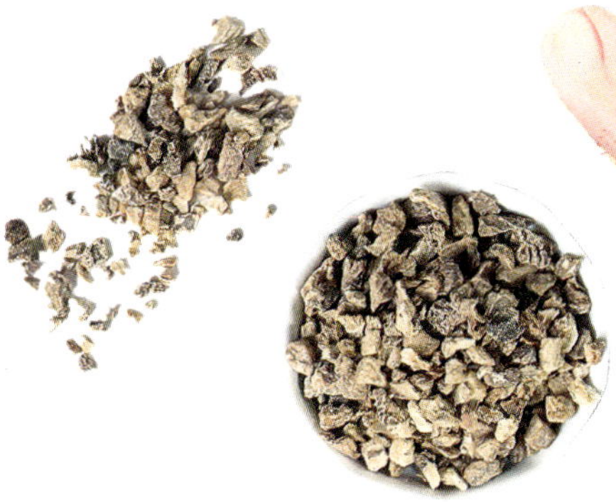

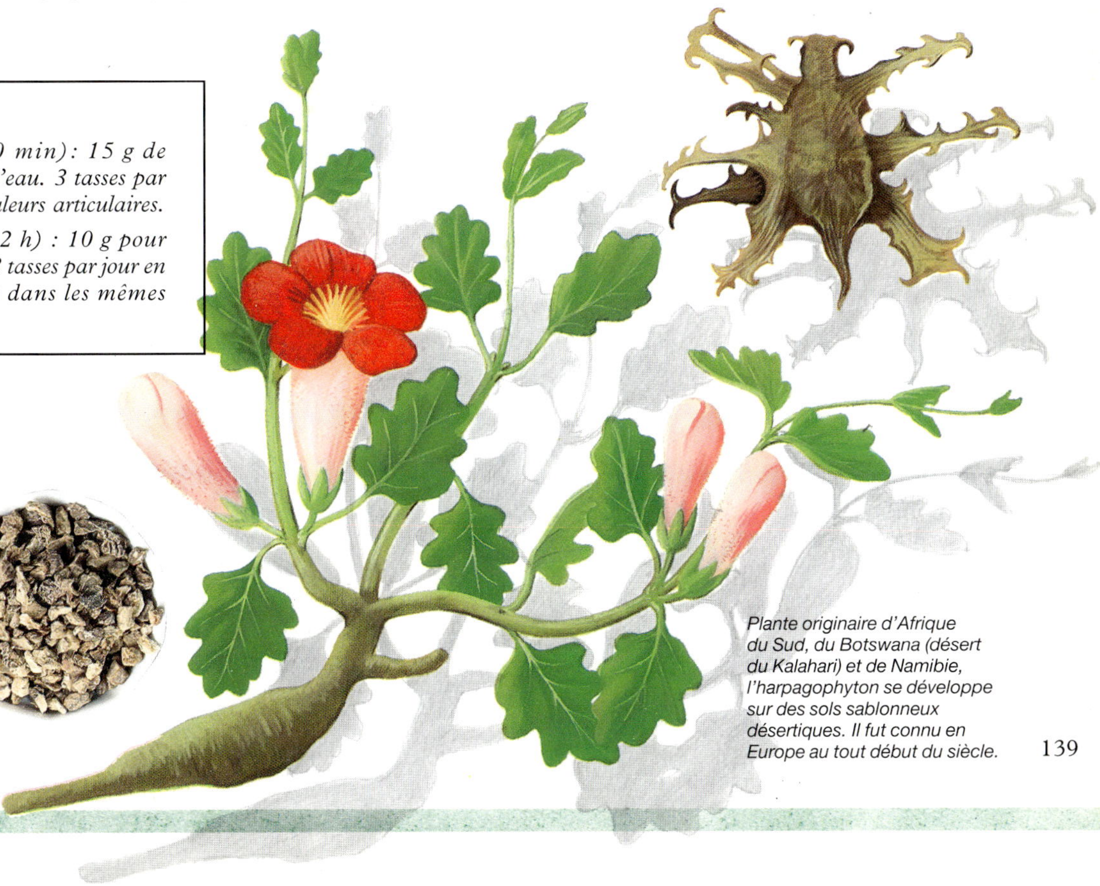

Plante originaire d'Afrique du Sud, du Botswana (désert du Kalahari) et de Namibie, l'harpagophyton se développe sur des sols sablonneux désertiques. Il fut connu en Europe au tout début du siècle.

HOUBLON

Humulus lupulus L.
Cannabaceae

D'origine probablement asiatique, le houblon est présent dans les régions tempérées humides d'Europe et d'Amérique du Nord, au Brésil, en Australie et en Asie. Poussant à l'état sauvage dans les buissons et en bordure de rivière, il est cultivé pour la production de la bière.

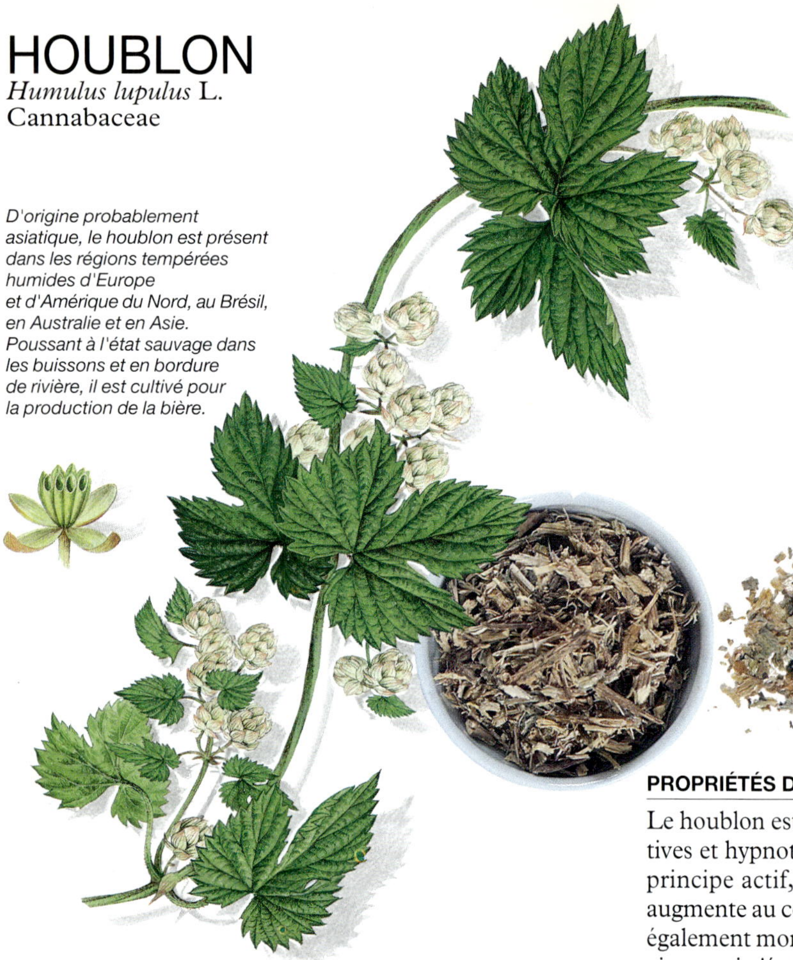

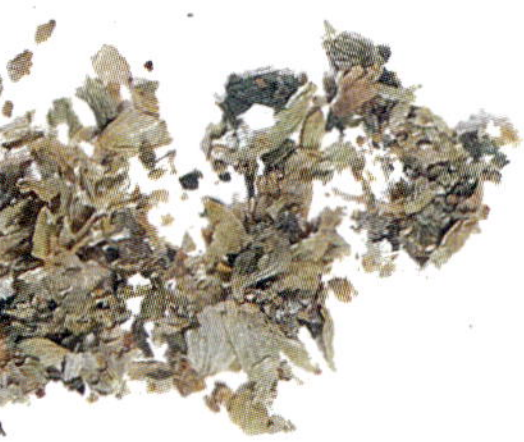

EMPLOIS

- *Infusion (10 à 15 min) : 20 g de cônes par litre d'eau. 2 à 3 tasses par jour, avant les repas, comme stomachique et apéritif.*
- *Infusion (5 min) : 3 cônes émiettés dans une tasse d'eau bouillante. Après le repas du soir comme sédatif.*

BOTANIQUE

Grande herbe vivace à feuilles divisées en 3 à 5 lobes profonds, portant des fleurs mâles blanchâtres sans corolle. Certains pieds ne laissent apparaître que des fleurs femelles, réunies en un cône jaune verdâtre formé de bractées. Ces dernières portent des glandes apparaissant sous forme de petits grains rouge orangé, le lupulin. Le houblon grimpe aux arbres en spirale, sur 5 à 6 m de haut.

PARTIES UTILISÉES

Les cônes (c'est-à-dire les fleurs femelles), récoltés au moment de la pleine floraison, séchés dans un endroit frais et stockés au moins un à deux ans.

COMPOSANTS

Les cônes de houblon renferment des tanins, des flavonoïdes, des phyto-œstrogènes et des antiandrogènes. L'huile essentielle (0,3 à 1 %) est riche en carbures monoterpéniques et sesquiterpéniques et contient du méthylbuténol, aux propriétés neurosédatives.

Des substances amères, contenues dans la résine du houblon en quantité importante (15 à 30 %), l'humulone et la lupulone, sont à l'origine de l'amertume de la bière et possèdent des propriétés antibactériennes. Le houblon est riche en matières minérales, dont le potassium.

PROPRIÉTÉS DÉMONTRÉES

Le houblon est surtout reconnu pour ses propriétés sédatives et hypnotiques, qui seraient dues à la présence d'un principe actif, le méthylbuténol, dont la concentration augmente au cours du stockage. Les expérimentations ont également montré une activité antibactérienne et antifongique qui n'était pas connue de la tradition. Enfin, la présence de substances à activité hormonale explique les effets anaphrodisiaques et le développement mammaire chez les grands buveurs de bière.

INDICATIONS USUELLES RECONNUES

Les indications traditionnelles confirment l'expérimentation et préconisent son utilisation dans le traitement des troubles mineurs du sommeil et pour stimuler l'appétit.

PRÉCAUTIONS D'EMPLOI

Aucune aux doses préconisées. Un usage excessif peut provoquer céphalées, nausées et vertiges, et à long terme induire une gynécomastie.

Le houblon est surtout utilisé pour la fabrication de la bière, mais ses nombreuses utilisations médicinales ont été reconnues de tout temps. Sainte Hildegarde le préconisait contre la mélancolie ; le Moyen Âge vantait ses vertus particulières, qui s'opposaient « aux apostures qui sont au foye et en la rate », et le disait « propre à calmer l'éréthisme génital et à réduire les érections douloureuses » ! Les médecins de la Renaissance lui reconnaissaient des propriétés apéritives, fébrifuges et diurétiques.

Encore appelé lupulin, vigne du Nord, bois du diable.

HYDROCOTYLE

Hydrocotyle asiatica L.
Apiaceae

BOTANIQUE

Plante herbacée vivace, à petites feuilles arrondies plus ou moins cordiformes, à bords crénelés, sur les nœuds d'une longue tige grêle et radicante. Les petites fleurs blanches sont groupées en ombelles. Les fruits sont des diakènes discoïdes comprimés. La plante a une saveur amère.

PARTIES UTILISÉES

La plante entière séchée.

COMPOSANTS

L'hydrocotyle contient une huile essentielle, des stérols, des flavonoïdes, des polyines, des saponosides dérivés de l'acide asiatique (asiaticoside), de l'acide madécassique et des tanins.

PROPRIÉTÉS DÉMONTRÉES

Les effets cicatrisants et eutrophiques sur le tissu conjonctif sont liés à l'asiaticoside. Les saponosides et surtout les polyines donnent à la plante une certaine activité antiparasitaire, antifongique, antibiotique et antivirale.

INDICATIONS USUELLES RECONNUES

Utilisée en Inde pour traiter diverses affections cutanées, l'hydrocotyle est employée localement comme appoint dans le soin des plaies chirurgicales, des brûlures légères et des ulcères variqueux. Elle est indiquée également dans les troubles de la circulation veineuse périphérique et dans la symptomatologie hémorroïdaire.

PRÉCAUTIONS D'EMPLOI

Aucune aux doses préconisées. En raison de ses effets irritants, la plante ne doit pas être consommée oralement.

Anciennement utilisée en Inde et à Madagascar pour traiter les plaies et la lèpre, sous forme de suc de plante fraîche, *Hydrocotyle asiatica* entre actuellement dans la préparation de spécialités pharmaceutiques, sous la forme de comprimés, de pommades et de compresses. On connaît en France *Hydrocotyle vulgaris* (l'écuelle d'eau), qui pousse au bord des lacs ; c'est une espèce toxique par la présence de vellarine, anciennement utilisée en médecine populaire comme sudorifique, dépuratif, diurétique, purgatif. En usage externe, c'était un vulnéraire.

EMPLOIS

- *Infusion en usage externe (10 min) : 10 g de plante par litre d'eau, en application locale, pour le soin des plaies et des brûlures légères.*

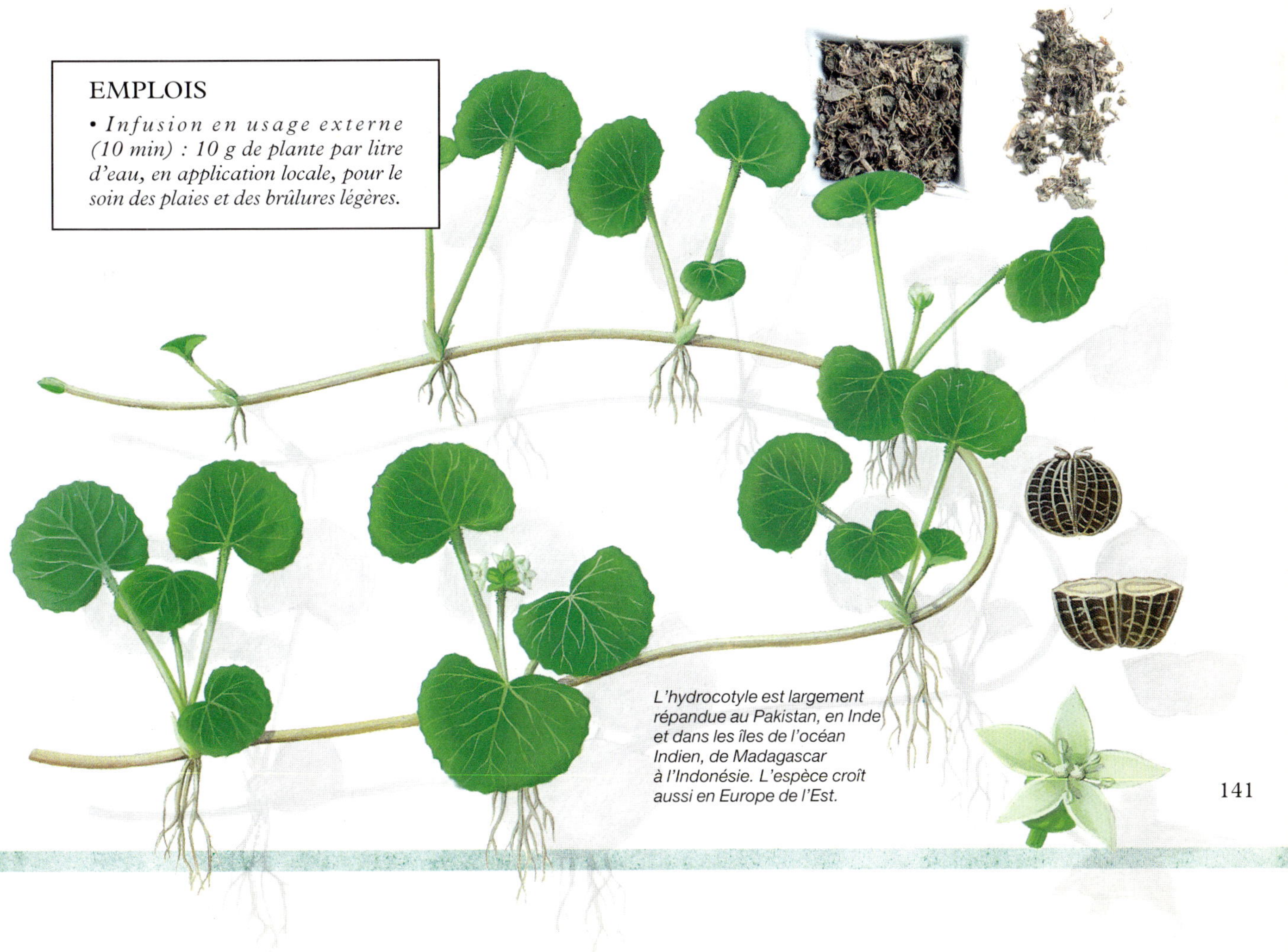

L'hydrocotyle est largement répandue au Pakistan, en Inde et dans les îles de l'océan Indien, de Madagascar à l'Indonésie. L'espèce croît aussi en Europe de l'Est.

HYSOPE

Hyssopus officinalis L.
Lamiaceae

BOTANIQUE

Plante vivace touffue, de 20 à 60 cm de haut, à tiges carrées, ligneuses à la base, aux nombreuses petites feuilles lancéolées, opposées et presque sessiles. Les fleurs, bleu violacé, sont groupées en épis unilatéraux compacts et allongés. Les 4 akènes du fruit sont trigones et bruns. La plante a une odeur aromatique et une saveur un peu amère.

PARTIES UTILISÉES

Les sommités fleuries et les feuilles, récoltées à la floraison, séchées à l'ombre, puis conservées au sec.

COMPOSANTS

La plante contient des tanins, des flavonoïdes, des acides-phénols, dont l'acide rosmarinique, des di- et triterpènes (marrubiine et acide oléanique), de la choline et 0,3 à 1 % d'une huile essentielle riche en cétones (pinocamphone, isopinocamphone, thuyone) à la fois actives biologiquement et toxiques pour le système nerveux.

PROPRIÉTÉS DÉMONTRÉES

C'est à la marrubiine que l'on attribue les effets expectorants et fluidifiants des sécrétions bronchiques de la plante. Les composés polyphénoliques possèdent des vertus hypotensives. L'huile essentielle s'avère antiseptique et stimulante des fonctions digestives, mais elle est dangereuse en raison de ses effets neurotoxiques (effet convulsivant de la pinocamphone).

INDICATIONS USUELLES RECONNUES

L'hysope est indiquée dans le traitement des affections bronchiques aiguës bénignes et dans le traitement local du rhume et du nez bouché.

PRÉCAUTIONS D'EMPLOI

Aucune aux doses préconisées. Toutefois, l'usage de la plante doit rester modéré et l'utilisation de l'huile essentielle est à proscrire (possibilités de convulsions et de crampes, dès 2 g chez l'adulte).

EMPLOIS

- *Infusion (10 min) : 20 g de sommités fleuries par litre d'eau. 3 à 4 tasses par jour, dans les affections bronchiques aiguës bénignes. Est également utilisée en gargarisme et en usage externe (compresse chaude).*
- *Sirop : laisser infuser (10 min) 100 g de plante par litre d'eau ; filtrer ; ajouter 1,50 kg de sucre et laisser chauffer doucement jusqu'à consistance sirupeuse. 5 cuillerées à soupe par jour, en cas de trachéite ou de bronchite bénignes.*

Souvent citée dans l'Ancien Testament pour ses vertus lustrales, évoquée par David dans les *Psaumes*, l'hysope (*ézôb*, en hébreu) n'est vraisemblablement pas notre hysope officinale, qui ne croît d'ailleurs pas en Palestine. Hippocrate et Dioscoride la recommandaient déjà pour soulager les troubles respiratoires. Au Moyen Âge, l'hysope officinale était recommandée par sainte Hildegarde contre l'enrouement, les maux de tête et de dents, l'hydropisie. On la conseillait aussi contre les vers et comme puissant remède des affections du foie et des poumons. De nos jours, la médecine populaire l'emploie toujours dans les affections des bronches, mais aussi pour ses effets stimulants, astringents, résolutifs et vulnéraires.

Encore appelée hiope.

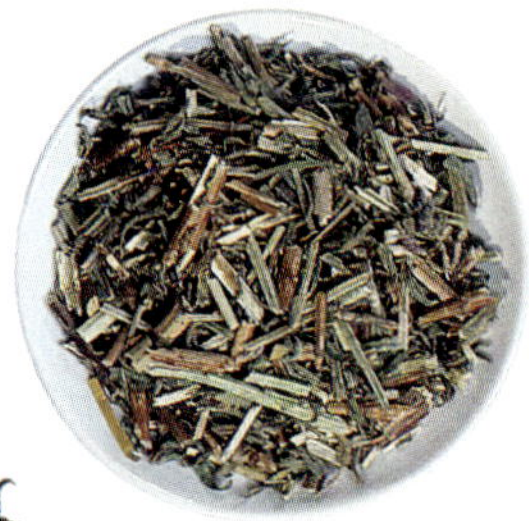

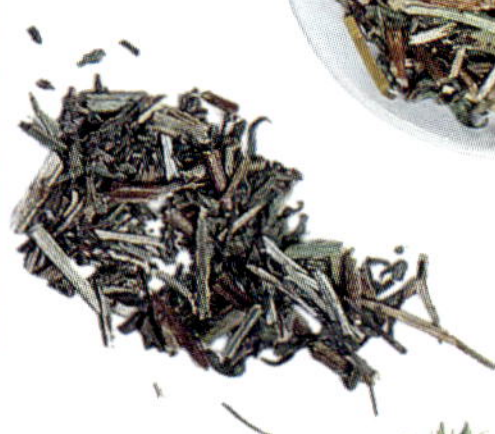

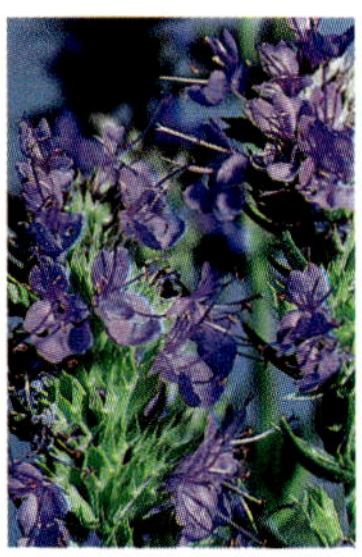

Spontanée sur les coteaux calcaires ensoleillés d'une grande partie de l'Europe, en Asie Mineure et en Afrique du Nord, l'hysope se rencontre aussi sur les vieux murs et dans les ruines.

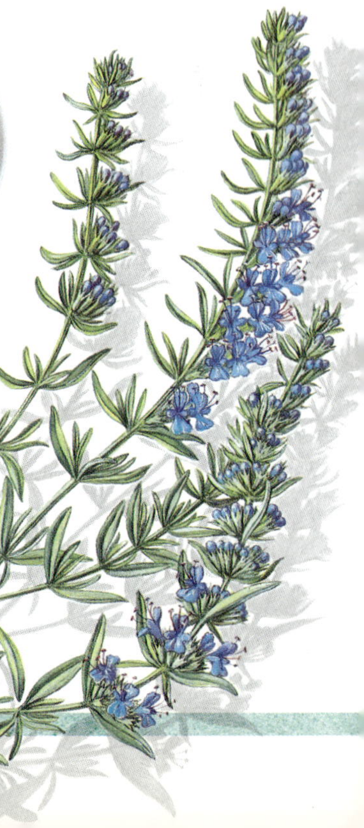

ISPAGHUL

Plantago ovata Forsk.
Plantaginaceae

BOTANIQUE

Plante herbacée annuelle de 10 à 50 cm de haut, ramifiée, à feuilles étroites, lancéolées, dentées et pubescentes. Les fleurs, blanches, sont groupées en épis cylindriques. Les fruits sont des capsules pyxides contenant de petites graines gris-rose, ovales, carénées et portant une ligne brune sur la face convexe.

PARTIES UTILISÉES

Les graines séchées et leurs téguments.

COMPOSANTS

La graine renferme du mucilage (jusqu'à 30 %), des fibres insolubles, une huile grasse (5 %), de l'acide linolénique (3 %), des protéines, des alcaloïdes (0,06 %), un iridoïde (aucuboside), des stérols, des triterpènes, ainsi que des hydrocarbures concentrés dans les couches superficielles du tégument.

PROPRIÉTÉS DÉMONTRÉES

Les effets laxatifs mécaniques, non irritants, sont imputés au mucilage, très hydrophile et doué d'un fort pouvoir de gonflement, et aux fibres insolubles. Son action est aussi métabolique (activités hypoglycémiantes, hypolipidémiantes et hypocholestérolémiantes). Des études cliniques ont également montré les effets bénéfiques de l'ispaghul dans les cas de diverticulose, dans le traitement symptomatique du syndrome du côlon irritable et dans celui de l'obésité.

INDICATIONS USUELLES RECONNUES

L'ispaghul est indiqué comme laxatif mécanique ayant un effet de lest, contre la constipation ou en cas de fissures anales ou d'hémorroïdes, et pour faciliter la défécation.

PRÉCAUTIONS D'EMPLOI

Aucune aux doses préconisées. Ne pas prolonger le traitement au-delà de huit jours. En cas d'abus, des effets indésirables mineurs sont rapportés, comme le météorisme. Les graines doivent être employées avec précaution chez les malades insulinodépendants et sont contre-indiquées en cas de sténoses gastro-intestinales.

EMPLOIS

- *5 g de graines dans 25 cl d'eau, 30 min avant le repas du soir, comme laxatif.*

Les graines peuvent aussi être mélangées à du bouillon, du lait ou de la confiture.

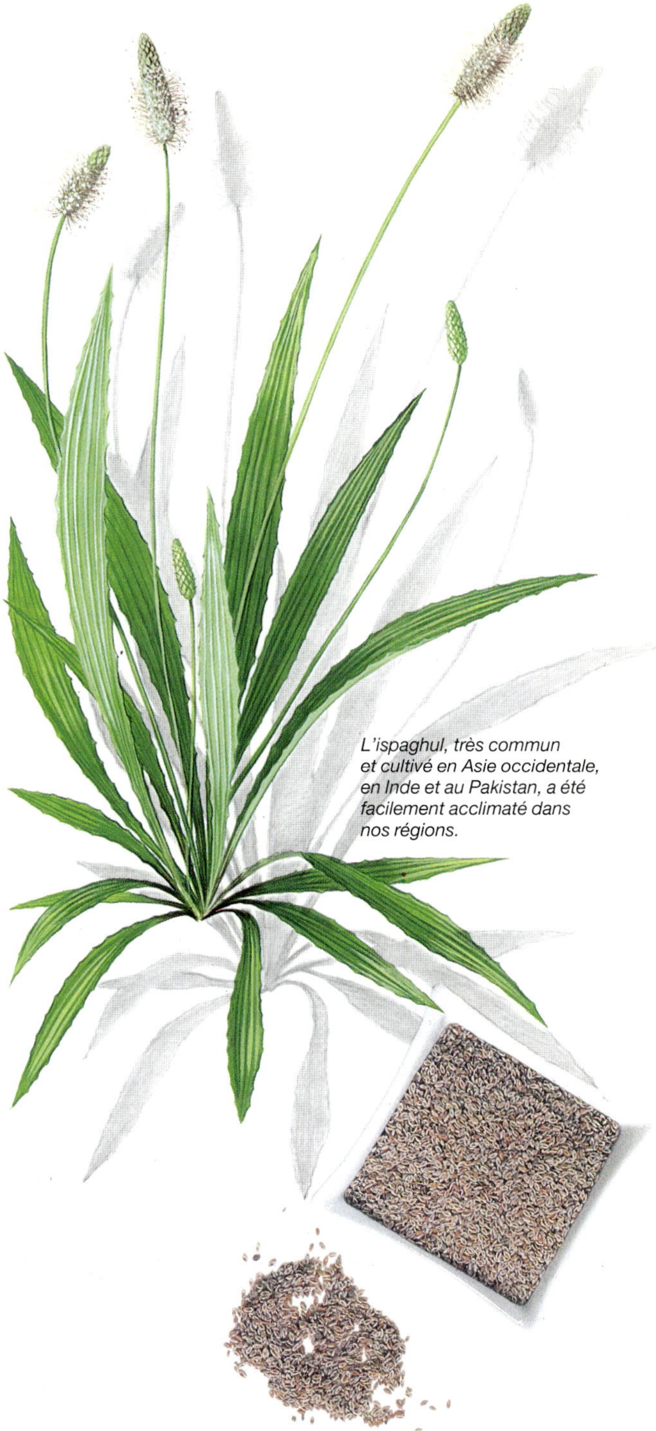

L'ispaghul, très commun et cultivé en Asie occidentale, en Inde et au Pakistan, a été facilement acclimaté dans nos régions.

Plante très utilisée dans ses pays d'origine, l'ispaghul entre dans la composition de quelques spécialités pharmaceutiques à visée laxative (traitement des constipations chroniques). La médecine populaire le préconise également dans le traitement des hémorragies internes. Ses graines s'avèrent plus riches en mucilage que celles de *Plantago psyllium* et de *Plantago arenaria*, utilisées pour les mêmes indications.

Encore appelé plantain de l'Inde, psyllium de l'Inde.

KARKADÉ

Hibiscus sabdariffa L.
Malvaceae

BOTANIQUE

Plante annuelle subtropicale, 1 m à 1,50 m de haut, à tiges robustes, vertes ou teintées de rouge suivant les variétés, glabre ou couverte de poils. Les feuilles sont ovales, trilobées ou simples, longuement pétiolées. Les fleurs sont caractérisées par un calice (doublé d'un calicule) à 5 pièces ciliées, vert ou rouge, et par une corolle à 5 pétales jaunes teintés par endroits de rouge ou de brun. Le fruit est une capsule entourée par le calice.

PARTIES UTILISÉES

L'ensemble constitué par le calice et le calicule, récoltés après la fructification et séchés rapidement. Les récoltes destinées à l'Europe ne portent que sur les variétés à calices rouges. Le karkadé, importé, vient surtout du Sénégal, du Soudan, de Thaïlande et d'Inde.

COMPOSANTS

Les calices contiennent une forte proportion d'acides organiques (de 15 à 30 %), qui atteignent leur maximum après la floraison. On y trouve également un mucilage, des composés phénoliques, des vitamines, dont de la vitamine C, des oligoéléments.

PROPRIÉTÉS DÉMONTRÉES

Diverses études expérimentales ont permis d'attribuer au karkadé des propriétés spasmolytiques, angioprotectrices, émollientes, diurétiques, hypotensives, antimicrobiennes. Une action laxative légère a aussi été rapportée.

INDICATIONS USUELLES RECONNUES

En Europe, le karkadé est utilisé principalement pour faire des boissons rafraîchissantes et diurétiques. Certains phytothérapeutes le prescrivent aussi dans l'asthénie, la maigreur et les colibacilloses urinaires. Mais il est surtout employé comme eupeptique. En Afrique, la tradition lui confère aussi des propriétés tonifiantes.

PRÉCAUTIONS D'EMPLOI

Aucune aux doses préconisées.

La plante est spontanée en Amérique centrale, d'où elle a été introduite au milieu du XIXe siècle dans diverses contrées tropicales ou subtropicales (Inde, Antilles, Afrique noire, Égypte, Soudan, Érythrée, etc.). Lors de la guerre d'Abyssinie, en 1936, les soldats italiens empruntèrent aux populations locales l'usage du karkadé pour faire des boissons rafraîchissantes et aseptiser l'eau de bouche. De là, il fut introduit en Italie sous le nom de « thé rose » et devint même la boisson nationale sous Mussolini.

Encore appelé oseille de Guinée.

EMPLOIS

- *Infusion (10 min) : 10 à 20 g de calices par litre d'eau.*
- *Macération (20 min) : 10 à 20 g par litre d'eau. On obtient dans les deux cas une boisson parfumée, de goût acidulé agréable, qui se boit chaude ou glacée, sucrée ou non, et aromatisée, si on le désire, avec un zeste de citron. 2 à 3 grands verres par jour comme stimulant, eupeptique, diurétique, antiseptique urinaire ou laxatif léger.*

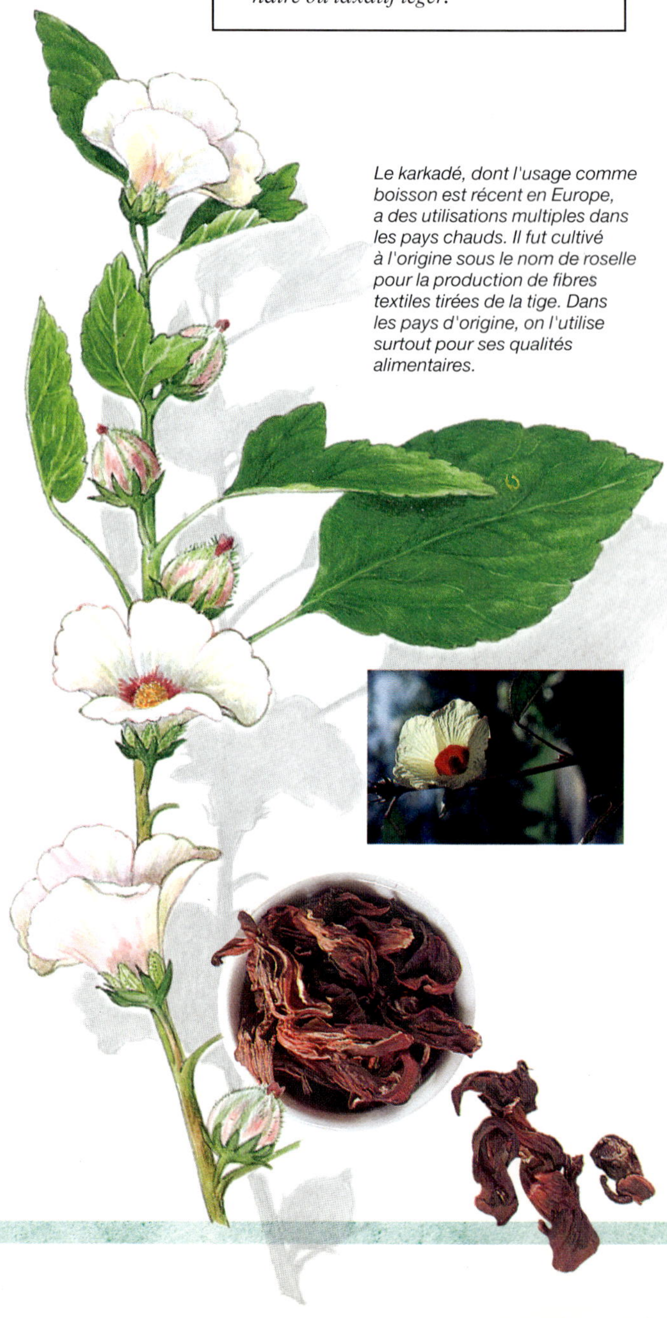

Le karkadé, dont l'usage comme boisson est récent en Europe, a des utilisations multiples dans les pays chauds. Il fut cultivé à l'origine sous le nom de roselle pour la production de fibres textiles tirées de la tige. Dans les pays d'origine, on l'utilise surtout pour ses qualités alimentaires.

KOLATIER

Cola nitida (Vent) Schott et Endl.
Cola acuminata (P. Beauv.) Schott et Endl.
Sterculiaceae

BOTANIQUE

Arbre à croissance lente, de 10 à 15 m de haut, possédant de grandes feuilles entières et oblongues et de petites fleurs mâles ou femelles, rassemblées en grappes. Ces fleurs sont sans pétales, mais à sépales blancs, veinés de pourpre. Le fruit typique, bosselé, formé de 2 à 6 follicules d'une dizaine de centimètres de long disposés en étoile, contient 5 à 10 graines blanches ou rosées : les noix de kola. Ce n'est qu'à partir de la quinzième année que l'arbre commence à porter des fruits.

PARTIES UTILISÉES

Les graines, obtenues à partir des fruits récoltés avant maturité, mis à sécher ou immergés dans de l'eau et débarrassés de leur tégument pulpeux. Les graines séchées prennent une teinte acajou et se séparent en 2 (*C. nitida*) ou en 4 à 6 morceaux chez les autres espèces.

COMPOSANTS

La graine renferme principalement de la caféine et des polyphénols (proanthocyanidols). La caféine, présente à la concentration moyenne de 2,5 %, est le principe actif responsable des propriétés stimulantes. Des tanins peuvent se combiner à la caféine et prolonger son effet.

PROPRIÉTÉS DÉMONTRÉES

La caféine, stimulant du système nerveux central, favorise l'éveil et s'oppose au sommeil. Cependant, son activité stimulante, bien qu'intense, ne dure pas, alors que l'effet d'un extrait de kola frais ou stabilisé est moins intense mais plus durable. Ce sont les tanins catéchiques liés à la caféine qui modulent l'intensité et prolongent l'effet pharmacologique. La caféine possède aussi des effets diurétiques et cardiotoniques.

INDICATIONS USUELLES RECONNUES

La noix de kola est un stimulant recommandé dans les asthénies fonctionnelles et le surmenage physique ou intellectuel.

PRÉCAUTIONS D'EMPLOI

Aucune aux doses préconisées. Éviter la consommation dès l'après-midi à cause des effets stimulants.

EMPLOIS

- *Poudre : 1 à 2 g de poudre de kola le matin comme stimulant, tonicardiaque, astringent et diurétique.*

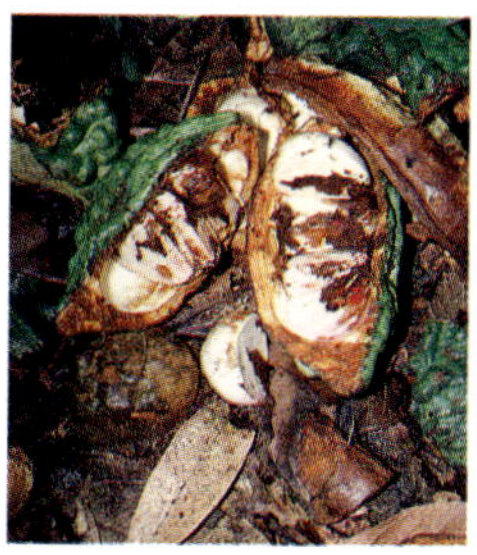

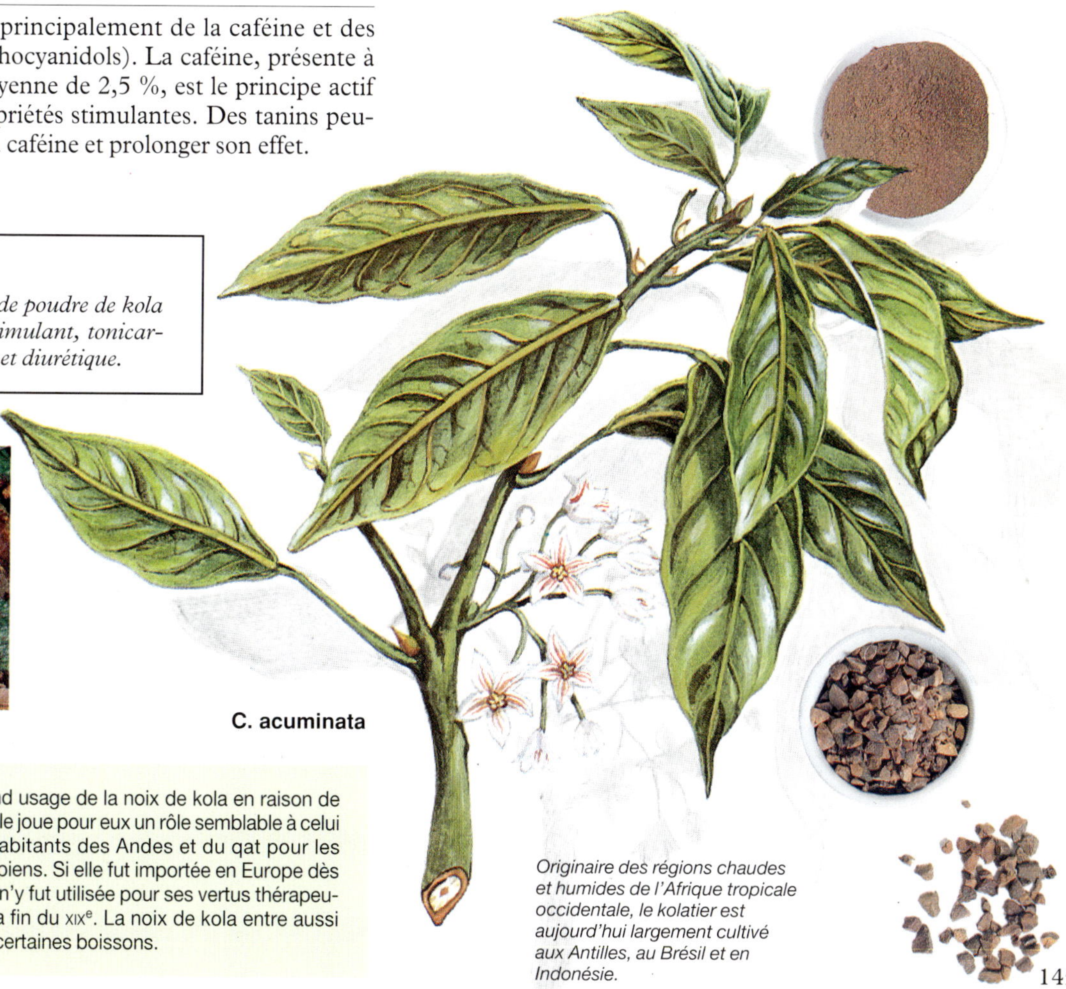

C. acuminata

Les Africains font grand usage de la noix de kola en raison de ses vertus toniques ; elle joue pour eux un rôle semblable à celui de la coca pour les habitants des Andes et du qat pour les Yéménites et les Éthiopiens. Si elle fut importée en Europe dès la fin du XVe siècle, elle n'y fut utilisée pour ses vertus thérapeutiques qu'à partir de la fin du XIXe. La noix de kola entre aussi dans la fabrication de certaines boissons.

Originaire des régions chaudes et humides de l'Afrique tropicale occidentale, le kolatier est aujourd'hui largement cultivé aux Antilles, au Brésil et en Indonésie.

LAITUE VIREUSE

Lactuca virosa L.
Asteraceae

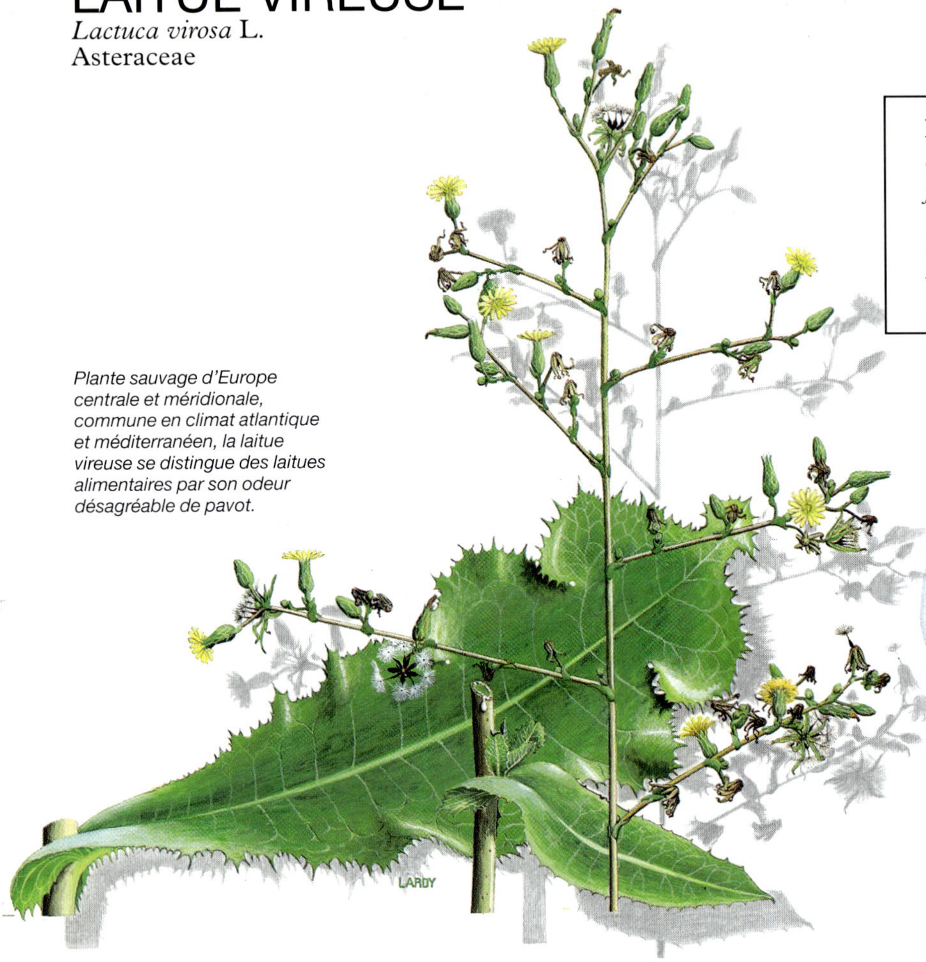

EMPLOIS

• *Décoction (15 min) : 10 g de feuilles et de tiges par litre d'eau. 1 tasse trois fois par jour en cas de nervosité ; 1 tasse après le repas du soir et 1 au coucher contre les troubles du sommeil.*

Plante sauvage d'Europe centrale et méridionale, commune en climat atlantique et méditerranéen, la laitue vireuse se distingue des laitues alimentaires par son odeur désagréable de pavot.

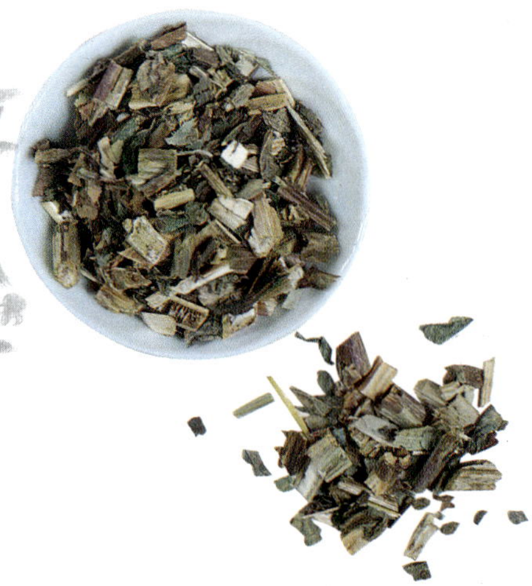

BOTANIQUE

Herbe bisannuelle de 1 à 2 m de haut, à feuilles entières aux nervures principales recouvertes d'aiguillons et à fleurs jaune pâle disposées en capitules caractéristiques de la famille des astéracées. Toutes les parties de la plante renferment un latex blanc qui coule à la moindre coupure ; récolté puis séché, il forme une masse résineuse rougeâtre, le lactucarium.

PARTIES UTILISÉES

Les feuilles séchées.

COMPOSANTS

La plante renferme des lactones sesquiterpéniques instables, la lactucine et la lactucopicrine, et des traces d'un alcaloïde mydriatique.

PROPRIÉTÉS DÉMONTRÉES

Bien que ce soit une des rares plantes dont les effets sur l'insomnie aient été énoncés dans les médecines savantes grecque et arabe, aucun travail pharmacologique récent n'a été entrepris pour expliquer ces effets.

INDICATIONS USUELLES RECONNUES

Les feuilles de laitue sont utilisées dans la nervosité et les troubles mineurs du sommeil chez l'adulte.

PRÉCAUTIONS D'EMPLOI

Attention ! Une ingestion trop importante peut engendrer nausées, sueurs, dilatation de la pupille et augmentation des rythmes respiratoire et cardiaque.

La laitue vireuse était la plante des eunuques en raison de ses effets sédatifs sur l'appareil génital : cette plante était déjà bien connue des Grecs de l'Antiquité, et Dioscoride en recommandait le suc pour tempérer la luxure. Galien prétend que, dans sa vieillesse, seule la laitue lui permettait de vaincre l'insomnie. Cette dernière indication figurait en médecine arabe classique, Rufus la recommandait contre les irritations de l'estomac et Rhazes lui attribuait aussi une action calmante sur les toux sèches.

Encore appelée laitue fétide, laitue sauvage.

LAMIER BLANC

Lamium album L.
Lamiaceae

BOTANIQUE

Plante herbacée vivace, de 15 à 65 cm de haut, à tige quadrangulaire, rigide, velue et creuse. Les feuilles, vert clair, non urticantes, sont opposées, ovales, irrégulièrement dentées, terminées en pointe effilée et velues. Les fleurs, blanc jaunâtre, souvent mouchetées de vert, sont groupées en pseudoverticilles à l'aisselle des feuilles supérieures. Les fruits, à 4 akènes, sont glabres. Le rhizome blanchâtre est stolonifère. La plante exhale une odeur rappelant le miel ; sa saveur est un peu amère.

PARTIES UTILISÉES

Les sommités fleuries, récoltées en début de floraison, et les pétales, récoltés à l'épanouissement (mai), séchés à l'ombre, dans un endroit sec.

COMPOSANTS

La plante contient des tanins catéchiques, des saponosides, des flavonoïdes, des acides-phénols, des iridoïdes (lamalbide, alboside, caryoptoside), du mucilage, des oligosaccharides, des amines (histamine, choline...).

PROPRIÉTÉS DÉMONTRÉES

Les effets toniques et astringents sont imputés aux tanins catéchiques. On attribue aux saponosides du lamier blanc des propriétés anti-inflammatoires, diurétiques et hypotensives.

INDICATIONS USUELLES RECONNUES

Le lamier blanc est indiqué pour ses effets dépuratifs et diurétiques. Localement, il est employé dans le traitement des irritations cutanées, des démangeaisons et des desquamations du cuir chevelu (pellicules).

PRÉCAUTIONS D'EMPLOI

Aucune aux doses préconisées.

Le lamier blanc doit son nom à sa fleur en forme de gueule béante. Dans la mythologie grecque, Lamia était aimée de Zeus ; sa femme, Héra, furieuse, fit mourir l'enfant né de cette union. Par vengeance, Lamia se mit alors à dévorer les enfants des mères heureuses. C'est la lamie des anciens temps, croque-mitaine dont on menaçait les enfants pour les rendre sages. Ce n'est qu'après le Moyen Âge que la plante prit une large place en médecine populaire, qui lui a attribué des effets astringents, toniques, dépuratifs, diurétiques, cholagogues, résolutifs, vulnéraires, hémostatiques, antiscrofuleux et rafraîchissants. Elle est devenue officinale au XIXe siècle et était traditionnellement employée en lavement vaginal pour soigner les leucorrhées. Les jeunes pousses se consomment à la manière des épinards ou en potage.

Encore appelé ortie blanche, ortie morte, ortie folle, archangélique, pied-de-poule, marachemin.

EMPLOIS

- *Infusion (10 min) : 20 g de fleurs sèches par litre d'eau. 1 à 3 tasses par jour, comme diurétique et dépuratif.*
- *Décoction chaude (10 min) de 50 g de fleurs par litre d'eau. Appliquer localement en compresse sur les tuméfactions, enflures, suppurations et sur le cuir chevelu.*
- *La tisane de fleurs fraîches a des effets dépuratifs (tisane de printemps).*

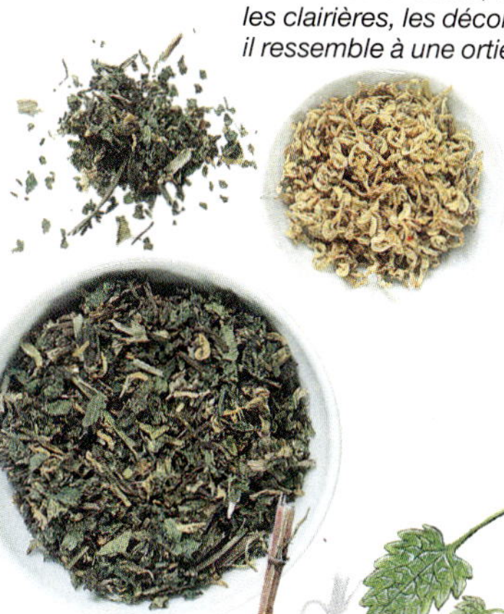

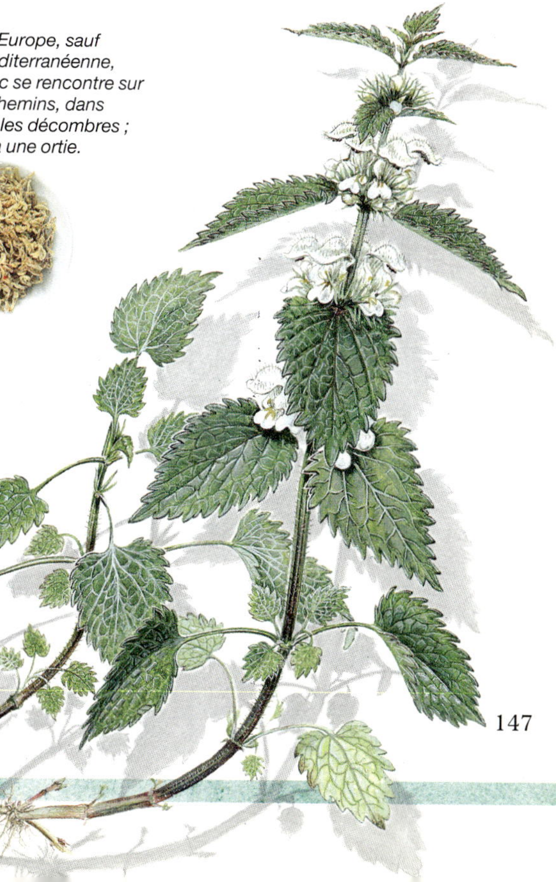

Commun en Europe, sauf en région méditerranéenne, le lamier blanc se rencontre sur le bord des chemins, dans les clairières, les décombres ; il ressemble à une ortie.

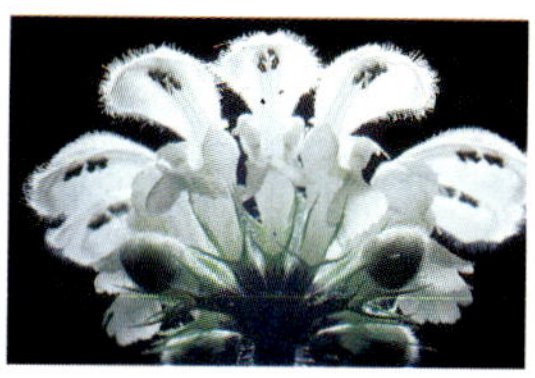

LAVANDE VRAIE

Lavandula angustifolia Mill.
Lamiaceae

BOTANIQUE

Sous-arbrisseau vivace, atteignant 60 cm de haut, touffu, à rameaux dressés portant de petites feuilles opposées, lancéolées, vert cendré, enroulées sur les bords. Les fleurs bleues, d'odeur suave, sont en épi terminal.

PARTIES UTILISÉES

Les fleurs, séchées à l'ombre, après récolte des rameaux à la pleine floraison. Les fleurs destinées à la production d'huile essentielle doivent être acheminées rapidement vers les centres d'extraction ou distillées sur place.

COMPOSANTS

Le plus important est l'huile essentielle (0,5 à 0,8 % de la fleur fraîche). Elle est constituée par divers composés terpéniques (linalol, acétate de linalyle...). Son parfum suave est dû en grande partie à l'éthylamylcétone et à des dérivés coumariniques présents en petites quantités.

PROPRIÉTÉS DÉMONTRÉES

Les fleurs sont antispasmodiques, cholérétiques et diurétiques. L'huile essentielle a une activité bactéricide légère, sédative du système nerveux central et hypotensive. Elle exerce sur la peau une action antiseptique et cicatrisante. En friction, elle stimule la circulation superficielle. Enfin, elle est parasiticide contre les poux, les puces et la gale, et répulsive contre les moustiques.

INDICATIONS USUELLES RECONNUES

Indiquée dans le traitement symptomatique des états neurotoniques des adultes et des enfants (troubles mineurs du sommeil), la lavande est aussi utilisée en cas d'insuffisance biliaire, dyspepsie, oligurie. L'huile essentielle est administrée dans le traitement des toux quinteuses, des rhumes et du nez bouché. On l'utilise dans les soins des érythèmes fessiers, brûlures superficielles, piqûres d'insectes, coups de soleil ; en gargarisme pour l'hygiène buccale, en friction contre courbatures et rhumatismes.

PRÉCAUTIONS D'EMPLOI

Pour les fleurs : aucune aux doses préconisées. L'huile essentielle s'utilisera avec prudence car la richesse de sa composition peut occasionner des effets secondaires indésirables chez certains sujets.

L'utilisation de la lavande en parfumerie et en médecine remonte à l'Antiquité. En France, dès le XIVe siècle, elle apparaît dans les prescriptions des médecins, comme vulnéraire et diurétique, usages qui se sont maintenus dans nos campagnes.

Encore appelée lavande officinale, lavande femelle.

EMPLOIS

• *Infusion (10 à 15 min) : 50 g de fleurs par litre d'eau. 4 tasses par jour contre les toux quinteuses, l'oligurie, l'insuffisance biliaire, la dyspepsie ; 1 tasse au coucher contre les troubles mineurs du sommeil.*

• *Soluté alcoolique d'huile essentielle : dissoudre 2 g d'huile essentielle dans 100 g d'alcool à 90°. En compresse sur les plaies et les piqûres d'insectes ; en friction contre les rhumatismes, douleurs locales, courbatures ; en massage sur le cuir chevelu comme tonique capillaire et parasiticide ; en gargarisme, dilué dans cinq fois son volume d'eau tiède, pour l'hygiène buccale.*

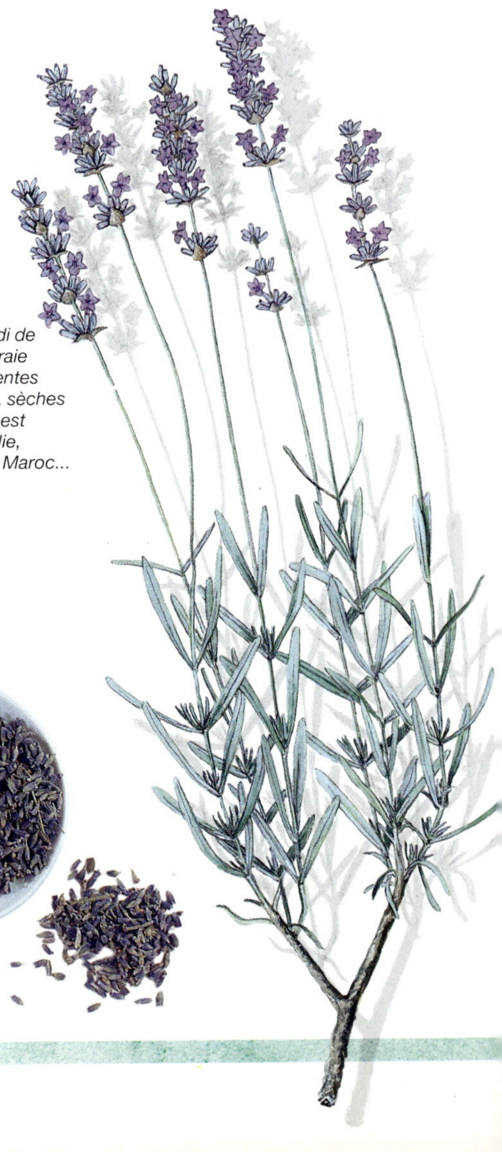

Spontanée dans le midi de la France, la lavande vraie se rencontre sur les pentes calcaires, rocailleuses, sèches et bien exposées. Elle est cultivée en France, Italie, Espagne, Bulgarie, au Maroc...

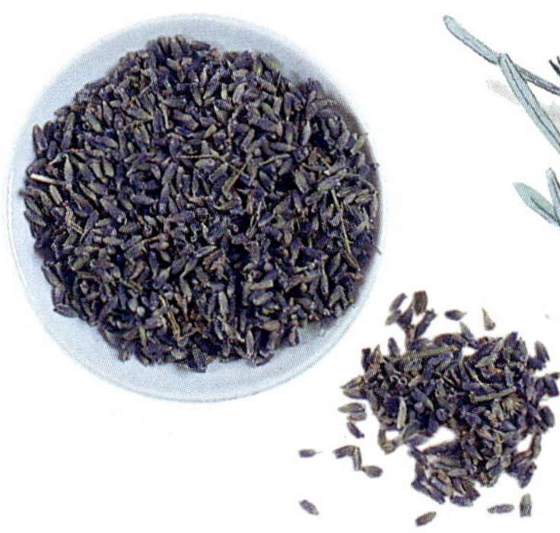

LIERRE COMMUN

Hedera helix L.
Araliaceae

EMPLOIS (usage externe)

• *Décoction pour lotion (10 min) : une poignée de feuilles par litre d'eau ; en lotion contre le prurit et l'érysipèle (à renouveler plusieurs fois).*

• *Décoction concentrée (10 min) : 200 g de feuilles par litre d'eau ; passer avec expression. En compresse chaude sur les régions à traiter : cellulite (application suivie d'un massage), rhumatismes, engorgements mammaires, névralgies, algies diverses.*

• *Cataplasme de feuilles hachées : sur les ulcères de la peau, la cellulite, les engorgements mammaires.*

• *Cataplasme vinaigré : des feuilles pilées avec un peu de vinaigre sont appliquées sur les cors et durillons et maintenues en place à l'aide d'un pansement (à renouveler plusieurs jours de suite).*

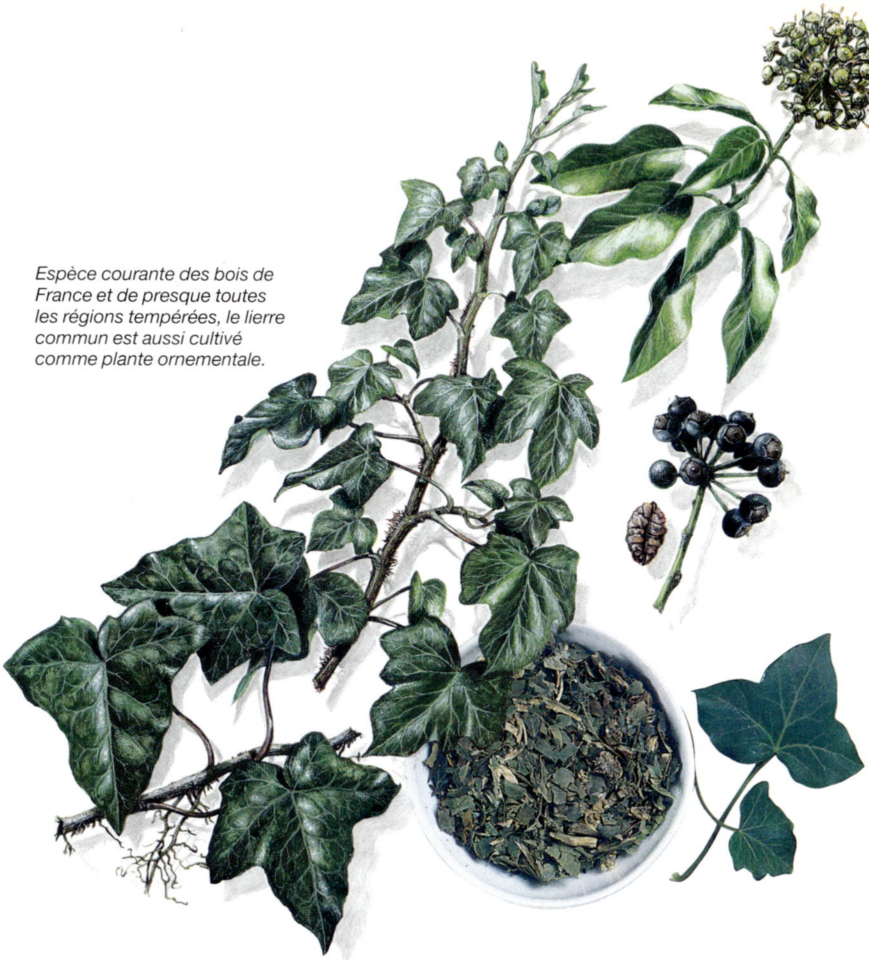

Espèce courante des bois de France et de presque toutes les régions tempérées, le lierre commun est aussi cultivé comme plante ornementale.

BOTANIQUE

Arbrisseau grimpant ou rampant, toujours vert, dont les rameaux s'accrochent à leur support à l'aide de crampons. Sur les rameaux stériles, les feuilles sont alternes, pétiolées, à limbe coriace, vert foncé et divisé en lobes triangulaires. Sur les rameaux à fleurs, elles sont entières et ovales, lancéolées. Les fleurs, jaune verdâtre, sont rassemblées en ombelles. Les fruits, petites baies charnues, noirs à maturité (hiver-printemps), sont toxiques.

PARTIES UTILISÉES

La feuille fraîche.

COMPOSANTS

Les principes actifs sont des saponosides (5 à 8 %), des stérols, des flavonoïdes, des polyines dérivées du falcarinol, des substances hydrodistillables (germacrène B et élémènes), des acides caféique et chlorogénique.

PROPRIÉTÉS DÉMONTRÉES

Les extraits de feuilles testés sur l'animal ont montré des propriétés antibactériennes, antifongiques et antiparasitaires. Ils ont aussi des effets vasoconstricteurs et antispasmodiques. En usage externe, les feuilles ont des propriétés décongestionnantes, résolutives et analgésiques.

INDICATIONS USUELLES RECONNUES

Seul l'usage externe peut être retenu. Le lierre est utilisé en cas de cellulite, engorgements mammaires ou des ganglions, algies postcicatricielles, névralgies, rhumatismes, prurit. La tradition populaire utilise aussi les feuilles par voie externe contre la gale et les cors.

PRÉCAUTIONS D'EMPLOI

L'usage par voie interne est dangereux. En usage externe, certains sujets peuvent avoir une forte réaction cutanée.

Le lierre commun était appelé chez les Égyptiens « arbre d'Osiris ». Chez les Grecs, il était le symbole de l'ivresse. Au Ier siècle, Dioscoride le signale pour ses propriétés médicinales et pour sa toxicité. Les Arabes, puis les médecins du Moyen Âge, l'utilisèrent largement contre diverses affections : dysménorrhée, engorgements des ganglions, affections cutanées, brûlures, céphalées, toux. Traditionnellement, on faisait boire les enfants malades de la coqueluche dans les gobelets en bois de lierre.

Encore appelé lierre grimpant, lierre à cautère.

LIERRE TERRESTRE

Glechoma hederacea L.
Lamiaceae

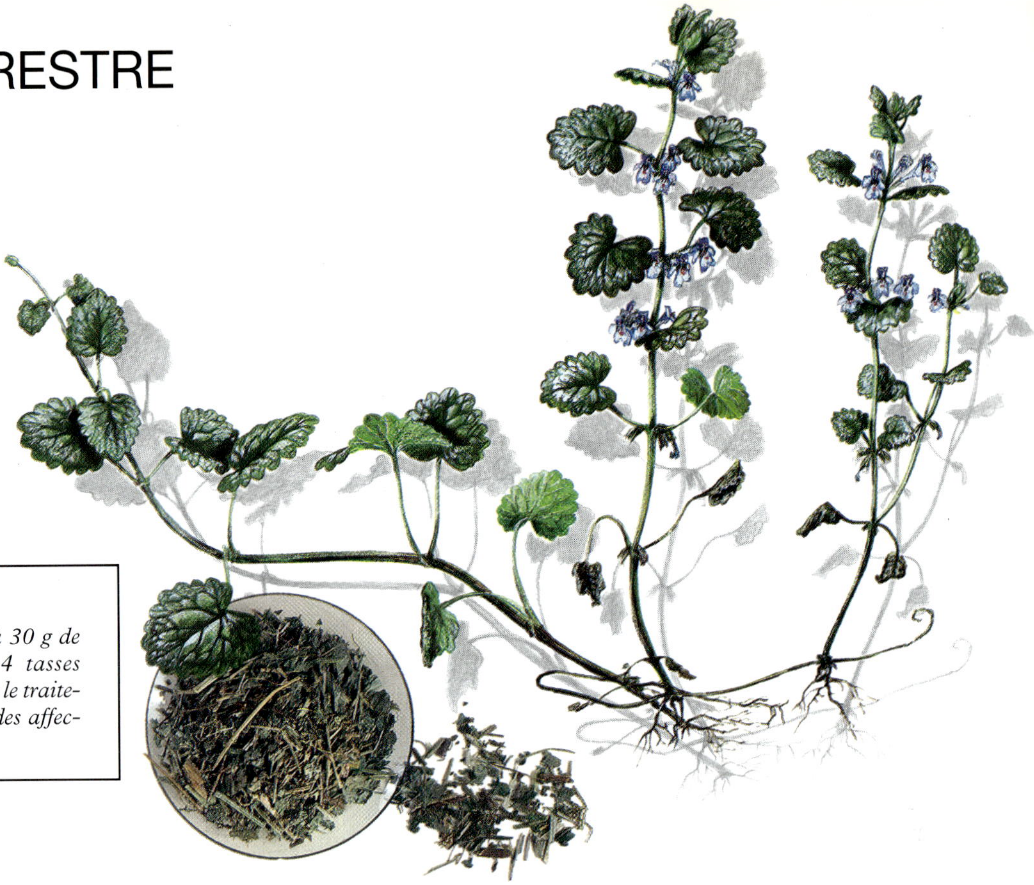

Plante commune des plaines d'Europe, à l'exception des régions méditerranéennes, le lierre terrestre rampe discrètement sur les terrains humides et ombragés, au bord des haies et le long des murs.

EMPLOIS

• *Infusion (10 min) : 20 à 30 g de fleurs par litre d'eau. 3 à 4 tasses par jour entre les repas dans le traitement des toux bénignes et des affections bronchiques.*

BOTANIQUE

Plante vivace, à tige quadrangulaire, courant le long du sol pour se redresser à sa partie supérieure. Les feuilles, d'un vert sombre parfois violacé, sont opposées, longuement pétiolées et en forme de cœur ; leurs bords sont grossièrement crénelés. Les tiges supportent des fleurs bleu violacé, réunies par 3 ou 4 à l'aisselle des feuilles supérieures. Le lierre terrestre a une forte odeur aromatique.

PARTIES UTILISÉES

Les parties aériennes, récoltées au moment de la floraison (avril-juin), et séchées dans un endroit bien ventilé.

COMPOSANTS

Le lierre terrestre contient une huile essentielle dont l'un des constituants, en très faible quantité, la pinocamphone, est connu pour être toxique à doses élevées. On remarque dans la plante la présence de triterpènes, de bêta-sitostérol, d'acides-phénols et flavonoïdes. La présence de marrubiine, si elle était confirmée, expliquerait ses effets eupnéiques.

PROPRIÉTÉS DÉMONTRÉES

Le lierre terrestre présente des propriétés antitussives et expectorantes identiques à celles du marrube blanc, mais aucune expérimentation n'est venue confirmer les utilisations traditionnelles dans le domaine des affections bronchiques. On lui prête des propriétés antiulcéreuses.

L'ancienne gléchome fait partie des herbes de la Saint-Jean (c'est la courroie-de-Saint-Jean) et, de ce fait, rentrait dans la confection de nombreuses tisanes aux vertus les plus diverses. Elle fut très en vogue chez les médecins jusqu'à la fin du XVIIIe siècle. Le lierre terrestre était utilisé dans les affections du tube digestif et des voies urinaires. En égard à ses propriétés vulnéraires, on le recommandait autrefois pour soigner abcès, plaies et furoncles, mais son usage principal concernait les maladies des voies respiratoires. Encore aujourd'hui, on l'apprécie dans la tradition rurale pour ses vertus pectorales.

Encore appelé rondotte, couronne-de-terre, drienne, rondelette, rondette.

INDICATIONS USUELLES RECONNUES

La plante est recommandée dans l'irritation bronchique due à un état grippal ou à l'asthme. La tradition populaire préconise le lierre comme stimulant des bronches et dans les affections respiratoires.

PRÉCAUTIONS D'EMPLOI

S'il n'existe pas de risque en usage interne aux doses préconisées, la présence de substances toxiques dans l'huile essentielle incite à la prudence.

LIN

Linum usitatissimum L.
Linaceae

BOTANIQUE

Plante herbacée vivace, de 40 à 80 cm de haut, à tige glabre, dressée, sans nœuds. Les feuilles, vert tendre, sont étroites, lancéolées et alternes. Le haut de la tige est ramifié en branches grêles terminées par des fleurs bleues isolées. Les fruits sont des capsules globuleuses contenant 10 graines brunes, brillantes, lisses et aplaties.

PARTIES UTILISÉES

Les graines, récoltées à maturité (juillet-août).

COMPOSANTS

Les graines contiennent du mucilage (10 %), une huile (35 à 45 %) riche en acides gras insaturés, des protéines (20 à 25 %). On y trouve aussi en faibles quantités des glycosides cyanogènes (linamaroside...).

PROPRIÉTÉS DÉMONTRÉES

Les effets laxatifs (action mécanique, non irritante), émollients et adoucissants sont liés au mucilage et à l'huile grasse. En infusion, les graines sont efficaces dans le traitement des irritations des muqueuses de l'estomac, de l'intestin, des voies urinaires et respiratoires.
Les glycérides d'acides gras sont responsables de l'action vitaminique F (propriétés antieczémateuses de l'acide linoléique). En usage externe, les graines favorisent la vasodilatation, et l'huile a des effets bactéricides.

INDICATIONS USUELLES RECONNUES

Le lin est indiqué comme laxatif non irritant dans le traitement des colites spasmodiques. Il est réputé soulager les inflammations de l'appareil urinaire. En cataplasme, il possède un effet révulsif et adoucissant.

PRÉCAUTIONS D'EMPLOI

Conservées trop longtemps, les graines broyées peuvent provoquer des dermatoses car l'huile rancit. Les téguments des graines doivent être ôtés pour éviter une irritation digestive (placer les graines broyées dans un sachet de tulle bien fermé ou filtrer soigneusement). Usage déconseillé chez les personnes souffrant de troubles thyroïdiens. Ne pas prolonger le traitement au-delà de huit jours.

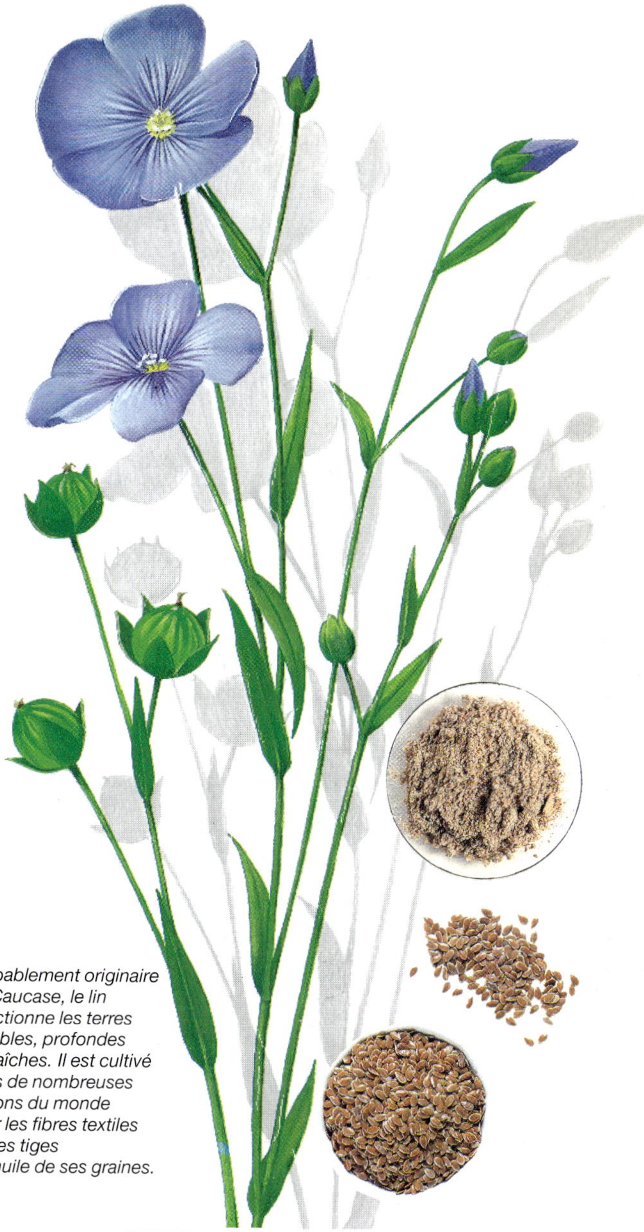

Probablement originaire du Caucase, le lin affectionne les terres meubles, profondes et fraîches. Il est cultivé dans de nombreuses régions du monde pour les fibres textiles de ses tiges et l'huile de ses graines.

Doyen des textiles, le lin était cultivé au début du néolithique au Moyen-Orient. C'est une très ancienne plante médicinale, connue de toutes les grandes civilisations. Il fut cité comme remède contre la toux par Théophraste, contre la sciatique et la goutte par Hippocrate, contre les inflammations par Dioscoride ; la médecine arabe utilisait l'huile de lin contre les ulcères intestinaux et l'impétigo. L'eau de lin, aux effets diurétiques, antilithiasiques et émollients, était très prisée au Grand Siècle.

EMPLOIS

- *Infusion (10 min) : 15 g de graines (dans un sachet de tulle) par litre d'eau. 1 à 2 tasses par jour avant les repas comme laxatif et émollient.*
- *Macération à froid (1 h) : 15 g de graines broyées par litre d'eau ; jeter le liquide mucilagineux et faire infuser. 2 à 3 tasses par jour comme calmant en cas d'inflammation ou d'irritation des muqueuses.*
- *Cataplasme chaud dans du tulle : farine de lin délayée dans un peu d'eau bouillie tiède, comme adoucissant et révulsif.*

MAÏS

Zea mays L.
Poaceae

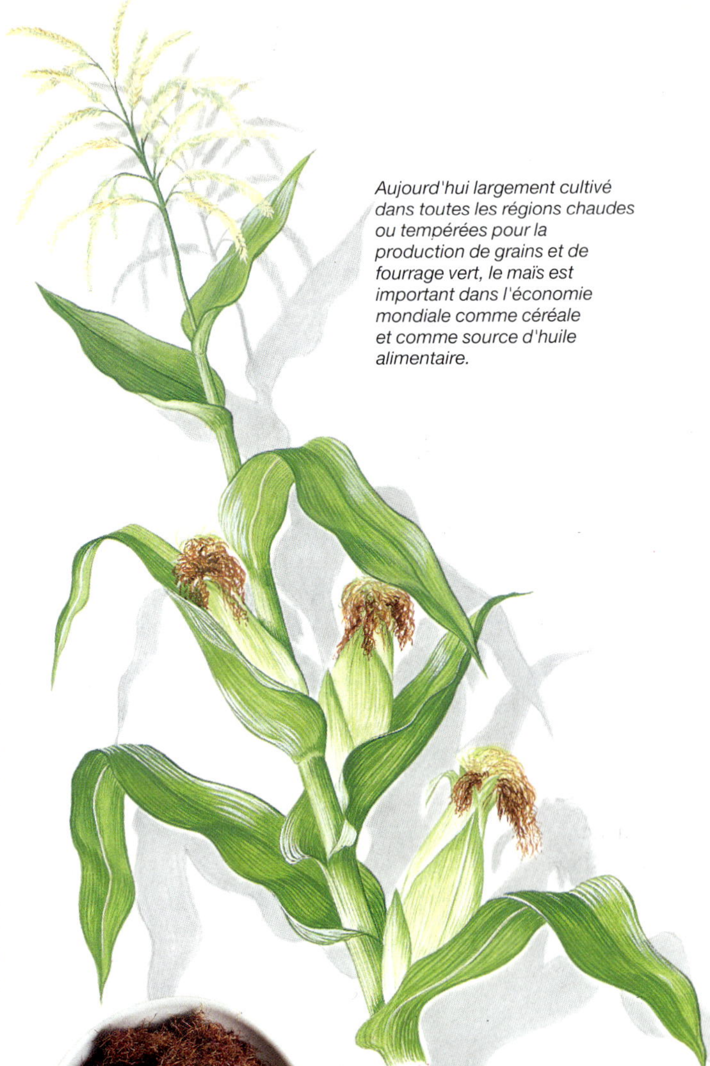

Aujourd'hui largement cultivé dans toutes les régions chaudes ou tempérées pour la production de grains et de fourrage vert, le maïs est important dans l'économie mondiale comme céréale et comme source d'huile alimentaire.

BOTANIQUE

Plante annuelle robuste, pouvant atteindre 2,50 m de haut, à tige dressée, pleine, à feuilles larges et rugueuses. Les fleurs mâles forment de longs épis disposés en panicules terminales ; les fleurs femelles sont groupées en gros épis cylindriques, solitaires à l'aisselle des feuilles et enveloppés de grandes bractées membraneuses. Les épis femelles comportent plusieurs rangées de grains ovoïdes.

PARTIES UTILISÉES

Les styles et stigmates. La touffe constituant l'ensemble des styles prolongés par les stigmates est détachée des épis puis rapidement séchée. C'est ce qu'on appelle indifféremment en herboristerie styles ou stigmates de maïs.

COMPOSANTS

Les styles contiennent 4 à 5 % de matières minérales, dont plus de la moitié en sels de potassium, 20 % environ de sucres et de gommes, 2 à 3 % de lipides renfermant des acides gras et des sitostérols, des tanins, de l'allantoïne, des traces d'huile essentielle, de la vitamine K, de l'acide salicylique, des enzymes.

PROPRIÉTÉS DÉMONTRÉES

Les styles ont une action diurétique puissante. Ils auraient de plus une action sédative sur l'appareil urinaire. En raison de la présence de vitamine K, ils sont également préconisés comme antihémorragique.

INDICATIONS USUELLES RECONNUES

Les styles sont indiqués dans le traitement des oliguries, des cystites, de l'hydropisie, de l'albuminurie, et dans toutes les affections où il est utile d'augmenter la diurèse et le drainage : néphrites, lithiase rénale, œdèmes, cardiopathies, goutte, etc. En raison de la présence d'acide salicylique, ils donneraient aussi quelques résultats contre les rhumatismes.

PRÉCAUTIONS D'EMPLOI

Éviter l'usage des styles de maïs en cas d'hyperkaliémie.

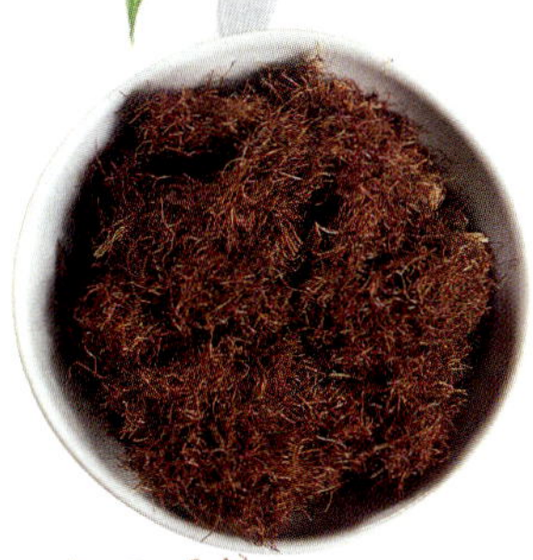

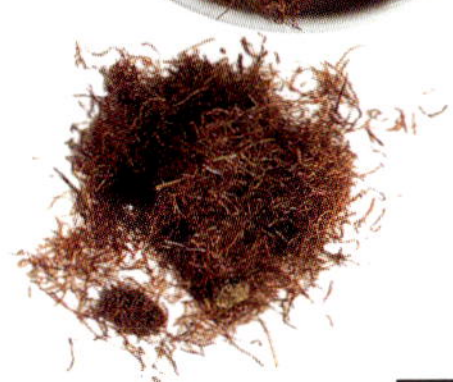

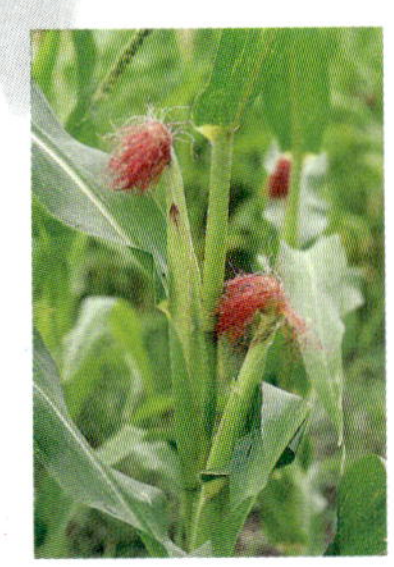

Inconnu des Anciens en Europe, le maïs est originaire d'Amérique centrale, où il était largement cultivé à l'arrivée des premiers conquistadors. Aztèques, Incas et Amérindiens en faisaient la base de leur alimentation. Introduit en Espagne en 1520, il fut très vite cultivé en Italie et surtout en Turquie, d'où il revint en France quelques décennies plus tard sous le nom de « blé de Turquie ». À partir du XVIIe siècle, les Turcs et les Arabes l'adoptèrent en thérapeutique, et ce n'est qu'en 1879 que les styles de maïs furent introduits dans la matière médicale moderne comme diurétique et sédatif des voies urinaires.

EMPLOIS

- *Infusion (10 à 15 min) : 20 g de styles de maïs par litre d'eau. 3 à 4 tasses par jour comme diurétique léger.*
- *Décoction (10 min) : 20 g par litre d'eau pour une action diurétique plus puissante. 4 tasses par jour.*

MARJOLAINE VRAIE

Origanum majorana L.
Lamiaceae

BOTANIQUE

Sous-arbrisseau, bisannuel en France, vivace en Afrique du Nord, à tiges touffues portant de petites feuilles ovales, blanchâtres et tomenteuses, de 2 cm de long environ. Les fleurs, petites, blanc sale ou rosées, apparaissent en été, groupées par 3. Toute la plante exhale une odeur très agréable.

PARTIES UTILISÉES

Les sommités fleuries et les feuilles, récoltées à la floraison puis séchées à l'ombre.

COMPOSANTS

Le principal est une huile essentielle (0,7 à 3 % de la plante sèche) constituée surtout d'alpha-terpinéol, de 1-terpiné-4-ol et de linalol. On trouve également dans la marjolaine vraie des acides-phénols, des flavonoïdes, de l'hydroquinol, de l'arbutoside et du méthylarbutoside, du tanin, des pentosanes.

PROPRIÉTÉS DÉMONTRÉES

La marjolaine vraie a des propriétés antispasmodiques et sédatives. Elle a de plus une activité antibactérienne démontrée ainsi que des propriétés antivirales et gonadotrophiques.

INDICATIONS USUELLES RECONNUES

La marjolaine est utilisée, en usage interne, dans le traitement des troubles digestifs, des affections bronchiques aiguës bénignes. Par voie locale, elle est employée contre le rhume, le nez bouché et pour l'hygiène buccale. La tradition populaire lui attribue aussi une action antidiarrhéique et un effet contre l'anxiété et l'insomnie.

PRÉCAUTIONS D'EMPLOI

Aucune aux doses préconisées. L'huile essentielle est neurotoxique.

EMPLOIS

- *Poudre de plante : placée dans le nez, elle est sternutatoire et décongestionnante.*
- *Infusion (10 min) : 50 g de plante par litre d'eau. 2 à 3 tasses par jour, dans le traitement des bronchites aiguës bénignes, des troubles digestifs et de l'anxiété ; 1 tasse le soir, au coucher, contre l'insomnie. Peut être utilisée aussi en gargarisme en cas d'inflammations buccales et en irrigation nasale contre le rhume et le nez bouché.*

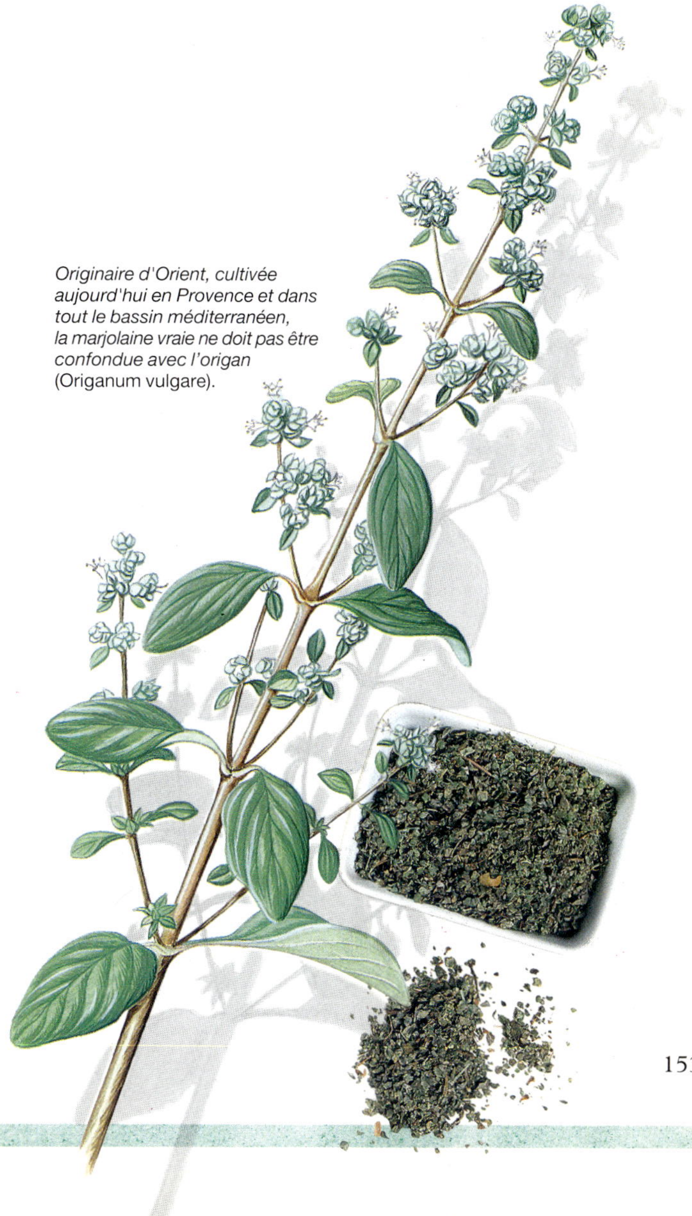

Originaire d'Orient, cultivée aujourd'hui en Provence et dans tout le bassin méditerranéen, la marjolaine vraie ne doit pas être confondue avec l'origan (Origanum vulgare).

L'usage de la marjolaine vraie, connue déjà des Égyptiens et des Grecs, fut vulgarisé en Occident par les médecins arabes, qui la prescrivaient contre la migraine, la nervosité et le hoquet. À la Renaissance, on l'utilisa beaucoup comme remède des maladies de la tête et comme stimulant général. La plante fut par la suite intégrée dans la formule de l'alcoolat vulnéraire par les apothicaires.

Encore appelée marjolaine à coquilles, marjolaine d'Orient, grand origan.

MARRONNIER D'INDE

Aesculus hippocastanum L.
Hippocastanaceae

BOTANIQUE

Arbre de 20 à 25 m de haut, aux fleurs blanches tachées de rouge et de jaune, regroupées en grappes dressées et pyramidales. Ses grandes feuilles, opposées, à 5 ou 7 folioles, ont un long pétiole. Le fruit est une capsule épineuse renfermant de grosses graines acajou, les marrons.

PARTIES UTILISÉES

La graine fraîche (marron), ramassée à maturité (automne), et l'écorce de la tige, prélevée au printemps sur un arbre de plus de trois ans.

COMPOSANTS

La graine est riche en saponosides (5 à 10 %), substances aux propriétés veinotoniques et anti-inflammatoires, et réunies sous le nom d'escine. Elle renferme aussi de l'amidon (40 à 50 %), des lipides (6 à 8 %), des proanthocyanidols (tanins), présents dans le tégument, et des flavonoïdes (kaempférol, quercétol). L'écorce de la tige contient des tanins et des coumarines, comme l'esculoside (à propriétés vitaminiques P) et le fraxoside.

PROPRIÉTÉS DÉMONTRÉES

L'escine augmente la résistance capillaire et le tonus veineux, et favorise la circulation veineuse. Elle possède des propriétés veinotoniques, anti-inflammatoires et anti-œdémateuses. Les effets anti-inflammatoires et analgésiques mineurs obtenus avec des extraits de marron sont attribués à la fois à l'escine et aux flavonoïdes. Quant à l'écorce, elle doit son effet vasculoprotecteur aux dérivés coumariniques, en particulier à l'esculoside.

INDICATIONS USUELLES RECONNUES

Le marron d'Inde est indiqué dans le traitement de l'insuffisance veineuse (jambes lourdes, crampes, œdème variqueux), des hémorroïdes et de la fragilité capillaire (pétéchies, ecchymoses), en usage interne et externe.

PRÉCAUTIONS D'EMPLOI

Aucune aux doses préconisées. Ne pas manger les graines fraîches, elles ont un effet irritant sur le tube digestif.

EMPLOIS

- *Décoction (10 min) : 30 g de marrons frais ou d'écorce fraîche par litre d'eau. 2 tasses par jour, entre les repas, comme veinotonique ; 4 tasses par jour pendant 2 jours en cas d'hémorroïdes.*
- *Cette préparation s'utilise également en compresse sur les ecchymoses.*

Curieusement inconnu de la médecine ayurvédique, le marronnier d'Inde n'est mentionné ni en médecine chinoise, ni en médecine grecque ou arabo-islamique. Il fut décrit au XVIe siècle par Matthiole, qui en avait reçu un rameau et des fruits de Constantinople. Les Turcs avaient depuis longtemps reconnu aux marrons la propriété de guérir les chevaux poussifs, d'où le nom de genre de l'arbre, *Hippocastanum*, qui signifie châtaignier de cheval. Mais, en Europe, ce n'est qu'au XVIIIe siècle que ses propriétés furent établies. En 1720, Bon propose l'écorce, comme fébrifuge et comme succédané de la quinine. Arthault de Vevey conseille en 1896 le marron comme antihémorroïdaire et dans toutes les affections veineuses.

Encore appelé châtaignier de mer.

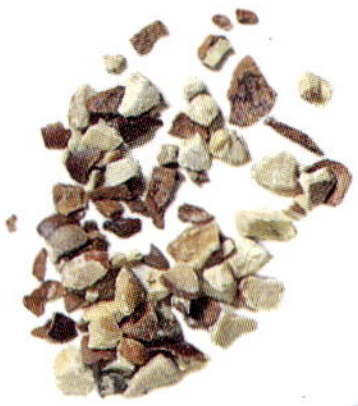

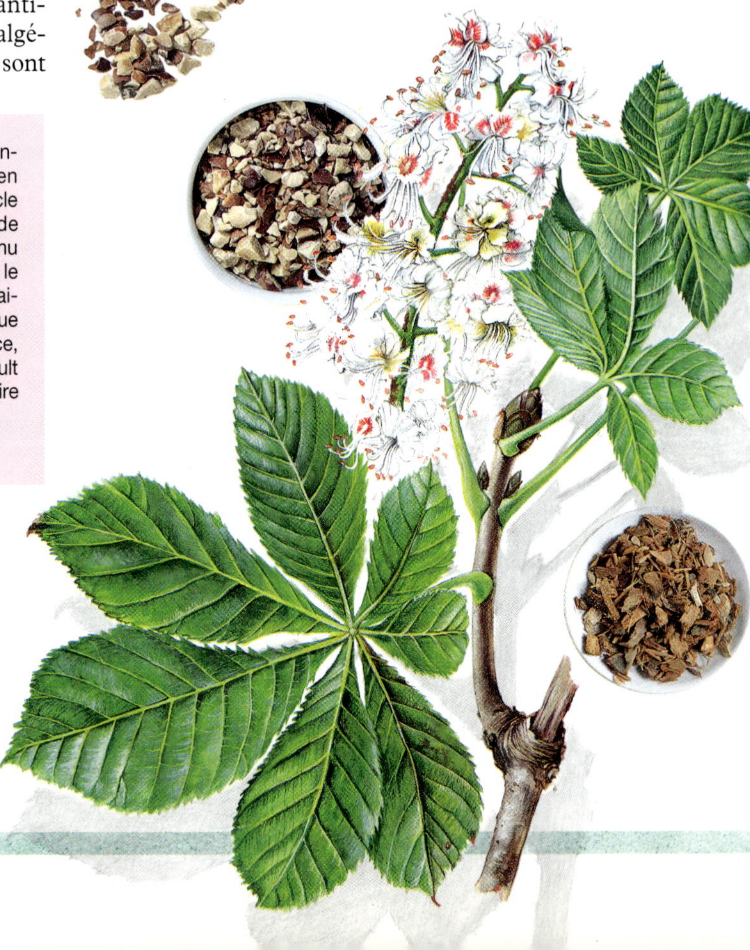

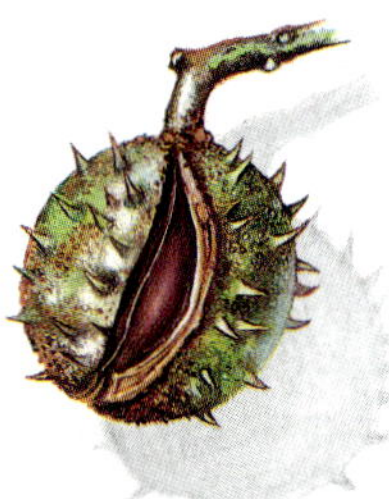

Originaire des Balkans, de Turquie et du nord de la Grèce, et non d'Inde ou de Perse, le marronnier fut introduit en France en 1615 puis cultivé dans toute l'Europe tempérée.

MARRUBE BLANC

Marrubium vulgare L.
Lamiaceae

BOTANIQUE

Plante vivace aux tiges dressées de 30 à 80 cm de haut, ramifiées et couvertes d'un duvet blanchâtre. Les feuilles, opposées, sont ovales, inégalement crénelées et blanchâtres dessous. Les fleurs, groupées en glomérules, sont blanches et insérées dans un calice de 5 à 10 dents. Le marrube blanc a une forte odeur aromatique, légèrement musquée.

PARTIES UTILISÉES

Les feuilles et les sommités fleuries, récoltées de mai à septembre et séchées dans un endroit sec à l'abri de la lumière.

COMPOSANTS

On a identifié dans la plante un composant terpénique majoritaire, la marrubiine (1 à 2 %). Elle serait responsable des principaux effets antitussifs, fluidifiants et expectorants. À noter également, la présence d'alcools diterpéniques, de tanins, de saponosides, d'acides-phénols et de quantités importantes de potassium.

PROPRIÉTÉS DÉMONTRÉES

Certains travaux font état d'une activité sur la circulation sanguine (hypotension et vasodilatation). Des études récentes mettent également en évidence une activité anti-inflammatoire modérée de la plante. Enfin, on a trouvé à l'huile essentielle de marrube une activité antiparasitaire.

INDICATIONS USUELLES RECONNUES

Traditionnellement recommandée dans le traitement de la toux et des affections bronchiques, la plante est souvent reconnue en outre pour ses effets tonifiants, eupeptiques, emménagogues et cardiosédatifs.

PRÉCAUTIONS D'EMPLOI

Aucune aux doses préconisées.

EMPLOIS

• *Infusion (10 min) : 10 g de sommités fleuries par litre d'eau. 2 à 3 tasses par jour loin des repas, en cas de toux ou d'affection bronchique bénigne, comme tonifiant en cas de fatigue, et comme eupeptique.*

Originaire d'Asie centrale, très tôt répandu en Égypte et dans le bassin méditerranéen, le marrube blanc est commun dans les régions sèches et ensoleillées du midi de la France, où il est cultivé. On le rencontre près des habitations, au pied des murs, en bordure des chemins et dans les terrains vagues.

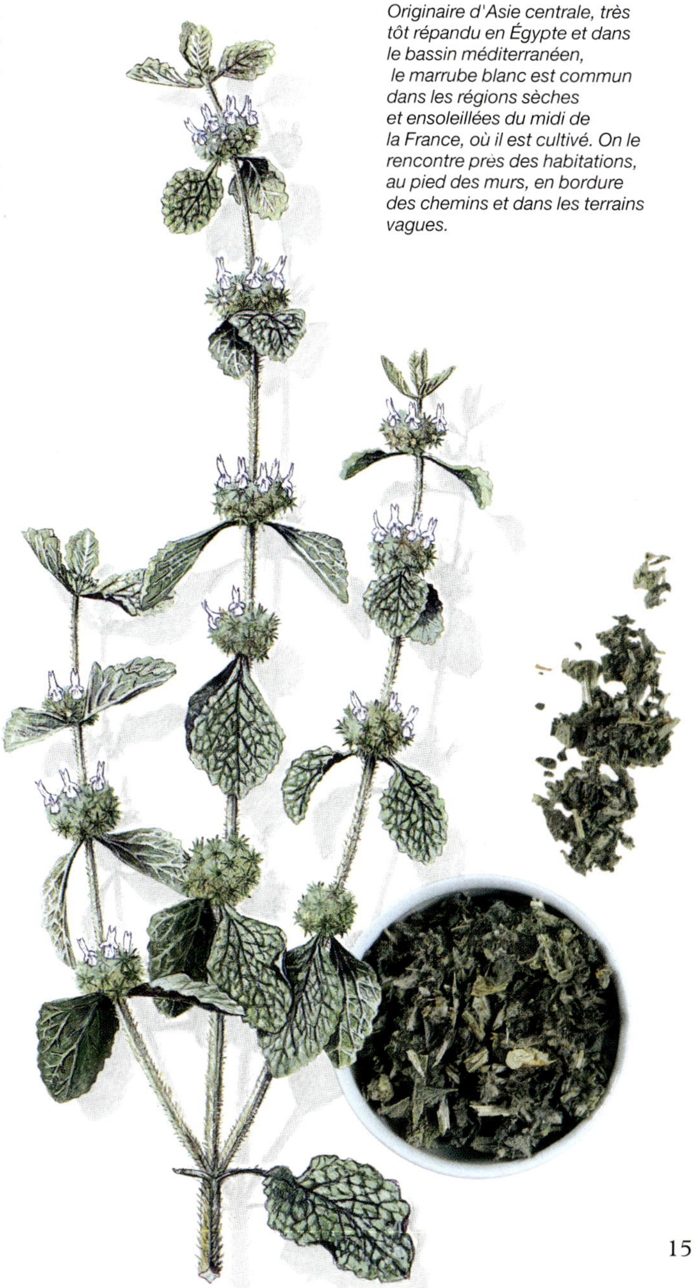

Comme le montrent des documents de l'Égypte ancienne, les Égyptiens utilisaient le marrube dans les maladies des voies respiratoires ; les Grecs en faisaient le même usage, mais ils regroupaient sous le nom de *prasion* deux espèces de marrubes. La plante fut officialisée dans le Codex français au XIXe siècle. C'est sa saveur amère qui lui vaut le nom de marrube, de l'hébreu *mar*, amer, et *rob*, suc.

Encore appelé bonhomme, herbe au croc, marrochemin.

MATÉ

Ilex paraguariensis St. Hil.
Aquifoliaceae

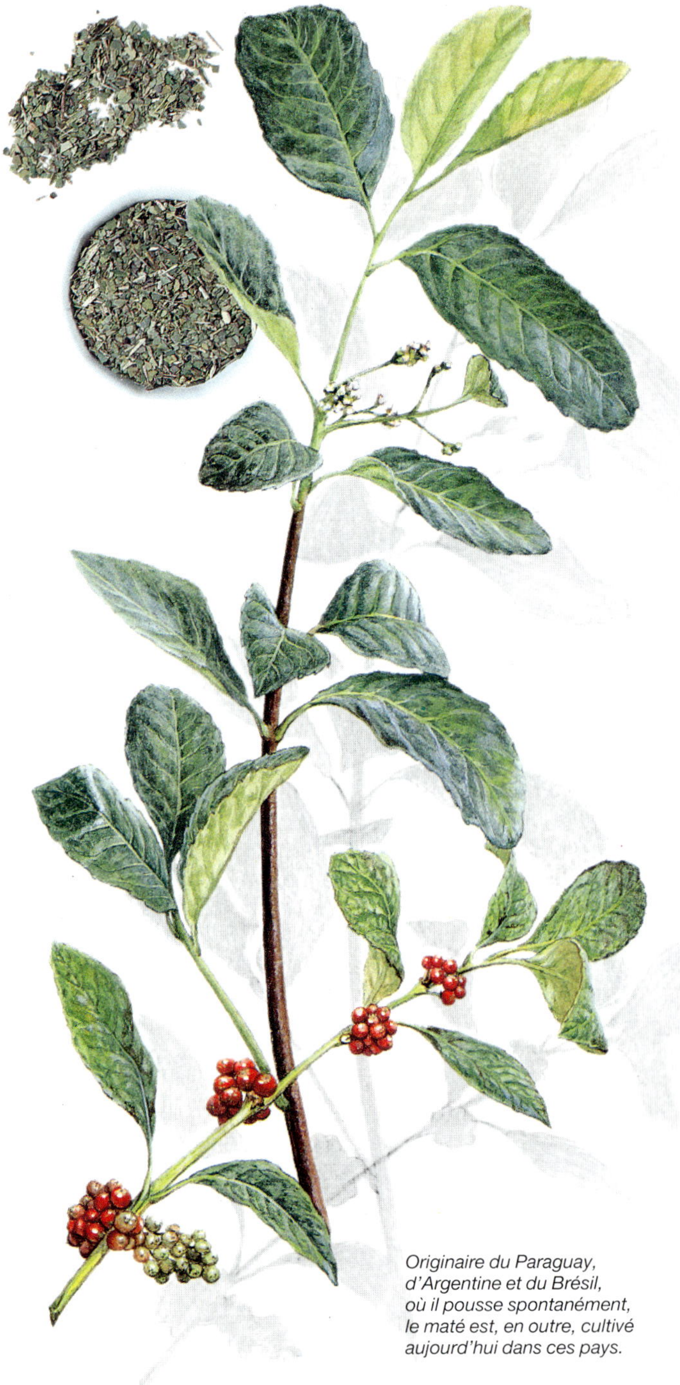

BOTANIQUE

Arbre de 4 à 10 m de haut, pouvant même atteindre 20 m à l'état sauvage, à écorce blanchâtre. Ses feuilles, alternes, luisantes, oblongues lancéolées, aux bords dentés, sont vertes dessus. Les fleurs blanches sont disposées en inflorescence régulière, et la corolle est constituée par quatre pétales libres. Le fruit est une petite drupe charnue, rouge violacé à maturité.

PARTIES UTILISÉES

Les feuilles, récoltées sur les arbres de culture âgés d'au moins quatre ans, au moment de la maturité des fruits. Elles sont rapidement séchées près d'un feu de bois.

COMPOSANTS

Les feuilles contiennent des composés phénoliques (flavonoïdes, acide chlorogénique) ; il faut noter la présence de dérivés azotés et de vitamines. La drogue est surtout utilisée pour sa teneur en caféine, dont le taux peut varier de 0,7 à 2,5 %, avec une faible teneur en théobromine, et pour la présence de tanins catéchiques.

PROPRIÉTÉS DÉMONTRÉES

Les activités pharmacologiques du maté sont celles de la caféine, confirmées par l'utilisation traditionnelle de cette plante, stimulant intellectuel, nerveux et musculaire, avec effet diurétique. La présence de tanins laisse prévoir un effet antidiarrhéique.

INDICATIONS USUELLES RECONNUES

Sa teneur en caféine confère à cette plante des propriétés stimulantes sur le système nerveux central, qui justifient son indication dans les asthénies fonctionnelles. Les préparations à base de maté sont en outre diurétiques.

PRÉCAUTIONS D'EMPLOI

Aucune aux doses préconisées. Il ne faut cependant pas abuser de cette boisson, qui peut provoquer insomnies et tremblements. Éviter la consommation dès l'après-midi.

Originaire du Paraguay, d'Argentine et du Brésil, où il pousse spontanément, le maté est, en outre, cultivé aujourd'hui dans ces pays.

Dans les pays d'origine, les Indiens Guaranis mastiquaient des feuilles de maté ou s'en faisaient des infusions pour soutenir leurs forces dans les voyages ou les travaux pénibles. Ils tenaient cette espèce en grande estime et l'appelaient *caa*, c'est-à-dire « la plante ». Ce sont les Jésuites qui, au XVIe siècle, répandirent l'usage de la boisson aux feuilles de maté en Europe. Cette infusion stimulante est toujours très populaire en Amérique du Sud.

Encore appelé thé des Jésuites, thé des missions, thé du Paraguay, herbe de saint Barthélemy.

EMPLOIS

• *Infusion (15 min) : 10 g de feuilles par litre d'eau. 2 à 3 tasses par jour, à prendre le matin et en début d'après-midi, comme diurétique et stimulant.*

MATRICAIRE

Matricaria recutita L.
Asteraceae

BOTANIQUE

Plante herbacée annuelle à feuilles bipennatiséquées portées par des tiges très ramifiées. La fleur s'organise en un capitule ressemblant à une petite marguerite ; elle est composée de pétales blancs sur le pourtour et de tubules jaunes constituant le cœur de la fleur, en pain de sucre.

PARTIES UTILISÉES

Les capitules floraux, récoltés à l'état sauvage à la floraison complète et séchés dans un endroit frais.

COMPOSANTS

On en extrait une huile essentielle (0,3 à 1,5 % du capitule sec) contenant surtout, après distillation, du chamazulène provenant de la matricine (15 % de l'huile essentielle), ainsi que du bisabolol (50 % de l'huile essentielle avec son oxyde). Ces dérivés sesquiterpéniques confèrent à la plante des propriétés anti-inflammatoires et antispasmodiques. On trouve aussi dans la fleur des flavonoïdes, des coumarines et des acides-phénols, qui participent aux effets antispasmodiques.

PROPRIÉTÉS DÉMONTRÉES

La matricaire possède des propriétés anti-inflammatoires et spasmolytiques bien établies. L'huile essentielle est douée d'actions antimicrobiennes et d'effets anesthésiques locaux. La plante semble posséder des effets antiviraux, antifongiques, hypocholestérolémiants. Elle stimule la digestion par la présence d'un principe amer.

INDICATIONS USUELLES RECONNUES

Cette espèce et ses préparations sont particulièrement utilisées par voie orale dans les troubles digestifs et pour stimuler l'appétit. En usage local, cette plante entre dans les préparations destinées aux traitements d'appoint adoucissants et propres à améliorer certaines affections cutanées (eczéma, gerçures, crevasses, écorchures), mais également les irritations oculaires.

PRÉCAUTIONS D'EMPLOI

Aucune aux doses préconisées. À signaler, des réactions allergiques chez certains sujets. Peut provoquer de l'insomnie chez les sujets nerveux.

Dans l'Antiquité, la matricaire était vénérée par les Égyptiens, qui la dédiaient à Rê, le dieu solaire. Elle était par ailleurs réputée pour son parfum et ses effets régulateurs sur le cycle menstruel, d'où son nom.

Encore appelée camomille allemande, matricaire camomille, petite camomille, œil-du-soleil.

EMPLOIS

- *Infusion (10 min) : 20 g de capitules par litre d'eau. 3 tasses par jour entre les repas en cas de troubles digestifs (avant les repas pour donner de l'appétit).*
- *Infusion en usage externe (15 min) : 30 g par litre d'eau. Appliquer à l'aide de tampons de coton (10 min) pour les affections cutanées. En cas de gêne oculaire, faire un bain d'œil pendant quelques minutes, après refroidissement.*

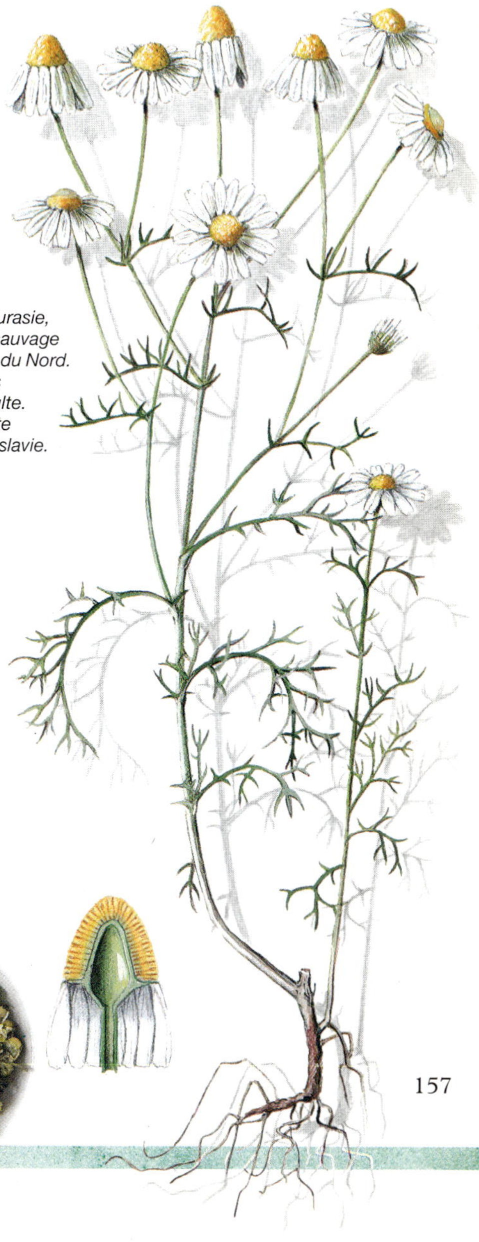

Originaire du sud de l'Eurasie, la matricaire vit à l'état sauvage en Europe et en Afrique du Nord. Elle pousse au bord des chemins et en terre inculte. Sa culture est importante en Hongrie et en Yougoslavie.

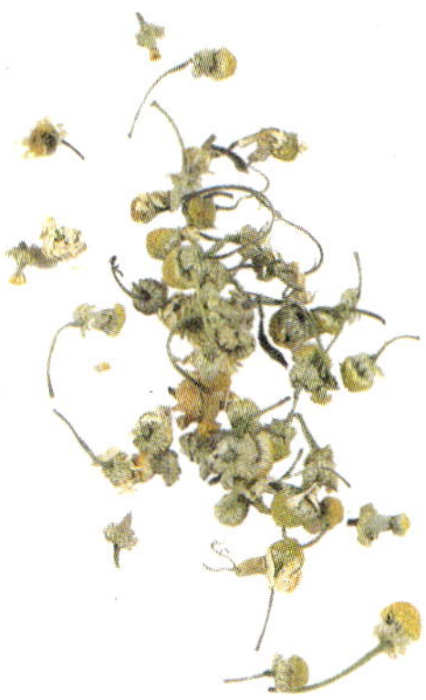

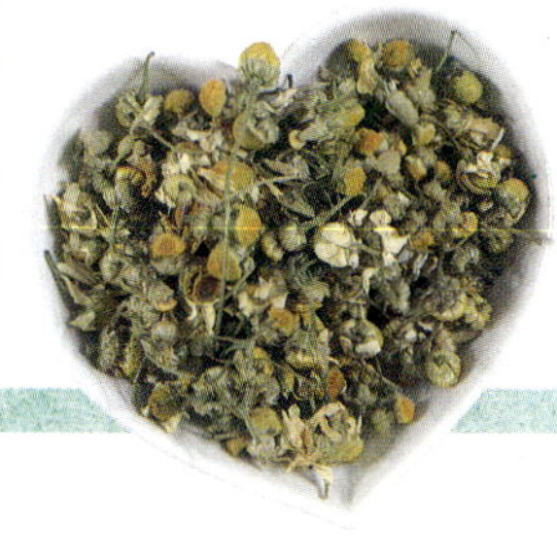

MAUVE

Malva sylvestris L.
Malvaceae

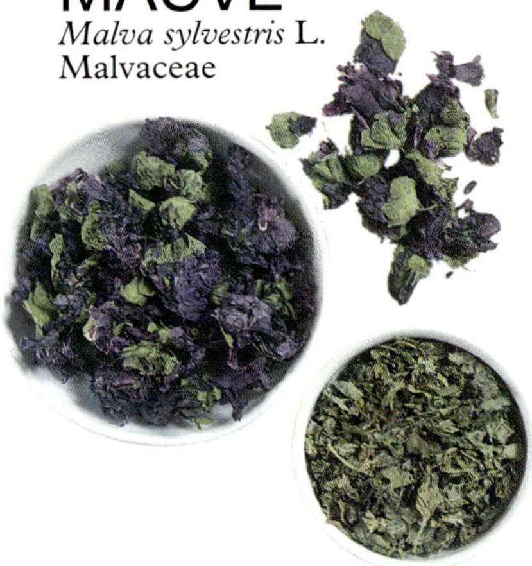

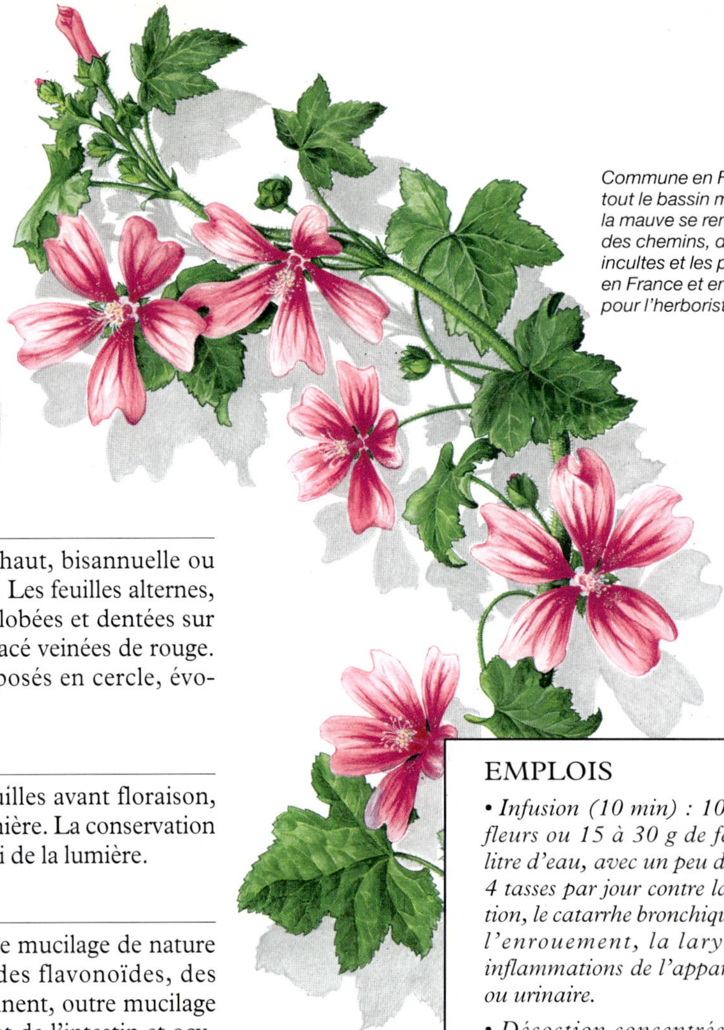

Commune en France et dans tout le bassin méditerranéen, la mauve se rencontre au bord des chemins, dans les lieux incultes et les prés. On la cultive en France et en Belgique pour l'herboristerie.

BOTANIQUE

Plante herbacée de 20 à 70 cm de haut, bisannuelle ou pérennante, à tige dressée, ramifiée. Les feuilles alternes, longuement pétiolées, sont palmatilobées et dentées sur les marges. Les fleurs sont rose violacé veinées de rouge. Le fruit est composé d'akènes disposés en cercle, évoquant un fromage.

PARTIES UTILISÉES

Les fleurs bien épanouies et les feuilles avant floraison, séchées rapidement à l'abri de la lumière. La conservation se fait dans des locaux secs et à l'abri de la lumière.

COMPOSANTS

Les fleurs contiennent 15 à 20 % de mucilage de nature uronique, des anthocyanosides, des flavonoïdes, des acides-phénols. Les feuilles contiennent, outre mucilage et flavonoïdes, un principe stimulant de l'intestin et ocytocique.

PROPRIÉTÉS DÉMONTRÉES

Le mucilage confère à la plante des propriétés émollientes qui s'exercent en particulier par des actions laxatives, béchiques et adoucissantes. De plus, les extraits de feuille possèdent une activité hyperglycémiante et ocytocique. Les fleurs ont des propriétés vitaminiques P dues aux anthocyanosides.

INDICATIONS USUELLES RECONNUES

Par ses fleurs, la mauve fait partie des espèces pectorales. Ses indications concernent la constipation (fleurs et feuilles), le catarrhe bronchique, la toux, l'enrouement et la laryngite (fleurs surtout), les inflammations de la peau et des muqueuses, les irritations oculaires, les peaux sèches et déshydratées. Les feuilles sont aussi utilisées traditionnellement contre les colites spasmodiques et les diarrhées parce qu'elles diminuent les spasmes. En cosmétologie, la mauve est très utilisée comme adoucissant.

PRÉCAUTIONS D'EMPLOI

Aucune aux doses préconisées.

EMPLOIS

- *Infusion (10 min) : 10 à 15 g de fleurs ou 15 à 30 g de feuilles par litre d'eau, avec un peu de miel. 3 à 4 tasses par jour contre la constipation, le catarrhe bronchique, la toux, l'enrouement, la laryngite, les inflammations de l'appareil digestif ou urinaire.*
- *Décoction concentrée en usage externe (faire bouillir puis laisser infuser 10 min) : 30 g de feuilles et/ou de fleurs par litre d'eau. En bain d'yeux, contre les irritations de l'œil et l'inflammation de la paupière ; en lotion, contre le prurit et la peau sèche ; en gargarisme, contre les inflammations buccopharyngées et l'enrouement.*
- *Cataplasme de poudre de plante sèche humectée ou de feuilles fraîches hachées, en application sur les crevasses, gerçures, furoncles ou abcès.*

Depuis la plus haute antiquité, la mauve est utilisée comme émollient, laxatif, pectoral et calmant. Cicéron s'en servait pour se purger. Martial et Horace la recommandaient contre la constipation et comme stimulant des facultés intellectuelles. Pythagore la conseillait pour modérer les passions. Charlemagne ordonna sa culture dans les monastères. Au XVIe siècle, on la croyait capable de tout guérir. Les Arabes préparent encore aujourd'hui avec la mauve un mets apprécié.

Encore appelée fromageon, fouassier, fausse guimauve.

MÉLILOT

Melilotus officinalis Lam.
Fabaceae

BOTANIQUE

Plante herbacée d'environ 60 cm de haut. Sa tige cannelée porte des feuilles à 3 folioles dentées vers le sommet. De petites fleurs jaunes réunies en grappes allongées donnent naissance à des gousses. Une espèce très voisine, à fleurs blanches, *Melilotus albus*, est également utilisée en médecine populaire.

PARTIES UTILISÉES

Les sommités fleuries, récoltées à la floraison (juin-septembre) et séchées sur des claies dans un endroit frais et à l'abri de la lumière.

COMPOSANTS

La composition chimique du mélilot est relativement bien connue. On peut identifier des saponosides triterpéniques et des flavonoïdes. Parmi les composants actifs, la principale molécule est la coumarine. À noter, le mélilotoside présent dans la plante fraîche, précurseur de la coumarine.

PROPRIÉTÉS DÉMONTRÉES

L'expérimentation animale a mis en évidence les propriétés anti-inflammatoires d'extraits de mélilot. Ils présentent aussi une activité sur les vaisseaux, dont ils augmentent le débit et diminuent la perméabilité. Des travaux expérimentaux ont démontré une augmentation du débit lymphatique, accélérant ainsi la résorption des œdèmes ; des observations cliniques soulignent l'intérêt de cette plante en association avec des flavonoïdes dans les manifestations habituelles de l'insuffisance veineuse.

INDICATIONS USUELLES RECONNUES

On reconnaît encore aujourd'hui au mélilot des effets sédatifs, somnifères, diurétiques, légèrement anticoagulants et vasculoprotecteurs. Il est souhaitable de réserver son usage au traitement des troubles circulatoires mineurs, en cas de fragilité capillaire cutanée. Il trouve également son emploi dans les troubles digestifs et les troubles mineurs du sommeil. En usage externe, il est décongestionnant (irritations oculaires).

PRÉCAUTIONS D'EMPLOI

Aucune aux doses préconisées. Noter cependant que le séchage permet d'éviter toute contamination fongique qui pourrait altérer la plante et renforcer son caractère anticoagulant.

Le mélilot a été utilisé pour de nombreuses propriétés, en particulier celle de calmer les fureurs de l'ivresse, mais il était aussi d'un précieux secours aux oculistes. Placé dans une armoire, il parfume le linge et chasse les insectes. Son nom dérive du grec *méli*, miel, et *lôtos*, lotus.

Encore appelé petit trèfle jaune, trèfle des mouches, pratelle, mirlirot, casse-lunettes.

Spontané dans toute l'Europe, le mélilot se rencontre dans les champs, sur le bord des chemins, dans les pâturages, les décombres et les friches.

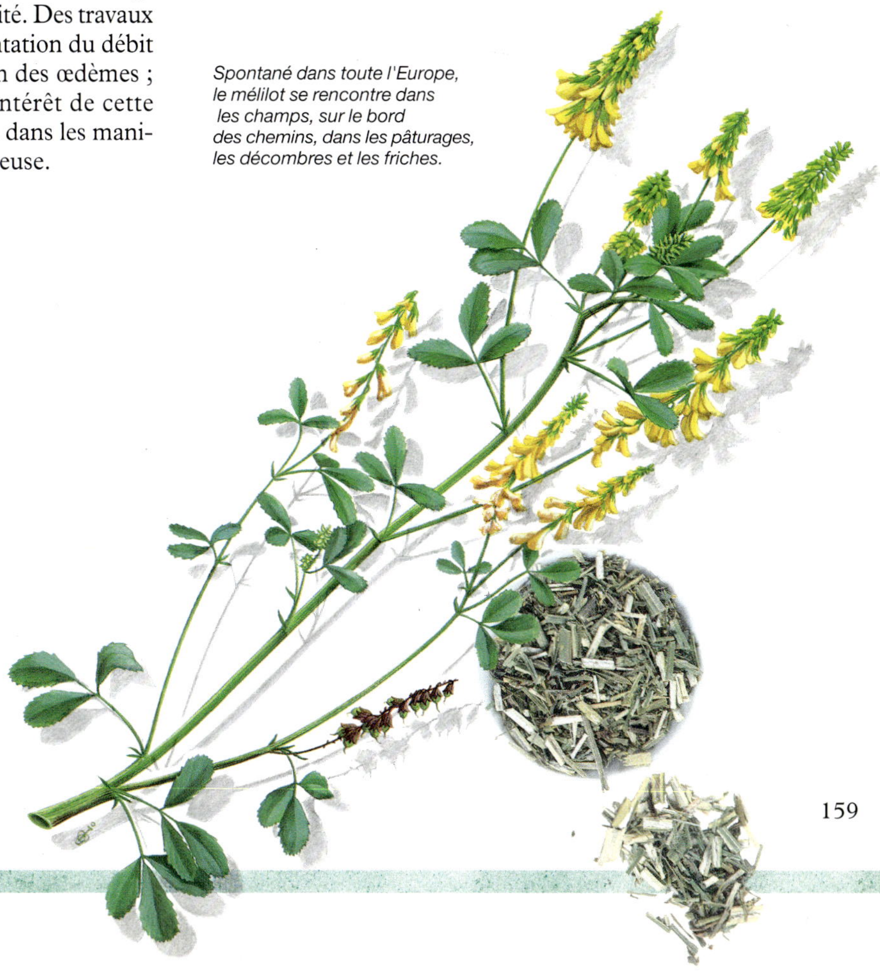

EMPLOIS

- *Infusion (15 min) : 20 g de fleurs par litre d'eau. 2 à 3 tasses par jour en cas de troubles digestifs ou vasculaires mineurs, à prendre entre les repas.*
- *Infusion (15 min) : 40 g par litre d'eau. Appliquer localement en bain ou en lavage 2 à 3 fois par jour, en cas d'inflammation ou d'irritation oculaires.*

Pour les douleurs rhumatismales et le soin des plaies, utiliser la même infusion en compresse chaude ou tiède.

MÉLISSE

Melissa officinalis L.
Lamiaceae

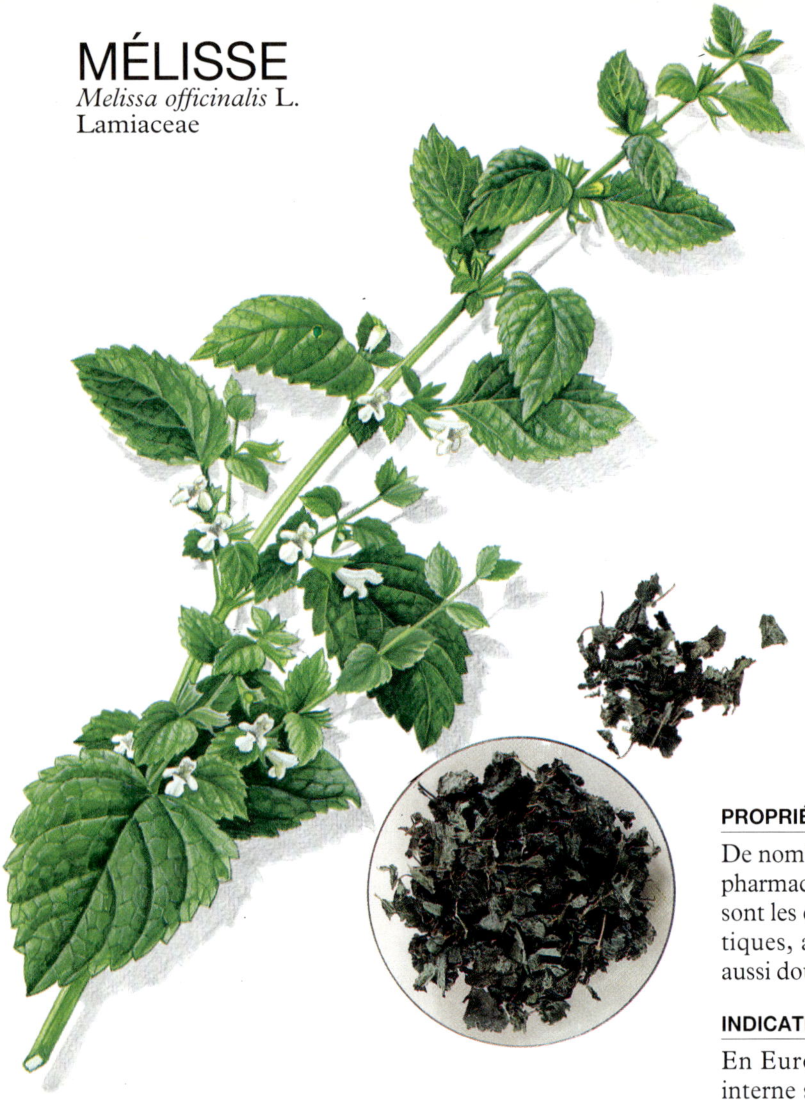

Originaire de la partie orientale du bassin méditerranéen, la mélisse est aujourd'hui spontanée dans toute la France, présente dans de nombreux jardins et cultivée pour l'industrie. Ses fleurs font le délice des abeilles, qui lui ont donné son nom botanique, melissa *signifiant abeille en latin.*

EMPLOIS

• *Infusion (10 min) : 15 g de feuilles sèches par litre d'eau. 1 tasse après les trois repas contre les troubles digestifs ; demi-dose contre l'insomnie : 1 tasse après le repas du soir et au coucher.*

• *En friction, les feuilles fraîches calment les piqûres d'insectes.*

BOTANIQUE

Plante herbacée vivace à tiges carrées et ramifiées de 20 à 80 cm de haut. On la reconnaît à ses feuilles gaufrées vert foncé sur le dessus, vert pâle sur la face inférieure, à ses petites fleurs blanchâtres ou violacées disposées en verticilles à l'aisselle des feuilles, mais surtout à son intense odeur citronnée.

PARTIES UTILISÉES

Les feuilles fraîches ou séchées, récoltées avant la floraison, par temps sec et ensoleillé.

COMPOSANTS

Les principaux constituants de la mélisse recensés à ce jour sont des substances classiques des végétaux : acides triterpéniques, flavonoïdes et acides-phénols. Son odeur très prononcée est due à la présence d'une huile essentielle, riche en néral et en géranial. Plus de 44 constituants ont ainsi été isolés de l'huile essentielle ; on leur attribue l'activité antispasmodique de la plante.

PROPRIÉTÉS DÉMONTRÉES

De nombreux travaux ont révélé l'existence de propriétés pharmacologiques diversifiées, dont les plus remarquables sont les effets sédatifs, inducteurs du sommeil, spasmolytiques, analgésiques et antithyroïdiens. La mélisse est aussi douée d'effets antiviraux et antifongiques.

INDICATIONS USUELLES RECONNUES

En Europe, les indications thérapeutiques en usage interne sont variées et concernent les troubles digestifs (douleurs stomacales, coliques flatulentes, nausées de la grossesse), les troubles nerveux (insomnies, mélancolie, hystérie), les bourdonnements d'oreilles, syncopes, vertiges et palpitations.

PRÉCAUTIONS D'EMPLOI

Aucune aux doses préconisées.

Les parties aériennes de la mélisse, cultivée depuis l'Antiquité comme plante mellifère ou médicinale, étaient utilisées en médecine grecque et arabe ; Avicenne la recommandait pour ses effets digestifs, carminatifs et curatifs vis-à-vis des troubles intestinaux, et Rhazes la prescrivait contre « les chagrins et la mélancolie ». Les Anciens l'appelaient la « gaieté du cœur » en raison de prétendues vertus cordiales. L'usage de la mélisse a été retransmis en Europe par la médecine arabo-islamique. En 1661, l'eau de mélisse des Carmes devient un alcoolat réputé antispasmodique.

Encore appelée thé de France, citronnelle, herbe au citron, piment des abeilles.

MENTHE POIVRÉE

Mentha x *piperita* L.
Lamiaceae

> EMPLOIS
>
> • *Infusion (10 à 15 min) : 15 g de feuilles par litre d'eau. 1 tasse après chaque repas contre les troubles digestifs et comme diurétique.*
>
> • *En gargarisme, utiliser une infusion plus concentrée, à raison de 50 g de feuilles par litre d'eau. Cette préparation pourra également convenir à l'application, en usage externe, comme adoucissant et antiprurigineux dans les affections dermatologiques.*

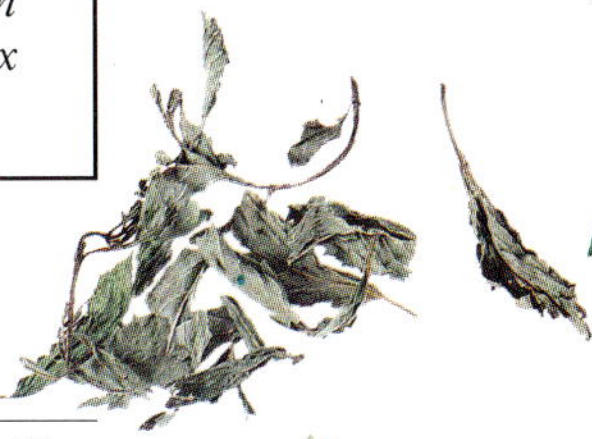

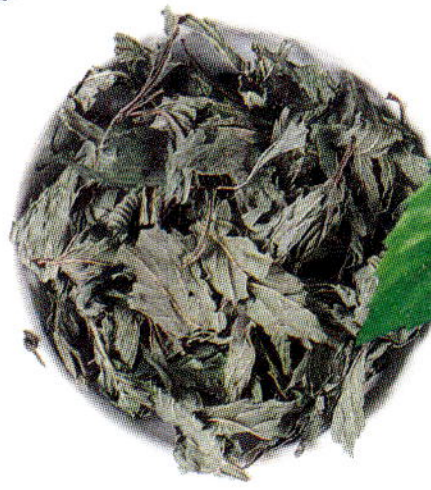

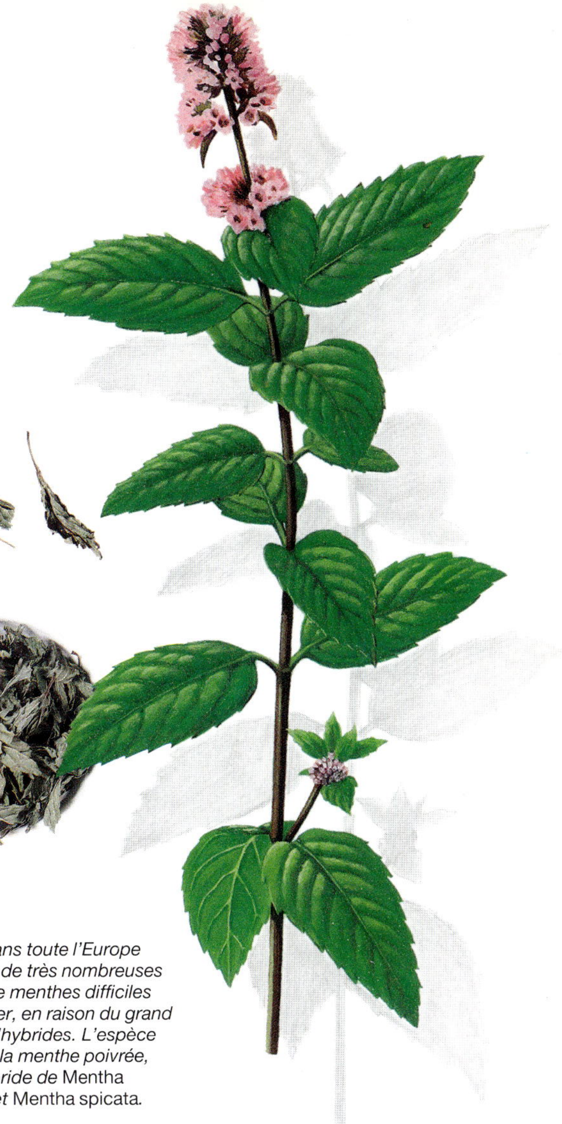

Il existe dans toute l'Europe et en Asie de très nombreuses variétés de menthes difficiles à distinguer, en raison du grand nombre d'hybrides. L'espèce officinale, la menthe poivrée, est un hybride de Mentha aquatica *et* Mentha spicata.

BOTANIQUE

Plante vivace de 40 à 60 cm de haut, à tige carrée, à feuilles opposées, pétiolées, découpées en dents de scie, vert foncé dessus et vert plus pâle dessous. Les fleurs, rose violacé, sont groupées en épis serrés, coniques, au sommet des rameaux. L'odeur de la plante est forte, poivrée.

PARTIES UTILISÉES

Les feuilles, récoltées de juin à septembre, séchées dans un endroit frais et à l'abri du soleil.

COMPOSANTS

La feuille de menthe poivrée renferme de nombreux composants parmi lesquels des flavonoïdes (dérivés polysubstitués de flavones), des triterpènes, des tanins et des caroténoïdes. L'huile essentielle, qui a fait l'objet de nombreuses investigations chimiques, représente 1 à 3 % du poids de la feuille sèche ; sa composition varie en fonction des conditions de culture. Ses constituants sont des monoterpènes, parmi lesquels le menthol, majoritaire (40 à 60 %), est accompagné de menthone (15 à 25 %).

PROPRIÉTÉS DÉMONTRÉES

Ce sont surtout les propriétés de l'huile essentielle et plus particulièrement du menthol qui ont retenu l'attention des chercheurs. Le menthol manifeste expérimentalement une activité antiseptique. Quant à l'activité antispasmodique revendiquée dans les extraits aqueux (infusion), elle semble due à la présence des flavonoïdes.

INDICATIONS USUELLES RECONNUES

Traditionnellement utilisée dans le traitement de certains troubles digestifs, la feuille de menthe poivrée est recommandée dans les lenteurs de la digestion et les troubles digestifs tels que ballonnements, éructations, flatulences. Elle est utile dans le traitement de la composante douloureuse de la colite spasmodique et comme diurétique. En indication locale, la menthe est utilisée pour l'hygiène buccale et en gargarisme comme antalgique.

PRÉCAUTIONS D'EMPLOI

Aucune aux doses préconisées. N'utiliser que sur prescription médicale l'huile essentielle, qui peut être responsable, selon sa composition et son utilisation, d'une hépatotoxicité et d'un risque de spasme mortel de la glotte chez l'enfant, par simple inhalation.

Il faudrait parler des menthes, tant sont nombreuses les espèces qui poussent sous toutes les latitudes. Les Anciens utilisaient la menthe Pouliot pour en tresser des couronnes, mais aussi pour ses propriétés médicinales. Hippocrate attribuait aux menthes des vertus aphrodisiaques, et Pline leur reconnaissait une action analgésique. Les Chinois vantaient leurs propriétés antispasmodiques. La menthe poivrée n'est connue avec certitude que depuis la fin du XVIIe siècle, et le menthol fut isolé pour la première fois en 1771, en Hollande. C'est à lui que les menthes doivent leurs vertus thérapeutiques, pratiquement identiques pour toutes les espèces. La menthe verte est, avec la verveine et le tilleul, l'une de nos tisanes reines.

MÉNYANTHE

Menyanthes trifoliata L.
Menyanthaceae

Le nom de genre de la plante, *Menyanthes*, vient de deux mots grecs, *mên*, signifiant mois, et *anthos*, fleur, par allusion à sa courte durée de floraison. L'emploi médicinal du ményanthe est relativement récent : il a été utilisé comme tonique amer, antiscorbutique, fébrifuge, diurétique, purgatif et cholagogue. Il est inscrit à la Pharmacopée russe.

Encore appelé trèfle des marais, trèfle d'eau, trèfle aquatique, trèfle de la fièvre, trèfle de castor.

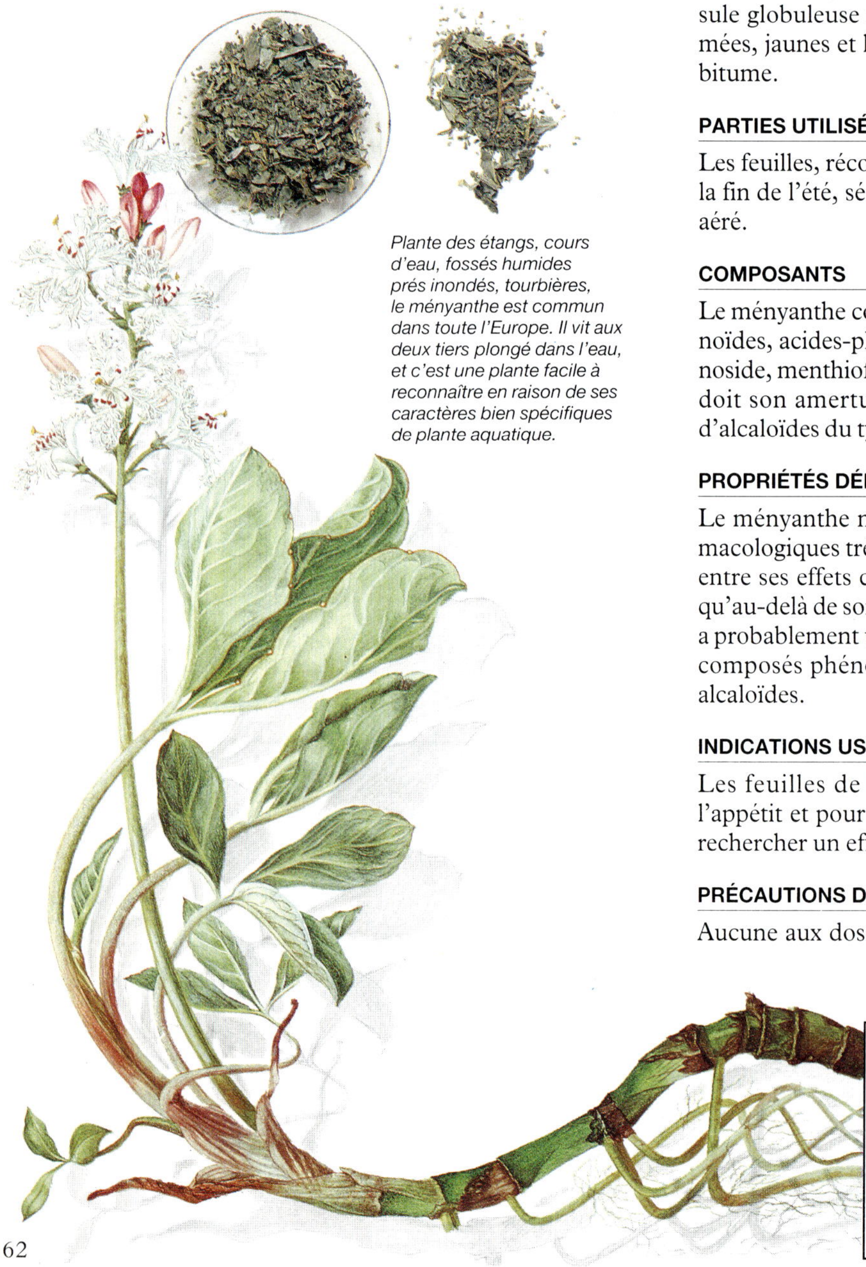

Plante des étangs, cours d'eau, fossés humides prés inondés, tourbières, le ményanthe est commun dans toute l'Europe. Il vit aux deux tiers plongé dans l'eau, et c'est une plante facile à reconnaître en raison de ses caractères bien spécifiques de plante aquatique.

BOTANIQUE

Plante vivace aquatique, de 20 à 40 cm de haut, à tige rampante, courte et charnue, enfouie dans la vase, portant des écailles et les restes fibreux des organes précédents. Les feuilles, alternes, divisées en 3 folioles ovales, longuement pétiolées et engainantes, ont une saveur âcre. Les fleurs, à corolle en entonnoir, rosées ou blanches, très poilues à l'intérieur, portant des étamines à anthères violacées, sont groupées en panicules. Le fruit est une capsule globuleuse renfermant des graines ovoïdes comprimées, jaunes et luisantes. La plante dégage une odeur de bitume.

PARTIES UTILISÉES

Les feuilles, récoltées au début de la floraison ou encore à la fin de l'été, séchées sur des claies dans un endroit bien aéré.

COMPOSANTS

Le ményanthe contient des composés phénoliques (flavonoïdes, acides-phénols, scopolétol) et des iridoïdes (loganoside, menthiofoline, dihydromenthiofoline), auxquels il doit son amertume. On signale également la présence d'alcaloïdes du type de la gentianine et des bases voisines.

PROPRIÉTÉS DÉMONTRÉES

Le ményanthe n'a pas encore fait l'objet d'études pharmacologiques très poussées. Toutefois, le rapprochement entre ses effets constatés et sa composition laisse penser qu'au-delà de son effet apéritif, apporté par les iridoïdes, il a probablement une activité laxative et cholagogue par ses composés phénoliques et une activité fébrifuge par ses alcaloïdes.

INDICATIONS USUELLES RECONNUES

Les feuilles de la plante sont utilisées pour stimuler l'appétit et pour faciliter la prise de poids. On peut aussi rechercher un effet laxatif et cholagogue.

PRÉCAUTIONS D'EMPLOI

Aucune aux doses préconisées.

EMPLOIS

- *Infusion (30 min) : 15 g de feuilles par litre d'eau. 2 à 3 tasses par jour avant les repas pour stimuler l'appétit. Prise après les repas, l'infusion aura plutôt un effet laxatif.*

MILLEPERTUIS

Hypericum perforatum L.
Hypericaceae

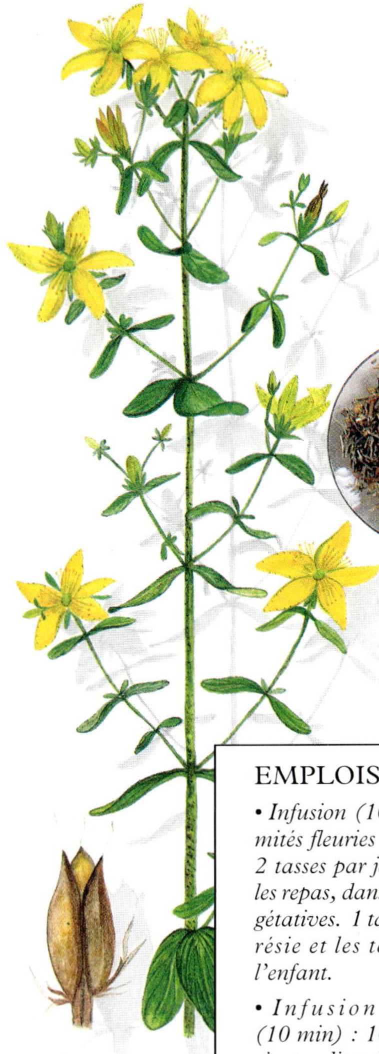

Commun en Europe et dans tout l'hémisphère Nord, le millepertuis croît dans les endroits secs, incultes, les haies, au bord des chemins.

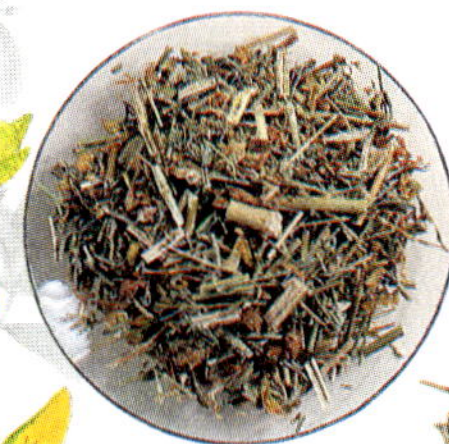

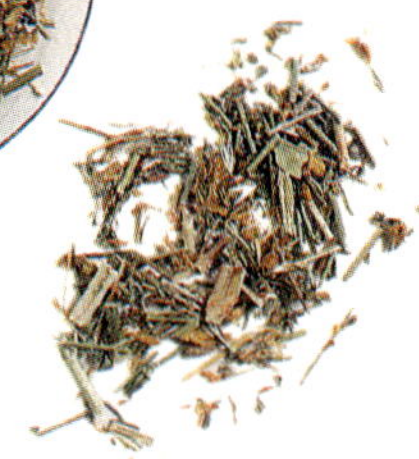

BOTANIQUE

Plante herbacée vivace de 20 à 80 cm de haut, glabre, à tige rougeâtre anguleuse, dressée, rameuse. Les feuilles, vert foncé, opposées, sessiles, ovales-oblongues, bordées de noir, portent de petites poches translucides sécrétant de l'huile. Les fleurs, jaunes, sont groupées en panicules, au sommet de la tige ou des rameaux latéraux. Les fruits sont des capsules ovoïdes. La plante a une odeur balsamique et une saveur aromatique, amère et astringente.

PARTIES UTILISÉES

Les sommités fleuries, récoltées de juin à septembre, fraîches ou séchées à l'ombre, en bouquets.

COMPOSANTS

La plante renferme une huile essentielle (0,5 à 3 %), des tanins catéchiques, des flavonoïdes (rutoside, hypéroside...), des naphtodianthrones (hypéricine...), des triterpènes, des stérols, des composés phénoliques (hyperforine, adhyperforine...), de la pectine, de la choline, des saponines et des composés antibactériens (novoïmanine, imanine). Une xanthone a été isolée dans la racine.

PROPRIÉTÉS DÉMONTRÉES

Les effets astringents, cicatrisants et antiseptiques sont liés aux tanins et à l'huile essentielle, qui est également anti-inflammatoire. Les flavonoïdes sont spasmolytiques. L'hypéricine est laxative, photodynamisante et antivirale. L'hyperforine est bactéricide. Les effets antidépresseurs observés chez l'homme seraient à mettre au compte des xanthones.
L'activité antivirale a fait l'objet de beaucoup d'études, en particulier contre le VIH.

INDICATIONS USUELLES RECONNUES

Le millepertuis est indiqué localement comme adoucissant et antiprurigineux dans les affections dermatologiques (crevasses, écorchures, gerçures, piqûres d'insectes), les coups de soleil, les érythèmes fessiers, les affections de la cavité buccale et/ou de l'oropharynx.
En usage interne, il soulage les dystonies neurovégétatives ; il a des effets anti-inflammatoires, antispasmodiques et antidépresseurs.

PRÉCAUTIONS D'EMPLOI

Éviter l'exposition au soleil pendant le traitement, surtout par voie externe (risques de dermite). De trop fortes doses en usage interne provoqueraient convulsions et excitation. Ce risque est inexistant aux doses préconisées.

EMPLOIS

- *Infusion (10 min) : 15 g de sommités fleuries sèches par litre d'eau. 2 tasses par jour avant ou pendant les repas, dans les dystonies neurovégétatives. 1 tasse le soir contre l'énurésie et les terreurs nocturnes de l'enfant.*
- *Infusion en usage externe (10 min) : 100 g de sommités fleuries par litre d'eau, en compresse sur les brûlures, les plaies ; ou 50 g par litre d'eau pour laver les plaies.*
- *Huile de millepertuis : chauffer 2 h au bain-marie, en agitant, 100 g de sommités fleuries fraîches dans 100 g d'huile d'olive ; filtrer et laisser refroidir. En application sur plaies, brûlures, érythèmes ; en friction sur les articulations douloureuses.*

Herbe magique au Moyen Âge, surtout en Europe centrale, le millepertuis était réputé chasser les sorcières et préserver de la foudre et des mauvais esprits. Il fut longtemps considéré comme une panacée, mais ce sont surtout ses effets vulnéraires qui ont établi sa renommée. L'usage populaire en a fait le remède universel de tous les accidents externes (coupures, ulcères, luxations, lumbago...) ; on lui accordait également des effets sédatifs, diurétiques et vermifuges.

Encore appelé herbe de la Saint-Jean, herbe aux mille trous, herbe percée, herbe aux piqûres, chasse-diable.

MYRTILLE

Vaccinium myrtillus L.
Ericaceae

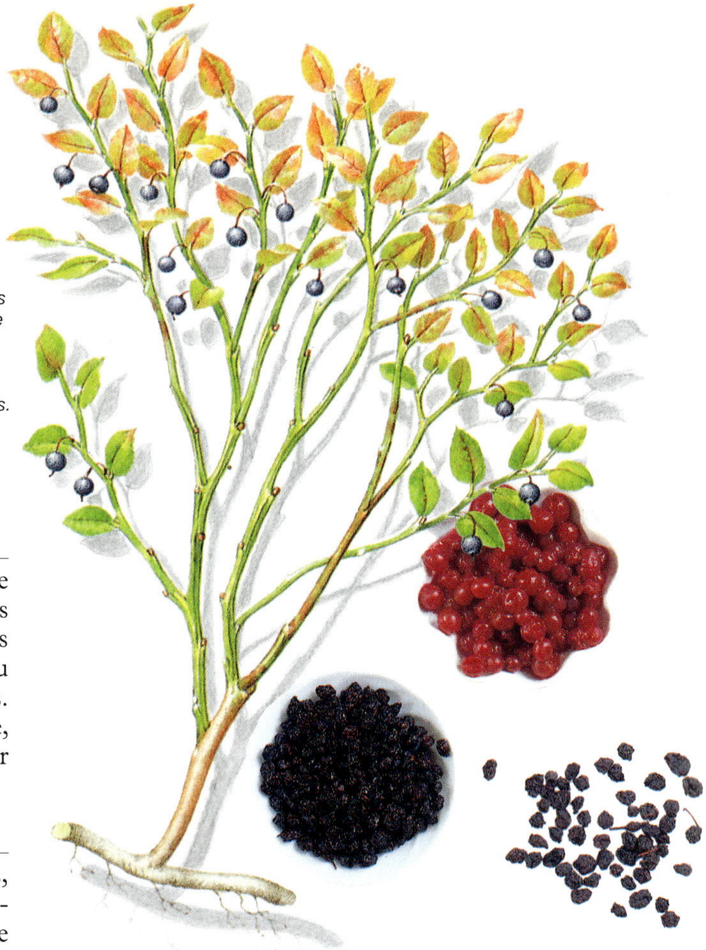

Commune dans les montagnes siliceuses de France, la myrtille se rencontre également en Europe centrale et septentrionale, en Asie et en Amérique septentrionales.

BOTANIQUE

Sous-arbrisseau glabre à tige dressée de 20 à 60 cm de haut, à rameaux verts anguleux, portant des feuilles alternes, caduques, ovales, aiguës et finement dentées. Les fleurs, en grelots, tendres et globuleuses, blanches ou rosées, sont solitaires ou par deux à l'aisselle des feuilles. Le fruit, alimentaire et médicinal, est une baie globuleuse, déprimée au sommet, noir bleuâtre à maturité, de saveur aigre-douce et légèrement astringente.

PARTIES UTILISÉES

Les fruits, récoltés de juin à septembre suivant les régions, sont utilisés à l'état frais pour l'extraction des anthocyanosides, mais aussi séchés : ils sont alors noirs, ridés, de saveur sucrée et astringente.

COMPOSANTS

Les fruits frais contiennent des acides-phénols, des flavonoïdes, des anthocyanosides et des dérivés catéchiques et épicatéchiques, des sucres, de la pectine, des vitamines (A et C).

PROPRIÉTÉS DÉMONTRÉES

Les propriétés vitaminiques P des anthocyanosides de la myrtille ont révélé une activité vasoprotectrice et anti-œdémateuse chez les animaux de laboratoire. Ces composés inhibent l'agrégation plaquettaire et améliorent la vision en lumière atténuée. En recherche clinique, chez l'homme, les résultats obtenus dans le traitement des troubles vasculaires sont encourageants.

INDICATIONS USUELLES RECONNUES

Les fruits frais et secs sont utilisés en usage externe et par voie orale contre les manifestations de l'insuffisance veineuse et les troubles circulatoires (jambes lourdes, hémorroïdes). Les fruits frais sont utilisés contre la fragilité capillaire cutanée (ecchymoses, pétéchies).

PRÉCAUTIONS D'EMPLOI

Aucune aux doses préconisées.

EMPLOIS

• *Décoction (10 min) : 20 g de fruits secs par litre d'eau. 4 à 6 tasses à café par jour contre les troubles vasculaires (fragilité capillaire et hémorroïdes). Cette décoction peut aussi être utilisée localement, en compresse ou en lavement.*

• *Les fruits sont aussi administrés sous forme de gelée, de compote et de préparations galéniques contre les stomatites et les diarrhées.*

La myrtille ne poussant pas en Grèce, elle a probablement échappé aux observations des Anciens. Même les auteurs du Moyen Âge passent sous silence sa propriété essentielle : antidiarrhéique. Celle-ci fut probablement découverte par la pratique populaire européenne, qui a sans doute joué un rôle dans l'utilisation de la plante en thérapeutique moderne. Au cours de la Seconde Guerre mondiale, la myrtille fut utilisée lors des missions de bombardement pour améliorer la vision nocturne.

Encore appelée airelle anguleuse, brimbelle, raisin des bois, myrtille noire, raisin de bruyère, aire.

NOISETIER

Corylus avellana L.
Corylaceae

Très commun jusqu'à 1 500 m dans les jardins et les parcs, les bois, les taillis, les haies, le noisetier se rencontre dans presque toute l'Europe en Asie occidentale et centrale, en Afrique du Nord.

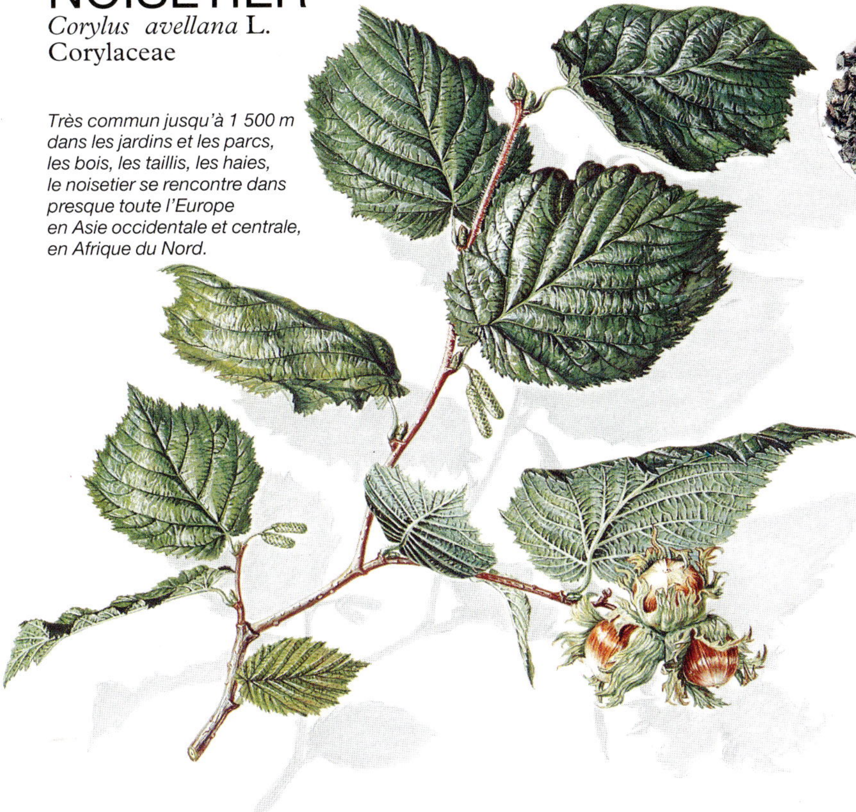

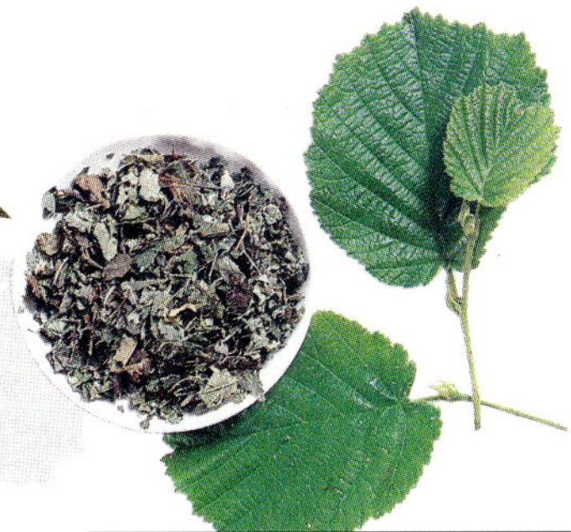

EMPLOIS

- *Infusion (10 min) : 25 g de feuilles par litre d'eau. 1 tasse trois fois par jour comme veinotonique et dans le traitement des hémorroïdes. Cette infusion s'emploie aussi en bain de bouche et en gargarisme dans les affections de la cavité buccale et/ou de l'oropharynx.*
- *Décoction (15 min) : 30 g d'écorce par litre d'eau. 3 tassses, réparties dans la journée, comme fébrifuge.*
- *La même décoction s'emploie en usage externe : appliquer en compresse, lotion contre les ulcères variqueux, les plaies atones.*

BOTANIQUE

Arbuste touffu de 1 à 5 m de haut, à rameaux flexibles, à écorce lisse, luisante, gris clair. Les feuilles, alternes, velues lorsqu'elles sont jeunes, sont pétiolées, largement ovales, en cœur renversé à la base et rétrécies en pointe au sommet, à bords doublement dentés. Les fleurs s'épanouissent avant l'apparition des feuilles (janvier-avril) ; les fleurs mâles, jaunâtres, sont groupées en chatons allongés, sessiles, pendants ; les groupes de fleurs femelles ressemblent à des bourgeons d'où sortent les styles rougeâtres. Les fruits (noisettes), isolés ou groupés, sont globuleux ou ovoïdes-allongés, de consistance ligneuse, entourés chacun d'un involucre foliacé.

PARTIES UTILISÉES

Les feuilles séchées et moins souvent l'écorce séchée.

COMPOSANTS

Les feuilles contiennent notamment des tanins catéchiques, des flavonoïdes (myricitroside...), des proanthocyanidols, de la vitamine C.

PROPRIÉTÉS DÉMONTRÉES

Des effets anti-inflammatoires, antiœdémateux et veinotoniques ont été démontrés expérimentalement, ainsi que des propriétés cicatrisantes. Les effets antihémorragiques sont liés à la présence des flavonoïdes.

INDICATIONS USUELLES RECONNUES

Le noisetier est indiqué dans les troubles de la circulation veineuse périphérique (jambes lourdes), la symptomatologie hémorroïdaire (usages interne et externe) ; on préconise aussi l'écorce par voie orale comme fébrifuge et dans les cas de diarrhées légères. Anti-inflammatoire et antiœdémateux, il est indiqué localement dans les affections de la cavité buccale et/ou de l'oropharynx.

PRÉCAUTIONS D'EMPLOI

Aucune aux doses préconisées.

Connue des hommes de la préhistoire, la noisette était utilisée par la médecine arabe contre la toux et les affections intestinales. Au Moyen Âge, le noisetier était cultivé dans les domaines impériaux. Sainte Hildegarde recommandait les chatons contre la scrofulose, les amandes contre l'impuissance. Au XVIIe siècle, Lusitanus conseillait les noisettes contre les lithiases et les coliques néphrétiques. La médecine populaire utilisait l'écorce de racine contre les fièvres intermittentes, comme cicatrisant et hémostatique ; les chatons et leur pollen étaient préconisés contre la grippe, les pneumonies, la diarrhée et l'épilepsie. Actuellement, le noisetier constitue un succédané de l'hamamélis et de l'hydrastis. La noisette est alimentaire et oléagineuse, tandis que l'huile de noisetier, substituée à l'huile d'amande, est parfois utilisée en cosmétologie et en dermatologie.

Encore appelé noisetier commun , coudrier, avelinier.

NOYER

Juglans regia L.
Juglandaceae

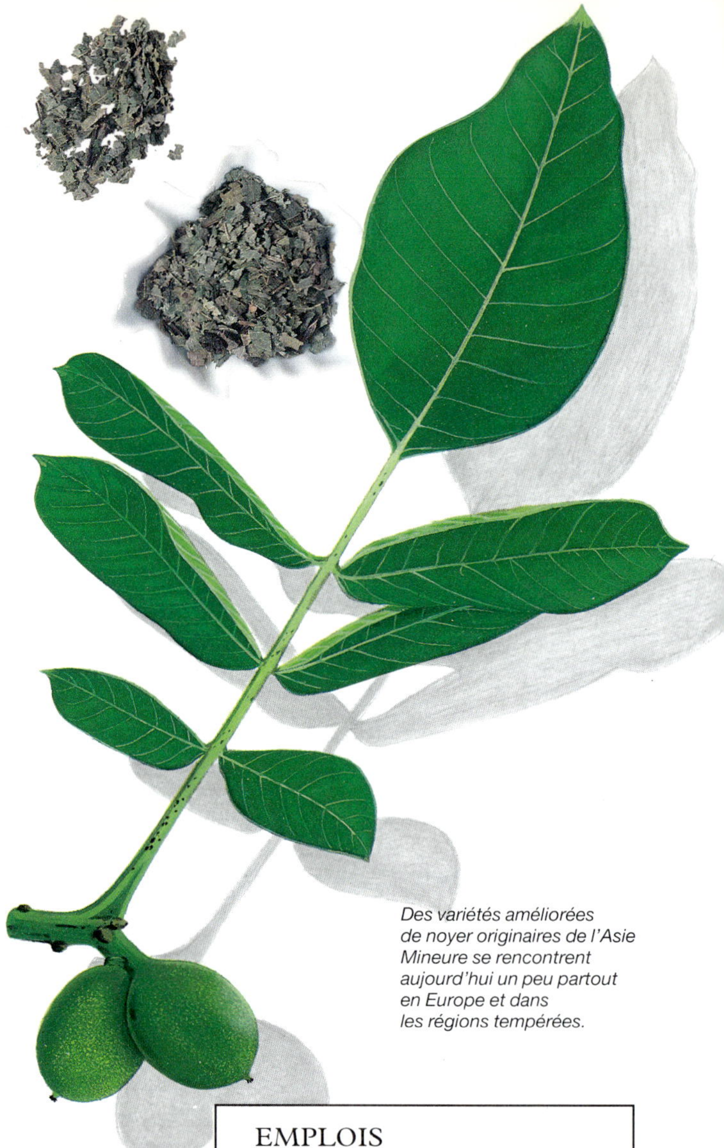

Des variétés améliorées de noyer originaires de l'Asie Mineure se rencontrent aujourd'hui un peu partout en Europe et dans les régions tempérées.

BOTANIQUE

Grand arbre à écorce lisse, gris argenté, à feuilles composées de 5 à 9 folioles ovales lancéolées. Les fleurs mâles sont des chatons pendants, les fleurs femelles sont groupées par 2 à 4 en épis courts. Le fruit est une grosse drupe constituée d'une enveloppe verte et molle, devenant noire (le brou) et entourant la noix, ligneuse et dure, à 2 valves, contenant la graine.

PARTIES UTILISÉES

Les feuilles, récoltées en juin-juillet et séchées.

COMPOSANTS

Les feuilles contiennent surtout des tanins, mais aussi des dérivés naphtoquinoniques (l'hydrojuglone, qui donnera la juglone), des flavonoïdes, de l'inositol, un peu d'huile essentielle contenant de l'eugénol, et de la vitamine C.

PROPRIÉTÉS DÉMONTRÉES

Les feuilles, aux propriétés astringentes, ont une activité tonique, antidiarrhéique et antileucorrhéique (tanins et dérivés naphtoquinoniques). Elles ont une action antiseptique, fongicide, kératinisante et analgésique (juglone).

INDICATIONS USUELLES RECONNUES

Les indications des feuilles concernent surtout la dermatologie (impétigo, eczéma, pyodermites, engelures, dartres, ulcérations de la peau, plaies fistuleuses, abcès, prurit, petites brûlures superficielles, coups de soleil, chute de cheveux, démangeaisons et pellicules du cuir chevelu). En usage externe, elles sont aussi utilisées dans le traitement des apthes, abcès buccaux, amygdalites, hémorroïdes, jambes lourdes, leucorrhées et vaginites. Par voie interne, on les utilise comme antidiarrhéique, dépuratif et adjuvant dans le traitement de certains diabètes. En cosmétologie, les feuilles de noyer (et le brou) sont utilisées comme colorant et stimulant capillaires.

PRÉCAUTIONS D'EMPLOI

Aucune aux doses préconisées.

Dès l'Antiquité, l'usage du noyer en thérapeutique est mentionné dans les traités médicaux, en particulier chez les Perses, qui auraient introduit en Grèce les variétés cultivées aujourd'hui. Au cours de l'histoire, cet arbre a aussi joué un rôle important dans l'économie : l'amande et l'huile servaient dans l'alimentation, le bois en ébénisterie et dans la fabrication des crosses de fusil, le brou de noix en teinturerie. Ces usages sont encore courants aujourd'hui. Grâce à Charlemagne, la France devint très vite un grand producteur de noix. À partir du XIXe siècle, l'usage des feuilles dans les maladies scrofuleuses se répandit en France.

EMPLOIS

- *Infusion (10 min) : 10 g de feuilles sèches par litre d'eau. 3 à 5 tasses par jour, comme hypoglycémiant, dépuratif et antidiarrhéique.*
- *Décoction légère (10 min) : 15 à 30 g de feuilles fraîches par litre d'eau. 3 à 5 tasses par jour, dans les mêmes indications que l'infusion.*
- *Décoction concentrée en usage externe (10 min) : 50 à 100 g de feuilles sèches par litre d'eau. En gargarisme (aphtes, abcès buccaux, amygdalites) ; en lavements vaginal et anal ; en lotion pour toutes les indications de dermatologie.*
- *Cataplasme de feuilles fraîches hachées : en topique sur les hémorroïdes externes, et sur les seins pour arrêter la sécrétion lactée.*

OLIVIER

Olea europaea L.
Oleaceae

BOTANIQUE

Arbre de 4 à 10 m de haut, à tronc tortueux, rameux, à feuilles opposées, entières, lancéolées, coriaces, révolutées sur les marges, vert grisâtre dessus et blanchâtres dessous. Les fleurs, blanches, petites, apparaissent en grappes, d'avril à juin, à l'aisselle des feuilles. Le fruit est une drupe ovoïde, d'abord verte puis rougeâtre et enfin noire.

PARTIES UTILISÉES

Les feuilles, fraîches ou séchées en couche mince.

COMPOSANTS

La feuille contient des séco-iridoïdes, des flavonoïdes, des tanins, de la choline, du mannitol, des sucres, des acides-alcools et des acides triterpéniques, des hydrocarbures, des alcools proches des phytostérols, du carotène, des traces d'huile essentielle, des acides gras, une résine. On a trouvé dans la feuille plusieurs alcaloïdes du quinquina.

PROPRIÉTÉS DÉMONTRÉES

On reconnaît à la feuille d'olivier des propriétés hypotensives légères dues à un séco-iridoïde qui exercerait de plus une action coronarodilatatrice et spasmolytique. Des propriétés diurétiques et hypoglycémiantes ont été également reconnues expérimentalement et cliniquement.

INDICATIONS USUELLES RECONNUES

Les feuilles d'olivier sont indiquées dans les hypertensions légères, l'artériosclérose et dans tous les cas où il faut augmenter la diurèse et les fonctions d'élimination rénale et digestive : oligurie, rétention d'eau. Elles peuvent également être utilisées comme adjuvant dans le traitement de certains diabètes et dans les fièvres.

PRÉCAUTIONS D'EMPLOI

Aucune aux doses préconisées.

EMPLOIS

• *Infusion ou décoction : 40 g de feuilles fraîches (de préférence) ou 20 g de feuilles sèches par litre d'eau. 2 à 3 tasses par jour dans l'hypertension, l'artériosclérose, l'oligurie, certains diabètes et fièvres.*

• *Vin de feuilles d'olivier : faire macérer (3 jours) 100 g de feuilles fraîches dans 1 litre de vin ; passer en exprimant. 1 petit verre à liqueur deux fois par jour contre l'hypertension et comme diurétique.*

Depuis des milliers d'années, l'olivier a joué un rôle économique et social de premier plan : source d'alimentation et d'éclairage, il était présent et honoré partout autour de la Méditerranée. Des formes améliorées sont cultivées depuis cinq mille ans au Proche-Orient. Égyptiens, Sumériens, Hébreux, Grecs et Arabes mentionnent l'olivier et ses productions dans leurs écrits. En Palestine, le rameau d'olivier est le symbole de la paix. À Rome, on se servait de l'huile d'olive, en onctions sur tout le corps, à la sortie des thermes et avant les compétitions sportives, pour fortifier l'organisme. C'est aux Phocéens qu'on attribue l'implantation de l'olivier en Gaule, vers 600 avant J.-C.

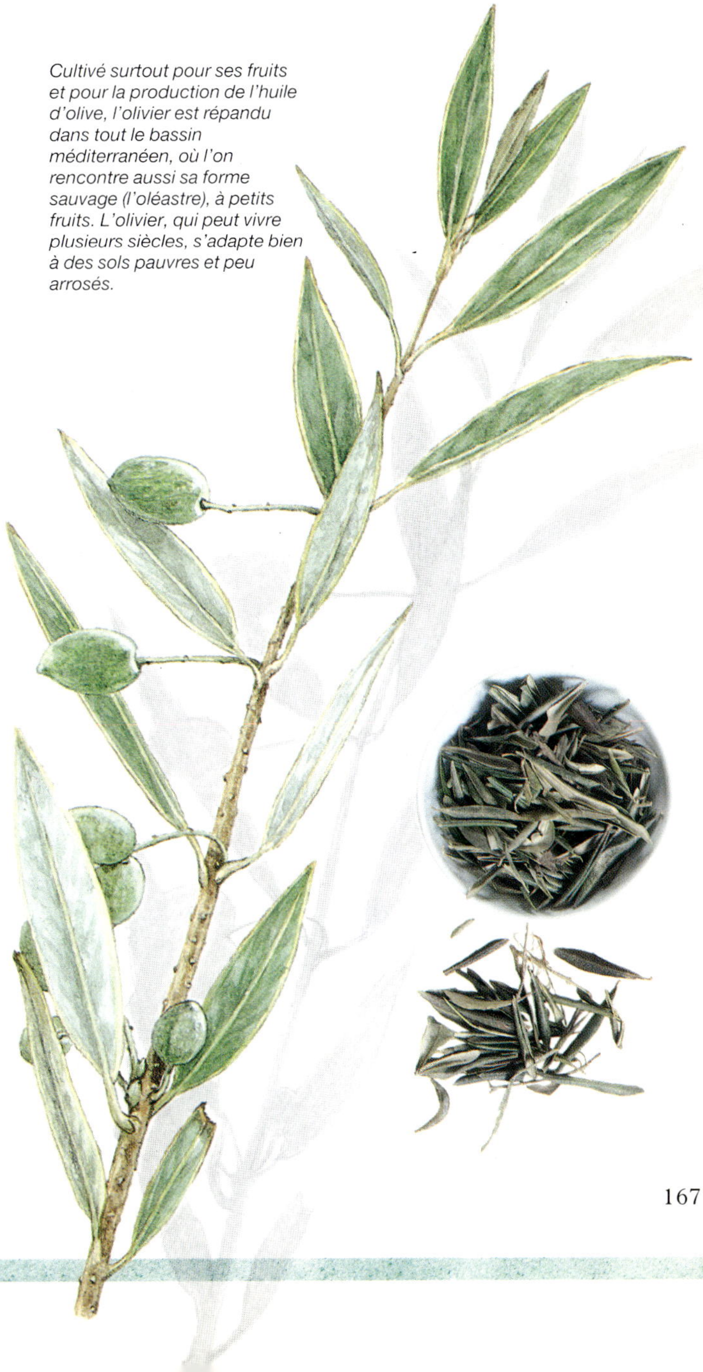

Cultivé surtout pour ses fruits et pour la production de l'huile d'olive, l'olivier est répandu dans tout le bassin méditerranéen, où l'on rencontre aussi sa forme sauvage (l'oléastre), à petits fruits. L'olivier, qui peut vivre plusieurs siècles, s'adapte bien à des sols pauvres et peu arrosés.

ORANGER AMER

Citrus aurantium L. *var. amara* Link
Rutaceae

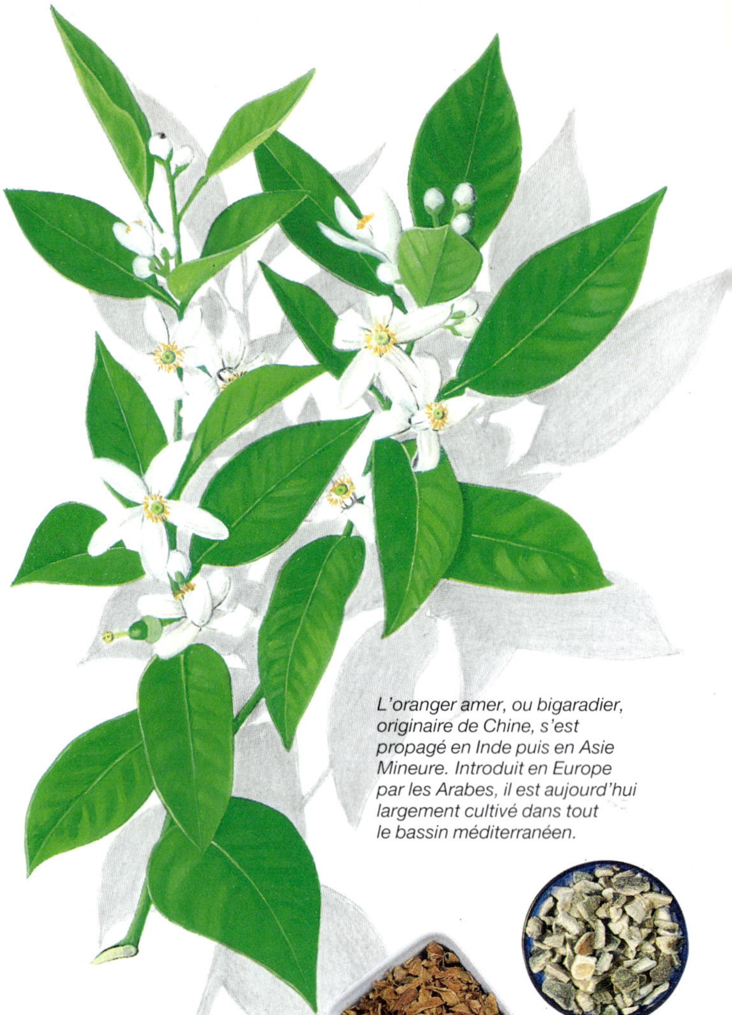

L'oranger amer, ou bigaradier, originaire de Chine, s'est propagé en Inde puis en Asie Mineure. Introduit en Europe par les Arabes, il est aujourd'hui largement cultivé dans tout le bassin méditerranéen.

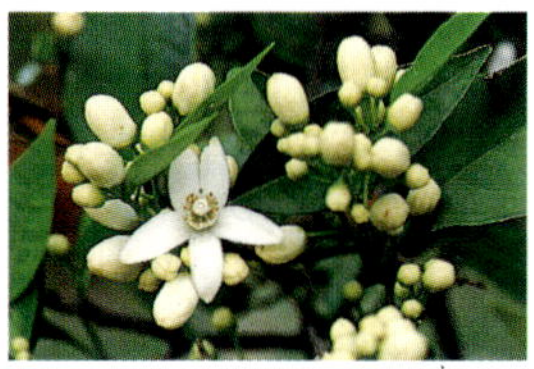

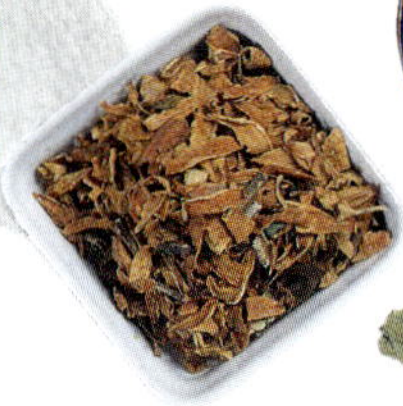

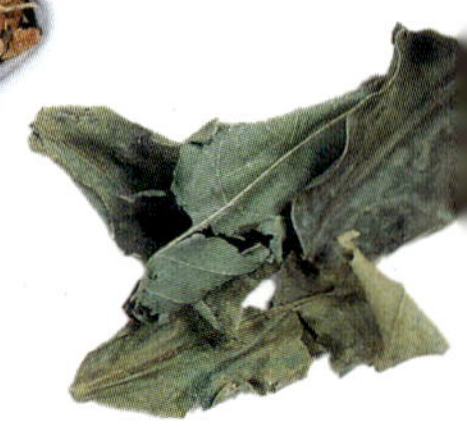

BOTANIQUE

Arbre de 4 à 5 m de haut, pourvu d'épines longues et acérées, portant à l'aisselle des feuilles coriaces, brillantes, et des fleurs blanches au parfum suave, qui donneront des fruits amers et petits. Les feuilles de l'oranger amer se reconnaissent à leur pétiole ailé atteignant 1 cm de large.

PARTIES UTILISÉES

Les feuilles, les fleurs et l'écorce des fruits, riches en huiles essentielles. Les feuilles sont récoltées de préférence sur l'arbre pendant la période de pleine végétation, puis rapidement séchées à l'ombre. Les fleurs fraîches, récoltées en boutons avant leur épanouissement le matin après la rosée, servent à la fabrication de l'eau distillée de fleur d'oranger. L'écorce des fruits, ou zeste, obtenue à partir des fruits verts, se présente sous forme de rubans.

COMPOSANTS

Les parties médicinales renferment chacune une huile essentielle différente : celle des feuilles, dite de petit grain, est riche en limonène, en linalol et en nérol ; celle des fleurs, dite de Néroli Bigarade, doit son parfum à l'anthranilate de méthyle ; celle de l'écorce des fruits, dite de Curaçao, est surtout composée de limonène. Les hétérosides flavoniques de l'écorce des fruits lui confèrent des propriétés veinotoniques de type vitaminique P.

PROPRIÉTÉS DÉMONTRÉES

Les citroflavonoïdes augmentent la résistance capillaire ; ils sont industriellement extraits de diverses espèces de *Citrus* pour la fabrication de médicaments veinotoniques.

INDICATIONS USUELLES RECONNUES

Feuilles et fleurs sont indiquées dans les insomnies et les états de nervosité de l'adulte et de l'enfant, les zestes pour stimuler l'appétit et faciliter la prise de poids.

PRÉCAUTIONS D'EMPLOI

Aucune aux doses préconisées.

En médecine arabe classique, les fleurs servent à préparer une huile carminative, alors que les écorces de fruit arrêtent les coliques. En Europe, les feuilles sont réputées antispasmodiques, stomachiques et sédatives, et préconisées contre les toux spasmodiques, le hoquet et les palpitations.
Les fleurs servent à la fabrication de l'eau distillée de fleur d'oranger, aux propriétés aromatisantes et antispasmodiques légères ; elles favorisent le sommeil. Les zestes donnent après macération des teintures amères, stomachiques, toniques et rafraîchissantes, indiquées pour stimuler les organes digestifs. Beaucoup d'apéritifs et de liqueurs en contiennent.

EMPLOIS

- *Infusion (15 min) : 10 g de fleurs ou 20 g de feuilles par litre d'eau. 1 tasse deux fois par jour comme sédatif contre l'insomnie. Demi-dose chez l'enfant.*
- *Eau distillée de fleur d'oranger : 1 cuillerée à soupe dans du lait pour les mêmes indications, chez l'adulte et chez l'enfant.*
- *Décoction (15 min) : 60 g d'écorce d'orange par litre d'eau ; demi-dose chez l'enfant. 1 tasse 5 min avant les trois repas pour stimuler l'appétit.*

ORIGAN

Origanum vulgare L.
Lamiaceae

BOTANIQUE

Plante vivace de 30 à 80 cm de haut, à tige dressée, d'un vert souvent teinté de rouge, plus ou moins velue. Ses feuilles sont opposées, pétiolées, ovales, pointues à l'extrémité, vertes sur les deux faces. Les fleurs sont nombreuses, disposées en glomérules terminaux très denses, entourées de bractées ovales imbriquées, pourpre violacé. Le fruit est un tétrakène ovoïde et lisse.

PARTIES UTILISÉES

Les sommités fleuries, récoltées en pleine floraison, séchées en bouquets.

COMPOSANTS

Le composant principal de l'origan est une huile essentielle (0,15 à 0,40 % de la drogue sèche), riche en thymol et/ou carvacrol. On a aussi signalé la présence d'acides-phénols (caféique, chlorogénique, rosmarinique), de flavonoïdes dérivés de l'apigénol, de lutéolol, de kaempférol, de diosmétine et d'un glucoside antioxydant.

PROPRIÉTÉS DÉMONTRÉES

Les propriétés antispasmodiques, antibactériennes et antifongiques du thymol et du carvacrol ont été démontrées. Elles sont mises à profit dans les affections pulmonaires et digestives.

INDICATIONS USUELLES RECONNUES

Les sommités fleuries sont indiquées en usage local comme traitement d'appoint adoucissant et pour calmer les démangeaisons de la peau (crevasses, écorchures, gerçures, piqûres d'insectes), ainsi que pour soulager le nez bouché, le rhume, les maux de gorge et enrouements passagers. En usage interne, on les utilise pour faciliter la digestion et au cours des affections bronchiques aiguës bénignes.

PRÉCAUTIONS D'EMPLOI

Aucune aux doses préconisées. Il faut éviter l'usage de l'huile essentielle, qui, à fortes doses, est neurotoxique et peut provoquer des convulsions.

EMPLOIS

- *Infusion (10 min) : 10 à 20 g de sommités fleuries par litre d'eau. 3 tasses par jour, avant ou après les repas, comme antispasmodique.*
- *Même infusion en usage externe : en bain de bouche contre les affections de la gorge .*

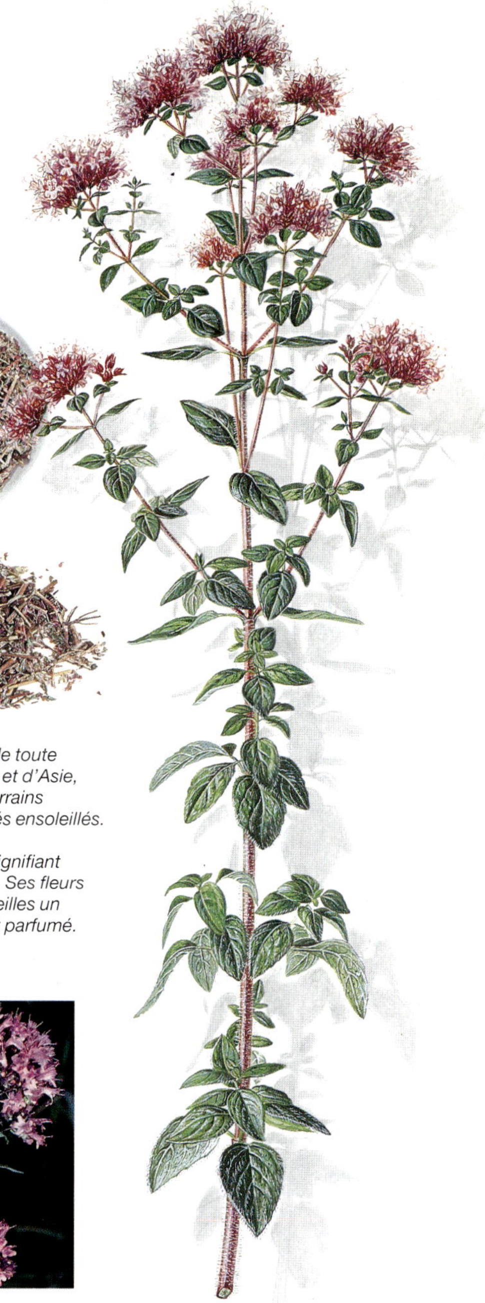

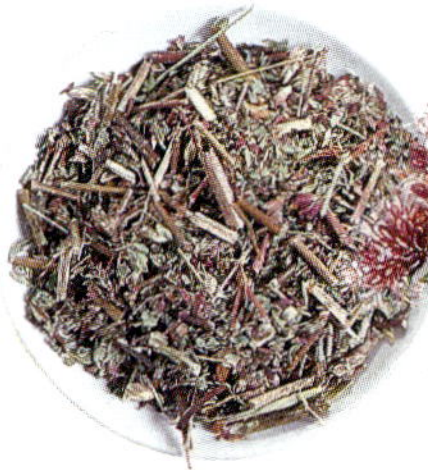

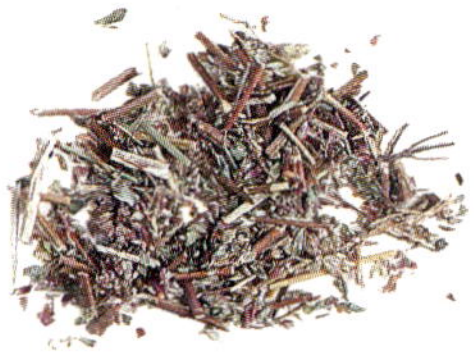

Plante commune de toute l'Europe tempérée et d'Asie, l'origan aime les terrains rocailleux et les prés ensoleillés. Son nom évoque son habitat, oros *signifiant montagne en grec. Ses fleurs fournissent aux abeilles un nectar abondant et parfumé.*

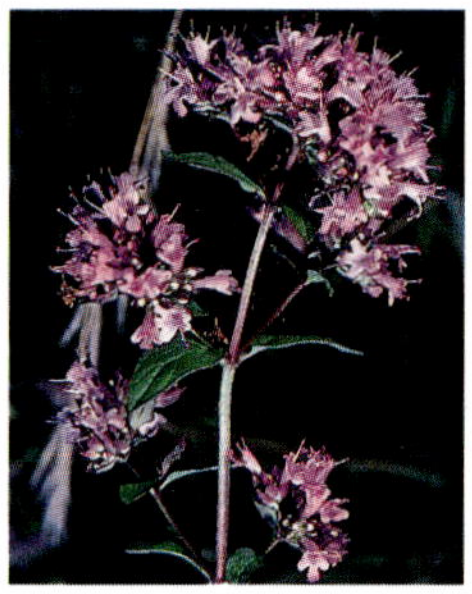

L'origan a souvent été confondu avec la marjolaine vraie, qui ne pousse pas chez nous à l'état sauvage. Par ailleurs, l'espèce dont parlent Hippocrate et Dioscoride n'est pas notre origan, mais une espèce voisine à fleurs blanches, commune au Proche-Orient. C'est donc entouré d'un certain flou scientifique que l'origan est parvenu jusqu'à nous à travers l'histoire des simples. Mais ses propriétés médicinales sont indiscutables. L'infusion d'origan est utilisée comme stomachique et antispasmodique ; on lui reconnaît aussi un effet cicatrisant et des propriétés expectorantes.

Encore appelé marjolaine sauvage, marjolaine bâtarde, marjolaine vivace, marjolaine d'Angleterre, grande marjolaine, pied-de-lit, thym de berger, origan commun, pelevoué, thé rouge.

ORTHOSIPHON

Orthosiphon stamineus Benth.
Lamiaceae

L'orthosiphon est traditionnellement recommandé contre les affections rénales et vésicales en Inde et en Indonésie, où il est populaire ; son usage fut introduit en Europe par les Hollandais à la fin du XIXe siècle. Il fut proposé comme dépuratif et dans le traitement de certaines lithiases, des infections rénales, de l'ascite et de l'eczéma ; il fut également recommandé dans l'hyperglycémie.

Encore appelé thé de Java, barbiflora, moustaches-de-chat.

BOTANIQUE

Herbe vivace à port dressé, de 30 à 60 cm de haut. Les feuilles, en forme de losange, trois fois plus longues que larges, vert foncé dessus et plus clair dessous, et à pétiole violet, sont opposées sur une tige à section carrée. Les fleurs, formées d'une corolle en 2 lèvres bleu pâle ou blanches et disposées en verticilles à l'extrémité des rameaux, portent de longues étamines à filet bleu caractéristiques, les moustaches-de-chat.

PARTIES UTILISÉES

Les tiges feuillées, récoltées au début de la floraison et séchées à l'abri de la lumière. L'Indonésie fournit une grande partie de la production.

COMPOSANTS

Les feuilles sont riches en sels minéraux, en particulier sels de potassium (3 %), et renferment aussi des acides-alcools (acides citrique, lactique, glycolique, malique), des flavonoïdes, des dérivés terpéniques, des diterpènes (orthosiphols). Une huile essentielle en faible quantité (0,05 %) contient des composés phénoliques, en particulier des acides rosmarinique et dicaféyltartrique.

PROPRIÉTÉS DÉMONTRÉES

Des extraits aqueux d'orthosiphon stimulent la diurèse et l'excrétion du sodium chez le rat ; ces mêmes extraits ont des propriétés bactériostatiques et antifongiques. L'orthosiphon favorise l'élimination urinaire des chlorures, de l'urée et de l'acide urique. On connaît aussi l'action antioxydante, bactériostatique et anti-inflammatoire de l'acide rosmarinique.

INDICATIONS USUELLES RECONNUES

L'orthosiphon est réputé favoriser les fonctions d'élimination rénale et digestive. Il est utilisé comme diurétique et dans le traitement des cystites et des lithiases urinaires. Il est également proposé contre la goutte.

PRÉCAUTIONS D'EMPLOI

Aucune aux doses préconisées. Prudence pour les insuffisants cardiaques et rénaux : la plante leur est déconseillée s'ils éliminent mal le potassium (hyperkaliémie).

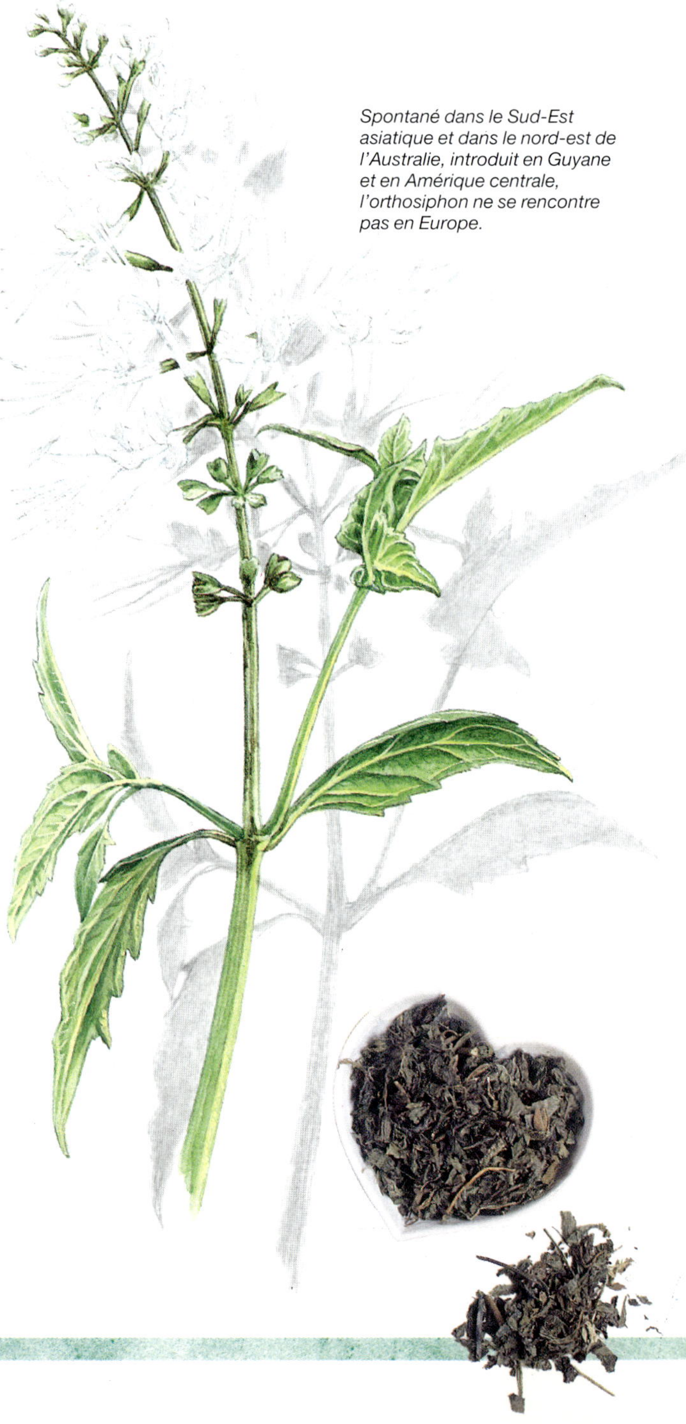

Spontané dans le Sud-Est asiatique et dans le nord-est de l'Australie, introduit en Guyane et en Amérique centrale, l'orthosiphon ne se rencontre pas en Europe.

EMPLOIS

• *Infusion (10 min) : 10 g de plante sèche par litre d'eau. 2 tasses au cours de la journée pendant 10 jours comme diurétique.*

ORTIE DIOÏQUE

Urtica dioica L.
Urticaceae

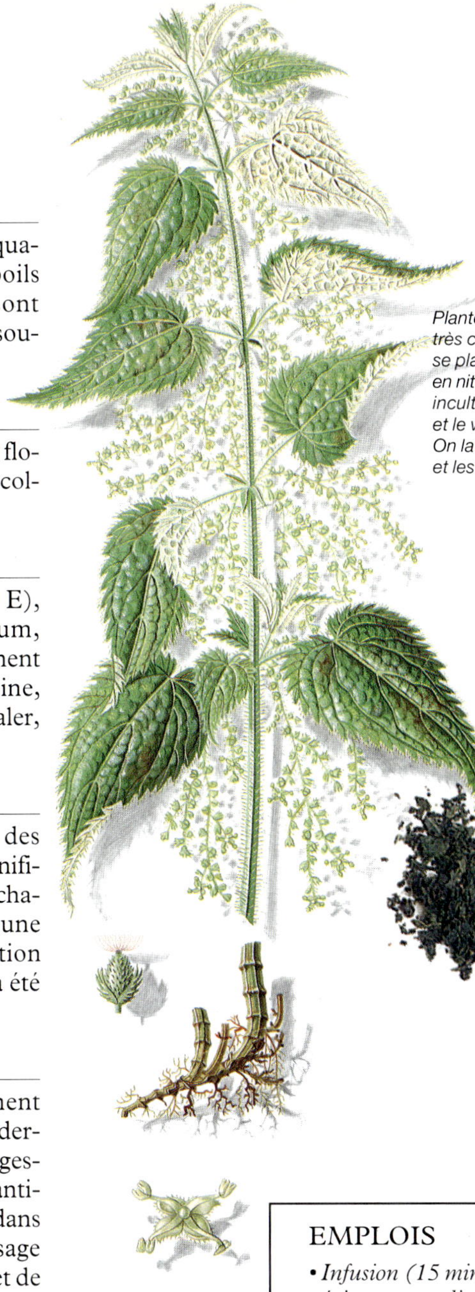

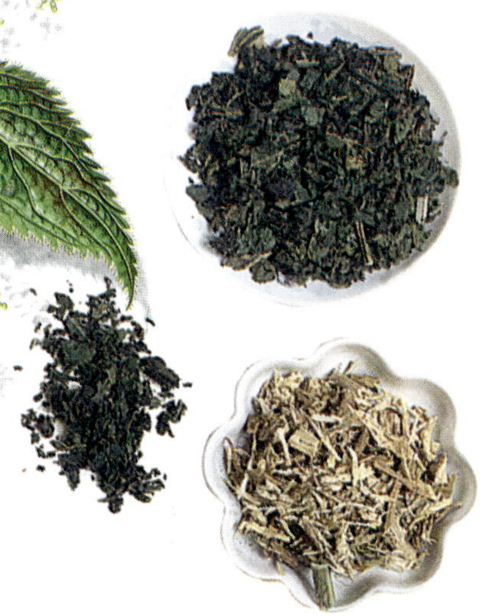

Plante cosmopolite, l'ortie est très commune en France. Elle se plaît sur des terrains riches en nitrates et affectionne les lieux incultes, les décombres et le voisinage des habitations. On la trouve aussi dans les haies et les coupes forestières.

BOTANIQUE

Plante vivace à tige dressée de 70 à 90 cm de haut, quadrangulaire, à feuilles fortement dentées dont les poils sont très urticants. Les petites fleurs, verdâtres, sont réunies en grappes à l'aisselle des feuilles. Les parties souterraines sont ramifiées et jaunes.

PARTIES UTILISÉES

Les parties aériennes feuillées, récoltées au cours de la floraison (juin-septembre), et les parties souterraines, récoltées à l'automne ou au printemps.

COMPOSANTS

L'ortie est riche en chlorophylle, vitamines (A, C, E), acides organiques, fer, soufre, magnésium, silicium, nitrates de potassium et de calcium. Les poils contiennent acide formique, acétylcholine, histamine et sérotonine, qui expliquent les effets irritants de la plante. À signaler, dans la racine, polysaccharides et dérivés stéroliques.

PROPRIÉTÉS DÉMONTRÉES

Des expérimentations sur l'animal ont montré que des extraits de racine permettaient de réduire de façon significative le volume de la prostate. Des fractions polysaccharidiques d'un extrait aqueux de racine ont montré une activité anti-inflammatoire. Les feuilles ont une action diurétique. Une activité hypotensive rapide et brève a été montrée chez l'animal en laboratoire.

INDICATIONS USUELLES RECONNUES

Employée jadis comme révulsif, l'ortie était également appréciée contre les diarrhées, les hémorragies et les dermatoses, et pour son action stimulante sur les voies digestives. On l'emploie pour ses propriétés diurétiques, antirhumatismales et contre la goutte. La racine s'utilise dans les troubles de la miction d'origine prostatique. L'usage externe des feuilles est limité aux cas d'acné modérée et de douleurs articulaires.

PRÉCAUTIONS D'EMPLOI

Aucune aux doses préconisées. Mais le contact de la plante fraîche avec la peau peut provoquer des irritations désagréables, et une ingestion répétée de tisane est contre-indiquée en cas d'insuffisance rénale.

L'ortie était autrefois magique, souveraine pour vaincre la peur ou attraper les poissons à la main... Dioscoride lui trouvait des vertus aphrodisiaques après macération des graines dans du vin additionné de raisins secs. On la consomme encore aujourd'hui dans certaines campagnes à la manière des épinards.

Encore appelée ortie méchante, ortie commune, grande ortie.

EMPLOIS

- *Infusion (15 min) : 10 g de parties aériennes par litre d'eau. 3 tasses par jour 30 min avant les repas, comme diurétique.*
- *Décoction (5 min) suivie d'infusion (10 min) : 30 g de racines par litre d'eau. 3 tasses par jour entre les repas, en cas de troubles prostatiques.*
- *Infusion en usage externe (15 min) : 20 g de parties aériennes par litre d'eau. En friction ou en compresse (5 à 10 min suivant la réaction de la peau), deux ou trois fois par jour en cas d'acné ou de douleurs articulaires.*

PASSIFLORE

Passiflora incarnata L.
Passifloraceae

BOTANIQUE

La fleur de *Passiflora incarnata* a une architecture très originale, avec son calice cupuliforme, sa corolle de pétales blancs entrelacés de filaments pourpres et ses étamines à anthères orangées ; ses grandes fleurs solitaires sont portées par une tige ligneuse grimpante munie de vrilles qui lui permettent de se fixer et d'atteindre une dizaine de mètres de longueur. Le fruit est une baie ovoïde, jaune, qui renferme des graines noires.

PARTIES UTILISÉES

Les parties aériennes sèches, avec fleurs ou fruits.

COMPOSANTS

La plante renferme des alcaloïdes dérivés de l'harmane, en faible concentration, et des flavonoïdes (vitexine, orientine ou saponarine). Une pyrone, le maltol, est aussi présente en faible quantité. C'est au moment où la teneur en flavonoïdes est le plus élevée, à la floraison, qu'il est recommandé de la récolter.

PROPRIÉTÉS DÉMONTRÉES

Des effets sédatifs, anxiolytiques et inducteurs du sommeil ont été mis en évidence chez l'animal, ainsi que des actions antispasmodiques. L'activité pharmacologique découle probablement d'une interaction entre plusieurs molécules. En infusion, l'effet sédatif domine.

INDICATIONS USUELLES RECONNUES

La passiflore est indiquée dans les troubles mineurs du sommeil, la nervosité et l'anxiété chez l'adulte et l'enfant ; on la recommande aussi dans l'éréthisme cardiaque de l'adulte (tachycardie avec un cœur sain).

PRÉCAUTIONS D'EMPLOI

Aucune aux doses préconisées. Les doses très élevées peuvent engendrer des céphalées.

En découvrant une passiflore à fruits comestibles *(Passiflora caerulea)*, les conquérants espagnols virent dans ses fleurs les instruments de la Passion du Christ : la crucifixion avec les 5 étamines en forme de marteau, les filaments de la corolle évoquant la couronne d'épines, et les stigmates disposés en croix.
La plante était utilisée aux États-Unis à la fin du XIXe siècle dans le traitement de l'insomnie, de l'hystérie, de la neurasthénie et de l'épilepsie, sous forme de teinture mère. En France, elle fut recommandée en 1916 contre l'angoisse de guerre, et on l'utilise en homéopathie dans le traitement de l'insomnie.

Encore appelée fleur de la passion, grenadille.

EMPLOIS

- *Infusion ou décoction (10 min) suivie d'une macération (20 min) : 20 g de parties aériennes par litre d'eau. 1 tasse aux trois repas contre la nervosité ou l'anxiété ; 1 tasse après le repas du soir et au coucher contre les troubles du sommeil. Demi-dose chez l'enfant.*
- *En cas d'éréthisme cardiaque de l'adulte, 3 à 4 tasses par jour.*

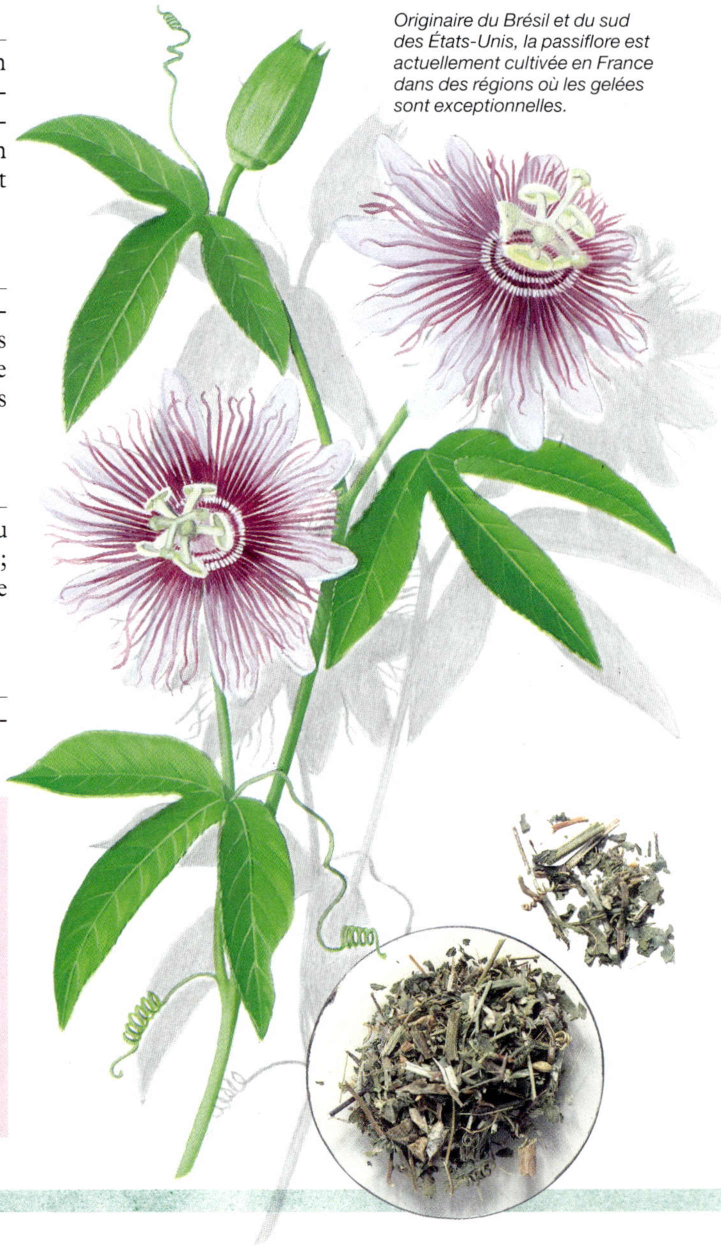

Originaire du Brésil et du sud des États-Unis, la passiflore est actuellement cultivée en France dans des régions où les gelées sont exceptionnelles.

PENSÉE SAUVAGE

Viola arvensis Murray
Violaceae

BOTANIQUE

Petite plante herbacée annuelle ou bisannuelle, de 10 à 40 cm de haut, à tige dressée, à feuilles ovales, pointues, parfois crénelées. Ses fleurs ont 5 pétales dressés, panachés de blanc, de jaune et de violet. L'odeur de la plante est légère, sa saveur salée et amère.

PARTIES UTILISÉES

Les parties aériennes fleuries, récoltées au petit matin de juin à septembre, séchées dans un endroit frais, à l'abri de la lumière. À conserver dans des bocaux en verre afin d'éviter l'altération de cette délicate espèce.

COMPOSANTS

Les parties aériennes de la pensée sauvage contiennent des saponosides, une quantité importante de sucre sous forme de mucilage (10 %), des acides-phénols, des pigments du groupe des flavonoïdes (violanthine, orientine) et des anthocyanes (violanine). Des dérivés salicylés, en faible quantité, ont également été mis en évidence.

PROPRIÉTÉS DÉMONTRÉES

La bibliographie scientifique ne fait pas mention de l'activité pharmacologique de cette plante. Des auteurs allemands soulignent toutefois les succès obtenus dans l'emploi de la pensée pour soigner les affections cutanées.

INDICATIONS USUELLES RECONNUES

La tradition populaire reconnaît à cette espèce de nombreuses vertus. Elle est considérée comme laxative, dépurative, fébrifuge, émétique, cicatrisante et antispasmodique. Aujourd'hui, on réserve son utilisation aux affections de la peau, en particulier chez le nourrisson et l'enfant (eczéma du nourrisson, croûtes de lait, dermatoses infantiles), ainsi qu'aux toux bénignes.

PRÉCAUTIONS D'EMPLOI

Aucune aux doses préconisées. Éviter l'utilisation des racines, qui peuvent être vomitives.

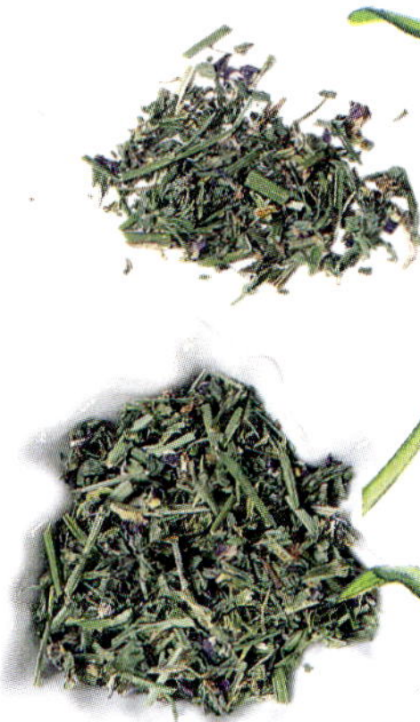

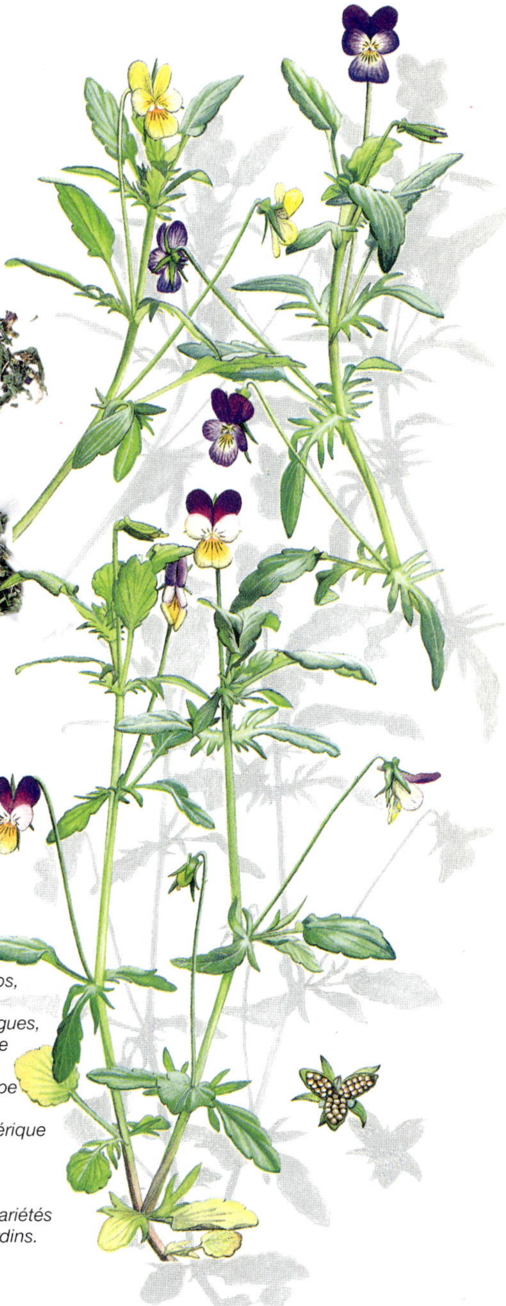

Plante des champs, des vignes et des terrains vagues, la pensée sauvage est commune dans toute l'Europe tempérée, en Asie et en Amérique du Nord. Cette espèce est à l'origine de nombreuses variétés qui ornent nos jardins.

C'est au XVIe siècle que le nom de pensée apparaît pour la première fois, cette fleur devenant ainsi le symbole du souvenir. C'est à la même époque que la pensée est reconnue pour ses vertus thérapeutiques. Les médecins l'utilisaient alors surtout pour soigner les maladies de peau (dartres, eczéma, herpès). Matthiole rapporte son action bienfaisante sur les « inflammations des poumons ». Aux XVIIIe et XIXe siècles, de grands médecins l'employaient essentiellement contre les dermatoses. Mais la plante exige une grande patience, et il ne faut pas en attendre de résultats avant quinze jours de traitement.

Encore appelée pensée des champs, violette tricolore, violette sauvage, petite jacée, herbe de la Trinité.

EMPLOIS

- *Infusion (10 min) : 15 g de plante par litre d'eau. 3 à 4 tasses par jour, en dehors des repas, en cas de toux bénignes, de dermatoses étendues ; pour les enfants, mélanger à du lait très sucré.*
- *Même infusion en usage externe : appliquer en compresses sur les zones cutanées à soigner.*

PERSIL

Petroselinum sativum Hoffm.
Apiaceae

BOTANIQUE

Plante herbacée. La forme la plus cultivée en France a une racine tubéreuse en fuseau, des feuilles deux ou trois fois divisées en segments dentés amples (*var. latifolium*) ou enroulées (*var. crispum*). Les fleurs, vert jaunâtre, groupées en ombelles, donnent des fruits côtelés.

PARTIES UTILISÉES

Les fruits, les racines de la première année, les parties aériennes fraîches, récoltées de préférence sur la variété à feuilles planes (var. latifolium).

COMPOSANTS

Les fruits contiennent 2,5 à 5 % d'une huile essentielle à apiol ou à myristicine. On trouve également des flavonoïdes, dont l'apiine, des lipides (20 %), des protides, des furo-coumarines. Les feuilles et les tiges contiennent aussi un peu d'huile essentielle (0,3 %), de l'apiine, des furo-coumarines, une assez bonne proportion de vitamines A et C. La racine contient 0,05 à 0,08 % de la même huile essentielle, de l'apiine, du mucilage, des sucres, des substances minérales (5 %).

PROPRIÉTÉS DÉMONTRÉES

L'expérimentation sur l'animal a montré que l'apiol développait une activité spasmolytique, vasodilatatrice et emménagogue. La myristicine a seulement une activité vasodilatatrice. L'activité diurétique est apportée par l'apiine. Les furo-coumarines sont photosensibilisantes.

INDICATIONS USUELLES RECONNUES

Le persil est principalement indiqué, par voie orale, dans les règles douloureuses, et comme diurétique (oliguries). On l'emploie aussi comme stimulant dans les asthénies et les convalescences. En usage local, la plante fraîche (parties aériennes) intervient dans le traitement des engorgements mammaires et lymphatiques, des contusions et ecchymoses, des piqûres d'insectes.

PRÉCAUTIONS D'EMPLOI

Respecter les doses préconisées, car le persil, non dénué de toxicité, peut provoquer maux de tête, ivresse et convulsions. Photosensibilisant par ses furo-coumarines, il peut provoquer des dermatites chez certains sujets sensibles.

Le persil est utilisé depuis l'Antiquité. Les médecins grecs et arabes le mentionnent dans leurs traités pour ses propriétés diurétiques et emménagogues. En France, il fut d'abord cultivé comme plante médicinale. Son usage comme condiment commença à se répandre au XVe siècle.

Encore appelé persin, jauvert.

EMPLOIS

- *Suc frais de plante : 100 à 150 g par jour. 2 à 3 prises, comme diurétique dans les oliguries, rétentions d'eau, fièvres, comme stimulant dans les asthénies et comme emménagogue.*
- *Décoction (5 min, laisser infuser 15 min) : 15 à 60 g de racines fraîches (de préférence) par litre d'eau, ou 10 à 30 g de racines sèches. 4 tasses par jour comme diurétique.*
- *Infusion (10 min) : 20 g de feuilles fraîches par 0,50 litre d'eau. Boire 0,50 litre dans la journée en cas de spasmes utérins.*
- *Cataplasme de plante fraîche. Comme résolutif en application sur les engorgements mammaires et lymphatiques, contusions et ecchymoses, piqûres d'insectes.*

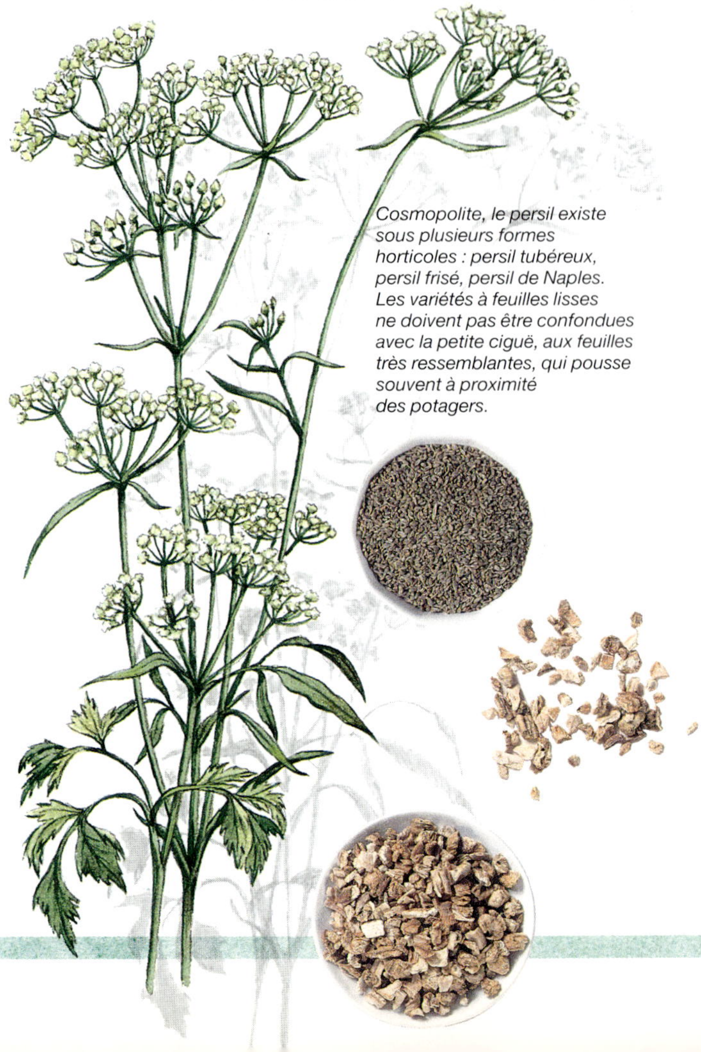

Cosmopolite, le persil existe sous plusieurs formes horticoles : persil tubéreux, persil frisé, persil de Naples. Les variétés à feuilles lisses ne doivent pas être confondues avec la petite ciguë, aux feuilles très ressemblantes, qui pousse souvent à proximité des potagers.

PEUPLIER NOIR

Populus nigra L.
Salicaceae

BOTANIQUE

Arbre dioïque de 20 à 30 m de haut, à rameaux étalés, terminés par des bourgeons végétatifs brun clair, à écailles visqueuses, glabres, à odeur balsamique et à saveur amère. Les feuilles, triangulaires, plus claires dessous, sont alternes, pétiolées, luisantes et finement crénelées. Les fleurs sont groupées en chatons dioïques et pendants – les femelles verdâtres, les mâles à étamines rouges – recouverts d'écailles brunes avant la floraison (bourgeons floraux). Les fruits sont des capsules.

PARTIES UTILISÉES

Les bourgeons, récoltés avant l'éclosion (mars-avril), et les feuilles, séchés au soleil ou dans un endroit aéré. L'écorce des rameaux de deux à trois ans, séchée.

COMPOSANTS

Les bourgeons contiennent une huile essentielle (0,5 à 0,7 %), des tanins, des flavonoïdes, des acides-phénols (acide caféique), des glycosides du type salicoside libérant par hydrolyse leurs génines (saligénine, benzoylsaligénine), qui seront transformées dans le foie en acide salicylique à activité anti-inflammatoire, analgésique et fébrifuge. Hormis l'huile essentielle, l'écorce contient la plupart de ces composants en quantité non négligeable.

PROPRIÉTÉS DÉMONTRÉES

L'huile essentielle est antiseptique et fluidifiante. Les dérivés flavoniques et les glycosides phénoliques sont diurétiques et favorisent l'élimination de l'acide urique. Les dérivés phénoliques sont fongicides. Les tanins sont astringents et toniques. Des effets cicatrisants et anesthésiques locaux sont rapportés.

INDICATIONS USUELLES RECONNUES

Les bourgeons sont utilisés localement dans les affections dermatologiques (crevasses, écorchure, gerçures, piqûres d'insectes), en usages local et interne dans les affections bronchiques aiguës bénignes, et comme diurétique favorisant l'élimination de l'acide urique. L'écorce pulvérisée s'emploie comme fébrifuge. Réduite en charbon, elle est utile contre les ballonnements et les diarrhées.

PRÉCAUTIONS D'EMPLOI

Aucune aux doses préconisées.

Décrit par Homère dans *l'Iliade*, le peuplier est utilisé depuis l'Antiquité pour calmer les douleurs liées à la goutte et contre les inflammations stomacales et intestinales. Il était autrefois employé dans le traitement de la tuberculose, ainsi que des hémorroïdes sous la forme d'une pommade nommée « onguent populeum ». Les habitants des bords du Pô pensaient que la résine sortant des fentes de son écorce était de l'ambre. L'usage populaire en a fait un remède de nombreuses affections fébriles, infectieuses et rhumatismales, et de maladies de la peau.

Encore appelé liard, liardier, peuplier commun, peuplier franc.

Commun en Europe , en Afrique du Nord et en Asie tempérée, le peuplier noir affectionne les terrains humides.

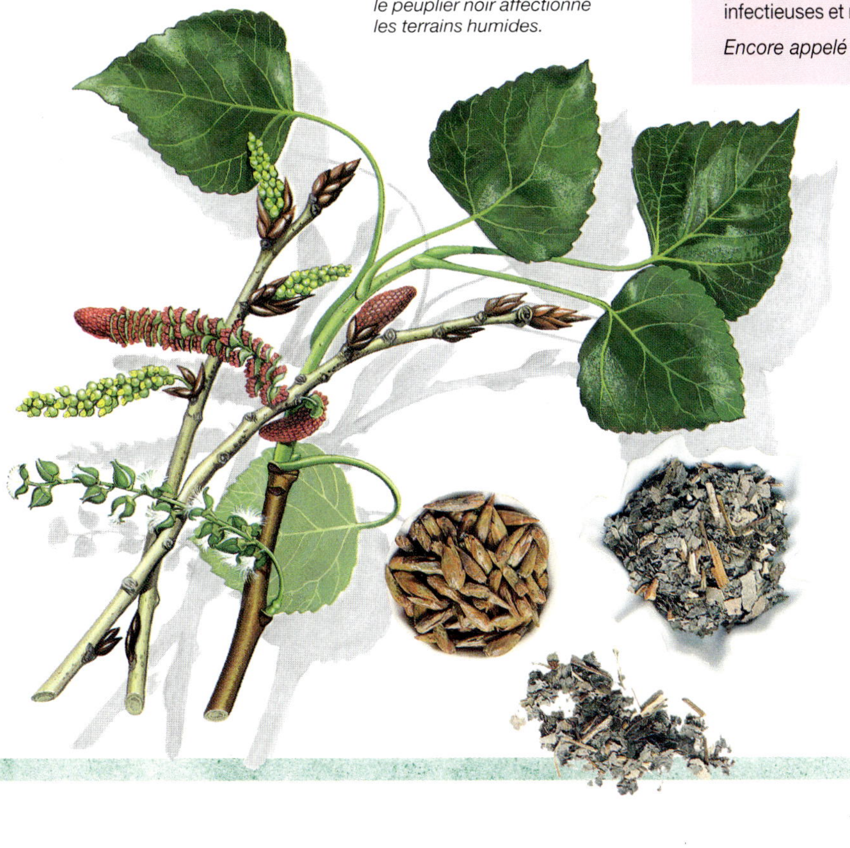

EMPLOIS

- *Infusion (15 min) : 20 g de bourgeons par litre d'eau. 1 tasse avant chaque repas et 1 dans l'après-midi en cas d'affections bronchiques, ou 15 g de feuilles par litre d'eau comme diurétique (goutte).*
- *Décoction (10 min) : 40 g d'écorce par litre d'eau. 2 tasses par jour, avant les repas, contre la fièvre et dans le traitement de la goutte.*
- *Onguent chaud : faire bouillir 2 h à feu doux 100 g de bourgeons dans 0,30 l d'eau ; ajouter 15 cl d'huile de table et 50 g de cire vierge ; laisser à feu doux jusqu'à évaporation puis filtrer à chaud. Conserver en boîte hermétiquement close. En application locale en cas d'affections dermatologiques ou bronchiques.*

PIED-DE-CHAT

Antennaria dioica Gaertn.
Asteraceae

BOTANIQUE

Plante herbacée de 5 à 25 cm de haut, vivace et dioïque, à feuilles basales en rosette, spatulées, vert blanchâtre dessus, blanc laineux dessous. Les tiges florifères sont blanches et duveteuses, à feuilles alternes et linéaires ; elles sont terminées par de petits capitules de fleurs en corymbe terminal très dense, à bractées brillantes, blanches et arrondies (capitules mâles) ou roses et dressées (capitules femelles). Les fruits sont des akènes lisses à aigrette soyeuse.

PARTIES UTILISÉES

Les capitules femelles, récoltés en début de floraison (juin-juillet), séchés rapidement, à l'ombre et dans un lieu bien aéré.

COMPOSANTS

On a identifié dans la composition chimique de la drogue des flavonoïdes, des tanins et un mucilage.

PROPRIÉTÉS DÉMONTRÉES

C'est à son mucilage que la plante doit ses propriétés émollientes et antitussives. On a rapporté des effets cholagogues des capitules frais, que l'on attribue aux flavonoïdes. Enfin, la plante possède des effets immunostimulants, sans que l'on sache vraiment à quels composants les attribuer, ainsi qu'une activité antiulcéreuse.

INDICATIONS USUELLES RECONNUES

Le pied-de-chat est indiqué dans le traitement des toux bénignes occasionnelles. Localement, il est utilisé dans les affections de la cavité buccale et/ou de l'oropharynx.

PRÉCAUTIONS D'EMPLOI

Aucune aux doses préconisées.

EMPLOIS

- *Infusion (10 min) : 15 à 20 g de capitules femelles par litre d'eau. 3 tasses par jour, après les repas et au coucher, contre la toux.*
- *L'infusion en usage externe peut servir à des bains de bouche et à des gargarismes.*

Commun en altitude (jusqu'à 2 800 m) dans toute l'Europe centrale et occidentale, dans le nord de l'Asie et de l'Amérique, le pied-de-chat se rencontre dans les prés secs, les pâturages, les landes à bruyères, les bois clairs, et sur les pentes ensoleillées.

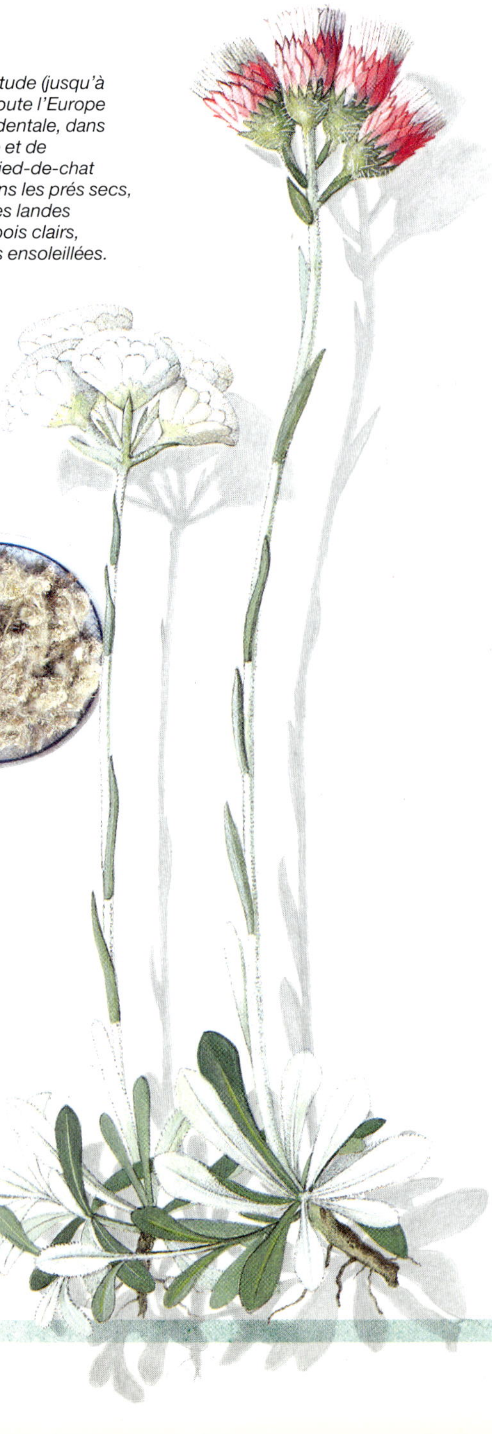

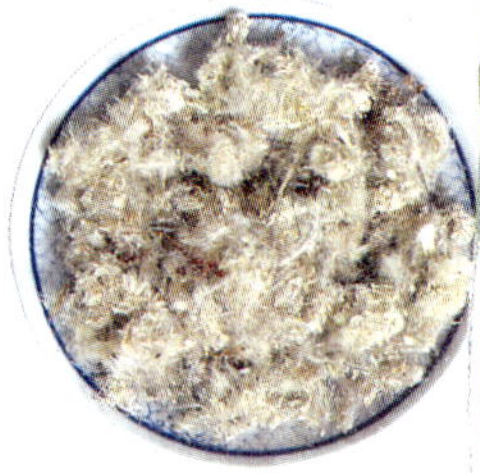

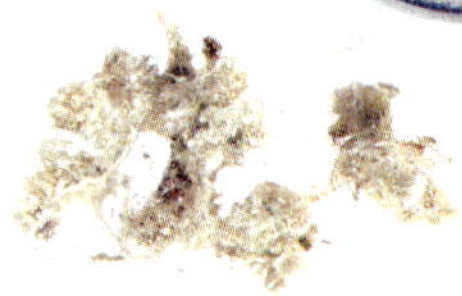

Le pied-de-chat doit son nom aux doux coussinets formés par ses capitules floraux. Il était par ailleurs utilisé contre les maladies de poitrine, la phtisie, la coqueluche, la dysenterie. La médecine populaire recommande les capitules comme adoucissant, astringent, fortifiant, cholagogue et vulnéraire. Le pied-de-chat entre dans la composition des espèces pectorales et dans celle des espèces vulnéraires.

Encore appelé patte-de-chat, piéchatier, œil-de-chien, hispidule, immortelle dioïque, gnaphale, gnaphale dioïque, cotonnière immortelle, petite piloselle, piloselle blanche, herbe blanche.

PILOSELLE

Hieracium pilosella L.
Asteraceae

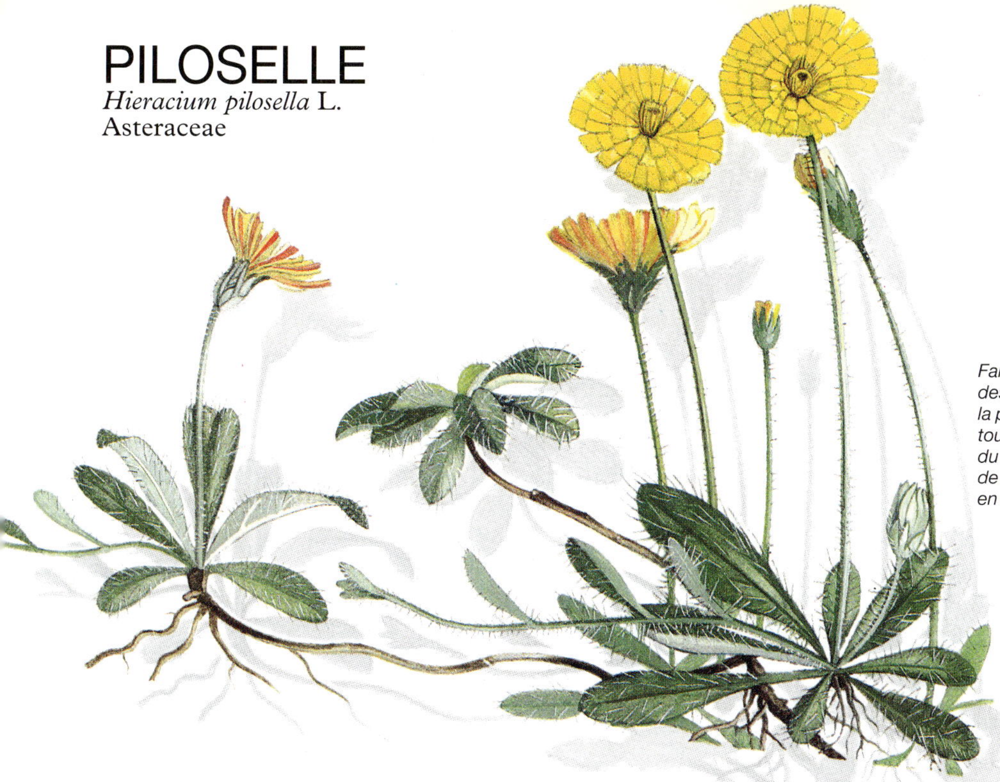

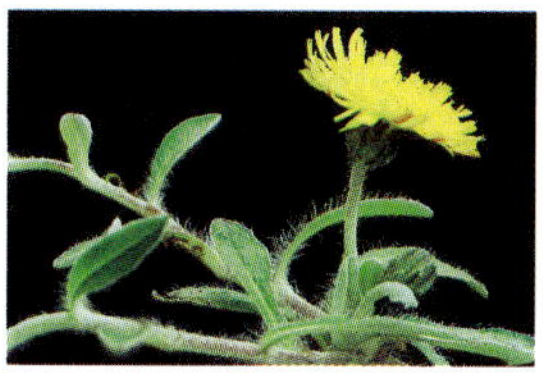

Familière des prairies ou des sols sablonneux et secs, la piloselle est répandue dans toute l'Europe, en Afrique du Nord et dans l'ouest de l'Asie. Elle pousse volontiers en altitude.

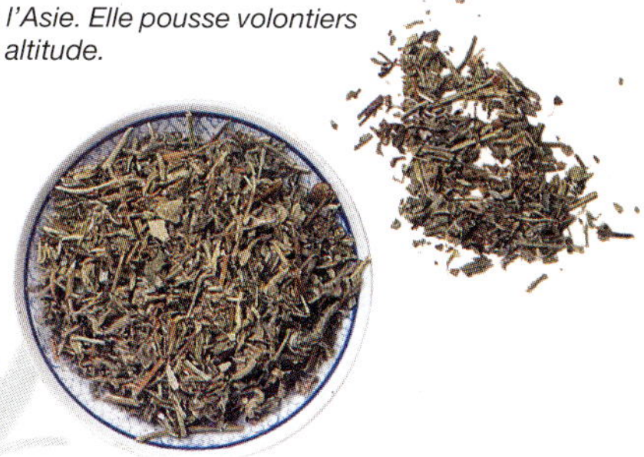

BOTANIQUE

Petite plante herbacée vivace, de 10 à 15 cm de haut. Les feuilles, ovales et allongées, forment des rosettes et portent des poils cotonneux sur les deux faces. Le capitule floral, solitaire et jaune clair, formé de fleurs ligulées, est entouré de nombreuses bractées velues. Les fruits (akènes) sont surmontés d'une aigrette.

PARTIES UTILISÉES

La plante entière, fraîche de préférence, mais aussi sèche, comprenant des morceaux de tiges, de feuilles et de fleurs, récoltée à la floraison.

COMPOSANTS

La plante, en particulier les feuilles, renferme des hétérosides coumariniques dont le principal est le glucoside de l'ombelliférone (0,2 à 0,6 %), un dérivé de la coumarine doué de propriétés antibiotiques. Des flavonoïdes, des acides-phénols, de l'acide ascorbique et des alcools triterpéniques ont également été identifiés. La racine contient de l'inuline.

PROPRIÉTÉS DÉMONTRÉES

Des extraits hydroalcooliques par voie injectable et des extraits aqueux par voie orale stimulent la diurèse chez le rat. De plus, l'ombelliférone et les acides-phénols ont des effets antibiotiques vis-à-vis de germes induisant des cystites et vis-à-vis des bactéries *Brucella,* responsables de la fièvre de Malte. Ces résultats confirment les indications traditionnelles en médecine humaine et vétérinaire. La piloselle a également des propriétés cholagogues et cholérétiques, déchlorurantes et hypoazotémiques.

INDICATIONS USUELLES RECONNUES

La piloselle est indiquée comme diurétique, antiseptique urinaire, en cas d'infections urinaires bénignes, et comme stimulant des fonctions rénale et digestive.

PRÉCAUTIONS D'EMPLOI

Aucune aux doses préconisées.

On recommanda la piloselle au XVIe siècle contre la dysenterie et les métrorragies après avoir remarqué que les bergers évitaient que leur bétail ne la consomme, en raison de ses effets nocifs de « resserrement du ventre ». En revanche, elle semble protéger les troupeaux contre la fièvre de Malte et l'avortement épizootique. Les Anciens avaient recours au latex en usage externe comme cicatrisant et hémostatique, et, en médecine populaire, on préparait un macérat à appliquer sur les plaies et ulcères. Elle était assez diurétique « pour faire rendre les graviers ».

Encore appelée veluette, oreille-de-chat, oreille-de-souris, épervière, herbe-à-l'épervier.

EMPLOIS

- *Infusion de plante fraîche (30 min) : 100 g par litre d'eau. 1 litre au cours de la journée entre les repas en cas d'infection urinaire ou comme diurétique.*
- *Infusion de plante sèche (15 min) : 30 g par litre d'eau. 1 tasse au début des trois repas pendant 1 semaine comme stimulant des fonctions hépatique et rénale.*

PIN SYLVESTRE

Pinus sylvestris L.
Abietaceae

BOTANIQUE

Arbre monoïque de 20 à 40 m de haut, à cime pyramidale puis plate et étalée en fin de croissance, à écorce rougeâtre, crevassée et écailleuse. Les aiguilles, vert glauque, sont courtes, raides et engainées par deux. Les inflorescences mâles sont groupées en épi à la base des rameaux de l'année ; les femelles, arrondies et brun violacé, sont isolées à l'extrémité des pousses. Les cônes fructifères, gris ou bruns, sont écailleux, ovoïdes, mats et pendants. L'odeur et la saveur sont aromatiques.

PARTIES UTILISÉES

Les petits bourgeons, improprement baptisés bourgeons de sapin et entourant un bourgeon central plus volumineux, récoltés en mars-avril et séchés dans un endroit ventilé par un courant d'air chaud.

COMPOSANTS

Les bourgeons contiennent une huile essentielle (0,2 à 1 %) à carbures monoterpéniques, en particulier du pinène. Ils contiennent également des flavonoïdes, une résine, de la vitamine C.

PROPRIÉTÉS DÉMONTRÉES

Les effets expectorants, fluidifiants, antiseptiques et activateurs de la circulation sanguine périphérique de la drogue sont dus à l'huile essentielle. Les effets diurétiques et sudorifiques sont imputés à la résine.

INDICATIONS USUELLES RECONNUES

Indiqué en usage interne dans le traitement des toux bénignes occasionnelles et des affections bronchiques aiguës bénignes, le pin est utilisé localement en cas de rhume, de nez bouché, d'affections de la cavité buccale et/ou de l'oropharynx.

PRÉCAUTIONS D'EMPLOI

Aucune avec les bourgeons, aux doses préconisées. N'utiliser l'huile essentielle pure et l'essence de térébenthine que sur prescription médicale.

Autrefois très employée comme expectorant, hémostatique, antiseptique, antinévralgique et parasiticide, l'essence de térébenthine, obtenue à partir de la résine de l'arbre (térébenthine de Bordeaux), est surtout utilisée par l'industrie du parfum et des arômes et dans la production de solvants, colles et détergents ; on l'utilise encore localement comme rubéfiant, en inhalation et dans des baumes antirhumatismaux. Le goudron (goudron de Norvège), balsamique, succédané de la térébenthine obtenu par distillation sèche du bois, n'est plus employé.

Encore appelé pin d'Écosse, pin du Nord, pin de Genève, pin de Russie, pin de Riga, sapin rouge du Nord.

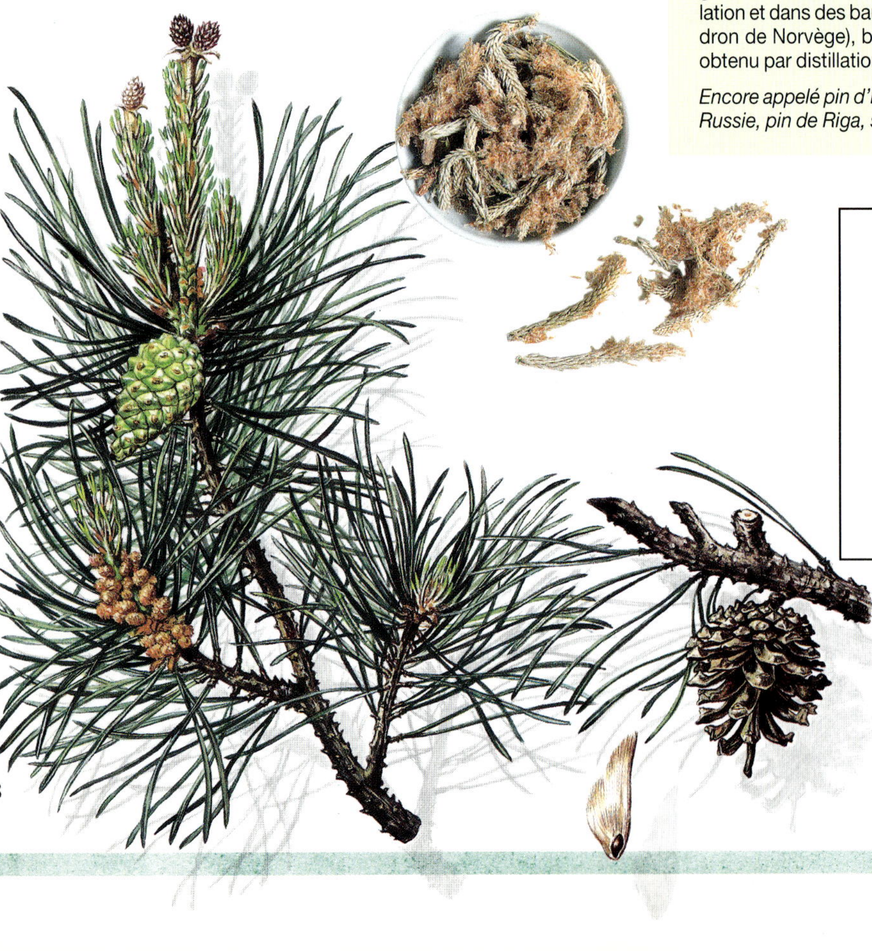

EMPLOIS

- *Décoction (5 min) : 30 g de bourgeons par litre d'eau. 4 à 5 tasses réparties dans la journée en cas de toux, d'affections bronchiques.*
- *La même décoction peut être utilisée en usage externe : en inhalation (affections des voies aériennes supérieures, rhumes), gargarisme (angines, laryngites), compresse chaude (douleurs rhumatismales).*

Spontané dans toutes les régions montagneuses d'Europe et du nord de l'Asie, le pin sylvestre se laisse volontiers planter en plaine. Il est avide de lumière. En France, on le rencontre dans les Vosges, le Massif central et les Pyrénées.

PISSENLIT

Taraxacum dens-leonis Desf. *(sensu lato)*
Asteraceae

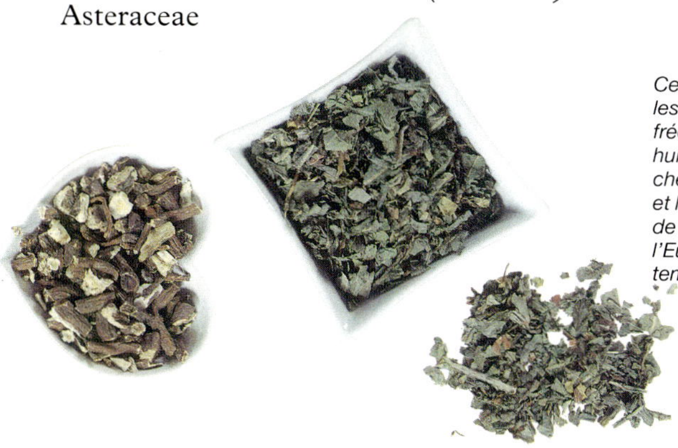

Certainement une des plantes les plus connues, le pissenlit, fréquent dans les prairies humides ou sur le bord des chemins, est très polymorphe, et l'on a décrit une trentaine de groupes répartis dans toute l'Europe et les régions tempérées du globe.

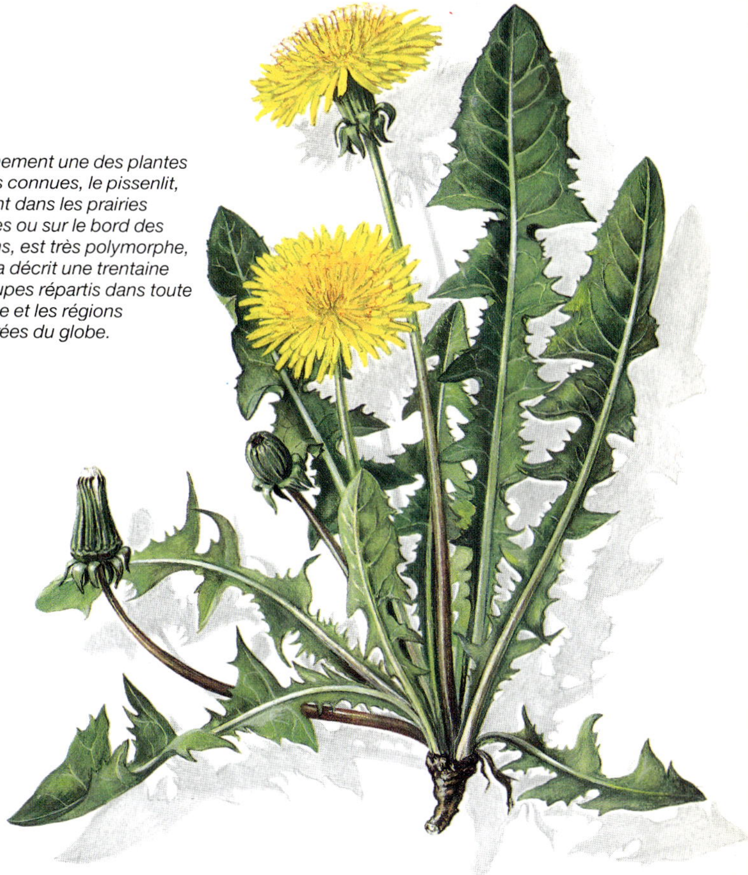

BOTANIQUE

Plante herbacée vivace, à feuilles très découpées, étalées à même le sol, en forme de rosette. Au centre de l'ensemble foliaire s'élève une hampe fistuleuse de 10 à 30 cm de haut qui porte au sommet des fleurs hermaphrodites, irrégulières, jaunes, disposées en capitules. Le fruit (akène) est surmonté d'une aigrette plumeuse. La racine, pivotante, simple ou ramifiée, s'enfonce de 20 à 30 cm sous terre.

PARTIES UTILISÉES

La racine, récoltée de juin à septembre, réduite en fragments d'environ 1 cm, et séchée dans un endroit frais et à l'abri de la lumière. Les feuilles, récoltées en juin-juillet, séchées dans les mêmes conditions. Le latex extrait de la plante n'a plus d'usage aujourd'hui.

COMPOSANTS

La racine est riche en sucres (fructose, inuline) et contient des alcools triterpéniques et des stérols. Son amertume est due à des lactones sesquiterpéniques. Les feuilles contiennent des flavonosides, tels qu'apigénol et lutéolol.

PROPRIÉTÉS DÉMONTRÉES

Les propriétés pharmacologiques de tous ces constituants sont encore insuffisamment connues. Des travaux plus anciens reconnaissaient au pissenlit des vertus eupeptiques, cholagogues, cholérétiques et diurétiques. Toutefois, cette dernière propriété est aujourd'hui contestée sur la base d'essais sur l'animal de laboratoire.

INDICATIONS USUELLES RECONNUES

Les qualités du pissenlit sont vantées depuis très longtemps et l'on a pu au début du siècle parler d'une véritable taraxacothérapie. Mais il faut reconnaître l'intérêt de la racine dans les troubles hépatiques (cholagogue et cholérétique) ; elle favorise l'élimination d'eau. Les indications externes dans les affections oculaires sont passées de mode.

PRÉCAUTIONS D'EMPLOI

Aucune aux doses préconisées.

EMPLOIS

- *Décoction (10 min) : 15 à 20 g de racines par litre d'eau. 1 tasse trois fois par jour 1 h avant les repas, comme cholérétique, laxatif et diurétique.*
- *Infusion (10-15 min) : 15 à 20 g d'un mélange de feuilles et de racines, à parties égales. 1 tasse trois fois par jour, 1 h avant les repas, comme diurétique.*

Le pissenlit ne semble pas avoir été connu dans l'Antiquité, même si la tradition veut qu'il soit né de la poussière soulevée par le char du dieu Soleil. Mais le XVIe siècle lui reconnaît de nombreuses vertus, en particulier des propriétés diurétiques (d'où son nom vernaculaire), cholagogues et cholérétiques. Ces dernières sont certainement en accord avec la théorie des signatures : associant volontiers l'amertume des racines à celle de la bile, on l'utilisait pour dissiper les ennuis hépatiques. Son nom savant, *Taraxacum* (qui guérit les maladies des yeux), nous rappelle qu'on trouvait au latex des vertus curatives dans les affections oculaires. Après avoir été longtemps abandonné à la médecine populaire, le pissenlit conquiert au XXe siècle une place importante en phytothérapie.

Encore appelé dent-de-lion, laitue de chien, couronne-de-moine, salade de taupe, florin d'or.

PLANTAIN

a) *Plantago major* L., b) *P. media* L., c) *P. lanceolata* L.
Plantaginaceae

BOTANIQUE

Plantes herbacées vivaces, à feuilles disposées en rosette à la base, ovales sinuées *(P. major)*, elliptiques *(P. media)* ou lancéolées *(P. lanceolata)*. Les fleurs, petites, sont groupées en épis terminaux. Le fruit est une capsule ovoïde.

PARTIES UTILISÉES

Les feuilles, récoltées au printemps et en été, et séchées.

COMPOSANTS

Les plantains renferment un mucilage, de la pectine, du tanin, des flavonoïdes, des iridoïdes (aucuboside surtout), des acides-phénols. La feuille du grand plantain contient de la choline et des alcaloïdes, dont la noscapine.

PROPRIÉTÉS DÉMONTRÉES

Les plantains ont une activité anti-inflammatoire et astringente due aux iridoïdes, au mucilage, au tanin et à la pectine, d'où leur emploi en dermatologie et en ophtalmologie. L'expérimentation sur l'animal a montré que *P. major* développait une action antihistaminique et spasmolytique due sans doute à la noscapine, ce qui expliquerait son efficacité dans les piqûres d'insectes. *P. major* et *P. lanceolata* ont aussi des propriétés antibactériennes.

INDICATIONS USUELLES RECONNUES

Les plantains sont indiqués en usage local comme anti-inflammatoires dans les irritations et gênes oculaires (conjonctivites bénignes, blépharites, irritations), mais aussi comme antiprurigineux et adoucissant dans diverses affections de la peau (écorchures, gerçures, crevasses, piqûres d'insectes...) et comme agents cicatrisants et antiseptiques. Par voie orale, les actions astringentes et adoucissantes des plantains sont mises à profit dans le traitement de diarrhées bénignes, d'affections bronchiques et de la toux (surtout *P. lanceolata*).

PRÉCAUTIONS D'EMPLOI

Aucune aux doses préconisées.

EMPLOIS

• *Décoction (10 min) : 50 à 100 g de feuilles fraîches (ou 25 à 40 g de feuilles sèches) par litre d'eau. 3 tasses par jour contre la diarrhée. Contre la toux, 3 tasses par jour avec du miel. S'emploie en gargarisme dans les pharyngites, laryngites, trachéites, enrouements ; en bain de bouche dans les douleurs dentaires.*

• *Infusion en usage externe (15 min) : 10 g de feuilles sèches pour 150 g d'eau ; filtrer. Bain d'yeux plusieurs fois par jour dans les irritations et les gênes oculaires.*

• *Cataplasme de plante fraîche hachée, sur les crevasses, gerçures, écorchures, piqûres d'insectes.*

Les Anciens utilisaient déjà les plantains comme vulnéraires, antiophtalmiques et émollients-astringents, et contre les saignements, morsures de serpent, maux d'oreilles et de dents.

Le grand plantain est encore appelé plantain à larges feuilles ; le plantain moyen, plantain blanc, langue-d'agneau ; le plantain lancéolé, petit plantain, oreille-de-lièvre, herbe aux charpentiers.

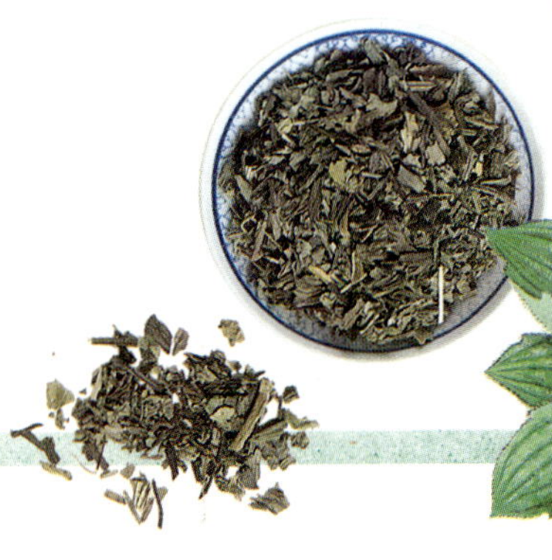

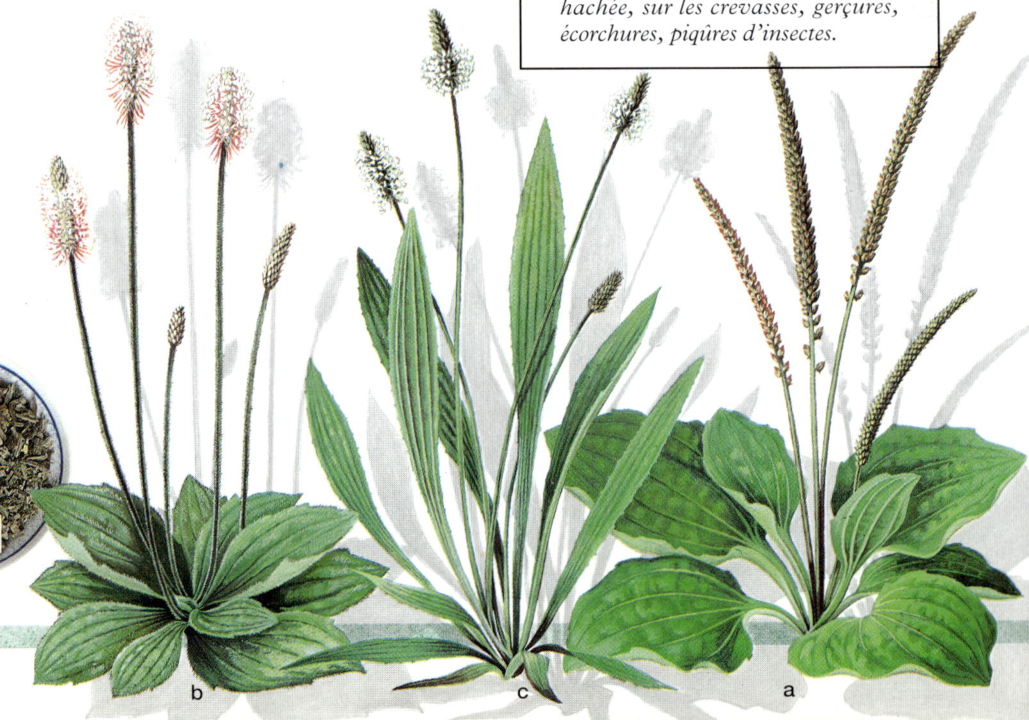

Trois espèces de plantains sont utilisées en phytothérapie : le grand plantain (P. major), *le plantain moyen* (P. media), *le plantain lancéolé* (P. lanceolata). *Ces plantes sont répandues dans toute la France, en Europe, en Afrique du Nord et en Asie tempérée, dans les lieux incultes, les prés, les terrains cultivés et le long des chemins.*

POTENTILLE-TORMENTILLE ou TORMENTILLE

Potentilla erecta (L.) Raeusch.
Rosaceae

Le nom de la plante montre bien l'importance qu'on accordait à ses vertus : *Potentilla* vient en effet du latin *potens,* puissant, et tormentille de *tormen,* colique. C'est dire le pouvoir qu'on accordait à la plante pour guérir les coliques. Inconnue des Anciens, elle était réputée au Moyen Âge comme tonique astringent, stomachique, antiscorbutique et même fébrifuge. Au XVIIIe sicèle, un grand phytothérapeute, Gilibert, raconte avoir vu un phtisique guérir en prenant chaque matin à jeun, sur le conseil d'un paysan, une dose de 4 g de poudre de tormentille.

Encore appelée potentille officinale, herbe de sainte Catherine, herbe au diable, tormentille droite, tormentille tubéreuse.

BOTANIQUE

Plante vivace de 10 à 40 cm de haut, à rhizome épais, brunâtre et tortueux, à tiges nombreuses dressées ou étalées ; les feuilles sont alternes et pétiolées à la base, sessiles ailleurs. Le limbe des feuilles, divisé en 3 lobes dentés, est accompagné de 2 stipules simulant 2 autres folioles. Les fleurs, à long pédoncule, sont jaunes, petites, solitaires. Le fruit est composé de nombreux akènes.

PARTIES UTILISÉES

Le rhizome, ramassé au printemps, séché en plein air ou à l'étuve.

COMPOSANTS

Le rhizome de la plante est riche en tanins catéchiques (20 %) ; il renferme aussi un tanin ellagique, l'agrimoniine, et divers polyphénols (quercétol, kaempférol, glucosides de cyanidol, catéchol et dérivés). Les racines contiennent du tormentoside.

PROPRIÉTÉS DÉMONTRÉES

La plante présente des propriétés astringentes et antidiarrhéiques dues aux tanins catéchiques. Des effets anti-inflammatoires ont été démontrés chez le rat et sont attribués aux polyphénols. Ses activités sur la pression sanguine et sur la résistance capillaire ont été mises en évidence respectivement chez le chat et le lapin. En outre, l'acide tormentique du tormentoside augmente la sécrétion d'insuline. On a signalé ses effets antiallergiques et son pouvoir immunostimulant.

INDICATIONS USUELLES RECONNUES

Le rhizome est indiqué par voie orale dans le traitement symptomatique des diarrhées légères, dans les manifestations de l'insuffisance veineuse (jambes lourdes, hémorroïdes). Localement, il est employé comme adoucissant.

PRÉCAUTIONS D'EMPLOI

Aucune aux doses préconisées.

EMPLOIS

- *Décoction (15 min) : 20 g de rhizome par litre d'eau. 1 à 2 tasses par jour contre les insuffisances veineuses. 3 tasses par jour entre les repas en cas de diarrhées légères.*
- *Même décoction en usage externe : bain de bouche dans les inflammations buccopharyngées ; compresse contre les irritations cutanées.*

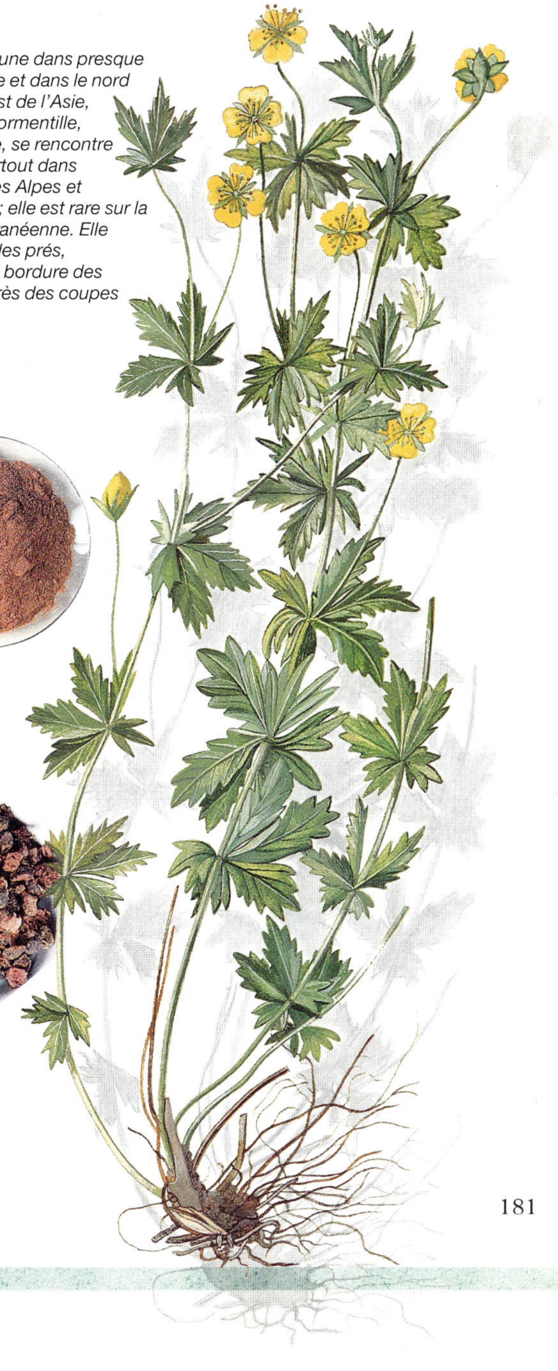

Plante commune dans presque toute l'Europe et dans le nord et le sud-ouest de l'Asie, la potentille-tormentille, ou tormentille, se rencontre en France surtout dans les Vosges, les Alpes et les Pyrénées ; elle est rare sur la côte méditerranéenne. Elle pousse dans les prés, les fossés, en bordure des chemins et près des coupes de bois.

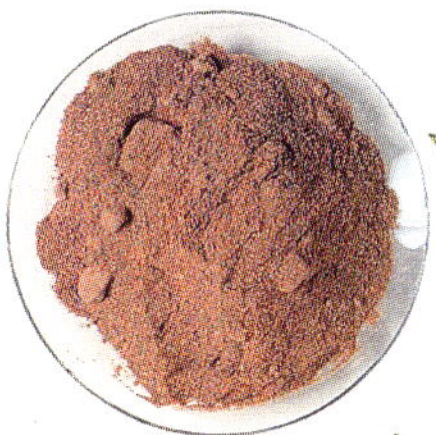

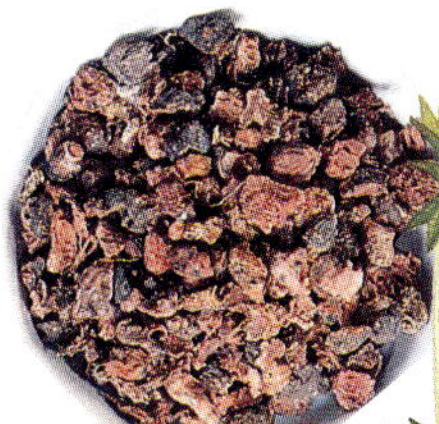

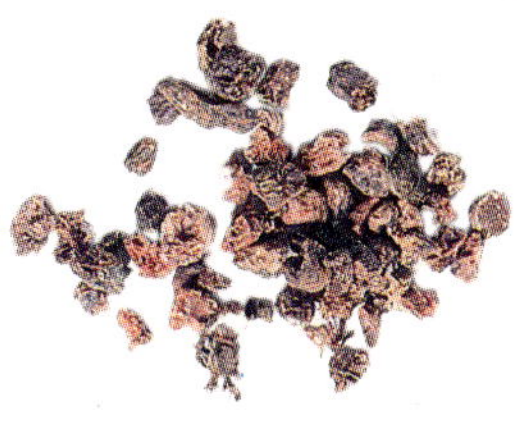

PRÊLE DES CHAMPS

Equisetum arvense L.
Equisetaceae

BOTANIQUE

Plante herbacée. Ses parties souterraines donnent naissance à deux types de tiges aériennes. Les premières, dites fertiles, apparaissent au printemps. Elles se terminent par les organes reproducteurs, constitués par un épi oblong, cylindrique, à écailles, rempli de spores qui essaiment. Puis, en été, apparaissent les tiges stériles, de 20 à 60 cm de haut, grêles, cannelées, creuses et vertes. Elles portent des verticilles de feuilles étroites et rigides formant une sorte de collerette autour de la tige.

PARTIES UTILISÉES

Les tiges stériles, récoltées de juin à août.

COMPOSANTS

La prêle a une teneur importante en substances minérales (20 %), dont le potassium et surtout le silicium, très majoritaire. C'est la plante la plus riche en silice. À noter également, la présence de flavonoïdes, d'acides-phénols et de tanins.

PROPRIÉTÉS DÉMONTRÉES

Les résultats expérimentaux démontrent principalement une activité diurétique et des effets hémostatiques. En raison de sa forte teneur en sels minéraux, elle est également considérée comme un agent de reminéralisation. Riche en silicium, elle a trouvé des applications en cosmétologie dans la prévention des rides et des vergetures.

INDICATIONS USUELLES RECONNUES

La plante est réputée pour ses propriétés reminéralisantes dans la décalcification et pour les séquelles de fracture, et comme diurétique et hémostatique. Elle a aussi des propriétés antirhumatismales et dépuratives.

PRÉCAUTIONS D'EMPLOI

Aucune. Il faut prendre garde à la récolte car, dans les espèces voisines, il existe une plante toxique : *Equisetum palustre*. Toute récolte doit être affaire de spécialiste.

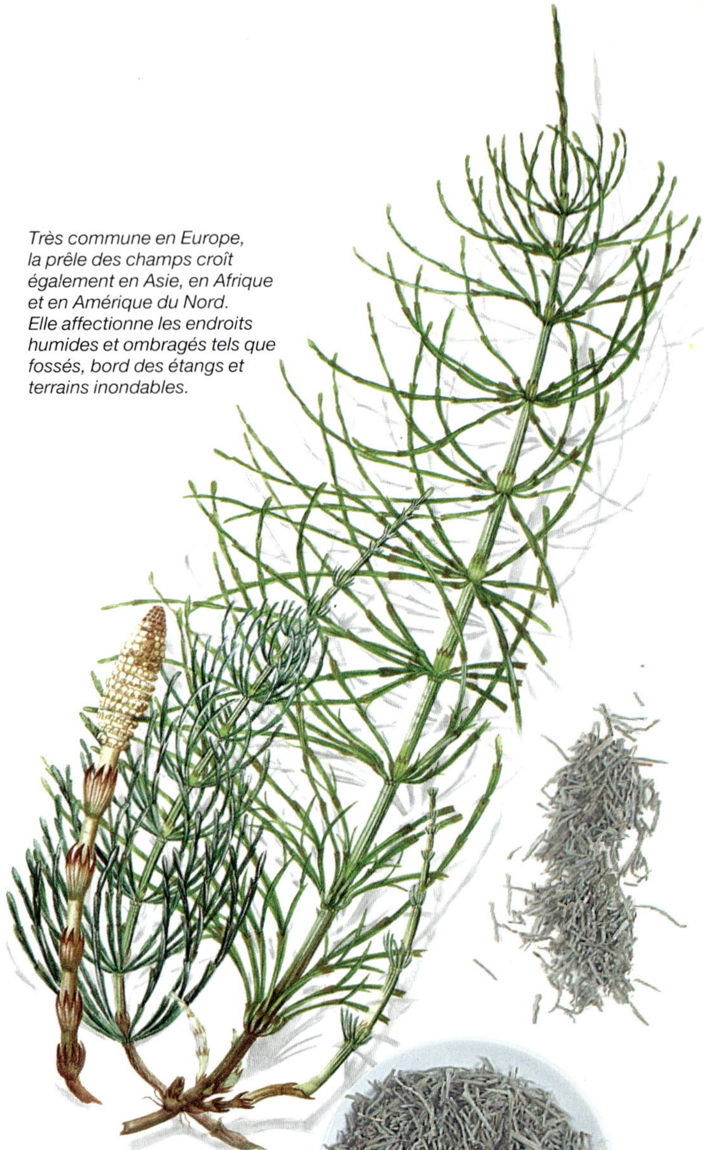

Très commune en Europe, la prêle des champs croît également en Asie, en Afrique et en Amérique du Nord. Elle affectionne les endroits humides et ombragés tels que fossés, bord des étangs et terrains inondables.

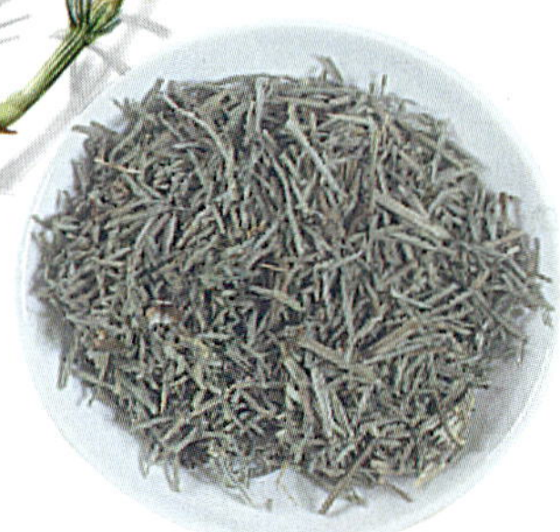

Vieille de deux cent cinquante millions d'années au moins, la prêle était considérée comme une panacée par les Romains. Les Anciens l'employaient comme diurétique, astringent et hémostatique. Reminéralisante, elle est recommandée en cas de fragilité osseuse et d'ongles cassants. Elle a la réputation de faire disparaître les sueurs profuses des pieds.
Les ébénistes trouvaient leur bonheur dans son emploi, car la poudre de prêle, riche en sels minéraux, était un excellent abrasif servant à polir les bois précieux.

Encore appelée queue-de-rat, queue-de-chat, queue-de-cheval, herbe à récurer.

EMPLOIS

- *Décoction : faire tremper 20 g de tiges dans 1 litre d'eau pendant 3 à 4 heures, amener doucement à ébullition ; faire bouillir 15 min, laisser infuser 10 min. 3 à 4 tasses par jour (à boire froid), comme diurétique.*
- *Décoction concentrée : même temps mais doubler la dose. À utiliser localement en lavage et compresse sur plaies, ulcères, irritations cutanées.*

PRIMEVÈRE OFFICINALE

Primula veris L.
Primulaceae

BOTANIQUE

Plante herbacée vivace de 8 à 30 cm de haut, à feuilles spatulées, gaufrées, fortement réticulées, grisâtres dessous, disposées en rosette basale. Les fleurs, odorantes, jaune vif, marquées de taches orangées à la base, forment une ombelle au sommet de la hampe florale. Les fruits sont des capsules ovoïdes. Le rhizome est épais.

PARTIES UTILISÉES

Les fleurs, récoltées au printemps et séchées en couche mince, et les parties souterraines, récoltées de préférence avant la floraison et séchées à l'abri de la lumière.

COMPOSANTS

La plante contient des saponosides triterpéniques (5 à 10 %) dérivés de l'oléanane (acide primulique A...), des glycosides phénoliques (primulavérine...), une huile essentielle (0,25 %) et de nombreux flavonoïdes (kaempférol, quercétol...). On y trouve des traces de primine, une benzoquinone qui peut provoquer des réactions allergiques cutanées (rougeur, urticaire, démangeaisons) – c'est la dermatite primulaire, beaucoup plus fréquente avec les variétés asiatiques.

PROPRIÉTÉS DÉMONTRÉES

Les effets expectorants et fluidifiants des sécrétions bronchiques sont dus aux saponosides, qui sont aussi responsables d'effets antiexsudatifs. Leurs pouvoirs antibiotique, antifongique et hémolytique sont utilisés en traitement local. L'huile essentielle a une certaine activité antirhumatismale, sans doute par ses dérivés salicylés. Des effets laxatifs légers ont été obtenus avec des préparations de primevère. À signaler : des effets hypertenseurs et spasmogènes observés avec des fractions de saponosides.

EMPLOIS

- *Infusion (10 min) : 20 à 30 g de fleurs par litre d'eau. 1 tasse après chacun des trois repas contre les maux de tête, la migraine et les douleurs articulaires.*
- *Décoction (10 min) : 20 g de parties souterraines par litre d'eau. 3 tasses par jour comme expectorant et diurétique.*
- *Décoction en usage externe (20 min) : 100 g de parties souterraines par litre d'eau, laisser réduire au tiers. Application locale en compresse sur les contusions.*

INDICATIONS USUELLES RECONNUES

Par voie orale, la primevère est utilisée contre les toux occasionnelles ou persistantes. Elle est aussi utilisée localement en cas d'affections dermatologiques (crevasses, écorchures, gerçures, piqûres d'insectes) et pour l'hygiène buccale.

PRÉCAUTIONS D'EMPLOI

Aucune par voie générale aux doses préconisées. En usage externe, de rares cas d'allergies locales sont rapportés : arrêter alors l'emploi.

Comme son nom latin l'indique, la primevère est une de nos premières fleurs printanières, *primus* signifiant premier et *ver*, printemps. Elle semble ne pas avoir été connue des Anciens, mais, au Moyen Âge, sainte Hildegarde la recommande comme remède à la mélancolie, à la paralysie, à l'apoplexie. Elle était très utilisée à la Renaissance. Presque oubliée au XIXe siècle, elle fut redécouverte au XXe dans les cliniques viennoises, comme expectorant et diurétique. La plante est traditionnellement considérée comme un sédatif de la toux (d'où son nom populaire de coqueluchon), des maux de tête et des douleurs.

Encore appelée coucou, fleur de coucou, primerole, printanière, clé de saint Pierre, herbe de saint Paul, herbe à la paralysie, braielle, primevère jaune, fleur de printemps, oreille d'ours.

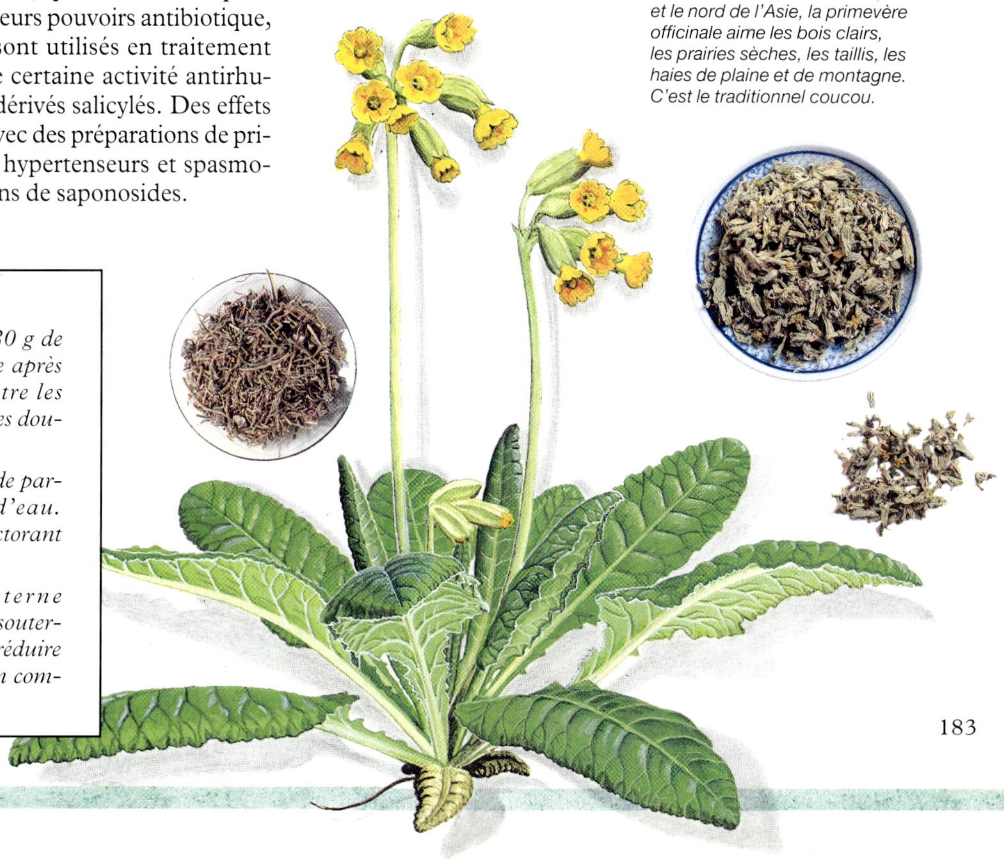

Commune dans toute l'Europe et le nord de l'Asie, la primevère officinale aime les bois clairs, les prairies sèches, les taillis, les haies de plaine et de montagne. C'est le traditionnel coucou.

PSYLLIUM

Plantago scabra Moensch
Plantaginaceae

BOTANIQUE

Plante herbacée annuelle de 10 à 35 cm de haut, à tige dressée, à feuilles sessiles, étroites, opposées ou verticillées par trois. Les petites fleurs blanchâtres sont groupées en épis grêles à bractées courtes. Les fruits, capsules pyxides, contiennent deux graines brunes, luisantes, ovoïdes, aplaties et élargies à une extrémité. La racine est grêle.

PARTIES UTILISÉES

Les graines, récoltées en automne, séchées, conservées à l'abri de l'humidité.

COMPOSANTS

Les graines renferment du mucilage (10 à 12 %), des lipides à acides gras insaturés (5 à 10 %), des stérols, des protéines (15 à 18 %), un iridoïde (aucuboside), des alcaloïdes à l'état de traces (noscapine, plantagonine...), des tanins, de la choline et des sucres (plantéose).

PROPRIÉTÉS DÉMONTRÉES

Les effets laxatifs mécaniques de la plante sont dus au mucilage, très hydrophile et doué d'un fort pouvoir de gonflement. La noscapine possède des effets spasmolytiques. On prête à l'aucuboside des propriétés antibactériennes et anti-inflammatoires.

INDICATIONS USUELLES RECONNUES

Le psyllium est indiqué dans le traitement des colites spasmodiques et comme laxatif non irritant à effet de lest. En usage externe, on l'utilise pour soulager les douleurs rhumatismales et pour soigner brûlures et ulcères variqueux.

PRÉCAUTIONS D'EMPLOI

Aucune aux doses préconisées. Des cas exceptionnels de réactions allergiques cèdent à l'arrêt de l'usage du produit. Ne pas prolonger le traitement au-delà de huit jours.

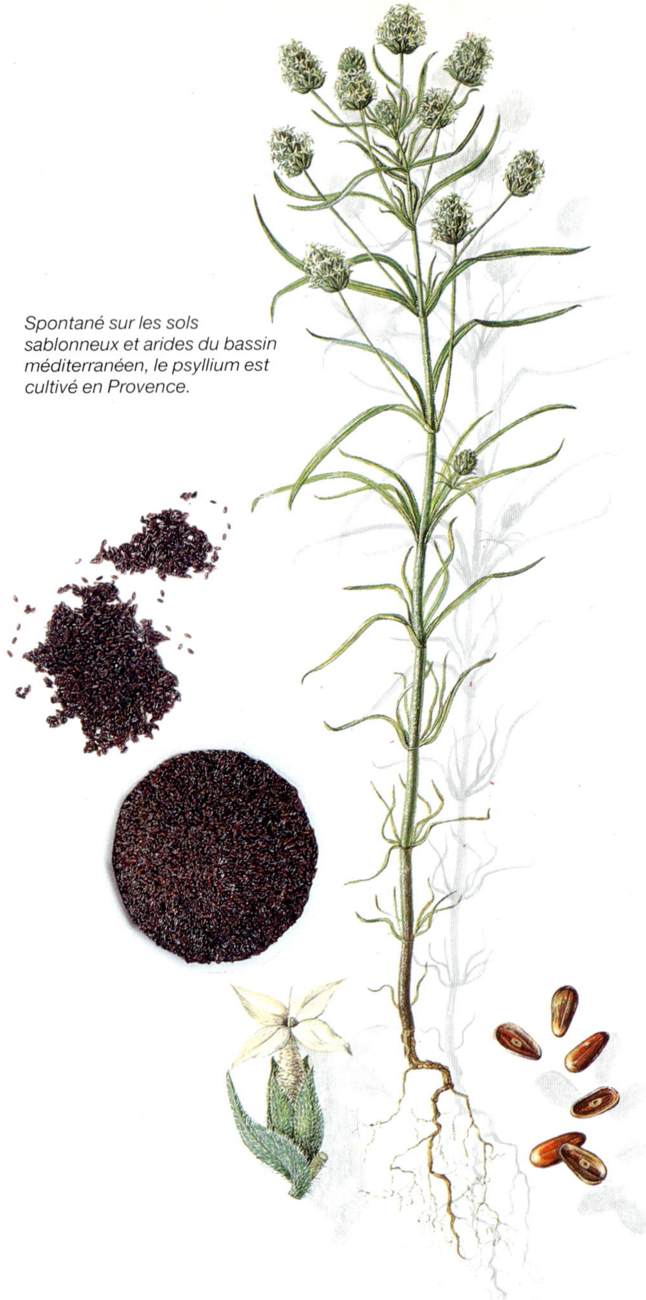

Spontané sur les sols sablonneux et arides du bassin méditerranéen, le psyllium est cultivé en Provence.

EMPLOIS

• *Graines : 1 à 3 cuillerées à café dans du potage, de la purée, de la marmelade, ou avalées avec un peu d'eau, avant le repas du soir, en cas de constipation ; demi-dose chez l'enfant de 6 à 12 ans. 1 à 3 cuillerées à café, trois fois par jour, en cas de colites spasmodiques.*

• *Décoction en usage externe (5 min) : 10 à 20 g de graines par litre d'eau. Appliquer en compresse en cas de rhumatismes, brûlures et ulcères variqueux.*

C'est à ses graines minuscules et luisantes que la plante doit son nom : *psylla*, en grec, signifie puce. Elle était utilisée comme laxatif et contre les inflammations des voies urinaires par les médecins égyptiens plus de dix siècles avant J.-C. La médecine arabe reprit ces mêmes indications. Le psyllium est ensuite tombé dans l'oubli pour de longs siècles avant d'être redécouvert par la médecine populaire. Laxatif moins puissant que l'ispaghul, qui appartient aussi au genre *Plantago*, il était préconisé traditionnellement comme régulateur dans les troubles du transit intestinal, comme cicatrisant local (la feuille) et comme adoucissant des inflammations oculaires et des paupières. Autrefois, ses jeunes feuilles fraîches, mélangées au pissenlit, se mangeaient en salade pour leurs vertus dépuratives.

Encore appelé psyllium vrai, plantain psyllion, plantain des sables, herbe aux puces, pucier, pucière, pucilaire.

RADIS NOIR

Raphanus sativus L. *var. nigra*
Brassicaceae

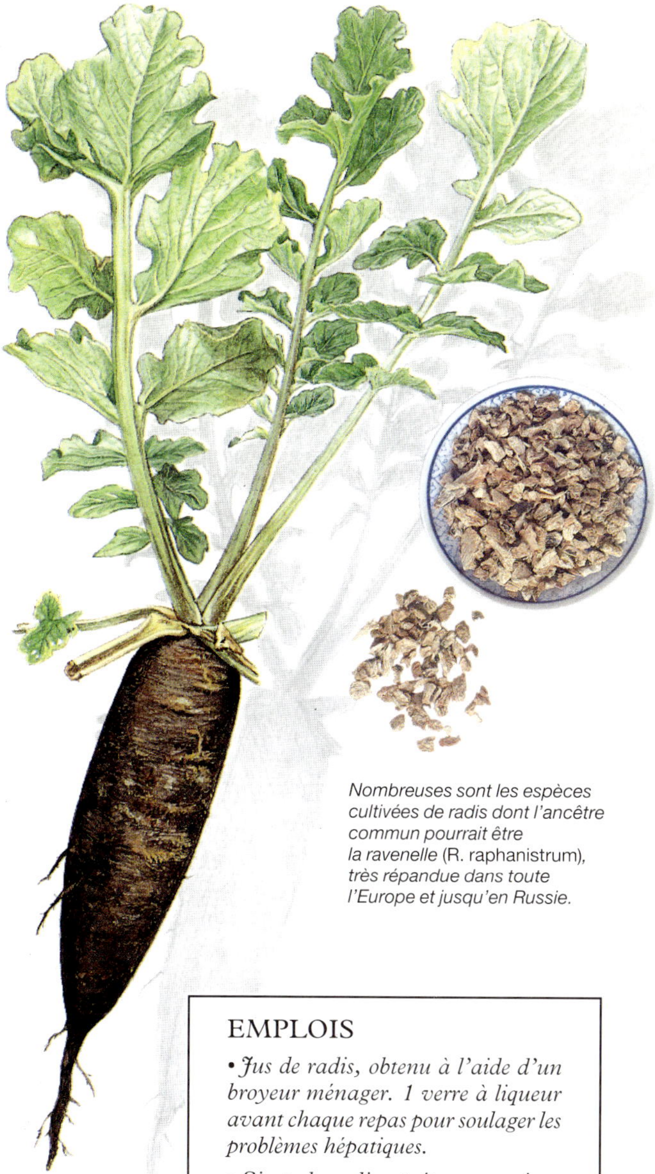

Nombreuses sont les espèces cultivées de radis dont l'ancêtre commun pourrait être la ravenelle (R. raphanistrum), *très répandue dans toute l'Europe et jusqu'en Russie.*

BOTANIQUE

Plante herbacée bisannuelle à tige de 30 à 60 cm de haut, à feuilles alternes rudes au toucher. Les fleurs, blanches, réunies en grappes, donnent un fruit court, renflé et spongieux. La racine, volumineuse, peut atteindre 50 cm. Épaisse, charnue, blanche à l'intérieur, noire à l'extérieur, elle a une forte odeur et une saveur piquante.

PARTIES UTILISÉES

La racine.

COMPOSANTS

Le radis noir contient des dérivés à base de soufre dont les glucosinolates, responsables de son odeur. Le composé principal, la glucobrassicine, est une molécule instable, rapidement dégradable dans la plante même. D'autres structures soufrées ont été décrites (sulphoraphène et isothiocyanate d'allyle), qui semblent être également des produits de dégradation enzymatique. La racine contient des substances banales (glucides, acides aminés, vitamines).

PROPRIÉTÉS DÉMONTRÉES

Des études font mention de bons résultats dans les problèmes digestifs (dyskinésies biliaires). Des expérimentations chez l'animal viennent valider l'usage traditionnel. Une activité diurétique a été démontrée chez le rat ainsi qu'une action modérée sur la diminution du poids des calculs urinaires chez l'animal. Une activité cholagogue et cholérétique, également démontrée, justifie le terme de draineur hépatique souvent associé à cette espèce. À signaler, l'effet protecteur de l'extrait aqueux contre la grippe expérimentale chez la souris.

INDICATIONS USUELLES RECONNUES

Il faut surtout retenir l'activité du radis noir dans la sphère hépatique (cholagogue et cholérétique) et au cours d'affections bronchiques bénignes, où il est efficace contre la toux. En usage local, la tradition populaire lui reconnaît des propriétés adoucissantes et cicatrisantes (coups de soleil, brûlures légères, érythèmes fessiers). La cosmétologie l'emploie pour limiter l'alopécie.

PRÉCAUTIONS D'EMPLOI

Aucune aux doses préconisées. Mais le radis noir peut être difficile à digérer par certaines personnes souffrant de dyspepsie.

EMPLOIS

- *Jus de radis, obtenu à l'aide d'un broyeur ménager. 1 verre à liqueur avant chaque repas pour soulager les problèmes hépatiques.*
- *Sirop de radis : préparer environ 50 g de radis noir coupé en fines lamelles dans une assiette ; saupoudrer de sucre et couvrir. Recueillir le sirop après 24 h. 1 cuillerée à café après chaque quinte de toux.*

Déjà vers 2800 avant J.-C., les ouvriers qui construisaient les pyramides d'Égypte consommaient le radis avec l'ail et l'oignon. Au VIIIe siècle, on le rencontre dans le capitulaire de Louis le Pieux, parmi les légumes cultivés dans les domaines impériaux. Mais la plante est aussi utilisée depuis très longtemps comme antiscorbutique, diurétique et stimulant. Au Moyen Âge, on lui attribuait des vertus propres à « purger le cerveau et les viscères de leurs humeurs malignes ». Tombée dans l'oubli, elle fut réhabilitée au XIXe siècle pour son efficacité dans le traitement des lithiases biliaires et des digestions difficiles.

Encore appelé raifort des Parisiens.

RAIFORT

Armoracia rusticana Gaertn. Mey. et Schreb.
Brassicaceae

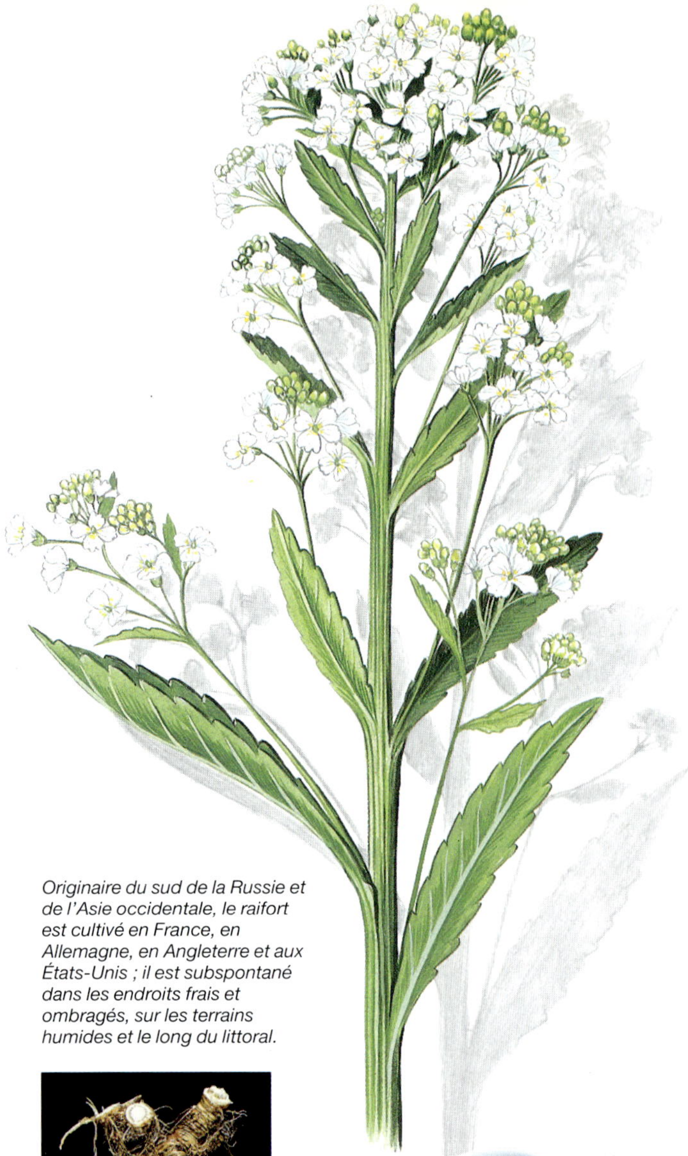

Originaire du sud de la Russie et de l'Asie occidentale, le raifort est cultivé en France, en Allemagne, en Angleterre et aux États-Unis ; il est subspontané dans les endroits frais et ombragés, sur les terrains humides et le long du littoral.

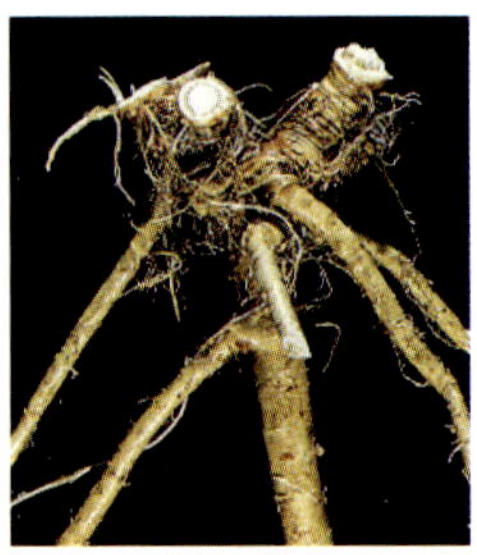

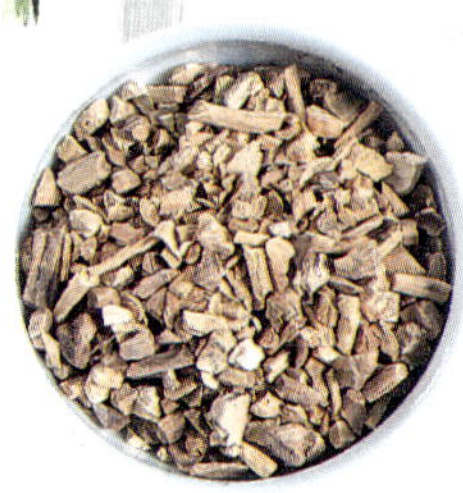

BOTANIQUE

Plante herbacée vivace de 0,60 à 1,20 m de haut. Les feuilles basales sont pétiolées, grandes et entières, celles de la partie moyenne profondément divisées, celles du sommet sessiles et munies de petites dents. Les petites fleurs blanches sont réunies en grappes terminales. Les fruits sont des silicules globuleuses. La racine, jaune grisâtre, est épaisse, charnue, munie de longues et fines radicelles ; sa saveur est âcre et piquante ; brisée ou pilée, elle dégage une forte odeur provoquant le larmoiement.

PARTIES UTILISÉES

Les racines, de préférence fraîches, récoltées sur des plants d'au moins trois ans.

COMPOSANTS

Le raifort contient des glucosinolates (en particulier du sinigroside), des vitamines (C et autres), une enzyme (myrosinase) et des acides aminés. En présence d'eau, la myrosinase transforme le sinigroside pour donner de l'isothiocyanate d'allyle, substance volatile à effet rubéfiant.

PROPRIÉTÉS DÉMONTRÉES

Le raifort est connu pour ses effets eupeptiques. Le sinigroside qu'il contient est responsable des effets externes révulsifs et rubéfiants, ainsi que des effets antibiotiques de la plante. Des effets antifongiques ont été observés.

INDICATIONS USUELLES RECONNUES

Le raifort est utilisé par voie orale comme eupeptique et dans les cas de bronchites aiguës bénignes. Localement, il est indiqué dans les affections de la cavité buccale et/ou de l'oropharynx.

PRÉCAUTIONS D'EMPLOI

Le goût très fort de la racine peut décourager le consommateur. Des réactions d'hypersensibilité cutanée sont possibles. Contre-indiqué chez les nerveux et les femmes enceintes, et en cas d'irritation du tube digestif (gastrite).

Le raifort a gagné l'Europe occidentale au Moyen Âge ; il était alors largement utilisé pour traiter les affections les plus diverses : la racine fraîche s'employait surtout comme antiscorbutique (sirop de raifort) et comme diurétique dans le traitement des rhumatismes et de la goutte. Sainte Hildegarde préconisait la plante dans les maladies des reins, les empoisonnements, la jaunisse, l'eczéma, les maux d'oreilles, et contre les poux. La médecine populaire l'employait volontiers en cataplasme.

Encore appelé grand-raifort, cranson rustique, moutarde des capucins, cran des Anglais, cran de Bretagne, mérédich, radis de cheval, herbe aux cuillers, herbe au scorbut.

EMPLOIS

- *Infusion (5 min) : 20 g de racines par litre d'eau. 2 à 3 tasses par jour, après les repas, en cas d'affections respiratoires.*
- *L'infusion en usage externe peut servir en bain de bouche et en gargarisme en cas d'affections de la bouche ou de la gorge.*

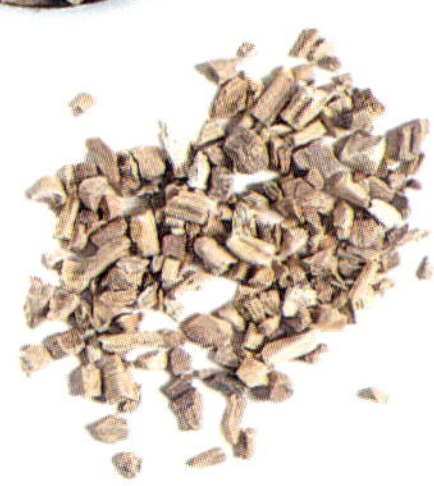

RÉGLISSE

Glycyrrhiza glabra L.
Fabaceae

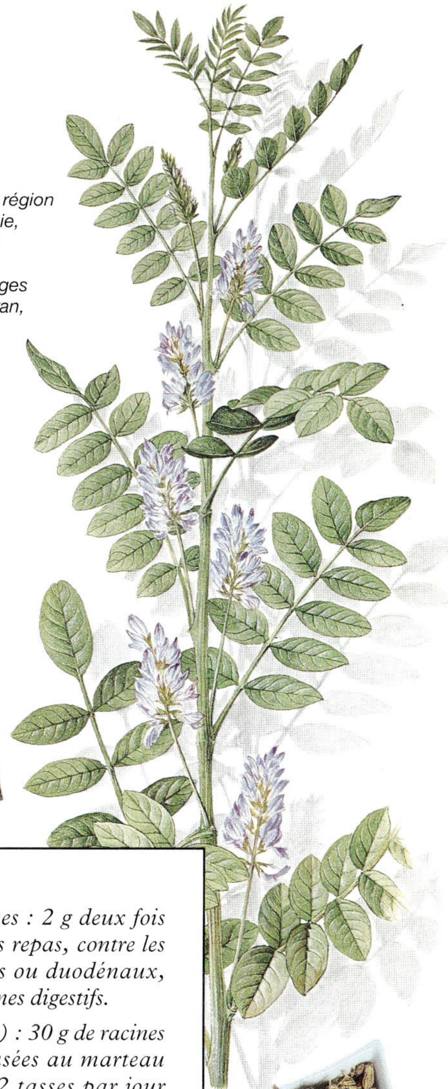

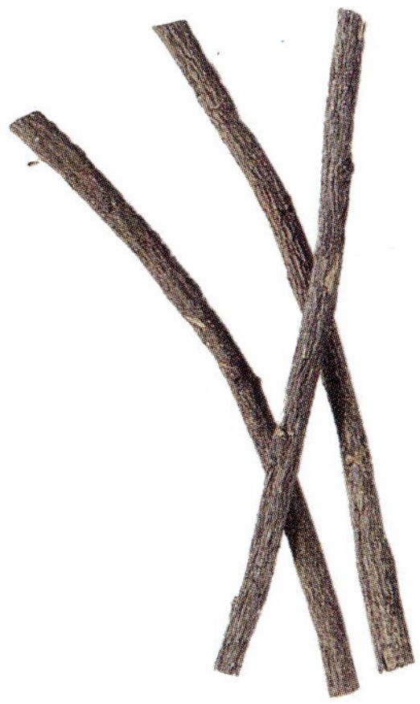

Spontanée en Europe, en région méditerranéenne et en Asie, la réglisse, importée pour les besoins de l'industrie, provient de plantes sauvages (Russie, Pakistan, Syrie, Iran, Afghanistan) et cultivées (Espagne, Italie, Turquie).

BOTANIQUE

Plante herbacée, vivace, de 0,30 à 1,20 m de haut, à rhizome stolonifère. Les tiges, dressées, portent des feuilles alternes, composées, ayant 9 à 17 folioles ovales. Les fleurs, bleues ou lilas, papilionacées, sont réunies en grappes allongées. Le fruit est une gousse aplatie.

PARTIES UTILISÉES

Les racines et les rhizomes avec leurs stolons, séchés, mondés et conservés au sec.

COMPOSANTS

La réglisse contient des saponosides triterpéniques, principalement la glycyrrhizine (3 à 5 %), des flavonoïdes (1 à 1,5 %), des stéroïdes, des acides-phénols, de l'amidon (25 à 30 %), des sucres, des coumarines, des triterpénoïdes, de l'asparagine, une résine.

PROPRIÉTÉS DÉMONTRÉES

Une action anti-inflammatoire des extraits de réglisse a été mise en évidence sur l'animal. Elle développe, de plus, une activité œstrogénique liée à la présence de stéroïdes et exerce une action modératrice sur la motricité intestinale. Enfin, elle a une action antiulcéreuse liée à l'augmentation de la sécrétion de mucus gastrique qu'elle provoque.
D'autre part, la glycyrrhizine a des propriétés antivirales, antimicrobiennes et immunostimulantes. Par son action antioxydante, elle aurait également des propriétés antihépatotoxiques.

INDICATIONS USUELLES RECONNUES

La réglisse est utilisée par voie orale, dans le traitement des ulcères gastriques et duodénaux, des gastrites, ballonnements, éructations, flatulences et digestions difficiles ainsi que dans les toux et les enrouements. Par voie locale, elle est utile dans le traitement symptomatique des hémorroïdes et des manifestations inflammatoires cutanées. On l'utilise aussi comme antalgique dans les affections de la cavité buccale, de la langue et de l'oropharynx. Enfin, c'est un édulcorant.

PRÉCAUTIONS D'EMPLOI

Aucune aux doses préconisées. Toutefois, les troubles graves observés en cas d'abus nécessitent le respect de certaines règles. Elle est à proscrire en cas d'hypertension, d'hypokaliémie, d'insuffisance rénale, d'œdèmes et de traitement à base de corticoïdes. Éviter les traitements de longue durée. Pas plus de 5 g de poudre par jour ; limiter à 8 g par jour la quantité de racines utilisées en macération. Tenir compte dans le calcul de ces doses de l'apport éventuel de réglisse sous d'autres formes (tisanes, bonbons, apéritifs, etc.).

EMPLOIS

- *Poudre de racines : 2 g deux fois par jour avant les repas, contre les ulcères gastriques ou duodénaux, gastrites et problèmes digestifs.*
- *Macération (6 h) : 30 g de racines découpées et écrasées au marteau par litre d'eau. 2 tasses par jour avant les repas, contre les ulcères gastriques ou duodénaux, gastrites, problèmes digestifs, toux occasionnelles, enrouement.*
- *Décoction concentrée pour usage local : 50 g de réglisse par litre d'eau en bain de bouche et gargarisme dans les inflammations de la cavité buccale et de l'oropharynx. Peut servir en application sur les hémorroïdes externes et les phénomènes inflammatoires cutanés.*

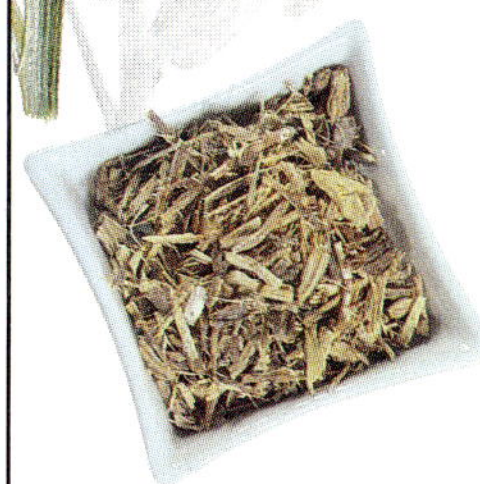

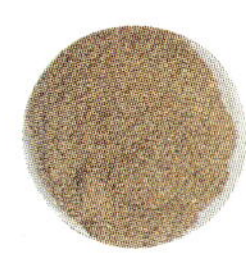

Égyptiens, Chinois, Grecs et Arabes prescrivaient la réglisse dans diverses affections gastriques, respiratoires et vésicales. Dès le XIIe siècle, elle est cultivée en Italie, puis en France. Sainte Hildegarde la conseillait pour clarifier la voix. Au XIXe siècle, une boisson rafraîchissante à base de réglisse, le coco, fut très à la mode à Paris. Outre ses usages médicinaux, la réglisse est utilisée en confiserie, liquoristerie, brasserie.

Encore appelée bois doux, bois sucré.

REINE-DES-PRÉS

Filipendula ulmaria (L.) Maxim.
Rosaceae

BOTANIQUE

Plante herbacée de 1 à 1,50 m de haut, elle se reconnaît à son port altier et à la délicatesse du parfum de ses fleurs. Ses grandes feuilles sont divisées en folioles dentées et inégales, vert foncé dessus et blanchâtres dessous. La tige de la sommité fleurie est anguleuse et supporte des grappes de petites fleurs blanc jaunâtre très odorantes, qui font le délice des abeilles.

PARTIES UTILISÉES

Les sommités fleuries et leurs fleurs, récoltées en juillet-août et séchées. La conservation de ces divers organes ne doit pas excéder un an.

COMPOSANTS

Les parties utilisées de la reine-des-prés contiennent des sels minéraux, des flavonoïdes (jusqu'à 6 % dans les fleurs) et des tanins en abondance (10 à 20 %). L'huile essentielle contient du salicylate de méthyle et de l'aldéhyde salicylique en quantité importante.

PROPRIÉTÉS DÉMONTRÉES

Des travaux ont montré la réalité de l'activité diurétique et anti-inflammatoire de la plante. L'activité diurétique est surtout due aux sels minéraux. L'activité anti-inflammatoire serait due aux dérivés salicylés.

INDICATIONS USUELLES RECONNUES

La tradition populaire reconnaît de nombreuses vertus à cette plante dans le traitement des affections rhumatismales mineures, des états fébriles et grippaux, ainsi que des céphalées. Cette espèce trouve également un emploi bien connu comme diurétique.

PRÉCAUTIONS D'EMPLOI

Aucune aux doses préconisées.

EMPLOIS

• *Infusion dans l'eau chaude non bouillante (10 min) : 20 g de fleurs par litre d'eau. 3 tasses par jour entre les repas, comme diurétique.*

Très commune dans toute l'Europe – sauf sur le littoral méditerranéen –, en Asie et en Amérique du Nord, la reine-des-prés croît en bordure des rivières et dans les fossés et forme de très belles taches de végétation dans les prairies inondables.

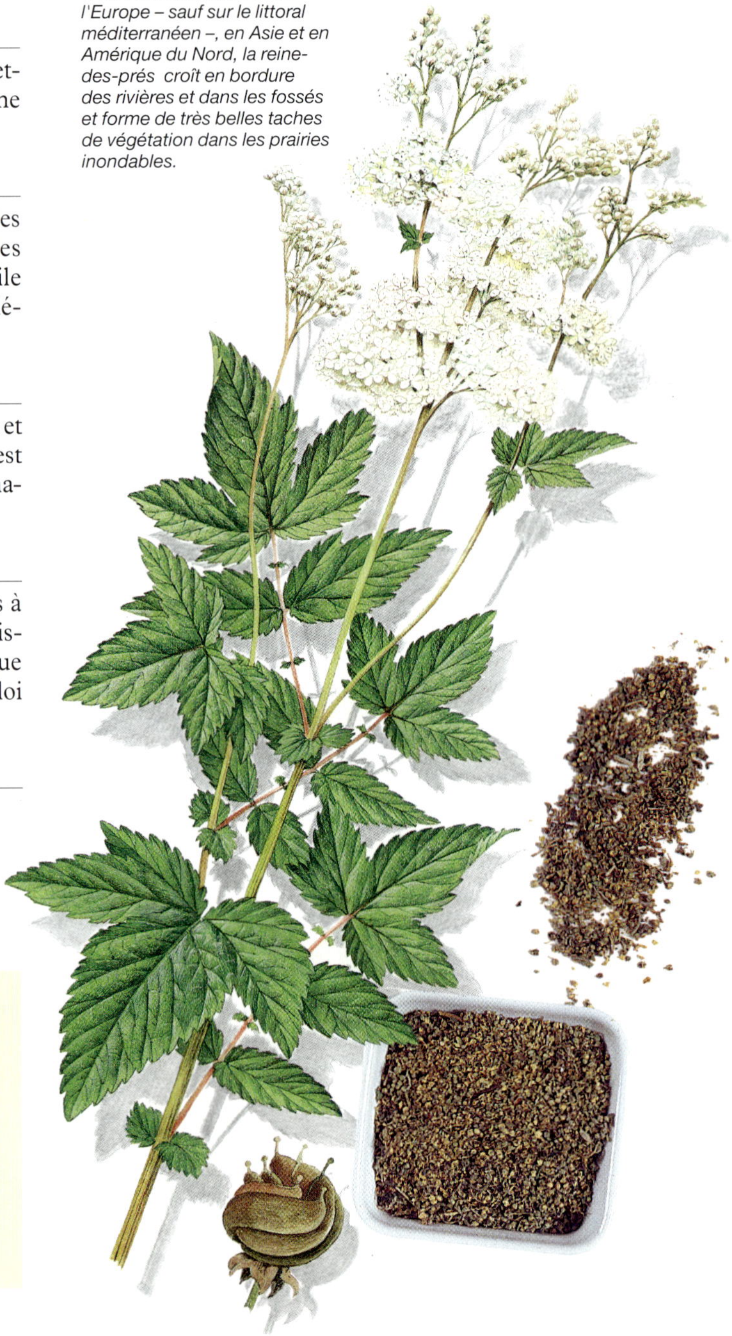

Bien connue des herboristes du Moyen Âge, la reine-des-prés ne fut reconnue comme plante médicinale qu'à la Renaissance : à cette époque, on la prescrit déjà dans l'« hydropisie » et les « douleurs de jointures ». En concurrence avec des plantes voisines (la petite reine-des-prés, la barbe-du-bouc), elle en triomphe puis tombe dans l'oubli, avant de donner son nom à l'aspirine grâce aux chimistes du XIXe siècle qui baptisèrent ainsi l'acide acétylsalicylique en souvenir de *Spiraea ulmaria*, autre nom savant de la plante.

Encore appelée ulmaire, spirée, herbe-aux-abeilles, barbe-du-chêne, ormière, belle-des-prés.

RHUBARBE

Rheum officinale Baill.
Polygonaceae

BOTANIQUE

Plante herbacée vivace. Les feuilles, à long pétiole charnu, ont un large limbe palmatilobé à nervures saillantes rougeâtres sur la face inférieure. Les fleurs, verdâtres ou rougeâtres, sont petites et groupées en panicule au sommet de la tige florifère. Les fruits sont des akènes. Le rhizome, volumineux, porte de grosses racines.

PARTIES UTILISÉES

Le rhizome, prélevé sur des plantes d'au moins six ans, débarrassé des racines, de la tête et de l'écorce, puis fendu longitudinalement et séché à l'air.

COMPOSANTS

Le rhizome renferme de nombreux dérivés hydroxyanthracéniques (2 à 5 %) – principalement des hétérosides anthraquinoniques auxquels la plante doit ses vertus laxatives –, des tanins, des phénylbutanones (lindleyine), des dérivés flavaniques (catéchol), des acides-phénols (acides caféique et gallique), une huile essentielle et une résine.

PROPRIÉTÉS DÉMONTRÉES

Selon la dose de plante utilisée, les tanins sont laxatifs (0,5 à 1 g) ou purgatifs (1 à 3 g). Les hétérosides anthraquinoniques sont laxatifs par renforcement de la sécrétion de mucus du péristaltisme du côlon et par inhibition de la réabsorption d'eau. À faible dose, la présence de tanins donne à la plante des vertus astringentes et antidiarrhéiques. Des effets hémostatiques (dus au catéchol et à l'acide gallique), anticoagulants et inhibiteurs de l'agrégation plaquettaire (catéchol), mais aussi anti-inflammatoires (phénylbutanones) sont rapportés. À noter des effets hypoazotémiants et antibactériens chez le rat.

INDICATIONS USUELLES RECONNUES

Indiquée localement dans les poussées dentaires douloureuses et les inflammations de la cavité buccale. Par voie orale, c'est un laxatif ; à plus forte dose un purgatif.

PRÉCAUTIONS D'EMPLOI

Contre-indiquée en cas de goutte, cystite, oxalurie, hémorroïdes, pendant la grossesse et la lactation. L'utilisation prolongée peut provoquer une constipation post-laxative : ne pas dépasser huit jours de traitement. L'usage de la plante fraîche et des feuilles est fortement déconseillé pour leurs effets irritants et même toxiques (feuilles).

EMPLOIS

- *0,05 g de parties souterraines pulvérisées, avant chacun des trois repas, comme digestif et tonique.*
- *0,20 g de parties souterraines pulvérisées, trois fois par jour, comme laxatif.*

Utilisée en Chine vingt-sept siècles avant J.-C., la rhubarbe importée était déjà mentionnée par Dioscoride « pour fortifier le foie, l'estomac et les autres viscères, contre la diarrhée aiguë, les fièvres chroniques, comme purgatif ». Les noms qui lui ont été attribués (rhubarbe de Turquie, de Perse, de Russie) sont liés aux voies d'importation de l'époque. Ce n'est qu'à partir du milieu du XIXe siècle que l'importation directe de Chine fut possible (rhubarbe de Chine). D'autres espèces cultivées en Europe *(Rheum palmatum)*, voisines par leurs effets et leur origine, donnent des produits très proches de la drogue chinoise et sont actuellement indiquées comme laxatifs. Le rhapontic (*Rheum rhaponticum*) est apprécié pour ses qualités gastronomiques.

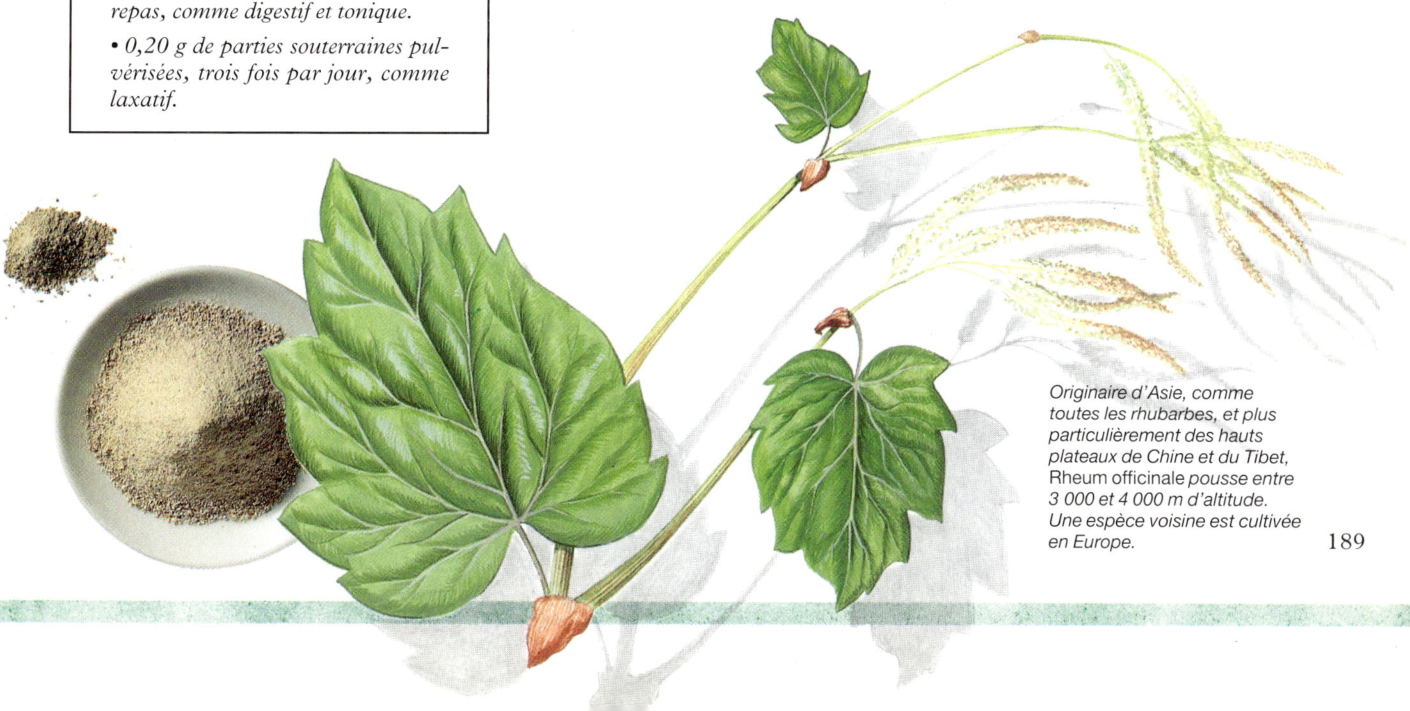

Originaire d'Asie, comme toutes les rhubarbes, et plus particulièrement des hauts plateaux de Chine et du Tibet, Rheum officinale *pousse entre 3 000 et 4 000 m d'altitude. Une espèce voisine est cultivée en Europe.*

ROMARIN

Rosmarinus officinalis L.
Lamiaceae

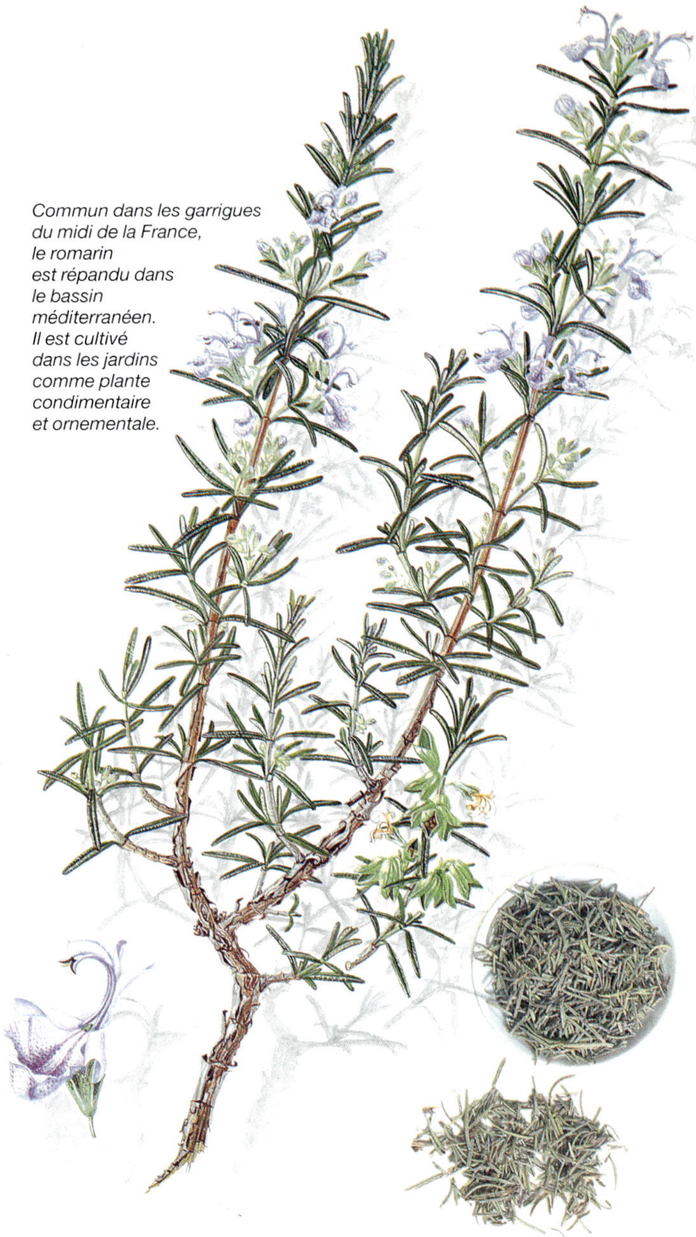

Commun dans les garrigues du midi de la France, le romarin est répandu dans le bassin méditerranéen. Il est cultivé dans les jardins comme plante condimentaire et ornementale.

BOTANIQUE

Arbrisseau de 0,50 à 2 m de haut, à rameaux dressés et touffus. Les feuilles sont opposées, sessiles, linéaires, coriaces et à bords légèrement enroulés. Les fleurs, bleu pâle, sont réunies en grappes vers le sommet des rameaux. Le fruit est un tétrakène brun.

PARTIES UTILISÉES

Les sommités fleuries, fraîches ou séchées, les feuilles.

COMPOSANTS

Le romarin contient des acides-phénols, notamment l'acide rosmarinique, des flavonoïdes, des lactones diterpéniques, des dérivés triterpéniques, du bêta-sitostérol, des acides gras, des acides-alcools, de la choline, des tanins, un mucilage. L'huile essentielle, à odeur fortement camphrée, contient principalement de l'alpha-pinène, du bornéol, du camphre et du cinéol.

PROPRIÉTÉS DÉMONTRÉES

L'expérimentation animale a mis en évidence le pouvoir cholérétique, antispasmodique et hépatoprotecteur du romarin, qui possède également des activités anti-inflammatoires et diurétiques. L'huile essentielle exerce des effets bactéricides et spasmolytiques. C'est à l'acide rosmarinique que l'on attribue les activités antioxydantes et anti-inflammatoires du romarin.

INDICATIONS USUELLES RECONNUES

Le romarin stimule la cholérèse et la diurèse. Il est indiqué dans les cholécystites, ictères, dyspepsies, fermentations intestinales, règles douloureuses, asthénies, œdèmes, oliguries. En usage local, il est utilisé dans les gonflements articulaires, œdèmes, contusions, rhumatismes, ainsi que dans l'hygiène buccale et le traitement symptomatique du rhume et du nez bouché.

PRÉCAUTIONS D'EMPLOI

Aucune aux doses préconisées. N'utiliser l'huile essentielle que sur prescription médicale.

Le romarin occupait une place importante dans les rites antiques égyptiens et grecs. Les Arabes l'utilisèrent largement en thérapeutique. En France, il fut cultivé très tôt dans les monastères comme plante médicinale. Au XVIIe siècle, son alcoolat devint célèbre comme eau de jouvence sous le nom d'Eau de la reine de Hongrie, en souvenir de la reine Isabelle, qui, goutteuse, paralytique et de surcroît septuagénaire, aurait recouvré santé et jeunesse grâce à ce breuvage. Le romarin et son huile essentielle sont aujourd'hui très utilisés en phytothérapie, en parfumerie et comme condiment.

Encore appelé herbe aux couronnes, encensier.

EMPLOIS

- *Infusion (10 min) : 20 g de sommités fleuries sèches par litre d'eau. 3 tasses par jour avant les repas dans les cholécystites et les ictères ; 2 à 3 tasses par jour dans les dyspepsies, fermentations intestinales, rhumes et asthénies. S'emploie aussi en gargarisme dans les affections de la bouche et les amygdalites.*
- *Décoction concentrée en usage externe (10 min) : 1 poignée de feuilles fraîches dans 1 litre d'eau. À utiliser en compresse contre les rhumatismes et les contusions.*

RONCE

Rubus fruticosus L. *(sensu lato)*
Rosaceae

BOTANIQUE

Arbrisseau buissonnant de 0,20 à 2 m de haut, très envahissant, à longues tiges flexibles munies d'aiguillons ; les feuilles alternes sont divisées en folioles vert foncé et brillantes dessus, mates et pubescentes dessous, ovales, dentées et couvertes de fines épines sur la nervure médiane. Les fleurs, blanches ou rosées, sont disposées en grappes terminales. Les fruits (mûres), composés de drupéoles charnus, sont globuleux et noirs à maturité.

PARTIES UTILISÉES

Les feuilles (minces, tendres et vertes), récoltées avant la floraison (mai-juin) et séchées.

COMPOSANTS

On trouve dans la ronce des tanins (tri- et pentagalloylglucose, 4 à 15 %), de l'hydroquinone, de l'arbutine, de l'inositol, de la vitamine C, des acides organiques et des traces d'huile essentielle.

PROPRIÉTÉS DÉMONTRÉES

Les tanins ont fait l'objet de nombreuses études qui ont mis en avant leurs effets vasculoprotecteurs (sur les petits vaisseaux), antibactériens, antifongiques et antiviraux. Par leurs effets astringents, les tanins de la plante sont responsables de son effet antidiarrhéique et de son activité bénéfique sur les vaisseaux capillaires (augmentation de la résistance, diminution de la perméabilité). Les feuilles se sont montrées hypoglycémiantes chez le lapin.

INDICATIONS USUELLES RECONNUES

Par voie orale, les feuilles sont indiquées dans les diarrhées légères. En usages interne et externe, elles sont indiquées dans les manifestations de l'insuffisance veineuse et dans la symptomatologie hémorroïdaire. Localement, on les utilise aussi pour traiter les petites plaies, et dans les affections de la cavité buccale et/ou de l'oropharynx.

PRÉCAUTIONS D'EMPLOI

Aucune aux doses préconisées.

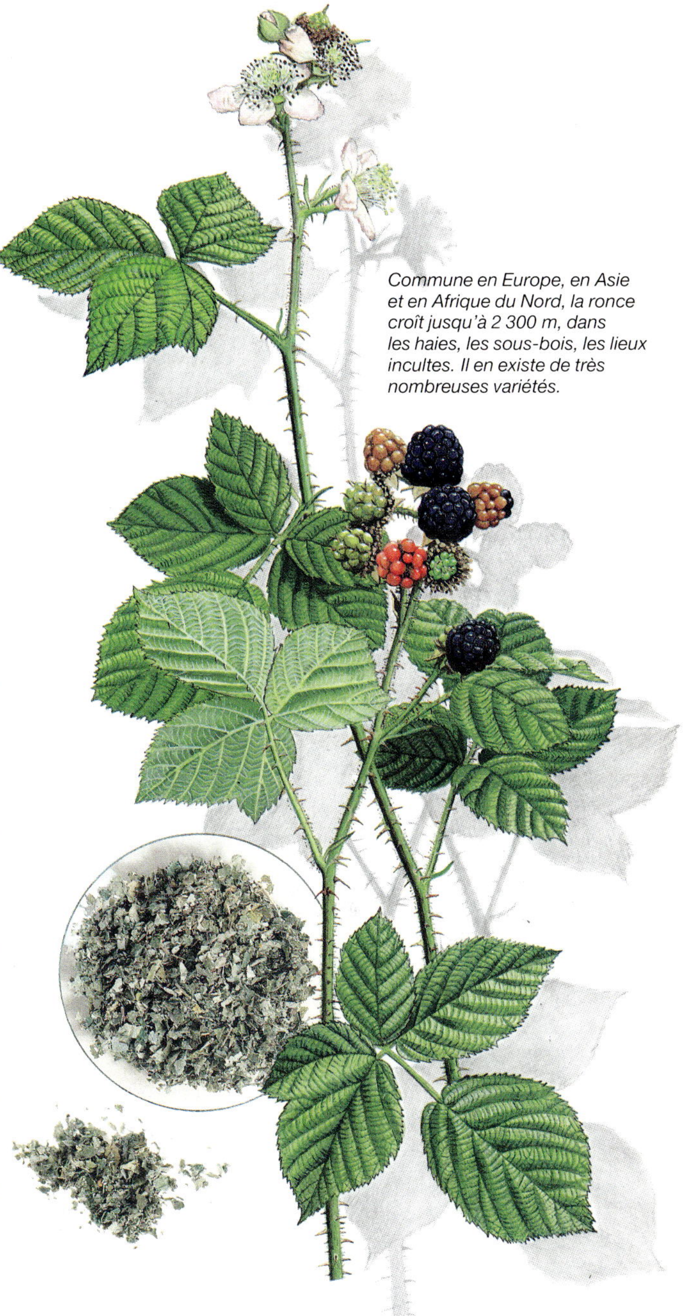

Commune en Europe, en Asie et en Afrique du Nord, la ronce croît jusqu'à 2 300 m, dans les haies, les sous-bois, les lieux incultes. Il en existe de très nombreuses variétés.

La présence de nombreuses graines de mûre sur des sites néolithiques montre que ce fruit était déjà une nourriture pour les populations préhistoriques. Citée par Théophraste au IVe siècle avant J.-C. pour ses effets médicinaux, la ronce était surtout connue comme astringent. Au XIIe siècle, sainte Hildegarde en recommandait l'usage. Elle reste un remède populaire contre les affections de la cavité buccale et/ou de l'oropharynx.

Encore appelée ronce des buissons, ronce des bois, mûrier sauvage, mûrier des haies, mûrier de renard, catimuron, aronce.

EMPLOIS

- *Infusion (10 min) : 15 g de feuilles par litre d'eau. 2 à 3 tasses par jour, avant les repas, en cas de diarrhées chroniques.*
- *Décoction (15 min) : 50 g de feuilles par litre d'eau. En gargarisme ou bain de bouche, cinq à six fois par jour, en cas d'inflammation de la gorge ou de la bouche. En compresse sur les petites plaies.*

ROSE PÂLE

Rosa centifolia L.
Rosaceae

BOTANIQUE

Petit arbrisseau de 0,50 à 1 m de haut, à tiges armées d'aiguillons et à feuilles alternes, stipulées, composées de 5 à 7 folioles dentées et portant aussi des aiguillons sur la nervure centrale. Les fleurs, très odorantes, possèdent de nombreux pétales rose vif. Le réceptacle, ovoïde et charnu à maturité, renferme les véritables fruits, akènes poilus à une seule graine.

PARTIES UTILISÉES

Les pétales séchés et les boutons floraux.

COMPOSANTS

Les pétales renferment 0,03 à 0,04 % d'une huile essentielle – contenant du géraniol, du nérol, du citronellol et de l'aldéhyde phényléthylique –, un tanin gallique et des anthocyanosides.

PROPRIÉTÉS DÉMONTRÉES

Les pétales possèdent des propriétés astringentes légères utilisées en ophtalmologie et en cosmétologie. Par voie interne, ils exercent une action laxative légère et adoucissante.

EMPLOIS

• *Décoction de pétales (10 min) : 20 g de pétales séchés par litre d'eau bouillante ; passer en exprimant. 1 grande tasse le soir, contre les constipations légères. Peut servir aussi en lotion dans les manifestations prurigineuses des affections cutanées.*

• *Eau distillée de rose pâle : en bain d'yeux ou en collyre contre les inflammations oculaires bénignes et les irritations de l'œil (conjonctivites, fatigue de l'œil, irritations). S'utilise aussi en lotion dans les soins du visage (peaux déshydratées, peaux sèches).*

• *Conserve de rose : 30 g de pétales frais, débarrassés de l'onglet (la base du pétale), broyés avec 90 g de sucre et 10 g d'eau distillée de rose. 50 à 100 g le soir, comme laxatif léger (demi-dose chez l'enfant et le vieillard). Cuite, cette conserve peut se garder longtemps en bocaux fermés.*

INDICATIONS USUELLES RECONNUES

La rose pâle est utilisée dans le traitement des constipations légères, principalement chez l'enfant et le vieillard, et, en usage externe, dans le traitement des inflammations oculaires bénignes (conjonctivites, irritations de l'œil, etc.), du prurit dans certaines affections cutanées et de la déshydratation de la peau.

PRÉCAUTIONS D'EMPLOI

Aucune aux doses préconisées.

Originaire du Caucase, la rose pâle est – comme les autres roses parfumées *(R. damascena, R. alba)* – cultivée depuis longtemps par les Perses, les Grecs, les Romains et les populations du Proche-Orient. La distillation des roses remonte, en Perse, aux environs du IXe siècle. La pommade de rose y est aussi très ancienne. Ce sont les Arabes, au Xe siècle, et plus tard les croisés qui firent connaître l'eau distillée de rose en Europe occidentale.

Encore appelée rose à cent feuilles, rose de mai.

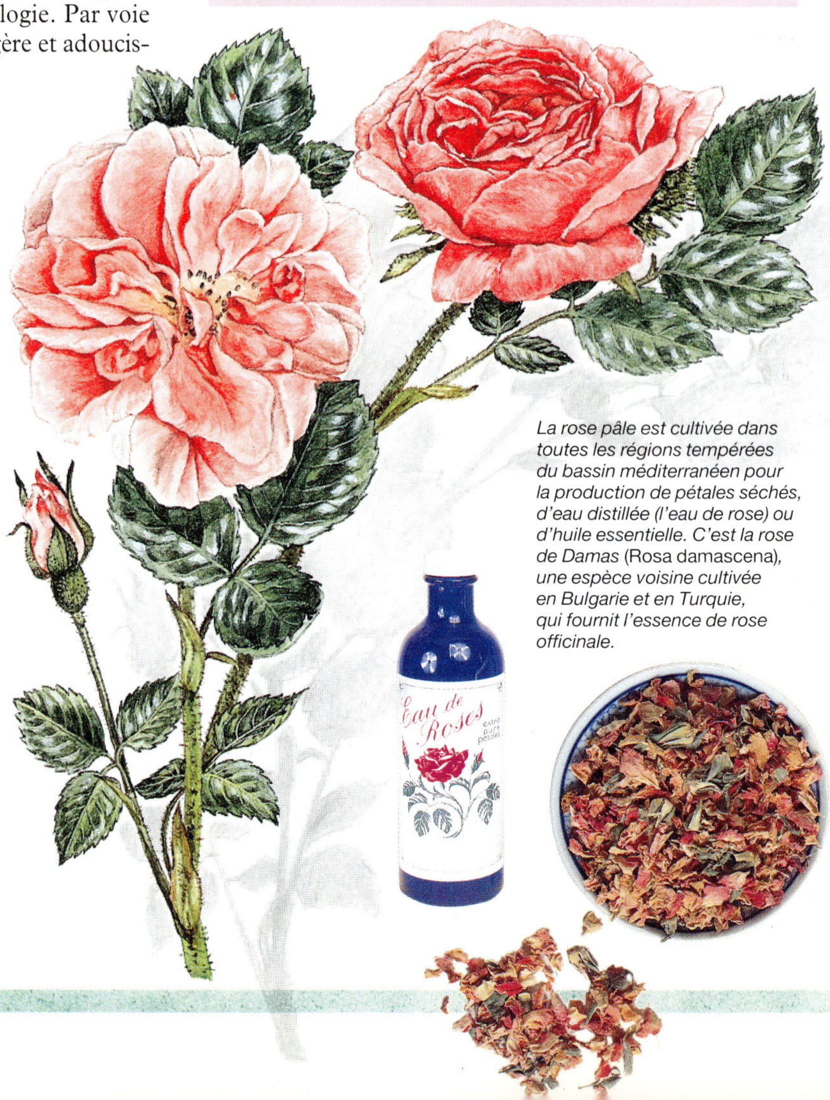

La rose pâle est cultivée dans toutes les régions tempérées du bassin méditerranéen pour la production de pétales séchés, d'eau distillée (l'eau de rose) ou d'huile essentielle. C'est la rose de Damas (Rosa damascena), *une espèce voisine cultivée en Bulgarie et en Turquie, qui fournit l'essence de rose officinale.*

ROSE TRÉMIÈRE

Alcea rosea L.
Malvaceae

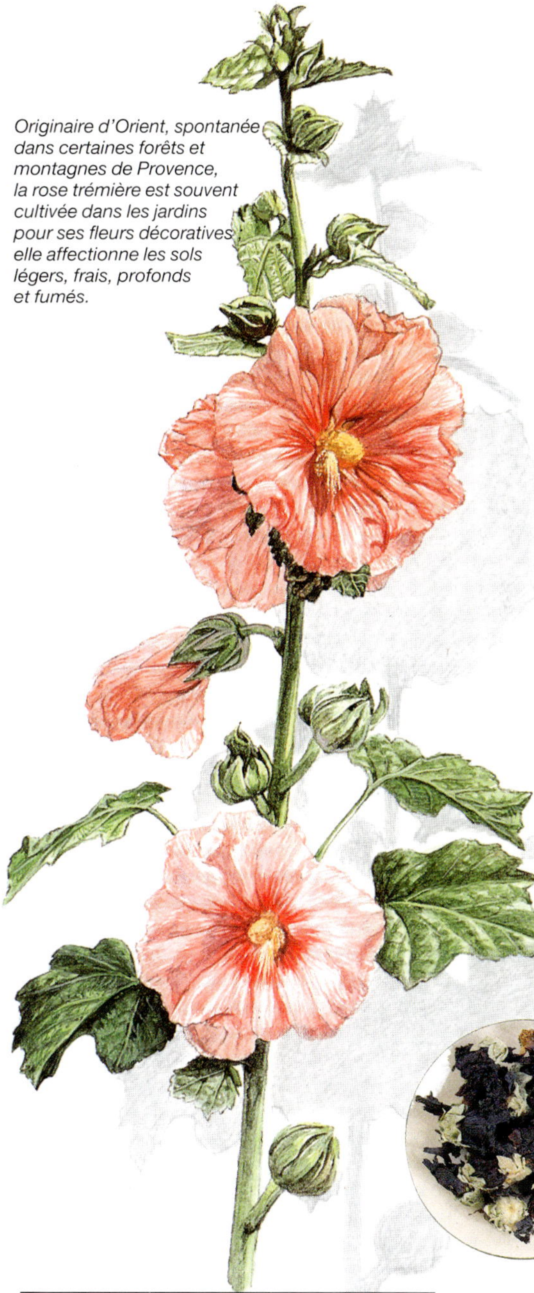

Originaire d'Orient, spontanée dans certaines forêts et montagnes de Provence, la rose trémière est souvent cultivée dans les jardins pour ses fleurs décoratives ; elle affectionne les sols légers, frais, profonds et fumés.

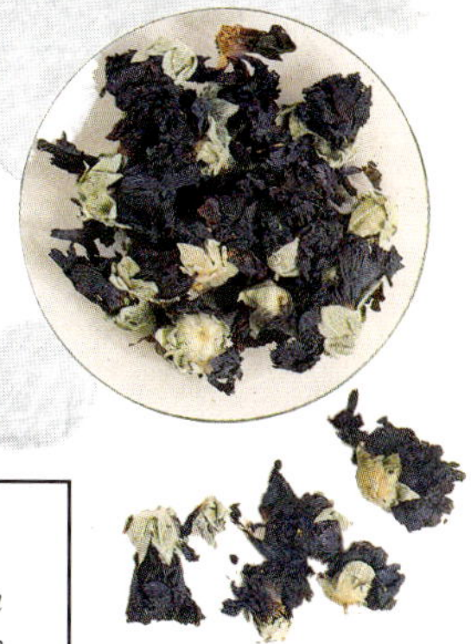

BOTANIQUE

Grande plante bisannuelle de 2,50 à 3 m de haut, ressemblant beaucoup à la guimauve. Les tiges plus ligneuses portent des feuilles gaufrées, d'un beau vert, alternes et lobées. Les fleurs, solitaires ou groupées par deux à l'aisselle des feuilles, ou encore disposées en épi terminal, sont grandes et très colorées (blanches, jaunes, roses, pourpres, noires, panachées). Les fruits sont des polyakènes. La saveur est mucilagineuse, un peu âpre.

PARTIES UTILISÉES

Les fleurs, récoltées en début de floraison et séchées ; les feuilles, récoltées après la floraison et séchées.

COMPOSANTS

La plante contient un mucilage uronique, des pigments anthocyaniques (althaeïne), des flavonoïdes, des acides-phénols, du scopolétol, des polysaccharides et des sels minéraux (9 %). Les tiges et les racines, qui ne sont pas utilisées, contiennent les mêmes éléments.

PROPRIÉTÉS DÉMONTRÉES

Les propriétés antitussives, émollientes et laxatives de la plante sont principalement dues au mucilage. Les anthocyanosides présents dans les pétales augmentent la résistance des capillaires et en diminuent la perméabilité (activité vitaminique P). Des effets antiulcéreux ont été obtenus expérimentalement avec les polysaccharides des tiges.

INDICATIONS USUELLES RECONNUES

La rose trémière est indiquée par voie orale dans le traitement symptomatique de la toux et de la composante douloureuse des colites spasmodiques.
Localement, on l'utilise en traitement d'appoint adoucissant et antiprurigineux des affections dermatologiques (crevasses, écorchures, gerçures, piqûres d'insectes) et comme antalgique dans les affections de la cavité buccale et/ou de l'oropharynx.

PRÉCAUTIONS D'EMPLOI

Aucune aux doses préconisées.

La rose trémière aurait été rapportée d'Orient par les Turcs. Elle n'est en tout cas mentionnée avec certitude qu'à partir du XVIe siècle. À cette époque, elle était déjà cultivée dans les jardins comme plante ornementale. Elle est utilisée en thérapeutique comme succédané de la guimauve, pour les mêmes indications. On l'a parfois employée comme colorant dans les sirops, les liqueurs et les sucreries, car son colorant est inoffensif.

Encore appelée passe-rose, rose d'outre-mer, rose mauve, rose à bâton, bâton de Jacob, alcée rose, mauve arborée.

EMPLOIS

- *Infusion (15 min) ou macération (60 min) : 10 g de fleurs ou de feuilles par litre d'eau. 2 à 3 tasses par jour avant les repas en cas de colite, entre les repas contre la toux.*
- *Infusion en usage externe (15 min): 20 g de fleurs par litre d'eau. En lavage dans les affections dermatologiques ; en gargarisme dans les affections de la cavité buccale et/ou de l'oropharynx.*

SALICAIRE

Lythrum salicaria L.
Lythraceae

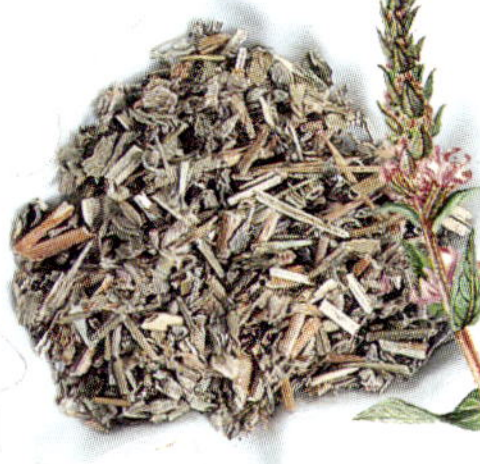

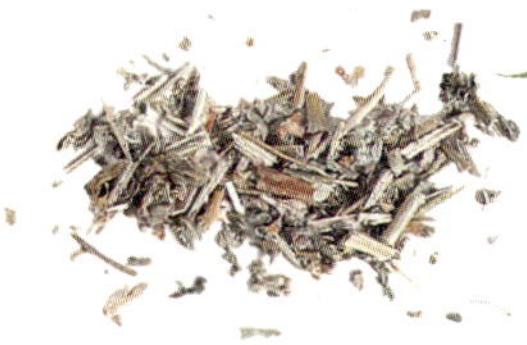

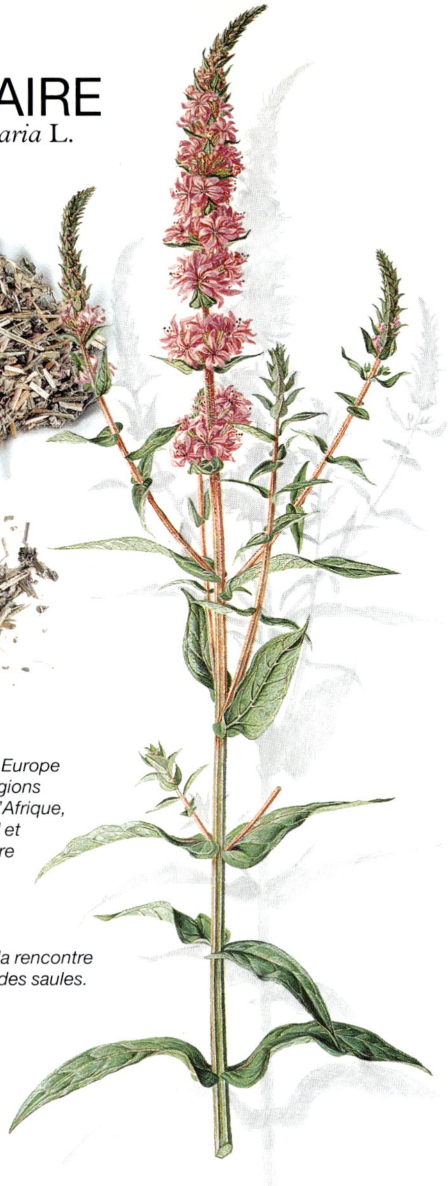

Plante commune en Europe et dans toutes les régions tempérées d'Asie, d'Afrique, d'Amérique du Nord et d'Australie, la salicaire aime les lieux humides, le bord des cours d'eau, des fossés, des marécages. On la rencontre souvent à proximité des saules.

EMPLOIS

• *Infusion (10 min) : 20 g de sommités par litre d'eau. 3 à 4 tasses par jour, entre les repas, en cas de diarrhées, surtout chez l'enfant en bas âge.*

• *Sirop : 150 g de sommités pulvérisées par litre d'eau ; laisser macérer 24 h, passer et ajouter 1 litre de sirop de sucre. 8 cuillerées à café (50 g) par jour, entre les biberons, dans l'entérite du nourrisson.*

• *Infusion en usage externe (20 min) : 50 g de sommités par litre d'eau, à utiliser en bain de bouche et en gargarisme dans les affections buccopharyngées, mais aussi en lavement et en compresse dans les troubles hémorroïdaires et veineux.*

BOTANIQUE

Plante herbacée vivace de 0,30 à 1,50 m de haut, à tige dressée, quadrangulaire, velue et ramifiée dans sa partie supérieure. Les feuilles, velues elles aussi, sont lancéolées, opposées et disposées en croix, plus rarement verticillées par trois. Les fleurs, rose violacé, sont groupées en grappes allongées, terminales ou latérales. Les fruits sont des capsules.

PARTIES UTILISÉES

Les sommités fleuries, récoltées à la floraison (juin-septembre) et séchées à l'ombre.

COMPOSANTS

La plante contient des tanins galliques (10 %), des anthocyanosides, des glucosides de flavones (orientine, vitexine...), des acides-phénols, une huile essentielle, une résine, du mucilage, des hétérosides (salicarine).

PROPRIÉTÉS DÉMONTRÉES

Les effets astringents et antidiarrhéiques sont dus aux tanins. Des effets anti-inflammatoires, analgésiques, antiseptiques et hypoglycémiants (probablement attribuables – au moins en partie – aux flavonoïdes) ont été observés. On attribue à la salicarine un effet hémostatique. Les anthocyanosides diminuent la perméabilité des capillaires et en renforcent la résistance.

INDICATIONS USUELLES RECONNUES

En usage interne, la salicaire est indiquée dans le traitement des diarrhées légères, en particulier chez le nourrisson et l'enfant en bas âge. Par voie orale et en usage externe, elle est utilisée dans les manifestations de l'insuffisance veineuse (jambes lourdes) et la symptomatologie hémorroïdaire. Localement, on l'emploie dans les affections de la cavité buccale et/ou de l'oropharynx.

PRÉCAUTIONS D'EMPLOI

Aucune aux doses préconisées. Attention ! les diarrhées des nourrissons doivent toujours faire l'objet d'une attention particulière (risque de déshydratation). Les diarrhées abondantes avec fièvre sont des urgences médicales qui imposent l'appel au médecin le plus rapidement possible.

Occupant une place importante dans les superstitions germaniques du Moyen Âge, la salicaire, était considérée comme la demeure des lutins. C'est à partir du XVIIIe siècle que fut découvert son usage thérapeutique dans les troubles intestinaux, la dysenterie, les hémorragies, l'eczéma, l'entérite et la typhoïde. La médecine populaire la préconisait comme astringent dans les diarrhées infantiles, comme hémostatique et vulnéraire, ainsi que dans le traitement des leucorrhées et des ulcères variqueux. Ses jeunes pousses ou la moelle de ses tiges sont parfois consommées, cuites, en légume.

Encore appelée salicaire à épis, lysimaque rouge, lythre salicaire, herbe aux coliques.

SARRIETTE DES MONTAGNES

Satureia montana L.
Lamiaceae

BOTANIQUE

Sous-arbrisseau vivace de 12 à 40 cm de haut, à tiges ligneuses dans leur partie inférieure. Les feuilles sont coriaces, luisantes, opposées, ciliées sur le bord, lancéolées. Les fleurs, blanches ou teintées de rose, sont disposées en grappes unilatérales de petits glomérules. L'odeur est aromatique, la saveur est amère et chaude.

PARTIES UTILISÉES

Les feuilles et les sommités fleuries, séchées en bouquets au-dessus d'une source de chaleur.

COMPOSANTS

La sarriette des montagnes contient une huile essentielle (au moins 0,7 %) riche en thymol et en carvacrol, ainsi que des polyphénols.

PROPRIÉTÉS DÉMONTRÉES

Les effets antiseptiques de l'huile essentielle sont démontrés (action antibactérienne et antifongique). Les polyphénols semblent responsables des effets cholagogues et cholérétiques.

INDICATIONS USUELLES RECONNUES

La sarriette des montagnes est indiquée oralement dans les troubles digestifs (ballonnements épigastriques, lenteur de la digestion, éructations, flatulences). Localement, elle est utilisée pour traiter les petites plaies, le rhume, le nez bouché, et pour assurer l'hygiène buccale.

PRÉCAUTIONS D'EMPLOI

Aucune aux doses préconisées. N'utiliser l'huile essentielle que sur prescription médicale.

Espèce des coteaux arides méridionaux, des rocailles et rochers, la sarriette des montagnes se rencontre dans le sud de l'Europe et en Afrique du Nord. Elle aime les sols calcaires et se trouve rarement au-dessus de 1 500 m.

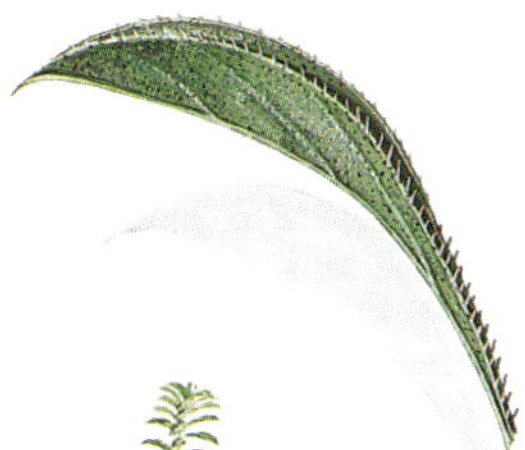

La sarriette était déjà utilisée comme condiment par les Grecs. La médecine populaire la préconisait pour ses effets stimulants, aphrodisiaques et fortifiants. Elle entre dans la composition d'un remède vulnéraire populaire, l'alcoolat vulnéraire ou eau d'arquebusade. Elle est également utilisée en guise d'assaisonnement rendant les féculents plus digestes. Elle est cultivée comme plante ornementale.

Encore appelée sarriette vivace, sarriette sauvage, savourée, sadrée, pebre d'aï, herbe de saint Julien.

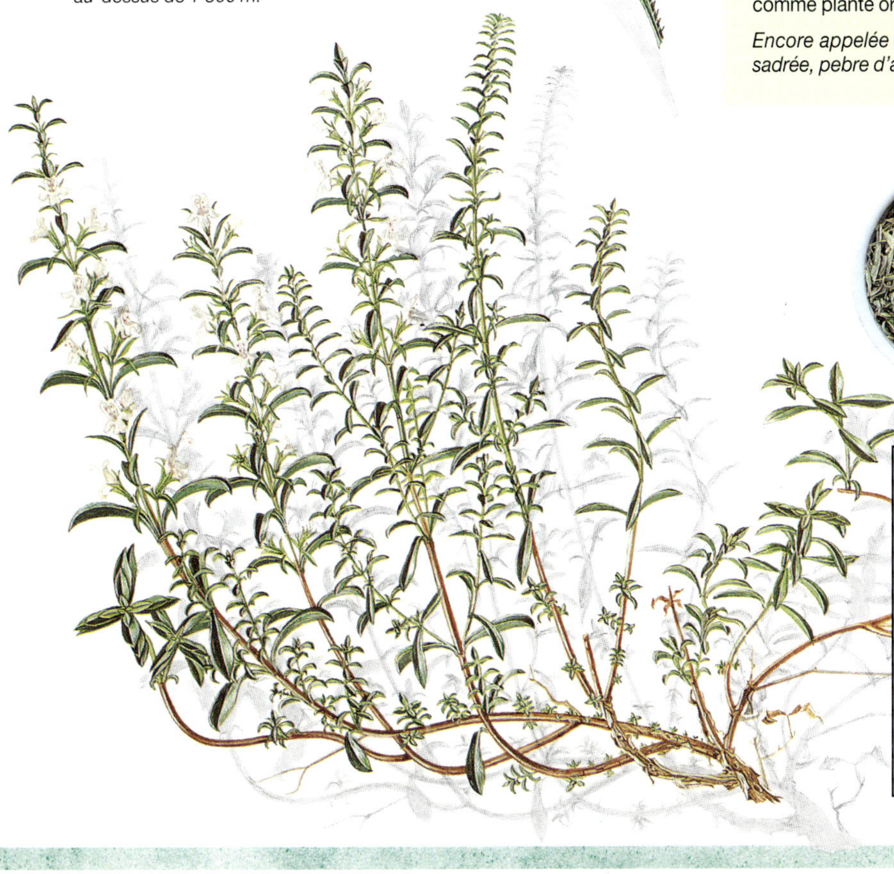

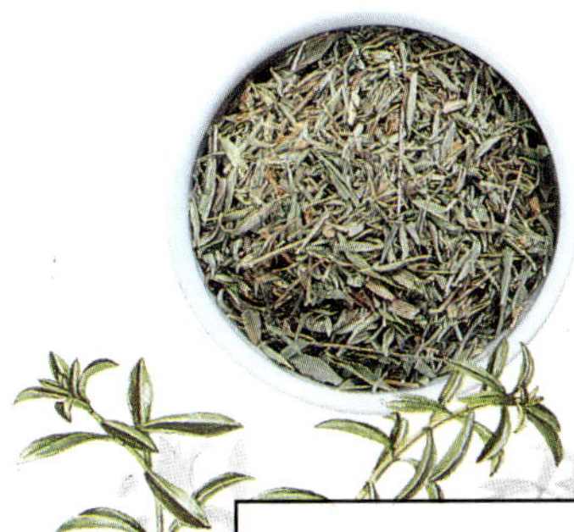

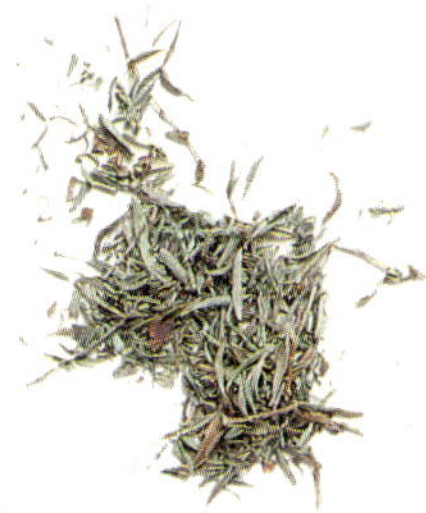

EMPLOIS

- *Infusion (10 min) : 10 à 20 g de sommités fleuries par litre d'eau. 3 tasses par jour après chaque repas en cas de troubles digestifs, pour ses effets carminatifs.*
- *Infusion en usage externe (10 min) : 50 g de sommités fleuries par litre d'eau. En gargarisme ou bain de bouche pour le traitement des plaies et l'hygiène buccale.*

SAUGE OFFICINALE

Salvia officinalis L.
Lamiaceae

BOTANIQUE

Sous-arbrisseau aromatique, très ramifié, de 40 à 80 cm de haut, à tiges quadrangulaires portant des feuilles opposées, lancéolées, épaisses, laineuses, vert blanchâtre. Les fleurs, bleu violacé, bilabiées, groupées en faux verticilles au sommet des rameaux, comportent 2 étamines. Le fruit (akène) a 4 graines.

PARTIES UTILISÉES

Les feuilles, séchées à l'abri de la lumière.

COMPOSANTS

La sauge officinale est riche en flavonoïdes (1 à 3 %). On y trouve aussi des triterpènes (acide ursolique, acide oléanolique), des diterpènes (carnosol, rosmanol, manool, acide carnosolique), des acides-phénols, dont l'acide rosmarinique, mais aussi 1 à 2 % d'une huile essentielle à alpha- et bêta-thuyone, camphre, camphène, cinéol, bornéol, acétate de bornyle.

PROPRIÉTÉS DÉMONTRÉES

La sauge officinale contient de nombreuses substances très actives, dont certaines sont même toxiques (les thuyones provoquent à fortes doses de graves troubles nerveux et digestifs). Les feuilles ont des propriétés antioxydantes, bactéricides, cholérétiques, astringentes, antispasmodiques et antisudorales. Les vertus emménagogues de la sauge sont mises sur le compte de constituants à effets œstrogéniques ; s'y ajouterait une activité antigonadotrophinique.

INDICATIONS USUELLES RECONNUES

La plante est indiquée par voie orale dans le traitement symptomatique des troubles digestifs (dyspepsies, petites diarrhées, vomissements spasmodiques, cholécystites...) ; dans les règles douloureuses, troubles de la ménopause, sueurs profuses ; enfin dans les asthénies et pour tarir la sécrétion lactée au cours du sevrage des nourrissons. En usage local, elle est utilisée comme cicatrisant et, en bain de bouche ou en gargarisme, dans les affections buccales (aphtes, gingivites) et de la gorge (amygdalites).

PRÉCAUTIONS D'EMPLOI

Respecter les doses préconisées, car la plante n'est pas dénuée de toxicité. Éviter chez la femme au cours de la grossesse et de l'allaitement et aussi chez l'enfant. Réserver l'huile essentielle à la prescription médicale.

Connue des Grecs, des Romains et des Arabes, la sauge officinale est cultivée depuis longtemps en Europe et dans toutes les régions tempérées pour son usage médicinal et condimentaire. Au cours des siècles, Hippocrate, Dioscoride, Galien puis sainte Hildegarde en ont vanté les vertus. Au Moyen Âge, elle était considérée comme une panacée. « Celui qui veut vivre à jamais doit manger la sauge en mai. »

Encore appelée thé de France, thé d'Europe, herbe sacrée, herbe aux plaies, ormin, toute-bonne.

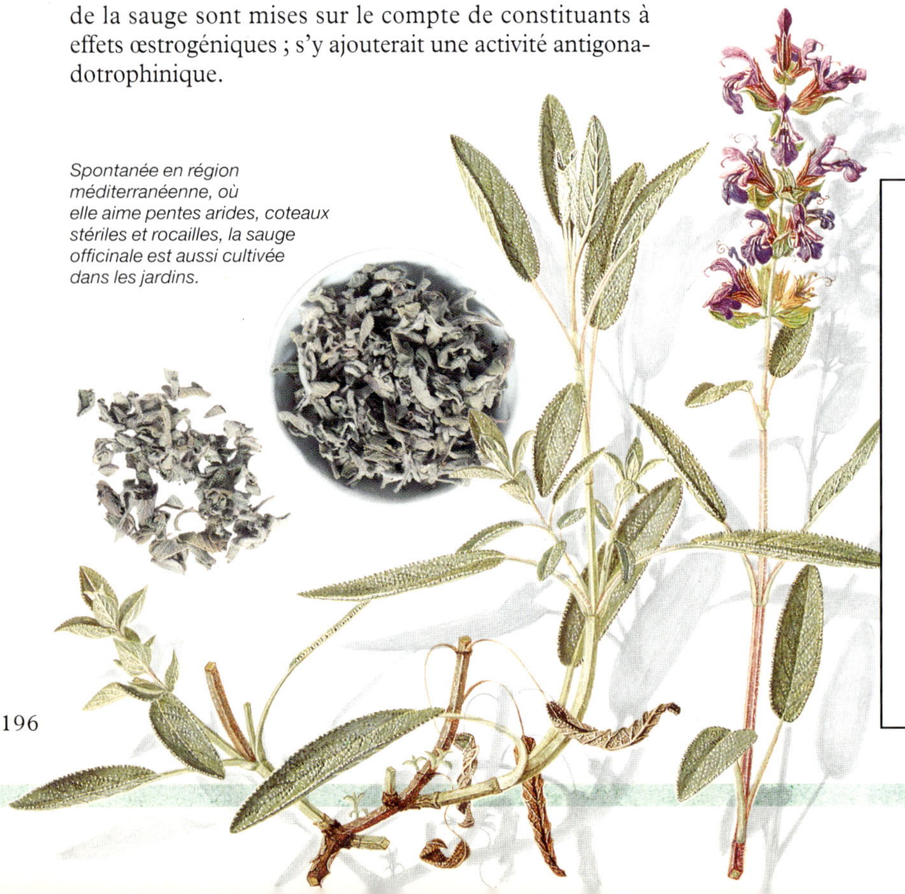

Spontanée en région méditerranéenne, où elle aime pentes arides, coteaux stériles et rocailles, la sauge officinale est aussi cultivée dans les jardins.

EMPLOIS

- *Infusion (10 min) : 20 g de feuilles par litre d'eau. 2 à 3 tasses par jour dans les asthénies nerveuses, petites diarrhées, troubles de la ménopause, sueurs, et pour arrêter la montée de lait ; 1 tasse deux fois par jour, la semaine précédente, pour prévenir les règles douloureuses.*
- *Décoction (10 min) : 15 g de feuilles par litre d'eau, en bain de bouche ou en gargarisme, trois à quatre fois par jour, contre les aphtes, gingivites, muguet, amygdalites.*
- *Décoction forte en usage externe (10 min) : 30 g par litre d'eau. En compresse sur les plaies, les eczémas.*

SAULE BLANC

Salix alba L.
Salicaceae

Le saule aime les cours d'eau et les lieux humides des régions tempérées d'Europe, d'Asie Mineure, d'Asie centrale et d'Amérique du Nord. On en compte plus de 200 variétés.

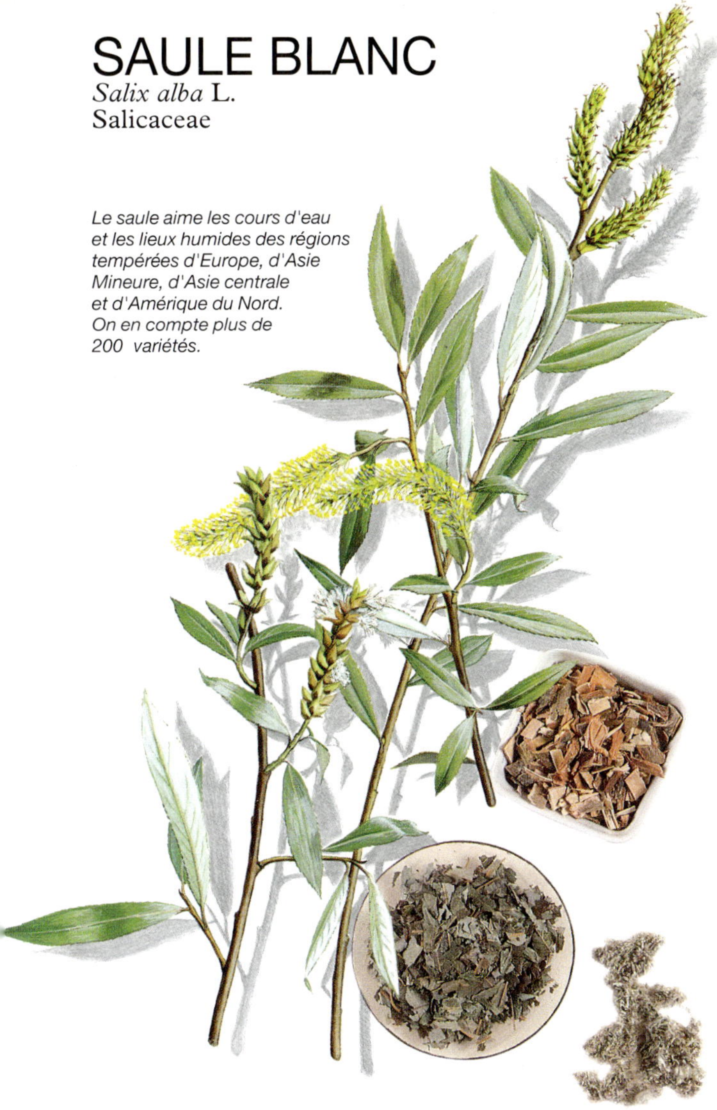

BOTANIQUE

Arbre très commun, le saule blanc (comme ses sous-espèces) peut atteindre 20 m de haut. Il se caractérise par un tronc à l'écorce crevassée et des rameaux flexibles à feuilles lancéolées blanchâtres et soyeuses dessous. Les fleurs, jaunes ou verdâtres et groupées en chatons, apparaissent en avril-mai.

PARTIES UTILISÉES

L'écorce, récoltée en mars sur des branches âgées de moins de 3 ans à la belle saison, et séchée dans un endroit frais. Les chatons et les feuilles, récoltés en avril, séchés également.

COMPOSANTS

L'écorce est riche en composés polyphénoliques : tanins, flavonoïdes, dont le plus intéressant, le salicoside, est responsable de l'activité fébrifuge et antirhumatismale. Les chatons contiendraient en particulier des substances à activité œstrogénique.

PROPRIÉTÉS DÉMONTRÉES

Les principales propriétés de l'écorce démontrées expérimentalement sont essentiellement dues au salicoside, qui se transforme dans les intestins en acide salicylique voisin de l'aspirine et a une activité anti-inflammatoire, antipyrétique et analgésique.

INDICATIONS USUELLES RECONNUES

L'écorce est astringente, réputée depuis fort longtemps pour ses propriétés fébrifuges. Elle est surtout recommandée pour son action anti-inflammatoire, contre les manifestations articulaires douloureuses mineures et les fièvres légères dues à un état grippal. Les chatons sont doués de propriétés antispasmodiques et sédatives nerveuses.

PRÉCAUTIONS D'EMPLOI

Aucune aux doses préconisées.

Le saule a toujours joui d'une grande réputation. Les médecins de l'Antiquité lui attribuaient trois vertus calmantes : sur la fièvre, sur les douleurs et sur l'excitation sexuelle. Au XVIe siècle, il était « l'arbre contre la douleur ». Les feuilles et les chatons étaient utilisés pour leurs vertus sédatives et pouvaient « refroidir ceux qui sont par trop échauffés en amour ». À la même époque, Matthiole signale son intérêt dans l'insomnie. Toutes les espèces de saules possèdent des vertus fébrifuges, comme le saule de Babylone, espèce ornementale communément appelée saule pleureur, celui que les amis de Musset plantèrent près de sa tombe.

Encore appelé saule commun, saule argenté, osier blanc.

EMPLOIS

- *Décoction : 40 g d'écorce concassée par litre d'eau ; faire bouillir 5 min et infuser 10 min. 2 à 3 tasses par jour, contre la fièvre, les cystites et les rhumatismes.*
- *Infusion (15 min) : 20 g de chatons ou de feuilles par litre d'eau. 2 tasses par jour, plus 1 au coucher pour calmer l'anxiété, la nervosité, les douleurs utérines, et pour procurer le sommeil.*
- *La même infusion est employée en lotion journalière contre la peau grasse.*

SCROFULAIRE NOUEUSE

Scrofularia nodosa L.
Scrofulariaceae

BOTANIQUE

Plante herbacée de 0,40 à 1,50 m de haut, à tiges raides, pleines, quadrangulaires, à feuilles glabres, opposées, triangulaires, allongées, irrégulièrement dentées. Les petites fleurs brun-rouge sont longuement pédonculées et groupées en panicules terminales lâches. Les fruits sont des capsules ovoïdes pointues. Le rhizome gris-brun est gros et noueux. L'odeur de la plante est très désagréable et écœurante, la saveur est nauséeuse et amère.

PARTIES UTILISÉES

Les parties souterraines et les sommités fleuries, séchées, et les feuilles, fraîches.

COMPOSANTS

La plante renferme des saponines, des flavonoïdes, une anthraquinone (rhéine), et des iridoïdes en faible quantité (harpagoside...).

PROPRIÉTÉS DÉMONTRÉES

La rhéine est dotée d'effets purgatifs. Les iridoïdes sont anti-inflammatoires. Les saponines à forte dose se sont révélées toxiques pour certains animaux (hématurie).

INDICATIONS USUELLES RECONNUES

La plante est indiquée localement en cas de coups de soleil, de brûlures superficielles et peu étendues, d'érythème fessier. En usages interne et externe, on la recommande dans les manifestations articulaires douloureuses et les rhumatismes.

PRÉCAUTIONS D'EMPLOI

Ne pas dépasser les doses préconisées. À fortes doses, la scrofulaire noueuse provoque des vomissements et une diarrhée violente. Elle peut induire des troubles du rythme cardiaque et une atteinte rénale.

EMPLOIS

- *Décoction (10 min) : 15 à 20 g de parties souterraines par litre d'eau. 2 tasses dans la journée comme anti-inflammatoire.*
- *La même décoction s'emploie en usage externe en compresse dans les affections cutanées.*
- *Cataplasme de feuilles fraîches pilées dans les affections cutanées, petites brûlures, coups de soleil, érythème fessier.*

Tirant son nom de son ancienne réputation dans le traitement des tumeurs scrofuleuses, la scrofulaire noueuse était également utilisée au XVIe siècle comme vulnéraire et antihémorroïdaire. On employait les feuilles en lotion contre la gale, tandis que la racine broyée et mélangée à du beurre constituait un onguent contre les furoncles, les abcès et les panaris. Son utilisation populaire comme hypoglycémiant a également été rapportée, la plaçant au XIXe siècle parmi les remèdes antidiabétiques. La tradition lui accorde des effets toniques, stimulants, vermifuges et vulnéraires. On a par ailleurs remarqué que vaches, moutons et chèvres évitent de brouter cette plante.

Encore appelée scrofulaire des bois, grande scrofulaire, herbe aux écrouelles, herbe au siège, orvale, agrouelles.

Plante des bois clairs humides et du bord des cours d'eau, la scrofulaire noueuse est assez commune en Europe, sauf en région méditerranéenne ; elle croît jusqu'à 1 800 m.

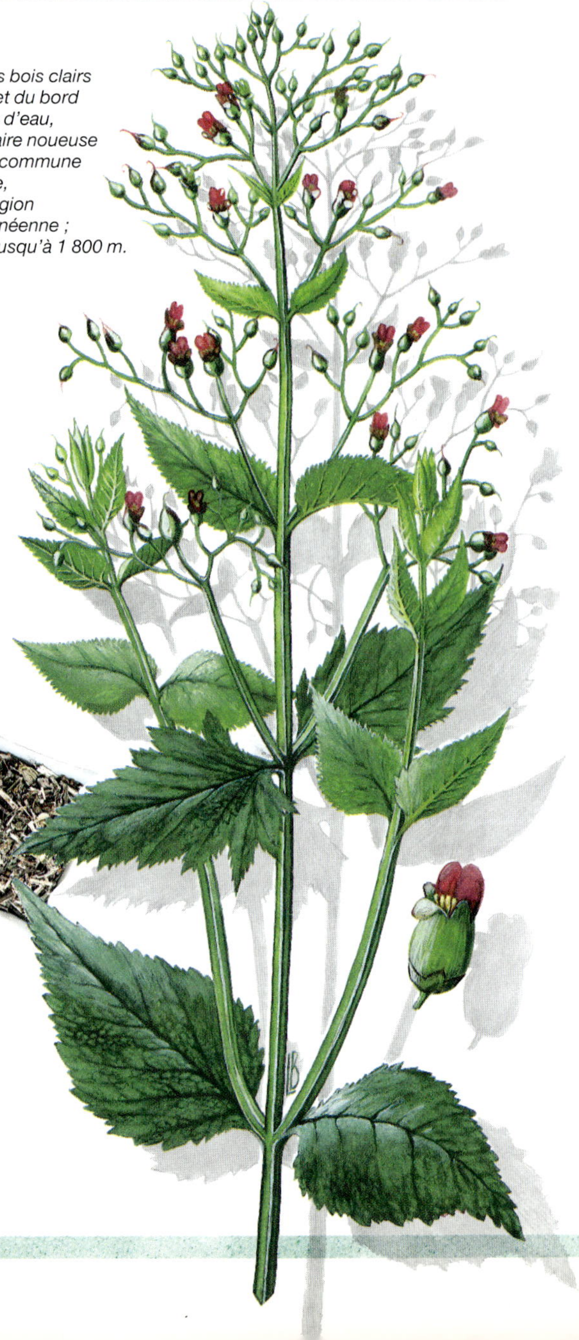

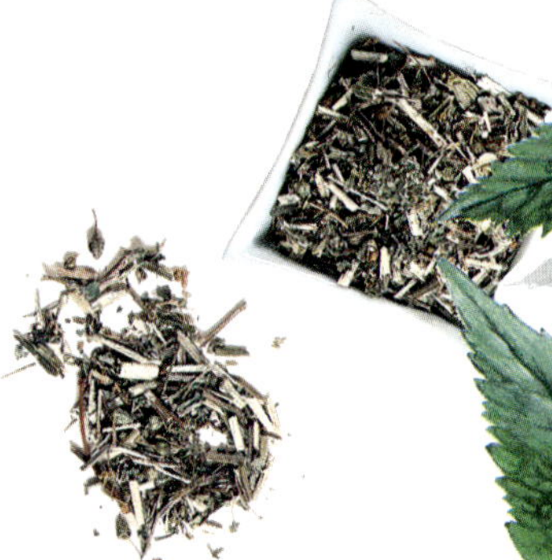

SÉNÉ

Cassia senna L. ; *Cassia angustifolia* Vahl.
Cesalpiniaceae

Les médecins arabes connaissaient les effets laxatifs et purgatifs des sénés depuis le xe siècle. Ce sont eux qui les introduisirent dans la thérapeutique occidentale. Ils les recommandaient contre la goutte, la sciatique, les douleurs articulaires causées par la bile, l'atrabile et la pituite, mais aussi contre les gerçures, la chute des cheveux, les poux, la céphalée chronique, la gale, le prurit...

Le séné d'Alexandrie est encore appelé séné de Khartoum, le séné de l'Inde, séné de Tinnevelly.

BOTANIQUE

Sous-arbrisseau de 40 à 60 cm de haut, à tiges dressées, à feuilles alternes, composées, paripennées : les folioles, vert jaunâtre à vert grisâtre, sont opposées, lancéolées, aiguës, plus ou moins pubescentes. Les fleurs, jaunes et veinées de brun, sont groupées en grappes axillaires. Les fruits, gousses brun pâle aplaties, arquées, parcheminées, déhiscentes, contiennent 6 à 8 graines. L'odeur des folioles est faible, leur saveur mucilagineuse, puis amère et légèrement âcre.

PARTIES UTILISÉES

Les folioles et les fruits, récoltés en septembre et séchés au soleil.

COMPOSANTS

La composition chimique des folioles et des fruits des deux espèces est très voisine : présence de dérivés hydroxyanthracéniques (2 à 5 %), qui par séchage forment les sennosides, principes actifs du séné. On trouve aussi des flavonoïdes, des polysaccharides acides, un polyol (pinnitol), des phytostérols, des matières minérales (10 à 12 %) et des dérivés naphtaléniques.

PROPRIÉTÉS DÉMONTRÉES

Les effets laxatifs sont liés aux sennosides, après hydrolyse au niveau du côlon et transformation en rhéine-anthrone : augmentation du péristaltisme intestinal ; inhibition de la réabsorption de l'eau, du sodium, du chlore ; augmentation de la sécrétion de potassium.

INDICATIONS USUELLES RECONNUES

Les sénés sont indiqués comme laxatifs stimulants.

PRÉCAUTIONS D'EMPLOI

Ne pas utiliser la plante ou les graines fraîches, irritantes pour l'intestin, la vessie et l'utérus. Ne pas prolonger le traitement au-delà de huit jours : risque de troubles métaboliques (hypokaliémie, colite avec diarrhées, mélanose rectocolique...). Contre-indiqué chez les enfants de moins de 12 ans.

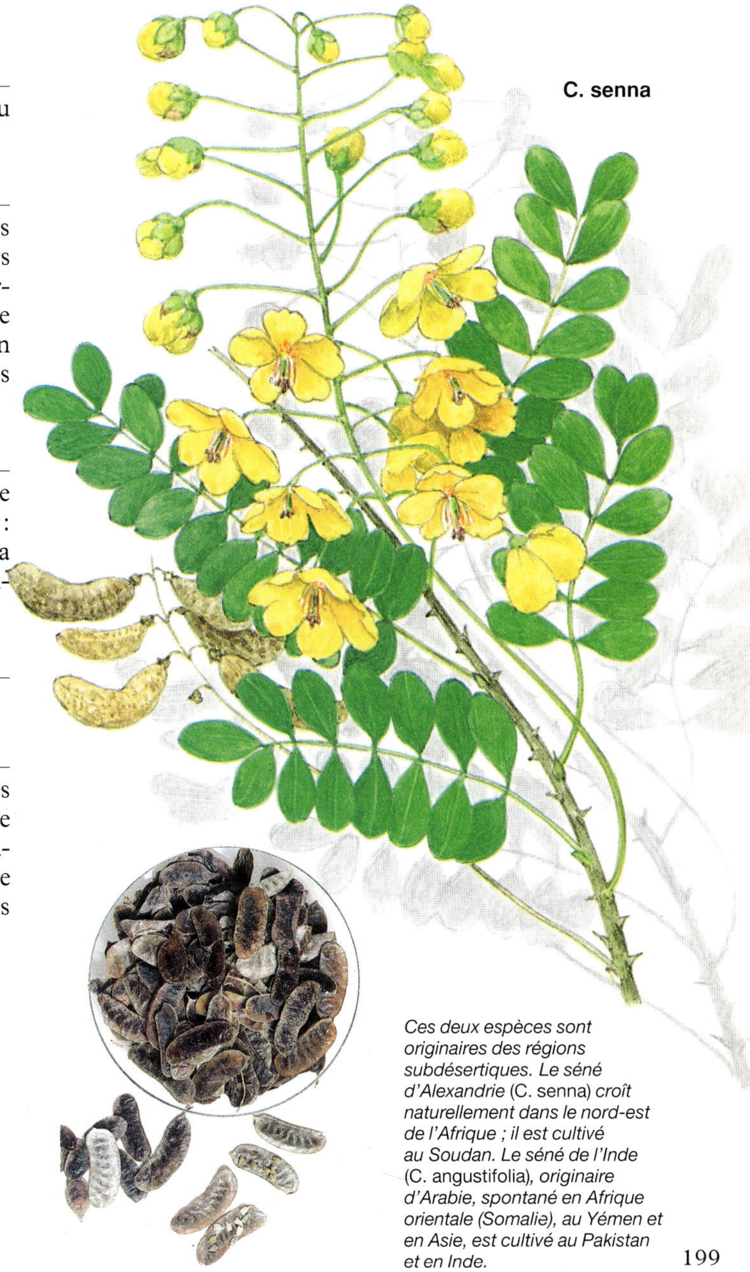

Ces deux espèces sont originaires des régions subdésertiques. Le séné d'Alexandrie (C. senna) *croît naturellement dans le nord-est de l'Afrique ; il est cultivé au Soudan. Le séné de l'Inde* (C. angustifolia), *originaire d'Arabie, spontané en Afrique orientale (Somalie), au Yémen et en Asie, est cultivé au Pakistan et en Inde.*

EMPLOIS

• *Infusion (10 min) : 3 à 15 g de folioles par litre d'eau. 1 tasse après chaque repas contre la constipation.*

SERPOLET

Thymus serpyllum L.
Lamiaceae

BOTANIQUE

Petit sous-arbrisseau vivace de 10 à 50 cm de haut, à tiges généralement couchées, redressées au sommet, peu touffues. Les feuilles, à disposition opposée, sont petites, entières, oblongues, aux bords faiblement enroulés. Les fleurs sont roses, blanches ou rose violacé, en glomérules terminaux. Le fruit est un tétrakène brun et lisse. La plante a une odeur et une saveur aromatiques.

PARTIES UTILISÉES

Les sommités fleuries, récoltées en été ou en automne, séchées à l'ombre en bouquets.

COMPOSANTS

Le composant le plus important du serpolet est une huile essentielle riche en thymol et/ou carvacrol qui contient également du cinéol, des alcools et des carbures terpéniques. Il renferme aussi de nombreux flavonoïdes, des acides-phénols et des triterpènes.

PROPRIÉTÉS DÉMONTRÉES

L'huile essentielle possède des propriétés antispasmodiques, expectorantes, antibactériennes et antifongiques. On attribue aussi à la plante des activités antivirales et antigonadotrophiques.

INDICATIONS USUELLES RECONNUES

Par voie interne, le serpolet est indiqué dans le traitement symptomatique de la toux, dans celui des troubles digestifs à caractère spasmodique, et contre la fatigue.
En application locale, il est employé pour le soin des petites plaies, pour le soulagement temporaire des maux de gorge et/ou des enrouements passagers, contre le nez bouché, le rhume et aussi en bain de bouche, pour l'hygiène buccale.

PRÉCAUTIONS D'EMPLOI

Aucune aux doses préconisées. À fortes doses ou en utilisation continue, l'huile essentielle peut être neurotoxique. Ne l'utiliser que sur prescription médicale.

Les Anciens connaissaient et utilisaient déjà des espèces voisines de notre serpolet. Dioscoride les recommandait comme diurétiques et emménagogues, et contre les spasmes, les convulsions, les hernies, les inflammations du foie, les troubles cérébraux. Au Moyen Âge, le serpolet était indiqué dans le traitement des maux de tête, des douleurs et de la coqueluche. Rabelais a cité le serpolet dans son *Tiers Livre,* aux côtés de la quintefeuille : « Le serpoulet, herpe contre terre », disait-il, et l'on comprend ainsi son nom. En effet, *herpe,* en vieux français, provient du grec *herpein,* ramper, qui fut traduit en latin par *serpyllum,* le nom de l'espèce, rappelant bien l'allure rampante de ses tiges. Le serpolet a toujours tenu une place importante dans la médecine populaire.

Encore appelé thym sauvage, pilolet, serpoulet, thym rouge, thym bâtard, poleur, poliet, poulliot, pouilleux, petit poulliot, poujeu bâtard, poujeu de bique, sent-il-bon, bouquet.

EMPLOIS

- *Infusion (10 min) : 15 g de sommités fleuries par litre d'eau. 2 à 3 tasses par jour après les repas comme antispasmodique dans les troubles digestifs, contre la toux et la fatigue.*
- *Même infusion en usage externe : en application locale contre les affections de la peau.*

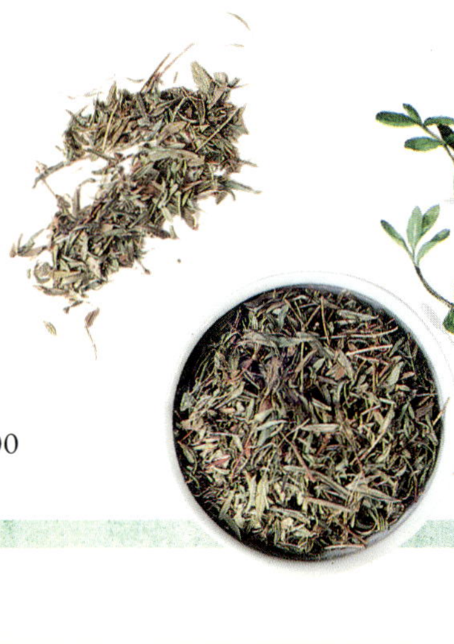

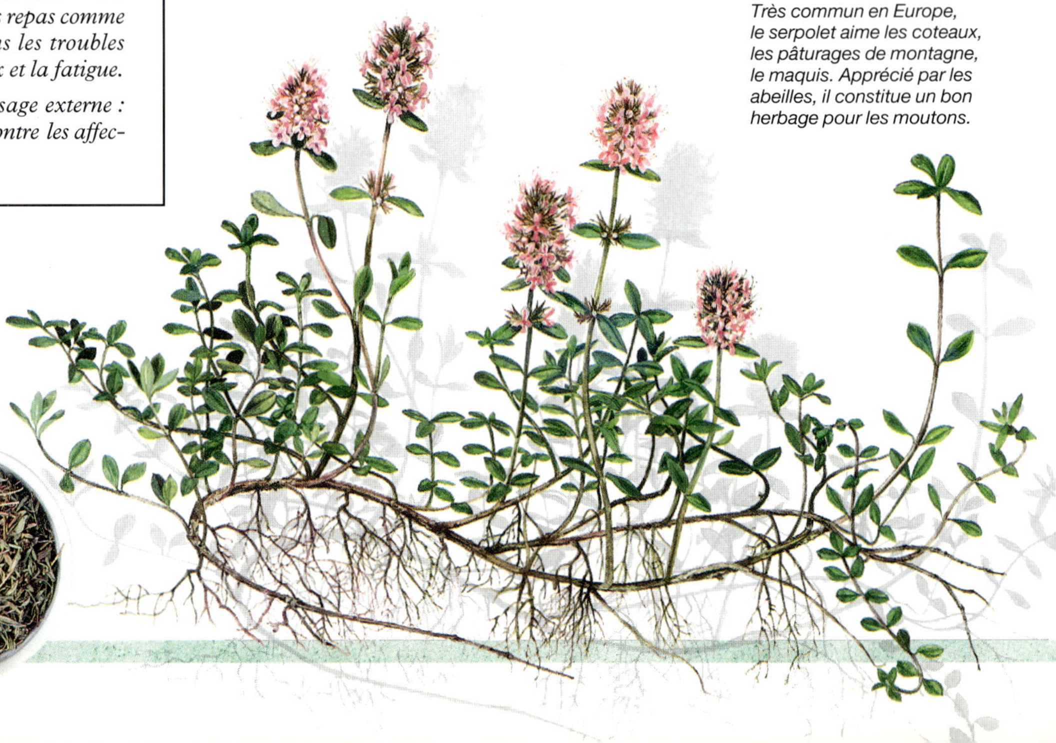

Très commun en Europe, le serpolet aime les coteaux, les pâturages de montagne, le maquis. Apprécié par les abeilles, il constitue un bon herbage pour les moutons.

SOLIDAGE VERGE D'OR

Solidago virgaurea L.
Asteraceae

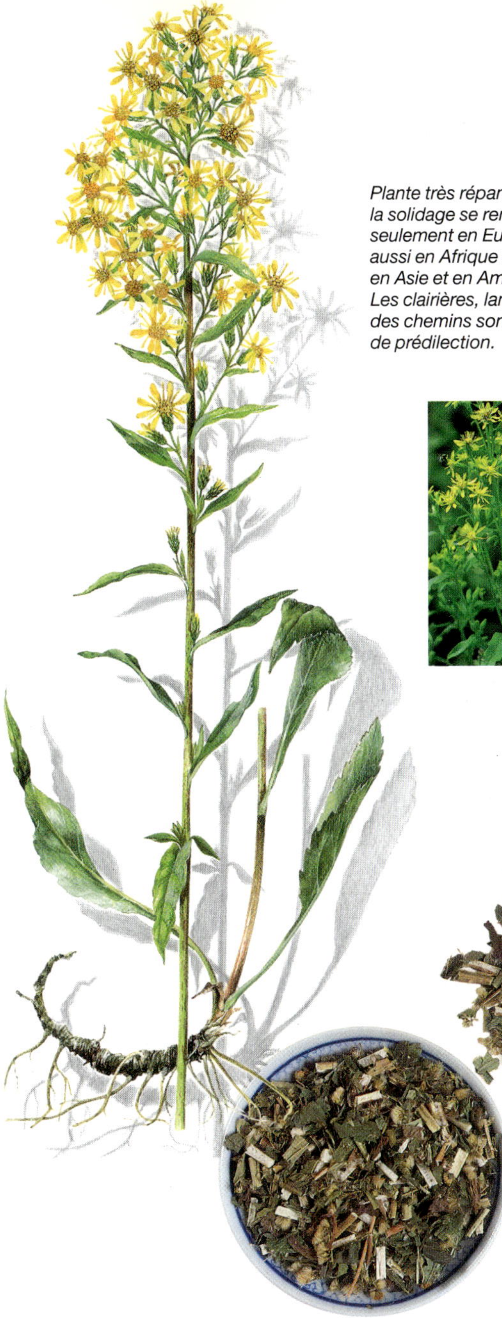

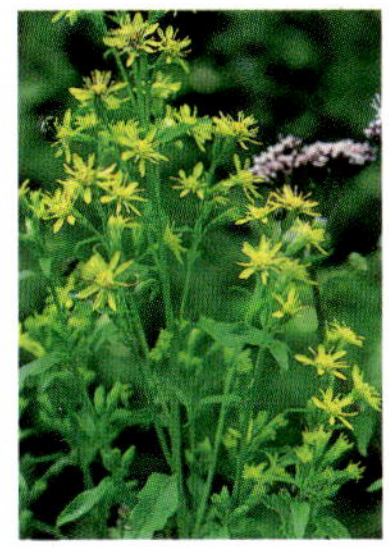

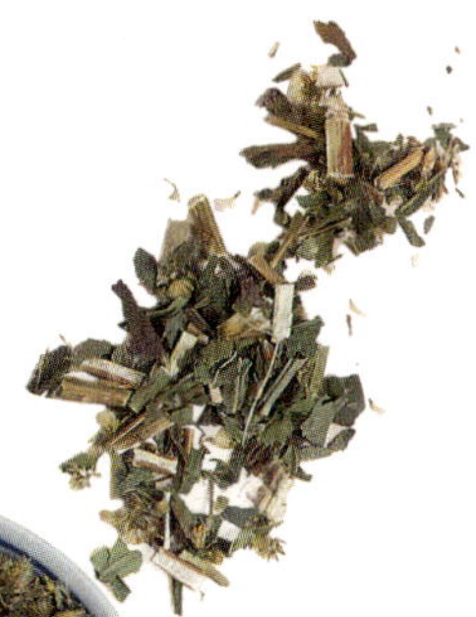

Plante très répandue, la solidage se rencontre non seulement en Europe, mais aussi en Afrique du Nord, en Asie et en Amérique. Les clairières, landes et bords des chemins sont ses lieux de prédilection.

BOTANIQUE

Plante herbacée vigoureuse, vivace, de 0,30 à 1 m de haut, dont la tige, souvent rouge violacé, porte des feuilles ovales. Les organes floraux sont constitués de fleurs tubuleuses au centre et ligulées à la périphérie, formant un capitule jaune. Les fruits (akènes) sont cylindriques, jaune pâle et surmontés d'une aigrette.

PARTIES UTILISÉES

Les sommités fleuries, récoltées de juin à août.

COMPOSANTS

Parmi les nombreux constituants identifiés, il faut citer : une huile essentielle, des tanins, des flavonoïdes (1,5 à 2 %), des dérivés terpéniques, des acides-phénols en grande quantité (10 à 15 %) et de la coumarine. On a isolé en outre des polysaccharides particuliers.

PROPRIÉTÉS DÉMONTRÉES

De nombreuses expérimentations in vivo ont permis de mettre en évidence plusieurs activités. Parmi celles-ci, il faut mentionner l'activité diurétique, mais également des activités analgésiques, hypotensives, antifongiques, anti-inflammatoires et vasculoprotectrices.

INDICATIONS USUELLES RECONNUES

En Europe, les indications thérapeutiques principales concernent les propriétés diurétiques. Mais l'usage populaire lui reconnaît également des propriétés sédatives, analgésiques, anti-inflammatoires et vulnéraires. Anti-exsudative, elle convient au traitement des diarrhées et des entérites ; elle est aussi antimycosique et répulsive pour les moustiques. Elle améliore la circulation veineuse.

PRÉCAUTIONS D'EMPLOI

Aucune aux doses préconisées. Ne pas oublier que le pollen de la plante fraîche est un grand responsable du rhume des foins.

Décrite par Olivier de Serres dans *Théâtre d'agriculture*, cette espèce végétale a toujours été reconnue pour ses nombreuses vertus, en particulier dans les maladies des reins et de la vessie, et en usage externe comme vulnéraire pour la cicatrisation des plaies. Elle a beaucoup inspiré l'imagination populaire.

Encore appelée verge d'or, verge dorée, herbe des juifs, solidage des bois.

EMPLOIS

- *Infusion (10 min) : 30 à 40 g de sommités fleuries par litre d'eau. 3 à 4 tasses par jour en dehors des repas, comme diurétique. Interrompre 10 jours de suite après 10 jours de traitement.*
- *La même infusion est employée localement en lotion ou en compresse sur les petites plaies à cicatriser ou les irritations cutanées.*

SOUCI DES JARDINS

Calendula officinalis L.
Asteraceae

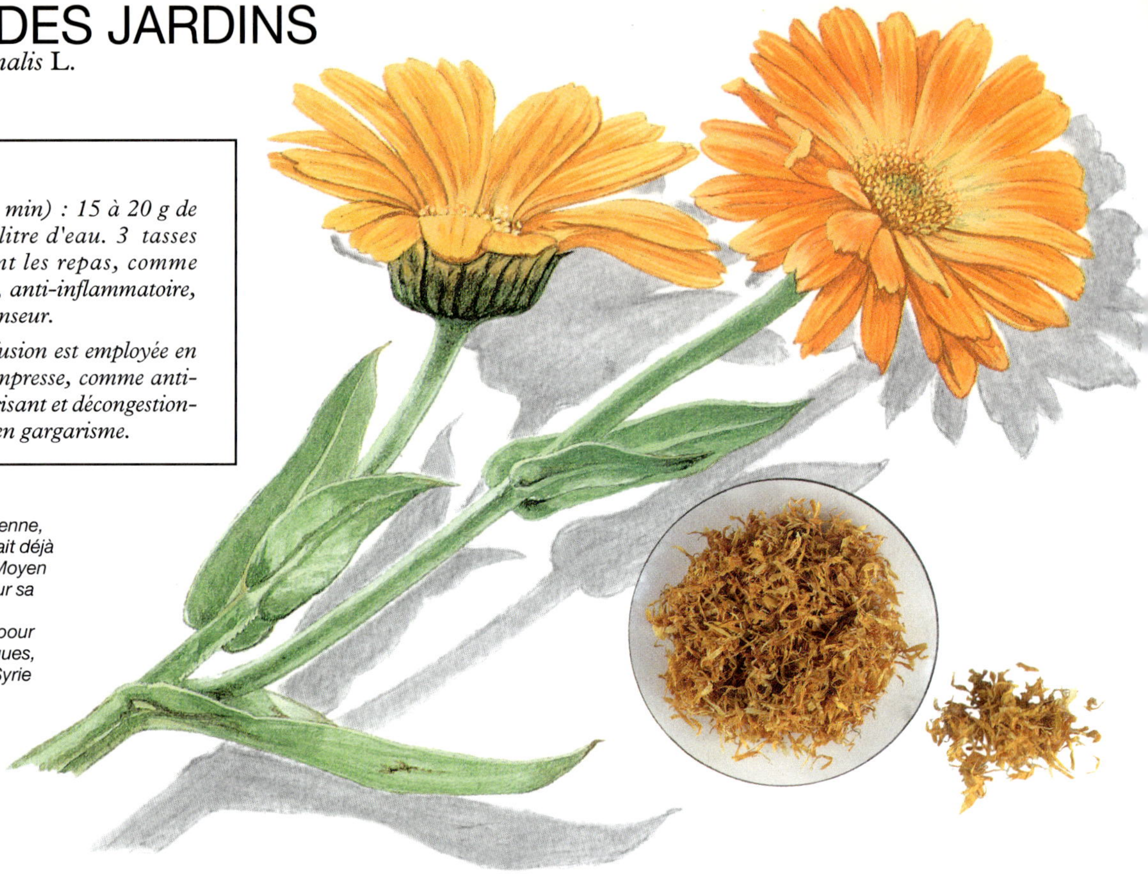

EMPLOIS

• *Infusion (10 min) : 15 à 20 g de capitules par litre d'eau. 3 tasses par jour avant les repas, comme emménagogue, anti-inflammatoire, sédatif, hypotenseur.*

• *La même infusion est employée en lotion et en compresse, comme antiseptique, cicatrisant et décongestionnant, et aussi en gargarisme.*

D'origine méditerranéenne, le souci des jardins était déjà cultivé en Europe au Moyen Âge, en particulier pour sa valeur ornementale. Apprécié aujourd'hui pour ses vertus thérapeutiques, il est aussi cultivé en Syrie et en Égypte.

BOTANIQUE

Plante herbacée annuelle ne dépassant pas 50 cm de haut, aux tiges anguleuses et velues, à feuilles alternes, à floraison mensuelle. L'organisation florale est faite d'un capitule ressemblant à une marguerite, constituée par des fleurs centrales tubuleuses jaune safran, ligulées à la périphérie. Le fruit (akène) est épineux.

PARTIES UTILISÉES

Les capitules, récoltés de mai à août et séchés. Leur conservation requiert le plus grand soin, car l'humidité ambiante pourrait nuire à leur efficacité.

COMPOSANTS

La composition chimique est faite d'un nombre imposant de constituants : saponosides en proportions importantes (2 à 10 %), hétérosides flavoniques et caroténoïdes en abondance, polyholosides, alcools triterpéniques, acides organiques dont l'acide salicylique, tanins, stérols... Les fleurs contiennent en outre une huile essentielle.

PROPRIÉTÉS DÉMONTRÉES

De très nombreuses propriétés ont été reconnues au souci : antiseptiques, anti-inflammatoires, antiœdémateuses, antiulcéreuses, cicatrisantes, sédatives, hypolipémiantes, antivirales, antivenimeuses et antiparasitaires. On y ajoutera des effets œstrogéniques, emménagogues, spermicides, hypotenseurs... Toutefois, les applications de ces propriétés sont encore au stade expérimental.

INDICATIONS USUELLES RECONNUES

Le souci est surtout employé en usage local dans les traitements des affections cutanées, et plus particulièrement dans le traitement des petites plaies, comme adoucissant et pour calmer les démangeaisons, crevasses, écorchures, gerçures, mais également contre les coups de soleil, petites brûlures, érythèmes fessiers et maux de gorge. Il est précieux contre les piqûres d'insectes. En usage interne, il est utilisé avec prudence comme cholérétique, antiulcéreux, anti-inflammatoire, sédatif, hypotenseur.

PRÉCAUTIONS D'EMPLOI

Aucune en usage externe. Son usage interne n'est pas dénué d'effets indésirables dus aux substances œstrogéniques. À éviter chez la femme au cours de la grossesse et de l'allaitement.

Jadis très en vogue dans la médecine populaire, le souci était considéré au Moyen Âge comme une plante magique. Tombé en désuétude pendant plusieurs siècles, il connaît un regain de faveur depuis qu'on a identifié ses nombreux principes actifs.

Encore appelé fleur de tous les mois, fleur de calendule.

SUREAU NOIR

Sambucus nigra L.
Caprifoliaceae

BOTANIQUE

Arbuste de 3 à 5 m de haut, pouvant atteindre 10 m, à feuilles caduques composées de 5 à 7 folioles, au tronc et aux branches caractérisés par une épaisse moelle blanche. De minuscules fleurs, blanches et odorantes, sont disposées en corymbes. Le fruit est une petite baie noire et ronde.

PARTIES UTILISÉES

Les fleurs récoltées à épanouissement complet (mai-juillet) et séchées rapidement sur claies, et les fruits à maturité (automne). La seconde écorce, verte, grattée au printemps ou à l'automne, après avoir détaché l'écorce grise, et soigneusement séchée à l'air.

COMPOSANTS

Les fleurs de sureau noir sont riches en minéraux (8 à 9 %), particulièrement en sels de potassium, et renferment aussi des acides-phénols, des flavonoïdes et une huile essentielle en faible quantité (alcools monoterpéniques). On trouve dans les fruits des sucres, des acides citrique et malique, des flavonoïdes et des anthocyanosides (dérivés du cyanidol à action vitaminique P). Des hétérosides cyanogénétiques ont été isolés des graines. La seconde écorce a une composition voisine de celle des fleurs.

EMPLOIS

- *Infusion (10 min) : 10 g de fleurs sèches par litre d'eau. 5 tasses par jour comme diurétique et contre les rhumatismes et les refroidissements.*
- *Décoction de fruits (15 min) : 30 g pour une tasse de 15 cl d'eau ou de lait. 1 tasse avant chacun des trois repas, comme laxatif et stimulant des fonctions d'élimination.*
- *Décoction d'écorce : 20 g par litre d'eau. Chauffer jusqu'à réduction de moitié. 3 tasses dans la journée comme diurétique.*

PROPRIÉTÉS DÉMONTRÉES

L'extrait aqueux des fleurs stimule la diurèse et possède un effet natriurétique chez le rat, alors que l'extrait hydro-alcoolique est dépourvu d'action. Une action diurétique et sudorifique des feuilles a également été démontrée.

INDICATIONS USUELLES RECONNUES

Fleurs, fruits et écorce sont indiqués comme diurétique et sudorifique dans les rétentions d'eau et en cas de refroidissement ou d'état grippal, et recommandés comme stimulant des fonctions d'élimination digestive et rénale. Les fruits sont légèrement laxatifs.

PRÉCAUTIONS D'EMPLOI

Aucune aux doses préconisées, sauf en cas d'hyperkaliémie.

La découverte de graines de sureau dans des lieux d'habitation datant de l'âge de la pierre et du bronze atteste leur utilisation depuis la préhistoire. La médecine grecque attribuait au sureau des propriétés laxatives et diurétiques : aux feuilles, des effets cholagogues par voie orale et anti-inflammatoires en usage externe ; aux racines, des actions emménagogues et alexitères. Sainte Hildegarde préconise contre la jaunisse des bains préparés avec des feuilles. Selon les médecins de la fin du XIXe siècle, les fleurs fraîches sont diurétiques ; sèches, elles sont indiquées dans la grippe et les refroidissements.

Encore appelé suseau, haut-bois, sus, sambuc.

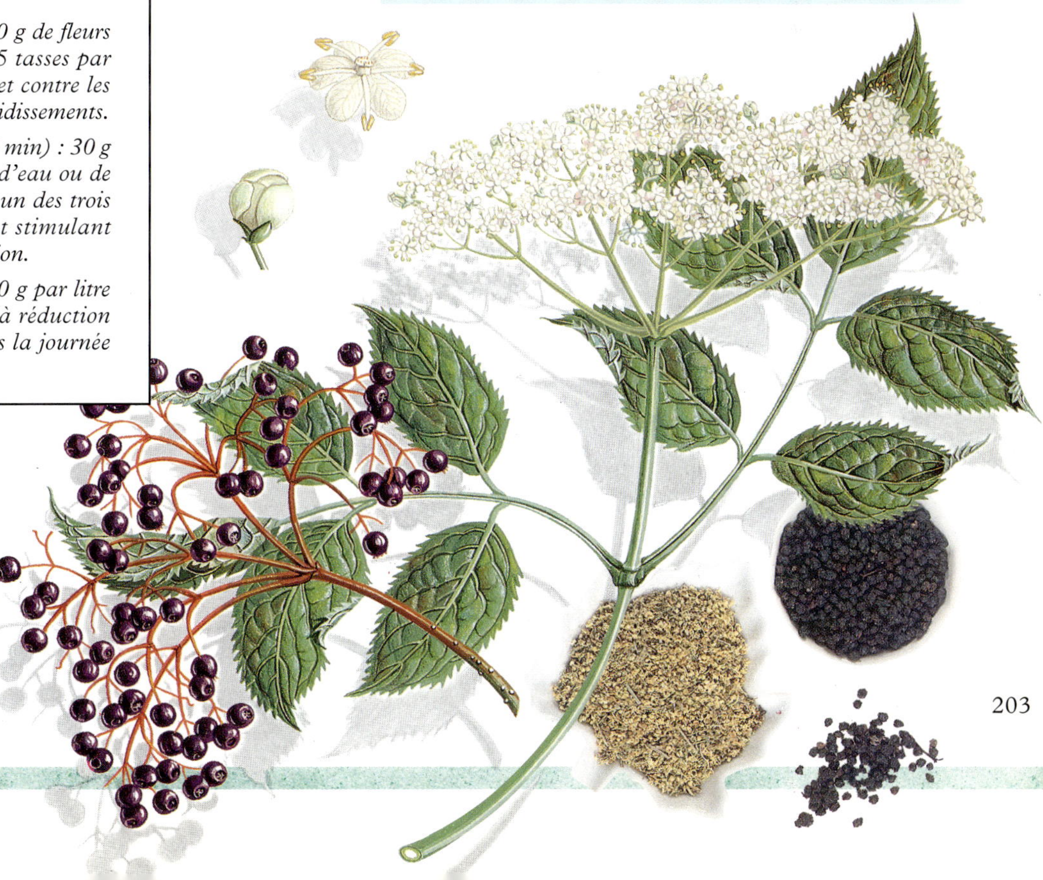

Originaire de l'Europe centrale et méridionale, répandu en Afrique du Nord, commun en France, le sureau noir est une espèce rudérale, habituée du bord des chemins, des haies et des bois clairs.

THÉ VERT

Camellia sinensis (L.) Kuntze
Theaceae

BOTANIQUE

Arbuste à feuilles alternes, persistantes, dentées, brièvement pétiolées et vertes, velues dessous, glabres dessus, le théier peut atteindre 10 m à l'état sauvage ; il est maintenu à 1 ou 2 m en culture. Les fleurs régulières, blanches ou jaunâtres, sont composées d'un calice à 5 sépales et d'une corolle à 5 pétales. Ornées de très nombreuses étamines, ces fleurs ont un ovaire dont le fruit donne naissance à une capsule arrondie.

PARTIES UTILISÉES

Les feuilles, rapidement séchées sur des claies chauffées à une température peu élevée, ce qui leur conserve leur couleur verte. Roulées encore chaudes, elles constituent le thé vert, par opposition au thé noir, obtenu en ne séchant les feuilles qu'après un début de fermentation, d'où sa couleur caractéristique et son arôme particulier.

COMPOSANTS

La feuille contient des sucres et des vitamines (vitamine C et du groupe B). La caféine est un de ses constituants spécifiques. À noter, la présence de polyphénols en grande quantité (30 %), responsables de l'astringence (acides-phénols et tanins galliques), d'alcools terpéniques, à l'origine de l'arôme de l'infusion, et de flavonoïdes.

PROPRIÉTÉS DÉMONTRÉES

L'activité stimulante sur le système nerveux central a été démontrée ; elle est due à la caféine et à la théophylline, qui possèdent également des propriétés diurétiques. Il faut signaler les activités angioprotectrices et anti-inflammatoires de la plante, qui seraient liées à la présence des polyphénols. L'absorption intestinale du cholestérol alimentaire serait réduite.

INDICATIONS USUELLES RECONNUES

La feuille de théier est utilisée traditionnellement dans le traitement symptomatique des diarrhées légères, dans les asthénies fonctionnelles et comme diurétique léger.

PRÉCAUTIONS D'EMPLOI

Aucune aux doses préconisées. Comme avec le café, un usage trop intensif peut provoquer troubles du sommeil et tremblements (le théisme).

Le thé est une des boissons les plus consommées au monde. Boisson traditionnelle de la Chine depuis plus de quatre mille ans, il est apparu en Europe au XVIIe siècle. Il est bu sous la forme de thé vert et de thé noir, dont la fermentation développe l'arôme. Environ 2 millions de tonnes sont consommées par an sous toutes les formes. Si l'infusion de thé est une boisson agréable, les Anciens y trouvaient de nombreuses vertus thérapeutiques : aider une digestion difficile, éviter les diarrhées ou combattre les états fébriles (en association avec le rhum).

EMPLOIS

• *Infusion (15 min) : 20 g de thé par litre d'eau. 1 tasse deux fois par jour en dehors des repas, de préférence le matin et en milieu d'après-midi, en cas de diarrhées, de fatigue ou comme diurétique léger.*

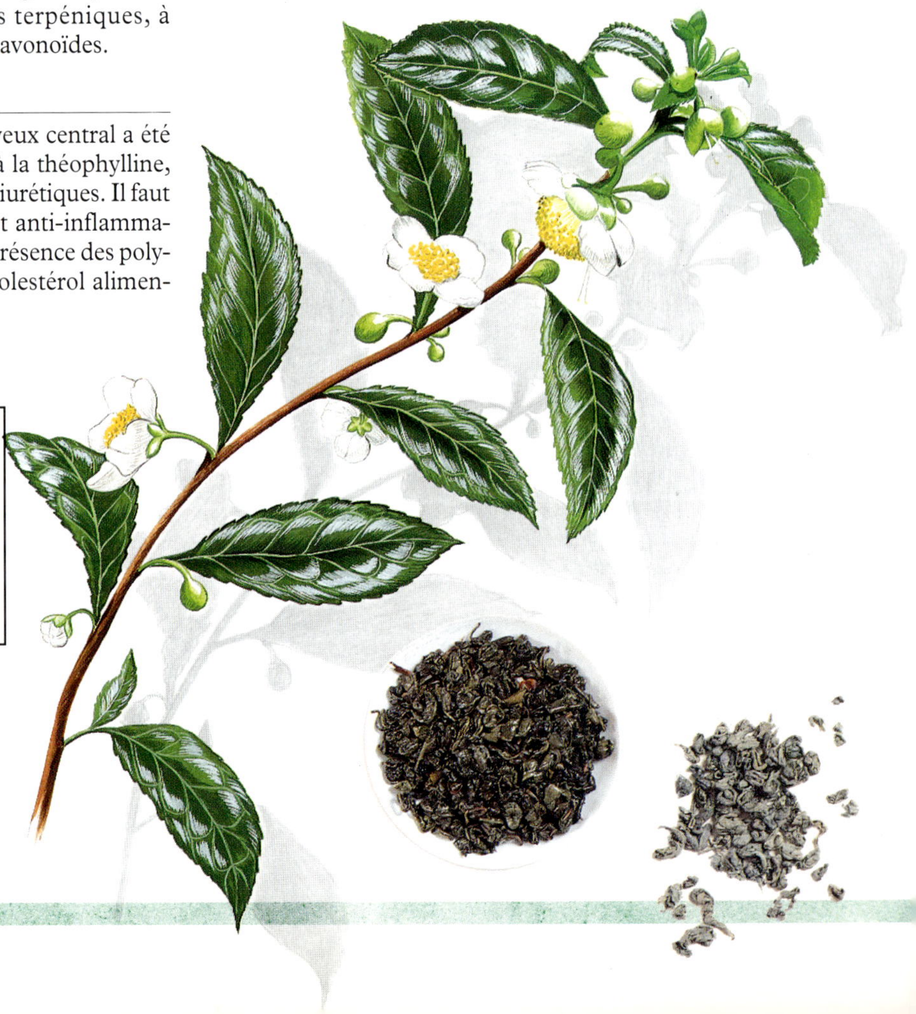

Spontané dans les forêts pluvieuses, le théier est originaire d'Assam et de Chine. Sa culture s'est répandue au Sri Lanka, en Inde, dans le Sud-Est asiatique, au Japon ; il a été introduit en Afrique tropicale de l'Est.

THYM

Thymus vulgaris L.
Lamiaceae

Originaire du bassin méditerranéen occidental, le thym se rencontre dans tout le midi de la France, en Italie, en Espagne, au Portugal. Affectionnant les coteaux arides, il est cultivé comme plante ornementale mais surtout culinaire.

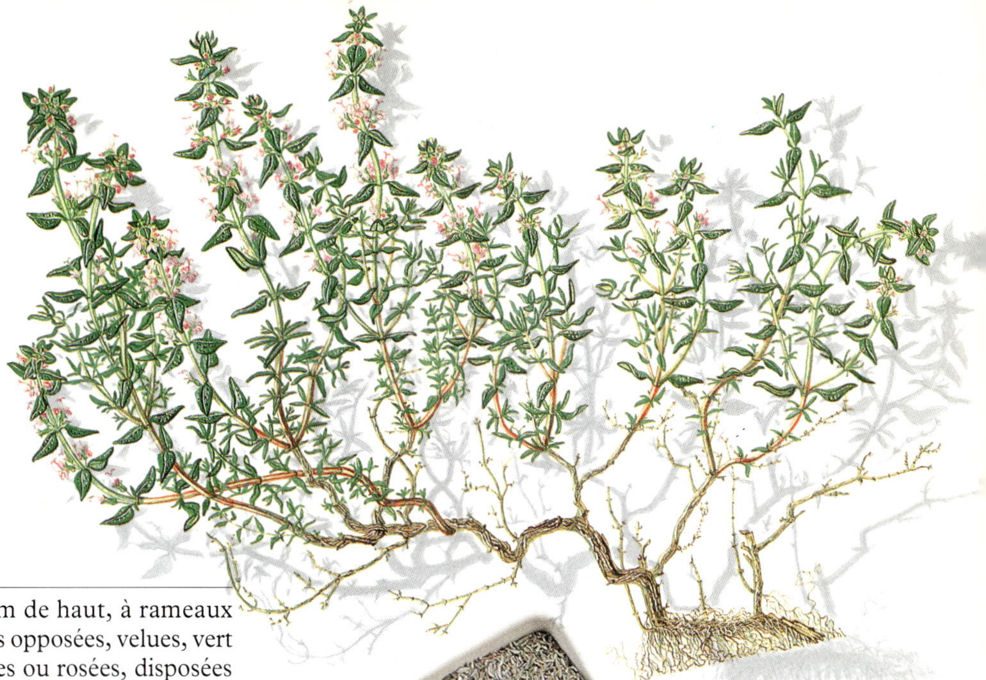

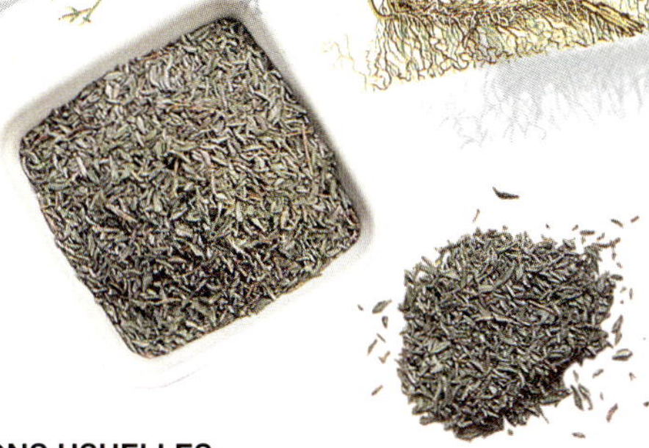

BOTANIQUE

Petite plante vivace de 10 à 20 cm de haut, à rameaux serrés et dressés, aux petites feuilles opposées, velues, vert cendré. Les fleurs, petites, blanches ou rosées, disposées en un faux capitule globuleux, sont constituées d'une corolle bilabiée et d'un calice très velu et bossu.

PARTIES UTILISÉES

Les feuilles et les sommités fleuries, récoltées au moment de la pleine floraison (juin-juillet) ; deuxième récolte possible dans les premiers jours de septembre. Les plantes sont séchées dans un endroit frais et bien aéré.

COMPOSANTS

La plante contient une huile essentielle de teneur très variable (0,5-2,5 %), et dont les composants majoritaires appartiennent à des groupes chimiques différents tels que thymol, carvacrol (phénols) ou géraniol, linalol, etc. (monoterpènes), qui définissent différents chimiotypes. Les sommités fleuries contiennent des sucres, des triterpènes, des acides-phénols mais surtout des flavonoïdes (dérivés du lutéolol) parmi lesquels des flavones triméthoxylées (cirsilinéol) présentes en quantité variable.

PROPRIÉTÉS DÉMONTRÉES

L'activité antibactérienne et antifongique de l'huile essentielle a été démontrée sur des tests in vitro : son action antimicrobienne serait liée à la présence de phénols. L'expérimentation sur l'animal a mis en évidence l'activité spasmolytique du thym, qui pourrait être attribuée aux phénols, mais aussi aux dérivés flavoniques.

Le thym fut toujours réputé pour son activité antispasmodique mais surtout antiseptique. Sainte Hildegarde le recommandait contre la lèpre, la paralysie et la pédiculose. Peu à peu oublié sur le plan thérapeutique, il maintint ses positions dans le domaine culinaire. Au Maghreb, on utilise encore une décoction de thym dans l'huile d'olive pour nettoyer les plaies.

Encore appelé farigoule, barigoule, frigoule, pote.

INDICATIONS USUELLES

La tradition attribue au thym des propriétés antitussives et digestives. Il faut réserver son emploi en usage local pour le lavage des petites plaies (effet antibactérien) ; en usage interne pour faciliter la digestion, soulager les toux bénignes, maux de gorge ou enrouements passagers. Les bains de bouche sont préconisés pour l'hygiène buccale.

PRÉCAUTIONS D'EMPLOI

Aucune aux doses préconisées. Réserver l'usage de l'huile essentielle à la prescription médicale car elle peut provoquer de graves intoxications.

EMPLOIS

- *Infusion (10 min) : 15 à 20 g de plante par litre d'eau. 3 à 4 tasses par jour en dehors des repas, comme spasmolytique dans les problèmes bronchiques et digestifs.*
- *Macération (10 jours) : 100 g de plante dans 1 litre d'alcool à 50° ; filtrer. Appliquer localement sur les petites plaies comme désinfectant ; ou utiliser en bains de bouche : 1 cuillerée à café dans 1 verre d'eau.*

TILLEUL

Tilia cordata Mill. ; *Tilia platiphyllos* Scop. ; *Tilia* x *vulgaris*
Tiliaceae

> EMPLOIS
>
> • *Infusion (15 min) : 20 g de fleurs par litre d'eau chez l'adulte, 10 g par litre chez l'enfant. 3 fois par jour entre les repas, comme sédatif nervin et contre la toux. 1 tasse après le repas du soir et 1 au coucher en cas de troubles du sommeil.*
>
> • *Bain : préparer une infusion (30 min) à raison de 150 g de fleurs par litre d'eau chez l'adulte, et 75 g chez l'enfant, que l'on ajoute à l'eau du bain. Cet usage a des effets anti-prurigineux et relaxants.*
>
> • *Décoction (5 min) suivi d'une macération (30 min) : 20 g d'aubier par litre d'eau. Avant les trois repas en cas de dyskinésie biliaire.*

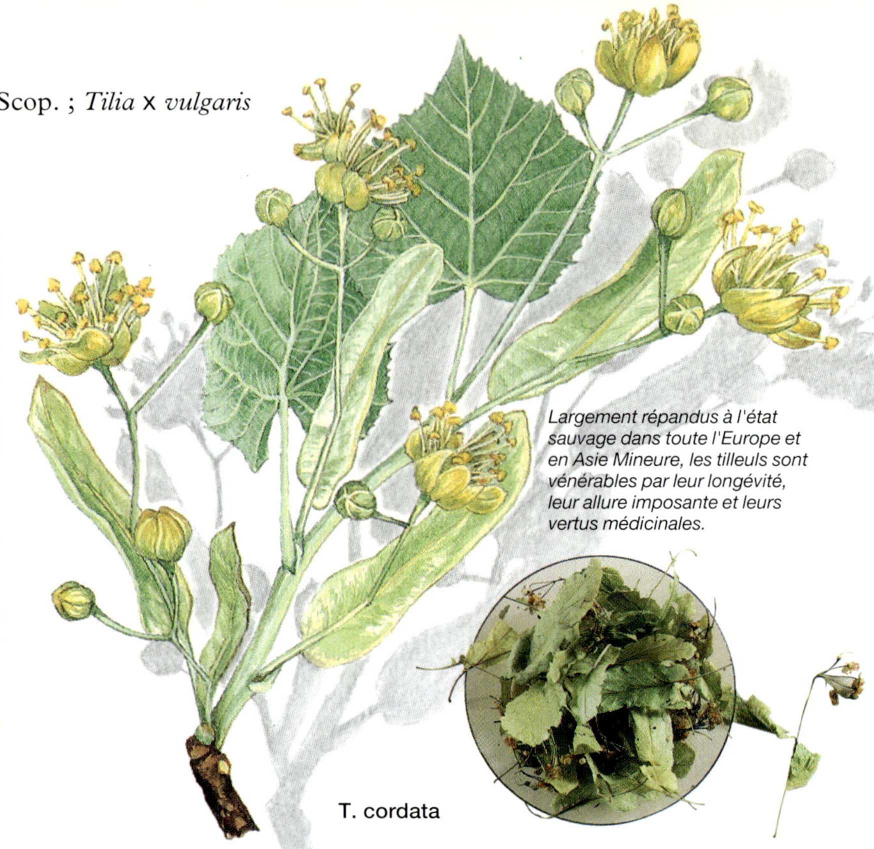

Largement répandus à l'état sauvage dans toute l'Europe et en Asie Mineure, les tilleuls sont vénérables par leur longévité, leur allure imposante et leurs vertus médicinales.

BOTANIQUE

Arbres de 20 à 30 m de haut. Trois espèces sont retenues pour leur usage médicinal, le tilleul à petites feuilles *T. cordata* et le tilleul à grandes feuilles *T. platiphyllos* ainsi que leur hybride *Tilia* x *vulgaris*. Les feuilles, en forme de cœur à la base et à bord denté, sont glabres chez le tilleul à petites feuilles et velues chez l'espèce à grandes feuilles. Les petites fleurs, jaunâtres, au nombre de 5 à 10 chez *T. cordata* et de 2 à 5 chez *T. platiphyllos*, rattachées à une bractée jaune-vert en forme de lame, apparaissent à l'aisselle des feuilles.

PARTIES UTILISÉES

Les inflorescences avec les bractées, et l'aubier (écorce débarrassée de sa couche externe, le suber, et bois sous-jacent). Les fleurs sont récoltées par temps sec, lorsque les deux tiers sont épanouies, puis séchées à l'ombre. L'aubier est récolté sur des arbres sauvages âgés de quinze à vingt ans, et séché sur claies.

COMPOSANTS

Les fleurs et les bractées sont riches en polyphénols de nature flavonosidique (1 %) et en mucilages constitués par des polysaccharides (3 %). L'huile essentielle sécrétée par les fleurs en faible quantité (0,02 %) contient plusieurs alcools, dont le farnésol, alcool sesquiterpénique doué de propriétés sédatives. L'aubier contient des polyphénols, des tanins, des hétérosides coumariniques et aussi de la vanilline.

PROPRIÉTÉS DÉMONTRÉES

Si les inflorescences n'ont pas fait l'objet de travaux récents, les propriétés antispasmodiques de l'aubier ont été démontrées, en particulier au niveau intestinal et vésiculaire, ainsi qu'un effet régulateur de la sécrétion biliaire. Une faible activité œstrogénique a été observée.

INDICATIONS USUELLES RECONNUES

Les inflorescences sont recommandées par voie orale dans les troubles du sommeil et dans les états de nervosité, et en usage externe comme adoucissant et antiprurigineux. L'aubier est indiqué par voie orale dans les troubles des voies biliaires (dyskinésies biliaires) ainsi que pour stimuler les fonctions rénale et digestive.

PRÉCAUTIONS D'EMPLOI

Aucune toxicité n'a été mise en évidence, mais l'usage continu du tilleul est déconseillé en raison de son activité faiblement œstrogénique. Le pollen est allergisant.

> Arbre chargé d'histoire et de légendes, en usage dans les rites de sorcellerie, le tilleul avait été dédié à Vénus par les Anciens. Au Moyen Âge, on le chargeait de chasser les démons. Aujourd'hui, on l'utilise pour calmer les grands et les petits. C'est une des plantes les plus vendues en médecine populaire.
>
> *Le tilleul à petites feuilles est encore appelé tilleul mâle, tilleul sauvage, tilleul d'hiver ; et le tilleul à grandes feuilles, tilleul femelle, tilleul d'été.*

VALÉRIANE OFFICINALE

Valeriana officinalis L.
Valerianaceae

BOTANIQUE

Grande herbe indigène, vivace, pouvant atteindre 2 m de haut. Les feuilles, en rosette à la base, opposées sur la tige, sont découpées. Les fleurs, rosées ou blanches, forment des cymes en ombelles.

PARTIES UTILISÉES

Les parties souterraines (racines, rhizomes et stolons), récoltées en automne sur des pieds âgés de deux ou trois ans, puis lavées et séchées. La forte odeur des racines se développe après le séchage.

COMPOSANTS

Certains constituants isolés de la plante sont courants : sucres, acides gras, acides-phénols et acides aminés. Mais elle se distingue par des substances originales telles que des dérivés terpéniques, surtout acides (acides valérénique et hydroxyvalérénique), et des iridoïdes (les valépotriates) : les uns et les autres, thermolabiles, sont impliqués dans l'activité sédative et spasmolytique de la plante. Elle contient aussi une huile essentielle riche en alcools terpéniques (bornéol, eugénol) et en esters de ces alcools.

PROPRIÉTÉS DÉMONTRÉES

Des effets antispasmodiques, sédatifs, potentialisateurs du sommeil ont été mis en évidence, ainsi que des activités analgésiques mineures, hypotensives, dépressives sur la respiration, et de ralentisseur du transit intestinal. À faible dose, la valériane serait stimulante (sur le système nerveux central et sur la pression artérielle), et à forte dose déprimante.

INDICATIONS USUELLES RECONNUES

Elle est indiquée dans les états de nervosité et dans les troubles du sommeil de l'adulte et de l'enfant. On la recommande dans les spasmes gastro-intestinaux.

PRÉCAUTIONS D'EMPLOI

Aucune aux doses préconisées.

EMPLOIS

• *Macération (7 h), ou infusion (20 min) : 15 g de parties souterraines par litre d'eau. 1 tasse trois fois par jour en cas de nervosité ; 1 tasse après le repas du soir et 1 au coucher en cas de troubles du sommeil. Demi-dose chez l'enfant. En cas de spasmes intestinaux, doubler la quantité de parties souterraines.*

Les Indiens de Basse-Californie et du Mexique consommaient une valériane indigène avant leurs expéditions, pour lutter contre la fatigue et les privations. Certaines espèces étaient déjà connues des Grecs, des Arabes et des Chinois pour des indications diverses (diurétiques, antalgiques, toux, asthme), et la valériane officinale était très utilisée au Moyen Âge contre les points de côté, la goutte, l'hémoptysie, la peste, la toux, l'asthme et les morsures d'animaux vénéneux. À partir de l'expérience de Fabio Colonna, en 1592, qui affirma lui devoir la guérison de son épilepsie, la valériane devint un antispasmodique très utilisé. Au début du XXe siècle, elle était indiquée dans les névroses, l'hystérie, les convulsions de l'enfance, les états neurasthéniques, les gastralgies nerveuses, les hoquets opiniâtres et l'éréthisme cardiovasculaire.

Encore appelée herbe aux coupures, herbe à la femme battue, guérit-tout, herbe du loup, herbe aux chats.

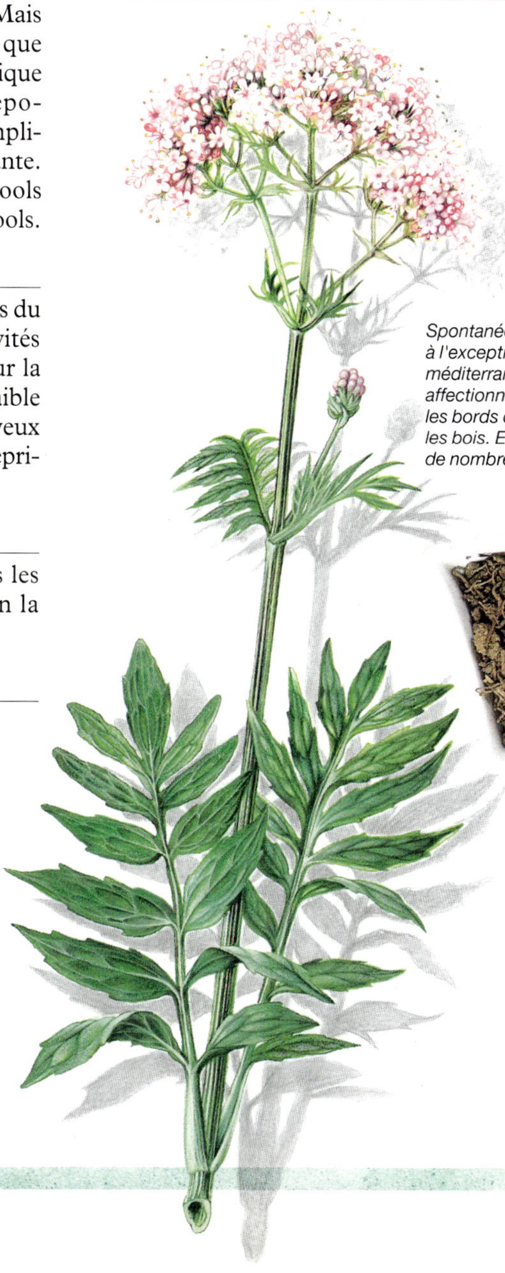

Spontanée dans toute l'Europe, à l'exception du bassin méditerranéen, la valériane affectionne les zones humides, les bords de cours d'eau et les bois. Elle est cultivée dans de nombreux pays.

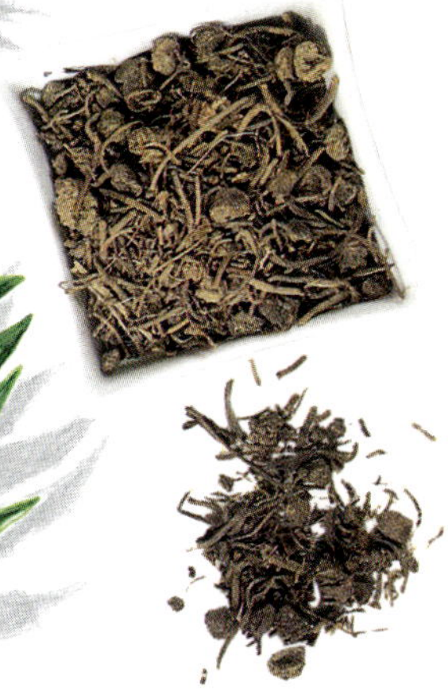

VERGERETTE DU CANADA

Conyza canadensis (L.) Cronq.
Asteraceae

BOTANIQUE

Plante herbacée dont la tige velue, vert cendré, peut atteindre 1 m à 1,50 m. Les feuilles de la base sont en rosette, celles supportées par la tige, alternes et dentées. Les fleurs sont petites et d'un blanc jaunâtre.

PARTIES UTILISÉES

La plante fleurie, privée des racines, récoltée de juin à août, puis séchée pendant un mois environ à l'abri de la lumière, dans un endroit frais.

COMPOSANTS

Les divers composants chimiques identifiés sont les tanins galliques, de l'acide O-benzylbenzoïque, des polyines, des stéroïdes, des hétérosides flavoniques (scutellaroside) et une faible quantité d'huile essentielle.

PROPRIÉTÉS DÉMONTRÉES

De nombreuses propriétés ont été démontrées in vivo chez l'animal. Parmi celles-ci, il faut mentionner une stimulation de la musculature lisse, une diminution de la pression artérielle, une activité analgésique et antipyrétique. Quant aux propriétés traditionnellement attribuées à la plante, des expérimentations ont permis de mettre en évidence son activité antidiarrhéique (tanins), mais également ses activités anti-inflammatoires, antibactériennes, antifongiques (polyines) et diurétiques.

INDICATIONS USUELLES RECONNUES

Traditionnellement reconnue pour ses propriétés diurétiques, la plante est utile dans le traitement de la goutte et de certains rhumatismes. Il ne faut pas négliger ses activités anti-inflammatoires et antidiarrhéiques, démontrées par l'expérimentation.
En Amérique du Nord, on lui attribue des vertus antihémorragiques et vermifuges.

PRÉCAUTIONS D'EMPLOI

Aucune aux doses préconisées.

Cette plante originaire du Canada est acclimatée dans toute l'Europe, où ses vertus thérapeutiques (antidiarrhéique et diurétique) sont également reconnues. Selon certains, elle aurait été introduite en Europe avec les peaux de castor dont elle constituait l'emballage. Pour d'autres, la vergerette aurait été cultivée par un amateur en 1665 dans le jardin botanique de Gaston d'Orléans, à Blois, d'où elle aurait colonisé l'Europe entière. Quant aux botanistes, ils donnèrent anciennement à cette espèce le nom de genre *Erigeron*, du grec *er* (printemps) et *gerôn* (vieillard), allusion à la formation des fruits plumeux blancs apparaissant sur la tête des fleurs à la fin de la floraison.

Encore appelée érigère du Canada, conyze du Canada, fausse camomille, herbe aux Français.

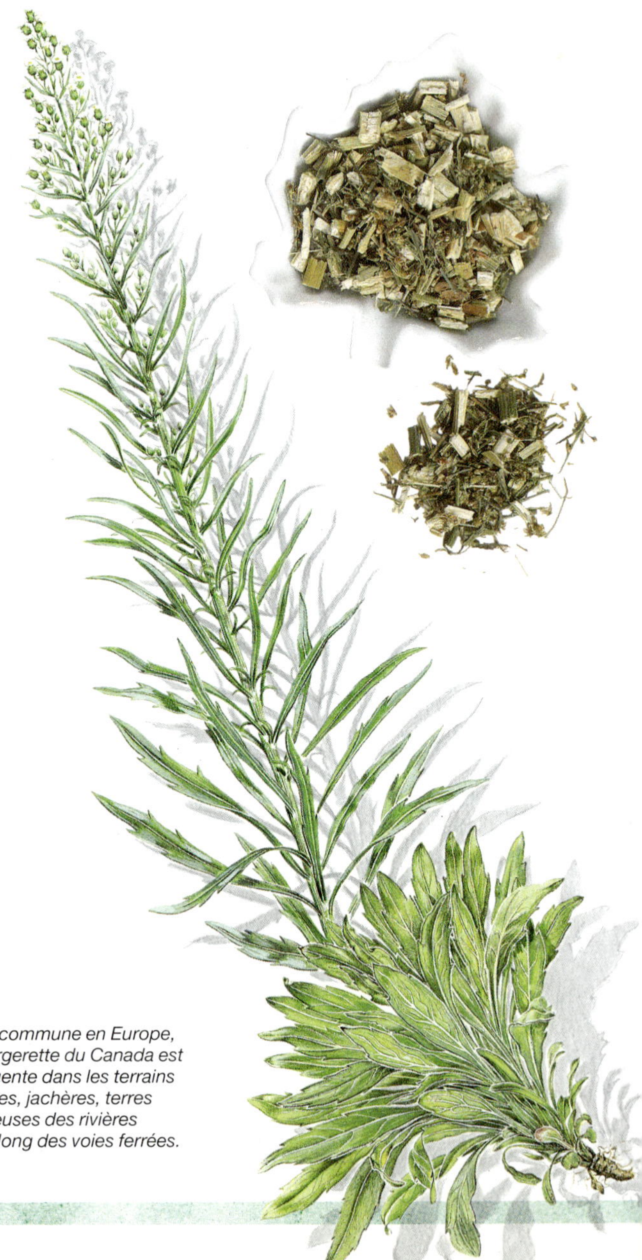

Très commune en Europe, la vergerette du Canada est fréquente dans les terrains vagues, jachères, terres sableuses des rivières et le long des voies ferrées.

EMPLOIS

• *Infusion (10 min) : 15 g de plante par litre d'eau. 3 tasses par jour en dehors des repas, comme diurétique et antidiarrhéique.*

VERVEINE ODORANTE

Lippia citriodora H. B. K.
Verbenaceae

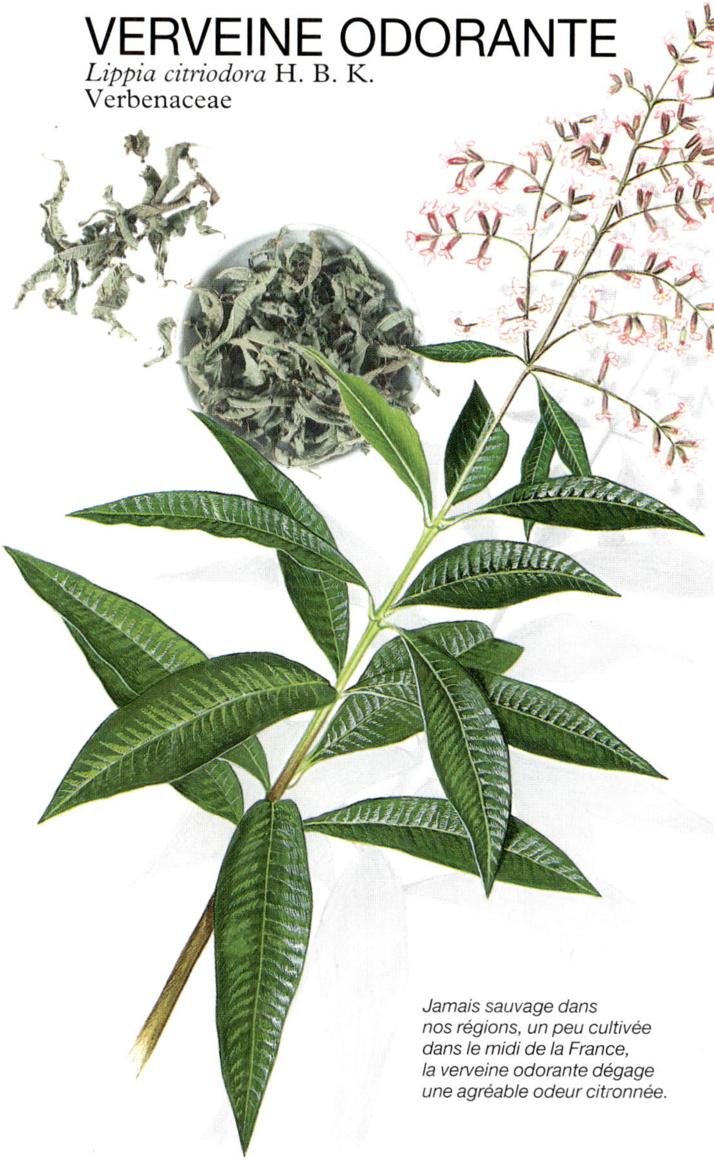

Jamais sauvage dans nos régions, un peu cultivée dans le midi de la France, la verveine odorante dégage une agréable odeur citronnée.

EMPLOIS

- *Infusion (10 min) : 20 g de feuilles par litre d'eau. 1 tasse le soir comme sédatif dans les troubles mineurs du sommeil et les états nerveux. 1 tasse après chaque repas dans les mauvaises digestions, lourdeurs d'estomac, gastralgies, palpitations.*
- *Soluté alcoolique d'huile essentielle : dans 20 ml d'alcool à 90°, dissoudre 20 gouttes d'huile essentielle. Le mélange de 5 ml de ce soluté dans 1/2 verre d'eau chaude peut être utilisé en gargarisme, deux à trois fois par jour, dans les aphtes, les gingivites et pour purifier l'haleine.*

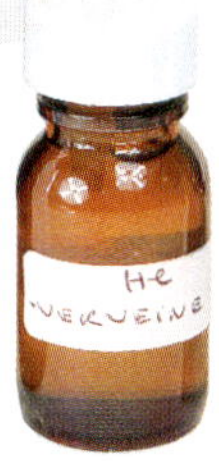

BOTANIQUE

Arbrisseau vivace, de 0,50 à 2 m de haut, ramifié, à tiges cannelées, portant des feuilles verticillées par 3 ou 4, lancéolées, d'un vert franc et d'odeur citronnée. Les fleurs, petites, bleu violacé ou blanches, sont groupées en pyramides d'épis, donnant à maturité un fruit charnu à noyau (drupe).

PARTIES UTILISÉES

Les feuilles, mondées et séchées en couche mince à l'ombre, dans un local aéré. On pratique jusqu'à quatre récoltes de feuilles par an.

COMPOSANTS

La plante fraîche contient 0,2 à 0,4 % d'une huile essentielle riche en citral (géranial, néral), cinéol et méthylheptènone. On a décelé aussi dans la verveine de nombreux flavonoïdes (salvigénine, eupafoline, hispiduline...).

PROPRIÉTÉS DÉMONTRÉES

La plante est réputée posséder des propriétés stomachiques, antispasmodiques et sédatives. L'expérimentation animale a démontré son action antispasmodique. On a mis aussi en évidence l'activité bactéricide de l'huile essentielle de verveine odorante : elle est particulièrement active sur la flore pathogène buccale.

INDICATIONS USUELLES RECONNUES

La verveine odorante est principalement utilisée dans les troubles mineurs du sommeil et les états nerveux. On l'emploie aussi dans les mauvaises digestions, les gastralgies, les lourdeurs d'estomac.

PRÉCAUTIONS D'EMPLOI

Aucune aux doses préconisées.

Originaire de l'Amérique du Sud (Chili, Argentine, Uruguay, Pérou), la verveine odorante a été introduite en Europe vers la fin du XVIIe siècle. Elle connaît aujourd'hui une très grande vogue comme boisson hygiénique et de confort, sous forme de tisane. Actuellement largement cultivée au Maroc, en Tunisie, en Espagne, en Italie et en Inde, elle y est exploitée pour la production de feuilles et d'huile essentielle destinées à l'industrie de la parfumerie et à la pharmacie.

Encore appelée citronnelle, verveine des Indes, verveine à trois feuilles, aloyse citronnée.

VERVEINE OFFICINALE

Verbena officinalis L.
Verbenaceae

EMPLOIS

• *Infusion (5 min) : 15 g de plante par litre d'eau. 3 tasses par jour comme diurétique.*

• *Décoction en usage externe (15 min) : 40 g de plante par litre d'eau. En compresse sur les coups de soleil, les contusions.*

BOTANIQUE

Plante herbacée vivace de 35 à 80 cm de haut, à tige mince, dressée, carrée, rainurée, rude aux angles et à rameaux grêles, écartés de la tige. Les feuilles, rudes, sont opposées et plus ou moins profondément lobées. Les fleurs, lilas, sont disposées en longs épis grêles terminaux. Les fruits sont des capsules à 4 graines. La plante est sans odeur, sa saveur est amère.

PARTIES UTILISÉES

La plante entière, récoltée en début de floraison et rapidement séchée.

COMPOSANTS

La plante contient des iridoïdes – verbénaloside, hastatoside (0,2 à 0,5 %) –, des stérols, des flavonoïdes, du mucilage, une huile essentielle à citral, terpènes et alcools terpéniques.

PROPRIÉTÉS DÉMONTRÉES

De légers effets parasympathomimétiques, fébrifuges, utérotoniques et de vasodilatation rénale ont été obtenus avec le verbénaloside. Des effets analgésiques, potentialisateurs des prostaglandines, antitussifs et antigonadotrophiques ont été observés avec des extraits de verveine. Des auteurs russes ont signalé un effet cardiotonique.

INDICATIONS USUELLES RECONNUES

La verveine est indiquée localement dans les affections dermatologiques (crevasses, écorchures, gerçures, piqûres d'insectes), en cas de coups de soleil, de brûlures superficielles et peu étendues, d'érythème fessier. Par voie orale, on l'utilise surtout comme diurétique.

PRÉCAUTIONS D'EMPLOI

Aucune aux doses préconisées.

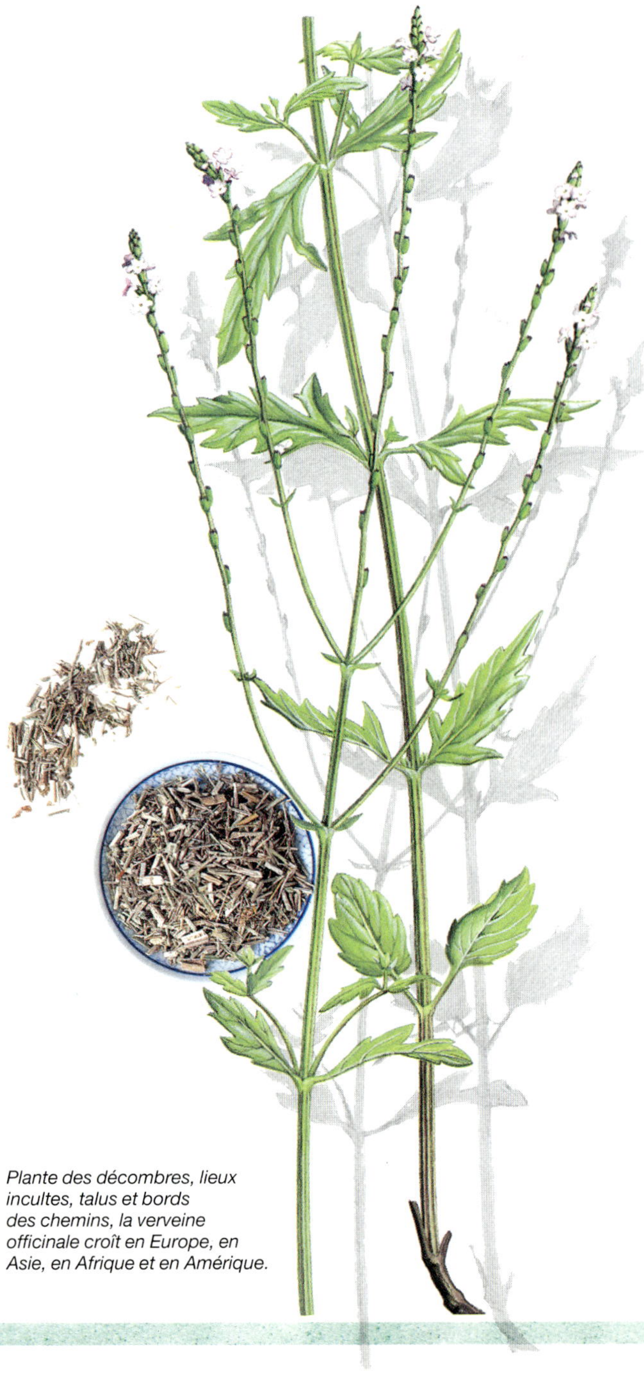

Plante des décombres, lieux incultes, talus et bords des chemins, la verveine officinale croît en Europe, en Asie, en Afrique et en Amérique.

Élevée au rang de plante sacrée par les Romains, la verveine servait aux lustrations de l'autel de Jupiter. Elle eut une grande place dans les pratiques de magie et de sorcellerie des Celtes et des Germains. On bénissait autrefois avec une branche de verveine trempée dans l'eau bénite les maisons hantées par le diable ; on trouve encore des traces de ces superstitions dans certaines régions. La médecine populaire actuelle la préconise pour faciliter la digestion, contre les rhumatismes, les névralgies, les chocs de toute nature. La verveine utilisée en infusion courante est en fait la verveine odorante (*Lippia citriodora*), plus parfumée que l'espèce officinale.

Encore appelée verveine sauvage, verveine commune, herbe sacrée, herbe de sang, herbe de foie, herbe aux sorciers, herbe aux enchantements, herbe de chat, guérit-tout.

VIBURNUM

Viburnum prunifolium L.
Caprifoliaceae

BOTANIQUE

Arbuste de 3 à 8 m de haut, à tronc court, souvent tortueux, à branches étalées, à rameaux velus portant des feuilles obovales, courtement pétiolées, finement dentées, d'un rouge flamboyant en automne. Les petites fleurs blanches sont groupées en cymes ombelliformes. Les fruits sont des petites drupes ovoïdes, bleu foncé, à 1 ou 2 graines. L'écorce a une odeur rappelant celle de la valériane et une saveur légèrement astringente et amère, puis un peu âcre.

PARTIES UTILISÉES

L'écorce du tronc et des branches, séchée.

COMPOSANTS

L'écorce contient une huile essentielle, des composés flavoniques (amentoflavone), des coumarines (scopolétol, esculétol), des acides triterpéniques (ursolique et oléanolique...), des acides organiques (oxalique, valérianique, salicylique...), de la salicine, une résine et des tanins.

PROPRIÉTÉS DÉMONTRÉES

Les coumarines, qui exercent une faible activité de type papavérine, sont considérées comme responsables des effets sédatifs et spasmolytiques (notamment au niveau de l'utérus). Les effets anti-inflammatoires et antiulcéreux de la plante sont imputés à l'amentoflavone.

INDICATIONS USUELLES RECONNUES

Le viburnum est indiqué, en usages interne et externe, en cas de fragilité capillaire (ecchymoses, pétéchies...) et dans le traitement des manifestations de l'insuffisance veineuse et de la symptomatologie hémorroïdaire. Traditionnellement, la plante était surtout utilisée dans le traitement des dysménorrhées et des aménorrhées.

PRÉCAUTIONS D'EMPLOI

Aucune aux doses préconisées.

Les premières observations sur les effets favorables du viburnum dans les dysménorrhées sont dues aux médecins américains de la fin du XIXe siècle. L'usage populaire la préconise dans les dysménorrhées, les menaces d'avortement, les troubles nerveux et les vomissements de la grossesse, les troubles de la ménopause, comme tonique général du système nerveux, astringent et diurétique.

Encore appelé écorce à aubépine, écorce de viorne.

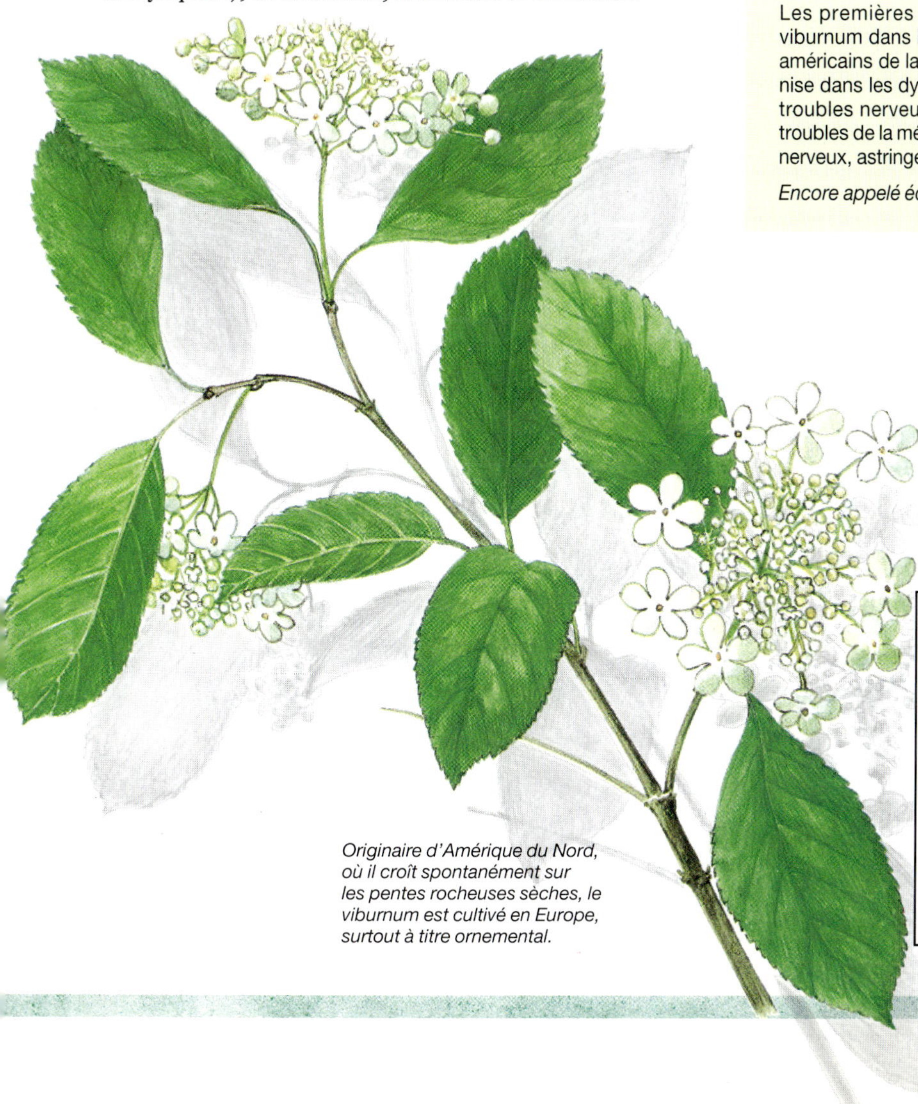

Originaire d'Amérique du Nord, où il croît spontanément sur les pentes rocheuses sèches, le viburnum est cultivé en Europe, surtout à titre ornemental.

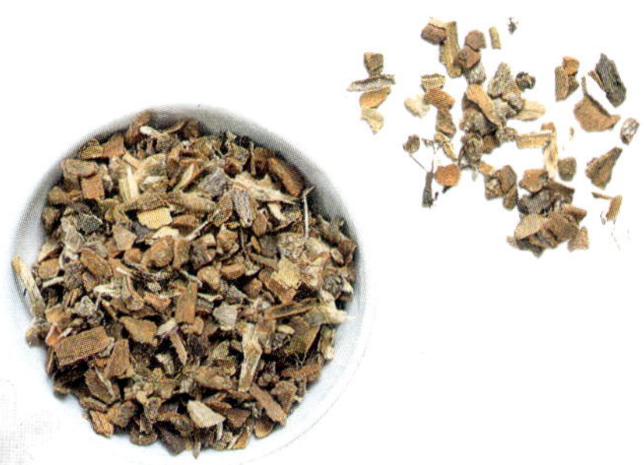

EMPLOIS

- *Infusion (10 min) : 10 g de poudre d'écorce par litre d'eau. 2 à 3 tasses par jour comme spasmolytique, dans le traitement des dysménorrhées.*
- *Décoction (15 min) : 10 g d'écorce par litre d'eau. 3 tasses par jour en cas de fragilité capillaire. Cette décoction peut s'utiliser localement en compresse sur les ecchymoses et les hématomes.*

VIGNE ROUGE

Vitis vinifera L. *var. tinctoria*
Vitaceae

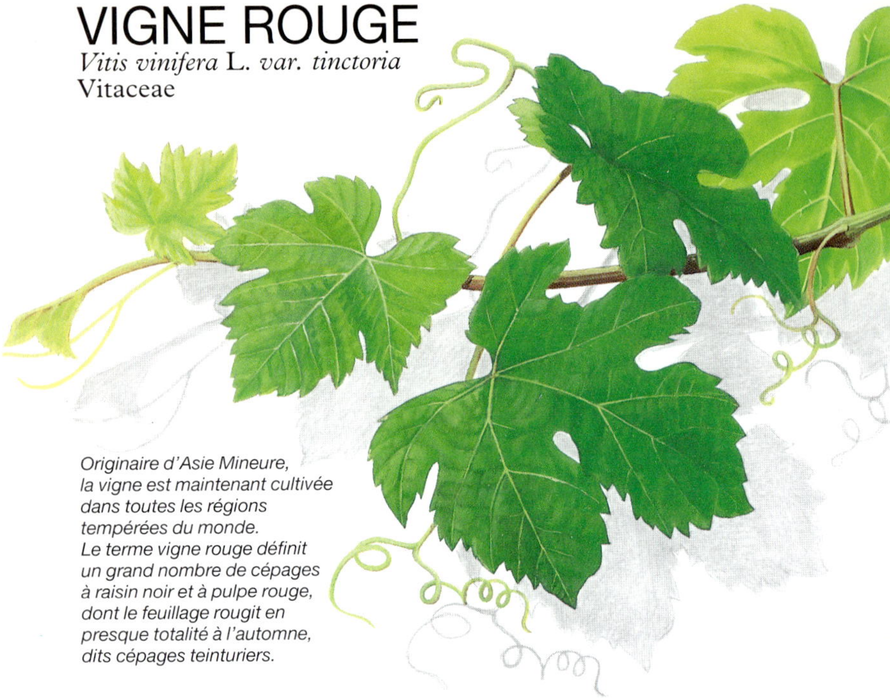

Originaire d'Asie Mineure, la vigne est maintenant cultivée dans toutes les régions tempérées du monde. Le terme vigne rouge définit un grand nombre de cépages à raisin noir et à pulpe rouge, dont le feuillage rougit en presque totalité à l'automne, dits cépages teinturiers.

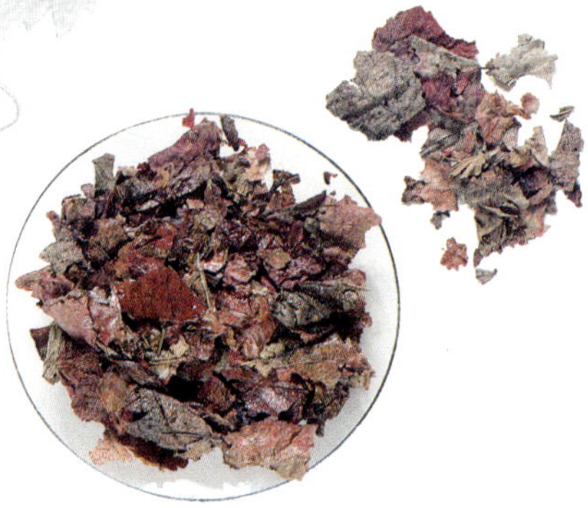

BOTANIQUE

Arbuste sarmenteux à rameaux grimpants munis de vrilles, aux feuilles alternes palmatilobées, longuement pétiolées. Les fleurs, petites, régulières et verdâtres, donneront naissance à un fruit constitué de baies sphériques ou allongées disposées en grappes, le raisin.

PARTIES UTILISÉES

Les feuilles (rouges), récoltées en automne et séchées à l'abri de la lumière dans un endroit frais.

COMPOSANTS

On trouve dans la feuille des substances banales (acides organiques, sucres, vitamine C). Les principaux constituants responsables de l'activité sont des polyphénols, des flavonoïdes, des tanins hydrolysables et condensés, mais principalement des anthocyanosides ainsi que des proanthocyanidols (surtout présents dans les pépins).

PROPRIÉTÉS DÉMONTRÉES

Les feuilles contiennent de nombreux composants chimiques réputés pour leur efficacité dans les troubles des capillaires veineux. Cette activité vasculoprotectrice, mise en évidence in vivo, et surtout attribuée aux anthocyanosides, se manifeste par une diminution de la perméabilité et une augmentation de la résistance des capillaires. La diminution de la perméabilité est due à une stabilisation du collagène. Les proanthocyanidols ont une action inhibitrice sur l'enzyme de conversion de l'angiotensine et ont des propriétés antihypertensives. Ils ont aussi un effet vasculoprotecteur.

INDICATIONS USUELLES RECONNUES

Les principales indications concernent la circulation sanguine, plus particulièrement les capillaires veineux. À l'origine, les feuilles furent utilisées surtout contre les hémorragies utérines, mais les indications traditionnelles retiennent son utilisation dans les troubles veineux (fragilité capillaire, jambes lourdes, hémorroïdes). En usage externe, on la recommande contre les affections oculaires.

PRÉCAUTIONS D'EMPLOI

Aucune aux doses préconisées. S'assurer de l'absence d'une quantité anormale de cuivre dans la feuille.

EMPLOIS

• *Infusion (10 min) : 30 à 40 g de feuilles par litre d'eau. 3 tasses par jour en dehors des repas, en cas de troubles de la circulation veineuse.*

Si l'Asie Mineure paraît bien être la terre d'origine de la vigne, on trouve des traces de sa culture pour la vinification aux XVIIe, VIIIe et VIe siècles avant J.-C. dans toute l'Europe méditerranéenne. En France, Charlemagne la développa largement à travers les monastères. Elle connut sa plus grande expansion au XVIe siècle. Les Anciens, Grecs, Égyptiens, puis les médecins du Moyen Âge lui reconnaissaient des vertus thérapeutiques. C'est ainsi qu'une cure de raisin, recommandée pour son action laxative et diurétique, permettait aussi d'augmenter l'appétit du malade, lui donnant « une sensation de bien-être inaccoutumée ».

VIOLETTE

Viola odorata L.
Violaceae

BOTANIQUE

Petite plante herbacée, vivace, d'environ 10 cm de haut, à feuilles alternes et longuement pétiolées, en forme de cœur et aux bords légèrement cannelés. Les fleurs, bleu-pourpre, sont formées de 5 pétales caractéristiques, dont deux dressés et l'antérieur prolongé en éperon.

PARTIES UTILISÉES

Les fleurs, récoltées en pleine floraison (mars-avril), et principalement les pétales. Ceux-ci sont séchés avec précaution à l'abri de la lumière, dans un endroit sec, et conservés dans des récipients en verre bien bouchés.

COMPOSANTS

Les fleurs doivent leur parfum à une huile essentielle, présente en faible quantité (0,01 %) mais riche en aldéhydes et en alcools. Elles contiennent aussi du salicylate de méthyle, des anthocyanosides, mais surtout des mucilages. Les racines contiennent des saponosides et un alcaloïde (odoratine) considéré comme hypotenseur.

PROPRIÉTÉS DÉMONTRÉES

Les propriétés antitussives, expectorantes et émollientes de la fleur sont attribuées aux mucilages. Des extraits aqueux de plantes fraîches ont révélé des activités antifongiques dans des tests in vitro. Des extraits de feuille ont montré des activités antipyrétiques chez l'animal.

INDICATIONS USUELLES RECONNUES

Les fleurs sont utilisées pour leurs propriétés antitussives dans les toux bénignes occasionnelles – la violette est une espèce pectorale. Elles sont employées en usage local comme traitement d'appoint adoucissant et pour calmer les démangeaisons de la peau, en cas de crevasses, écorchures, gerçures et contre les piqûres d'insectes.

PRÉCAUTIONS D'EMPLOI

Aucune aux doses préconisées.

La violette était connue des Anciens pour ses vertus antitussives et calmantes. En outre, ils en tressaient des couronnes qui avaient le prétendu pouvoir de dissiper les maux de tête dus à l'ivresse des orgies trop arrosées. Les racines de la violette, plante multifacette, ont été recommandées comme vomitif par les médecins arabes du Moyen Âge, et les feuilles comme remède contre le cancer par sainte Hildegarde. Malheureusement, cette vertu relève du conte de fées. L'usage n'a retenu les fleurs de violette que pour leurs propriétés antitussives.

Encore appelée fleur de mars, violette des haies, violette de mars, viole de carême, jacée de printemps.

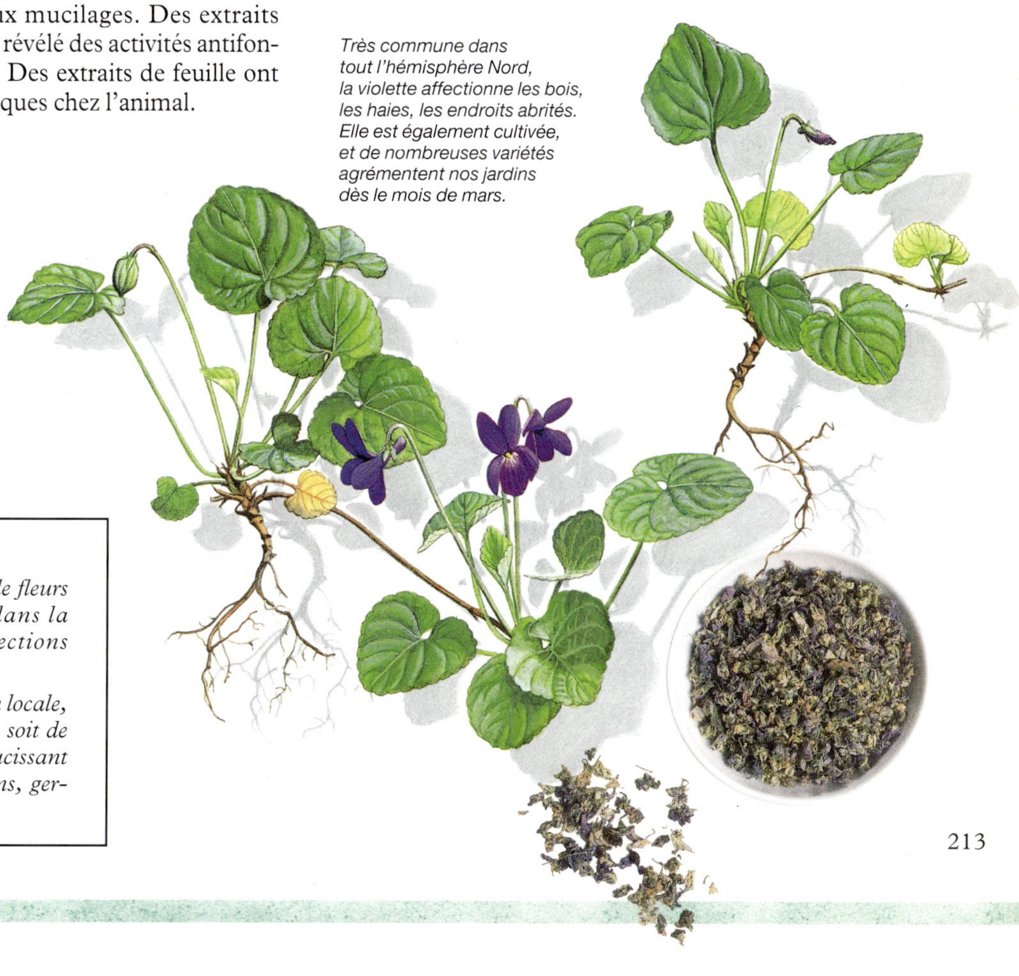

Très commune dans tout l'hémisphère Nord, la violette affectionne les bois, les haies, les endroits abrités. Elle est également cultivée, et de nombreuses variétés agrémentent nos jardins dès le mois de mars.

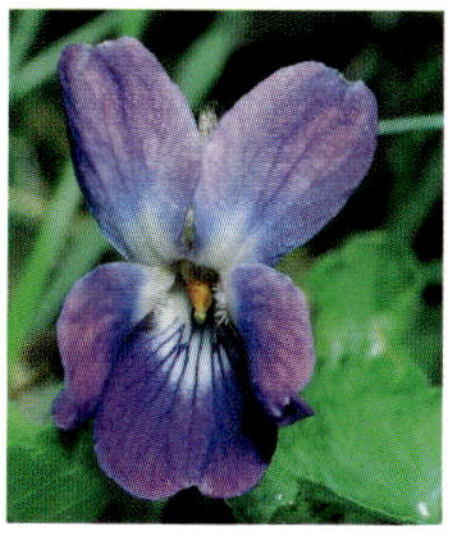

EMPLOIS

- *Infusion (10 min) : 15 g de fleurs par litre d'eau. 4 tasses dans la journée dans les cas d'affections bronchiques légères.*
- *Cataplasme, en application locale, soit de feuilles cuites à l'eau, soit de feuilles fraîches, comme adoucissant sur les petites plaies, éruptions, gerçures.*

cannelé

DRUPÉOLE

CORYMBIFORME cannelé cannelé

tubercule cannelé

cannelé

ÉCAILLE cannelé

tubercule tubercule

diakène tubercule ligneux amande

cotonneux caduc pédoncule

HERMAPHRODITE

CUPULIFORME

pédoncule

CADUC amande

caduc

pédoncule cannelé

ligneux

graine

CORYMBIFORME

pédoncule

Glossaire botanique

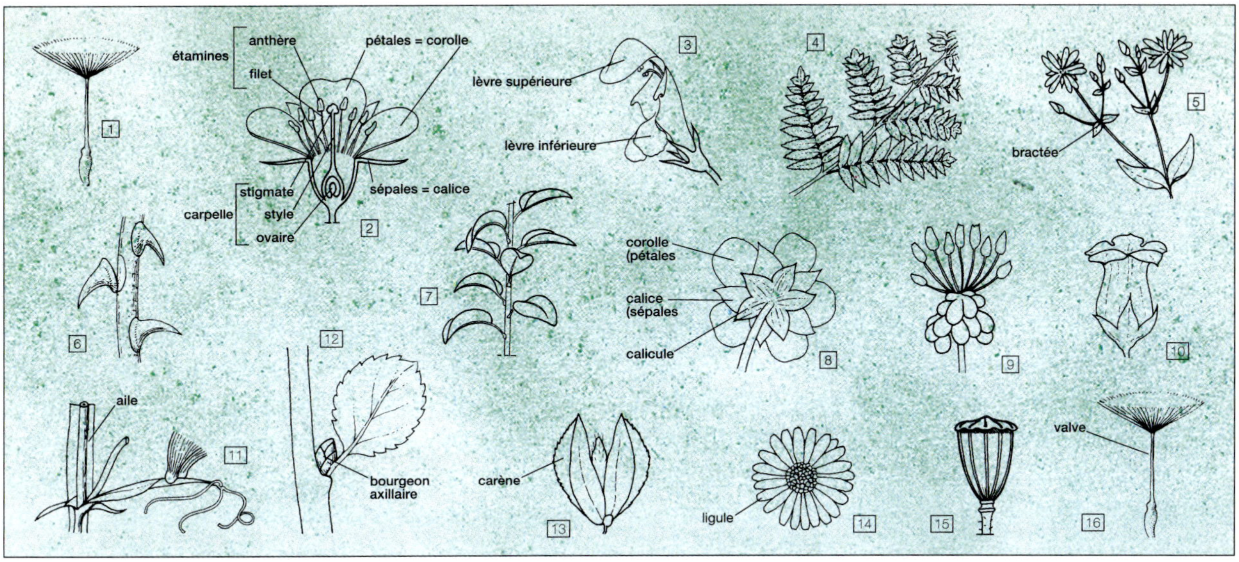

A

adventif Se dit d'une racine se développant sur la tige ou à l'aisselle des feuilles.
aigrette Sorte de pinceau de poils ou de soies, plus ou moins ramifiés, surmontant les fruits de certaines espèces, notamment celles de la famille des astéracées. Ce pinceau donnant prise au vent permet la dissémination des graines. [1]
aiguillon Protubérance acérée et piquante qui se développe superficiellement sur les tiges et s'en détache assez aisément, contrairement aux épines, qui prennent naissance dans le bois et offrent beaucoup plus de résistance. [6]
aile Lame verte bordant le pétiole ou la tige comme une continuation du limbe de la feuille. [11]
ailé Bordé d'une aile.
aisselle Angle intérieur formé par un pétiole et une tige, ou par un rameau et une branche. À l'aisselle des feuilles se trouve le plus souvent un bourgeon. [12]
akène Fruit sec qui ne s'ouvre pas spontanément. Ex. : noisette.
alterne Mode de disposition des feuilles sur la tige, insérées chacune à différents niveaux. [7]
amande Partie intérieure de la graine lorsque le tégument est enlevé, ou la graine elle-même si elle est dans un noyau.
annuel Se dit d'un végétal dont la vie ne dure qu'un an, par opposition à vivace. La reproduction d'une plante annuelle n'est assurée que par la graine.
anthère Terminaison renflée de l'étamine. L'anthère contient les cellules génératrices des grains de pollen qui formeront eux-mêmes les gamètes mâles. [2]
axillaire Se dit d'un organe s'insérant au niveau d'une aisselle. [12]

B

baie Fruit charnu à pépins. Ex. : myrtille.
bifurqué Divisé en deux.
bilabié Se dit d'un calice ou d'une corolle dont le limbe est divisé en deux lèvres, l'une au-dessus de l'autre. [3]
bipennatiséqué Se dit d'une feuille à divisions pennatiséquées, elles-mêmes pennatiséquées ; les découpures, profondes, atteignent la nervure centrale de chaque lobe. [4]
bisannuel Se dit d'un végétal qui a normalement besoin de deux années pour accomplir son cycle végétatif entier. Première année : naissance et croissance ; seconde année : fructification et mort.
bractée Feuille, généralement atrophiée, située à la base d'une fleur. Parfois, l'ensemble des bractées peut former une collerette. [5]
bulbe Renflement à la base d'une plante formé par des feuilles ou des écailles gorgées de matières alimentaires de réserve.
bulbille Très petit bulbe, non pas situé dans la terre comme un vrai bulbe, mais inséré à l'aisselle des feuilles ou à la place de quelques fleurs. [9]

C

caduc Se dit généralement du feuillage, mais aussi des pièces florales qui tombent à la fin de leurs fonctions, par opposition à persistant. La corolle est toujours caduque, le calice souvent persistant.
caïeu Bourgeon secondaire à l'intérieur d'un bulbe, qui entraîne une fragmentation du bulbe initial en plusieurs bulbes.
calice La plus externe des enveloppes florales, composée par les sépales. [2] [8]
calicule Ensemble de bractées à la base d'un calice ou d'un capitule, à allure de petits sépales, constituant une sorte de calice supplémentaire. [8]
campanulé Se dit d'un calice ou d'une corolle dont les sépales ou les pétales, soudés sur une partie de leur longueur, forment une cloche. [10]
cannelé Marqué par des côtes saillantes et parallèles, séparées les unes des autres par des sillons réguliers.
capitule Inflorescence très serrée, caractéristique des astéracées, constituée par des fleurs sessiles, insérées directement sur un renflement de la tige appelé réceptacle. [14]
capsule Fruit sec déhiscent comprenant un certain nombre de loges intérieures, qui s'ouvrent pour libérer les graines, soit par des trous [15], soit par des valves [16].
carène Protubérance en forme de nacelle apparaissant sur certains organes. [13]
carpelle élément de l'organe femelle de la fleur, composé d'un ovaire, d'un style et d'un stigmate, et constituant le pistil. Le pistil peut être formé de plusieurs carpelles, libres ou soudés entre eux. [17]
charnu Se dit d'un fruit (baie ou drupe) dont les graines sont entourées d'une pulpe épaisse.

Dans les définitions, les numéros [x] renvoient aux dessins.

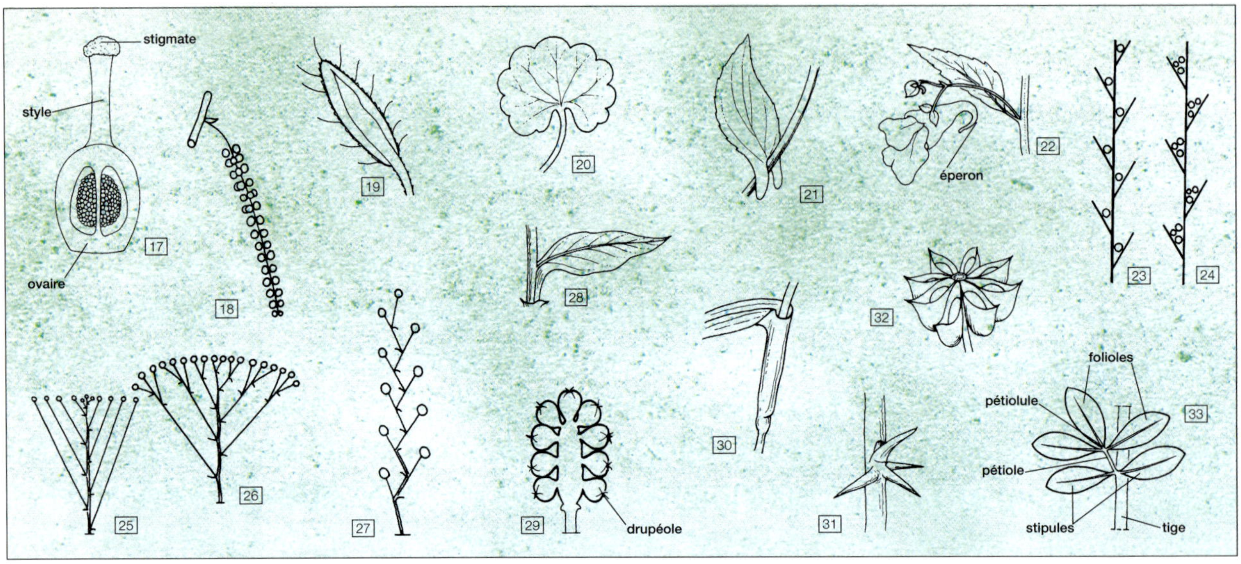

chaton Inflorescence en épi simple, généralement retombant, et formé le plus souvent de fleurs unisexuées. 18

cilié Porteur de cils, répartis le plus souvent en une frange marginale. 19

cils Poils formés d'une ou de plusieurs cellules et disposés sur le bord d'un organe, comme les cils d'une paupière. 19

cône Agglomération de fruits multiples disposés en forme de cône. Ex. : pin. Chaque graine est protégée par une écaille, qui peut être très dure ou simplement membraneuse.

cordé, cordiforme En forme de cœur.

coriace Se dit d'un organe dont la contexture est tenace.

corolle Seconde enveloppe florale constituée des pétales. 2 8

corymbe Inflorescence ombelliforme, simple 25 ou composée 26, à pédoncules inégaux. Les fleurs sont toutes à peu près à la même hauteur.

corymbiforme En forme de corymbe.

côte On donne ce nom à des lignes en relief, à la surface d'un fruit, par exemple. Si ces côtes sont parallèles, elles déterminent entre elles des rainures en creux, et l'organe est dit cannelé.

cotonneux Se dit d'un organe végétal couvert de poils si fins et si denses que son aspect imite celui du coton.

crénelé Se dit du bord d'un limbe de feuille où se dessinent des dents larges et arrondies, qui ne forment cependant pas de vrais lobes. 20

cupuliforme En forme de cupule.

cyme Inflorescence où chaque axe, terminé par une fleur, se ramifie sous la fleur pour donner d'autres axes fleuris et ramifiés de même. 27

D

décurrent Se dit d'une feuille dont le limbe se prolonge sur le pétiole et sur la tige en deux ailes latérales. 28

déhiscent Se dit d'un fruit sec s'ouvrant à maturité.

denté ou dentelé Se dit d'une feuille, d'un pétale, d'un sépale dont les bords sont garnis de dentelures à angle aigu, peu profondes. C'est l'angle aigu, ou l'étroitesse des dents, qui distingue « denté » de « crénelé ».

déprimé Synonyme d'aplati.

diakène Akènes jumelés et portés par un pédoncule commun fourchu à son extrémité. C'est le cas de toutes les apiacées.

dioïque Se dit d'une plante possédant des fleurs mâles, à étamines, et des fleurs femelles, à carpelles, sur des pieds différents.

discoïde En forme de disque.

drupe Fruit charnu à graine enfermée dans une enveloppe fortement lignifiée et résistante, appelée noyau. Ex. : cerise.

drupéole Très petite drupe, élément d'un fruit multiple. Ex. : ronce. 29

E

écaille Ce terme a de très nombreuses significations. Il s'agit en général d'une feuille modifiée, coriace, dont le rôle est la protection : revêtement des rhizomes, des bulbes, des bourgeons hivernaux ; abri des fleurs sans corolle ni calice (chaton de noisetier) ; support des graines dans les cônes de résineux.

embrassant Se dit d'un limbe de feuille, d'un pétiole ou bien encore d'une stipule enserrant la tige en son lieu d'insertion. 21

engainant S'applique surtout aux poacées : le limbe de la feuille se prolonge en une gaine entourant complètement la tige jusqu'au nœud où s'insère la feuille. 30

entier Se dit d'une feuille ou d'un pétale dont les bords ne sont ni dentés ni crénelés.

éperon Prolongement tubuleux du calice ou de la corolle, plus ou moins pointu et recourbé. 22

épi Inflorescence où toutes les fleurs sont insérées, sans pédoncule, le long d'un axe central appelé rachis. L'épi peut être simple ou composé selon que l'axe est unique 23 ou ramifié 24.

épillet Petit épi de fleurs. Les épillets sont eux-mêmes disposés soit en épi, soit en panicule.

épine Pointe droite et aiguë, faisant partie de la tige et des rameaux, et ne s'en détachant que par déchirure des fibres. 31

étamine Organe mâle de la fleur. Voir anthère. 2

F

falciforme En forme de faucille.

filet Pédoncule de l'étamine supportant l'anthère. 2

filiforme Aussi ténu et allongé qu'un fil.

fistuleux Cylindrique et creux.

florifère Qui porte les fleurs.

foliacé Qui a la forme et le rôle d'une feuille : sépale foliacé.

foliaire Relatif aux feuilles.

foliole Division d'une feuille composée. Elle a son limbe propre, rattaché au pétiole principal par un pétiolule. On peut distinguer les folioles des feuilles par

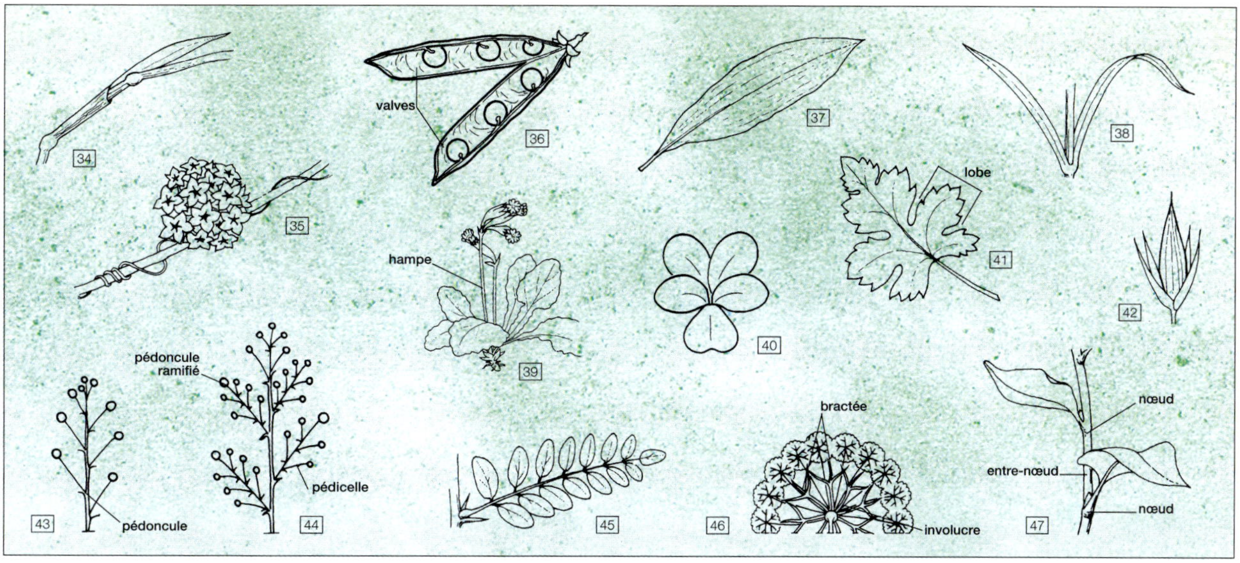

l'absence de bourgeon axillaire à l'aisselle du pétiolule. [33]
follicule Fruit sec déhiscent, s'ouvrant à maturité par une seule fente longitudinale, se distinguant ainsi de la gousse, qui a deux fentes, et de la silique, qui en a quatre. [32]
fructifère Qui porte les fruits.
fusiforme En forme de fuseau, renflé dans la partie médiane, effilé aux deux extrémités. [42]

G

gaine Prolongement du pétiole ou du limbe qui entoure la tige jusqu'au nœud d'insertion de la feuille. [34]
gaufré Se dit d'un organe à saillies disposées régulièrement.
glabre Sans poils ni cils. C'est l'opposé de velu, laineux ou pubescent.
glauque D'un vert bleuté.
globuleux À peu près rond ou sphérique.
glomérule Inflorescence composée de fleurs sessiles agglomérées. Le glomérule se distingue ainsi du capitule, où les fleurs sessiles sont insérées sur un plateau horizontal, le réceptacle, et ne forment pas une boule. [35]
gousse Fruit sec déhiscent à deux valves, s'ouvrant par deux fentes. Caractéristique des fabacées. [36]
graine élément final des phases de la reproduction sexuée chez les plantes à fleurs. Elle contient le germe, ou embryon, de la future plante.
grappe Inflorescence, simple [43] ou ramifiée [44], où les fleurs sont insérées par un court pédoncule le long de l'axe principal.

H

hampe Pédoncule nu, partant de la souche et portant les fleurs. [39]
herbacé Qui a l'aspect et la consistance de l'herbe, à constitution cellulosique et souple. S'oppose à ligneux ou lignifié.
hermaphrodite Se dit d'une fleur porteuse des deux sexes, mâle et femelle. L'arbre qui possède des fleurs mâles et des fleurs femelles n'est pas dit hermaphrodite, mais monoïque.

I

imparipenné À nombre impair de folioles ; le rachis porte sur toute sa longueur des folioles géminées et, à son extrémité, une foliole terminale. [45]
indéhiscent Se dit d'un fruit qui ne s'ouvre pas à maturité. Ex. : raisin.
inflorescence Mode de répartition des fleurs sur la tige.
involucre Couronne de bractées située à la base de l'ombelle. L'involucre peut exister aussi pour une fleur unique ou pour un capitule. [46]
irrégulier Se dit d'une fleur à symétrie bilatérale, c'est-à-dire par rapport à un plan, contrairement à une fleur régulière, dont toutes les pièces sont identiques autour d'un axe. [40]

L

lancéolé En forme de lance, effilé aux deux extrémités et plus large dans la partie médiane. [37]
latex Produit d'excrétion que certains végétaux répandent à chaque point de brisure. Il n'a rien de commun avec la sève. Ex. : pissenlit.
lèvre Chez les lamiacées, chacune des divisions principales de la corolle et du calice. [3]
ligneux Se dit de cellules et de tissus végétaux où la cellule initiale des cloisons a été remplacée par la lignine du bois, plus résistante et imperméable. Une fibre ligneuse est le plus souvent morte.
ligule Chez les poacées, petite languette membraneuse, le plus souvent incolore, située au point de jonction du limbe et du sommet de la gaine.
Chez les astéracées, fleur externe du capitule : les ligules, ou fleurs ligulées, entourent en général un disque central de fleurs tubuleuses. Voir capitule. [14]
limbe Partie élargie d'une feuille ou d'un pétale.
linéaire S'applique à un organe, généralement une feuille, très long, étroit, sans cependant être filiforme. [38]
lobe Portion d'un limbe ou d'un pétale, déterminée par deux découpures. [41]
lobé Qui est partagé en lobes.

M

marcescent Se dit d'un organe qui se dessèche sans tomber.
membraneux Qui a l'aspect ou la consistance d'une membrane, sorte de pellicule mince et fragile, jouant très rarement le rôle de cloison.

N

nœud a) Renflement de la tige au point d'insertion d'une feuille.

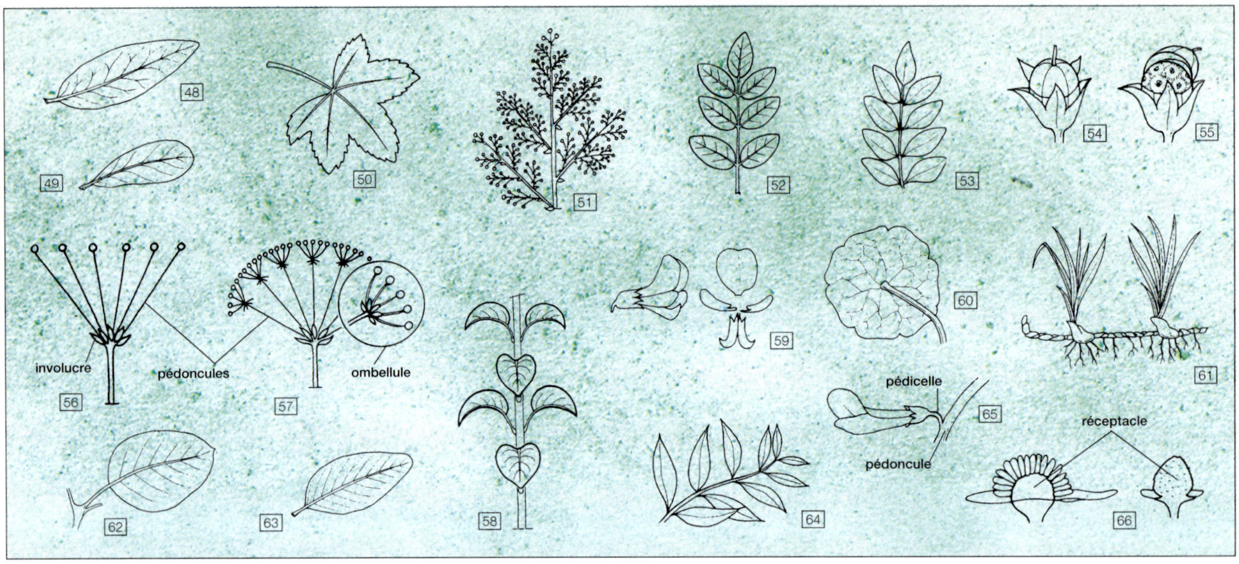

b) Formation ligneuse extrêmement dense au milieu du bois. [47]

noyau Enveloppe ligneuse formée par la paroi du fruit et enveloppant la graine avec son tégument au centre d'une drupe.

O

oblong Plus long que large (2/3 pour 1/3), et arrondi aux extrémités. [48]

obovale Se dit d'une feuille dont la partie supérieure du limbe est nettement plus élargie que la base, au point d'insertion. Voir ovale. [49]

ombelle Inflorescence simple [56] ou composée [57], dont les pédoncules partent tous du même point.

opposé Situation de deux organes insérés l'un en face de l'autre sur le même nœud. [58]

ovaire Partie principale du carpelle contenant l'ovule qui sera fécondé par le pollen. Après la fécondation, l'ovaire évoluera en fruit, sec ou charnu ; l'ovule fécondé évoluera en graine. [17]

ovale Ayant la forme d'un œuf. Conventionnellement, on situe l'extrémité la plus large au point d'insertion. Si c'est le contraire, on use du mot obovale. [62]

ovoïde Dont la forme se rapproche de l'ovale. [63]

P

palmatilobé Se dit d'une feuille dont les lobes sont disposés en éventail, comme les doigts d'une main. [50]

panicule Grande inflorescence pyramidale, très ramifiée et lâche, composée de grappes. [51]

papilionacé Se dit d'une fleur dont les pétales, par leur forme et leur disposition, évoquent la forme d'un papillon. [59]

paripenné S'applique à une feuille composée pennée à folioles géminées, en nombre pair, sans foliole terminale. [64]

pédicelle Ramification d'un pédoncule reliant chaque fleur à l'axe commun de l'in-florescence. [65]

pédicellé Muni d'un pédicelle.

pédoncule Petite ramification de la tige se terminant par une fleur.

pédonculé Muni d'un pédoncule.

pelté Dont le limbe est en forme de bouclier, avec un pétiole s'insérant non loin du centre. [60]

pennatiséqué Se dit d'une feuille qui comporte des découpures atteignant la nervure centrale et disposées de part et d'autre le long de cette nervure. [52]

penne Voir Penné.

penné Se dit d'une feuille à lobes ou à folioles disposés le long de l'axe central à la manière des barbes d'une plume. [53]

pérennant Se dit d'un végétal dont l'appareil aérien subsiste de nombreuses années (les arbres).

persistant Opposé à caduc : qui subsiste pendant plusieurs années. Un feuillage persistant demeure sur l'arbre après l'été.

pétale Élément de la corolle (seconde enveloppe), souvent coloré. [2] [8]

pétiole Partie constitutive de la feuille portant le limbe.

pétiolé Muni d'un pétiole.

piriforme En forme de poire.

pivotant Se dit d'une racine comportant un pivot central nettement développé.

plumeux Muni de poils ou de barbes, à la manière d'une plume d'oiseau.

pluriannuel Se dit d'un végétal dont le cycle végétatif dure plusieurs années.

pollen Poussière jaune ou violette, issue des anthères et dont chaque grain forme deux gamètes mâles destinés à fusionner avec le gamète femelle de l'ovule et une autre de ses cellules.

polyakène Fruit composé de plusieurs akènes.

pubescent Recouvert de poils courts et simples.

pyxide Fruit sec déhiscent, du genre capsule [54], s'ouvrant par la chute d'un couvercle en forme de calotte [55].

R

radicant Dont les tiges couchées émettent des racines. [61]

radicelle Fine racine secondaire.

rameux À nombreux rameaux.

rayon Pédoncule ou pédicelle d'une inflorescence en ombelle. [56] [57]

réceptacle Renflement du sommet du pédoncule ou du rameau florifère, sur lequel viennent s'insérer les diverses pièces florales. [66]

régulier À symétrie axiale. Si un axe passe au centre d'une fleur, les pièces florales se retrouvent identiques les unes aux autres tout autour de cet axe. [67]

rejet Jeune rameau qui naît sur la souche ou sur la racine d'une plante vivace ; il s'enracine et peut devenir indépendant. Les plantes à rejets sont envahissantes.

réniforme En forme de rein. [73]

réticulé Marqué par des nervures qui s'entrecroisent en tous sens, formant un réseau comme les mailles d'un filet. [68]

révoluté Dont les bords sont enroulés.

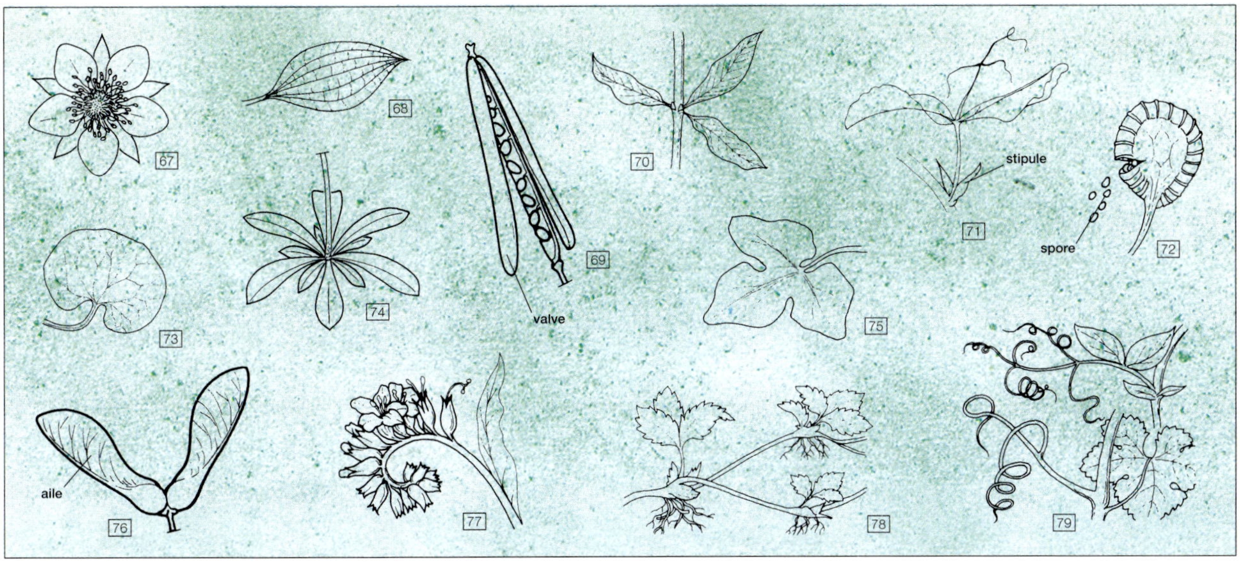

rhizome Tige souterraine vivace.
rhomboïdal En forme de losange.
rosette Disposition des feuilles à la base, appliquées sur le sol et dessinant une rosace. [74]
rubané En forme de ruban.

S

samare Fruit sec indéhiscent, muni d'une aile. [76]
sarmenteux Se dit d'un végétal aux tiges longues, flexibles et ligneuses.
scorpioïde En forme de queue de scorpion. Se dit d'une inflorescence unilatérale en grappe, d'abord roulée en crosse, puis se déroulant à mesure que les fleurs éclosent. [77]
sépale Pièce du calice, première enveloppe florale. [2] [8]
sessile Rattaché directement au rameau sans pédoncule ou sans pétiole.
silicule Silique courte et souvent élargie.
silique Fruit sec déhiscent à deux valves et une cloison médiane, s'ouvrant par quatre fentes, se distinguant ainsi du follicule, à une fente, et de la gousse, à deux fentes. [69]
soie Poil végétal assez long et rigide, généralement constitué de plusieurs cellules bout à bout.
soyeux Couvert de poils fins et courts, doux comme la soie.
spiralé Disposé en spirale.
spontané Croissant en l'absence de toute intervention humaine, donc ni introduit ni cultivé. Équivalent de « sauvage ».
spore Élément du premier stade de reproduction des plantes sans fleurs : champignons, fougères, prêles... Asexuée, la spore germe pour donner un prothalle dans lequel se développeront les gamètes mâles et femelles. [72]
stigmate Partie supérieure du carpelle qui reçoit les grains de pollen. Des papilles sécrétant un liquide sucré garnissent souvent le stigmate, et favorisent la fixation et la germination du grain de pollen. [17]
stipule Organe de la feuille généralement rudimentaire et sessile, se développant à la naissance d'une vraie feuille. [71]
stolon Tige rampante aérienne ou souterraine, non gorgée de réserves, s'enracinant aux nœuds et multipliant la plante. [78]
stolonifère Qui porte des stolons.
style Prolongement vertical de l'ovaire, surmonté du stigmate. [17]
subspontané Se dit d'un végétal qui se répand à partir des cultures, mais ne survivrait pas si celles-ci étaient abandonnées.
suc Liquide sécrété par un des organes du végétal et accumulé généralement dans les fruits charnus ou dans les feuilles de plantes grasses. À ne confondre ni avec la sève ni avec le latex.

T

tétrakène Akène quadruple.
tomenteux Couvert d'une pubescence très fine et serrée, qui donne l'aspect du velours. Entre laineux, cotonneux et tomenteux, la distinction est réelle.
traçant Se dit d'une tige ou d'une racine qui s'étale sur le sol ou se développe horizontalement à faible profondeur ; elle émet des rejets en diverses directions.
triakène Akène triple.
trifide Fendu en trois.
trigone À trois angles.
trilobé Divisé en trois lobes. [75]
tube La disposition en tube n'existe que chez certaines familles de plantes. a) Les pétales sont soudés à la base pour constituer un tube complet, ou seulement partiel si la suture ne se produit pas sur toute la longueur des pétales : la fleur est dite gamopétale ; b) même remarque pour les sépales des fleurs gamosépales ; c) chez beaucoup d'astéracées, les fleurs du centre du capitule sont entièrement constituées en tube : tube de la corolle et tube des étamines. Le calice est remplacé par des poils.
tubercule Renflement souterrain d'une tige ou d'une racine ; il est gorgé de matières de réserve.
tubéreux, tuberculeux Se dit d'un végétal qui porte des tubercules.
tubuleux En forme de tube.

V

valve Pièce composant l'enveloppe d'un organe déhiscent, un fruit sec ou parfois une anthère.
velu Couvert de poils assez longs, mous et rapprochés.
verticille Ensemble de feuilles ou de fleurs insérées en cercle au niveau même de la tige. [70]
vivace Se dit d'une plante qui survit plusieurs années et fleurit chaque année, même si les parties aériennes meurent tous les ans.
vrille Terminaison ou foliole filiformes de la nervure principale d'un limbe, capable de s'enrouler autour d'un support. D'autres vrilles sont des rameaux à feuilles très petites, comme les vrilles de la vigne. [79]

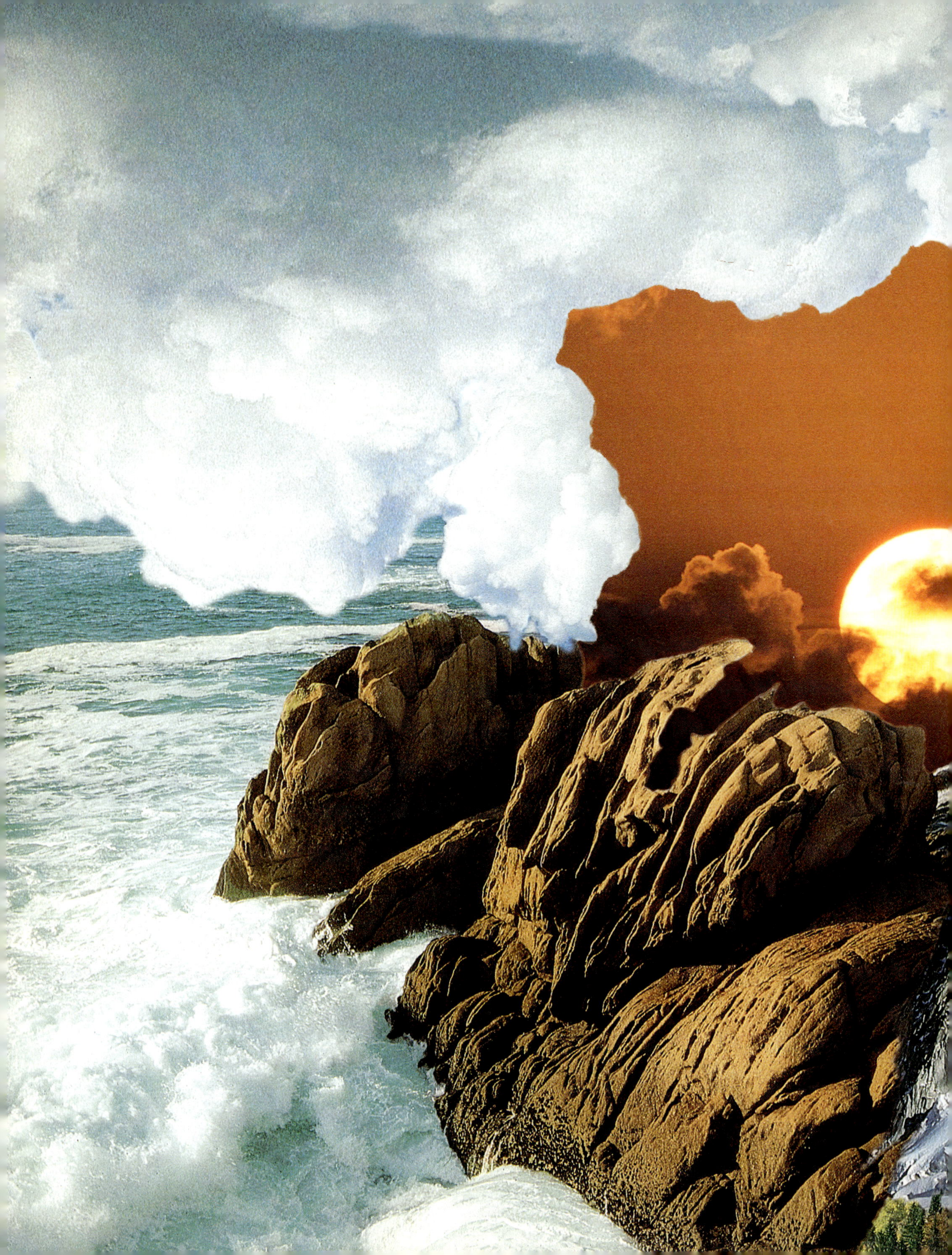

LES QUATRE ÉLÉMENTS

Se soigner par le soleil, l'eau, la terre, l'air

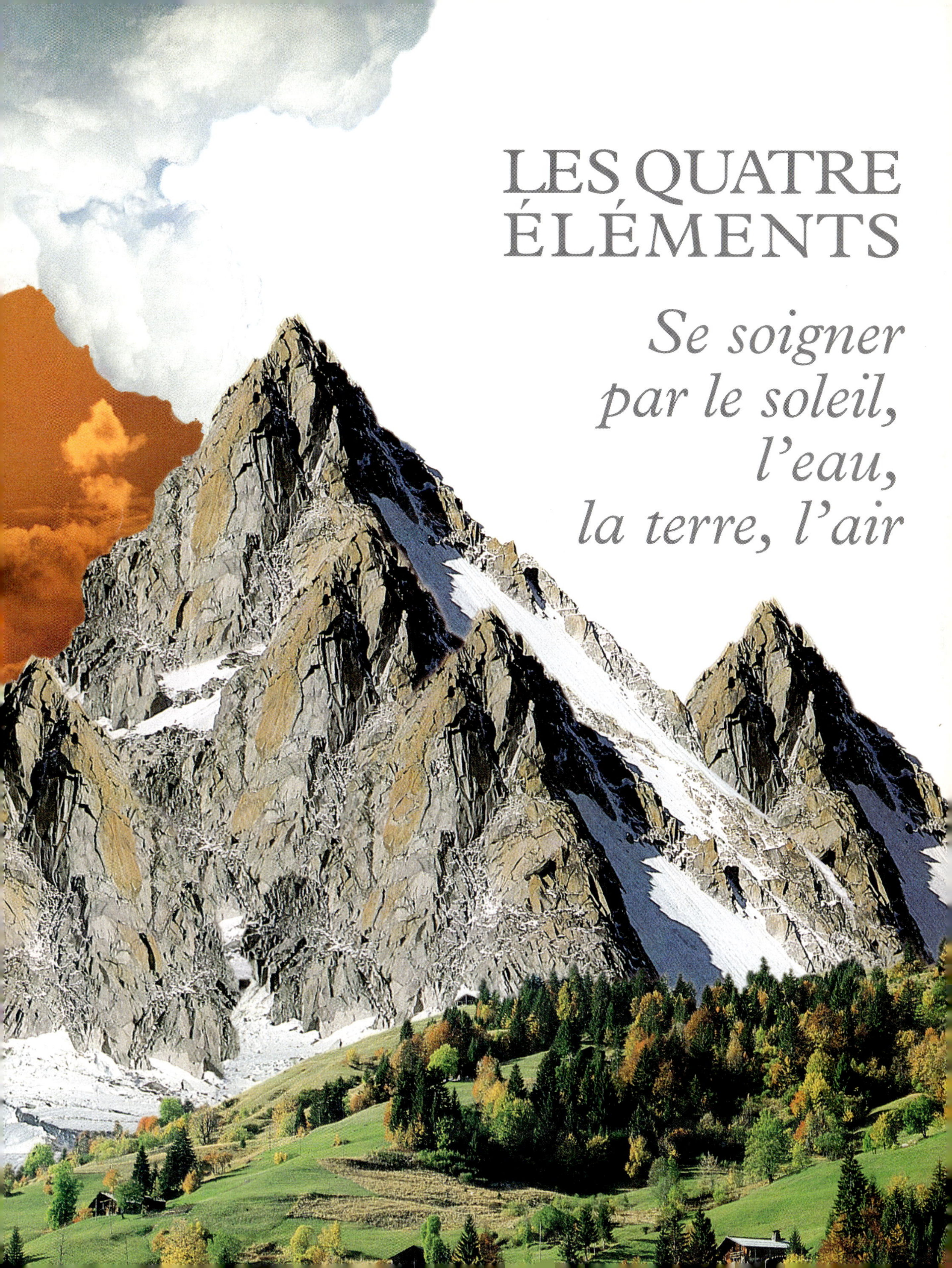

Le soleil, l'eau, la terre et l'air représentent les quatre éléments naturels d'où nous tirons tous nos moyens de vivre. Complémentaires mais cependant opposés, ces éléments déterminent en permanence les conditions de notre existence : l'être humain ne peut rester en vie que dans certaines limites de température et de pression ; ses besoins alimentaires ne peuvent être assurés qu'en vertu d'un équilibre savant où jouent harmonieusement la lumière et la chaleur du soleil, l'humidité et la composition du sol, ainsi que la composition de l'air ambiant. Que le soleil soit trop violent, la terre trop sèche ou trop ingrate, l'air raréfié, et la nature devient insensiblement hostile à l'homme, aux animaux et au monde végétal. Que le soleil soit trop rare, l'air trop froid, et ce sont les espaces glacés et sans vie.

Depuis les temps les plus reculés, l'homme entretient avec ces quatre éléments des rapports de crainte et de vénération. Tout naturellement il les a déifiés, et les mythologies abondent de ces déesses et de ces dieux plus ou moins bienfaisants, toujours puissants et objets de dévotion pour beaucoup.

À notre époque, nous continuons d'établir avec chacun de ces éléments des relations particulières liées à notre culture et à nos modes de vie. La nature même de ces relations peut avoir des effets directs sur notre santé, en bien comme en mal. Ainsi, les modes passagères ou durables de pratiques estivales et les nouvelles formes de culte du soleil, tout comme les réglementations concernant l'hygiène et la potabilité des eaux, mais aussi le développement du thermalisme et de la thalassothérapie et l'essor des activités sportives en eau douce ou en mer, la pratique de l'alpinisme, la climatologie, la conquête des airs et de l'espace sont autant de manières modernes d'intégrer ces éléments dans des activités économiques, techniques, sociales ou personnelles ; celles-ci viennent tout naturellement s'inscrire dans la longue suite des échanges que l'homme, sous toutes les latitudes, a toujours entretenus avec ces éléments primordiaux.

La socialisation moderne de leur usage ne doit pas nous faire oublier la longue tradition qu'ils occupent dans l'histoire des pratiques de soins et de santé (cultes antiques du soleil, bains sacrés des temples grecs, culte de Déméter, divinisation de la terre nourricière, puis, plus près de nous, ces pratiques étonnantes des bains et des thermes chez les Romains, qui n'hésitaient pas à consommer 1 000 litres d'eau par jour et par habitant pour assouvir leurs besoins et leurs plaisirs).

C'est à la description des principaux usages médicinaux de ces éléments et des précautions qui s'y rattachent que sont consacrés les articles de cette troisième partie. Il existe aujourd'hui cent façons de mettre en jeu ces éléments, où se mêlent parfois intimement traditions, superstitions et modernité. Le lecteur y puisera les manières d'attirer sur lui la bienveillance de ces forces naturelles à portée de la main.

Le soleil...

Lointain par la distance, proche par ses rayons de feu, le Soleil participe intimement à notre vie. Indispensable source d'énergie pour toute la végétation, il joue aussi un rôle essentiel sur notre bonne humeur et sur notre peau, et à travers elles sur notre organisme – c'est le côté merveilleux. Mais de même qu'il peut brûler la nature et faire surgir les déserts, le soleil peut provoquer des ravages sur les êtres humains. Ces dégâts ne se limitent pas à la peau mais nous atteignent jusque dans notre structure cellulaire intime – c'est le côté dangereux.

... POUR LE MEILLEUR ET POUR LE PIRE

Mais comment fonctionne cette étoile nommée Soleil, sans laquelle notre vie sur la Terre ne serait pas possible ?

Une usine à rayons

Cette boule de feu dont la température superficielle est estimée à 5 750 °C projette sur la Terre une multitude de rayonnements dont notre œil ne perçoit que ceux qui constituent la lumière du jour. Il y a de bons et de mauvais rayons. Notre connaissance de l'astre doit permettre à chacun d'en profiter, et aussi de se protéger de ses effets agressifs.
Le Soleil est une centrale thermonucléaire qui transforme par seconde 564 millions de tonnes d'hydrogène en 560 millions de tonnes d'hélium.

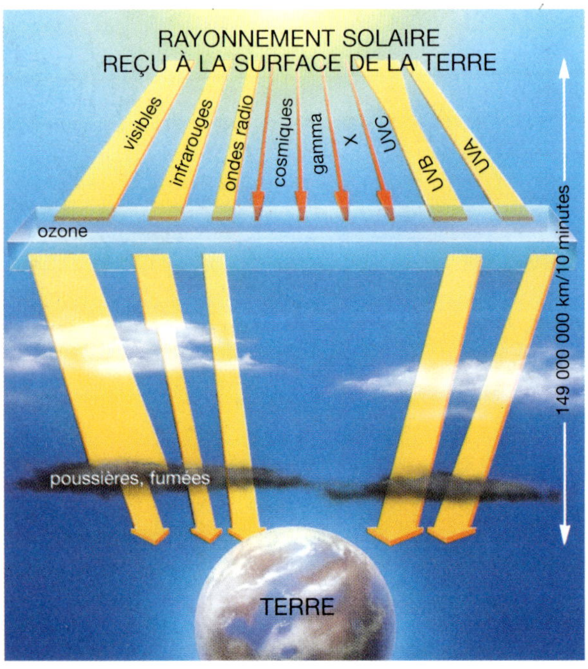

Les 4 millions de tonnes de matière qui disparaissent par seconde produisent un immense rayonnement électromagnétique irradiant à travers l'espace dans toutes les directions. Avant d'atteindre la Terre, beaucoup de ces radiations seront arrêtées par des filtres naturels. La couche d'ozone est le principal filtre arrêtant les rayonnements nocifs : rayons cosmiques, rayons gamma, rayons X, rayons UVC, et certains UVB. (Les rayons ultraviolets sont classés en UVA, UVB et UVC, les A étant les plus utiles ; mais tous sont dangereux, en particulier pour les yeux.) C'est dire l'importance de cette couche d'ozone pour tous les organismes vivants. La vapeur d'eau de l'atmosphère, les nuages, les poussières, les fumées vont jouer un rôle de filtre essentiel pour l'atténuation de la lumière visible, des rayonnements infrarouges, et même des ultraviolets.

Comment recevons-nous le soleil ?

Le rayonnement solaire est reçu soit directement, soit par diffusion à travers les masses nuageuses, soit par réflexion sur certains sols (glace, neige, sable...).
L'intensité et la qualité du rayonnement dépendent :
– de la saison : dans nos régions, juillet est le mois du plus fort ensoleillement ;
– de la latitude : l'ensoleillement est maximal sous les tropiques ;
– de l'altitude : plus on est haut, plus l'ensoleillement est important.
L'utilisation d'un large chapeau ou d'un parasol sur une plage ne constitue pas une photoprotection totalement efficace. Par ailleurs, la réflexion varie en fonction de la nature du sol : 85 % pour la neige ; 17 % pour le sable ; 5 % pour l'eau ; 3 % pour l'herbe.

La peau humaine est une barrière

Notre peau est conçue pour nous protéger. Les tissus qui la composent sont différents en surface et en profondeur. En surface, juste sous la fine couche des

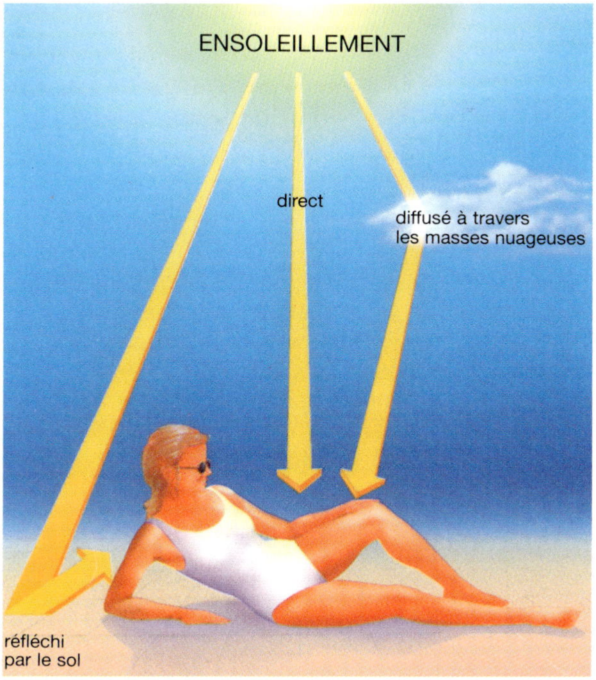

cellules de l'épithélium cutané, la peau est constituée par l'épiderme, sous lequel, plus en profondeur, se trouve le derme.

Sous le fragile épithélium cutané (qui pèle après les petits coups de soleil), l'épiderme est une barrière qui nous protège contre les agressions des produits divers, chimiques ou autres, contre le soleil, contre les microbes, et sert de contrôle en opérant un tri contre les intrus.

Certaines cellules de l'épiderme, les mélanocytes, possèdent des poches qui se remplissent d'un pigment coloré : la mélanine. La taille de ces poches de mélanine, appelées mélanosomes, est proportionnelle à la quantité de rayonnement solaire reçue. Elle seule fait la différence entre une peau noire, une peau bronzée et une peau blanche.

Dans la partie profonde de l'épiderme, d'autres cellules, appelées kératinocytes, vont avaler et digérer la mélanine, ce qui explique la mauvaise protection des peaux claires contre le soleil.

Il est facile de comprendre que chacun de nous naît avec un capital de mélanocytes qui est fonction de son héritage génétique. Les sujets à peau blanche, les habitants des villes qui vivent dans une atmosphère sans soleil doivent être prudents tout au long de leur vie vis-à-vis du soleil. Si nous nous exposons de façon excessive aux rayonnements (coups de soleil, bronzage intensif...), nous mettons en péril notre santé ainsi que celle de nos enfants.

Les bienfaits du soleil : l'héliothérapie

- Le soleil est nécessaire à la bonne croissance des enfants : un ensoleillement suffisant permet la transformation dans la peau de certaines substances chimiques en vitamine D, ce qui protège l'enfant du rachitisme, et l'adulte de certaines maladies osseuses.
- Les rayons ultraviolets contribuent à la fixation du calcium. Au cours de l'adolescence, les bains de soleil, une alimentation équilibrée et un apport en calcium constituent la meilleure garantie d'une bonne ossification.
- Les bains de soleil, à condition que l'exposition soit de très courte durée (dix minutes), favorisent

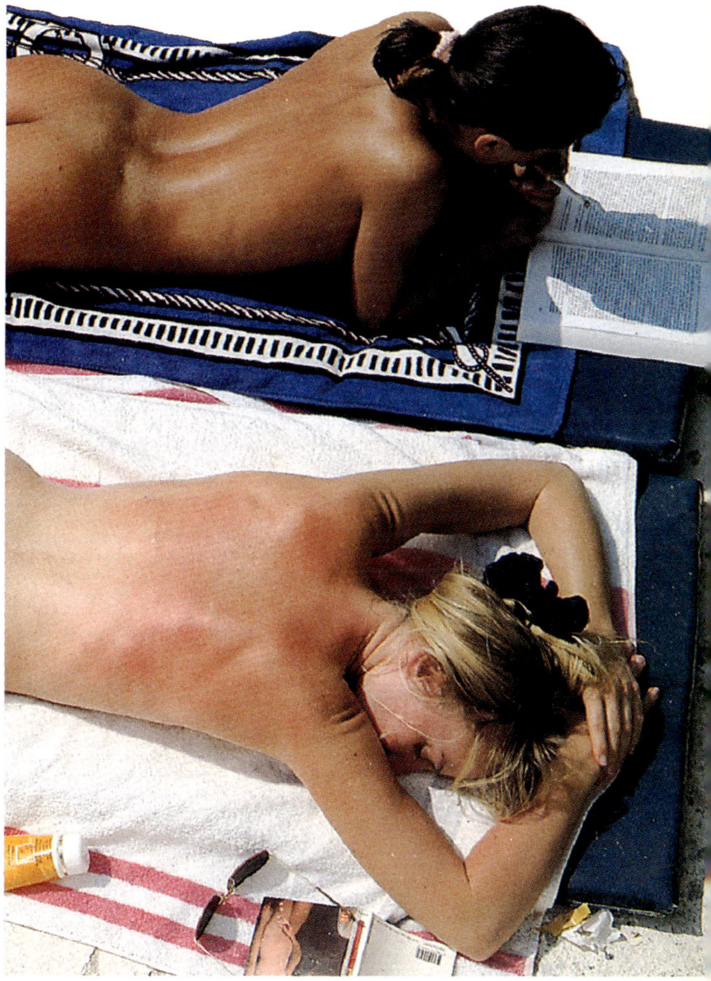

Comment illustrer plus clairement que peaux brunes et peaux blanches réagissent différemment au soleil ?

la guérison de plusieurs pathologies : l'eczéma, les mycoses ou champignons de la peau, le psoriasis, les crevasses des seins lors de l'allaitement. Des bains de soleil répétés permettent de continuer sans problème à donner le sein. On voit alors disparaître tous les pénibles incidents des mamelons humides et douloureux.
En outre l'héliothérapie accélère la cicatrisation des plaies et stimule les échanges de la circulation sanguine périphérique.

● Dans la vie de tous les jours, la carence en soleil est reconnue pour avoir des effets négatifs sur notre humeur. Les grandes migrations d'été sont là pour nous rappeler les effets bénéfiques du soleil sur notre caractère.

10 conseils pour une protection efficace

La mode du bronzage, devenue phénomène de société, pose problème. Il serait impensable d'interdire le bronzage ou d'annuler tous les vols de vacances à destination des pays du soleil, mais quelques conseils s'imposent :

- ► Choisir ses heures de plage, c'est éviter l'exposition entre 11 heures et 16 heures (les UVB sont à leur maximum d'intensité).
- ► Préférer le mouvement sur la plage (marche, volley-ball...) à la position passive, allongé sur une serviette.
- ► Éviter la prise d'un repas trop important avant toute exposition au soleil, et surtout la consommation de boissons alcoolisées ou encore de jus de fruits acides (orange, pamplemousse, citron) en quantités exagérées.
- ► Programmer prudemment ses temps d'exposition au soleil selon le schéma suivant, qui peut varier d'un individu à l'autre : le premier jour, ne pas dépasser vingt minutes d'exposition en deux ou trois fois, et augmenter de dix minutes tous les jours le temps de bronzage. Penser à la protection vestimentaire et ne pas oublier les lunettes de soleil.
- ► Se protéger la peau en utilisant laits solaires et crèmes-écran, avant ou après l'exposition, et surtout penser à en renouveler l'application. Vous pouvez demander conseil dans toutes les pharmacies.
- ► Ne pas croire que les produits colorant la peau sont les meilleurs protecteurs.
- ► Éviter les pilules à bronzer ; si elles donnent un teint carotte, elles n'ont aucun pouvoir protecteur.
- ► Veiller à faire porter aux enfants une protection vestimentaire, un tee-shirt, un chapeau, quand ils ne sont pas dans l'eau.
- ► Toujours se protéger la tête.
- ► Ne jamais dormir en plein soleil.

Réactions cutanées sans danger

● ***Le hâle immédiat.*** Les ultraviolets sont responsables de ces remaniements moléculaires passagers. La peau prend en quelques minutes, au contact du plein air, une coloration légère qui disparaît dès le lendemain.

● ***Le bronzage.*** La course au bronzage sur les plages est le sport favori des vacanciers, qui ont été privés de soleil toute l'année. La coloration peut démarrer dès le troisième jour, avec un point culminant vers la troisième semaine. La pigmentation disparaîtra doucement si l'exposition au soleil n'est pas entretenue. Les rayons UVB sont responsables du bronzage.

Les méfaits du soleil

Réactions dangereuses à court terme

● ***Les coups de soleil.*** Sur toutes les plages, il est courant de voir ce phénomène, dont les blonds ou les roux sont les principales victimes. La violence du coup de soleil varie en fonction de l'intensité, du temps d'exposition, de la sensibilité individuelle de la peau (peaux blanches, prenez garde !). En se rappelant qu'il s'agit de réelles brûlures, il faut différencier plusieurs stades dans le coup de soleil.
– Les deux premiers stades peuvent apparaître après une courte exposition, selon l'intensité du rayonnement : le coup de soleil rosé, qui disparaît en un ou deux jours sans desquamation ni coloration ; le coup

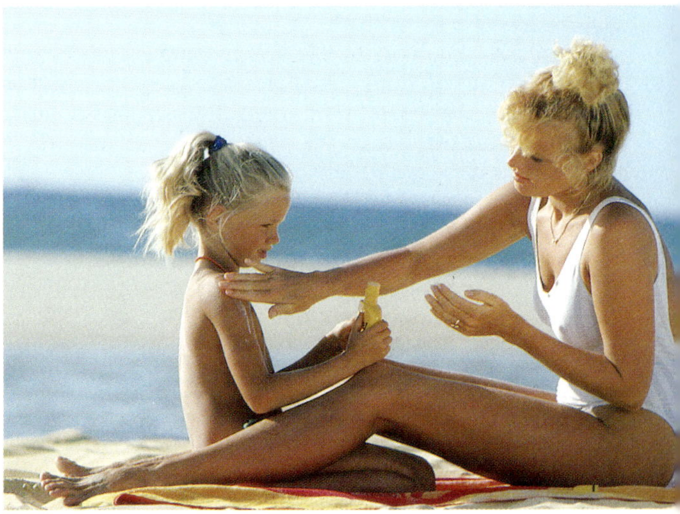

Se protéger la peau avant et après toute exposition au soleil est une précaution salutaire.

de soleil rouge vif, qui disparaît en trois ou quatre jours sans desquamation mais en laissant une légère coloration.
– Plus sérieux est le stade cyanique, douloureux, œdémateux (on ne supporte plus sa chemise, ni même la douche), qui va évoluer vers une desquamation et laisser un œdème plus durable et un certain bronzage.
– Encore plus grave, le stade des phlyctènes, véritables brûlures au deuxième degré avec atteinte de l'état général, température élevée, nausées, céphalées. La desquamation est plus intense, sans coloration résiduelle ni cicatrices le plus souvent.

● ***L'insolation.*** Provoquée par un échauffement massif de la tête et du corps (attention à l'endormissement nu-tête sur la plage), elle peut provoquer un œdème cérébral, des troubles nerveux, parfois un état comateux. Les décès par insolation ne sont pas rares. On peut y assimiler les coups de chaleur, dont sont victimes enfants et animaux laissés dans des véhicules exposés au soleil.

● Les effets sur le système immunitaire semblent pouvoir favoriser l'apparition d'un herpès chez certains sujets.

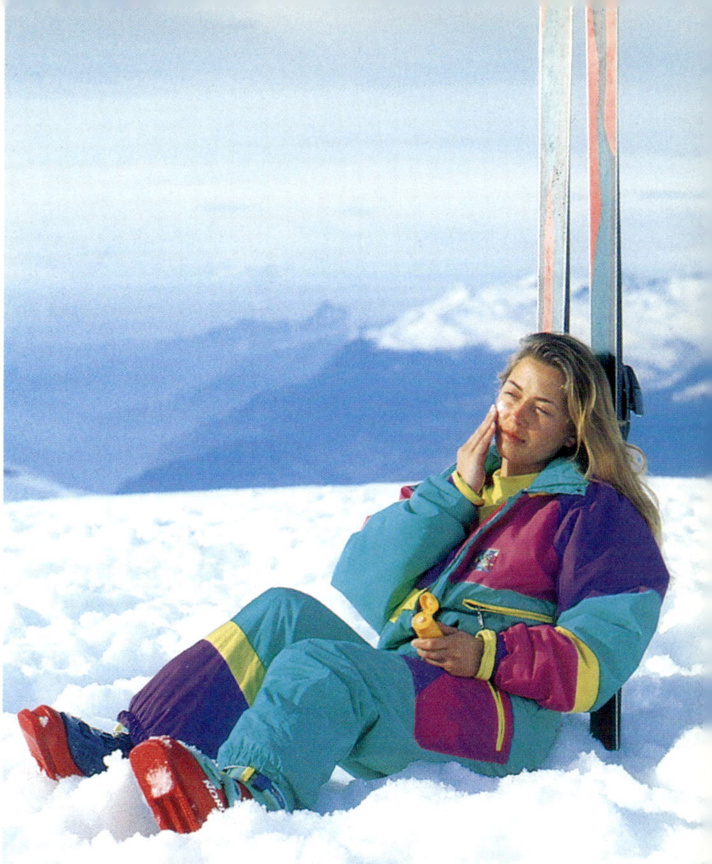

La très forte réflexion du soleil sur la neige (85 %) nécessite une plus grande protection.

Réactions cutanées après des expositions répétées au soleil (plusieurs années)

● ***Le vieillissement.*** Le phénomène de vieillissement des parties du corps non protégées se constate facilement chez les adeptes du soleil, ou parmi les populations des régions très ensoleillées.

● ***Les rides et les taches.*** Une exposition durable va entraîner un remaniement de la peau, avec l'apparition de cellules épidermiques anormales et une multiplication des taches colorées. La peau perd sa tonicité, elle devient flasque et des rides se creusent.

● ***Les cancers cutanés.*** C'est une des conséquences les plus graves de la surexposition au soleil ou de l'exposition répétée sans protection. Ces cancers, appelés épithéliomas cutanés, se rencontrent surtout chez les agriculteurs au niveau du visage et de l'oreille, chez les habitants des régions à fort rayonnement, chez les marins, mais aussi chez les enragés du bronzage estival.

Autres méfaits du soleil

● L'allergie au soleil se rencontre chez certains sujets, en particulier en altitude (skieurs de haute montagne, alpinistes). Elle se manifeste souvent par un larmoiement, une conjonctivite. C'est aussi la lucite estivale bénigne qui touche les jeunes femmes. Il s'agit d'une allergie solaire des parties du corps non recouvertes, qui fait penser à une petite éruption. Il suffit en général de protéger la peau pendant quelques jours pour y remédier.
● L'allergie solaire se rencontre également chez les malades prenant certains médicaments (antibiotiques, sulfamides, crèmes à base de vitamine A, antimitotiques).
● Le soleil aggrave certaines maladies telles que l'acné juvénile, l'herpès, le lupus érythémateux, l'acné rosacée, l'eczéma de contact.
Par ailleurs, le mélasma, encore appelé masque de grossesse, peut être accentué par le soleil. Ce mélasma se voit parfois aussi chez les femmes prenant la pilule. La coloration peut aller jusqu'au brun-noir.

En définitive, le soleil doit devenir notre ami. À condition de savoir en gérer l'usage, il peut être un élément fondamental de notre bien-être et de notre santé. Mais il représente l'exemple même de ces merveilleux dons de la nature dont l'emploi immodéré peut faire courir les pires dangers, alors qu'il est la source même de notre énergie et de notre plaisir de vivre.

L'eau

L'eau est à la fois ce milieu intérieur et cet environnement liquide dont nous sommes imprégnés depuis le début de notre existence ; l'homme ne peut survivre plus de huit jours à une privation totale d'eau.
Facilement polluée, l'eau se purifie grâce à un cycle sans fin : elle s'évapore de la mer pour se répandre en pluie jusqu'aux endroits les plus retirés et chemine sous terrre par des voies mystérieuses. Sources, puits, fontaines, thermes, digues, l'histoire de l'homme est aussi celle de ses rapports avec l'eau. Les pratiques de santé font une place de choix à ce symbole de pureté et de purification, de soif assouvie et de terre nourrie.

EAUX POTABLES, EAUX DE BOISSON

L'eau peut se présenter sous trois états : solide, liquide, gazeux. Notre planète, la Terre, présente cette propriété exceptionnelle dans l'Univers de posséder de l'eau à l'état liquide. L'eau disponible pour l'alimentation et les soins de l'homme représente une très petite part de l'eau totale (de l'ordre de 0,014 %), fort inégalement répartie sur la surface du globe. La demande croissante en eau et la pollution font que celle-ci, autant pour des raisons de quantité que de qualité, deviendra un des enjeux majeurs des siècles à venir.

L'eau potable de distribution

C'est l'eau du robinet, que chacun devrait pouvoir boire sans crainte pour sa santé. En une centaine d'années, les critères de potabilité, définis par les pouvoirs publics, sont passés de moins de dix à soixante-quatre. Les eaux de distribution sont régulièrement analysées et ces analyses sont à la disposition du public.

Les critères de potabilité

La potabilité repose donc sur de très nombreux critères. Tout d'abord l'eau potable doit être inodore, incolore et sans saveur.
Elle doit aussi être dépourvue de germes pathogènes. Les substances chimiques indésirables ne doivent pas dépasser des seuils très bas. Les limites pour les pesticides, fongicides et herbicides sont les seuils de détection. Nitrates, phosphates, chlorures ou sulfates doivent rester dans certaines normes strictes.
Ces normes sont régulièrement revues à la baisse : c'est le cas pour les nitrates, qui sont passés de 100 à 50 mg/litre pour le seuil maximal autorisé, avec une norme guide de 25 mg/litre ; au-delà de 50 mg, les autorités peuvent tolérer la distribution de cette eau, mais en recommandant l'abstention pour les femmes enceintes et les nouveau-nés. Les nitrates et les nitrites retiennent particulièrement l'attention, car, à fortes doses, ils présentent deux ordres de toxicité :
– un empoisonnement du sang, car les globules rouges ne peuvent plus transporter correctement l'oxygène ;
– la possibilité d'aboutir, par combinaison chimique, à une substance appelée nitrosamine dont le rôle dans la survenue de cancers a été démontré expérimentalement.
C'est dire l'importance des analyses permanentes de l'eau potable de distribution et du strict contrôle des produits utilisés en agriculture (engrais chimiques, pesticides, fongicides...), qui sont dissous par les eaux de pluie et entraînés jusqu'aux nappes profondes, d'où provient souvent l'eau de distribution.

Le traitement des eaux potables du réseau

L'eau distribuée par le réseau subit un traitement qui la rend propre à la consommation, car l'eau collectée pour alimenter ce réseau n'est pas forcément potable au départ, et parce qu'il peut y avoir plus de 100 km entre le lieu de prélèvement et le lieu de distribution. Ce traitement effectué dans des bassins de stockage particulièrement contrôlés devient de plus en plus complexe avec les exigences de la réglementation.

Les eaux en bouteilles

Les rapports du contenant et du contenu se posent de plusieurs façons.

● ***Impératif du maintien de la quantité.*** Les bouteilles de verre ou de plastique répondent bien à ce critère (étanchéité, imperméabilité, solidité, maniement pratique, pas de fuite de l'intérieur vers l'extérieur) ; les bouteilles de plastique sont plus vulnérables.
En France, les conditions d'embouteillage et de stockage à la production sont strictement définies et

contrôlées. Les eaux embouteillées sont tenues de porter mention de leur composition sur l'étiquette, encore que l'on puisse regretter que certaines données n'y figurent pas et que les inscriptions soient souvent difficiles à comprendre.

Maintien de la qualité. Il y a pratiquement toujours une relation d'échanges entre la paroi d'un flacon et son contenu, à doses infinitésimales ; les flacons de verre et de cristal nous offrent leur silice et leur plomb, ceux de plastique leurs composants : monomères et polymères. Ces échanges chimiques sont fonction du temps, de la température, de la lumière, de la composition du contenant et de celle du contenu... Il faut stocker l'eau comme les légumes, peu de temps, au frais et à l'ombre, en isolant l'alimentaire de tous les autres produits.

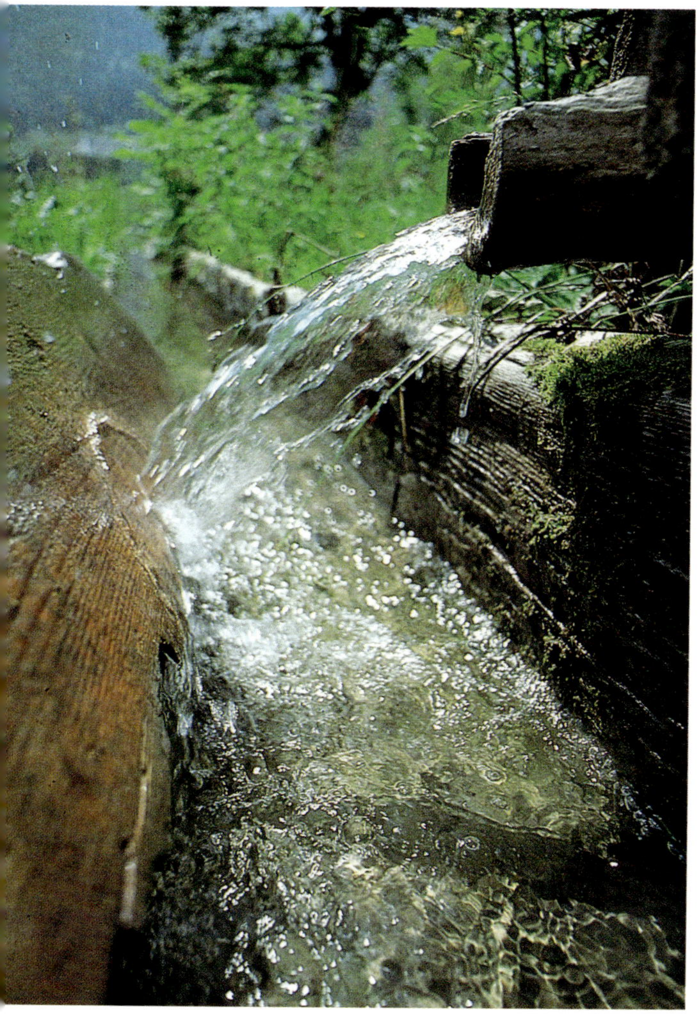

Les eaux de montagne sont soumises à une législation très stricte qui doit garantir leur potabilité.

Vieillissement de l'eau. Dans la bouteille, l'eau vieillit... L'eau prélevée à la source ou au griffon possède certaines propriétés, qui font son intérêt, mais qui ne perdurent pas forcément au terme d'un long stockage. Des germes non pathogènes sont présents de façon normale, en quantités limitées, dans l'eau de source – leur absence serait d'ailleurs le signe d'un traitement artificiel de l'eau ; cependant, le temps qui passe favorise, avec la lumière et la chaleur, le développement des germes dans la bouteille. Il est préférable de consommer l'eau rapidement.

Eaux minérales, eaux de source

Les Français sont au premier rang des acheteurs d'eau embouteillée, choix conditionné par de nombreux critères, le goût, le plaisir, la santé..., sachant qu'ils paient le litre mille fois plus cher qu'au robinet.

Les eaux de source ou de montagne sont d'origine souterraine et doivent être potables et protégées des pollutions. Ceci constitue parfois un problème compte tenu du fait qu'il n'existe pas toujours de périmètre de protection où soient interdites ou réglementées un certain nombre d'activités polluantes, d'autant que ces eaux ne peuvent être traitées.

Les eaux minérales sont exploitées et vendues sous le contrôle du ministère de la Santé ; elles sont naturelles, contiennent des sels minéraux et des oligoéléments en quantités variables ; elles présentent des propriétés thérapeutiques et on ne devrait jamais les consommer de façon continue. Il faut les considérer comme des médicaments, d'autant qu'un bon nombre ne présentent pas les critères de potabilité exigés pour les eaux de source ou du réseau. L'adage recommandant de changer de marque est parfaitement justifié, c'est une façon d'éviter un apport excessif ou une intoxication par l'un des composants de cette eau : sel, phosphate, fluor ou radioactivité...

Une bonne santé nécessite une eau de qualité. Les doutes qui pèsent sur l'insuffisance du nombre des contrôles de l'eau du réseau et du nombre de paramètres analysés, compte tenu de la présence chronique de micropolluants dont on ignore l'incidence à long terme, peuvent justifier la consommation d'une eau embouteillée, de source ou de montagne, peu minéralisée et légèrement acide si elle est conservée en bouteille plastique.

COMPOSITION DES EAUX DE SOURCE, EAUX DE MONTAGNE, EAUX MINÉRALES

	calcium mg/l	magnésium mg/l	potassium mg/l	sodium mg/l	bicarbonates mg/l	chlorures mg/l	sulfates mg/l	nitrates mg/l	pH
Abbatilles	19	9,2	3,5	83	116	113	9	0	8
Aix	84	23	1	2	341	3	27	0,1	7,7
Alet	63	23	1,8	13	300	11	14	2	7,6
Alpilles/ Montclar	41	3	0	2	134	3	2	3	7,9
Amanda	243	77	8	45	295		675	0	7,5
Arcens	88	66	7	290	1280	52	3,77	0	6
Arsene	116	12,5	1,7	3,9	141	3	210	0,1	7,7
Badoit	222	92,5	10,3	171	1420	64,5	48,1	5,3	5,9
Beaumont/ Leader-P.	10,8	4,2	1,3	20,5	82,8	5,2	8,1	0,8	7,2
Bompart	61	22	3,1	7,8	273	11,4	15	0,4	7,5
Canyon	37	4,4	0,4	2,4	105	1	29	0	7,8
Carola	160	52	22	103	505	76	205	30	5,5
Casino	48	11	1	31	183	44	16	3	7,7
Celtic	8,8	2,6	4,4	2,5	24,4	3,3	8,2	3,3	6,5
Chambon	96	6,1	3,7	10,6	298	22,6	9,3	0	7,5
Chanteluc	160	16	0,4	15	350	25	140	16	7,3
Christal	71	5,5	3,2	11,2	250	20	< 5	1	5,2
Christaline/ Bondoire	86	3	1,7	17,7	256	23	6	16	7,6
Christaline/ Christel-R.	70	2,1	1,6	4,4	200	8	15,3	1	7,7
Christaline/ St-Médard	43	11	2,3	44	180	76	6	1	7,3
Contrex	467	84	3	7	377	7	1192		7,2
Évian	78	24	1	5	357	4,5	10	3,8	7,4
Fiée des L.	89	31	2	17	360	28	47		7,4
Fontan/ Randonnée/ Cora	130	25	1	5,5	150	7,5		0,2	7,6
Grand-Barbier	1,4	1,6	0,5	2,7	30,5	1	1	0,5	7,4
Hépar	555	110	4	14	403	11	1479	3	7,2
Isabelle/ Avel		2	0,4	12,9		21	5	4	5,5
La Prime/ Pointe d'A.	3,7	0,6	0,5	1,8	6,7	0,8	8	< 1	6,8
La Salvetat	253	11	3	7	820	4	25	< 1	5,8
Légère	84	35,3	22,2	108	674	16,4	39,1	3	5,5
Montcalm	2,8	0,6	0,4	1,6	2,4	2	8	1	6,6
Mont d'Arrée	0,8	1	0,7	6,7	3,6	1,4	2	1,6	5,5
Mont-Roucous	1,2	0,2	0,4	2,8	4,9	3,2	3,3	2,3	6,1
Nessel	103	52	34,7	235	1089	36,5	75	< 0,1	6,3
Ogeu	48	12	1	31	183	18	35	3	5,1
Parot	127	99	124	1050	3691	109		< 1	6,3
Perrier	145	4	0,4	8	400	24	22	17	5,5
Pierval	101	4,2	1	8,4	299	14,5	6,6	14	8
Pioule	156	22	0,4	13	385	15,3	150	12,5	7,5
Plancoët	56	10,5	3	24	220	28	18	10	7,1
Roche des Écrins/Sce Montagne	61	9,9	0,4	1,5	172	1	50	1,8	7,7
St-Amand	176	46	5	28	312		372		7,3
St-Antonin	386	78	3,4	13,5	344	9,7	970	0	7,2
Ste-Claire/ La Souterraine	55,3	24,8	1,8	11,9	286	9,1	15,8	2,7	7,5
St-Cyr	71	5,5	3,2	11,2	250	20	< 5	1	7,5
St-Uriac	19	8							6,8
Soulzmatt	84,1	35,3	22,2	108	674	16,4	39,1	2	7
Valvert	67,6	2	0,7	1,9	204	4	18	4	7,6
Vauban	230	66		40	280		620	0	7,5
Velines									7,7
Vernière	190	71,6	49,3	154	1170	18,4	158,5	0	5,9
Vichy Cél.	90	9	7,1	1265	3245	227	129	2	6,3
Vichy St-Y.	78	9	115	1744	4263	329	182	0	6,4
Vittel	202	36	2	3	402	7	306	6	7,6
Volvic	9,9	6,1	5,7	9,4	65,3	8,4	6,9	6,3	7
Wattwiller	253	21	1	3,1	145	2,8	560	0	7,4

L'HYDROBALNÉOTHÉRAPIE

Très présents dans la vie quotidienne durant la période gréco-romaine, les soins par l'eau et les bains tombèrent dans l'oubli jusqu'au XVIIe siècle, époque où les médecins anglais et allemands les remirent à l'honneur en instituant les cures hydriques à visée thérapeutique. L'Allemagne est encore aujourd'hui un leader incontesté de l'hydrothérapie. En France, les établissements proposent des soins en eau douce, issus généralement des pratiques du thermalisme ou de la thalassothérapie. L'hydrobalnéothérapie se pratique assez facilement à domicile.

Du bon usage de l'hydrobalnéothérapie

Chaque individu a sa façon de réagir aux bains selon leur chaleur et leur durée. Il faut savoir aussi qu'une même personne peut avoir des réactions différentes d'un jour à l'autre selon le stress, l'alimentation, la saison, le rythme travail-repos…

Trois postulats régissent l'hydrobalnéothérapie :

- L'hydrobalnéothérapie se prescrit individuellement.
- Tout bain, pour être bénéfique, doit être agréable, surtout en cas de maladie.
- L'efficacité thérapeutique de l'hydrobalnéothérapie s'évalue au mieux-être procuré.

L'hydrobalnéothérapie hypothermique générale

Pratiquée à des températures comprises entre 15 et 25 °C, elle est surtout indiquée dans les états d'excitation et les troubles du sommeil. L'immersion brève (dix à trente secondes) tonifie la peau et provoque une réaction de chaleur. Il faut avoir chaud avant l'immersion et retrouver rapidement la même chaleur après le bain à l'aide d'une friction énergique. Dans les instituts Knippe, en Allemagne, une technique consiste à appliquer sur la peau du linge mouillé à 25 °C et essoré. Le patient est enveloppé dans des couvertures et l'on surveille sa réponse au froid, qui doit survenir dans les dix premières minutes. L'enveloppement est alors maintenu durant une heure. Sinon, la séance est interrompue. Dans tous les cas, le patient doit être énergiquement réchauffé.

L'hydrobalnéothérapie hypothermique ou isothermique régionale

Des enveloppements peuvent être pratiqués sur certaines parties du corps avec une eau froide (25 °C) ou tiède (30 à 34 °C) additionnée de 1 ou 2 gouttes d'huile essentielle :

Le caldarium *des thermes de Pompéi évoque l'usage quotidien des bains chez les Romains.*

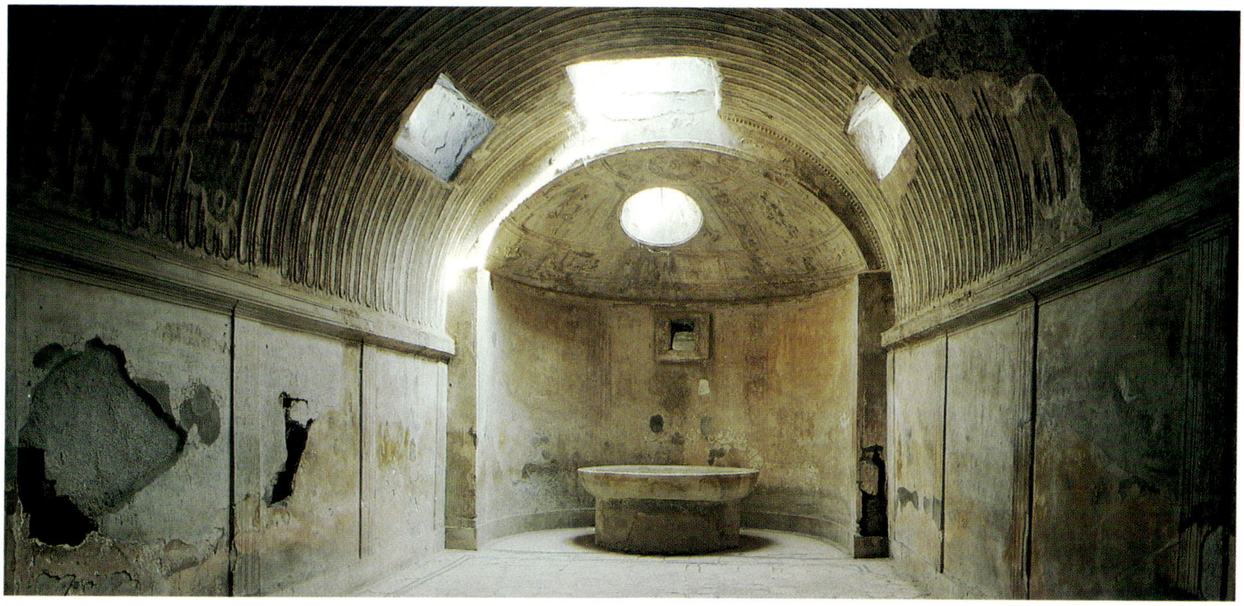

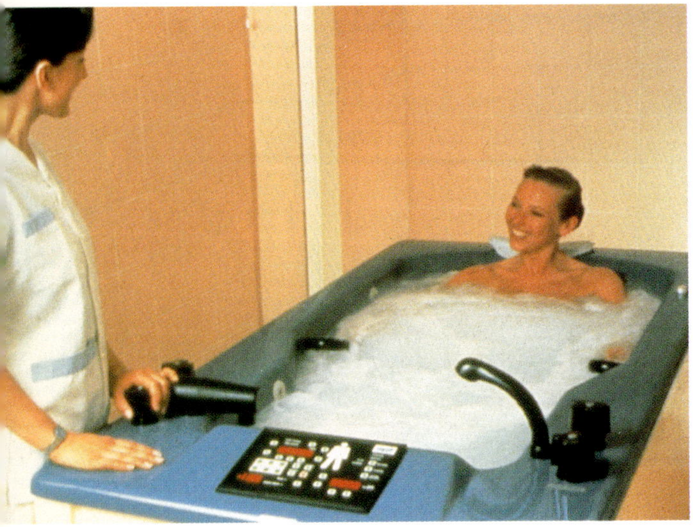

Des bains chauds à effet relaxant.

- ***maillot thoracique froid*** avec de l'huile essentielle d'eucalyptus en cas de crise d'asthme ;
- ***maillot thoracique tiède*** avec de l'huile essentielle de thym en cas de bronchite ou d'affection des voies aériennes supérieures ;
- ***large compresse tiède*** avec de l'huile essentielle de thym autour du cou en cas de laryngite, d'enrouement, à maintenir une nuit dans un bandage plastique et un foulard ;
- ***emmaillotements froids*** des jambes en cas d'insuffisance veineuse.

La technique d'hydrobalnéothérapie hypothermique régionale la plus connue reste le ***bain de siège***. Il permet de prévenir et de soigner les hémorroïdes et les états congestifs pelviens. Il consiste à immerger l'ensemble du siège pendant trente secondes à deux minutes dans une bassine d'eau froide (5 à 15 °C), thorax et pieds au chaud. Après immersion, la marche et/ou des exercices de contraction répétés du périnée permettent d'obtenir le réchauffement.

Les troubles de la circulation veineuse des membres peuvent être améliorés par deux techniques.

- ***L'affusion*** est une aspersion d'eau le plus froide possible pour le patient, en suivant le bord interne du membre, de son extrémité à sa racine, puis en sens inverse le long du bord externe. On traitera d'abord les jambes, puis les bras, en répétant la manœuvre deux ou trois fois pour chaque membre. Terminer en aspergeant rapidement la colonne vertébrale. Se sécher vigoureusement.
- Dans ***les bains alternés,*** on immerge alternativement les jambes jusqu'aux genoux dans deux bacs remplis d'eau, l'un à 25 °C et l'autre à 34 °C. Les jambes sont plongées dans le bain chaud – porté à 40 °C – deux à trois minutes, puis immergées dans le bain froid pendant une minute. Répéter l'opération quatre ou cinq fois en terminant par le bain froid. Après séchage, marcher ou faire des exercices des jambes.

L'hydrobalnéothérapie hyperthermique générale

Les bains durent généralement vingt minutes, soit à une température fixe de 38 à 39 °C, soit en température ascendante entre 34 et 42 °C. Le but est d'obtenir une relaxation surtout musculaire, très utile en pathologie ostéoarticulaire. À proscrire chez les hypertendus, les cardiaques et les insuffisants rénaux.

L'hydrobalnéothérapie hyperthermique régionale

Les bains de bras et d'avant-bras sont utiles dans certaines crises d'asthme ou en cas de bronchite ou d'oppression thoracique non cardiaque. Les avant-bras ou les bras sont immergés dans une eau à 35-36 °C dont on élève la température jusqu'aux limites supportables (entre 45 et 50 °C) durant cinq à dix minutes. On termine par l'aspersion d'eau froide sur les bras et le thorax, suivie d'un séchage énergique.

L'hydrothérapie locale

Elle concerne principalement :
– l'oreille (extraction des bouchons de cérumen par irrigation du conduit auditif externe à l'eau tiède) ;
– le nez (irrigation au sérum physiologique tiédi en cas d'obstruction) ;
– la gorge (gargarismes profonds de sérum tiédi en cas d'irritation) ;
– la sphère génitale de la femme (irrigation vaginale avec de l'eau à 38 °C, contenant 20 g de chlorure de magnésium par demi-litre, en appoint dans les affections inflammatoires ou infectieuses) ;
– le côlon (l'irrigation colique par lavement à l'eau tiède améliore la fonction digestive et soulage).

L'hydrobalnéothérapie regroupe ainsi un ensemble de techniques simples, susceptibles d'améliorer réellement les états de santé affectés par une pathologie récidivante et difficile à soulager. Elle peut représenter un appui précieux au traitement habituel.

LE THERMALISME

Le thermalisme est un moyen de se soigner offert par la nature. Il s'agit d'une thérapeutique à part entière, doublée d'un secteur d'activité économique important, qui remonte à la plus lointaine antiquité. On trouve en France plus de 1 200 sources recensées et contrôlées, plus de 100 stations thermales, dont certaines à vocation internationale, accueillant 650 000 curistes. Cela représente 60 000 salariés et 6 milliards de chiffre d'affaires.

Le thermalisme aujourd'hui

On pourrait penser que le thermalisme est dépassé par les moyens thérapeutiques actuels, mais il n'en est rien car les indications thérapeutiques sont différentes et complémentaires. Une station thermale est un lieu privilégié pour traiter diverses affections, mais aussi pour prévenir, tout en donnant une réponse adaptée et donc efficace aux troubles fonctionnels.

Une mutation profonde

Si, jadis, le médecin thermal se limitait peut-être à « administrer les eaux », il associe aujourd'hui à la crénothérapie (traitement par les produits naturels – eau, vapeurs, boues, gaz – à la source même) de nombreux autres moyens de guérir (exercice physique, diététique, relaxation, kinésithérapie, rééducation). Il s'implique dans son rôle d'informateur vis-à-vis de ses patients pour favoriser le changement de certaines habitudes nocives (sédentarité, tabagisme, surcharge pondérale...), préparer la vieillesse et faciliter le sevrage médicamenteux, car le curiste se trouve dans un moment d'écoute très favorable.
Pour que le thermalisme continue à figurer parmi les thérapeutiques de l'an 2000, il faut qu'il devienne toujours plus rigoureux, toujours plus préventif.
Sous l'impulsion de plusieurs groupements scientifiques et médicaux, les établissements modernes répondent désormais aux normes les plus strictes concernant l'hygiène, sous le contrôle d'un laboratoire de surveillance et de recherche. Citons, par exemple, la Fédération Rhône-Alpes thermale, qui a créé un comité scientifique composé de onze professeurs de faculté de médecine et de pharmacie.
À l'ancien empirisme se substitue progressivement une connaissance scientifique du fait thermal reposant sur des travaux précis. Ainsi, parmi d'autres, les recherches sur le métabolisme (Aulus-les-Bains), les travaux sur la désensibilisation aux allergies (Avène-les-Bains), les évaluations faites à Royat pour le traitement des artériopathies satisfont aux critères scientifiques actuels.
Remarquons les très bons résultats des cures thermales chez l'enfant, d'où leur intérêt dans les troubles de la croissance.

Des effets positifs sur les comptes de la Sécurité sociale

Une enquête de la Caisse nationale d'assurance maladie montre que le fait de suivre une première cure thermale diminue de plus de 40 % les dépenses pharmaceutiques dans l'année qui suit la cure, et que la répétition des cures conserve un effet modérateur sur les dépenses de santé. Pour la Sécurité sociale, une cure de trois semaines ne représente qu'une charge égale à une journée d'hospitalisation.

La crénothérapie

La crénothérapie regroupe tous les traitements effectués à l'aide des produits naturels des sources (eaux, vapeurs, gaz, boues), au lieu même de leur émergence. Elle s'effectue, sur prescription médicale, en cures internes ou externes.

Cures internes

Le principe des cures internes consiste à ingérer quotidiennement une certaine quantité d'eau thermale

L'une des pratiques quotidiennes de la cure interne.

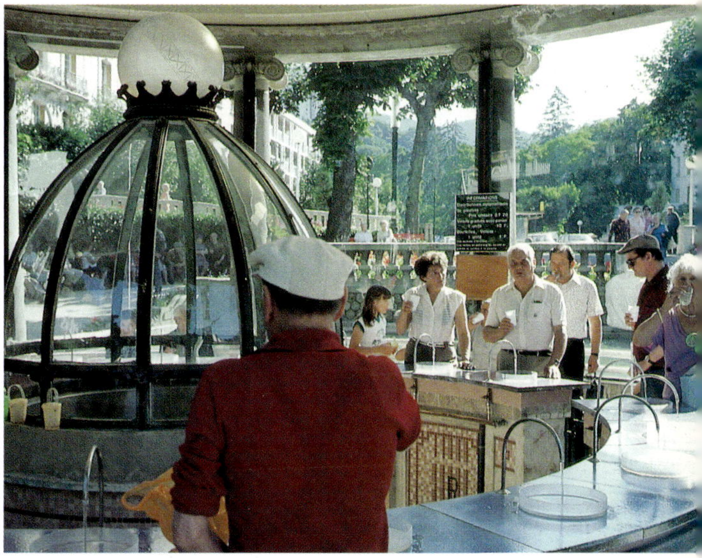

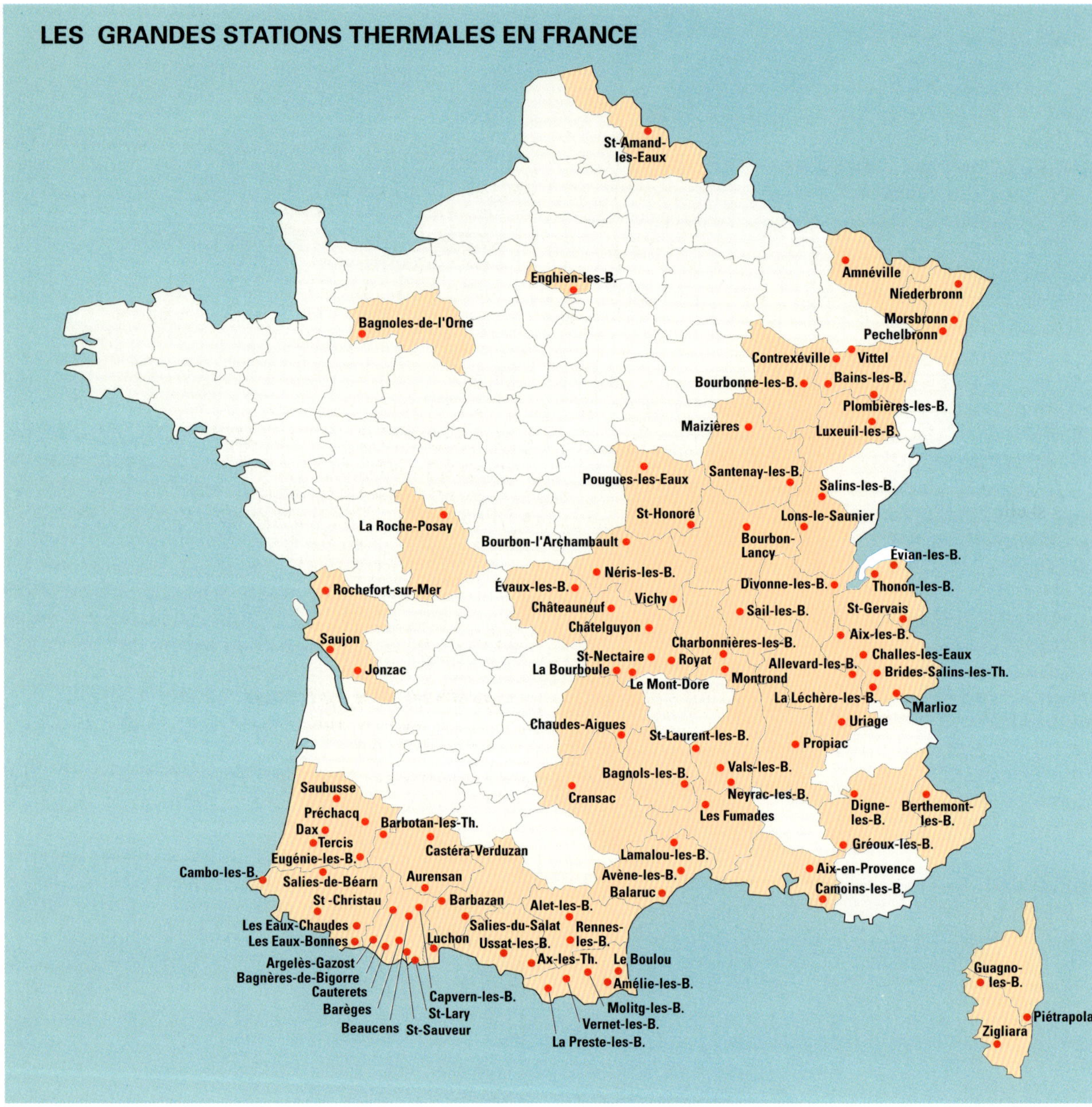

LES GRANDES STATIONS THERMALES EN FRANCE

dans des conditions bien définies. L'effet recherché dépend de la composition et de la température de l'eau. On trouvera plus loin les nombreuses indications des cures internes. Dans tous les cas, la prescription médicale précise le choix des sources, le nombre de prises, la quantité de chaque prise, leur horaire et les circonstances de leur ingestion (en position allongée dans les cures de diurèse). L'eau thermale est très rarement injectée (sauf l'eau d'Uriage).

Cures externes

La crénothérapie en cures externes a connu d'importants développements ces dernières années. Elle utilise surtout les eaux thermales en hydrothérapie, mais elle peut aussi recourir selon les stations aux boues, aux vapeurs et aux gaz thermaux.

L'hydrotherapie

Elle consiste à mettre en contact l'eau thermale avec la peau et les muqueuses ; dans le premier cas, il s'agit d'hydrothérapie générale, dans le second cas d'hydrothérapie spéciale où l'eau est en contact direct avec les lésions : dermatologie, affections du côlon, etc.

Hydrothérapie générale

– Bains chauds (37 à 38 °C) ou tièdes (33 à 36 °C), qui permettent la rééducation sous l'eau ; ils durent de dix à soixante minutes. On trouve des bains partiels (régionaux), comme le demi-bain hyperthermal du Mont-Dore, ou locaux : pédiluve (bain de pieds) ou manuluve (bain de mains). Le bain général en baignoire est stimulant si l'eau est à 25 °C, sédatif si l'eau est entre 25 et 30 °C et antalgique et antispasmodique au-dessus de 30 °C.

– Douches générales touchant tous les téguments sauf la tête, les régions génitales et les seins chez la femme ; elles peuvent être percutantes ou atténuées. La douche dure deux minutes si elle est percutante, trois si elle est baveuse.

– Douches locales : thoraciques, hépatiques, lombaires. La température d'une douche peut descendre brièvement à 20 °C. Les douches ajoutent à l'action de la chaleur l'effet d'excitation de la peau, provoquée par la pression et la percussion de l'eau. L'effet est d'autant plus intense que la température est plus éloignée de celle du corps, que le jet frappe plus violemment et que l'application est plus longue : une douche froide provoque une vasoconstriction puis une vasodilatation.

Hydrokinésithérapie : pour rééduquer l'appareil moteur.

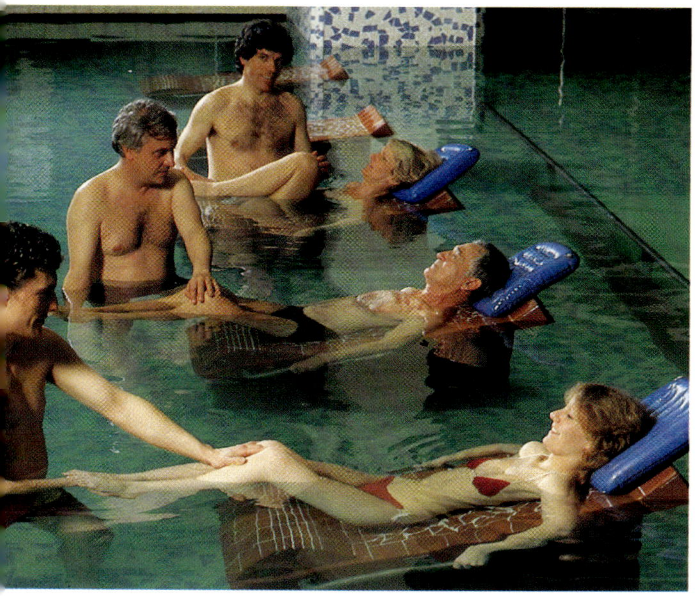

La crise thermale

C'est l'ensemble des manifestations paradoxales qui peuvent survenir entre le huitième et le douzième jour de la cure, sous forme de signes généraux (petite fièvre avec courbatures, maux de tête, constipation, légère insomnie, anorexie). Les signes locaux dépendent de l'affection traitée (petite crise de goutte chez le goutteux, rhinopharyngite des inhalations sulfurées...). Ce sont des manifestations réactionnelles en rapport direct avec l'action de la cure. Pendant quelques jours, le traitement thermal sera diminué, rarement arrêté. Le curiste doit être averti de la possibilité de faire une crise thermale.

Hydrothérapie spéciale

Les douches régionales ou locales sont presque toujours très chaudes mais sans pression. La douche sous-marine permet d'atténuer la force du jet et de réaliser un massage. Elle dure cinq minutes environ, mais sera plus courte si la température est plus élevée et la pression plus forte. Citons le bain avec douche sous-marine de Vichy. Enfin, un massage général se combine avec la douche, donnée en position couchée à Vichy, ou assise à Aix-les-Bains.

Autres pratiques à base d'eaux thermales

– Gargarismes, douches nasales, pulvérisations, aérosols en ORL.

– Inhalations de brouillards humides à grosses gouttelettes ou de brouillards secs à fines gouttelettes en bronchopneumologie.

– Massages par effleurages ou glissés de main à la surface de la peau, vibrations avec main à plat ou pointées.

– Percussions et pétrissage, provoquant une vasodilatation locale, un relâchement musculaire, une amélioration de la circulation veineuse et lymphatique.

– Kinésithérapie : thérapeutique par le mouvement, elle est la base de la rééducation. Elle nécessite la collaboration du malade et doit être douce, indolore, progressive, non traumatisante et prolongée. Elle peut être passive (mobilisation manuelle d'un membre dans l'eau par exemple) ou active – aidée par des poulies –, et se pratiquer dans une piscine chaude (hydrokinésithérapie améliorant mobilité et motricité).

– Irrigations vaginales sous faible pression, en gynécologie.

– Bains, pulvérisations, douches filiformes et compresses de barégine (substance organique azotée des eaux sulfurées), en dermatologie.

– Goutte-à-goutte rectal et douches chaudes sans pression sur la paroi abdominale, en gastroentérologie.

● ***Gaz thermaux et vapeurs thermales***
Les gaz thermaux sont utilisés dans toutes les stations dotées d'émanations de radon, d'hydrogène sulfuré ou d'anhydride carbonique ; ils sont employés en inhalations, douches nasales de gaz carbonique, insufflations tubotympaniques en ORL ou injections sous-cutanées, à Royat.
Les vapeurs thermales s'utilisent en étuves régionales (appelées Berthollet à Aix-les-Bains) en caisson recevant tout le corps sauf la tête, ou en étuve collective (radiovaporarium sulfuré de Luchon).

Caractéristiques générales des eaux thermales

Ce sont des eaux de source naturelle douées de propriétés thérapeutiques. Elles ne subissent aucun traitement et sont utilisées dans l'état où elles jaillissent. À la sortie du griffon, la composition d'une eau thermale reste constante, quels que soient les saisons ou le régime des pluies. La protection sanitaire de la source et le contrôle des eaux relèvent de la législation et de la réglementation publique. Souvent, les eaux thermales sont recueillies à la source pour être mises en bouteilles. Elles seront diffusées dans le commerce sous le nom d'eaux minérales.

Les grandes catégories d'eaux thermales

● ***Les eaux sulfatées.*** Elles ont un taux de sulfates supérieur à 200 mg/litre et contiennent toujours du magnésium.
– Eaux sulfatées calciques : utiles pour les affections des reins et certaines maladies métaboliques ; diurétiques, elles favorisent l'élimination de l'acide urique et du chlorure de sodium. Ce sont des eaux froides données dans une cure de boisson, parfois complétée par des bains et des douches locales (Capvern, Vittel, Contrexéville) ;

Caractéristiques physiques des eaux thermales

Selon la température à l'émergence, on distingue :
- des eaux froides, à moins de 20 °C ;
- des eaux hypothermales, de 20 à 35 °C ;
- des eaux thermales, de 35 à 50 °C ;
- des eaux hyperthermales, au-dessus de 50 °C.

▶ La radioactivité, très fréquente à l'émergence, se modifie très vite après la sortie car elle est due à des substances gazeuses comme le radon. Elle est souvent passée sous silence aujourd'hui.
▶ L'acidité ou l'alcalinité sont variables. En général, les eaux minérales sont pratiquement neutres.

Conditions nécessaires pour partir en cure

▶ Avoir une affection relevant d'un traitement thermal.
▶ Faire établir par le médecin prescripteur une demande d'entente préalable qui sera adressée au contrôle médical de la caisse de sécurité sociale bien avant le départ en cure ; la réponse de la caisse doit être adressée à l'assuré social au plus tard le vingt et unième jour suivant l'envoi de la demande. Sans réponse dans ce délai, l'accord est acquis pour les prestations servies sans conditions de ressources, c'est-à-dire les honoraires médicaux et les frais de traitement de l'établissement thermal. Toutefois, le curiste ne doit partir qu'après avoir reçu la confirmation de la prise en charge.
Si on a deux affections justifiant chacune un traitement thermal, le médecin indique sur le même imprimé la demande de prise en charge de l'affection principale puis de la seconde affection.
▶ Selon les ressources, une partie des frais de voyage et d'hébergement peut être prise en charge.
▶ La durée d'une cure est de vingt et un jours.
▶ En cas d'avis défavorable du médecin-conseil, le refus sera tranché par une expertise médicale.
▶ Il n'y a pas de délai minimal entre deux cures pour une même affection ; un délai d'un an est raisonnable.
▶ La cure doit se faire pendant l'année civile de validité de l'accord.

– Eaux sulfatées sodiques : intéressantes dans les affections du foie et des voies biliaires (Vichy Célestins, Vichy Saint-Yorre, Carola).

● ***Les eaux chlorurées sodiques.*** L'élément de base est le chlorure de sodium. Minéralisées au contact de bancs de sel gemme, souvent très chargées en sel, elles contiennent tous les constituants chimiques de l'eau de mer (potassium, magnésium, calcium) et des corps simples (iode, fluor, brome, fer en très faible quantité). Leurs indications concernent les maladies de l'enfant (énurésie, hypotrophie, affections respiratoires), la gynécologie et la rééducation physique (Salies-de-Béarn, Lons-le-Saunier, Salins-les-Bains, Salies-du-Salat).

● ***Les eaux sulfurées.*** L'élément de base est l'hydrogène sulfuré. Ces eaux contiennent les substances organiques constituant la barégine, qui donne à l'eau une onctuosité particulière. Certaines sont des sources chaudes : citons Aix-les-Bains, Challes, Greoux-les-Bains, Digne-les-Bains (Alpes)et Ax-les-Thermes, Amélie-les-Bains, Vernet-les-Bains, Les Eaux-Chaudes, Les Eaux-

Bonnes, Cauterets, Luchon, Barèges, Molitg-les-Bains (Pyrénées). D'autres peuvent n'agir que par la qualité du soufre : Allevard-les-Bains, Enghien-les-Bains, Uriage, Saint-Honoré et La Preste-les-Bains. Toutes doivent leur effet au soufre, qui a une action eutrophique sur la peau, les bronches et les cartilages. Le soufre du bain traverse la peau, passe dans l'organisme et pénètre dans le tissu conjonctif.

● ***Les eaux bicarbonatées.*** Elles renferment de l'anhydride carbonique dissous : ce constituant gazeux a des actions sur la circulation, la respiration et le tube digestif. Les sources forment une couronne autour du massif volcanique d'Auvergne.
– Bicarbonatées sodiques : Vichy, Vals-les-Bains ;
– bicarbonatées calciques : Pougues-les-Eaux ;
– bicarbonatées magnésiennes : Châtelguyon ;
– bicarbonatées mixtes : Royat, Saint-Nectaire, Lamalou-les-Bains, Le Mont-Dore.
Les sodiques et les calciques sont cholérétiques, cholécystocinétiques, régularisant la motricité et la sécrétion gastrique et intestinale. Elles sont utilisées en boisson, bains, douches dans les dystrophies biliaires, les suites d'ictère et de cholécystectomie, le diabète et la goutte.
Les magnésiennes, chaudes, stimulent la motricité et les sécrétions du tube digestif. Elles sont utilisées en boisson, bains, douches et irrigations intestinales dans les constipations et colites peu douloureuses.
Les bicarbonatées mixtes ont diverses indications :
– les albuminuries de l'enfant, les néphropathies (Saint-Nectaire) ;
– les séquelles de traumatismes, les arthropathies (Lamalou-les-Bains) ;
– l'asthme, l'allergie respiratoire, les bronchopneumopathies non suppurées (Le Mont-Dore).
– Les troubles des artéritiques sont soignés par les bains carbogazeux (Royat).

Les eaux hyperthermales

Elles sont antalgiques et antispasmodiques. Citons :
► Chaudes-Aigues (80,5 °C), source la plus chaude de France : arthropathies et névralgies ;
► Bourbonne-les-Bains (54 à 66 °C), radioactives : rhumatismes, séquelles de traumatismes, décalcification ;
► Luxeuil-les-Bains (19 à 62 °C) radioactives : traitements gynécologiques et phlébologiques ;
► Néris-les-Bains (53 °C) : arthropathies, séquelles de traumatismes et névroses ;
► Plombières-les-Bains (52 °C) : séquelles de la chirurgie abdominale, algies abdominales et colopathies.

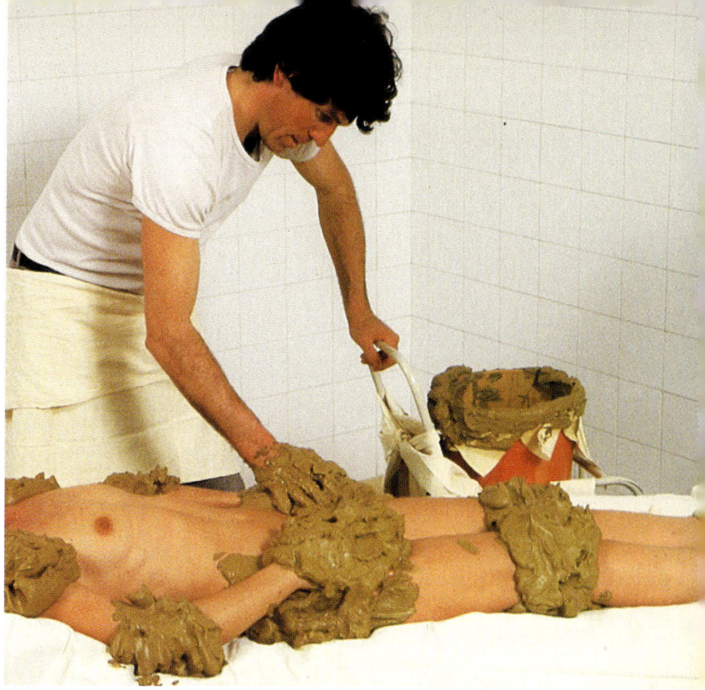

Utilisation des boues thermales en illutations.

Utilisation des boues thermales

► Le bain de boue, en position assise dans une piscine individuelle, si la préparation est assez fluide. Le malade est ensuite rincé par une douche au jet.
► Les applications locales (ou illutations) : quand la boue est assez épaisse, elle est appliquée sur le malade couché, qui est ensuite enveloppé dans une couverture.

Les boues thermales

Les boues thermales possèdent des propriétés physiques (capacité de conserver la température) et chimiques (composition complexe) qui les rendent très importantes dans l'éventail thérapeutique thermal. La boue est un mélange d'eau thermale et de terre d'origines variées (tourbes, limons). Au sein de cette boue, diverses réactions chimiques se produisent et la composition se modifie dans le temps, c'est la maturation d'une boue. La boue appelée péloïde s'obtient artificiellement dans des bassins où se produit la maturation. La boue thermale naturelle, appelée pélose, se forme directement au niveau de la source quand l'eau minérale traverse une couche de tourbe ou de limon près de la surface du sol.

● ***Les effets des boues thermales***
Les boues thermales sont surtout employées à Balaruc-les-Bains, Dax, Barbotan-les-Thermes, Préchacq, Eugénie-les-Bains, Saubusse et Saint-Amand-les-Eaux.

LES EAUX THERMALES ET LEURS INDICATIONS

	Indications	Principales stations	Techniques thermales
Crénothérapie des affections de l'appareil locomoteur (35 % des curistes environ)	Rhumatismes chroniques Rhumatismes inflammatoires (loin des crises) Séquelles de traumatismes Rhumatismes périarticulaires Ostéoporose	Aix les-Bains Ax-les-Thermes Gréoux-les-Bains Digne-les-Bains Dax Amnéville Lamalou-les-Bains Barbotan-les-Thermes Uriage	Bain Douche Bain de boue Application locale de boue Hydrokinésithérapie
Appareil respiratoire et ORL (environ 20% des curistes)	Infections chroniques des muqueuses (sinusites, otites, bronchites, rhinites) Allergies (asthme), en général en complément d'une désensibilisation	St-Honoré-les-Bains La Bourboule Le Mont-Dore Allevard-les-Bains Luchon Enghien-les-Bains Cauterets Challes-les-Eaux Les Eaux-Bonnes Amélie-les-Bains	Vapeur et gaz thermaux avec nébulisations Brouillard humide à grosses gouttelettes ou sec à fines gouttelettes Humage, aérosol Bain nasal Gargarisme Douche et pulvérisation pharyngiennes Insufflation tubotympanique
Appareil cardiovasculaire	Suites d'interventions chirurgicales cardiaques Séquelles d'infarctus du myocarde Artérite des membres inférieurs Hypertension artérielle	Royat Bains-les-Bains Bourbon-Lancy	Douche « Robinet de fer » de Bains-les-Bains Douche écossaise Bain carbogazeux et injection de gaz thermaux sous-cutanée à Royat Rééducation Hygiène de vie
Affections phlébologiques	Suites de phlébites Complications des varices Hémorroïdes Séquelles d'engelures récidivantes	Bagnoles-de-l'Orne Barbotan-les-Thermes Luxeuil-les-Bains Argelès-Gazost La Léchère-les-Bains Saint-Sauveur Rochefort-sur-Mer	Boues thermales (Luxeuil-les-Bains) Douche sous-marine Massage sous l'eau Cure de boisson (La Léchère-les-Bains)
Appareil digestif	Hernie hiatale Gastrites chroniques Syndrome des gastrectomisés Séquelles d'hépatites Insuffisances hépatiques Migraines (parfois) Séquelles d'interventions sur les voies biliaires Colites chroniques, constipations, méga- et dolichocôlons	Vichy Le Boulou Plombières-les-Bains Pougues-les-Eaux Barbazan Capvern-les-Bains Châtelguyon Vals-les-Bains Évian-les-Bains	Cure de boisson Lavement Goutte-à-goutte rectal Irrigation Douche ascendante Compresses d'eau minérale

L'application des boues sur la peau a un effet vasodilatateur bénéfique dans la maladie arthrosique et dans les ostéopathies post-traumatiques. Par ailleurs, elles ont un effet en profondeur sur les organes situés dans la région d'application. Sédatives de la douleur, elles n'ont pas d'effet anti-inflammatoire dans les maladies rhumatismales.

Entre la boue et l'organisme existent des échanges chimiques. L'organisme cède la sueur, des déchets et reçoit par pénétration transcutanée des électrolytes, qui peuvent avoir des effets thérapeutiques. Les péloïdes sont cependant assez mal tolérées par les peaux irritables, et il faut éviter l'application de boues chaudes sur des terrains variqueux.

	Indications	Principales stations	Techniques thermales
Affections gynécologiques	Affections inflammatoires chroniques Dysménorrhée (algie pelvienne) Dyspareunie Certaines stérilités féminines Fibromes Retard pubertaire Syndromes prémenstruels Aménorrhée secondaire	Luxeuil-les-Bains Salies-de-Béarn Saint-Sauveur Néris-les-Bains Évaux-les-Bains Bagnoles-de-l'Orne Ussat-les-Bains Challes-les-Eaux La Léchère-les-Bains Salies-de-Béarn Salies-du-Salat Bourbon-l'Archambault	Bain Douche Irrigation vaginale Douche vaginale Columnisation (tampon de coton imprégné d'eau minérale mis au fond du vagin pendant douze heures)
Appareil réno-urinaire	Lithiases urinaires ne relevant pas de la chirurgie Infections récidivantes des voies urinaires Certaines albuminuries	La Preste-les-Bains Eugénie-les-Bains Saint-Nectaire Salins-les-Thermes Brides-les-Bains Capvern-les-Bains Vittel Contrexéville	Cure de boisson Lavage vésical (rarement) lavage urétral
Maladies métaboliques	Goutte Obésité Diabète	Eugénie-les-Bains Aulus-les-Bains Le Boulou Capvern-les-Bains Brides-les-Bains Vals-les-Bains	Cure de boisson Diététique
Dermatologie et stomatologie	Eczéma Psoriasis Acné rosacée Séquelles de brûlures Localisations buccales du lichen plan Parodontopathies	La-Roche-Posay Avène-les-Bains Sail-les-Bains Saint-Christau Molitg-les-Bains Uriage Rochefort-sur-Mer Saint-Gervais Les Fumades Neyrac-les-Bains La Bourboule Tercis-les-Bains	Cure de boisson Bain Douche générale Douche filiforme
Affections neurologiques	Douleurs du zona Séquelles de poliomyélite et d'hémiplégie Déséquilibres neurovégétatifs	Bagnères-de-Bigorre Charbonnières Ussat-les-Bains Néris-les-Bains Lamalou-les-Bains	Bain Douches diverses Étuve Rééducation à sec et en piscine
Affections psychiatriques	Névroses États infranévrotiques (maladies dites de civilisation) Postcure des états psychotiques	Divonne-les-Bains Ussat-les-Bains Néris-les-Bains Saujon Maizières	Bain Douche Psychothérapie Action sédative du climat

« **L**'eau minérale est une force de la nature qui apporte à l'homme l'énergie provenant du centre de la Terre. De même que les rayons du soleil, elle apporte une force cosmique qu'il nous appartient de connaître et d'utiliser », écrivait le professeur Delore il y a quarante ans. Aujourd'hui, le thermalisme rénove ses stations, actualise son discours, renforce sa dimension scientifique, évalue ses pratiques et élargit ses indications.

Le thermalisme durera aussi longtemps que jailliront des entrailles de la Terre ces eaux et ces boues limoneuses, riches des substances et de la chaleur dont elles se sont chargées au cours de leur mystérieux voyage.

LA THALASSOTHÉRAPIE

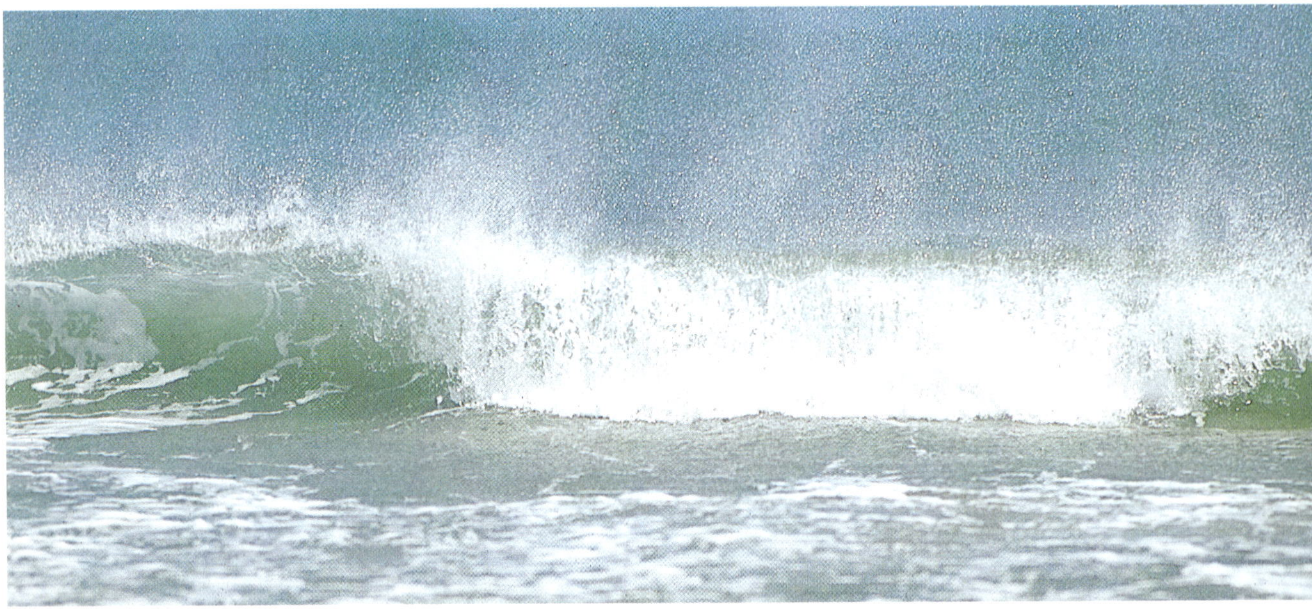

La thalassothérapie ne peut s'exercer qu'en bordure du littoral dans un site marin privilégié.

La thalassothérapie (du grec *thalassa*, mer, et *therapeuein*, soigner) consiste en l'utilisation médicale des éléments du milieu marin (eau, algues et boues), à des fins préventives ou curatives. Il n'y a de thalassothérapie qu'au bord de la mer.

Petite histoire de la thalassothérapie

La thalassothérapie se confond avec l'histoire du monde. Après les Égyptiens, Hérodote ou Hippocrate font état de ses bienfaits. En déclin après la chute de l'Empire romain, elle ne sera réhabilitée qu'à la fin du XVIIe siècle. En 1791, sous l'impulsion du docteur John Lathan, se crée en Angleterre le premier « hôpital marin ».

En France, en 1822, est créé à Dieppe le premier institut de thérapie marine. En 1847, le premier sanatorium héliomarin voit le jour à Sète, suivi des instituts de Boulogne, du Croisic et de Berck (1860). Avec l'institut de Rockroum à Roscoff, en 1899, le docteur Bagot donne ses lettres de noblesse à la thalassothérapie. En 1904, le biologiste René Quinton pose les bases scientifiques de la thalassothérapie moderne. Mais ce n'est qu'à partir de 1950 que l'on assiste à un véritable essor des cures marines.

L'eau de mer : une structure vivante et régénérante

L'eau de mer, milieu vivant riche et complexe, se définit chimiquement comme une eau fortement minéralisée, surtout chlorurée sodique, mais aussi chlorurée et sulfatée magnésienne, faiblement alcaline (pH entre 7,95 et 8,13). Outre les éléments minéraux et oligoéléments, tous les gaz atmosphériques s'y trouvent à l'état dissous. Un litre d'eau contient 15 à 30 cm^3 de gaz, dont 10 à 12 cm^3 d'azote.

L'eau de mer est un immense réservoir de structures vivantes (plancton, bactéries marines, algues), qui produisent elles-mêmes des composés biologiques dénommés molécules actives.

L'activité thérapeutique et régénérante de l'eau de mer repose sur ses propriétés : densité assez élevée (entre 1 020 et 1 040), pouvoir antibiotique des bactéries marines, pouvoir de pénétration des ions dans l'organisme, effet de portance lié au principe d'Archimède et accentué par la densité.

En France, l'autorisation de créer un centre de thalassothérapie est délivrée par le ministère de la Santé. L'eau de mer utilisée doit répondre aux caractéristiques de l'eau captée au large. Son usage thérapeutique est soumis à une réglementation stricte – pauvreté en germes aérobies, absence d'*Escherichia coli* et de streptocoques fécaux, d'hydrocarbures, de goudrons et autres toxiques –, sous le contrôle des services de l'inspection sanitaire.

Algues et boues marines

Les algues

Les algues constituent le sous-règne végétal le plus important du milieu marin. Elles prélèvent et concentrent les éléments minéraux présents dans l'eau de mer. On les classe en quatre catégories :
– cyanophycées, de couleur bleue ;
– chlorophycées, de couleur verte ;
– rhodophycées, de couleur rouge ;
– phéophycées, de couleur brune (le goémon ou varech de nos rivages).
On utilise surtout les phéophycées récoltées sur les fonds marins, à l'abri de toute pollution.

Les boues

On distingue les boues naturelles, ou péloses (boues alluvionnaires, boues sous-marines, limons des fosses marines), et les boues artificielles, ou péloïdes. On utilise surtout ces dernières. Elles résultent du contact prolongé (six mois) de l'eau de mer avec des sédiments marins (boues, limons) non pollués. Leur emploi en thérapeutique repose sur leurs propriétés physiques (plasticité, rétention d'eau et de chaleur) et chimiques (sels minéraux, oligoéléments et vitamines).

Les soins en thalassothérapie

La kinébalnéothérapie

Elle utilise les propriétés de portance maximale de l'eau de mer chauffée (entre 34 et 36 °C). Cette température permet de réchauffer les masses musculaires, d'obtenir un effet sédatif, de diminuer les crampes, d'améliorer la circulation veineuse périphérique et de favoriser la résorption des œdèmes.

- Le travail se fait essentiellement en piscine (immersion de 1,30 m) :
– soit par rééducation individuelle (mobilisations passives, postures manuelles par un kinésithérapeute) sans atteindre le seuil de la douleur ;
– soit par travail en groupe (mobilisations actives sous la direction d'un kinésithérapeute sur prescription médicale).
- La kinébalnéothérapie peut aussi être réalisée en baignoire de rééducation ou en piscine de marche d'une profondeur progressive (0,80 à 1,30 m), comportant des bassins à différentes températures pour la rééducation veineuse des jambes.

L'hydrobalnéothérapie individuelle

Elle permet des soins passifs :

- ***bains simples*** (36 à 38 °C), souvent additionnés d'algues ou de boues marines ;
- ***bains à effet de courant*** ou ***bains bouillonnants :*** effet sédatif des microbulles, de faible pression, ou action tonifiante des microjets, de pression plus intense. L'adjonction d'algues est possible. Intensité, durée et température sont établies par prescription médicale. Les microbulles et les déplacements de l'eau favorisent une détente générale, la réduction des contractures, le traitement des œdèmes et de l'insuffisance veineuse périphérique ;
- ***douches au jet en balnéation*** (douches sous-marines en baignoire, jets sous-marins en piscine), particulièrement efficaces dans les rachialgies ;
- ***douches à l'air libre :*** douche au jet ou grande douche du docteur Bagot (jet plus ou moins localisé ou dispersé d'eau de mer entre 36 et 40 °C), douche à affusion (une rampe pulvérise l'eau à 36 °C en percussion diffuse sur le curiste allongé sur le ventre). Effet décontracturant et sédatif.

Douche au jet en hydrobalnéothérapie individuelle.

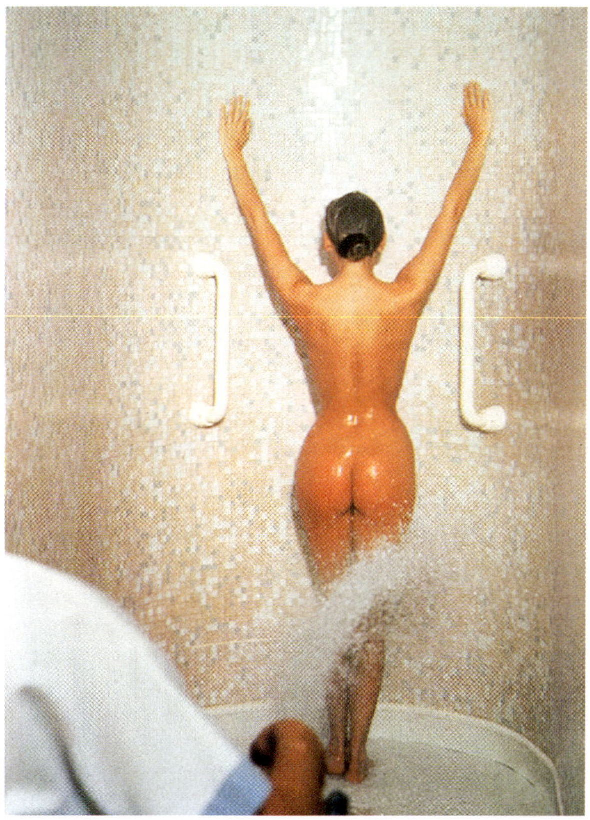

Des compléments indissociables de la cure

Relaxation, sophrologie, héliothérapie, sauna, hammam, UVA, aérothérapie, diététique, parcours de santé, natation en eau de mer chaude viennent agréablement accentuer l'efficacité thérapeutique des soins quotidiens.

Autres techniques utilisant l'eau de mer :

– manuluves (bains de mains) et pédiluves (bains de pieds) à température variable par cycles répétés de deux à trois minutes. Très utiles dans les rhumatismes déformants douloureux ;
– irrigations vaginales sous-marines à faible pression ;
– bains de bouche et douches gingivales ;
– aérosols d'eau de mer ;
– cures de boisson d'eau de mer.

Algothérapie et fangothérapie

Les traitements par les algues et les boues se pratiquent en enveloppements locaux (illutations). Le lyophilisat d'algues (ou la boue) au contact de l'eau de mer à 45 °C donne une pâte molle appliquée largement en couche mince sur le cou, les membres supérieurs, le dos et le thorax. Le patient est enveloppé dans des couvertures ou exposé aux infrarouges. Effet sédatif et décontracturant.

Les soins à sec

Massages manuels et drainages lymphatiques, rééducation sur table, mécanothérapie, gymnastique, physiothérapie (électrothérapie, ultrasons) complètent l'arsenal thérapeutique.

Principales indications

La thalassothérapie est souvent indiquée comme adjuvant d'un traitement majeur, ou en alternance.

En rhumatologie :

– arthroses, ostéoporose, algies vertébrales, troubles statiques de la colonne vertébrale, arthralgies récidivantes, algodystrophies ;
– capsulites, épaules douloureuses, tendinites, épiphysites ;
– rhumatismes inflammatoires (hors des poussées).

En traumatologie et médecine du sport :

– claquages, élongations, luxations, entorses, séquelles de fractures, raideurs et impotences post-traumatiques, suites de prothèses.

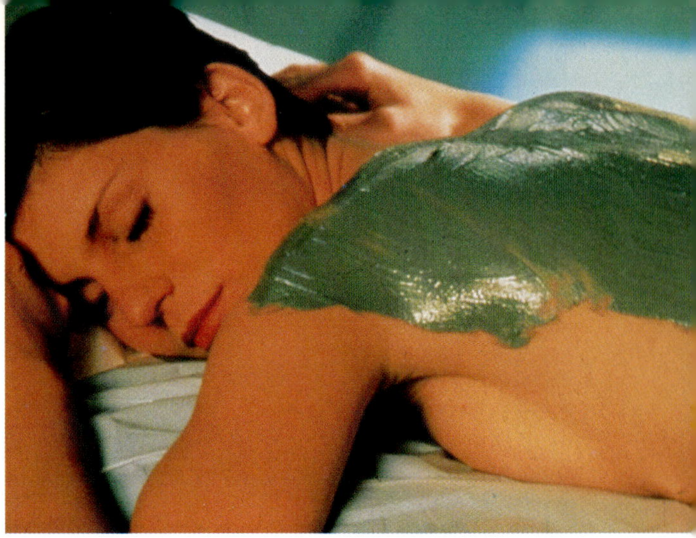

L'application d'algues a un effet décontracturant.

En neurologie :

– séquelles d'accidents neurovasculaires (paraplégies, hémiplégies) ;
– affections chroniques plus ou moins évolutives (scléroses, myélites) ;
– névrites.

Autres indications :

– affections cardiovasculaires bien stabilisées et compensées ;
– affections respiratoires chroniques ;
– diverses affections de la peau, dont le psoriasis ;
– affections gynécologiques et rééducation du post-partum ;
– obésité, surcharge pondérale, cellulite, goutte, rachitisme, troubles de la croissance ;
– insuffisance veineuse, séquelles de thrombose veineuse profonde, lymphœdème ;
– « maladies de civilisation » : dépression, surmenage, stress, déséquilibres neurovégétatifs, tabagisme, alcoolisme.

Contre-indications à la thalassothérapie

▶ pathologies cardiovasculaires décompensées ou mal équilibrées
▶ cancers en évolution
▶ tuberculoses pulmonaires non stabilisées
▶ maladies rénales
▶ troubles mentaux sévères
▶ états suppurés (plaies, escarres, fistules, ulcères variqueux infectés)
▶ maladies infectieuses

La thalassothérapie est donc une science médicale utilisant les ressources du milieu marin pour le soin et la régénération physique et psychique des patients.

SOURCES ET HAUTS LIEUX GUÉRISSEURS

Les hauts lieux guérisseurs sont, à notre époque de logique, de science et de technologie, cantonnés dans les grands hôpitaux. Ceux-ci dominent le paysage environnant comme, au Moyen Âge, les cathédrales, ils sont le lieu où s'élabore et se transmet la médecine officielle, celle qui sert de référence à tous les médecins. Mais il existe en d'autres lieux d'autres pratiques et d'autres rapports à la maladie et à l'au-delà qui n'ont pu être pris en compte par la médecine moderne. Ces pratiques puisent leurs racines à la fois profondément en l'homme et loin dans le passé, à des époques qui confondaient les fonctions du prêtre et du médecin, les soins du corps et ceux de l'âme, qui liaient l'ici et l'au-delà, le palpable et l'intangible, les vivants et les morts, les hommes, les dieux et la nature. Ces pratiques, dont on n'est jamais sûr qu'elles ne soient pas charlatanesques, s'exercent sur des sites guérisseurs, où l'homme recherche le secours des forces de la nature. Le site guérisseur apparaît comme un lieu de rencontre et de transfert de ces forces, autant pour le guérisseur que pour le candidat à la guérison.

L'usage du lieu peut se faire selon trois intentions :

– en prévention, pour se prémunir de telle ou telle atteinte, pour garder la santé, la beauté, la fécondité ;

– pour guérir ;

– pour porter atteinte à la santé d'autrui, en utilisant un rituel particulier, ou tout simplement pour se venger d'une moquerie ou d'une profanation.

Des sites où l'eau sourd

On compte à peu près six mille sites guérisseurs en France, dont beaucoup sont répertoriés comme sites religieux.

La plupart d'entre eux sont des lieux à la fois d'adoration et d'accueil des forces supérieures, surnaturelles. Les religions se sont approprié et ont protégé la plupart de ces sites, en adaptant ou en folklorisant les pratiques et les rites locaux.

Trois types de sites guérisseurs retiennent l'attention : les sources et les fontaines guérisseuses, les arbres sacrés, les pierres dressées ; ils sont tous objets de dévotion, mais chacun a sa particularité.

La présence de l'eau est toujours un élément important. Pour les sources et les fontaines, pour les grands arbres, cela va de soi, pour les lieux de culte et les sites mégalithiques, les sourciers identifient la présence de cours d'eau souterrains. L'eau entre en jeu dans un processus symbolique de purification ; elle sert à baptiser, à bénir, et est, des quatre éléments, le plus important, comme l'atteste le récit de la création du monde dans la Genèse. L'immersion est symbolique de la mort, de la disparition, et l'émergence de la renaissance, de la guérison.

Si l'on considère les deux mille sources guérisseuses, leur densité est plus élevée dans le Massif central, la Bretagne et les Landes. Cette disparité de répartition s'observe tout autant pour les lieux saints que pour les sites mégalithiques.

La fontaine miraculeuse de Pluméliau (Morbihan) jouxte la chapelle Saint-Nicodème.

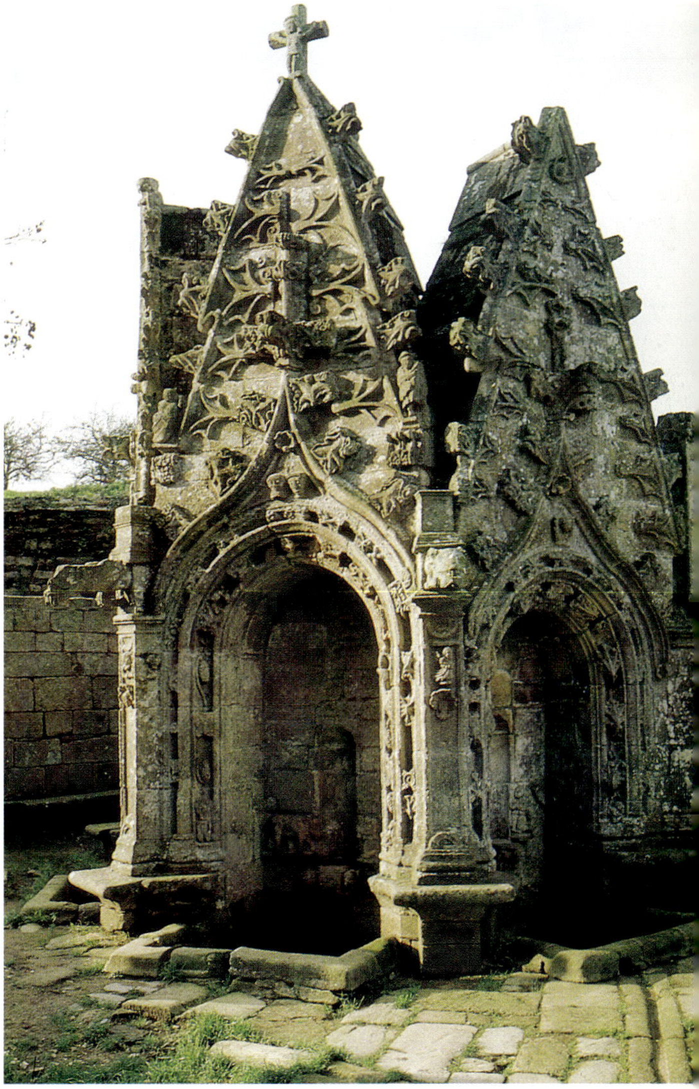

Les sources et les fontaines miraculeuses

Leur taille est variable, simple trou d'eau entre deux pierres ou grandes piscines bien maçonnées ; mais l'intensité de la dévotion n'est pas en rapport avec la taille de la fontaine ; 20 % des fontaines miraculeuses n'ont aucune maçonnerie, la plupart sont maçonnées discrètement.
Dans le cas de la Bretagne, l'Église a vivement encouragé la mise en valeur des dévotions, ce qui a permis la constitution d'un riche patrimoine architectural où sont intégrés, dans un même espace, chapelle, fontaine et calvaire, formant, quand le rituel s'y associe, une machinerie à guérir complexe, mystérieuse et étonnante.

Des réputations ancrées dans la tradition

Dans leur grande majorité (64 %), les fontaines sont réputées guérir une seule maladie, 16 % en guérissent deux et 5 % ont trois indications.
Une centaine de fontaines seulement ont tout pouvoir de guérison, et parmi celles-ci une dizaine donnent lieu à de grands pèlerinages. Mis à part Lourdes, la plupart des dévotions sont des dévotions de proximité.
À en croire les traditions populaires, les indications couvrent la plupart des maladies, à tous les âges de la vie. Une source sur cinq est recommandée pour les soins des enfants ou des nourrissons, dans les cas de rachitisme, d'anémie, de convulsions, de boiterie, de faiblesses ou de difficultés de locomotion, en cas de retard d'apprentissage du langage, et pour les maladies de la peau. Les adultes y ont recours pour le traitement des fièvres, les maladies des yeux, de la peau et pour les douleurs rhumatismales.
L'eau symboliquement apaise le feu, le feu du corps et aussi celui de la tête, ce qui permet de comprendre que certaines sources traitent aussi les maladies des nerfs et du cerveau, protègent des convulsions et de la folie.
Un bon nombre de sources sont consacrées à la séduction, l'amour, le mariage et la fécondité. Sur les sites religieux, le saint guérisseur a une importance capitale, il est perçu comme plus humain, plus proche et familier du pèlerin, doué du pouvoir de guérir comme de celui... de rendre malade, prenant parfois dans la croyance une grande autonomie par rapport à Dieu.

Des mille et un usages de l'eau

L'utilisation de l'eau des sources et des fontaines miraculeuses peut se faire de différentes façons : par la boisson, consommée sur place ou à distance en remplissant fioles ou bidons que l'on emporte ou que l'on expédie aux malades ; par contact, à l'endroit précis du mal, ou encore par immersion. Dans certains cas, des piscines sont construites et l'eau peut même être chauffée ; c'est ainsi que certaines sources ont été tout à fait officiellement médicalisées en stations thermales.
On peut aussi s'adresser au saint en le priant, en touchant sa statue ou en y déposant un vêtement, un ruban (sur le ventre pour traiter les coliques). On peut encore piquer le nez de saint Guirriec avec une épingle : si l'épingle tient en place, la fille trouvera un mari dans l'année.
La période de l'année a son importance, les grandes dévotions ayant lieu de mars à août, avec un point culminant vers les 21 et 24 juin, solstice d'été et fête de la Saint-Jean, moment où les fontaines regorgent d'eau. Ces grandes dévotions s'accompagnent de grandes fêtes, mêlant le sacré au profane.

Un brin de superstition

Quand le nouveau-né présentait des difficultés à la naissance, un bain d'un quart d'heure dans l'eau fraîche de la fontaine pouvait le ragaillardir, si toutefois il survivait... La fontaine a souvent été aussi utilisée à titre divinatoire. En jetant à l'eau le vêtement de l'enfant ou du malade, on en tirait un pronostic : si la chemise coulait, c'était de mauvais augure, si elle flottait, l'enfant serait sauvé, et la vitesse d'immersion présageait de la proximité de l'issue. Aux deux âges extrêmes de la vie, on mouillait sa chemise...

Les arbres sacrés

Les arbres nous offrent l'image des saisons. Comparables au cycle de la vie, ils renaissent chaque printemps toujours plus forts. Sacrés, ils donnent lieu à des comportements de type chamanique, druidique, naturiste ou *new age,* dans un rituel articulé autour de l'arbre maître, accessible après une longue marche, loin des routes goudronnées. Les chênes sont au centre de la tradition celtique, isolés ou, bien mieux, par groupes de trois, selon l'image symbolique du triskell.

Les sites mégalithiques

On attribue aux pierres dressées beaucoup de possibilités, d'un rituel très délicat. Du point de vue thérapeutique, l'utilisation du site réclame une préparation et se fait par étapes : approche et nettoyage du site, ouverture et mise en activité du lieu, temps de

LES FONTAINES GUÉRISSEUSES EN FRANCE

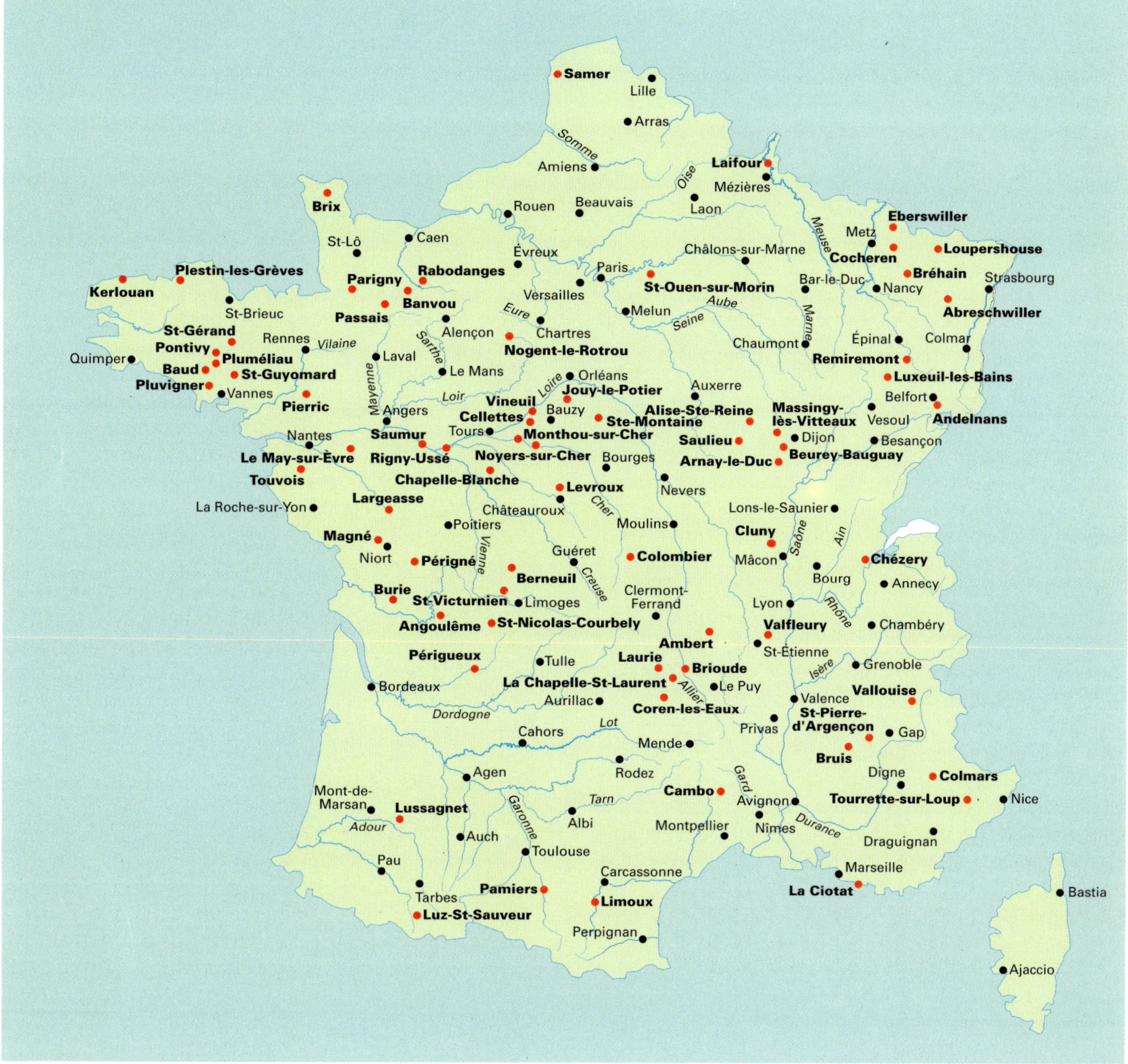

séjour en thérapie, clôture et retour, sous la conduite d'un initié, dont la présence est gage d'un bon travail sur le site et d'une meilleure maîtrise d'éventuels effets indésirables.

Ces sites ont la réputation d'être des lieux de recharge en énergies et sont parfois liés aussi à la fécondité. Ainsi, à certaines époques de l'année, les femmes viennent se frotter le ventre sur le menhir de Saint-Cado, en Bretagne. On dit que le village n'a jamais manqué d'enfants...

Au moment où abondent les observations sur les modifications du cours de la santé, de la maladie et des performances par l'intervention de facteurs psychologiques, le recours aux hauts lieux guérisseurs, intégrés à notre culture, peut permettre l'expression de forces et d'énergie propices à une qualité personnelle de vivre et d'être, à condition d'y croire...

La terre

Boues, limons, humus, minerais, de ces matériaux l'homme a su tirer sa nourriture, sa chaleur, ses matériaux de construction, ses métaux, mais aussi les couleurs de ses palettes, l'or et le diamant de ses bijoux. Pourquoi n'aurait-il pas demandé à la terre de le soigner ? Nous savons par le thermalisme et la thalassothérapie que l'homme sait se soigner par les boues, mélanges de terres et d'eaux. L'emploi de l'argile remonte, lui, à la nuit des temps, et la médecine d'aujourd'hui sait lui accorder une place dans l'arsenal thérapeutique.

L'ARGILE

Les argiles prennent naissance à la surface de l'écorce terrestre au terme d'une lente et subtile chimie. Roches sédimentaires imperméables à sec, elles deviennent des pâtes plus ou moins épaisses quand elles sont gorgées d'eau. Elles se laissent alors travailler et prennent des formes qui vont se durcir à la cuisson. La poterie, la céramique, la fabrication des briques et des tuiles ont été les premières industries de l'humanité.

Les argiles sont composées principalement de silicate d'aluminium hydraté. Mais attention, « les argiles sont un monde complexe. Il en existe plusieurs centaines et chaque famille (kaolinites, attapulgites, smectites, etc.) a son histoire, son site, son architecture intime et sa spécificité », nous enseigne le minéralogiste J. M. Triat.

L'argile en médecine : les mécanismes d'action

Depuis des millénaires, les argiles sont utilisées comme moyen thérapeutique. On sait aujourd'hui que leur constitution moléculaire et particulaire, d'une part, et leur structure en feuillets, d'autre part, leur donnent trois propriétés essentielles :

- ***L'absorption,*** grâce à laquelle elles se gonflent d'eau tout en devenant malléables. On lui doit les effets de l'argile sur les œdèmes, enflures et fluxions.
- ***L'adsorption,*** phénomène physicochimique par lequel l'argile fixe plus ou moins irréversiblement des molécules, des éléments gazeux et même des particules du milieu environnant suffisamment petites pour se glisser dans des anfractuosités microscopiques. Cette précieuse propriété, surtout caractéristique des smectites (de *smegma*, savon en grec), est la plus utilisée par voie interne.
- ***Le relargage*** : l'argile peut relâcher dans les liquides environnants des constituants actifs. Le silicate d'aluminium, par exemple, peut se déposer sur la muqueuse digestive et assurer un effet protecteur.

Emplois et indications par voie interne

Quelle argile peut-on avaler ? Comment ? Les opinions sur les couleurs de l'argile à utiliser sont diverses. Il faut surtout disposer d'une argile de bonne qualité, correctement lavée, que l'on trouve en pharmacie ou dans des magasins spécialisés.

Qu'importe la couleur, seule la qualité compte.

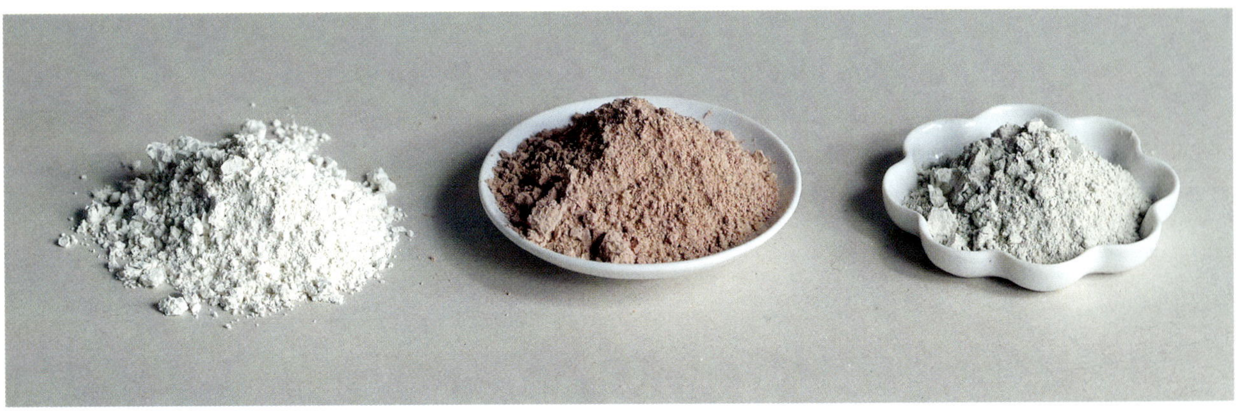

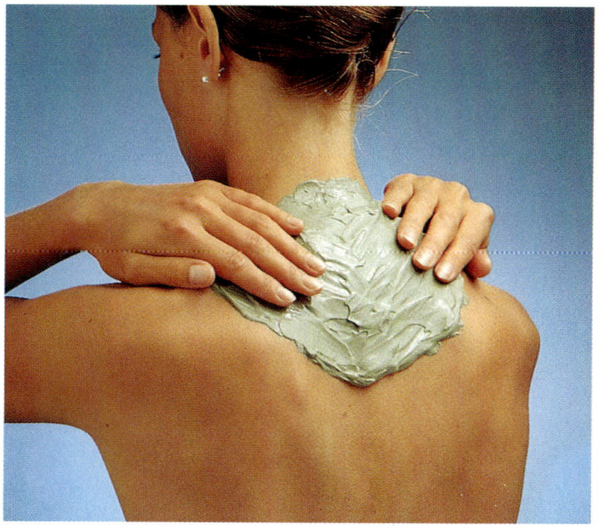

Le cataplasme d'argile : un remède facile à appliquer.

La quantité à ingérer dépend de l'affection à soigner, mais les conseils suivants sont à respecter.
– Les quinze premiers jours, chez l'adulte, prendre matin, midi et soir, avant les repas, 1 cuillerée à café d'argile après l'avoir soigneusement délayée dans un verre d'eau minérale (du genre Volvic, Mont-Roucous ou Évian). Demi-dose chez l'enfant et l'adolescent. Pour le nourrisson, jusqu'à 12/18 mois, la dose sera de 1/2 cuillerée à café matin et soir dans de l'eau ou du lait.
– Les quinze jours suivants, recourir aux mêmes doses mais laisser l'argile se déposer après délayage, et ne boire que l'eau argileuse qui surnage.

Les principales indications de l'argile par voie interne concernent la sphère digestive.
– Diarrhées aiguës ou chroniques : l'effet thérapeutique de l'argile semble reposer sur une action directe au niveau de la muqueuse intestinale, sur une adsorption de diverses substances anormalement présentes dans la lumière intestinale (toxines bactériennes ?), sur une facilitation locale de la coagulation et de l'hémostase.
– Douleurs liées aux affections duodénales et coliques (colites, colopathies) : l'effet pansement sur la muqueuse et l'adsorption des gaz sont en cause pour expliquer la diminution des douleurs liées aux distensions, la masse pâteuse de l'argile limitant les tendances spasmodiques.
Dans tous les cas, le diagnostic de l'affection et le recours à un traitement à base d'argile doivent être le fait d'un médecin compétent en naturothérapie.

Emplois et indications par voie externe

L'argile par voie externe, intéressante pour ses propriétés absorbantes, s'emploie sous trois formes :

Le cataplasme

Il est constitué d'argile ramollie avec de l'eau froide ou tiède (20 à 40 °C). La pâte, appliquée en large placard, est maintenue pendant douze à vingt-quatre heures selon l'affection, sauf si des signes d'irritation, des démangeaisons sont difficiles à supporter. Le cataplasme d'argile donne des résultats très intéressants dans le traitement des œdèmes post-traumatiques, des arthralgies, des entorses et foulures, des lumbagos, des piqûres d'insecte.

Les bains

- Bain global dans de l'eau tiède ou chaude contenant plusieurs cuillerées à soupe d'argile (la durée ne doit pas dépasser quinze minutes), suivi d'un repos allongé d'une heure. Ces bains, relaxants, sont conseillés en cas d'insomnie, en période de fatigue musculaire ou nerveuse, ainsi qu'à la ménopause.
- Bain régional (siège, bras, jambes), dans de l'eau froide ou tiède saturée d'argile, d'une durée maximale de cinq minutes, suivi d'un temps de repos. Il peut améliorer les troubles dus à une mauvaise circulation périphérique. Il soulage les irritations fessières des bébés, en eau fraîche, une minute maximum.

Pour ces deux formes d'usage externe, le conseil médical est recommandé.

Le masque de détente

Utilisé en esthétique à l'eau tiède ou froide, comme masque de beauté, il est conservé de vingt à trente minutes et suivi d'une crème hydratante.

Contre-indications de l'argile

Il ne faut pas chercher à soigner :
- ► par voie interne, les constipations ;
- ► par voie externe, les cancers du sein et autres masses tumorales superficielles ou cutanées, les brûlures et les infections cutanées.

Les traitements naturels par l'argile sont très utiles dans les affections prolongées ou récidivantes, car ils représentent une alternative à des traitements chimiques plus toxiques et favorisent une période de désintoxication. Ils seront utilement soutenus par une amélioration de l'hygiène de vie et des pratiques alimentaires.

L'air

L'air que nous respirons constitue à lui seul un don de la nature et un gage de santé. Il mérite toute notre attention : aérer, humidifier et rafraîchir les pièces, nettoyer et désinfecter périodiquement tapis et moquettes, aspirer la poussière, cultiver des plantes vertes d'intérieur, éviter climatisation et causes de pollution, marcher en forêt, ne pas fumer sont autant de manières de préserver notre capital respiratoire. Médicalement, le climatisme a fait naître la notion de stations climatiques. Héliomarine ou d'altitude, chaque station possède ses indications et contre-indications. L'air marin, vif, humide, iodé, est recommandé comme stimulant. Les cures d'altitude sont quant à elles indiquées dans la plupart des maladies respiratoires.

LES SÉJOURS EN ALTITUDE

Jadis réservés à une élite atteinte de « maladies de langueur », les séjours en altitude se sont popularisés et médicalisés à partir des années 1920.
Ouverts aux enfants atteints de lymphatisme ou de primo-infections sévères, les aériums et préventoriums ont fleuri en moyenne altitude. Les sanatoriums de montagne ont accueilli et soigné les malades atteints de tuberculose pulmonaire, jusqu'à ce que l'amélioration des conditions de vie et les progrès de la médecine préventive et curative aient pratiquement fait disparaître cette maladie.
Aujourd'hui, nos connaissances sur les éléments ainsi que sur les affections susceptibles d'en tirer profit interviennent favorablement en cure d'altitude, et permettent de reconnaître la climatothérapie comme une discipline médicale. Les principaux bénéficiaires en sont l'enfant et l'adolescent.

Éléments naturels de la cure d'altitude

L'air, l'altitude et le soleil conjuguent leurs effets bénéfiques.

L'air

La pureté de l'air est devenue un problème sanitaire crucial face à la pollution croissante des grands ensembles urbains. Toute une pathologie respiratoire très invalidante à caractère toxique, allergique, infectieux ou parasitaire s'est ainsi développée.
En altitude, la pureté de l'air est une qualité majeure : disparition des agents chimiques toxiques et des brouillards pollués, diminution des acariens, décalage de la saison pollinique. Le degré hygrométrique de l'air en altitude est essentiel : un air à humidité très réduite est en effet nécessaire à l'efficacité des cures dans la plupart des cas.

L'altitude

La raréfaction de l'oxygène en altitude provoque une multiplication des globules rouges. Cette polyglobulie physiologique, autrefois recherchée pour soigner les états anémiques, est encore appréciée aujourd'hui dans les centres de rééducation en altitude, car elle permet d'éviter des transfusions sanguines dans la convalescence d'une chirurgie lourde. De plus, dans les premiers jours, l'altitude stimule la sécrétion de l'hormone de croissance et des hormones corticosurrénales.

Le soleil

Le soleil est important pour permettre à des enfants souvent traités par des corticoïdes de retrouver une qualité osseuse satisfaisante. En effet, l'héliothérapie en altitude favorise la synthèse de la vitamine D, d'autant que l'humidité de l'atmosphère y est réduite. Sous cet angle, en France, la Cerdagne est particulièrement privilégiée grâce à son ensoleillement record (trois mille heures par an).

Indications actuelles de la cure

L'asthme grave

Plusieurs formes d'asthme relèvent du séjour en altitude :

- asthme devenu invalidant, malgré un traitement d'entretien lourd, surtout en cas de corticodépendance avec perturbation permanente de l'exploration fonctionnelle respiratoire, même en dehors des crises ;
- chez l'enfant, asthme assez bien stabilisé mais avec un retentissement non négligeable sur le plan scolaire, ou sur l'état général, et un suivi thérapeutique irrégulier ;

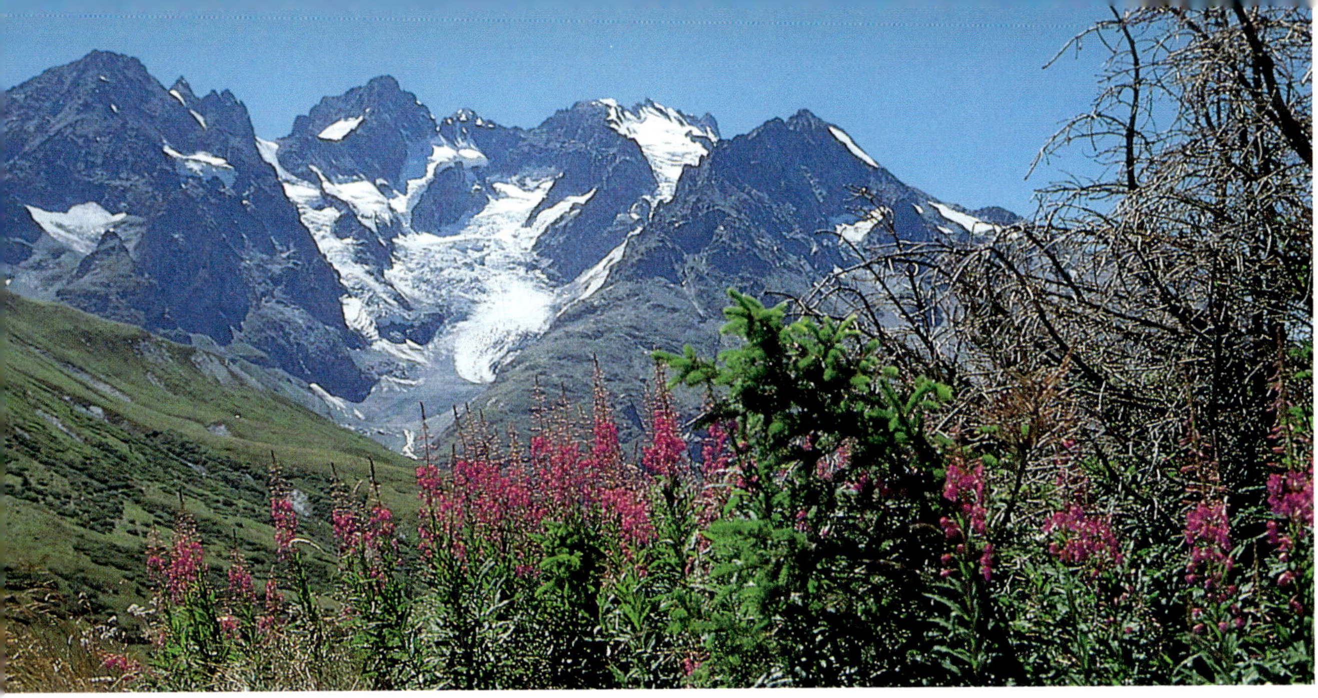

Air, altitude, soleil : trois facteurs essentiels à une cure d'altitude bénéfique.

- asthme associé à un eczéma sévère quand le site d'altitude comporte à proximité une station thermale adéquate. Ainsi les bains d'eau chaude sulfureuse de la région de Font-Romeu ;
- asthme déstabilisé par une infection respiratoire sévère virale ou bactérienne.
- Ces dernières années, l'asthme du tout-petit est mieux connu. Les séjours au-dessous de 3 ans sont de plus en plus fréquents. Il s'agit de bronchiolites à répétition invalidantes, justifiant un traitement quasi permanent à domicile.

La pollinose

Les sujets souffrant de pollinoses résistant aux mesures habituelles (désensibilisation, antihistaminiques) peuvent venir passer la période difficile (mai-juin le plus souvent) en altitude, où la saison pollinique est décalée d'environ deux mois.

Les troubles ORL chroniques

Otites, rhinopharyngites, sinusites à répétition peuvent justifier un séjour, principalement chez les plus petits, pour enrayer l'état infectieux chronique.

Déroulement du séjour climatique

Le déroulement varie un peu, en fonction de l'indication et de la durée de ce séjour.

La durée

– une année scolaire, pour les asthmes très sévères ou nécessitant une prise en charge pluridisciplinaire (soutien scolaire, psychologue, psychomotricien) ;
– deux ou trois mois pour les affections des plus petits et pour les pollinoses ; un accueil mère-enfant pour tout ou partie du séjour est souvent possible.

Sur le plan médical

Le traitement d'entrée est maintenu quelques jours puis, dans la mesure du possible, allégé, voire supprimé sous surveillance de la fonction respiratoire. L'enfant est pris en charge en kinésithérapie respiratoire et participe au réentraînement à l'effort. Ce chapitre principal permet une éducation complète des enfants à leur maladie et aux différents traitements (apprentissage des sprays, contrôle de la respiration pour enrayer un début de gêne respiratoire). En cas de besoin, des explorations biologiques et fonctionnelles complémentaires sont possibles.

La scolarité

Elle est d'abord assurée dans les centres, par des enseignants de l'Éducation nationale, puis en CEG et en lycée climatique et sportif. Les faibles effectifs permettent un rattrapage scolaire en collaboration avec orthophoniste, psychologue ou psychomotricien, au besoin. Les horaires sont souvent aménagés.

Les activités sportives

Ski de fond, ski alpin, patin à glace, natation, randonnées pédestres, équitation, bains d'eau chaude sulfureuse, escalade... sont vivement encouragés.

Deux régions essentiellement accueillent en France les candidats aux séjours d'altitude : Font-Romeu et la Cerdagne, Briançon et les Hautes-Alpes.

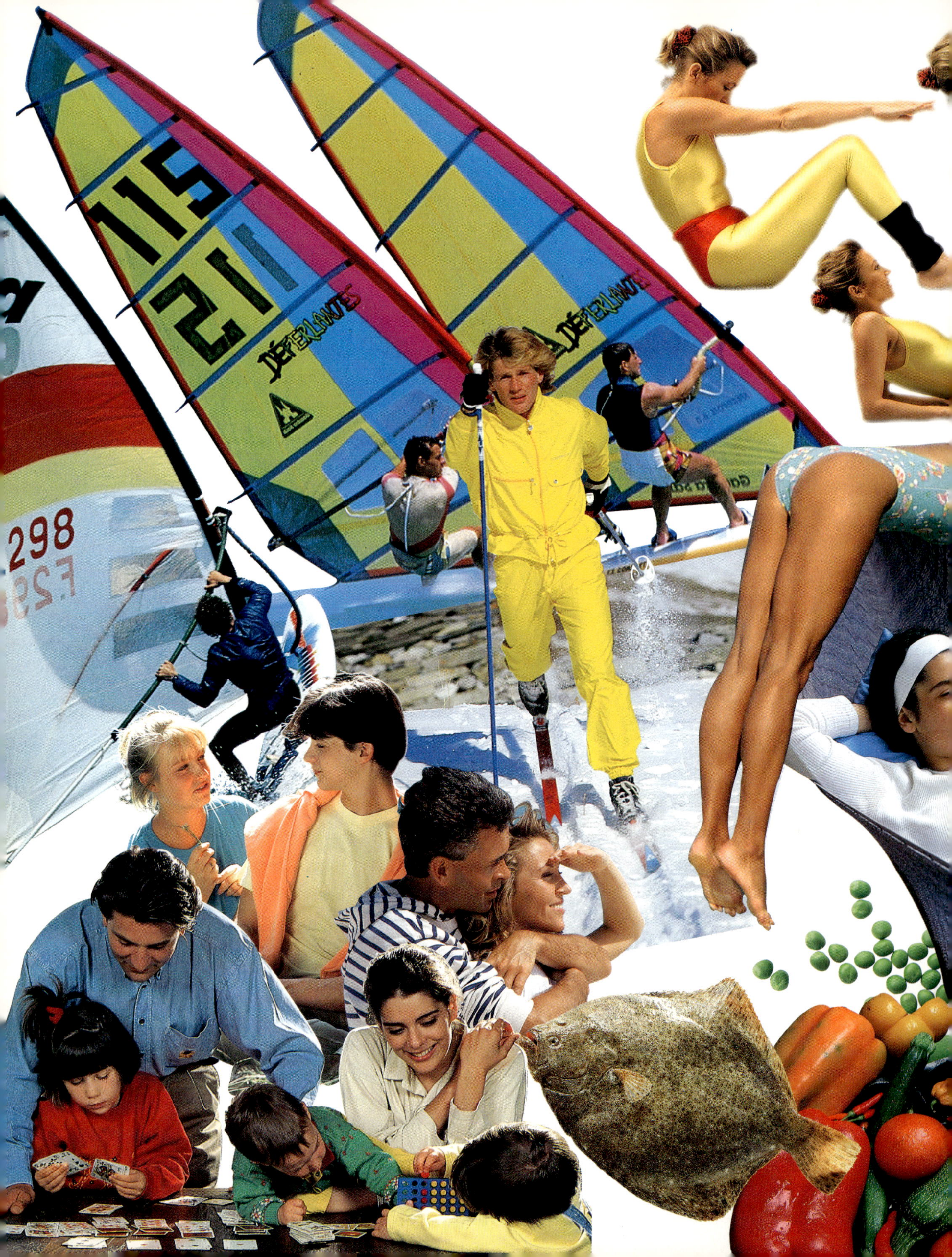
115
DÉFERLANTES
DÉFERLANTES
298

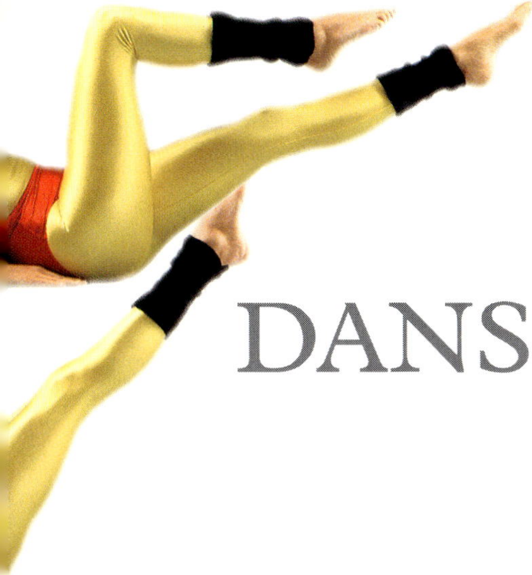

UN ESPRIT SAIN DANS UN CORPS SAIN

Se prendre en charge

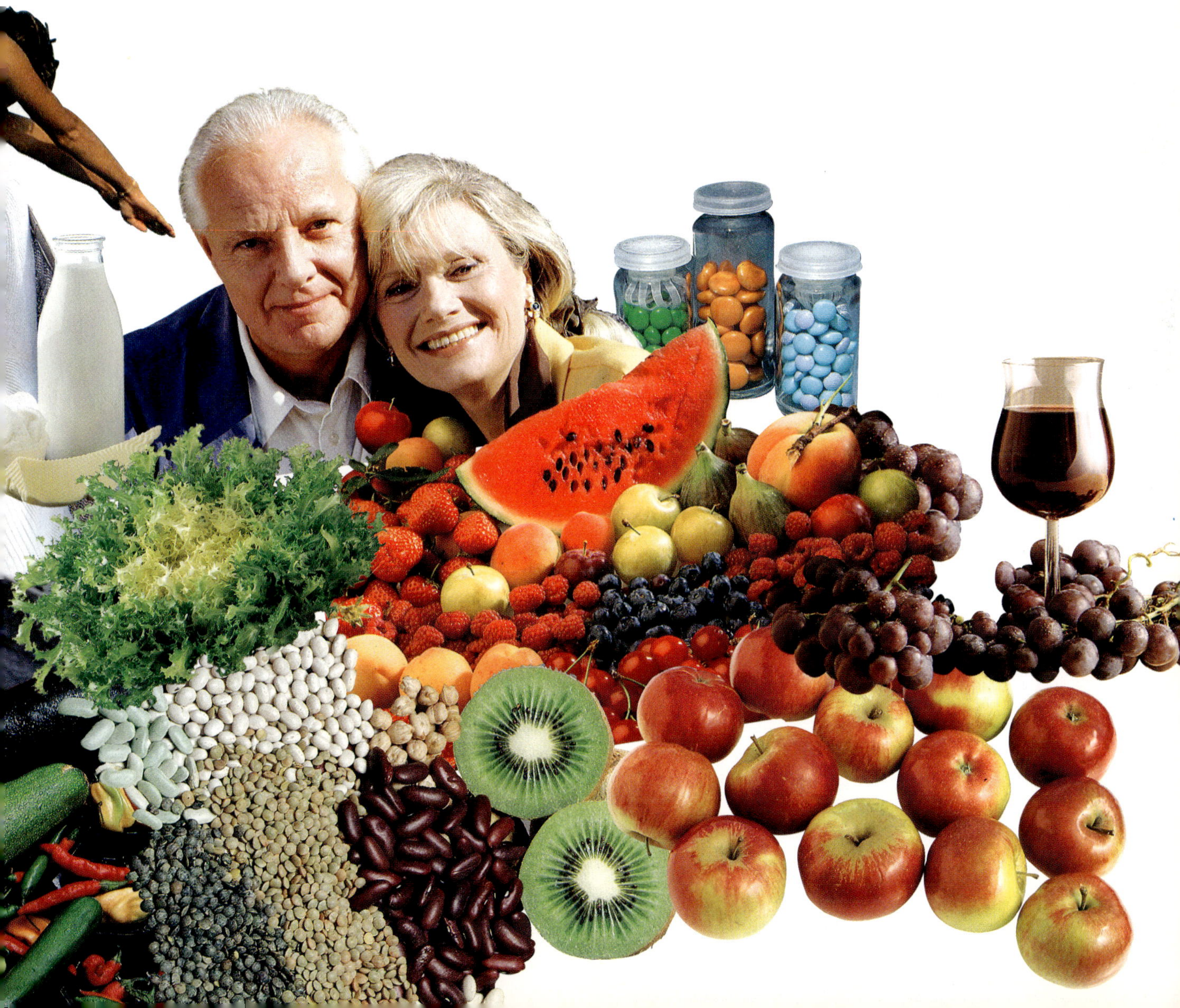

L'infinie variété des possibilités que nous offre la nature pour nous protéger ou retrouver la meilleure santé possible ne nous dispense pas d'un certain nombre de devoirs envers nous-mêmes et envers ceux qui nous sont chers. Savoir gérer son propre capital santé, c'est savoir reconnaître à temps quels sont parmi nos comportements les plus habituels ceux qui peuvent jouer un rôle décisif sur le cours de notre vie et de notre santé, en positif comme en négatif.

En choisissant comme thèmes de réflexion les comportements alimentaires, la vie sexuelle, la pratique des activités physiques et sportives et la conduite de la vie au quotidien, nous avons voulu attirer l'attention du lecteur sur quatre domaines où se joue, souvent à notre insu, une partie des actions les plus déterminantes pour la qualité de notre vie et de notre santé. Comme le montre le tableau ci-contre, nous avons distingué, en trois rubriques distinctes pour chaque thème, les éléments d'information utiles dans la recherche de son propre équilibre, les principaux risques que font courir des erreurs ou des abus dans les pratiques correspondantes et enfin les procédés, méthodes ou pratiques susceptibles d'aider à retrouver l'équilibre ou à le protéger.

Dans l'esprit de cette partie, nous devons nous souvenir que la sagesse nous impose d'accepter les mille petits maux de tous les jours et même des maux plus graves tout en cherchant à nous en débarrasser ou à nous en soulager, mais que la raison nous oblige à rechercher jusqu'à quel point nous pouvons nous prémunir contre certains d'entre eux, en corrigeant et en adaptant nos comportements et notre mode de vie.

Savoir compter avec sa propre nature, c'est savoir reconnaître et réunir à tous les âges de la vie, que l'on soit bien portant ou malade, les conditions d'une vie saine, équilibrée et harmonieuse.

THÈMES	À la recherche d'un équilibre personnel	Risques/erreurs/ désordres/troubles	Pratiques à usage préventif ou curatif
COMPORTEMENTS ALIMENTAIRES	Règles générales de l'alimentation (en fonction de l'âge, de l'état physiologique) Pratiques alimentaires	Surnutrition Régimes déséquilibrés Maigreur Obésité	Régimes correctifs et régimes à visée thérapeutique La pratique du jeûne Les différentes sortes de jeûne
VIE SEXUELLE	La sexualité individuelle La vie du couple La sexualité selon les âges de la vie	Les troubles de la sexualité individuelle Les troubles du couple Les maladies sexuellement transmissibles (MST, sida)	Techniques de psychothérapie Relaxation Prévention
ACTIVITÉS PHYSIQUES ET SPORTIVES	Rythmes biologiques Activités physiques de l'enfant, de la femme et de la personne âgée	Les risques, dérives, excès et accidents Le dopage	Relaxation dans la préparation à l'effort Kuatsu Étirements Ostéopathie
CONDUITE DE LA VIE QUOTIDIENNE	Savoir s'accepter Le respect de l'espace intime L'environnement familier	Stress et surmenage Troubles du sommeil Tabac, médicaments, drogues, alcool	Techniques de relaxation Training autogène Sophrologie

1 Comportements alimentaires

Manger pour vivre, et non vivre pour manger : ce vieil adage résume les intentions de ce chapitre consacré à l'alimentation et au comportement individuel face à la nourriture, aux désordres que peut entraîner une alimentation déséquilibrée, et enfin aux régimes alimentaires variés qui nous sont proposés, y compris le jeûne plus ou moins complet. Parce que la nourriture représente le souci premier de tout être pour sa survie, nous devons apporter toute notre attention à bien comprendre l'importance de ce besoin élémentaire et à gérer harmonieusement cette activité essentielle qui fait aussi partie de notre plaisir de vivre. Comment concilier plaisirs de la table et équilibre alimentaire ?

1
À LA RECHERCHE D'UN ÉQUILIBRE PERSONNEL

Bien manger, c'est savoir à la fois satisfaire ses besoins alimentaires sans les dépasser et s'accorder les plaisirs qui s'y rattachent.

Les habitudes alimentaires

Nous faisons partie des régions privilégiées de la planète où la nature et le climat se sont conjugués pour nous offrir à profusion une incroyable variété de produits alimentaires : fruits, céréales, légumes, viandes, volailles, poissons.
L'alternance des saisons, la rigueur des hivers, la nature périssable de nombreux aliments ont poussé les hommes à traiter les produits de la nature pour se constituer des réserves en prévision des temps plus durs : salaison, fumaison, conserves, confitures... sont autant de moyens pour stocker des produits saisonniers périssables.
Quant à la cuisine, elle cherche à apprêter agréablement les aliments, mais surtout elle rend comestibles des produits naturellement peu digestibles : légumes crus, céréales crues, bas morceaux de viande, gibier. La cuisson, le sel, les épices, les herbes permettent de préparer des aliments difficiles à consommer. Il en est résulté un art de la table qui appartient littéralement à l'histoire, la géographie, la culture de chaque civilisation. L'enracinement des pratiques alimentaires dans la vie sociale s'exprime partout par l'importance accordée au partage des repas, sans lequel il n'y a ni hospitalité ni convivialité.
Au plus profond de nous, l'acte alimentaire reste un acte primordial par lequel les parents, la mère principalement, ont su subvenir à des besoins de nourriture que nous étions incapables de satisfaire. Par de tels liens de solidarité et d'amour, les humains apprennent toute la signification de la nourriture comme facteur de dépendance puis de socialisation.

Savoir couvrir ses besoins alimentaires

Quotidiennement, chacun de nous doit apporter à son organisme des quantités importantes de nutriments. La nature chimique de ces nutriments permet de les répartir dans quelques grands groupes :

Substances minérales
On distingue d'une part les éléments minéraux plastiques, présents en grande quantité dans notre corps : sodium, potassium, calcium, chlore, phosphore, soufre, et d'autre part les oligoéléments minéraux, nécessaires seulement en très faible quantité (voir tableau p. 257).

Substances organiques
Composées de carbone, hydrogène, oxygène, azote et soufre, ces substances ont été divisées en trois catégories principales en fonction de leur structure chimique :
- ***les protides,*** apportés par les viandes, les poissons, les céréales, les fromages, mais aussi par les champignons et les légumes secs ;
- ***les lipides,*** représentés par les graisses animales (beurre, saindoux, viandes, fromages), les graisses végétales et les huiles (elles seules contiennent les acides gras indispensables : on ne trouve l'acide linolénique, en particulier, que dans les huiles de noix, de colza et de soja), et les fruits oléagineux (amandes, noix, pistaches, olives, cacao) ;
- ***les glucides,*** représentés par le sucre et le miel, mais aussi apportés par les céréales, le pain, les légumes secs, les fruits secs, les légumes verts, les fruits frais, les boissons non alcoolisées (sodas, colas, tonics, bitters, limonades, sirops...) et certaines boissons alcoolisées sucrées.

Font partie du groupe des substances organiques :
- ***l'alcool,*** toxique pour le foie et l. système nerveux, mais qui compte parfois fortement dans l'apport énergétique quotidien (vin, alcools, cidre, bière) ;
- ***les vitamines*** (voir tableau p. 256) ;
- ***les fibres*** non digérables, provenant du monde végétal (céréales complètes, pain complet, pruneaux, noix de coco, légumes, fruits). Indispensables au bon fonctionnement mécanique de l'intestin, elles sont douées de vertus protectrices contre diverses maladies graves du tube digestif.

Les besoins énergétiques doivent être couverts par des apports en protides, lipides et glucides, mais dans des proportions assez bien définies. Un tableau donne la répartition des besoins nutritionnels de l'adulte sédentaire de taille moyenne, de la femme enceinte et de la femme allaitante (voir p. 259).

Le miel, une source d'énergie pour l'effort

Absorber du miel, c'est emmagasiner de l'énergie à l'état presque pur : plus de 3 kcal/g, constituées presque exclusivement de glucides simples (glucose et fructose surtout). Prédigérés par les abeilles, les sucres du miel sont immédiatement disponibles. Mais, comme toutes les productions de la nature, le miel est en fait d'une composition beaucoup plus complexe : il contient des enzymes, des traces de minéraux et d'oligoéléments, et une multitude de molécules aromatiques, variables selon les plantes butinées, qui donnent aux différents miels leur goût et leur parfum particuliers.
Comme aliment énergétique, en particulier dans les efforts physiques intenses, le miel reste la seule ressource d'énergie glucidique immédiatement utilisable fournie par la nature. Sa haute teneur en sucres libres et son acidité le garantissent contre tout risque de pollution bactérienne ou virale.
Comme toutes les bonnes choses, même dans les efforts intenses, il ne faut pas en abuser. Absorber du miel fréquemment et en petites quantités en buvant un peu d'eau est une manière très efficace de soutenir un effort physique prolongé.

Savoir choisir son alimentation

Il est évidemment tout à fait impossible de prétendre dicter à quelqu'un son comportement alimentaire. Les habitudes, les traditions familiales et locales, les rapports intimes qui se sont établis au fil de la vie entre les aliments et les sentiments (j'aime, je n'aime

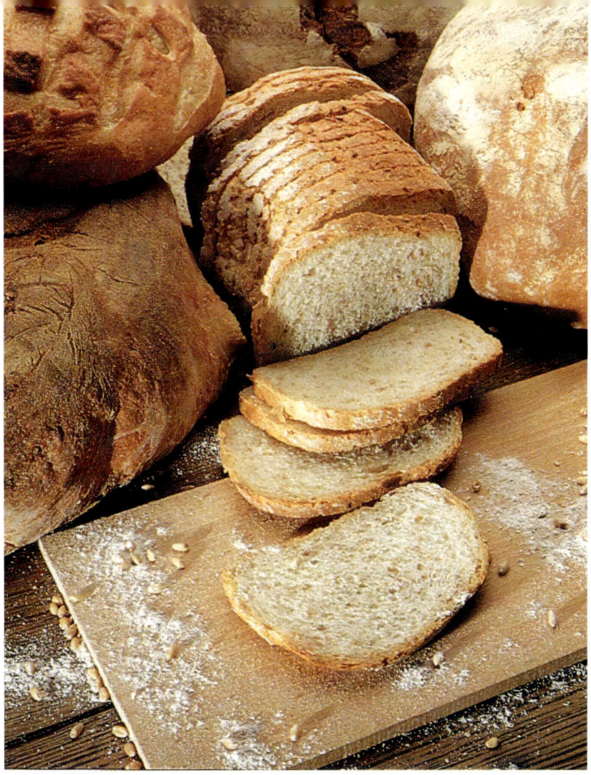

La consommation de pain, même de diférentes sortes, doit être modérée aux repas de midi et du soir.

pas) font que chacun considère à juste titre que son comportement n'appartient qu'à lui. Tout au plus pourrions-nous suggérer quelques conseils et donner quelques mises en garde utiles pour la santé.

Quelques conseils

– Consommer du poisson trois ou quatre fois par semaine : poisson maigre (bar, cabillaud, carrelet, daurade, lotte, merlan, raie), contenant environ 1 % de lipides, ou poisson gras (hareng, maquereau, mérou, saumon, thon), contenant 10 à 15 % de lipides dont des acides gras indispensables.
– Consommer des viandes blanches deux ou trois fois par semaine.
– Consommer à volonté des légumes verts cuits, aux deux repas.
– Assurer l'apport en lipides avec des huiles (noix, maïs, soja, colza, tournesol) plutôt qu'avec des graisses.
– Consommer des féculents (pommes de terre, haricots secs, lentilles, pois chiches...) deux ou trois fois par semaine.
– S'assurer que l'apport quotidien en fibres est suffisant : 25 à 40 g, dont 60 à 70 % de céréales.
– Modérer la consommation de pain (pain complet, pain de seigle) aux repas de midi et du soir.
– Au petit déjeuner, consommer de préférence des pains variés (complet, blanc, mais de préférence au levain), des céréales complètes ou des préparations

VITAMINES : rôle, origine, besoins
(TL : vitamine thermolabile, détruite par la cuisson. TS : vitamine thermostable)

VITAMINE nom chimique	Rôle reconnu	Besoins quotidiens	Principales sources	Effets de la carence	Facteurs favorisant la carence
A **rétinol** (TL)	favorise vision et croissance, protège peau et muqueuses	0,75 à 1,2 mg	huiles de foie de poisson, carotte, tomate, lait, œuf, rognon, abricot, épinard	héméralopie, peau sèche, intolérance au soleil, xérophtalmie, cécité	Tabagisme, alcoolisme, hépatite, contraceptifs oraux, barbituriques
D **calciférol** (TS)	favorise la fixation du calcium et du phosphore dans les os et les dents	3 à 10 µg	soleil, foie, huiles de foie de poisson, œuf, lait, beurre, hareng, graines germées	déformations osseuses, caries dentaires, crampes, rachitisme, ostéomalacie	absence de soleil, abus d'huile de paraffine, corticoïdes, barbituriques
E **tocophérol** (TS)	protège le système vasculaire et les membranes cellulaires	8 à 10 µg 12/15 UI	germe de blé, huile, amande, œuf, avocat, céréales complètes, lait	fragilité musculaire, prostatisme (supposé), risque d'avortement (supposé)	inconnus
K **ménadione** (TS)	nécessaire aux facteurs de coagulation sanguine	70 à 140 µg	chou, algues, œuf, foie, huile de germe de blé, épinard, brocoli	hématomes, épistaxis, hémorragies internes, diarrhée	antibiotiques, sulfamides, abus de laxatifs, prématurité
B1 **thiamine** (TL)	protège du béri-béri	1 à 3 mg	levure sèche, blé germé, céréales complètes, pain complet, poisson	faiblesse musculaire, dépression, névropathies, cardiomégalie, béri-béri	excès de glucides, diabète, alcoolisme, grossesse, diurétiques
B2 **riboflavine** (TS)	protège les muqueuses	1 à 2 mg	levure, foie, viande, lait, œuf, poisson, cacao, légumes verts, fromage	perlèche, photophobie, langue violacée, chéilite, tremblements	alcoolisme, apports insuffisants de laitages
B3 ou PP **acide nicotinique** (TS)	protège de la pellagre	10 à 20 mg	levure, foie, riz complet, pain complet, œuf, poisson, fruits secs	fatigue, insomnie, état dépressif, langue fissurée, dermatite, pellagre	alcoolisme, abus de maïs, traitement antiparkinsonien, régime végétalien strict
B5 **acide pantothénique** (TL)	protège peau et phanères	5 à 10 mg	levure, foie, viande, œuf, fruits, légumes, céréales complètes, champignon	tendance aux allergies, sensibilité à l'infection, crampes, nausées, fatigue	alcoolisme, abus de conserves
B6 **pyridoxine** (TS)	protège le système nerveux	2 à 2,5 mg	levure, blé germé, foie, soja, chou, poisson, légumes verts, céréales	céphalées, vertiges, syndrome neurologique, anxiété, état dépressif	alcoolisme, contraception orale, antibiotiques
B8 (ou H) **biotine** (TL)	protège les phanères	150 à 300 µg	levure, foie, œuf, viande, pain complet, cacao, champignon, légumes	fatigue musculaire, peau grasse, alopécie, névrites, insomnie, état dépressif	abus d'œufs crus, traitement aux antibiotiques prolongé
B9 **acide folique** (TL)	aide à la formation des globules rouges	300 à 400 µg	levure, foie, lait, soja, légumes, champignon, huître, pain complet	anémie, perte d'appétit, fatigue, dépression, troubles neurologiques	alcoolisme, grossesse, antibiotiques, anticonvulsivants, anticancéreux
B12 **cyanocobalamine** (TS)	protège les cellules, aide à la formation des globules rouges	2 à 4 µg	foie, huître, algues, œuf, viande, lait, graines, poisson, levure, céréales	anémie, fatigue, pâleur, insomnie, confusion, troubles neurologiques	régime végétarien, déficit en cobalt, sulfamides, hypoglycémiants
C **acide ascorbique** (TL)	antistress, renforce les tissus de soutien	20 à 80 mg	légumes frais, agrumes, foie, rognon, kiwi, cassis, baie d'églantier	fatigue, anémie, douleurs, sensibilité à l'infection, saignements, scorbut	tabagisme, régime macrobiotique, stress, infection traînante

Note : Les vitamines A, D, E, K, liposolubles, sont stockées par le foie. Les vitamines B et la vitamine C, hydrosolubles, ne se stockent pas. L'apport doit être quotidien. Les vitamines B, D et K sont en partie synthétisées par notre organisme.

OLIGOÉLÉMENTS INDISPENSABLES À L'HOMME

Les oligoéléments sont des minéraux nécessaires en faible quantité mais indispensables aux fonctions cellulaires.

MINÉRAL nom de l'ion actif	Rôle reconnu	Besoins quotidiens	Principales sources	Effets de la carence	Effets de l'excès
chrome (Cr)	intervient dans l'activité de l'insuline	50 à 200 µg	céréales complètes, noix, amande, fruits frais, fruits de mer, foie, bœuf	intolérance aux sucres, irritabilité, asthénie, troubles neurologiques	(si intoxication seulement) atteinte rénale, risques de cancer bronchique
cobalt (Co)	entre dans la constitution de la vitamine B12	probable ≤1 µg	(très répandu) surtout viande, foie, rognon, radis, œuf, moule, chou, figue	anémie, troubles neurologiques, troubles psychiques	polyglobulie, cardiomyopathie des buveurs de bière
cuivre (Cu)	intervient dans l'utilisation du fer par l'organisme, indispensable aux oxydations cellulaires	1 mg enfant 2 mg adulte	viande, huître, abats, légumes secs, noix, thé, canalisations d'eau	(rare) anémie, neutropénie, troubles osseux chez le prématuré nourri au lait de vache	(rare) atteintes diverses : nerfs, foie, cornée, reins (maladie de Wilson)
fer (Fe)	constituant de l'hémoglobine, transporte l'oxygène, indispensable aux oxydations cellulaires	10 mg (H) à 15 mg (F) (gross./allait.)	viande rouge, abats, soja, œuf, lentille, vin rouge, amande, figue, abricot	anémie hypochrome, prurit, langue dépapillée, désordres immunitaires	hémorragies intestinales, hépatite aiguë ictérique, hémochromatose acquise
fluor (F)	entre dans la constitution des os et de l'émail dentaire	environ 1 mg	eaux minérales fluorées, sardine, anchois, thé, céréales, viande	caries dentaires, risques d'ostéoporose	lésions dentaires, fluorose, surdité par ostéopétrose, lésions osseuses
iode (I)	nécessaire à la synthèse des hormones thyroïdiennes, favorise la croissance et le développement mental	100 à 150 µg	sel iodé, algues, fruits de mer, viande, végétaux cultivés sur sol iodé	frilosité, apathie, goitre, hypothyroïdie, myxœdème, crétinisme infantile	allergies, vision en halo, tremblements, tachycardie, exophtalmie, excitation
magnésium (Mg)	présent dans les os et les dents, nécessaire aux combustions cellulaires	300 à 500 mg (gross./allait.)	(très répandu) surtout légumes verts, lait, viande, œuf, céréales complètes, cacao, miel, amande, noix	hypocalcémie, nausées, crise de tétanie, convulsions, spasme musculaire, anxiété, tremblements, insomnie	troubles nerveux centraux, troubles neuromusculaires, hypotension, troubles cardiaques, risque de mort
manganèse (Mn)	nécessaire au fonctionnement de plusieurs enzymes, rôle dans la croissance	2 à 3 mg	(très répandu) noix, thé, girofle, avocat, épinard, céréales complètes, légumes	(rare) déformations osseuses	(intoxication chronique) troubles neurologiques
molybdène (Mo)	nécessaire au fonctionnement d'une enzyme essentielle, la xanthine-oxydase	20 à 30 µg	(très répandu) sarrasin, légumineuses, avoine, tournesol, orge, foie	favorise la carie dentaire, risques d'impuissance, troubles cardiaques	inconnus
nickel (Ni)	nécessaire à la synthèse de certains acides nucléiques, action probable sur l'insuline	100 µg	épinard, graine de soja, céréales complètes	risques de diabète, freine l'absorption du fer	(intoxication chronique) allergies cutanées, fièvre, troubles respiratoires
sélénium (Se)	nécessaire au bon fonctionnement des anti-oxygènes cellulaires	50 à 150 µg	graine de sésame, abats, jaune d'œuf, fruits de mer, céréales complètes	risques d'hémolyse, anémie, cardiomyopathie de Keshan	inconnus
silicium (Si)	impliqué dans la structure des os, des dents et des phanères	100 mg	levure, graine de tournesol, asperge, laitue, concombre	(probablement) atteintes de la trame osseuse et dentaire	inconnus
vanadium (V)	rôle possible dans la fabrication des os et des dents	100 µg	huiles d'olive et d'arachide, lentille, petit pois, épinard	inconnus	inconnus
zinc (Zn)	nécessaire à la synthèse de l'insuline et de certains acides nucléiques	15 à 25 mg (gross./allait.)	huître, hareng, champignon, levure, foie, viande, céréales complètes	altérations goût, odorat, peau, troubles de la croissance, hypotrophie sexuelle mâle	(si intoxication aiguë) fièvre avec nausées, toux et fatigue générale

Note : Silicium, vanadium sont des oligoéléments indispensables encore peu connus.
Aluminum, argent, arsenic, bore, cadmium, lithium, mercure, plomb sont des contaminants de l'environnement. Ils sont toxiques à faible dose.

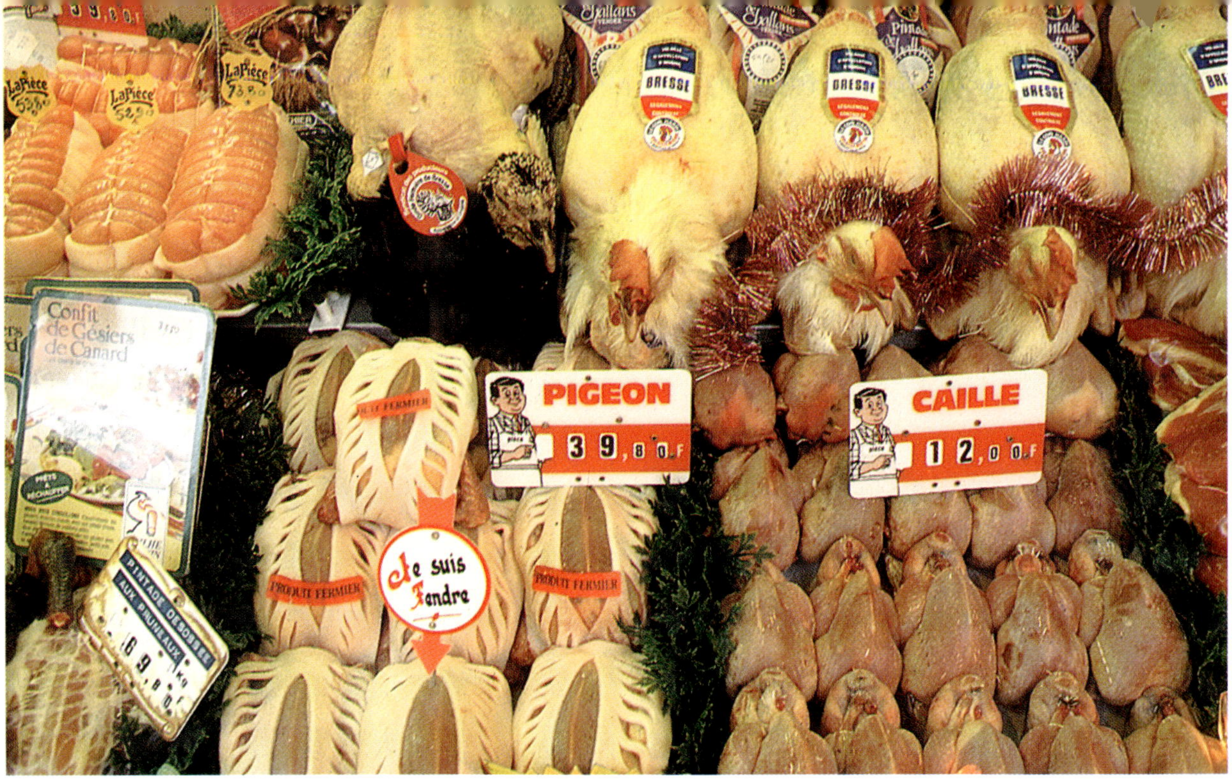

Préférer la consommation des volailles maigres (poulet, dindonneau) à celle des volailles grasses (canard, oie).

contenant des fibres végétales accompagnées de lait écrémé ou demi-écrémé.
– Consommer les fruits, lavés, loin des repas.
– Boire au moins 1,5 litre d'eau par jour, dont 1 litre entre les repas.
– Boire au maximum 2 à 3 verres de vin par jour aux repas. S'en dispenser est encore plus conseillé.
– Absorber le plus souvent des produits frais. Conserver peu de temps les aliments frais et les restes cuisinés au réfrigérateur. Toujours les couvrir.
– Manger dans le calme (sans télévision ni radio), en prenant le temps de mâcher.
– S'accorder une détente de quinze à vingt minutes après le repas. Éviter les efforts physiques intenses sitôt après le repas.

Quelques précautions

– Éviter la consommation inconsidérée de boissons alcoolisées, y compris bière et cidre (« les pommes de terre liquides »), en particulier entre les repas.
– Éviter le grignotage entre les repas.
– Limiter la consommation de viandes rouges et de volailles riches en graisses (bœuf, mouton, canard).
– Éviter les produits fumés, salés ou traités (poissons, charcuterie).
– Limiter la consommation d'aliments riches en sucres « sucrants » (sucre, miel, confitures, pâtisseries, boissons sucrées).
– Réduire la consommation de caféine (café, thé, chocolat, Coca-Cola) et l'éviter après 16-17 h.
– Éviter la consommation régulière de plats cuisinés industriels, souvent trop riches en graisses.
– Éviter la consommation d'aliments contenant des nitrates, des nitrites ou de la nitrosamine (risque de cancer) : charcuterie et certaines bières, certaines eaux potables, riches en nitrates ou nitrites.
– Éviter de boire systématiquement des eaux minérales médicinales sans indication médicale.
– Proscrire les ustensiles et récipients en aluminium (apport inutile et dangereux de traces d'aluminium dans la nourriture) ou en acier émaillé (risque d'éclats dangereux pour les intestins) ; rester prudent dans l'usage du Téflon.
– Ne pas faire chauffer longtemps les huiles (fritures) ; les renouveler souvent.
– Ne pas utiliser trop souvent l'autocuiseur, car, à 103-105 °C, beaucoup de vitamines présentes dans les aliments sont détruites : préférer la cuisson vapeur (à 100 °C) ou le four à vapeur, qui les sauvegardent.
– Éviter les grillades fréquentes au barbecue (surtout horizontal) : elles sont une source de benzopyrènes – hydrocarbures cancérigènes.
– Se méfier des micro-organismes qui peuvent se développer à l'occasion d'un stockage défectueux de l'arachide, du maïs, du soja, du froment ou de la fève espagnole, car *Aspergillus flavus*, qui s'y développe, peut sécréter des mycotoxines cancérigènes, les aflatoxines. Leur absence est normalement soigneusement contrôlée dans les huiles, le lait et le beurre.

Le lait, un ami à solliciter avec prudence

La consommation des produits laitiers de la vache n'est pas toujours sans inconvénients. Et cela dès l'allaitement du nouveau-né : le lait de la mère lui apporte des protéines protectrices qu'il ne peut pas encore fabriquer (les immunoglobulines). Elles neutralisent la partie nuisible de la flore intestinale du bébé, en cours de sélection pour la vie. C'est plus tard que le tube digestif de l'enfant produira ses propres immunoglobulines pour sélectionner la « bonne » flore microbienne.
L'allaitement par des laits de substitution retarde ou contrarie cette organisation immunitaire indispensable, avec tous les désordres que cela peut entraîner, les premières années de la vie, dans les domaines digestif et infectieux. Le lait maternel assure aussi les besoins du nouveau-né en acide linolénique, un acide gras indispensable au développement et au fonctionnement du système nerveux et que nous ne savons pas fabriquer. La plupart des laits de substitution n'en contiennent pas.
Certains nourrissons développent des maladies d'intolérance digestive au bout de quelques semaines d'alimentation au lait de vache. Seul l'apport de lait de femme, ou l'adoption d'une alimentation sans lait, rétablira la situation. Il pourrait s'agir d'une réaction allergique.
Plus tard, la consommation de lait de vache doit rester modérée. La grande vogue du lait vitaminé aux États-Unis et en Grande-Bretagne a provoqué de réelles maladies (le syndrome du lait et des alcalins) avec des troubles digestifs, rénaux, musculaires et psychiques, surtout chez des personnes souffrant d'un ulcère gastrique. Il s'agissait d'une véritable intoxication par le calcium et la vitamine D, particulièrement toxique à forte dose.
C'est dire que, si le lait de vache et les produits laitiers peuvent faire partie d'une alimentation équilibrée, il faut toujours éviter d'en faire une consommation massive à l'âge adulte et de l'imposer à son bébé. Il est toujours possible de s'en passer.

BESOINS NUTRITIONNELS QUOTIDIENS DE L'ADULTE DANS DIFFÉRENTS ÉTATS PHYSIOLOGIQUES

	besoins /kg poids	homme 75 kg sédentaire	homme 75 kg travail de force	femme 63 kg sédentaire	femme enceinte	femme allaitante
CALORIES en kcal	30 à 60	2 400	3 000 à 4 500	2 000	2 000 à 3 000	3 000 à 3 500
NUTRIMENTS ÉNERGÉTIQUES protides (4 kcal/g)	1 à 1,5 g	90 g	110 à 120 g	75 g	75 à 100 g	100 à 110 g
lipides (9 kcal/g)	1 à 1,5 g	90 g	95 à 115 g	75 g	75 à 90 g	90 g
glucides (4 kcal/g)	4 à 7 g	310 g	470 à 800 g	250 g	250 à 470 g	470 à 580 g
FIBRES VÉGÉTALES		30 à 40 g	30 à 40 g	30 à 40 g	30 à 40 g	30 à 40 g
EAU	40 à 120 ml besoin total	1,5 à 2 l eau de boisson	3 à 5 l et + eau de boisson	1,5 l eau de boisson	1,5 à 2 l eau de boisson	2 à 3 l eau de boisson
MINÉRAUX sodium		1,5 à 2 g	1,5 à 2 g	1,5 à 2 g	1,5 à 2 g	1,5 à 2 g
potassium		1 à 3 g	1 à 3 g	1 à 3 g	1 à 3 g	1 à 3 g
calcium		0,5 à 1 g	0,5 à 1 g	0,5 à 1 g	1 à 1,5 g	1 à 1,5 g
chlore		2 à 3 g	2 à 3 g	2 à 3 g	2 à 3 g	2 à 3 g
phosphore (en phosphates)		0,5 à 1 g	0,5 à 1 g	0,5 à 1 g	1 à 1,5 g	1 à 1,5 g
soufre (en sulfates)		4 à 5 g	4 à 5 g	4 à 5 g	4 à 5 g	4 à 5 g
VITAMINES OLIGOÉLÉMENTS	Consulter le tableau Vitamines, p. 256 Consulter le tableau Oligoéléments, p. 257					
ACIDES GRAS INDISPENSABLES		2 à 5 g	2 à 5 g	2 à 5 g	2 à 5 g	2 à 5 g

2
ERREURS ET DÉSORDRES

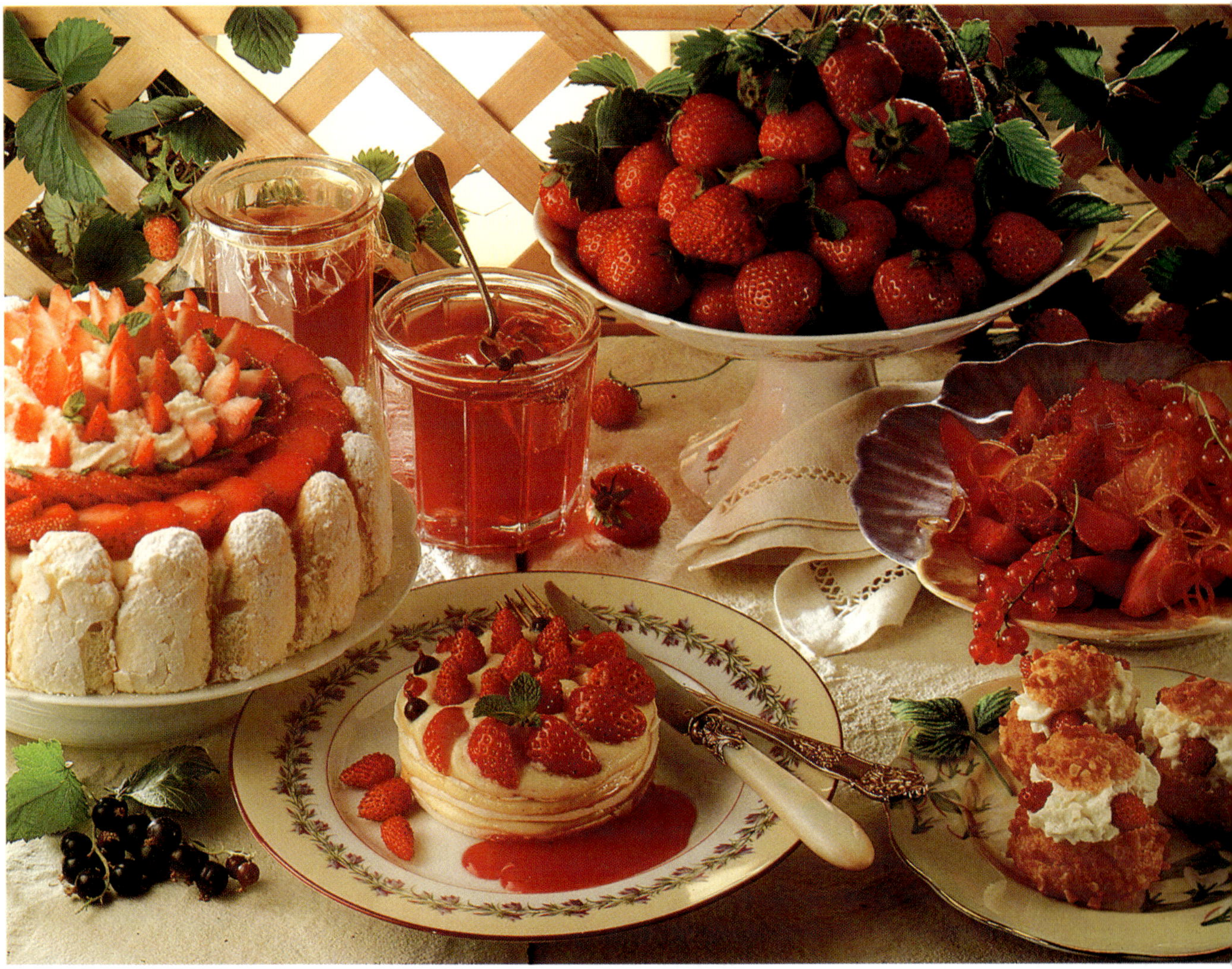

Les excès de sucres « sucrants », contenus dans les pâtisseries, ne sont guère recommandés.

Dans nos sociétés, le monde de l'alimentation a été submergé par la marée montante des informations, publicités, promotions. Nous sommes envahis par la multitude des choix, des variétés, des marques et... des conseils. Dans ces temps de communication outrancière, nous ne disposons d'aucun moyen de contrôler les affirmations toujours plus péremptoires de la publicité sur les produits et les règles de notre alimentation. Il en naît un risque majeur de déséquilibres et d'erreurs qui, dans ce domaine, confinent vite au désordre et à la maladie.

Une grande transformation des habitudes alimentaires en moins d'un siècle

Sous l'effet conjugué d'un élevage intensif et des pressions de la société de consommation, nos habitudes alimentaires se sont transformées : nous consommons en moyenne 160 g de pain par jour au lieu de 600 en 1900. Nous absorbons moins de pommes de terre, de légumes verts, de légumes secs, mais nous sommes passés de 20 à 110 kg de viande par an, de 16 à 36 kg de sucre, de 9 à 20 kg de fromage. Une telle évolution ne pouvait pas ne pas avoir de retentissement sur notre santé, en bien comme en mal. En bien, grâce aux progrès de nos connaissances dans le domaine de l'agronomie, de la nutrition et de la composition des aliments. En mal, parce qu'une évolution aussi rapide s'est accomplie avec des objectifs économiques et mercantiles de consommation, qui ont favorisé tous les abus, tous les excès. Aujourd'hui, il nous est possible de mieux comprendre et de réviser nos pratiques alimentaires.

Les erreurs de l'alimentation

On estime à 70 % la proportion de Français victimes d'un désordre alimentaire. Pour la plupart, il s'agit d'un excès d'apport calorique qui conduit à un excédent de poids, lui-même générateur potentiel d'une obésité.
Les autres erreurs alimentaires portent sur une mauvaise répartition des apports en glucides, lipides et protides ainsi que sur un défaut d'apport en éléments essentiels et en fibres.

- ***Protides :*** l'alimentation française moyenne est plutôt hyperprotidique et couvre largement les besoins en amino-acides essentiels. Le défaut d'apport est rare sous nos latitudes ; il guette surtout les personnes aux revenus limités. À noter que l'enfant, la femme enceinte, le convalescent ont des besoins accrus.
- ***Lipides :*** les erreurs portent à la fois sur la quantité et sur la qualité. Les graisses alimentaires semblent réellement responsables de lésions vasculaires progressivement très graves (plaques d'athérosclérose favorisant obstruction et rupture vasculaires, en particulier dans le cœur et le cerveau). Au contraire, les huiles alimentaires, moins dangereuses, couvrent les besoins en lipides, en particulier en acides gras indispensables.
L'excès d'apport lipidique est souvent insidieux par le biais de petits suppléments alimentaires (amuse-gueule, charcuterie, glaces, biscuits), le plus dangereux restant l'association lipides-glucides, qui permet d'assimiler au mieux les lipides alimentaires.
- ***Glucides :*** grands responsables des excès d'apport calorique, ils ont la double propriété de favoriser l'assimilation des lipides et de se transformer en graisse de dépôt quand ils sont en excédent. Un excès d'apport est fréquent quand l'alimentation combine des sucres « sucrants » (sucre, miel, confiture, pâtisserie, boissons sucrées...) et des sucres « cachés » (pain, pâtes, pommes de terre, légumes secs...). Il faut donner la priorité aux sucres « cachés » et réduire les autres.
- ***Éléments minéraux plastiques :*** il faut se rappeler les besoins particuliers en calcium (laitages, légumes, fruits, poisson, œufs...) au cours de la croissance, pendant la grossesse et l'allaitement, et retenir que l'ostéoporose est favorisée par le manque de calcium.
- ***Vitamines :*** aujourd'hui, les syndromes de carence sont rares mais non exclus sous nos latitudes, ils doivent être systématiquement recherchés.
- ***Oligoéléments :*** des états carentiels peuvent se rencontrer dans certains cas : carence en fer chez la femme, surtout pendant la grossesse et l'allaitement, carence en iode dans les pays de montagne.
- ***Fibres végétales :*** c'est sans doute la carence la plus importante actuellement. De solides présomptions font de cette carence un facteur favorisant de nombreuses affections (cancers du côlon et du rectum, diverticulose, obésité et diabète).

Les grands désordres nutritionnels

Les déséquilibres et les anomalies de l'alimentation peuvent soit provoquer directement de véritables affections, soit participer à la constitution de mala-

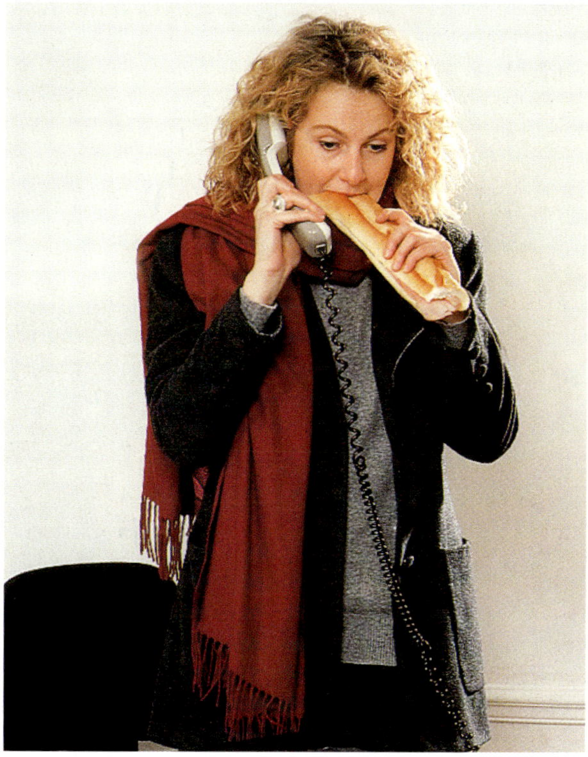

Éviter le sandwich pris à la hâte pendant le travail.

dies graves sans que l'on puisse toujours établir le lien entre les pratiques alimentaires et l'affection considérée.
On rangera dans la première catégorie les maigreurs, les obésités et les désordres nutritionnels provoqués par l'alcool.
Dans la seconde catégorie, on pensera aux différents cancers pour le développement desquels on soupçonne fortement les éléments apportés par l'alimentation : cancers digestifs (nitrosamines, benzopyrènes, aflatoxines), cancers du pharynx, de l'œsophage, de l'estomac (alcool), cancers colorectaux (carence en fibres). Quant à l'obésité, elle est susceptible de favoriser l'apparition de cancers divers (prostate, côlon, sein, voies biliaires, utérus, ovaires).
Dans cette même catégorie, on rangera les maladies cardiovasculaires provoquées par l'athérosclérose.
Bien sûr, d'autres facteurs vont jouer, mais il est essentiel de savoir que des comportements alimentaires bien ajustés peuvent nous protéger durablement de ces fléaux.

Les maigreurs

On parle de maigreur quand le poids est inférieur de 10 à 20 % au poids théorique pour la taille de la personne. Il s'agit d'un trouble peu fréquent en France. Disons d'emblée que, comme pour l'obésité, cette référence à un poids théorique idéal est discutable. En effet, en fonction de la masse osseuse, la marge du poids idéal est très large, de sorte que la situation est parfois moins grave qu'il ne semble a priori (voir tableau ci-dessous).

On distingue généralement trois types de maigreur :
- La maigreur constitutionnelle sthénique, souvent d'origine familiale, qui ne s'accompagne d'aucun signe de dénutrition ni de dépression. L'apport calorique est normal mais la masse graisseuse est peu développée. Il s'agit d'un état normal inhabituel.
- La maigreur par carence de l'apport nutritionnel. L'anorexie mentale, due à un désordre de l'organisation mentale concernant la problématique alimentaire et la représentation du corps, est un exemple frappant. La maigreur de l'anorexique mental, souvent une jeune femme, peut être impressionnante : jusqu'à 50 % de différence avec la normale. La thérapeutique, longue et difficile, associe diététique et psychothérapie.
- La maigreur résultant d'un amaigrissement provoqué par une trop forte consommation interne. Certaines maladies provoquent une combustion accélérée des éléments énergétiques (hyperthyroïdie, certains cancers, diabète maigre), d'autres, une fuite de constituants à l'extérieur du corps (pertes digestives, pertes urinaires) ou une mauvaise assimilation intestinale, alors que l'apport est satisfaisant. La maigreur s'inscrit alors dans un ensemble de désordres dont elle n'est peut-être pas le signe le plus grave. Elle se corrigera surtout par le traitement de l'affection qui provoque ce déséquilibre intérieur.

TABLE DE POIDS IDÉAL / LIMITE DES ZONES DE SURCHARGE PONDÉRALE / SEUIL DE L'OBÉSITÉ

TAILLE	SEXE	SQUELETTE LÉGER			SQUELETTE MOYEN			SQUELETTE LOURD		
		poids idéal	zone de surcharge	obésité 20 % d'excès	poids idéal	zone de surcharge	obésité 20 % d'excès	poids idéal	zone de surcharge	obésité 20 % d'excès
		(en kg)	(en kg)	(en kg)	(en kg)	(en kg)	(en kg)	(en kg)	(en kg)	(en kg)
1,60 m	F	48 à 51	52 à 61	> 61	50 à 55	56 à 66	> 66	53,5 à 61	62 à 73	> 73
1,60 m	H	52 à 56	57 à 67	> 67	55 à 60	61 à 72	> 72	58,5 à 65	66 à 78	> 78
1,65 m	F	50 à 54	55 à 65	> 65	52,5 à 59	60 à 71	> 71	56,5 à 64,5	65 à 77,5	> 77,5
1,65 m	H	55 à 58,5	59 à 70	> 70	57,5 à 63	64 à 75,5	> 75,5	61 à 69	70 à 83	> 83
1,70 m	F	53,5 à 57,5	58 à 69	> 69	56 à 63	64 à 75,5	> 75,5	60 à 68	69 à 81,5	> 81,5
1,70 m	H	58 à 62	63 à 74,5	> 74,5	61 à 66,5	67 à 80	> 80	64,5 à 73	74 à 87,5	> 87,5
1,75 m	F	57 à 61	62 à 72	> 72	60 à 66,5	67 à 80	> 80	64 à 71,5	72 à 86	> 86
1,75 m	H	61,5 à 65,5	66 à 78,5	> 78,5	64 à 70,5	71 à 84,5	> 84,5	68 à 77	78 à 92,5	> 92,5
1,80 m	F	60,5 à 65	66 à 78	> 78	63,5 à `70	71 à 84	> 84	67,5 à 76	77 à 91	> 91
1,80 m	H	65 à 69,5	70 à 83,5	> 83,5	68 à 74,5	75 à 89,5	> 89,5	72 à 81	82 à 96	> 96

Note : On aura une bonne idée du groupe auquel on appartient en enserrant la partie la plus étroite du poignet entre le pouce et l'index de l'autre main. Si le pouce et l'index se rejoignent très largement, il s'agit d'un squelette léger ; s'ils se touchent, il s'agit d'un squelette moyen ; s'ils ne se joignent pas, il s'agit d'un squelette lourd.

L'obésité

En définissant l'obésité comme une surcharge pondérale d'au moins 20 % par rapport au poids idéal, on doit se rappeler que le poids idéal n'existe pas vraiment (voir tableau page ci-contre) et que, en matière d'obésité, les fondements psychologiques qui sous-tendent cet état sont toujours importants et actifs.

En fonction de la localisation principale de la surcharge graisseuse, on distingue les obésités androïdes, qui siègent au-dessus de l'ombilic, et les obésités gynoïdes (plutôt chez les femmes), situées au niveau du bassin et de la racine des cuisses, distinction importante car les traitements diététiques semblent plus efficaces sur les obésités androïdes.

Cette affection frappe une partie importante de la population : selon l'Insee, 19 % de la population française présente un poids de 20 % supérieur à la normale ; 70 % des obèses ont plus de 50 ans. À cet âge, 30 % des hommes et 20 % des femmes sont obèses.

Outre les problèmes psychologiques et sociaux liés à l'obésité, cette affection est grave par les risques qu'elle fait courir et les complications qu'elle entraîne, notamment en favorisant l'athérosclérose.

- Complications cardiovasculaires, en premier lieu l'hypertension artérielle et ses accidents, mais aussi l'insuffisance cardiaque, l'angine de poitrine, l'infarctus du myocarde, les accidents vasculaires cérébraux.
- Désordres métaboliques : 50 % des obèses de plus de 50 ans présentent des troubles de la régulation de la glycémie. Le diabète non insulinodépendant est une complication fréquente de l'obésité, qu'il aggrave en apportant ses propres désordres.
- Complications mécaniques : les plus fréquentes sont d'ordre respiratoire (essoufflement, ronflement, dyspnée du sommeil). Mais l'on observe aussi des troubles vasculaires au niveau des jambes, surtout chez les obèses gynoïdes (varices, œdèmes, ulcères variqueux, phlébite) et des troubles articulaires en rapport avec la surcharge (arthrose de la hanche et du genou, dorsalgies, lombalgies).

Toutes ces difficultés vont encore compliquer la vie de l'obèse et tout particulièrement durant la grossesse et au moment de l'accouchement.

Il est donc impératif de chercher à aider l'obèse sur la voie d'une modification de ses habitudes de vie, en premier lieu ses comportements alimentaires. Mais, comme pour le cas de l'anorexie mentale, la prise en charge doit être à la fois diététique et psychologique.

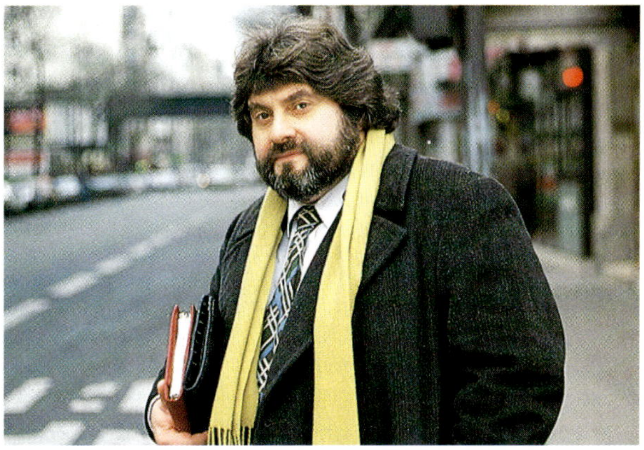

Près de 20 % de la population française, touchée par l'obésité, doit réviser ses comportements alimentaires.

Les désordres nutritionnels dus à l'alcool

La consommation de boissons alcoolisées fait partie de l'arsenal alimentaire français. Les problèmes liés à l'alcoolisme seront évoqués par ailleurs (voir p. 312-314), mais il faut retenir sur le plan nutritionnel quelques données essentielles.

- L'alcool est un euphorisant puissant qui lève bien des inhibitions et participe aux états de jovialité et de convivialité, mais c'est une drogue forte et dangereuse, entraînant accoutumance et dépendance. Elle fait partie de la culture et des traditions alimentaires de bien des pays producteurs.
- Jusqu'à 20 g d'alcool (entre 25 et 33 cl de vin) par jour pour un adulte de 65 à 70 kg, le vin peut être considéré positivement pour ses apports nutritionnels originaux (oligoéléments, vitamines, polyphénols), même si la transformation de l'alcool pose déjà des problèmes métaboliques et énergétiques.
- Même à faible dose, l'alcool provoque à jeun un état d'ébriété dû essentiellement à l'hypoglycémie qu'il induit. Il est conseillé de consommer les boissons alcoolisées pendant ou après les repas.
- Au-delà de 50 à 60 g par jour, les effets bénéfiques sont largement remplacés par des effets de plus en plus dangereux. Outre la participation à la surcharge pondérale et à l'obésité, l'alcool perturbe l'utilisation et le stockage des lipides dans de nombreux tissus : la dégénérescence du foie, des systèmes nerveux, vasculaire et digestif s'accompagne de nombreux désordres dans l'assimilation et l'utilisation de nombreuses vitamines et d'éléments minéraux et oligoéléments importants. L'euphorie se mue en troubles du caractère et de l'humeur, allant même jusqu'à de graves affections neurologiques et psychiques.

3

PRATIQUES À USAGE PRÉVENTIF OU CURATIF

Si un déséquilibre alimentaire peut conduire à la longue à une grave détérioration de la santé, une alimentation correctement réajustée peut apporter des bénéfices de même ampleur.

Au sens large du terme, un régime réunit l'ensemble des pratiques alimentaires mises en jeu par un individu ou une collectivité pour se nourrir. Mais le mot régime a pris progressivement dans l'opinion le sens de recette magique garantissant la perte de poids, un changement de ligne, un rajeunissement de l'organisme, une nouvelle vigueur, la guérison... Il est donc nécessaire de revenir d'abord à quelques notions simples et de bon sens.

Quelques principes élémentaires et sans danger avant de choisir son régime

– On peut sans danger moins manger et moins boire.
– On ne doit pas demander à un régime plus que ce qu'il peut donner : un homme trapu restera trapu, une femme rondelette ne deviendra pas un mannequin filiforme, un homme ou une femme de 65 ans ne redeviendront pas ce qu'ils ont (ou n'ont pas) été du temps de leur jeunesse. Au prix de cette sagesse, il est toujours possible de demander à un régime alimentaire de vous mettre au mieux de votre forme.
– Un régime alimentaire doit toujours être librement choisi et consenti.
– Il est dangereux de s'imposer un régime pour plaire à d'autres.
– Aucun régime ne doit être poursuivi s'il ne procure pas rapidement le sentiment d'être bien ou d'être mieux dans sa peau.
– Les régimes draconiens doivent être médicalement prescrits et suivis. Ils peuvent être dangereux pour la santé, et même pour la vie. On les réserve à des cas bien particuliers.

Savoir choisir un régime

Si, au terme d'une réflexion personnelle, vous arrivez à la conclusion que vous désirez suivre un régime, il vous reste à en choisir un. Le premier choix à faire concerne le caractère médical ou non du régime recherché.

Si vous voulez mettre un terme à des habitudes alimentaires qui vous paraissent nuisibles mais que vous soyez en bonne santé, vous n'avez pas besoin de consulter un médecin pour cela. Si, à l'inverse, vous désirez modifier en profondeur vos habitudes alimentaires en estimant qu'elles sont responsables d'un état de santé défectueux pour lequel vous êtes médicalement suivi, vous ne devez entreprendre qu'un régime soigneusement prescrit et suivi par un médecin compétent.

Le deuxième choix concerne la durée du régime que vous avez décidé de suivre : régime de longue durée ou régime à durée limitée. Les régimes de longue durée présentent l'avantage, s'ils sont bien supportés, de devenir un nouveau mode de vie alimentaire, avec des effets souvent plus étendus sur l'organisation de la vie personnelle.

Des dispositions à définir et à respecter

Quelques dispositions sont à prendre.

● ***Des dispositions d'esprit.*** Vous devez dégager le temps nécessaire à la réussite du régime. Choisissez la période de l'année la moins bousculée. Accordez-vous le temps de bien vous documenter ou de rencontrer des pratiquants du même régime. Assurez-vous de la compréhension de vos proches, si possible de leur aide.

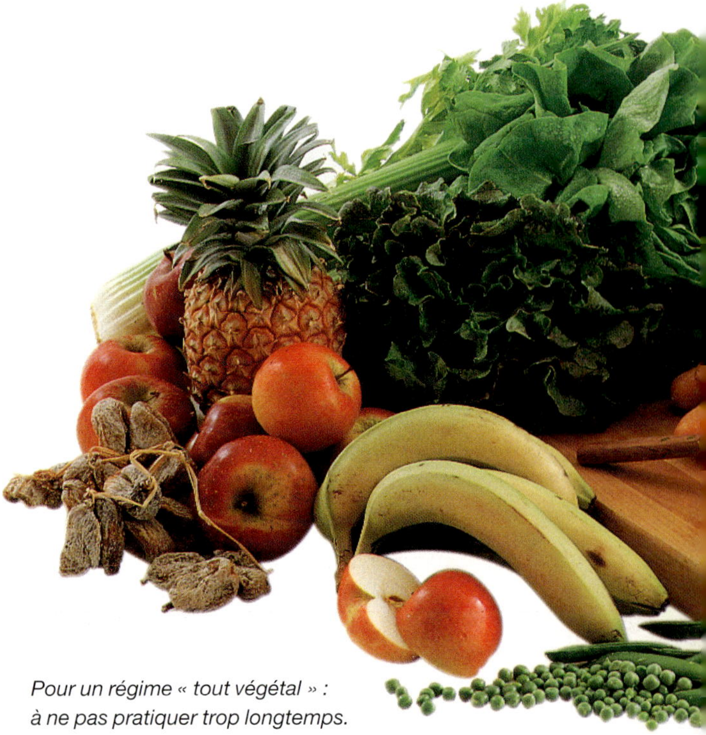

Pour un régime « tout végétal » : à ne pas pratiquer trop longtemps.

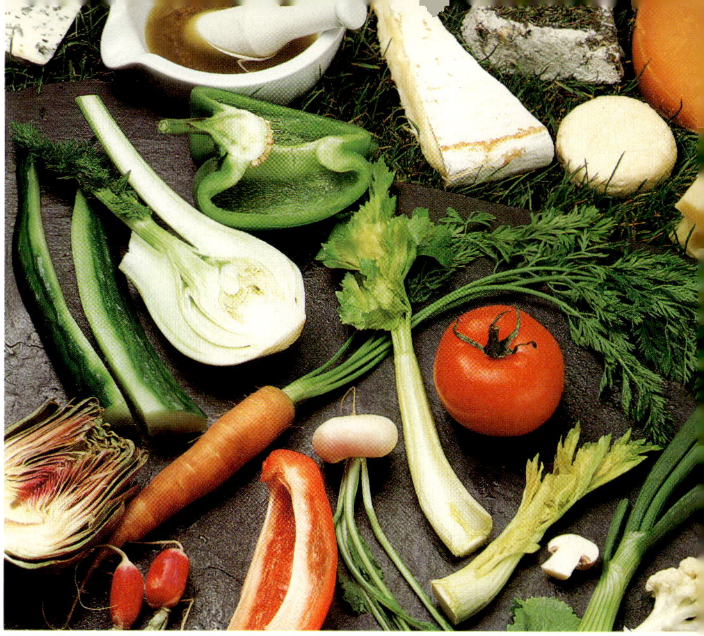

Le régime végétarien diminue les risques d'obésité.

● ***Des dispositions pratiques.*** La mise en route d'un régime sous-entend la mise en place d'une certaine organisation matérielle, qui vous aidera à le réussir. Ces dispositions concernent :
– l'approvisionnement en produits à consommer ;
– la préparation des aliments ;
– le temps du repas, qui doit être ménagé en durée et en qualité ; prévoyez des temps de repos et de détente après les principaux repas ;
– les moyens qu'il faut se donner pour suivre l'efficacité de son régime ; si vous voulez perdre du poids, pesez-vous sur une balance précise. Pesez-vous tous les jours à la même heure, dans les mêmes conditions. Si vous désirez une surveillance plus poussée, n'hésitez pas à consulter votre médecin.

Quelques régimes à votre choix

Vous trouverez ci-dessous une sélection qui n'est ni complète ni vraiment détaillée. Elle vous aidera à vous informer et à rechercher une documentation plus complète.

Le régime végétalien

Principe : ce régime ne comporte aucun aliment d'origine animale. Il se fonde sur la consommation exclusive de végétaux crus ou cuits.

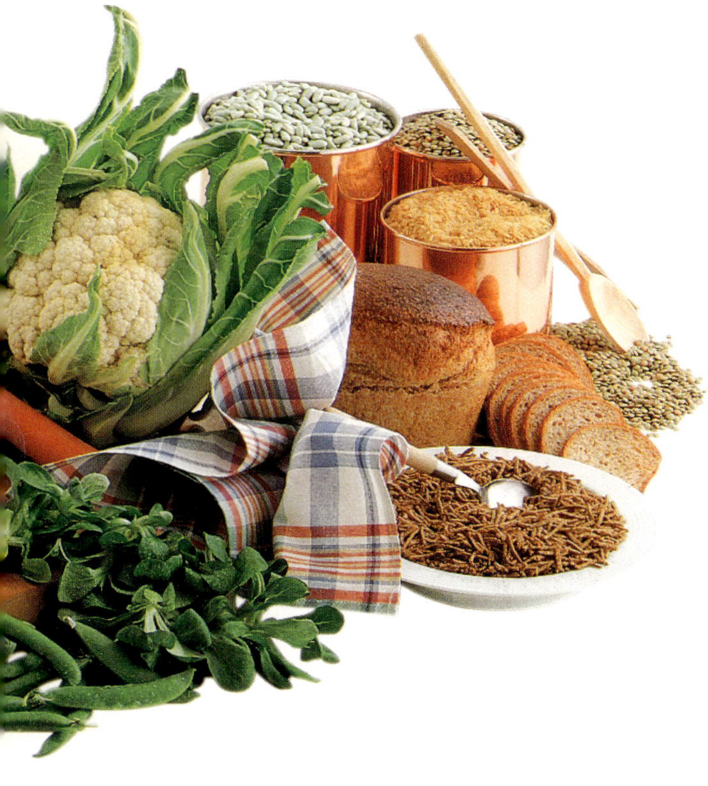

Observations : régime carencé en calcium, amino-acides et acides gras indispensables, ainsi qu'en vitamine B12. Peut avoir des conséquences défavorables sur le développement de l'enfant.
Conseils : utile chez l'adulte pour un temps limité afin de soulager l'organisme d'une alimentation trop riche en viandes et en graisses.

Le régime végétarien

Principe : c'est le régime végétalien, auquel on ajoute le lait, les fromages, le beurre et les œufs. Viandes, volailles et poissons restent proscrits.
Observations : régime équilibré qui peut convenir à beaucoup de personnes. Diminue les risques de maladies comme l'obésité et les cancers digestifs.
Conseils : fait partie des régimes de longue durée sans danger.

Le régime macrobiotique

Principe : basé sur une philosophie plutôt orientale de la vie. Le yin et le yang doivent s'équilibrer. Le yin est calme, fragile, froid et féminin. Le yang est actif, solide, chaud et masculin. Les aliments sont yin ou yang. Céréales complètes, légumes et fruits de saison sont les éléments de l'équilibre idéal et constituent la base de l'alimentation macrobiotique. Peu de sucres, pas de protides animaux.
Observations : risques de carences diverses (amino-acides et acides gras indispensables, calcium, fer, vitamine A). Les abus de riz sont abandonnés. Le régime s'adapte aux troubles dont souffre la personne.
Conseils : peut aider à maigrir. Son efficacité dans la correction de diverses maladies semble acquise. Sous forme de cure à durée prolongée, on constate un effet de rééquilibrage intéressant.

Les régimes dissociés (Shelton, Hay)

Principe : il consiste à se nourrir chaque jour de la semaine avec une seule catégorie d'aliments, à volonté : une journée fruits, une journée céréales complètes, une journée viande et fromages...
Observations : il s'agit d'un régime hypocalorique qui a l'avantage d'éviter les interactions entre nutriments différents.
Conseils : régime amaigrissant intéressant sur une période pas trop longue (de quelques semaines à quelques mois).

Les régimes Pennington, Taller, Atkins

Principe : suppression de la plupart des glucides. La perte de poids est obtenue non par réduction calorique (régime assez libre) mais par la difficulté à assimiler protides et lipides en l'absence de glucides.
Observations : proposés dans le traitement de l'obésité, ils peuvent provoquer divers désordres, comme l'élévation de l'urée et de l'acide urique sanguins, le risque de calculs urinaires et de crises de goutte.
Conseils : à utiliser avec prudence et sous surveillance médicale.

La méthode Kousmine

Principe : réorganisation de l'alimentation combinant une diminution et une sélection de l'apport en corps gras (lipides), une diminution de la ration quotidienne de sucres et de viande, une part importante accordée aux céréales et aux aliments crus, riches en vitamines, oligoéléments et enzymes.
Observations : risques de ballonnements et d'aérogastrie. Le docteur Catherine Kousmine proposait cette méthode pour traiter les maladies les plus graves avec des résultats intéressants.
Conseils : efficace sur une période pas trop longue (quelques semaines à quelques mois). En cas de maladie grave, il faut être suivi médicalement.

Faut-il jeûner ?

L'intérêt du jeûne en nutrition tient au fait qu'il facilite la perte de poids chez l'obèse, la mise au repos de l'appareil digestif, la réduction du diabète non insulinodépendant, et qu'il provoque une certaine réorganisation des grandes régulations hormonales.
Les jeûnes de courte durée (deux à trois jours) peuvent être réalisés sans grand suivi à condition de satisfaire aux dispositions élémentaires de repos et de détente. Tous les jeûnes prolongés doivent être accomplis sous surveillance médicale. Distinguons :
– ***le jeûne sec,*** sans consommation d'eau ni d'aliments, qui est à proscrire ;
– ***le jeûne mouillé,*** sans aucun apport de calories mais avec maintien des boissons et apport de vitamines et de minéraux. À raison d'un ou deux jours tous les dix à quinze jours, il est conseillé pour maintenir la forme et ne requiert pas de surveillance particulière si l'on est en bonne santé.
D'une durée de cinq à quinze jours, il donne des résultats intéressants dans l'obésité, mais aussi pour soigner différentes affections récidivantes : eczémas, sinusites, otites, hypertension, mais il doit s'effectuer sous surveillance médicale.
Plus long (plus de quinze jours) et sous surveillance médicale en milieu hospitalier, il permet de traiter certaines obésités et les états diabétiques non insulinodépendants. Il a été proposé pour soigner certaines pathologies digestives et articulaires récidivantes lourdes, mais les preuves de son efficacité doivent encore être apportées.

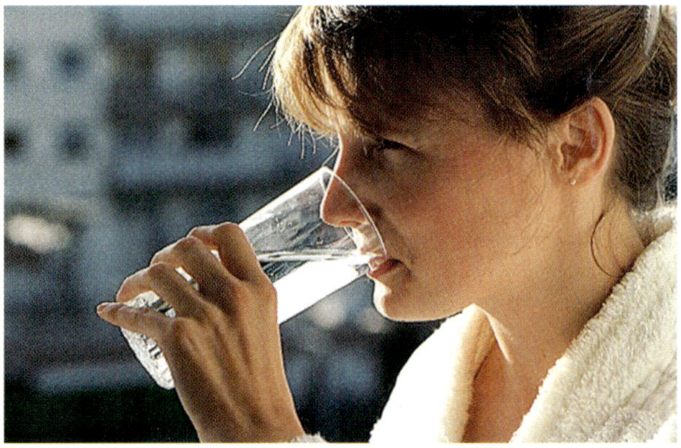

Jeûner, certes, mais sans oublier de boire chaque jour l'eau dont notre corps a besoin.

Des cliniques pour jeûner

Savez-vous qu'il existe en Allemagne une tradition du jeûne médical ? On trouve dans le Bade-Wurtemberg, au bord du lac de Constance, des cliniques où l'on peut perdre des kilos superflus au cours d'un jeûne plus ou moins complet, et médicalement très suivi. Depuis peu, on en rencontre également en Espagne.
L'équipe médicale et soignante de ces cliniques vous aide à tirer profit de ce temps privilégié pour ne pas perdre que des kilos, mais aussi des habitudes et des pratiques « toxiques ».
Dans certains cas d'obésité, le jeûne mouillé peut durer plusieurs mois sans danger... s'il est médicalement suivi.

2 Vie sexuelle

La sexualité humaine n'est jamais simple. C'est à la fois une réalité biologique et génétique et une force pulsionnelle libidinale primitive, agressive, procréatrice, nécessitant une satisfaction ; elle est dépendante de l'histoire sociale et culturelle des valeurs, des idées, qui infléchissent normes et habitudes sexuelles à l'insu des individus. La psychanalyse nous a appris qu'elle est une histoire individuelle.
C'est parce que les hommes sont structurés par le langage qu'ils peuvent donner une signification à leurs pulsions sexuelles en les traduisant en termes de désir.

1
À LA RECHERCHE D'UN ÉQUILIBRE PERSONNEL

D'où nous vient le désir ? Les Grecs ont proposé le mythe de l'androgyne, être à la fois homme et femme trouvant en lui-même le bonheur. Ces êtres immortels imaginés sphériques formaient une totalité, sans nécessité de désir et de parole car étant l'unité et la complétude parfaites. Ils furent un jour divisés en un homme et une femme et, depuis, le désir, c'est la recherche de cet autre qui manque afin de retrouver l'unité perdue. C'est maintenant pour chacun d'entre nous l'obligation de passer par l'acte sexuel pour se reproduire et se perpétuer, l'obligation de passer par le langage et la parole pour nommer notre désir et nous reconnaître dans notre sexe comme homme ou femme. C'est l'obligation, en naissant, de perdre notre immortalité et de nous savoir des êtres mortels.
C'est à ce prix que nous pouvons nous humaniser et tenter de répondre aux questions sans cesse renouvelées de l'amour et de la sexualité.
Comment chacun d'entre nous vit-il son rapport au désir et à l'objet de son désir ? Ce rapport, le vit-on en poursuivant ce rêve impossible de jouissance qui vise à faire « tout un » et à se confondre avec l'autre, ou bien s'agit-il d'accepter les conséquences constitutives de la différence des sexes et de notre destin d'êtres mortels ?
Les représentations de notre sexualité ont évolué au cours des âges et au sein des classes sociales. La liaison amour-sexualité, admise comme logique, est surdéterminée dans nos sociétés par la morale judéo-chrétienne, relayée par la morale laïque. Le social véhicule la norme des modèles amoureux. Nos parents en sont les agents plus ou moins efficaces.

Dans le laboratoire que représente une cellule familiale (un ou deux adultes et leur enfant), les choses de l'amour sont plus floues, plus passionnelles, plus complexes, bien au-delà du rationnel. Un père, une mère – et le reconnaître prend du temps – ce sont d'abord un homme, une femme, pas toujours adultes.
Pour pouvoir énoncer : « Je suis une ancienne petite fille, fille de ..., devenue femme, épouse, concubine ou amante, et mère » ; pour pouvoir énoncer : « Je suis un ancien petit garçon, fils de..., devenu homme, époux, concubin ou amant, et père », il faut en être passé par les étapes structurantes du développement infantile : interdit de l'inceste, complexe d'Œdipe et de castration ; soit la reconnaissance intériorisée de la différence des sexes. Pour se reconnaître comme différent et pouvoir être un homme parmi les hommes, une femme parmi les femmes, il est nécessaire pour chacun d'entre nous d'en passer par les étapes du développement que Freud a décrites.

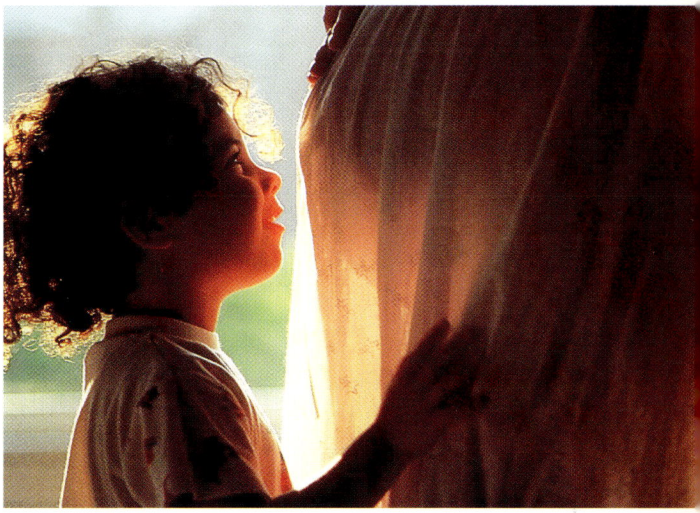

L'enfance recherche au fond des yeux les réponses aux questions qui la tourmentent.

L'enfance

Nous sommes inscrits dans le monde avant même notre naissance. Nous sommes nécessairement conçus à partir des désirs et des mots de nos parents. Ils nous ont imaginés et désirés fille ou garçon, beaux, grands, aimables, aimants ; ils nous ont choisi un prénom, celui d'un grand-père, d'une grand-mère, le plus banal qui soit ou le plus original, celui d'un frère ou d'une sœur morts, à la mémoire d'un être aimé ou mal aimé.
Tous ces mots, tous ces choix nous sont nécessaires pour vivre mais nous aliènent. Le nourrisson est dépendant de sa mère. Il y a un lien passionnel entre la mère et l'enfant. Les soins maternels, l'allaitement (biberon ou sein) procurent aux enfants, en plus des besoins vitaux, qui sont satisfaits, des plaisirs forts. La bouche est une zone érogène importante stimulée par la tétée, la tétine puis tous les objets que l'enfant porte à sa bouche pour son plaisir et pour les connaître. Tout au long de l'acquisition de la propreté, la maîtrise progressive de l'anus – « Je peux te donner ou garder mes selles » – procure du plaisir à l'enfant. Tout cela se construit dans un échange langagier avec les parents. L'enfant au début de sa vie est donc assujetti à cet attachement maternel et cherche à rester un objet satisfaisant pour la mère. Or grandir, c'est pouvoir se séparer de la mère pour désirer ailleurs, pour aller vers et avec les autres.

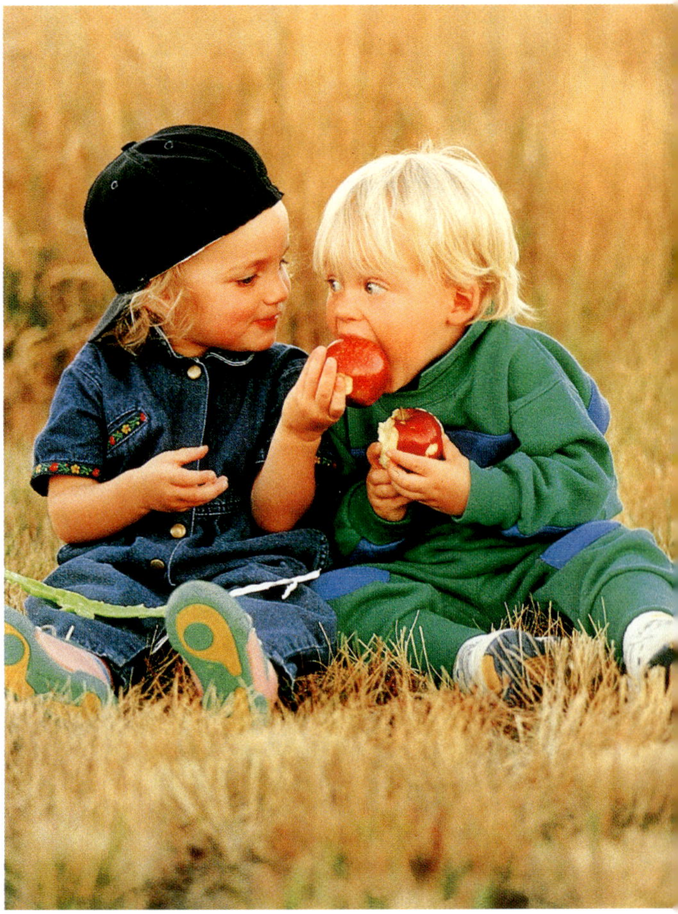

Émotion, tendresse, plaisir, sensualité, violence, haine, amour sont aussi les mots de l'enfance.

Les enfants découvrent très tôt leur sexe. Ils se masturbent, en éprouvent du plaisir ; c'est une étape normale du développement. Garçons et filles vont s'apercevoir progressivement qu'ils n'ont pas le même sexe. Cette prise en compte de la différence est capitale pour les futurs adultes qu'ils seront. Pour les petits enfants (2 à 5 ans), il n'y a qu'un sexe, celui qui se voit : le pénis. Qu'on le veuille ou non, cette « conception infantile » est universelle et détermine les théories sexuelles infantiles. Durant cette période apparaissent donc curiosité, angoisse et confusion à propos des différences anatomiques entre les sexes. C'est l'entrée dans la phase dite du complexe d'Œdipe et de castration. Fille et garçon portent un amour incestueux à leur mère mais les modalités du complexe sont différentes.
Le garçon aime et désire sexuellement sa mère mais il aime aussi son père. Le père interdit la mère au fils. Cette position du père est efficace et constructive dans la mesure où la mère le désire évidemment et n'entretient pas la fixation érotique de son fils. Le garçon va haïr son rival, dont il pense qu'il pourrait le castrer. Dans le meilleur des cas, il comprendra que sa mère est la femme de son père. Il renoncera à son désir incestueux, s'identifiera au père possesseur du pénis et se rangera comme homme en devenir. Cela implique, tant pour le garçon que pour la fille, un renoncement au plaisir, à la satisfaction immédiate pour s'adapter aux exigences et aux lois sociales de la réalité.
La fille constate que la mère n'a pas de pénis et qu'elle-même n'en est pas pourvue. Elle est déçue de ne pas l'avoir reçu de cette mère qu'elle aimait et désirait. Elle va la haïr de l'avoir faite sur ce modèle et tourner amour et désir sexuel du côté du père. Cette envie du pénis va se traduire par une équivalence symbolique pénis = enfant, ce qui la conduira à ce désir incestueux : avoir un enfant du père. Avoir une sexualité féminine saine et mature impliquera la renonciation au père tout en ayant accepté la loi qu'il représente, après l'émancipation de l'adolescence, la

réconciliation avec la mère et l'acceptation de l'idée de s'unir à un homme.

Le complexe d'Œdipe prend fin dans le refoulement. Les idées et les impulsions associées aux désirs oraux, anaux, incestueux, la haine à l'égard du père et de la mère sont repoussées dans l'inconscient. Mais les impulsions sont toujours là. Les désirs refoulés influeront plus tard, exigeront satisfaction, et ce sera parfois au moyen de symptômes très divers (timidité excessive, mal-être dans son corps, indécision et doutes invalidants, insatisfaction, maladies psychosomatiques, troubles de la sexualité, etc.). La question du développement sexuel n'est pas simple car, psychologiquement et biologiquement, on note dans l'être humain l'absence de masculin et de féminin purs. Tout individu présente des traits de caractère masculins et féminins.
Entre environ 6 ans et la puberté, la pulsion sexuelle semble s'éteindre. Elle est clandestine. On observe la mise en place d'une amnésie infantile totale, d'ailleurs souvent les gens nient leurs expériences sexuelles précoces. C'est la période de latence.

L'adolescence

La sexualité réapparaît à l'adolescence. Elle est centrée sur les questions de l'amour, de la séduction, du choix du partenaire et de l'aptitude physique à une activité sexuelle. Évoquer l'adolescence, c'est d'abord lui donner un sexe. Il y a des filles et il y a des garçons, ils ont 12 ans, 15 ans, 18 ans ; les questions se formulent différemment. Avec la puberté, le corps se transforme : chez la fille, la pilosité, les seins, la silhouette, les règles ; chez le garçon, la pilosité (barbe, poils pubiens), l'augmentation de la taille du pénis, la mue de la voix, la démarche.
L'adolescent questionne son appartenance sexuelle comme fille ou garçon à travers ses relations aux autres. Son chemin pour grandir, pour s'éprouver, pour aimer, pour choisir oscillera entre deux pôles : soit l'exaltation de l'amour ou de l'amitié, voire dans une position homosexuelle, soit la précipitation dans la sexualité à la recherche de relations sexuelles multiples. C'est autour du regard, pour les filles, de la voix, pour les garçons, que se décline la sexualité dans la drague, le flirt et l'amour. Du fait de ses nouveaux attributs (seins, silhouette), la fille interroge le regard des garçons dans le but d'être distinguée et se compare à toutes les figures féminines socialement valorisées. Elle y construit sa féminité. Elle passe par des étapes très contrastées qui varient du refus de ce nouveau corps et de ses désirs (masquage par des habits d'homme, règles irrégulières et/ou douloureuses, voire plus de règles du tout) à une mise en scène excessive du corps (dévoilage du corps proche de l'impudeur) masquant la sensibilité, le désir hésitant et le besoin d'amour.
Le garçon a déjà, dans son histoire, l'expérience de l'érection et de la détumescence. La masturbation, source de plaisir, l'aide à domestiquer ce pénis dont l'érection n'est pas toujours contrôlable. Parfois, il craint de ne pas avoir un pénis assez long, assez performant. Il doit s'affirmer par la voix (la mue le rapproche de la voix des hommes) et le baratin. Il a le devoir de parler, trouver les mots qui engageront la fille dans le jeu du flirt et de l'amour. Le flirt, c'est le plaisir des attouchements, la rencontre avec son propre corps, avec celui de l'autre, avec les émotions.

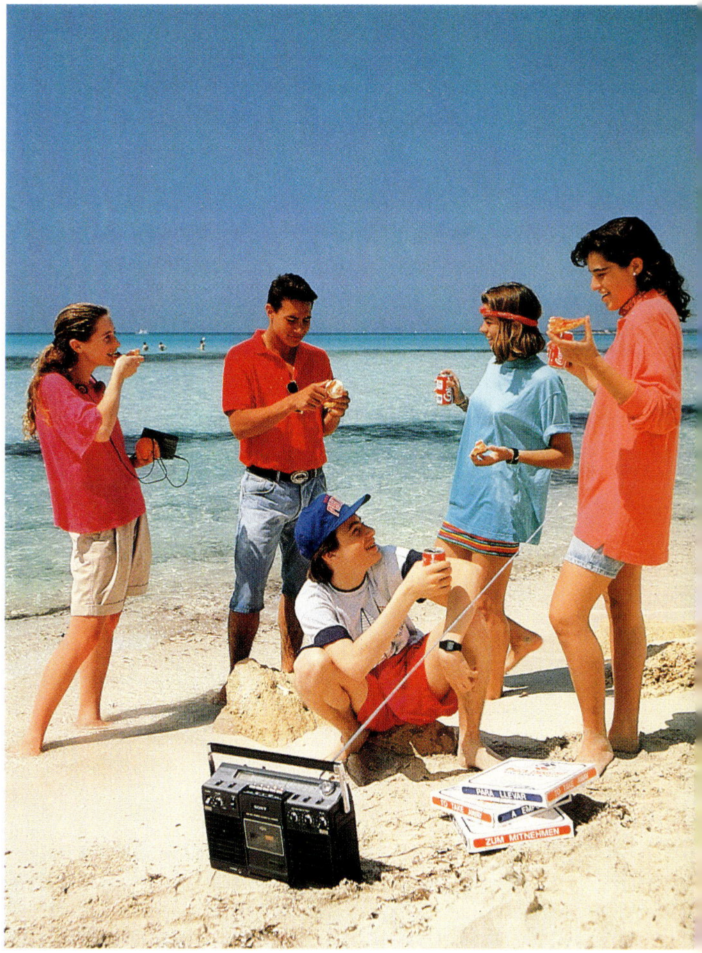

L'adolescence, c'est Alice au pays des merveilles : tout est venu, tout a changé si vite.

Il n'y a plus d'interdit moral sur l'acte sexuel, même si les interdits nés des nouvelles maladies sexuellement transmissibles (sida, hépatite B) pèsent de tout leur poids sur la sexualité des jeunes. Après la vie imaginaire associée à l'activité masturbatoire, après les premiers émois et parfois de premières amours homosexuelles vécues comme plus faciles, les adolescents se risquent à l'amour. Ils y éprouvent leur capacité d'aimer, de conquérir, de perdre, de rivaliser, de compter pour un ou une autre et puis de ne plus compter.
Toutes ces expériences contribuent à accommoder, à ajuster la sexualité et l'amour, à construire brique à brique une vie érotique dont la règle d'or est de parler avec son partenaire. Faire parler son corps, nommer ses désirs et ses plaisirs, ses déceptions mais reconnaître l'autre, ses besoins, son rythme, ses manques fondent le terreau de la rencontre, du dialogue et de l'intimité.
Ces différentes expériences individuelles (il n'y a pas de mode d'emploi pour tous, à chacun son chemin) permettent de se séparer plus ou moins complètement des images parentales et de l'attachement sexuel éprouvé pour eux dans le passé.

L'âge adulte et la vie du couple

La manière dont chaque sujet a vécu les phases du développement psychoaffectif est déterminante pour l'épanouissement de l'âge adulte. Cela se mesurera dans la construction de la vie en couple.
Le couple (du latin *copulare,* unir, lier) est une structure sociale dont l'universalité s'est déployée à travers le temps et les cultures. Il y a autant de modèles qu'il y a de couples (couples d'amants, d'homosexuels, couples mariés ou non, vivant ou non sous le même toit, etc.).
Le XXe siècle a promu de nouvelles valeurs : la passion doit se vivre dans le couple, apparaissant ainsi comme le moyen d'atteindre à la réalisation de soi. Il est devenu le lieu d'expression de l'affectivité. L'amour et la sexualité en sont le ciment. Il peut s'ouvrir sur une relation homme-femme désirée pour elle-même et soutenue par un projet où sexualité de récréation et sexualité de procréation sauront s'épanouir.
Les conditions du bonheur sont la qualité du lien à l'autre, le plaisir d'être ensemble, mais nous ne devons pas ignorer l'incidence d'éléments positifs extérieurs à l'intimité : l'estime de soi, l'amour de son travail, les lieux de vie, le climat, les amis, les engagements sociopolitiques, les bonnes relations avec la famille...

Le couple, bien que fortement déterminé par les expériences inconscientes de l'enfance et de l'adolescence de chacun, a la possibilité d'agir sur ce déterminisme. La construction d'un système où chacun sait qu'il a une part active, l'apprentissage à se connaître, à se respecter, à s'apprendre en se parlant en sont les moyens. Pour être viable, le couple doit accepter que les sentiments qui animaient chacun évoluent, que la passion du début glisse insensiblement vers des formes d'expression moins violentes, plus nuancées. Il doit reconnaître que la désillusion peut être le poison de l'amour. Il faudra être attentif à la découverte des défauts, à l'incompréhension, à l'humiliation, aux attentes frustrées, à l'insatisfaction sexuelle, à la négation de l'autre comme personne. Les risques encourus sont l'acceptation passive, la fausse acceptation, l'isolement, le repli sur soi, la maladie, la recherche active de compensations (au travail ou avec les enfants), la rupture de la communication, la séparation.

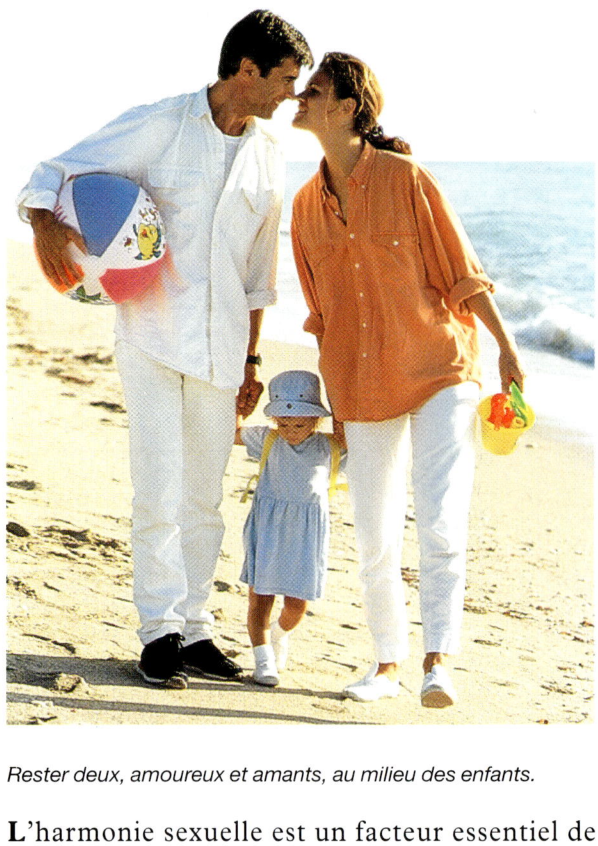

Rester deux, amoureux et amants, au milieu des enfants.

L'harmonie sexuelle est un facteur essentiel de l'entente du couple. L'insatisfaction sexuelle répétée est destructrice. La sexualité demande une initiation et une éducation. L'intelligence et la sensibilité sont nécessaires à l'apprentissage amoureux. Bien des

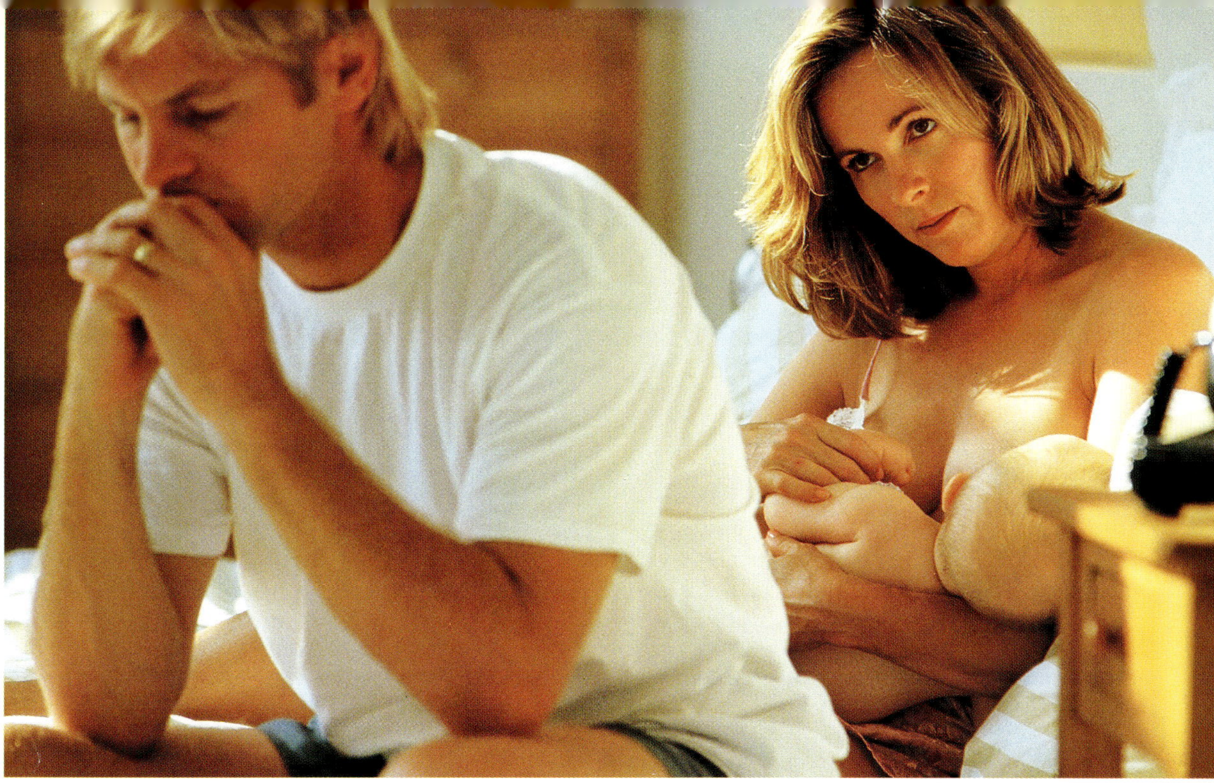

La désillusion, l'insatisfaction, l'habitude sont bien souvent le poison de l'amour.

tabous, bien des préjugés entravent l'expression du désir, qui bute sur le caractère normal ou anormal, autorisé ou défendu, de telle ou telle pratique. Il n'y a pas de norme. Seuls le consentement mutuel et le respect de chacun sont les garanties de l'évolution possible d'un couple. Cela veut dire apprendre à reconnaître que sexualité et amour impliquent un éternel ajustement à la réalité psychique et physique de chacun des membres d'un couple.

L'imagination amoureuse et sensuelle n'est pas la perversion. La valeur donnée à l'acte sexuel et à l'ensemble des pratiques est culturelle. Ainsi, la position dite du missionnaire (l'homme couché sur la femme) est considérée à tort comme une position naturelle. Elle n'est que l'expression judéo-chrétienne de la supériorité masculine (les Romains préféraient la position à genoux, qui évoque le coït animal).

L'acte sexuel

La relation sexuelle a une grammaire, elle conjugue la connaissance du fonctionnement psychophysiologique du corps de chacun : les organes génitaux, les zones érogènes, les mécanismes de l'orgasme et le déroulement de l'acte : les préliminaires, engendrant l'excitation, puis une phase dite du plateau et, après l'orgasme, la phase dite de résolution.

- Les préliminaires sont bien sûr de durée variable. Ils comportent des pensées sexuelles (fantasmes), des jeux amoureux, des caresses qui stimulent des zones érogènes (les plus sensibles sexuellement).
- L'excitation provoque des modifications anatomiques aboutissant chez la femme au redressement du clitoris et à une ouverture du vagin qui varie d'une femme à l'autre et en fonction du nombre des accouchements. Chez l'homme, l'excitation conduit à une érection solide.
- La phase du plateau dure de quelques secondes à quelques minutes. Elle dépend de l'intensité de l'excitation. On note chez la femme des modifications physiologiques : très grande sensibilité du clitoris et du bouton clitoridien, l'intérieur du vagin s'agrandit tout en se congestionnant, le col de l'utérus se soulève. La femme peut contracter volontairement les parois de son vagin, qui font un « manchon » autour du pénis.
- Cette phase conduit à l'orgasme. Il peut y avoir des ratés, dont les causes sont multiples (douleurs chez la femme, éjaculation prématurée chez l'homme, etc.).

L'orgasme est difficilement définissable. Il se manifeste chez la femme par des contractions spasmodiques des parois du vagin, une onde de chaleur brève et irradiante à partir du clitoris, une crispation du visage de quelques secondes. Chez l'homme, il est associé à l'éjaculation, mais il peut y avoir des orgasmes sans éjaculation.

- Il n'y a pas d'échelle de référence et de normalité. L'élément le plus favorable reste la détente agréable éprouvée après la résolution (retour à la normale des organes génitaux).

La vieillesse

La vieillesse ne signifie pas la fin de l'activité sexuelle. Le désir ne s'atténue pas au cours de l'âge, il a du mal à s'exprimer ou à être reconnu. Les personnes âgées sont victimes des interdits sociaux qui désignent arbitrairement la sexualité et l'amour comme ne concernant que les hommes et les femmes jeunes et la vieillesse comme un état de déchéance asexué ; ce sont au mieux des grands-parents faisant des confitures et cultivant le jardin.

L'homme âgé, dont la phase d'érection est plus lente, possède en contrepartie un meilleur contrôle de son éjaculation. Il peut avoir des défaillances, il en a eu aussi dans sa jeunesse. C'est en parlant avec sa partenaire, en prenant son temps, en donnant toute son importance aux préludes amoureux, à la tendresse, qu'il dépasse ces obstacles.

W. Masters et V. Johnson, éminents comportementalistes américains, affirmaient que « la sexualité féminine ne connaît pas de limite d'âge ». L'efficacité de la sexualité dépend de la régularité des pratiques sexuelles. Chez la femme âgée, on constate une sécheresse de la vulve et une diminution de la lubrification vaginale après la soixantaine. Il existe des traitements qui permettent de remédier à ces problèmes hormonaux. La ménopause est un moment de fragilisation, car la femme perd une fonction reconnue de tous : la fécondité. Ce peut être le prétexte à l'abandon des relations sexuelles. La présence affective, désirante et tendre du partenaire durant cette période doit être soutenue et patiente. La tendresse et les caresses sont des échanges sexuels importants.

Le corps se transforme, il vieillit ; il convient donc à ce moment de la vie d'être plus vigilant et d'entretenir sa santé, son corps, son psychisme. La santé sexuelle est un paramètre important de la santé générale. L'absence de contact corporel peut entraîner une pathologie physique et mentale. Le plaisir du corps est nécessaire à la vie, il donne la force et le goût de vivre et stimule les efforts pour s'insérer socialement, avoir des activités, prendre soin de sa personne.

La solitude est l'ennemie de la vieillesse. La vaincre, c'est aller vers les autres, dans les lieux de rencontre. Le troisième âge peut être une période idéale pour vivre une sexualité épanouie. Les personnes âgées ont davantage de disponibilité, un rythme de vie plus doux et n'ont plus de problèmes contraceptifs.

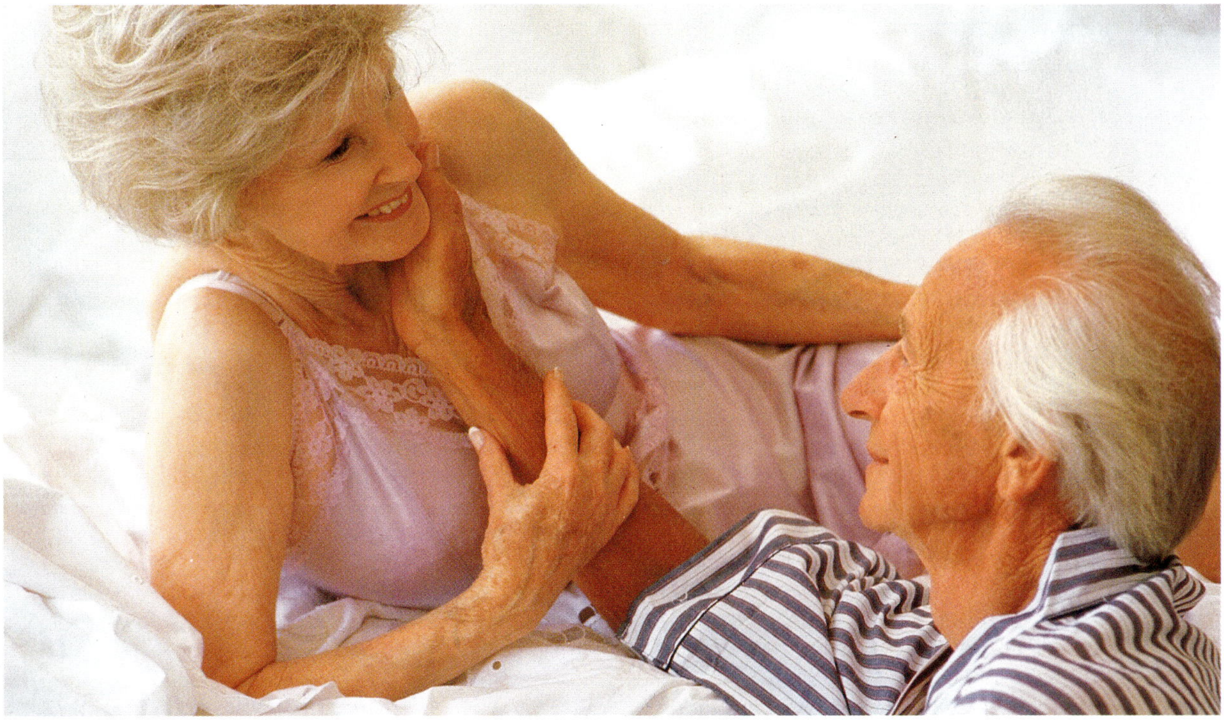

 Émotion, tendresse, plaisir, sensualité, violence, haine, amour, sexualité sont aussi les mots de la vieillesse.

2

TROUBLES DE LA SEXUALITÉ

Les problèmes sexuels faisant l'objet des plaintes les plus fréquentes sont :
– pour les hommes, l'éjaculation précoce ou prématurée, l'impuissance et l'absence de désir ;
– pour les femmes, la frigidité, le vaginisme, les rapports sexuels douloureux, l'absence de plaisir.

L'éjaculation précoce

Symptôme fréquent, l'éjaculation dite précoce ou prématurée est en fait plus rapide que cet homme, cette femme ou ce couple le souhaiterait. C'est un trouble qui a un lien avec le temps. De fait, certains pensent qu'il y a une durée « normale » entre le début de la pénétration et l'éjaculation. Nous noterons qu'il y a des variations culturelles très importantes par rapport aux normes quant à la durée et à la fréquence de l'acte.

On ne connaît pas de causes somatiques à l'éjaculation précoce ou alors des causes neurologiques extrêmement rares (traumatismes de la moelle épinière).

Ce trouble affecte le plus petit des systèmes, le couple. Les comportementalistes américains Masters et Johnson définissent ainsi l'éjaculation précoce : « Est considéré comme éjaculateur précoce l'homme qui, dans la moitié des cas, éjacule trop vite pour que sa partenaire puisse parvenir à un orgasme par la pénétration. » Il est sous-entendu qu'il s'agit d'une femme capable d'avoir un orgasme par la pénétration. Le profil de la femme de l'éjaculateur précoce est souvent celui d'une femme assez passive du fait de son éducation ou de son caractère et qui attend de l'homme qu'il soit dispensateur de son plaisir. Quand l'homme échoue, l'attitude de la partenaire est fondamentale. Plus elle lui reprochera son échec (parce que c'est aussi l'occasion de régler d'autres comptes) et plus l'homme se fragilisera. Il se mettra alors dans une situation d'examen et répétera cette situation d'échec (c'est aussi pour l'homme une manière inconsciente de « sadiser » une femme en la privant de plaisir). On le voit, ces situations sont complexes.

Chez l'homme éjaculateur précoce, on trouve souvent une volonté de maîtrise et de contrôle. Il ne pleure pas, il n'exprime pas ses colères, il a souvent comme représentation l'idée qu'il y a des femmes que l'on aime mais que l'on ne touche pas et d'autres que l'on peut toucher mais que l'on n'aime pas...

Qui consulte au nom de ce trouble ? Des hommes, assez souvent des couples, mais aussi des femmes. Ces dernières se sentent coupables de ne pas jouir assez vite, adoptant ainsi la norme masculine comme seule référence. L'attitude qui consisterait à privilégier une norme masculine ou une norme féminine, voire « la norme du plaisir ou du désir », conduit à des malentendus qui ne peuvent se traduire qu'en termes d'insatisfaction.

Certains hommes souffrent de n'être pas à la hauteur, de ne pas être virils parce qu'ils ne satisfont pas leur partenaire. D'autres se plaignent d'éjaculation précoce en fonction d'une norme, d'une durée qu'ils ont dans la tête, et ne peuvent ni entendre ni reconnaître la satisfaction effective de leur partenaire ; ils veulent ignorer leur plaisir, seul compte celui qu'ils imaginent devoir donner. Parmi les couples qui consultent, on trouve des motivations variées, parfois une volonté de réagir ensemble contre ce qui fragilise leur histoire ; ce peut être aussi une gentille accompagnatrice venue donner un coup de main à ce pauvre partenaire en panne (ce n'est pas le meilleur cas de figure).

L'impuissance et les troubles érectiles

On rencontre des types variés d'impuissance et de troubles érectiles. Ces situations sont douloureusement ressenties car, au-delà de la performance, elles concernent la représentation de la puissance, du pouvoir et de l'identité masculine. On parle d'impuissance totale quand il n'y a jamais d'érection quel que soit le partenaire et quelle que soit l'heure du jour ou de la nuit. Ensuite, toutes les nuances sont possibles : pas de difficultés érectiles au réveil le matin, masturbations possibles mais troubles avec une ou un partenaire. Certains hommes ont des difficultés avec une ou un partenaire précis et pas avec les autres.

Il peut y avoir des causes somatiques. Donc, en premier lieu, le médecin procédera à un examen clinique précis et simple. S'il y a des érections matinales ou tout à fait normales au cours de la masturbation, c'est de bon sens, il n'y a pas d'impuissance dont la cause serait somatique. Il est bon de savoir si l'homme impuissant a du désir ou pas. Cette absence de désir peut concerner les hommes de tout âge. L'absence de désir sexuel masque bien souvent une difficulté à désirer. Ces hommes se décrivent comme spectateurs immobiles de leur vie, avec une perte de leurs intérêts (sport, lecture, etc.). Ils ne se sentent pas exister pleinement. Ces difficultés à désirer

peuvent être abordées et éclaircies grâce à des entretiens avec un psychanalyste, un psychologue ou un psychothérapeute.
Après l'examen clinique, des examens complémentaires sont utiles pour s'assurer que les sécrétions hormonales sont suffisantes (dosage dans le sang de testostérone et de prolactine), que le sujet n'est pas prédiabétique surtout s'il y a des antécédents familiaux, que ses artères sont suffisamment perméables pour amener assez de sang au sexe. La prise régulière de médicaments hypotenseurs et de neurotropes est une cause de difficultés sexuelles érectiles. Diabète et insuffisance hormonale se traitent. Pour les insuffisances au niveau des artères, il existe au moins deux traitements :
– Des injections intracaverneuses, que le patient apprend à se faire lui-même. Un surdosage de ce produit a des conséquences graves : nécrose du pénis. Si au bout de deux heures il y a toujours érection, l'homme doit se rendre aux urgences de l'hôpital le plus proche ou téléphoner à son médecin.
– Des prothèses aux indications très spécifiques.

Les causes somatiques étant éliminées ou traitées, reste l'immense champ des causes psychologiques des difficultés érectiles.

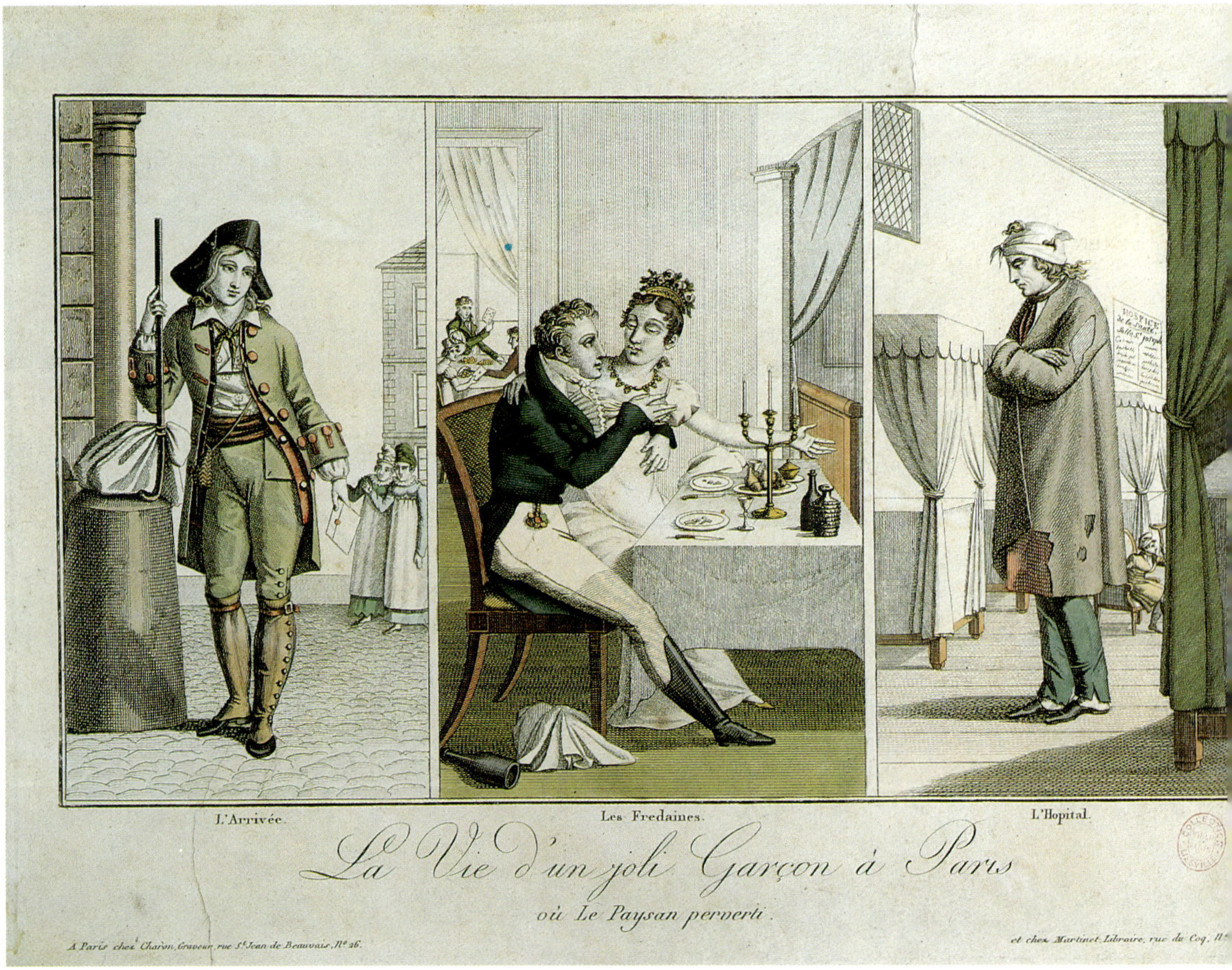

Tout faire, tout dire, tout expliquer pour que les garçons et les filles de notre temps se protègent de toutes les maladies sexuellement transmissibles.

La frigidité, le vaginisme

Les femmes souffrent du plaisir qu'elles n'ont pas : on parle alors de frigidité. Il y a celles que cela ne gêne pas mais qui ne s'en plaignent qu'au nom de leur partenaire ; et puis celles qui éprouvent du dégoût, de l'indifférence, un certain plaisir mais pas d'orgasme, des orgasmes mais uniquement clitoridiens ou alors trop courts, etc. Avec la frigidité, on aborde le large champ des troubles du désir. Cette insatisfaction sexuelle traduit bien souvent une insatisfaction fondamentale, une difficulté à être, une revendication d'amour et de reconnaissance dans un au-delà de l'acte sexuel. Chez les femmes, la relation sexuelle est le plus souvent une histoire d'amour. Les avatars de cet amour insatisfaisant se convertissent parfois en troubles sexuels.

Certaines femmes se plaignent de vaginisme : la contraction involontaire des muscles autour du vagin interdit la pénétration. Il en résulte un certain nombre de mariages non consommés. Les causes peuvent être somatiques mais sont le plus souvent de nature psychologique. Le partenaire est en général décrit comme doux, patient et compréhensif. On constate souvent, après la guérison de ce vaginisme, une impuissance du partenaire. À travers ce symptôme à bascule où chacun souffre à son tour, on constate que le choix de nos partenaires n'est inconsciemment pas innocent.

Des femmes se plaignent de rapports sexuels douloureux. On note des causes physiques : les épisiotomies, des hymens qui se sont mal déchirés. Avec les inflammations ou les infections à répétition (les vaginites), on se trouve dans le champ du psychosomatique. Ces différents troubles permettent parfois aux femmes d'éluder une vie sexuelle qui leur pose des problèmes.
Quelque temps après l'accouchement, certaines femmes se plaignent de ne plus avoir ni désir ni plaisir. Elles peuvent en souffrir. Cette situation est banale ; les bouleversements de la grossesse, la naissance de l'enfant, les nouveaux points de repère à trouver, l'investissement affectif expliquent ces difficultés temporaires. Les femmes ne doivent pas hésiter à en parler tranquillement avec leur généraliste ou leur gynécologue.

MST et sida

Les MST (maladies sexuellement transmissibles) désignent l'ensemble des maladies transmises par les rapports sexuels. Certaines peuvent se transmettre d'une autre façon : par exemple, le sida, par l'intermédiaire d'une seringue contaminée ou d'une transfusion.

► **Le sida** ou syndrome d'immunodéficience acquise. Le VIH (le virus de l'immunodéficience humaine) se transmet par les rapports sexuels ou par l'intermédiaire de liquides biologiques humains contaminés (sang, sécrétions sexuelles, liquide amniotique principalement). Au cours d'une relations sexuelle, il y a un risque élevé de contamination pour les deux partenaires, lors d'une pénétration vaginale ou anale sans préservatif, avec ou sans éjaculation. Lors des contacts bouche-organes génitaux ou bouche-anus, le risque est faible.

► **La syphilis** est apparue au XVIIe siècle. En raison des progrès thérapeutiques, on en parle trop peu maintenant. Le traitement est efficace dans la mesure où la personne repère l'ulcération génitale initiale. Cela nécessite une consultation médicale rapide tant pour les hommes que pour les femmes.

► **La blennorragie** est causée par un germe nommé gonocoque. Elle se traduit chez l'homme par un écoulement urétral (donc à l'orifice urinaire) et des brûlures en urinant. Il n'y a pas de symptômes chez la femme, au début de l'infection en tout cas. Elle se traite efficacement par des antibiotiques.

► **La clamydiase** est dépistée à l'occasion de symptômes (pertes blanches, douleurs) ayant motivé une consultation gynécologique. Non ou mal traitée, elle pourrait être cause de stérilité.

► **L'herpès génital** est causé par un virus provoquant l'apparition de « boutons » douloureux dans la région génitale et tout autour. La guérison est spontanée, mais les rechutes sont assez fréquentes.

► **Les candidoses** et **les trichomonases** sont causées les unes par un champignon, les autres par un parasite. Assez bénignes, elles peuvent donner des symptômes très inconfortables (démangeaisons, brûlures, pertes), surtout chez la femme.

► **L'hépatite B** est une variété d'hépatite grave qui peut se transmettre par les rapports sexuels. Le médecin qui a fait le diagnostic d'hépatite le signale alors à l'intéressé. Pour cette affection, il existe une vaccination.

3
PRATIQUES À USAGE PRÉVENTIF OU CURATIF

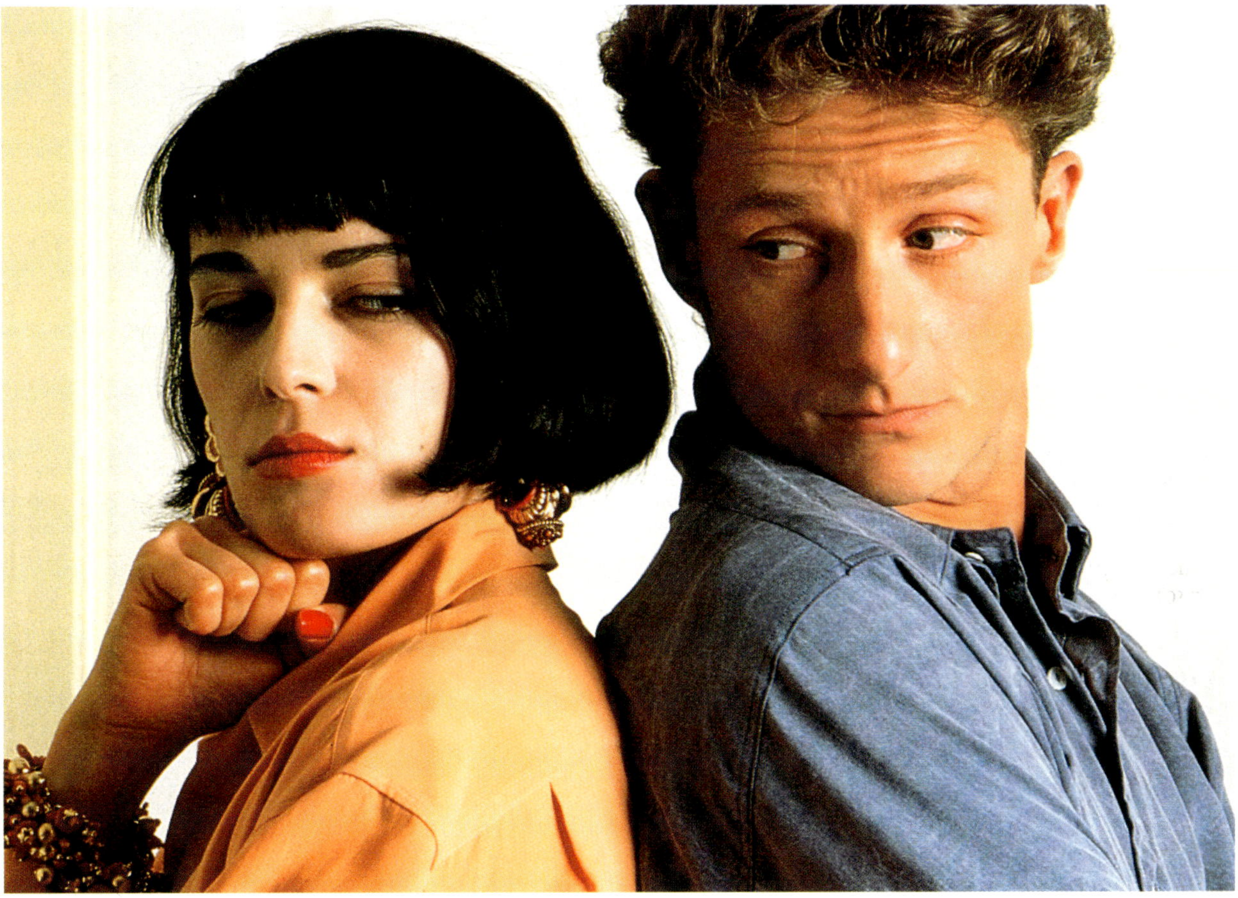

Incompréhension et incommunicabiité : ces problèmes de couple nécessitent parfois l'aide d'un thérapeute.

Nous ne sommes pas condamnés à la souffrance mais elle est d'une certaine façon le seul signal qui nous alerte. La souffrance psychique se traduit souvent par des manifestations que nous trouvons étranges, irrationnelles, anormales, inadaptées... Il s'agira d'inhibitions (ne pas oser prendre la parole en public ou faire valoir son point de vue, rougir facilement, se montrer timide, compenser sa timidité par des comportements trop démonstratifs...), de peurs de toute sorte (de la foule, des grands espaces, des animaux, de la solitude, de l'abandon, de la dépendance à un autre, de vieillir, etc.), d'échecs répétés dans le travail, dans les relations amoureuses, dans l'histoire infantile, d'insatisfactions multiples, dont l'insatisfaction sexuelle sous tous ses aspects : impuissance, éjaculation précoce...

En général, chacun de nous cherche à résoudre ou à surmonter ses difficultés et trouve des solutions partielles qui permettent de continuer à avancer dans la vie. Parfois, nos troubles perdurent et deviennent invalidants. Ils hypothèquent nos rapports aux autres : famille, amis, collègues. Les troubles sexuels deviennent la plupart du temps très vite insupportables. De fait, la vie sexuelle, comme la nourriture, entraîne un rééquilibrage énergétique du corps, de l'esprit et du psychisme.
L'insatisfaction due aux troubles sexuels enraye le plus souvent cette régénération et produit des déséquilibres en cascade, tant dans la vie sociale, professionnelle et familiale que, bien sûr, au sein de la relation avec le ou la partenaire (amant ou amante, mari ou femme).

Ne pas rester seul

Quand cela devient trop difficile à vivre, trop lourd à porter, trop insatisfaisant, trop douloureux, trop lourd de conséquences dans la vie quotidienne, quand les contradictions entre ce que l'on vit et ce que l'on aimerait vivre sont trop importantes, il est alors vivement conseillé de prendre l'avis et les conseils d'un interlocuteur avisé.
En général, les possibilités d'écoute offertes par l'entourage (le ou la partenaire, les amis les plus proches, la famille, etc.) sont épuisées ou inexistantes. Ce soutien a pu fonctionner un temps mais, bien souvent, conseilleurs et conseillés sont trop englués dans leurs croyances, leurs valeurs, leur imaginaire, dans ce qu'ils pensent être la vérité et le bien pour l'autre pour que ce soit efficace.
Il n'y a ni bien ni mal en la matière. La sexualité (et l'ensemble des questions qu'elle pose) doit et peut être dégagée de toute position moralisante. Personne ne sait à notre place. Notre vérité est en nous. Si notre souffrance est trop pesante, il peut être utile d'aller en quête de cette vérité, en quête d'un savoir sur soi qui nous éclairera sur la nature et les raisons de ce trouble.

À qui s'adresser ?

Le médecin de famille, ou le gynécologue, doit pouvoir évaluer la demande, procéder aux examens somatiques nécessaires, puis orienter vers le praticien le plus adapté. Dans les centres de planning familial, les dispensaires d'hygiène mentale, dans les consultations d'urologie ou de gynécologie, il est possible d'être pris en charge ou orienté correctement. Il existe de nombreux modes d'approche des troubles sexuels et de leur traitement. Cela va de la psychanalyse au comportementalisme le plus radical, en passant par les techniques de psychothérapie les plus diverses, la relaxation et la sexothérapie. Une approche en groupe, en couple ou individuelle peut être proposée.

Lorsque l'on a éliminé toute cause somatique d'un trouble sexuel, il faut en envisager les causes psychologiques. Pour les explorer, on dispose de deux grandes approches : on cherche à savoir comment ce trouble est né, quelle est sa signification, c'est le champ des psychothérapies et de la psychanalyse ; on ne se soucie pas du sens du trouble mais on essaie de trouver comment, par une certaine technique, passer d'un comportement de mal-être à un comportement pensé comme meilleur, c'est le champ du comportementalisme.

La psychanalyse

Pour la psychanalyse, la compréhension/résolution de nos problèmes passe par la prise en compte de l'inconscient, c'est-à-dire de l'ensemble de nos pulsions et de nos désirs sexuels infantiles refoulés, auxquels nous n'avons pas pu renoncer en grandissant. L'exigence de satisfaction qu'ont ces désirs inconscients n'est pas compatible avec une bonne adaptation à la réalité. La petite fille ne peut ni épouser son père ni avoir des relations sexuelles avec lui, de même le petit garçon avec sa mère ou avec son père. Freud nous a appris à reconnaître les manifestations de la sexualité infantile. La curiosité sexuelle, l'interrogation sur le sexe, avoir un pénis ou ne pas en avoir, et pourquoi, les pratiques masturbatoires et le plaisir qu'on en tire sont des faits qui nous construisent. Le travail d'adaptation à la réalité nous permet de renoncer en grande partie à ces faits. S'il n'y a pas eu cette issue favorable durant l'enfance, ces désirs reviendront dans le champ de notre conscience sous forme de difficulté, de souffrance, de trouble.

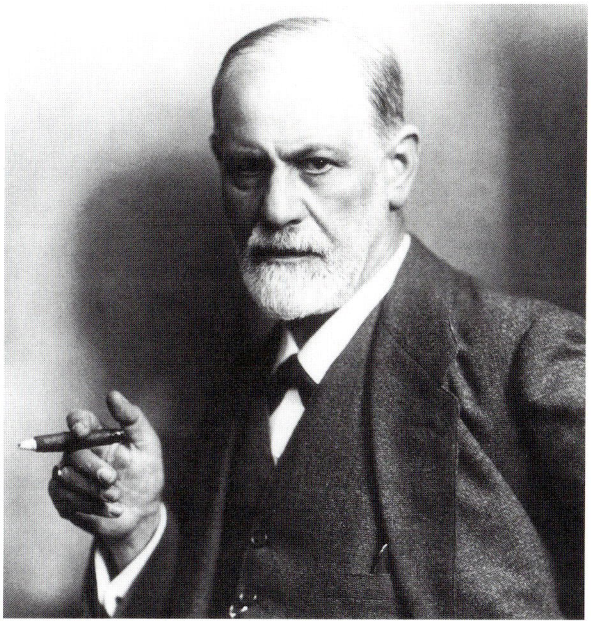

Freud, le premier à avoir entendu la souffrance sexuelle impliquée dans nos symptômes du quotidien.

La psychanalyse vise, au-delà de la résolution d'un trouble, à trouver la vérité de nos désirs inconscients. Elle permet de se détacher des images parentales, de relativiser les événements parfois traumatisants de

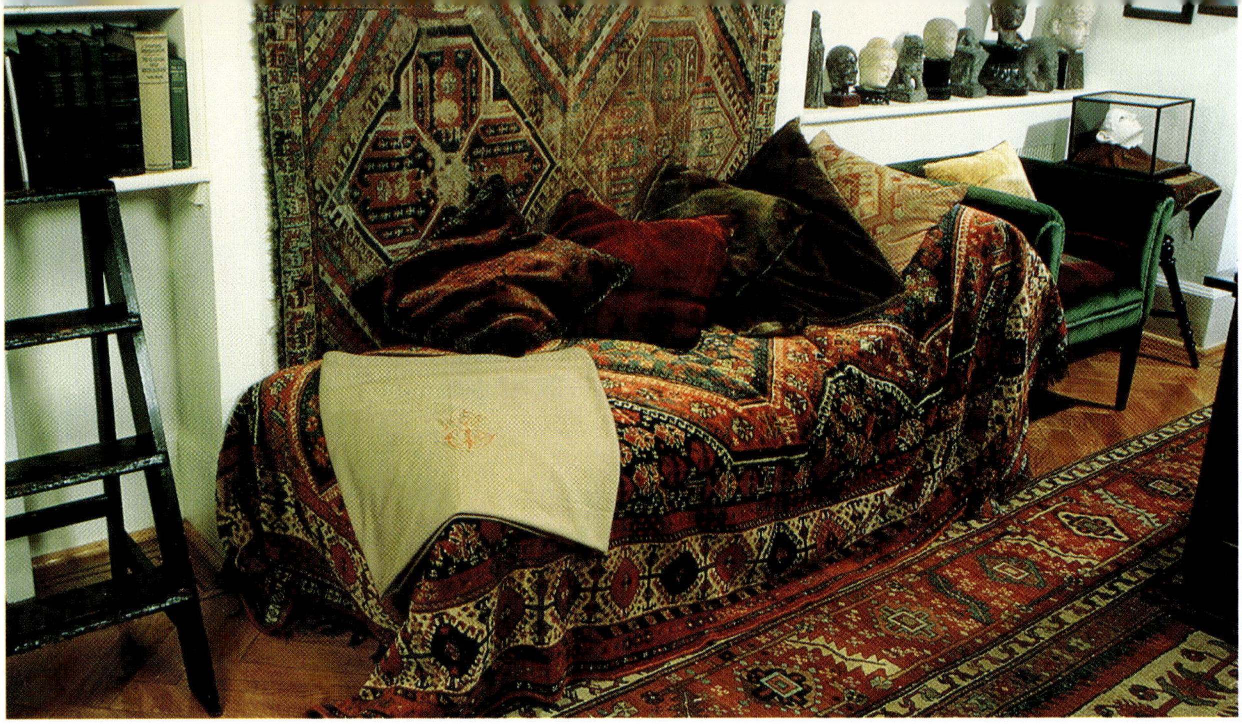

Le cabinet du psychanalyste : un lieu pour résoudre la souffrance et trouver la vérité de nos désirs inconscients.

l'enfance, d'abandonner, à travers les identifications inconscientes qui nous dirigeaient, les désirs des autres (les parents) qui nous constituaient. Il s'agit d'un remaniement en profondeur de la subjectivité d'un individu. Le travail analytique implique une demande, un désir d'aller au-delà de la partie de notre histoire que nous pensons connaître. La règle fondamentale de ce travail est d'associer librement des mots, des idées, des images qui nous viennent en tête et de les énoncer. Le travail du psychanalyste sera l'interprétation du matériel apporté par le patient dans le cadre du transfert (à travers les sentiments d'amour et de haine suscités chez le patient par la cure). L'analyste est comme une surface, un écran sur lequel on reprojette les conflits et les désirs infantiles. Un des aspects importants de l'analyse consiste à dénouer ces liens et projections transférentiels. Les dénouer au cours de la cure, c'est régler ce qui nous avait, dans l'enfance, traumatisé, c'est libérer les comportements d'aujourd'hui des entraves établies par des problèmes anciens non résolus.

Le comportementalisme

Il s'agit là d'une approche plus réductrice, plus finalisée, mais qui a tout son intérêt et ses indications. Ainsi, Masters et Johnson ont promu une technique comportementale pour aborder les questions d'éjaculation précoce. Cette technique, appelée squeeze ou technique de compression, est proposée au couple selon l'hypothèse que le symptôme appartient au couple. Elle se déroule sur deux périodes de six semaines à deux mois comprenant entretiens et règles précises à suivre. La première période est structurée par cinq règles :

- Les rapports doivent toujours se dérouler de la même façon.
- Il doit y avoir un certain nombre de rapports (comme pour la natation, la régularité et le nombre des leçons sont importants).
- Pendant cette première période, il y a un interdit absolu, total de toute tentative de pénétration.
- Pendant le rapport sexuel, l'homme doit se laisser aller, savourer, apprécier mais ne pas prendre l'initiative. C'est à la femme d'avoir l'initiative du rapport sexuel, y compris la responsabilité de l'échec si la manœuvre échoue.
- Le dernier point concerne la technique dite de compression. Lorsque, sous l'effet des caresses, l'homme entre dans la phase préorgasmique, il fait un signe rapide à sa partenaire. Elle posera le pouce au niveau du frein, en arrière du gland, et les deux doigts en regard, puis comprimera assez vivement pendant quatre à cinq secondes. Ce n'est pas douloureux, c'est un lieu réflexe dont la pression supprime l'envie d'éjaculer. La compression devra être répétée trois fois au cours du même rapport, le couple étant ensuite libre d'accéder au plaisir sans pénétration.

À la fin de la première période, un bilan est établi. Si les résultats sont favorables, le couple passe à la seconde période, identique à la première, si ce n'est qu'il y a pénétration. Les résultats sont extrêmement variés : réussite, échec, oubli du trouble en faveur d'une reconstruction du couple.

La relaxation

On a l'habitude de ranger la relaxation parmi les médecines naturelles. Il existe plusieurs méthodes, plusieurs approches. L'éventail va de l'autorelaxation par concentration à la relaxation thérapeutique, qui associe une approche psychologique en profondeur à une technique de détente.
La relaxation n'est ni une gymnastique ni du yoga. Elle est l'apprentissage contrôlé par le thérapeute et par le patient lui-même de la détente des muscles superficiels et profonds. Elle permet de retrouver un équilibre psychocorporel.
L'homme moderne est soumis à de nombreuses excitations, à de multiples stress et à une grande insécurité. Cet état est très dommageable pour le fonctionnement psychoneurohormonal, qui conditionne l'équilibre des fonctions cérébrales et sexuelles. La pratique de la relaxation peut soulager différentes formes de troubles ou d'affections : fatigue générale, douleurs musculaires et tendineuses, douleurs digestives, mais aussi difficultés sexuelles (éjaculation précoce et impuissance chez l'homme, blocage au début du rapport amoureux ou au moment de l'orgasme chez la femme). L'intérêt majeur de la relaxation est son utilisation par le patient lui-même dans les circonstances les plus variées.
Si le patient, ou l'homme « normal » (c'est-à-dire sans maladie évidente), veut bénéficier de la relaxation, il doit répondre à trois critères :
- être décidé et motivé avant de commencer ;
- persister et faire une ou deux séances quotidiennes pendant de longs mois ;
- garder présent à l'esprit et dans le corps, tout au long de sa vie, ce qu'il a ressenti, vécu et appris sur lui pendant son travail de relaxation.

Prévention des MST et du sida

La prévention des MST et du sida doit se comprendre comme un dispositif global de protection de la santé et de la vie, la sienne et celle des autres. Elle passe d'abord par le discours : informer l'autre (y compris les partenaires du passé) de toutes les maladies importantes diagnostiquées et interroger sa ou son partenaire.

Des règles d'hygiène et de protection faciles à appliquer

- Depuis l'enfance, on effectue une toilette quotidienne générale, et plus spécifiquement génitale, dont il est bien venu qu'elle soit répétée avant et après un rapport sexuel.

La toilette génitale comporte un savonnage (le savon de Marseille est bien adapté) suivi d'un rinçage soigneux des régions génitales externes, y compris les replis (donc avec décalottage du gland), sans pour autant nécessiter de lavage intravaginal en dehors des prescriptions médicales.

- Le préservatif masculin, ou condom, est la seule méthode efficace dans la prévention de toutes les MST et notamment du sida. Les préservatifs sont vendus sans ordonnance en pharmacie ou dans les secteurs de parapharmacie des grandes surfaces. Ils sont de plus en plus souvent disponibles en distributeurs automatiques. Tout homme peut s'exercer seul à l'utilisation d'un préservatif pour se sentir plus à l'aise le moment venu. Même s'il provoque les premières fois une chute de l'érection, cela est bien banal et se rectifie l'instant d'après. L'importance de l'enjeu doit balayer l'éventuelle timidité initiale. La femme a un rôle actif dans l'utilisation du préservatif : en en détenant elle-même, en en exigeant l'usage, en participant à sa mise en place.
- L'absence ou le refus, par l'un des deux partenaires, du préservatif peuvent être compensés par une sexualité excluant les pratiques à risques, c'est-à-dire toute pénétration.

Cette conduite préventive doit s'appliquer à tous les rapports sexuels, sauf pour un couple où règnent une confiance réciproque et une grande fidélité et dont chaque partenaire s'est assuré de la négativité du sérodiagnostic anti-VIH.

Un accès généralisé à l'information et aux conseils

Il existe dans chaque ville des centres de santé où la pratique du test est anonyme et gratuite. Leur liste peut être obtenue auprès de Sida-info-service (tél. : 05 36 66 36). Cet organisme fonctionne vingt-quatre heures sur vingt-quatre et donne tout renseignement concernant le sida et les pratiques sexuelles. Le planning familial demeure un bon lieu de renseignements sur la sexualité et ses désordres.

Prévenir, c'est éduquer en parlant, en se parlant, en s'écoutant, en se répondant. Dans les familles et à l'école, on doit autoriser les enfants à poser leurs questions, à dénouer les énigmes de la différence des sexes, à bien s'y situer et à devenir ainsi des adolescents et des adultes qui sauront gérer les contraintes de la réalité. Ils sauront mieux comprendre et appliquer les conseils de prévention. Une vraie éducation sexuelle, intelligente, ludique et respectueuse des enfants et des adolescents reste à réinventer à chaque génération.

3 Activités physiques et sportives

L'activité physique de type sportif, antidote des sédentarités plus ou moins obligées des sociétés industrielles, mobilise les capacités laissées en friche par les nouveaux modes de vie et de travail tout en mettant au repos certaines fonctions de vigilance suremployées. Son rôle majeur a été reconnu : formation et développement de l'enfant, entretien des aptitudes de l'adulte, maintien des capacités physiques et psychosociales du sénescent, induisant ainsi la réduction de nombreux facteurs morbides et de troubles du comportement. Médicalement aménagée, elle intervient positivement dans la réadaptation des handicaps physiques et mentaux. Enfin, c'est une activité volontariste, choisie et autogérée ; mobilisant l'individu dans sa globalité, elle est génératrice de plaisir.

1

À LA RECHERCHE D'UN ÉQUILIBRE PERSONNEL

RYTHMES BIOLOGIQUES ET ACTIVITÉS PHYSIQUES

Existe-t-il une heure de notre vie quotidienne où nous sommes ou moins fatigables ou plus performants ? Cette question s'inscrit tout naturellement dans l'étude des rythmes biologiques, qui, après avoir bouleversé la médecine, la pharmacologie et l'éducation, commence à intéresser le monde sportif. Il est des manifestations de l'organisme rythmées par le temps – temps forts, temps faibles – qui suivent une courbe identique d'un jour à l'autre, d'une saison sur l'autre. Certaines sont évidentes : alternance veille-sommeil, rythmes de la température et de la fréquence cardiaque, saison des amours... D'autres rythmes sont plus discrets, moins palpables : ceux de la tension artérielle, des sécrétions hormonales, du nombre de globules blancs... Chacun a ses variations régulières particulières, ses moments de pointe ou de faiblesse. Tous sont répartis, organisés de façon cohérente et influencent naturellement nos activités (dormir, s'alimenter, travailler, se reposer, rêver...), qui, comme les manifestations de l'environnement (jour, nuit, froid, chaleur, humidité, bruit...), peuvent réciproquement les influencer.

Il y a un temps pour chaque chose. Nous nous portons d'autant mieux que rythmes biologiques, changements périodiques de l'environnement, activités ne se contrarient pas, qu'ils sont en résonance.

À l'échelle de la journée

C'est bien sûr le rythme veille-sommeil qui est le plus important. Il y a des couche-tôt, des couche-tard, des petits et des gros dormeurs ; mais c'est essentiellement de la qualité du sommeil, réparateur des fatigues physiques et nerveuses, que dépend l'état de forme de la journée. Un bon sommeil long débute quand la température du corps commence à baisser (entre 20 heures et 22 heures), alors qu'un sommeil

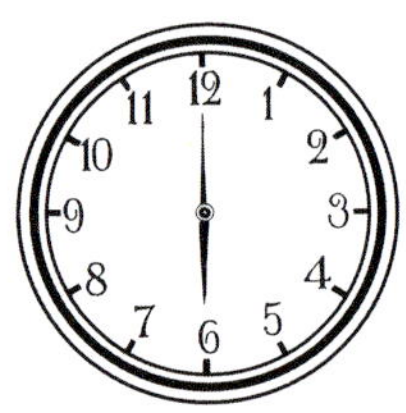

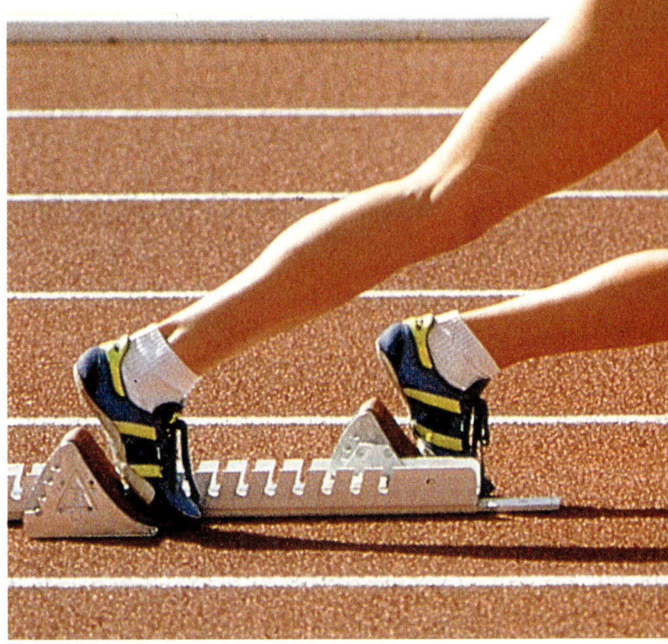

court commence plus tard, avant que la température n'atteigne son minimum (qui se situe vers 3 heures). N'oublions pas : « À bon réveil, bon sommeil », autrement dit, autant que faire se peut, le réveil spontané est souhaitable.

Quels sont les rythmes impliqués dans l'exercice physique ? Sommes-nous en mesure de répondre n'importe quand aux sollicitations des activités sportives ? Pendant l'activité, l'organisme doit s'adapter à l'effort, alimenter les muscles en oxygène et en énergie : la ventilation pulmonaire, le débit cardiaque augmentent. C'est après 15 heures, et surtout entre 16 heures et 19 heures, que les conditions physiologiques requises pour être performant sont réunies :

- La liberté bronchique, la température du corps, la tension artérielle, la fréquence cardiaque sont à leur maximum entre 16 heures et 18 heures.
- Le taux de sucre dans le sang, préalable indispensable à l'alimentation musculaire, est à son maximum, entre 15 heures et 17 heures.

Voilà qui nous explique pourquoi les records sportifs sont le plus souvent battus en milieu ou en fin d'après-midi, moments où chacun a atteint ses capacités musculaires maximales.

De 16 heures à 19 heures, les conditions physiologiques sont réunies pour être performant.

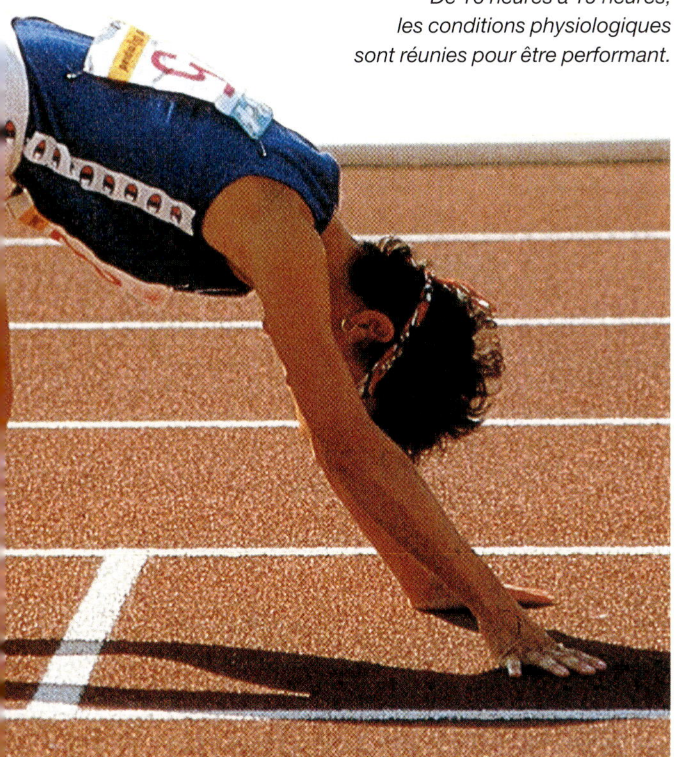

Si l'heure qui suit le lever est un moment de faiblesse suite au jeûne de la nuit, la matinée, après un petit déjeuner copieux, est favorable à des activités qui font appel à la réflexion, à la création : c'est le moment de l'entraînement « technique ».
Un moment à éviter est le début de l'après-midi, peu favorable à l'attention et à l'effort. C'est après 12 heures, et plus particulièrement vers 15 heures, que l'on enregistre le plus d'accidents de la route, période de moindre vigilance où la tension artérielle accuse une flexion, instant favorable à l'endormissement. En bref, c'est l'heure à laquelle il vaut mieux se reposer : le droit à la sieste est reconnu dans la Constitution chinoise ! Le soir, après le dîner, une activité modérée comme la marche peut favoriser une détente préalable au sommeil.

À l'échelle de la semaine

Le lundi est le jour noir : fréquence cardiaque et tension artérielle présentent des variations importantes, nos sécrétions hormonales sont désynchronisées, nous sommes fatigués du repos de fin de semaine ! Nous devons nous resynchroniser. Mardi, mercredi, jeudi, vendredi, nos rythmes biologiques stables sont favorables, suivant les moments de la journée, à des exercices réguliers, soutenus. Mais prudence, l'organisme n'est pas une mécanique, il ne peut répondre en permanence de manière efficace, il faut savoir alterner repos, activité, récupération.
N'oublions pas que les individus ne sont égaux entre eux ni devant la maladie ni devant l'effort physique. Il existe de grandes variations interindividuelles dans le domaine des rythmes biologiques : chacun a ses heures... et ses limites : son identité biologique.

Dans l'année

« L'homme est fait pour s'activer l'été, se reposer l'hiver » (Alain Reinberg). L'organisme présente dans l'année deux moments de faiblesse : fin d'automne-début d'hiver et surtout début de printemps. Prudence ! Ménageons-nous en février-mars, nous sommes vulnérables. De juin à octobre, nous avons « la pêche » sur le plan physique comme sur le plan sexuel ! Profitons de cette bonne période pour programmer nos activités les plus intenses.

Somme toute, un peu de bon sens : se surpasser, pourquoi pas, mais pas n'importe quand. Tout est question d'équilibre, d'harmonie. Restons à l'écoute de nos propres rythmes et... pas d'acrobaties... à 8 heures le dernier lundi... de février... !

LES ACTIVITÉS PHYSIQUES ET SPORTIVES AUX ÂGES DE LA VIE

L'enfant

Proposer au très jeune enfant un contact précoce avec l'activité physique devient une attitude répandue, à juste titre. En effet, l'intérêt extraordinaire accordé au nouveau-né, la meilleure connaissance de son développement et de ses capacités ont permis de découvrir en lui un être aux compétences surprenantes. Parmi les nouvelles disciplines, on retiendra l'activité bébés nageurs et la baby-gym, qui ont un objectif commun : développer toutes les capacités (psychologiques, corporelles, affectives) du tout-petit, au travers de multiples situations et exercices sur un matériel pédagogique adapté. L'implication parentale, au sein d'une démarche pédagogique cohérente, permet le partage de moments privilégiés entre l'enfant et l'adulte dans le cadre d'activités variées, de stimulations diversifiées faisant appel aux facultés d'adaptation de chacun et permettant ainsi l'épanouissement de l'enfant sans forcer le rythme des apprentissages.
Les stimulations sensorielles variées et les activités motrices adaptées, même au plus jeune âge, dans un climat affectif, chaleureux, ludique et sécurisant, concourent au développement psychologique, psychoaffectif et à l'éveil social de l'enfant.

Les bébés nageurs

Le milieu aquatique semble particulièrement riche puisque chacun des sens se trouve sollicité : au bord ou en surface, le regard est capté par le scintillement, la transparence, le mouvement de l'eau ; le toucher, par l'intermédiaire de la main et du corps entier, est sollicité tandis que l'oreille est attirée par le bruit de l'eau qui coule, qui gicle ou que l'on frappe... Le goût

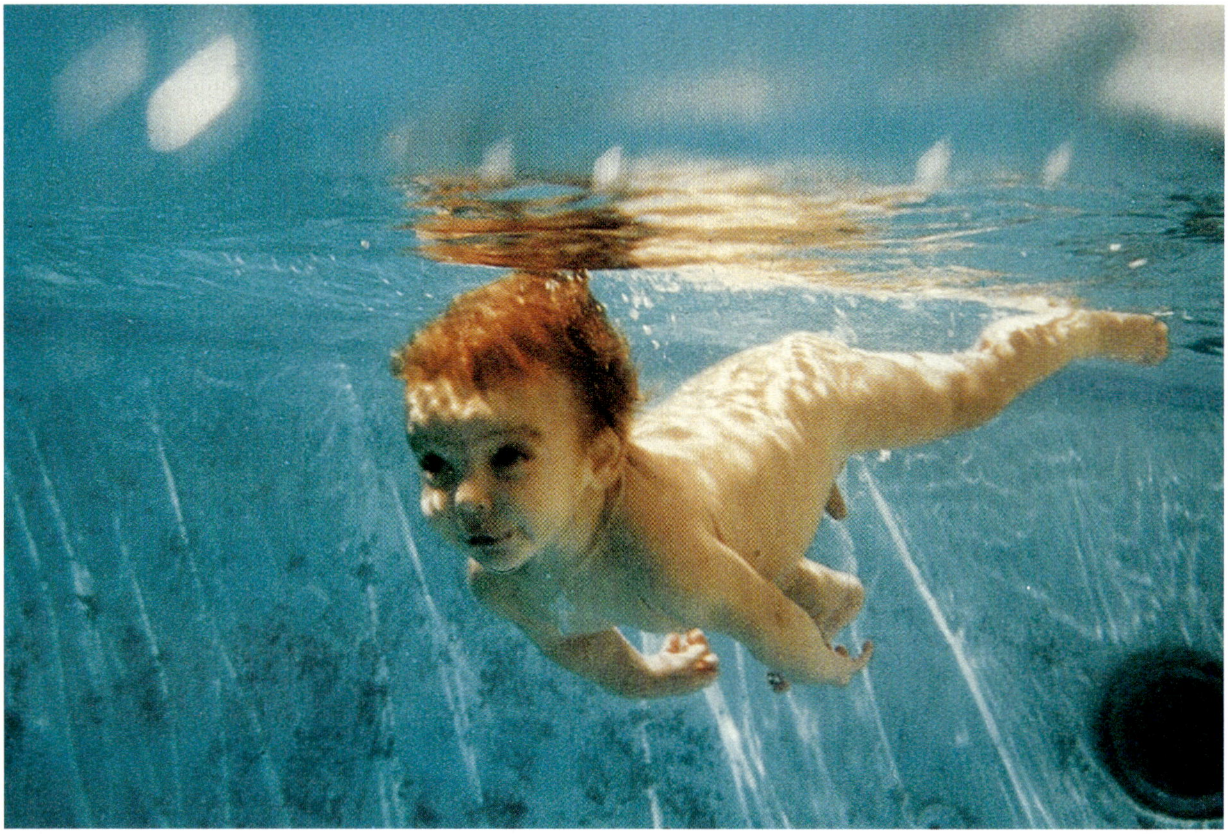

Pour le bébé, la découverte de nouvelles sensations doit avant tout être source de plaisir et d'épanouissement.

et l'odeur de cette eau sont également des sensations nouvelles. Sous l'eau, la vision est modifiée ; la déformation et la transmission des sons intriguent ; tout le corps perçoit des sensations d'enveloppement.
La quasi-neutralisation des effets de la pesanteur, la possibilité de se déplacer sans entraves dans les trois dimensions de l'espace et la résistance au mouvement sont trois facteurs spécifiques à l'eau qui obligent l'enfant à élaborer un comportement moteur adapté, radicalement différent de celui qu'il utilise au sol. La recherche d'un équilibre différent, un accroissement de la liberté des mouvements, un élargissement du champ d'exploration ainsi qu'un ralentissement des gestes permettent de faire acquérir à l'enfant, en fonction de ses propres possibilités, un enrichissement des schémas posturaux, des modes de déplacement et un contrôle de la respiration. La température de l'eau (32 °C) permet la détente de l'enfant, qui bénéficie de l'attention et de la disponibilité de ses parents.

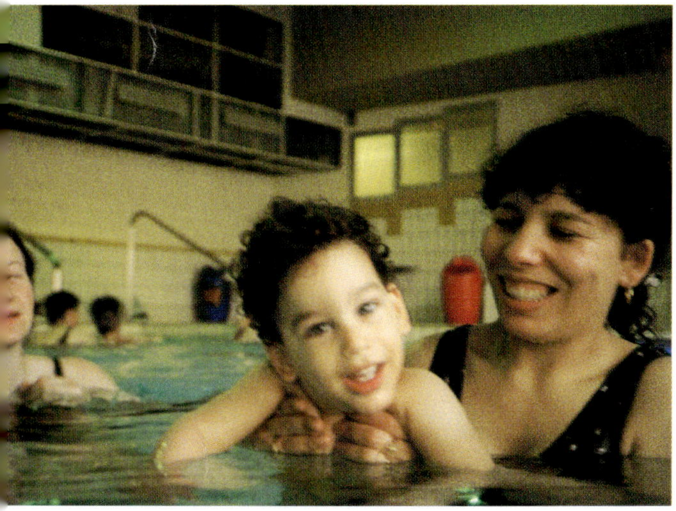

L'enfant handicapé va gagner dans l'eau l'autonomie qui lui manque sur la terre ferme.

L'enfant handicapé va pouvoir, lui aussi, bénéficier de cet environnement différent qu'est l'eau pour rechercher l'autonomie qui lui fait tant défaut sur la terre ferme. L'immersion donne à l'enfant la capacité de se déplacer sans entraves, le plaisir d'évoluer seul, sans être tenu ni soutenu. L'activité bébés nageurs a l'immense avantage de privilégier la relation parents-enfant handicapé en permettant aux premiers de découvrir les capacités de leur progéniture. La piscine devient un lieu de socialisation où enfants et parents se rencontrent ; elle contribue ainsi à la réalisation d'une ouverture sur le monde extérieur. Les animateurs aident à l'expression des difficultés rencontrées en respectant les possibilités et les besoins de chacun.
Pour tous, la piscine est un endroit chaleureux où des progrès moteurs et relationnels sont réalisés à travers le jeu. Les parents découvrent peu à peu que l'adaptation à l'eau apporte d'autres possibilités que la rééducation : le plaisir de bouger, de faire quelque chose ensemble, la satisfaction de voir évoluer leur enfant, le plaisir de le voir réussir.

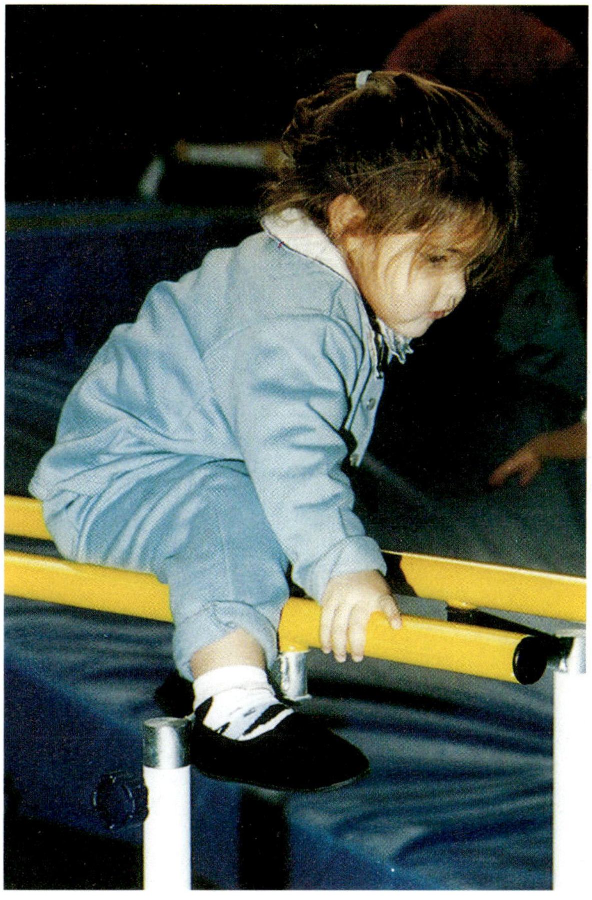

Il faut accompagner l'enfant dans la découverte de son corps et de ses possibilités d'action sur l'environnement.

La baby-gym

La baby-gym se veut une éducation corporelle et artistique de l'enfant de 2 à 4 ans à travers des situations adaptées à sa force musculaire, ni trop périlleuses ni trop faciles. Elle a pour principaux

objectifs l'autonomie, la responsabilité et l'action. L'intérêt de cette activité est de proposer une pluralité de situations, d'adaptations motrices et psychologiques. L'adulte ne doit pas faire jouer l'enfant mais plutôt l'accompagner et favoriser le jeu spontané. Même si elle n'est pas efficace au niveau de la performance motrice et sportive, l'activité développe le plaisir de vivre, patrimoine indispensable sur lequel les enfants pourront s'appuyer plus tard.
Cette préparation à l'action, cet affinement du geste, cette attention portée à son corps sont autant d'éléments utiles à la prévention des accidents et des incidents de la vie courante. L'enfant découvre ainsi, dès l'âge de la crèche, l'importance et la joie du succès et de la difficulté surmontée.
L'expérience a été menée chez des enfants trisomiques avec beaucoup de résultats favorables.
Qu'il s'agisse des bébés nageurs ou de la baby-gym, il convient toutefois de s'assurer que n'existe pas pour intention cachée la détection de talents futurs.

L'adolescent

Les enfants plus âgés ont, eux aussi, tout intérêt à pratiquer une activité physique. Des études menées par des auteurs canadiens ont en effet montré que la pratique des activités physiques et sportives à l'école ne nuisait aucunement au rendement scolaire, bien au contraire ; il a été établi que cette pratique a même tendance à améliorer les performances intellectuelles des enfants.
Les normes du nouvel habitat, le manque d'espaces verts en ville, les dangers de la rue ou la mécanisation constituent des freins à l'exercice de la ludomotricité enfantine. Les enfants des villes sont emprisonnés dans des appartements où ils ne trouvent pas les possibilités suffisantes d'expression motrice. C'est faire un cadeau à l'enfant que de lui donner un patrimoine moteur, gage d'une meilleure adaptabilité aux différentes situations auxquelles il sera immanquablement confronté.

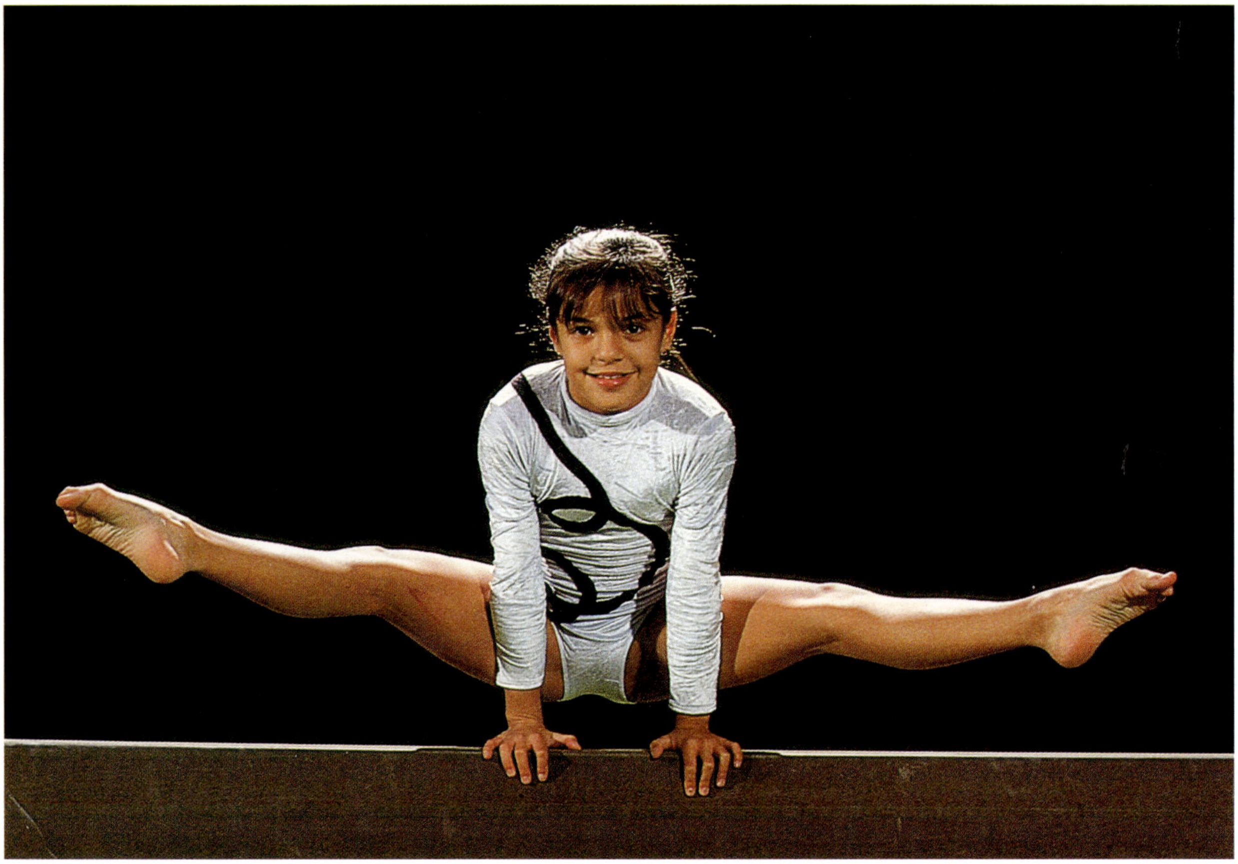

 Dans l'espoir d'une médaille, l'entourage pousse trop souvent à la spécialisation sportive précoce et intensive.

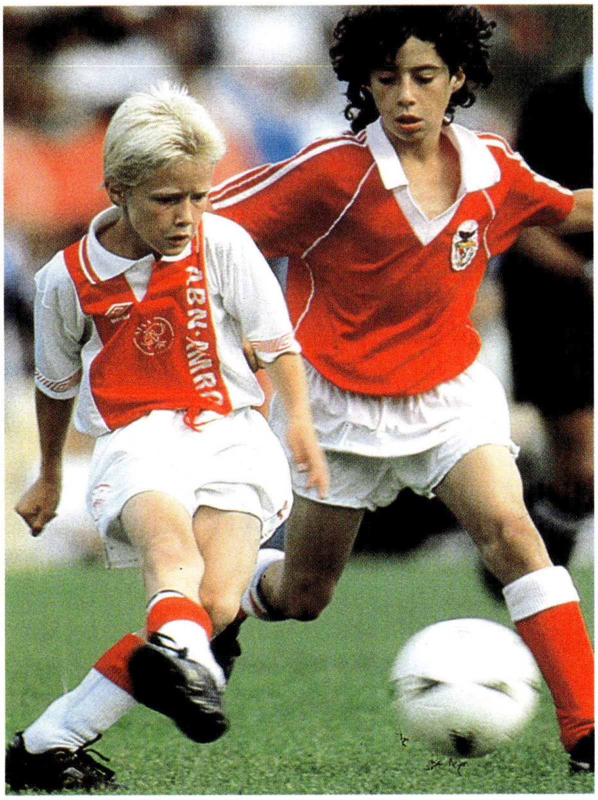

La pratique du sport améliore les capacités intellectuelles.

Il est cependant raisonnable de veiller au bon déroulement de l'entraînement afin d'éviter une spécialisation sportive trop précoce. La quête constante d'une amélioration des performances et la médiatisation ont progressivement abaissé l'âge où sont introduits sélections et entraînements aux épreuves de haut niveau. Dès lors se trouve posée la question des nuisances potentielles de ces nouvelles pratiques, entre autres en matière de puberté et de croissance staturale. Des entraînements intensifs et durables ralentissent la vitesse de croissance annuelle mais prolongent la période de croissance : l'individu atteint à un âge plus avancé que la normale la taille définitive conforme à son potentiel génétique. On ne peut cependant exclure totalement que des surentraînements puissent provoquer des nuisances irrémédiables. Le rappel à la prudence et au respect des règles éthiques fondamentales paraît donc indispensable quand la recherche de la performance est devenue omniprésente pour des enfants et pour leur environnement social.

Le sport chez l'enfant et l'adolescent est également un facteur précieux d'intégration à la vie des cités et mérite d'être exploité au maximum afin de diminuer les problèmes brûlants des banlieues. Le sport, par le bien-être qu'il apporte – détente psychique, oubli des soucis –, a indiscutablement un rôle non négligeable dans la prévention du « mal-être ».

La femme

En cette fin de siècle, le virus du sport atteint également les femmes. Il s'agit non seulement du goût de la performance mais aussi du besoin de se sentir bien physiquement. Le phénomène est relativement récent, bien que l'on note qu'à Sparte, à l'époque des premiers jeux Olympiques, les femmes avaient été admises aux compétitions car le sport était censé augmenter la fertilité. En fait, elles ont été rapidement exclues des activités sportives, qui ont, pendant des années, véhiculé une image de masculinité. Ce n'est que vers le milieu du XIXe siècle que le sport féminin est réapparu, d'abord à l'université, puis aux Jeux de 1920, grâce aux efforts d'Alice Milliat, envers et contre Pierre de Coubertin.

C'est sans doute depuis la Seconde Guerre mondiale que le rôle des femmes dans la société et dans le sport a été profondément modifié et enfin reconnu. Les sportives sont de plus en plus nombreuses, même si elles ne représentaient que 18 % de l'ensemble des athlètes lors des Jeux de Séoul. Cette proportion, certes encore faible, ne peut aller qu'en augmentant car notre société occidentale incite de plus en plus de femmes à pratiquer le sport.

Les effets de l'exercice physique et du sport chez la femme sont devenus des questions incontournables, régulièrement posées aux médecins, et ce quel que soit l'âge des sportives. Elles souhaitent connaître les répercussions de leur activité sur leurs règles, leur grossesse, leur accouchement, leur ménopause, leur vie de femme.

Les médecins ont constaté des troubles de la menstruation chez la femme sportive plus fréquemment que chez la femme sédentaire. Il s'agit essentiellement de retard d'apparition des premières règles, d'un allongement de la durée des cycles menstruels, d'une disparition des règles, d'une insuffisance en progestérone, ou même d'une absence d'ovulation si l'intensité de l'entraînement est encore augmentée. Les mécanismes qui conduisent à ces irrégularités du cycle menstruel ne sont pas complètement élucidés et sont probablement plurifactoriels. La plupart des femmes concernées retrouvent un cycle ovulatoire normal dès qu'elles diminuent l'intensité de leur entraînement sportif.

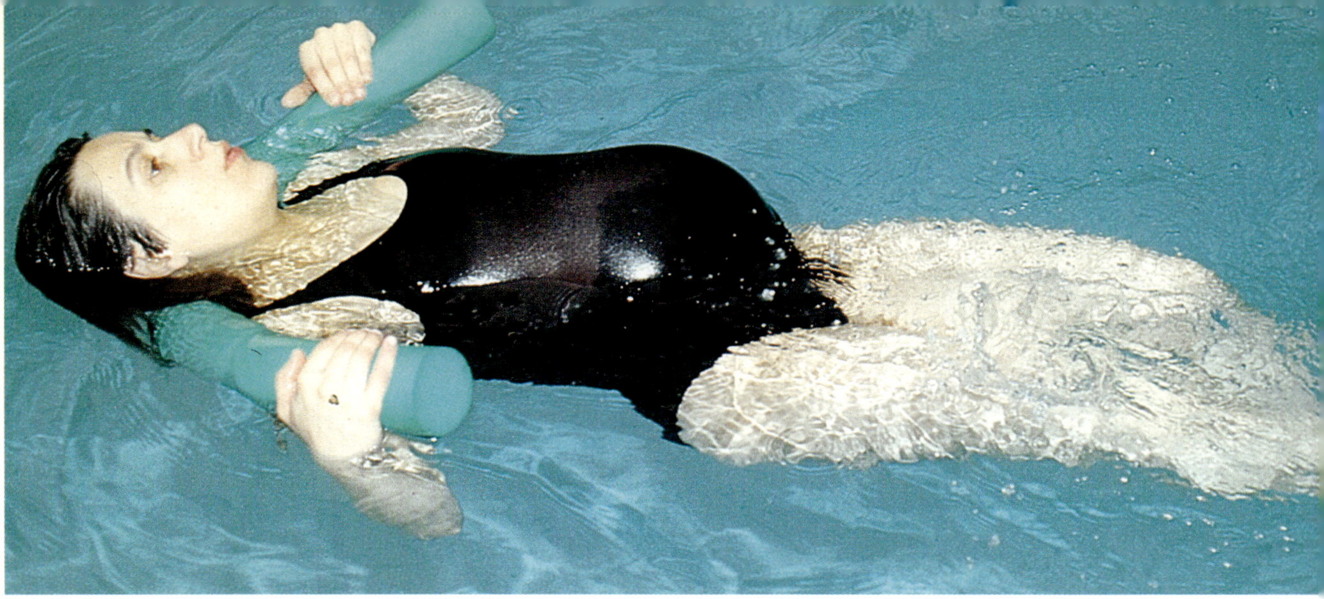

La position allongée dans l'eau permet une meilleure circulation, soulage les problèmes de dos et facilite la respiration.

Le sport et la femme enceinte

Si, le plus souvent, les recommandations faites aux femmes enceintes sont fondées sur le bon sens et la modération, il n'est pas impossible par ailleurs que les activités physiques et sportives soient bénéfiques pendant la grossesse, même si, subjectivement, la femme enceinte se sent en général moins capable de faire un effort physique. Pourtant, des performances ont été réalisées par des femmes enceintes, parfois à un stade avancé de la grossesse. Il a même été dit que la grossesse avait été utilisée comme méthode de dopage grâce à l'augmentation du volume de sang circulant constatée dès le début de la gestation. Aucune preuve n'a jamais été apportée à ces affirmations.

Par ailleurs, l'arrêt brutal d'une pratique sportive habituelle pourrait avoir des effets négatifs tels que dépression ou prise de poids exagérée.

Pour l'ensemble des grossesses à évolution normale, la pratique d'une activité physique et sportive de rythme et d'intensité raisonnables ne s'accompagne d'aucune conséquence fâcheuse pour le fœtus. Cependant, les encouragements à la pratique sportive doivent être modulés en fonction de la forme physique de la femme, de son entraînement, de ses habitudes de pratique sportive. Le simple bon sens doit faire privilégier les sports non violents et interdire la compétition après le deuxième mois. L'activité sportive doit toujours être pratiquée entre 60 et 75 % des capacités maximales. La femme enceinte doit boire beaucoup pour éviter toute déshydratation, renoncer à toute activité en haute altitude et en plongée et éviter toute augmentation de la température centrale. En dehors de ces quelques restrictions, une activité sportive normale et raisonnable peut être poursuivie et est même souhaitable pendant la grossesse, en particulier chez les femmes entraînées.

5 bonnes raisons de faire du sport pour la femme enceinte

- ▶ le plaisir de faire du sport
- ▶ l'entretien du bien-être psychologique et corporel
- ▶ la prévention de l'insuffisance veineuse (jambes lourdes, varices) grâce au travail musculaire des membres inférieurs
- ▶ la limitation des dorsolombalgies
- ▶ une meilleure maîtrise de l'appareil respiratoire dans la perspective de l'accouchement

Compte tenu de ces recommandations, il existe des sports plus ou moins adaptés.

- La natation est, pour plusieurs raisons, la discipline la plus recommandée à la femme enceinte. Le poids du corps n'étant pas supporté par les membres inférieurs, aucune notion d'équilibre n'est nécessaire et il n'y a aucun risque d'entorse. La position du corps est bénéfique pour les douleurs du dos et la circulation veineuse de retour, même debout dans l'eau. L'effet relaxant du bain, la température agréable, le travail respiratoire favorisent la relaxation. Ce sport, qui peut, par ailleurs, être pratiqué jusqu'au terme de la grossesse par des débutantes comme par des initiées, fait l'unanimité au point que l'on pratique parfois la préparation à l'accouchement dans l'eau.
- La marche et la gymnastique de mise en forme peuvent être pratiquées sans risque.
- D'autres sports sont autorisés mais exigent une grande prudence, compte tenu du risque ligamentaire provoqué par le climat hormonal de la

grossesse : cyclisme, tennis, jogging, planche à voile traditionnelle, ski nordique, danse.

- Sont contre-indiqués tous les sports où l'effort est intense et prolongé (marathon, triathlon), ceux au cours desquels existent des contacts individuels ou collectifs (sports de combat, rugby, basket-ball, handball...), les sports à haut risque de chute (ski alpin, ski nautique, surf, canoë-kayak, équitation, patinage, plongeon, trempoline...), la plongée sous-marine.

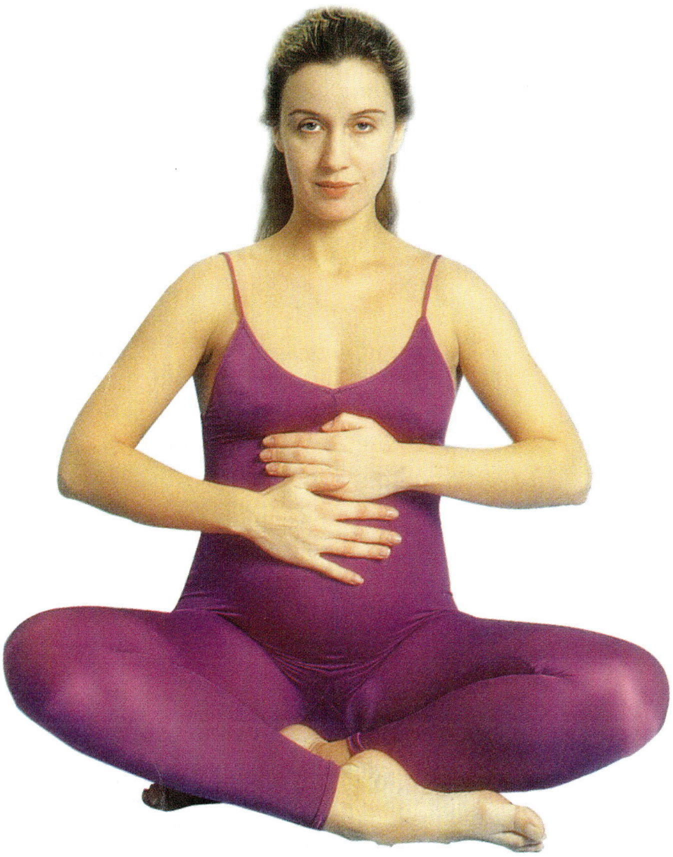

Répondant aux critères de plaisir et de santé, le yoga peut être pratiqué pendant toute la durée de la grossesse.

Dans le milieu du sport, une ancienne opinion selon laquelle les accouchements chez les sportives étaient longs et pénibles reste encore bien ancrée. En fait, toutes les études récentes démentent cette idée et prouvent que les sportives accouchent bien et peut-être mieux que les autres femmes. Il est cependant recommandé de faire précéder l'accouchement d'une préparation psychoprophylactique adaptée, leur présentant celui-ci comme une compétition à envisager avec enthousiasme, et non comme une épreuve inéluctable, douloureuse et délabrante.

Les sportives sont plus désireuses de retrouver leur forme physique rapidement et sont amenées à commettre de graves erreurs dans l'établissement du plan de reprise de l'activité si elles ne bénéficient pas de bons conseils techniques. Il est absolument primordial de ne pas faire de musculation abdominale mais de pratiquer, en premier lieu, une rééducation périnéale chez un kinésithérapeute. Celle-ci a pour but de remuscler le plancher musculaire périnéal, afin d'éviter l'installation de troubles de la statique pelvienne comme la descente d'organes ou les fuites urinaires d'effort. Toutes ces précautions sont évidemment valables aussi pour les sédentaires. Dès que l'état périnéal sera satisfaisant, aux environs de la sixième semaine, et dès que la sportive s'en sentira capable, la reprise de l'entraînement s'effectuera de manière très progressive, sans perdre de vue que l'allaitement peut être une gêne du fait des contraintes liées aux tétées, de l'hypertrophie mammaire et de la fatigue qu'il provoque. En pratique, l'entraînement plus intensif pourra être repris trois à quatre mois après l'accouchement.

Le sport et la femme ménopausée

La ménopause est, dans la vie d'une femme, une période qui voit se tarir la sécrétion d'œstrogènes. Il a été démontré que ces œstrogènes sont indispensables au maintien d'une masse osseuse satisfaisante. Par ailleurs, il a été prouvé que la pratique d'un sport diminue les risques de fracture et modifie l'architecture de l'os. Il paraît donc logique et bénéfique à la lumière des résultats de ces études de proposer aux femmes ménopausées une activité sportive, un traitement substitutif de la ménopause et un régime alimentaire riche en calcium. Il a été également constaté que les femmes sportives ménopausées ont beaucoup moins de cancers hormonaux-dépendants (sein, utérus) que les autres femmes. Compte tenu du temps de latence de développement de ces cancers, il est probable que ce résultat est dû à une action bénéfique du sport bien avant le stade de la ménopause.

Le choix des activités sportives à cette période de la vie sera orienté en fonction des critères déjà énoncés pour la femme enceinte : pas de violence, pas de risque de chute, pas de compétition, 60 % des capacités maximales, pratique en aisance respiratoire. La possibilité de faire du sport en groupe est un critère incitant à la convivialité et important dans la lutte contre la solitude, si fréquente au troisième âge. Pour des raisons similaires à celles déjà citées, la natation est un excellent choix.

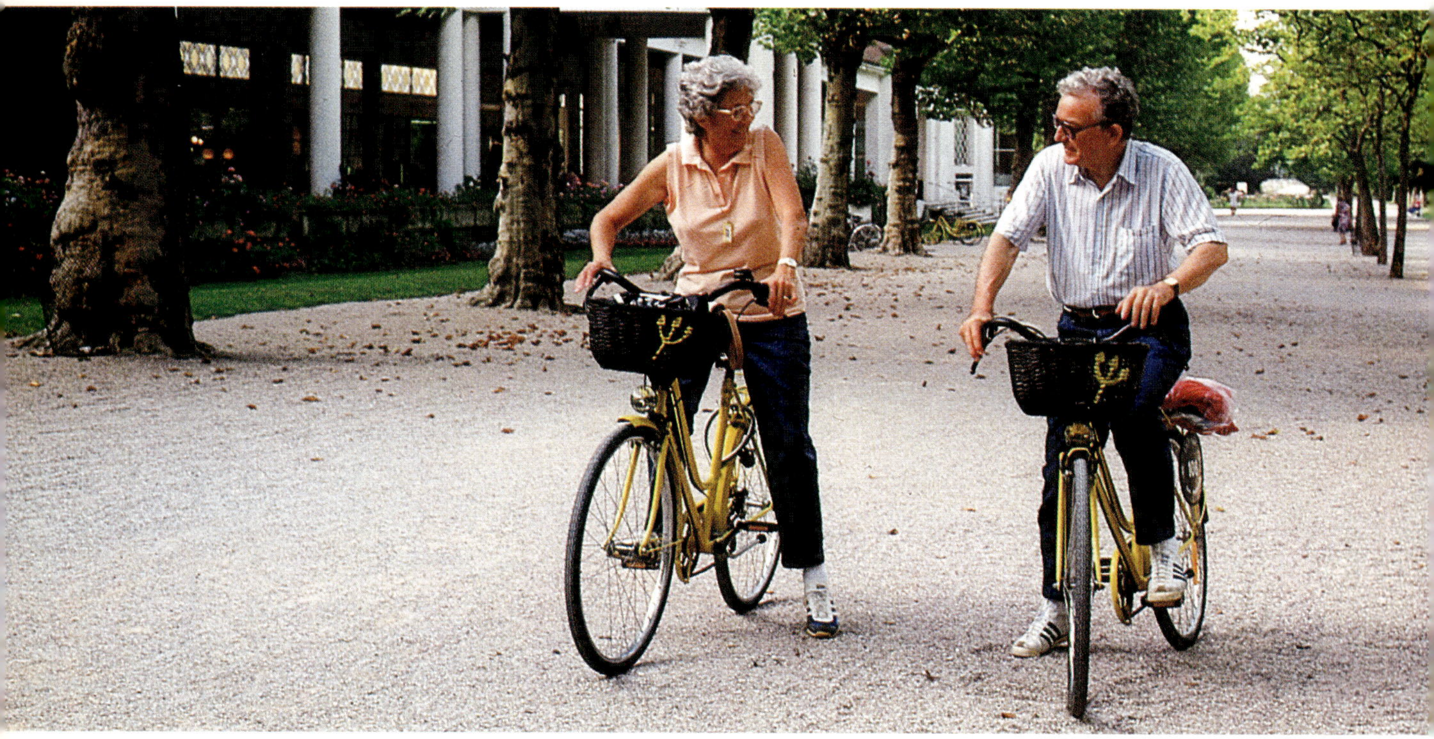

L'activité physique s'adresse aussi tout particulièrement aux personnes du troisième âge. Sa pratique régulière permet de lutter contre la sédentarité, le surpoids, le diabète, les hyperlipidémies, l'hypertension artérielle et l'arthrose.

Le troisième âge

Le troisième âge autorise une plus grande disponibilité pour soi-même, mais bien souvent des pathologies telles que l'hypertension artérielle, l'arthrose, le diabète, l'embonpoint, les dyslipidémies (valeurs augmentées des graisses dans le sang) encouragent la sédentarité.
C'est un véritable cercle vicieux qui s'installe dans nos pays industrialisés : en effet, le sédentaire ayant de plus en plus de difficultés à réaliser des efforts en fera le moins possible. Il verra ses capacités cardiaques et musculaires diminuer avec le temps. Cette situation sera aggravée par les mauvaises habitudes alimentaires, l'abus d'alcool et de tabac. Or, les effets à long terme de la pratique sportive sont particulièrement intéressants pour lutter contre ces différentes maladies.
Il a été démontré scientifiquement que l'exercice physique est un traitement à part entière de l'hypertension modérée, du diabète et des dyslipidémies. Celui-ci exerce un rôle protecteur contre les maladies cardiovasculaires. L'arthrose est également soulagée, à condition que le sport pratiqué permette une mobilisation de l'articulation touchée sans que celle-ci soit en appui. Même si les activités physiques et sportives n'ont que peu d'influence sur la perte de poids, il est vivement recommandé aux personnes souhaitant maigrir d'en pratiquer une, aussi réduite soit-elle.
Par ailleurs, une activité sportive collective aura l'immense avantage de permettre la rencontre entre des individus isolés.

Les sportifs ignorent beaucoup trop souvent que, pour être bénéfique, la pratique sportive doit être progressive, régulière et poursuivie toute la vie durant. Il est en effet illusoire de prétendre bénéficier d'une influence positive sur la santé si l'on ne s'astreint pas au moins à trois séances hebdomadaires de quarante-cinq minutes. Les effets favorables du sport sur la tension ou sur le taux de sucre et de graisses dans le sang ne sont donc constatés que si l'assiduité à l'exercice est suffisante.
Il apparaît ainsi clairement que la pratique d'une activité physique régulière et raisonnable a un effet bénéfique sur la santé physique et psychique, surtout si elle a commencé dès le plus jeune âge et a été poursuivie le plus longtemps possible.

2
RISQUES ET ERREURS

LES DÉRIVES DU SPORT : EXCÈS ET NUISANCES

On constate depuis quelques décennies une dérive du sport. Il faut rappeler que celui-ci constitue, pour le sportif entraîné comme pour le néophyte, une activité visant la performance aux confins des possibilités physiologiques, qu'elle se situe au plus haut niveau ou qu'elle soit relative à chaque amateur...
L'obligation imposée par la société d'entreprise de réussir, de paraître toujours jeune, agressif, efficace, fait de la performance sportive un symbole idéologique. Devenue spectacle et moyen de prestige, celle-ci est commercialisée, largement médiatisée et imposée comme modèle éthique du dépassement.
Faire toujours plus est une fin en soi parfaitement admissible quand préparation et précaution sont à la mesure de l'enjeu ; si ce n'est plus le cas, erreurs, excès et nuisances sont inévitables.
C'est vrai chez le sportif de haut niveau, dont la spécialisation sportive indéfiniment répétitive au long de sa carrière, pour d'aucuns jusqu'à l'obsession, provoque, à côté d'un rendement ponctuel maximal, une fragilisation d'ensemble et souvent une usure prématurée d'une biologie anormalement sollicitée.
C'est également vrai chez le sportif occasionnel, dont l'organisme, endormi par la sédentarité et non entraîné, peut se trouver trop brusquement sollicité par l'appétit d'un résultat flatteur. Surviennent alors des risques, des déséquilibres, des ruptures pouvant compromettre l'équilibre vital, surtout au niveau cardiovasculaire ou fonctionnel – notamment rachis et appareil locomoteur.
C'est ainsi que l'image de la confrontation maximale promue par les médias occulte les vertus discrètes du sport santé.

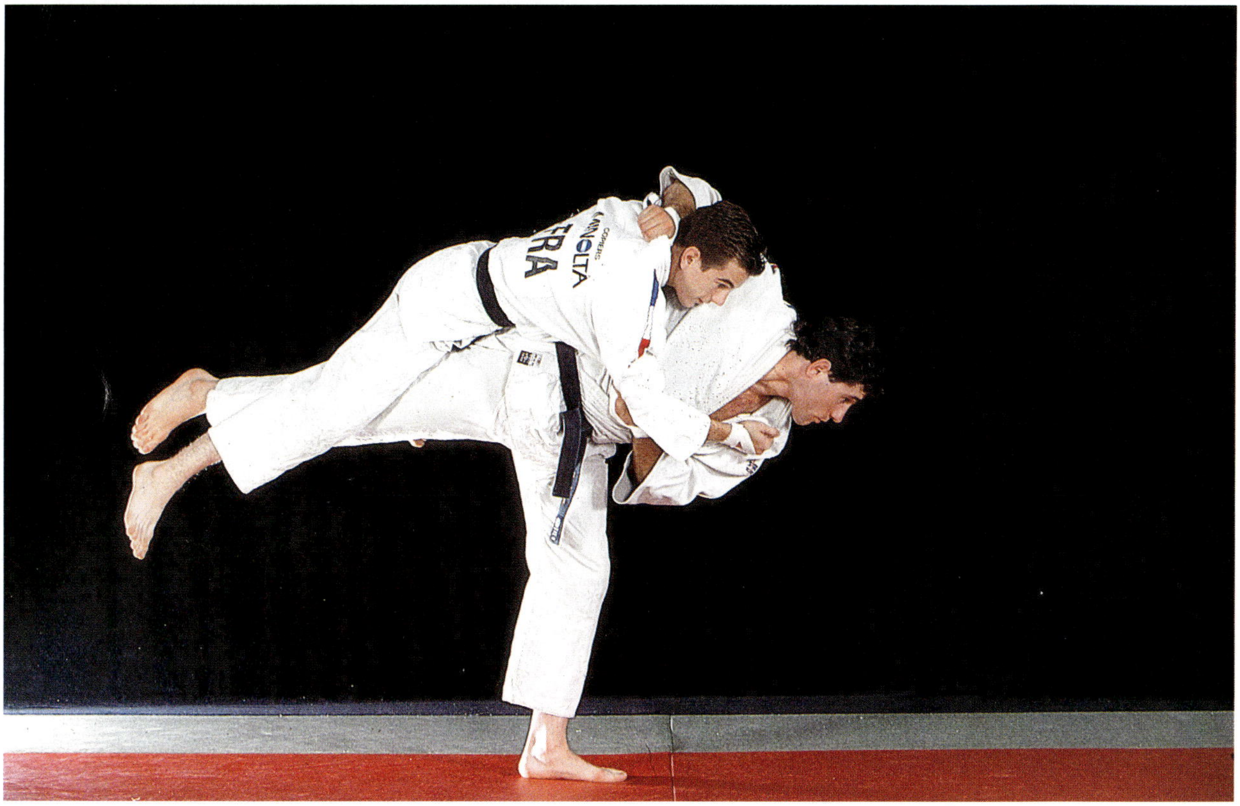

Une longue progression est nécessaire pour que santé, efficacité et esthétique se rejoignent.

Vouloir trop vite et trop tôt : l'enfant malmené

Si l'absence d'activités physiques et sportives est dommageable au développement de l'enfant, une pratique précoce et régulièrement intense peut avoir des conséquences redoutables, voire dramatiques.

- La mort de l'enfant sur le stade est un phénomène non exceptionnel, encore que difficile à évaluer en raison de l'absence de centralisation statistique. Elle est le plus souvent sans rapport avec un accident traumatique. La mort subite intervient par inadaptation aiguë à un effort maximal ou par coïncidence d'une pathologie plus ou moins silencieuse et d'un effort inhabituel.
- Hors ces cas extrêmes, les entraînements intensifs précoces peuvent provoquer des troubles de la croissance dus à la perturbation de métabolismes hormonaux. À cette perturbation se conjugue parfois une alimentation restrictive lorsque le facteur catégorie de poids joue dans l'obtention de la performance.
- Ces remaniements hormonaux se traduisent, en particulier chez les jeunes filles, par des retards de puberté, des troubles des règles et des aménorrhées. Aux jeux Olympiques de Tokyo, 90 % des participantes avaient des menstruations normales ; douze ans plus tard, aux jeux Olympiques de Montréal, on n'en dénombrait plus que 40 %. Des chiffres comparables ont été retrouvés depuis : des perturbations menstruelles ont été observées récemment chez 60 % des sportives de haut niveau, toutes catégories confondues.
- L'hyperactivité hormonale a également des incidences sur le système ostéoarticulaire précocement remanié par les contraintes accumulées. Elle est à l'origine de fractures spontanées ou consécutives à des traumatismes apparemment minimes.
- Autre conséquence des désordres hormonaux entraînés par des efforts sportifs durablement intenses, les dépressions immunitaires favorisent l'apparition d'une pathologie infectieuse – rhinopharyngites, otites des nageurs, affections dermatologiques des judokas, mycoses, etc. – facilitée également par les conditions d'hygiène quelquefois défectueuses des installations sportives.
- Les problèmes cardiaques donnent aussi à réfléchir. Avant la mise en œuvre de certaines formes d'entraînement, on ne trouvait aucune symptomatologie liée au sport chez l'enfant présumé normal. Il n'en va plus de même aujourd'hui, où tout un ensemble de signes électrocardiographiques régulièrement décelés peuvent être diversement interprétés. Réversibles ou disparaissant à l'effort, ils pourraient indiquer une bonne adaptation. Non réversibles, ils traduiraient des anomalies requérant une enquête cardiovasculaire approfondie afin d'éviter l'entrée dans une pathologie ou un accident plus brutal.

Autres risques des entraînements intensifs précoces

Un chapitre important de la pathologie sportive du jeune est consacré aux accidents et à la pathologie microtraumatique.

- Les accidents sportifs ont fait l'objet de nombreuses publications. Ils sont fréquents dès la prépuberté des garçons et chez l'adolescent. Ils sont le premier type d'accidents recensés après 12 ans. Le docteur Francisque Commandré souligne « le rapport étroit entre le mécanisme productif de la lésion et la biomécanique de l'exercice sportif. C'est une pathologie de surconsommation... Les contraintes biomécaniques dépassent les seuils tolérés par les éléments tissulaires », d'où la fréquence des accidents.

Dans certaines spécialités sportives, on rencontre 70 % d'accidents traumatiques (rapport de l'Académie nationale de médecine, 1981), lésions des cartilages de conjugaison avec ou sans arrachement, lésions des épiphyses et des surfaces articulaires, arrachements tendineux, laxités ligamentaires, pathologie rachidienne. L'adolescent est plus fragile que l'adulte du fait de la croissance de son organisme et de la vulnérabilité des zones d'ossification ou d'insertion ligamentaire.

Tous les médecins s'occupant de jeunes sportifs sont frappés par le nombre de tendinites et de ténosynovites d'insertion d'origine sportive. Outre les conséquences immédiates : traitement médical ou chirurgical et interruption momentanée ou définitive de l'activité sportive, ce sont les séquelles invalidantes qui préoccupent, parce qu'elles compromettent l'avenir fonctionnel.

- Moins spectaculaire que l'accident et que la pathologie aiguë consécutive à une charge de travail excessive, la pathologie microtraumatique est spécialement vulnérante sur des appareils ostéoarticulaires en croissance. Elle résulte de microtraumatismes provoqués par la répétition indéfinie des mêmes gestes. La surutilisation d'articulations et de groupes musculotendineux excessivement sollicités est à l'origine de dystrophies vertébrales de croissance, de lésions, d'ostéochondrites, de nécroses apophysaires. Dans certaines sections de gymnastique, 84 % des sujets jeunes présentent des images radiologiques de lésions. Là encore, en dehors des conséquences négatives sur la carrière sportive, c'est le pronostic fonctionnel, à moyen et à long terme, du futur adulte qui est en jeu.

● Enfin, sur le plan psychologique, les pédopsychiatres ont rencontré chez les enfants et les adolescents pratiquant à un haut niveau des troubles psychologiques d'anxiété sur fond d'immaturité, liés à l'important investissement dans la performance et à la précarité de l'enjeu sportif, par définition sans cesse remis en question. Les stress sont aggravés par le surmenage sportif, l'inquiétude et les exigences de l'environnement, les compétitions fréquentes, les remises en cause permanentes aboutissant à une monopolisation obsessionnelle de la vigilance sur un objectif spécifique, à un âge où l'ouverture et la diversité des intérêts pour le monde sont la règle. Des déstabilisations peuvent se faire jour lorsque les performances stagnent ou lorsque des échecs successifs entraînent l'élimination. La réussite peut être aussi perturbante parce que généralement éphémère, entraînant des frustrations que le sujet n'a pas été préparé à gérer.

Un gâchis humain...

En définitive, de nombreuses publications étrangères et françaises ont montré qu'après un travail intensif et sélectif, éliminant déjà la plupart des jeunes soumis à certains entraînements intensifs précoces, la grande majorité des espoirs, minimes et cadets, qui étaient les meilleurs ou les plus prometteurs, a totalement disparu de la scène sportive en juniors et

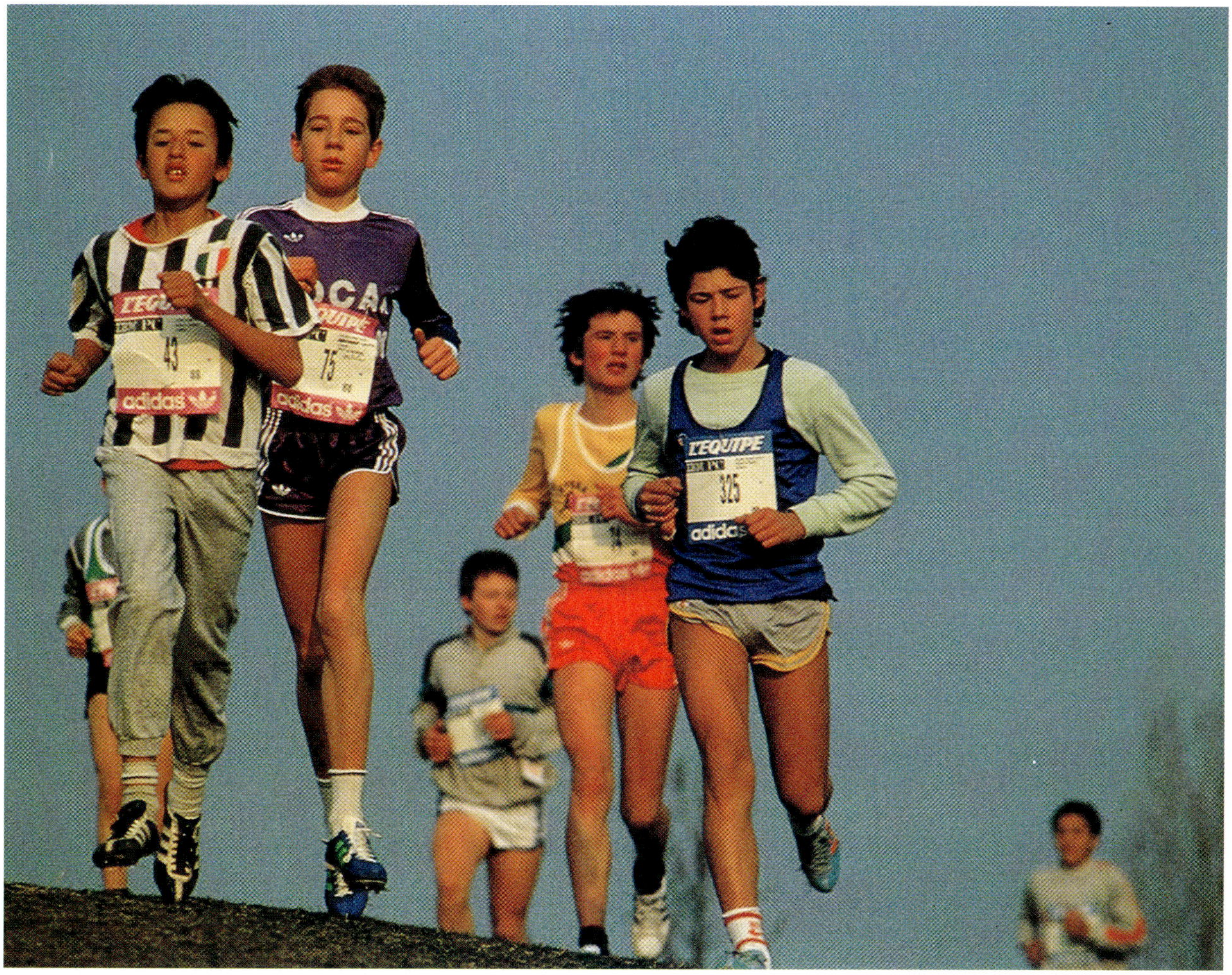

Beaucoup d'aisance dans l'effort soutenu, mais au-delà, attention ! Le risque est à la fois dans le manque et dans l'excès.

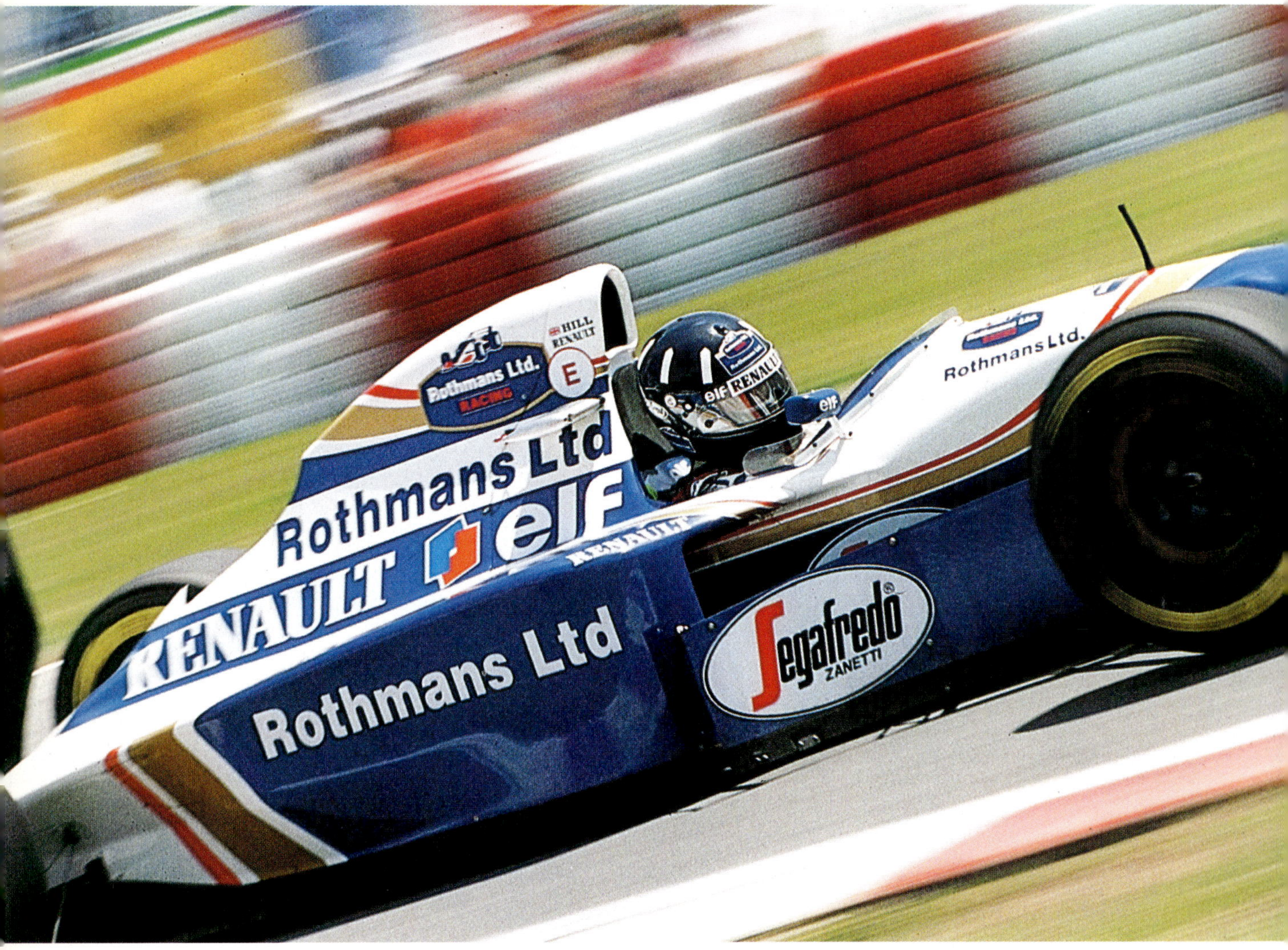

Malgré l'entraînement le plus savant, le cerveau du pilote n'aura toujours que quelques centièmes de seconde pour réagir.

en seniors. On ne peut que constater cet énorme gâchis humain.
Si chez l'enfant, primitivement sain, l'évaluation des conséquences fâcheuses du sport intensif précoce est difficile – parce que l'information, quoique abondante, est fragmentaire –, chez l'adulte, la difficulté est encore majorée. En effet, plus l'individu avance en âge, plus la complexité et le nombre des variables intervenant dans son vécu s'accroissent. En dehors des cas flagrants où des relations linéaires de cause à effet semblent évidentes, il peut être plus difficile d'isoler la nuisance sportive de situations à causes multifactorielles. Les données sont parcellaires et entraînent une sous-estimation des phénomènes.

Autant de pratiques sportives, autant de pratiquants

À toutes ces difficultés s'ajoute la diversité des pratiques et des pratiquants. Car, si la notion de sport est devenue ambiguë, celle de sportif ne l'est pas moins. À ce titre, il est utile de distinguer diverses catégories de pratiquants.

- Le sportif de toujours a pratiqué une ou plusieurs disciplines depuis sa jeunesse et persévère régulièrement jusqu'à un âge avancé. Pour lui, l'activité physique et sportive fait partie de la vie quotidienne et induit des comportements favorables. Généralement il se connaît bien et sait jouer avec ses aptitudes et ses limites. Cette catégorie de pratiquants ne pose habituellement pas de problèmes médicaux particuliers.

- À l'opposé, le sédentaire chronique mais conscient, avec l'âge, des inconvénients de la sédentarité et de la dégradation de son image peut être tenté par la mode sportive qui valorise la « ligne », la « bonne forme » et le « look jeune ». Il lui faudra patience et longueur de temps, par un apprentissage progressif et adapté, pour parvenir à une certaine aisance corporelle ; sinon, l'impatience l'emportant, attention aux déboires !
- Entre ces deux extrêmes se situe le cas fréquent et redoutable de l'ancien jeune sportif de bon niveau qui a « raccroché » pour les raisons sociales habituelles : études, service militaire, mariage, profession, et qui se retrouve, la trentaine ou la quarantaine passée, empâté, essoufflé, avec un corps fatigué. Il arrive que, désireux de retrouver au plus vite ses prouesses d'antan, il fasse violence à son corps et, par un redémarrage brutal, l'expose à des ruptures. D'où des accidents cardiovasculaires ou ostéoarticulaires qui font de cette catégorie sportive une population à suivre avec attention.

L'aventure hors limites : le complexe d'Icare

Cette violence faite au corps qui limite l'exploit ou qui enferme la volonté de puissance serait-elle prémices de nouvelles pratiques en vogue aujourd'hui ? Le « hors limites », violence faite à la vie, ne peut-il être considéré dans certains cas comme une conduite pseudosuicidaire, la mort acceptée sanctionnant la fausse manœuvre ? Défi à la plus difficile escalade, à l'isolement transocéanique, défi à l'espace ou aux profondeurs, chevauchement de bolides... Nouveaux Icares, ces aventuriers de l'exploit épris de maîtrise de soi et de maîtrise technique découvrent une jouissance dans le paroxysme du risque...

À ces violences sur soi-même s'ajoutent les inconséquences ou les mauvaises utilisations de l'organisation temporelle de la société, qui va à l'encontre des rythmes cycliques de la biologie humaine. À titre d'exemple, dès le signal des vacances d'hiver donné, combien sont-ils à se précipiter dans les trains ou dans leur voiture pour se retrouver au plus tôt sur les pistes, cumulant ainsi la fatigue des jours et celle du voyage à celle d'un sport généralement abordé sans préparation ?

L'organisme malmené s'adapte jusqu'au moment où il craque, d'où l'incident, voire l'accident et toutes ses conséquences.

Outre la diversité de ces causes, la pathologie sportive adulte est d'autant moins repérable que la réparation des dommages sportifs n'est pas couverte par les mêmes groupes d'assurances et de mutuelles et que les statistiques ne sont pas regroupées... Au surplus la plupart des dommages sportifs sont discrètement pris en charge par le régime général de la Sécurité sociale. Quelques comptes rendus d'enquêtes et quelques chiffres évoquent cependant les conséquences aussi fâcheuses pour l'adulte que pour l'enfant du mésusage du sport.

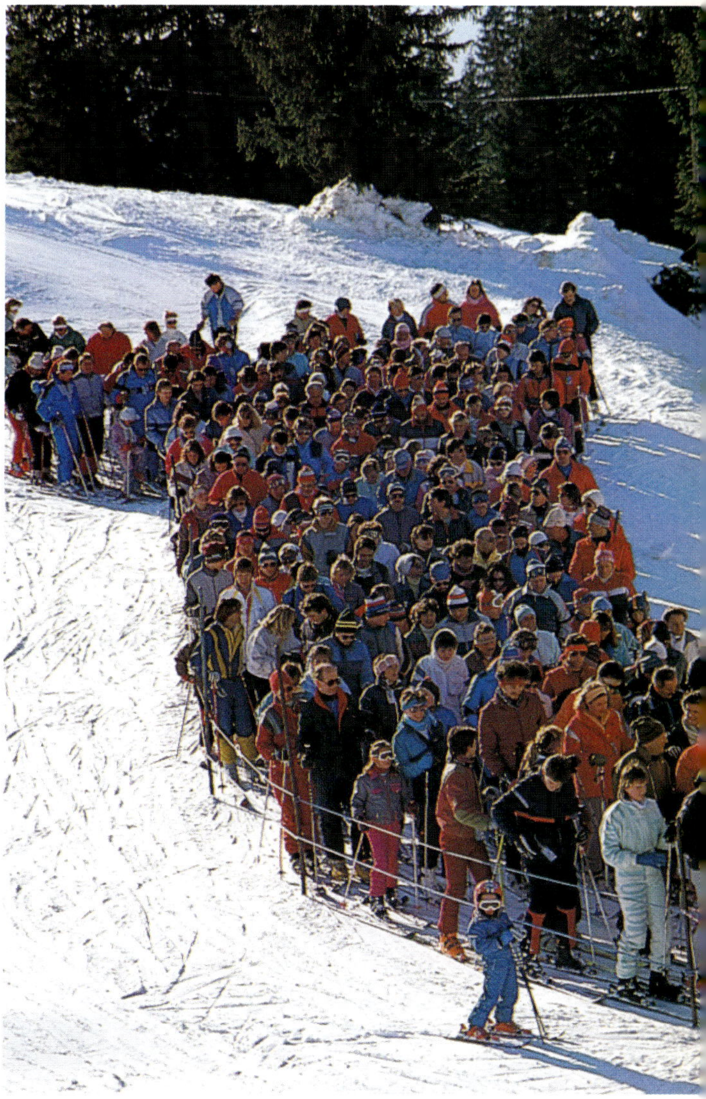

Le danger menace la foule hétérogène et non préparée débarquant au petit matin sur les pistes.

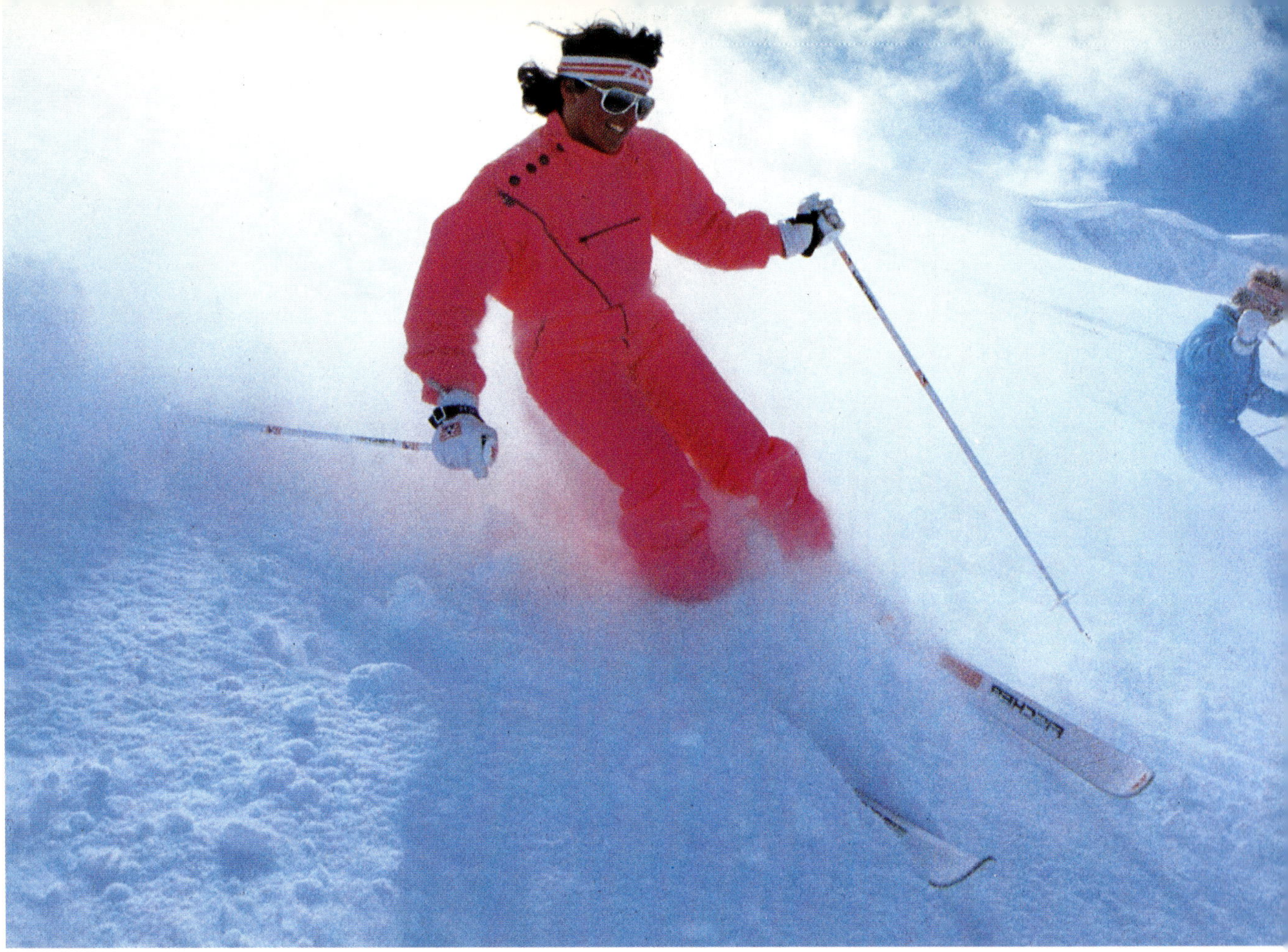

Le plaisir de la glisse est grisant. Mais gare à l'ivresse sans la maîtrise, le réveil peut être extrêmement douloureux.

De fait, le rapport conjoint de la Société française de médecine du sport et de la Société française de médecine légale présenté par le professeur Ginet a dénombré 1 300 morts subites sur le terrain en 1980. Un chiffre sous-évalué en raison des difficultés de recensement. Les motifs de décès souvent reconnus (quand cela fut possible) furent l'insuffisance coronarienne asymptomatique, l'hypertension artérielle, certains troubles métaboliques, le tabagisme et le manque d'entraînement.

À ce chiffre alarmant s'ajoute celui, impressionnant, des accidents. Rien que pour le ski, on en dénombre 110 000 chaque année. Leur gravité a considérablement augmenté ces dix dernières années... « La pathologie du ski ressemble désormais à celle de la route... Le coût social et humain du ski justifie des actions réglementaires préventives » (*le Monde*, 22-12-1993). Globalement, les accidents sportifs représentent 14 % des accidents de la vie courante (enquête 1987-1988 de la CNAM). Ils touchent prioritairement les jeunes et les adultes de sexe masculin, entraînant un taux d'hospitalisation de 12 % supérieur à la moyenne. Ces accidents entraînent 37 % d'arrêts de travail pour une durée moyenne de quinze jours dont le quart pour une durée d'au moins trente-deux jours. Le taux de rééducation est élevé. Un accident sur quatre s'accompagne de rééducation comportant en moyenne vingt et une séances.

Enfin le mésusage du sport entraîne une accélération de la pathologie dégénérative en fonction de l'âge. La pathologie rachidienne, commune à plusieurs millions de personnes en France, peut être provoquée ou aggravée par une pratique sportive intempestive. Il s'agit de pathologies chroniques, dont l'origine sportive peut être évoquée mais non fondée parce que diluée dans le vécu du sujet et d'autant plus que l'on s'éloigne des causes présumées initiales.

Un retour à soi : savoir jouer avec le possible

Que faire pour se prémunir contre le sport-nuisance et lui substituer les effets bénéfiques multiplicateurs que le bon usage d'une activité sportive produit ? Le

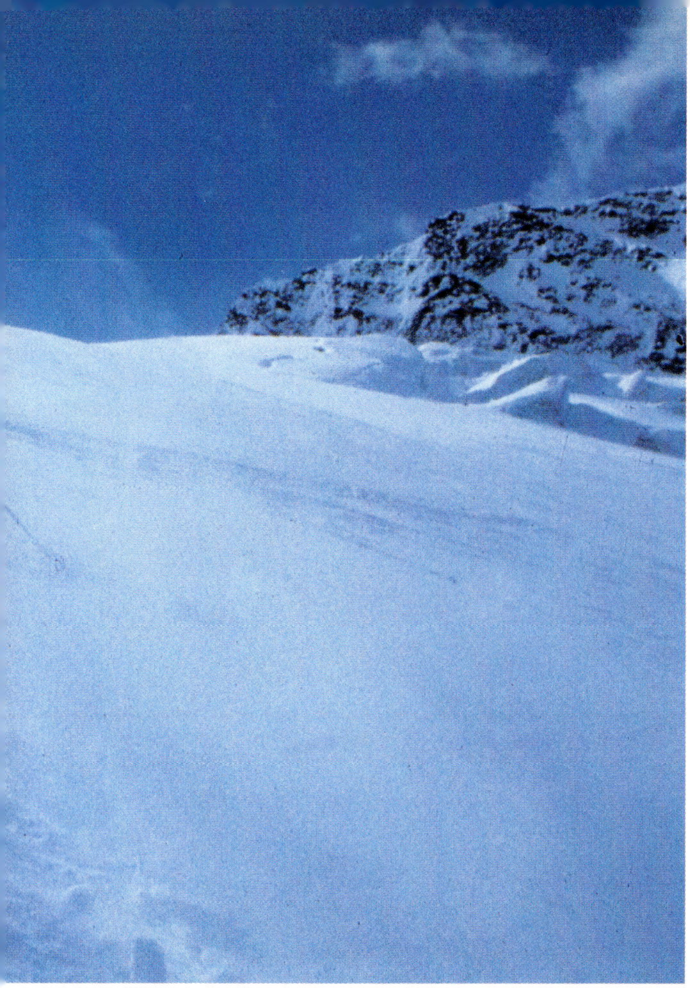

simple bon sens apporte les bonnes réponses. La nature est progressive et cyclique. Il faut labourer avant de semer et faire pousser avant de récolter. L'homme possède des capacités adaptatives considérables mais elles ont des limites. Plus l'environnement culturel se transforme et se complexifie, plus l'homme devrait être capable de se protéger et de cultiver ses ressources pour réguler au mieux ses interrelations avec son environnement. Pour cela il lui appartient de bien s'apprécier en situation, de bien se connaître lui-même pour mieux cultiver son corps et mieux se porter.
En ce qui concerne l'exercice d'une activité sportive, deux recours semblent recommandables.

Le recours à soi-même

D'abord apprendre à s'écouter, à ne prendre sur soi que pour l'inévitable, ne pas forcer à plaisir sa nature en se souvenant que tout effort réclame une récupération. Le sport est un moyen de se sentir et de se retrouver bien dans sa peau. Selon le désir ou le besoin, il peut être défouloir, rééquilibrateur, repos actif ou retour convivial vers autrui ; l'important étant d'éprouver du plaisir. Toute fatigue pénible, toute douleur viscérale ou musculaire, toute sensation de malaise représente un signal qui ne doit pas être ignoré. Le ressenti subjectif n'empêche pas de recourir à des indicateurs plus objectifs.
La fréquence cardiaque est un élément précieux d'autocontrôle. Un pouls lent, à 50 ou 60 battements par minute, s'élevant modérément lors d'un effort mesuré et revenant rapidement au calme, est un excellent indice de bonne condition du moment, cardiaque et générale. On peut ainsi facilement s'autocontrôler par une épreuve fonctionnelle simple, dérivée de celle de Martinet-Pachon. Il s'agit d'exécuter vingt flexions profondes des membres inférieurs, au rythme d'une flexion toutes les deux secondes. On note le pouls au calme, assis, juste après la vingtième flexion, et on évalue ensuite le retour au calme, assis, de deux minutes en deux minutes. Toute augmentation de la fréquence cardiaque au-dessus de 110 pulsations et un retour au calme au-delà de deux à trois minutes indiquent un état général médiocre, et cela d'autant plus que le rythme cardiaque est plus élevé et que la durée du retour au calme est plus longue.
Cet autocontrôle concerne également, dans la mesure du possible, les rythmes de la vie quotidienne, qu'il s'agisse de l'activité, de l'alimentation ou du sommeil. Des moments de détente et de relaxation permettent de marquer des pauses quand l'ambiance est électrique ou trépidante. La libération sportive met de belle humeur quand la vie commande l'immobilité forcée et la fatigue nerveuse.

Le recours au médecin

Le recours à soi-même, pour important qu'il soit, pourra être complété, surtout dès le premier doute, par le recours au médecin, qui ne saurait limiter son rôle à celui d'un distributeur de soins mais qui se doit d'être aussi un conseiller de santé. Son rôle, en médecine du sport, est d'apprécier objectivement l'aptitude à l'effort et de faire un bilan global des possibilités du moment, surtout lorsque le sujet avance en âge ou que la pratique sportive est intensive, intermittente ou à risque particulier. Cet examen doit être l'occasion d'un dialogue, de conseils, d'orientations, de réorientations ou d'éventuelles mises en garde, en tout cas d'une incitation à jouer sur la gamme de tous les possibles, qu'il s'agisse de développer des capacités, d'équilibrer une vie agitée ou de corriger des difficultés qui ne demanderaient qu'à glisser vers la pathologie avec le temps. L'appréciation des risques en amont et les correctifs appropriés gérés par l'intéressé, davantage motivé pour se prendre en charge, ressortent d'une logique de prévention de la souffrance individuelle et de la sujétion à la collectivité.

LE DOPAGE

Lors de chaque grand événement sportif (jeux Olympiques, coupe du monde de football...), le dopage revient sur le devant de la scène.

Le sport de haut niveau mobilisant des intérêts financiers ou politiques considérables, le dopage se développe en permanence et la « science du dopage » progresse elle aussi de jour en jour, avec l'apparition de nouveaux produits, de nouvelles combinaisons, ou de nouvelles méthodes pour échapper aux contrôles et à la une des journaux qu'entraîne toujours un test positif.

Mais si le dopage n'est utilisé que par une minorité de sportifs de haut niveau, il touche malheureusement d'autres catégories, notamment des jeunes dans certains sports où « se charger » fait partie de l'éducation.

Le sport de loisir est lui aussi touché de plein fouet. La musculation en particulier fait ressembler certaines salles davantage à des laboratoires pharmaceutiques qu'à des centres de sport et d'épanouissement du corps.

Les substances dopantes sont rassemblées en différentes classes, regroupées sur une liste officielle publiée et remise à jour régulièrement par le ministère de la Jeunesse et des Sports.

Les principales substances dopantes

Les stimulants

Les plus célèbres et les plus anciens sont les amphétamines, qui ont quelques morts à leur actif. Les stimulants augmentent la vigilance, l'activité intellectuelle, l'agressivité et diminuent la sensation de fatigue. À haute dose, ils permettent un dépassement des limites du corps humain mais mettent l'utilisateur en réel danger de mort (décès par défaillance cardiaque notamment). Ils sont responsables de phénomènes d'accoutumance et de dépendance. Ils sont toujours d'actualité, comme on a pu le voir lors de la dernière coupe du monde de football.

Les antidouleurs et stupéfiants

Ils sont susceptibles de faire cesser des douleurs limitant l'activité sportive, véritable signal d'alarme de l'organisme. Ils peuvent donc favoriser (ou aggraver) des blessures, mais aussi provoquer l'apparition de troubles psychiatriques, et entraînent des phénomènes de dépendance physique ou psychique et d'accoutumance.

La testostérone et autres anabolisants

Ce sont des parents de l'hormone mâle, reine des salles de musculation et du sprint en athlétisme – on se souvient de la disqualification de Ben Johnson lors des jeux Olympiques de Séoul en 1988. Ils permettent, en association avec l'entraînement et une alimentation adaptée, d'accroître la masse et la force musculaires. Ces produits miracles sont susceptibles d'induire des complications majeures (cancer des glandes sexuelles, tumeur du foie, rupture tendineuse, atrophie testiculaire...).

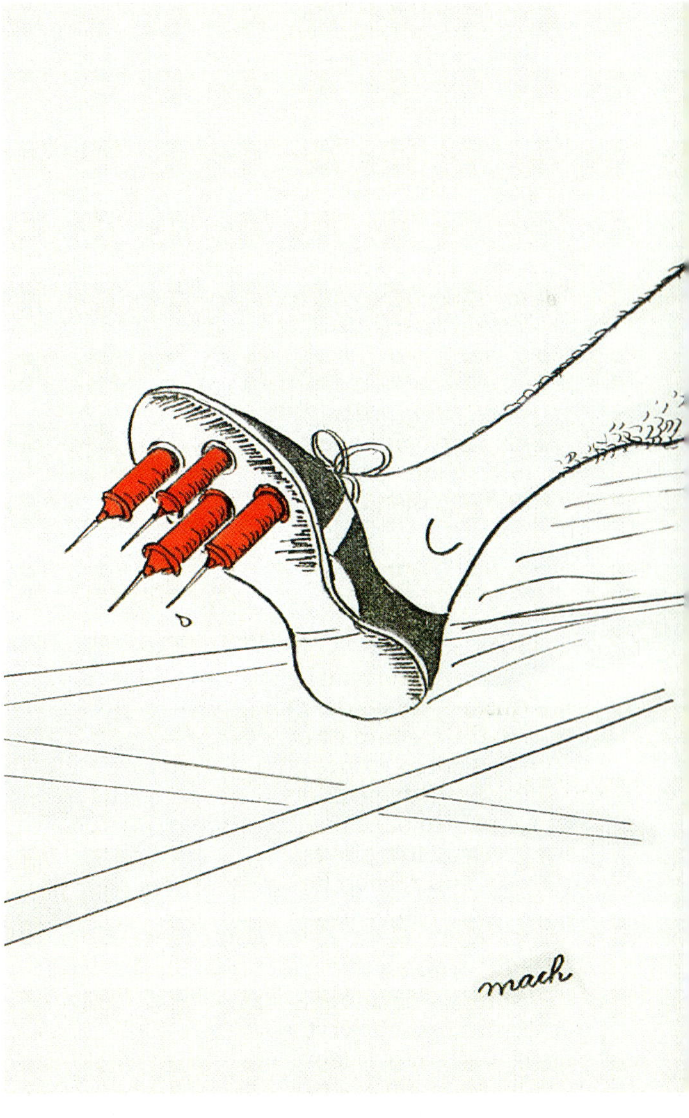

On accuse souvent le sprint de recruter beaucoup de sportifs dopés aux anabolisants. À quand les prélèvements sanguins ?

Mortelles pratiques

Le mot dopage viendrait de *dop*, une boisson d'Afrique du Sud composée d'alcool et d'extraits de noix de kola. Si les stimulants sont utilisés par les hommes depuis des millénaires, le dopage prend des proportions inquiétantes depuis une vingtaine d'années, avec des conséquences parfois dramatiques, allant jusqu'à l'invalidité permanente ou la mort.

Ainsi, le 13 juillet 1967, le cycliste Tom Simpson décédait sur les pentes du mont Ventoux, pendant le Tour de France. Le rapport d'autopsie conclut à un collapsus cardiaque imputable à un syndrome d'épuisement, provoqué par un surmenage intense, une chaleur étouffante et l'absorption de substances dangereuses, en l'occurence des amphétamines.

Le récent exemple de Maradona montre que la question est plus que jamais d'actualité. Malgré les risques, de nombreux sportifs – et pas seulement ceux de haut niveau – se droguent. Même des adolescents prennent des anabolisants pour ressembler à Rambo. Les effets de ces derniers, parents de la testostérone, une hormone mâle, sont particulièrement désastreux sur l'organisme féminin.

Les bêtabloquants

Médicaments antihypertension, ils sont employés pour lutter contre le stress et le tremblement dans les sports de précision (tir...). Utilisés sans surveillance ou à dose excessive, ils entraînent des troubles du rythme cardiaque. À la longue, ils peuvent provoquer l'impuissance.

Les diurétiques

Médicaments favorisant l'élimination d'eau et de sel, ils permettent de perdre rapidement du poids avant la pesée d'un combat, et d'éliminer les produits interdits dans les urines avant les contrôles antidopage. La perte de potassium qu'entraîne leur usage intensif ou prolongé peut provoquer des désordres neuromusculaires graves. Dans l'avenir, il est possible que l'on recherche les substances interdites dans le sang, afin de mieux les dépister.

Les hormones

Elles sont les dernières-nées des alchimistes du dopage. On pense à l'érythropoïetine. Cette dernière permet d'accroître la fabrication des globules rouges et d'améliorer ainsi la performance dans les sports basés sur les efforts de longue durée. On la soupçonne d'être à l'origine de morts mystérieuses chez de jeunes sportifs, dans le cyclisme notamment.

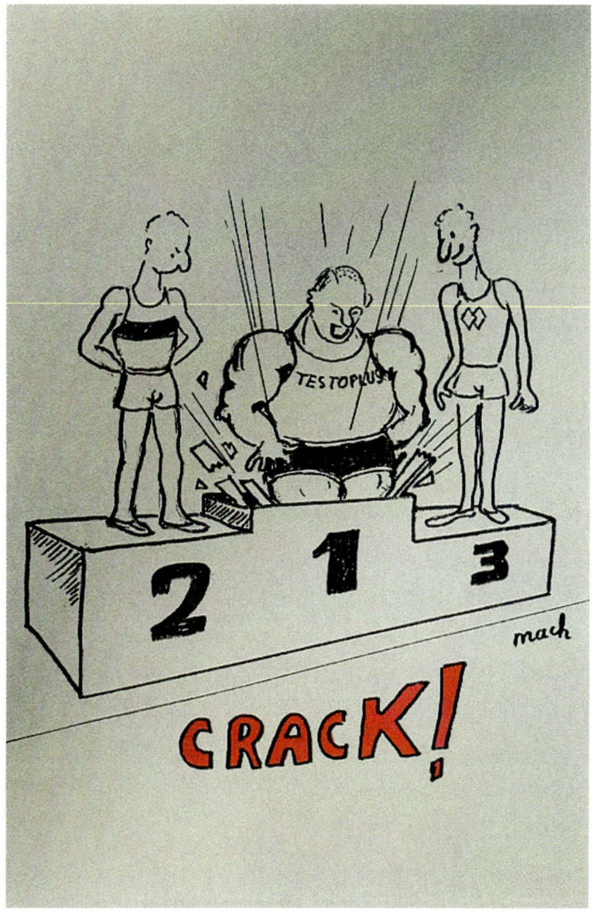

Même si la surconsommation de produits interdits paraît évidente, encore faut-il arriver à le prouver.

Les anesthésiques (antidouleur) locaux sont interdits afin de limiter la tentation d'un usage intensif.

Les autotransfusions sanguines, qui ont été à la mode pendant quelques années (ski de fond, marathon, 10 000 mètres...), sont dépassées depuis l'arrivée sur le marché de l'érythropoïetine, qui stimule directement la fabrication de globules rouges.

Même si le dopage est un phénomène vieux comme le monde, au-delà du fait qu'il nuit à la morale du sport, on ne peut le considérer comme un fait mineur, car il est la source de nombreuses désillusions, d'incidents et même d'accidents mortels. C'est pour cette raison qu'il doit être vivement combattu par des équipes pluridisciplinaires (médecins, pharmaciens, chercheurs) capables de lutter efficacement contre cette pratique.

3

PRATIQUES À USAGE PRÉVENTIF OU CURATIF

LA RELAXATION DANS LA PRÉPARATION À L'EFFORT

Les activités physiques et sportives sont le plus souvent envisagées comme des pratiques d'équilibre et de santé ; elles peuvent cependant être source de stress quand le sport se fonde trop sur la recherche des performances.
Le sport doit être aussi recherche d'harmonie avec soi-même, les autres et le monde. Les techniques de préparation mentale peuvent aider le sportif à atteindre cette harmonie à travers la poursuite d'objectifs précis : maîtrise de l'anxiété, amélioration de la performance et de la motivation. Les méthodes utilisées sont très nombreuses, mais toutes reposent sur un nombre assez restreint de catégories d'action.

Les bases de la préparation à l'effort

- ***La suggestion*** et ***l'autosuggestion***, à la base du phénomène hypnotique et qu'Émile Coué a remis au goût du jour.
- ***La concentration***, qui dirige l'attention sur un domaine précis, en éliminant informations et pensées parasites.
- ***L'imagerie***, qui est la représentation mentale d'une situation ou d'une action.
- ***La relaxation***, qui, par le relâchement musculaire, agit sur la tension psychique.
- ***La mise en tension***, qui, à l'inverse, augmente l'éveil et active le système nerveux.
- ***Les contrôles respiratoires***, avec ralentissement de la respiration si une relaxation est recherchée, ou hyperventilation dans le cas contraire.

Les méthodes destinées au contrôle de l'anxiété visent à réduire des mécanismes physiologiques déclenchés habituellement en condition de stress. Peuvent être utilisés à cet effet : le training autogène de Schultz, la relaxation progressive de Jacobson, l'hypnose, le biofeedback, la méditation transcendantale ou encore le yoga.
Quand elles visent à améliorer la performance par l'acquisition de nouveaux comportements, les techniques de relaxation sont souvent associées à des méthodes d'inspiration cognitive et comportementale. Combinant relaxation, concentration et imagerie, elles sont pratiquement toutes inspirées de la désensibilisation systématique de Wolpe. Pour le tennisman, par exemple, il s'agit de se préparer mentalement à un match en associant la relaxation et la visualisation de moments particulièrement importants de ce match, soit pour atténuer son anxiété à l'approche de la partie et se mettre en confiance, soit pour préparer la mise en place d'une stratégie.

Des objectifs réalistes

L'amélioration de la motivation, enfin, intègre toujours la fixation d'objectifs réalistes. Le sujet doit pouvoir situer son activité sportive dans l'ensemble de son existence et ne pas tout demander à sa vie sportive. De plus, lorsque le comportement est dirigé vers des buts bien définis, le stress a tendance à diminuer puisque, on le sait, un des facteurs de stress les plus importants est l'incertitude. Par ailleurs, réaliser ses objectifs donne la sensation de contrôler sa vie et augmente l'estime de soi. Et c'est tout le propos des activités physiques et sportives de permettre d'atteindre cet objectif.

La désensibilisation systématique

Technique basée sur le principe de l'inhibition réciproque : il s'agit d'adjoindre à la situation anxiogène une réponse qui est incompatible avec le développement de l'anxiété. On utilise la relaxation en l'associant à l'imagerie mentale d'anxiété, car on ne peut pas être à la fois tendu et relaxé. Les étapes sont les suivantes :

► Information sur l'anxiété, ses effets sur la tension et la performance, et les possibilités de la négocier.
► Apprentissage d'une technique de relaxation afin d'arriver à une réponse de relaxation au niveau des muscles, de la respiration et du cœur (peuvent être utilisés la relaxation progressive de Jacobson, le training autogène de Schultz, le yoga, etc.). Quatre à cinq séances sont nécessaires.
► Construction d'une hiérarchie des situations anxiogènes en fonction du niveau d'anxiété qu'elles provoquent chez le sujet.
► Après relaxation, visualisation – sans tension excessive – par le sujet de la première situation anxiogène qu'il doit vivre. Il se relaxe à nouveau, puis on passe à l'évocation suivante.
Au cours des séances, chacune des situations doit être passée en revue dans l'ordre de la hiérarchie.
► Le sujet doit parallèlement généraliser dans la vie réelle chacune des étapes qu'il est amené à vivre en imagination.

LES KUATSU, PRATIQUE D'HIER ET DE DEMAIN

La Lune est levée depuis longtemps lorsque le maître arrive dans le temple. L'élève, seul, l'y attend.
Le maître s'approche de lui, pratique un étranglement et lui fait perdre conscience. Puis il le ranime par la pratique d'un kuatsu, et lui fait jurer de garder secret le savoir qui va lui être transmis. Après avoir appris à tuer, le jeune samouraï va maintenant apprendre les kuatsu, l'art de redonner la vie...
Les kuatsu, du japonais *kua*, vie, et *tsu*, technique, sont en effet des techniques de réanimation héritées des samouraïs. Elles furent portées à la connaissance des Occidentaux il y a près de quarante ans, avec l'avènement du judo et plus tard du karaté.

Une thérapie manuelle et non une médecine douce

Les kuatsu consistent en la pression, ou la percussion, parfois de façon extrêmement violente, de zones (et non de points) réflexogènes ; le mécanisme d'action n'a pu à ce jour être bien élucidé, malgré d'importants travaux des scientifiques japonais et français. Personne ne conteste leur redoutable efficacité.
Ces techniques sont portées avec la main, le pied et parfois le genou, mais, à la différence des techniques de combat, les coups ont ici pour but de réanimer. Tout réside dans la façon de les porter.
On dénombre quatre principales zones d'action : médiothoracique, en regard de la 6e vertèbre dorsale, thoracolombaire, en regard de la 4e vertèbre lombaire, médiolombaire, en regard de la 3e lombaire, et une zone épigastrique, ainsi que de nombreuses zones accessoires.

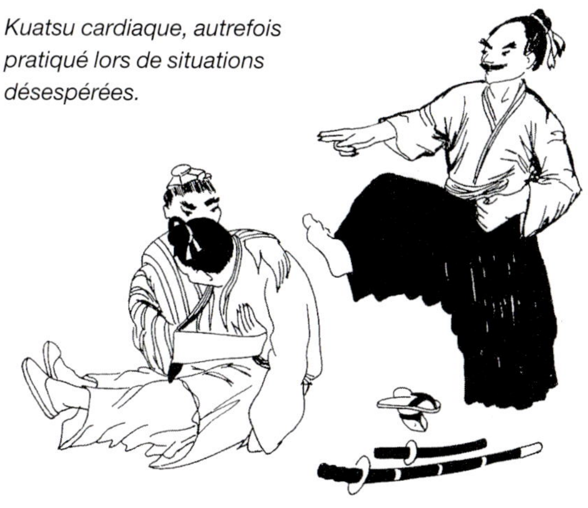

Kuatsu cardiaque, autrefois pratiqué lors de situations désespérées.

Aïki-kuatsu au programme du BNS (Brevet national de secourisme)

Les kuatsu peuvent être regroupés en cinq grandes catégories, comprenant chacune de nombreuses techniques.

- ***Les tsuki-kuatsu*** (de *tsuki*, coup). Ce sont les mieux connus, les plus pratiqués, et ceux qui ont le plus frappé l'imagination des Occidentaux ; ils suffisent généralement.
- ***Les haï-kuatsu***, ou kuatsu respiratoires, dont le plus connu et le moins violent n'est autre que l'aïki-kuatsu (d'*aïki*, union des esprits), c'est-à-dire le bouche-à-bouche, bien connu des secouristes.
- ***Les shinzo-kuatsu***, ou kuatsu cardiaques, employés en cas d'arrêt cardiaque ; le plus facile à exécuter n'est autre que le massage cardiaque externe, pratiqué en Asie depuis plusieurs millénaires.
- ***Les so-kuatsu*** (de *so*, majeurs), techniques très efficaces, globales, de réalisation difficile, alliant plusieurs procédés (pression thoracoabdominale, percussions...), et longtemps restées secrètes alors que les autres kuatsu étaient officiellement enseignés au Japon depuis le début du siècle.
- Enfin, les ***kuatsu antalgiques***, remèdes contre les maux de tête, les douleurs engendrées par les traumatismes des organes génitaux, les épistaxis (saignement de nez), plus simples à exécuter.

Indications et contre-indications

Comme toute thérapie, fût-elle manuelle, celle-ci répond à certaines indications, qui débordent largement la pratique des arts martiaux pour prendre place dans l'arsenal des gestes thérapeutiques.
Les kuatsu antalgiques peuvent même être de pratique familiale contre céphalées, épistaxis, nausées ou vomissements.

Les contre-indications sont peu nombreuses, et affaire de bon sens. Il est évident que l'on doit s'abstenir lorsque l'on suspecte une lésion rachidienne, costale, ou de viscères intra-abdominaux, ainsi que lors de crises d'épilepsie.

Thérapie manuelle mais non pour autant médecine douce, les kuatsu permettent souvent d'apporter une réponse immédiate à ceux qui savent les mettre en jeu quand il le faut.
Mais *Primum non nocere* – d'abord ne pas nuire –, bien sûr.

LES ÉTIREMENTS

Sportif, non sportif, jeune ou moins jeune, raide ou souple, peu importe, on trouve nécessairement une technique d'étirement qui convient à ses besoins. Les étirements sont à la portée de tous et réalisables à tout moment. Il suffit de bien respecter certains principes importants.

Les grands principes

- On n'étire pas un muscle froid : l'échauffement amène un apport sanguin important ; la température du muscle est augmentée, ainsi que l'extensibilité.
- L'étirement doit être indolore : afin de ne pas créer de réflexe nociceptif (douleur), on doit le doser en fonction des possibilités de chacun et des sensations ressenties.
- Il doit être réalisé sans à-coup, pour ne pas provoquer un réflexe dans le sens opposé à l'étirement : il doit être régulier.
- Il doit être réalisé lentement et dans le calme : il faut se concentrer sur le mouvement à effectuer.
- La respiration doit être lente et profonde.
- On doit étirer successivement les groupes agonistes et antagonistes de chacun des membres gauches et droits : si on étire les muscles de la cuisse, ne pas se contenter de travailler ceux de devant, mais également le groupe postérieur, puis l'autre cuisse.
- La mise en tension préalable du groupe musculaire est importante : les enveloppes conjonctives ne seront étirées que si le muscle est allongé de plus de 20 % de sa longueur de repos.
- L'étirement se fait par chaîne musculaire : en effet, le geste sportif nécessite la participation de plusieurs muscles (notion de chaîne).
- On utilisera des mouvements de rotation dans la réalisation d'un étirement.

Quand, pourquoi, comment s'étirer ?

- Quand s'étirer ? Dès que l'on en ressent le besoin. Le matin au lever pour se mettre en forme, ou après être resté longtemps dans une même position (en voiture, au bureau, à l'atelier), avant et après un effort sportif.
- Pourquoi s'étirer ? Cela aide avant tout à se détendre, à se relaxer. L'étirement améliore les capacités articulaires et musculaires, relâche les contractures et assouplit la musculature. Il permet au sportif de se préparer à l'effort, d'affronter les agressions dues à cet effort. Il joue un rôle important de prévention des blessures du sportif. Il ne faut pas non plus négliger son importance dans la phase de récupération après l'effort.
- Comment s'étirer ? Selon le but que l'on souhaite atteindre, il existe plusieurs techniques : les étirements passifs et les étirements actifs.

Étirements passifs : utilisés pour la recherche d'une plus grande liberté de mouvements, donc un gain d'amplitude, ils visent à améliorer souplesse, récupération et retour au calme. On les réalise par une autoposture contrôlée ou avec l'aide d'un partenaire (attention, ce n'est pas un exercice de force !). Chaque étirement durera de 6 s à 1 min.

Étirements actifs : utilisation de la technique contraction-relâchement-étirement (contraction 6 à 10 s ; relâchement 2 à 4 s ; étirement 6 à 30 s). On associe parfois l'étirement actif à une rotation.

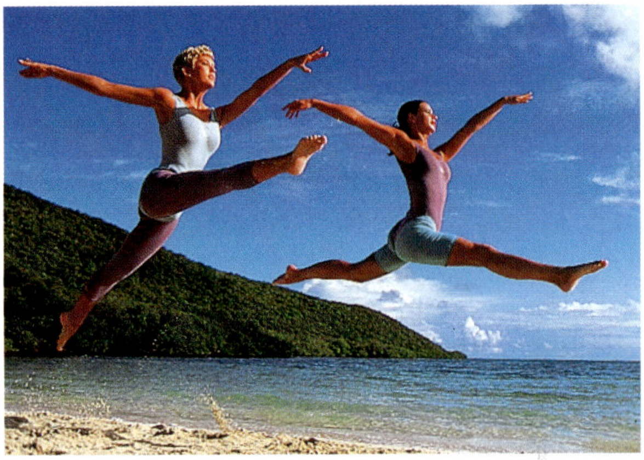

Ce type de saut nécessite une préparation spécifique des groupes musculaires sollicités.

À quoi servent les étirements ?

- ► à augmenter la chaleur interne des muscles
- ► à renforcer le contrôle musculaire
- ► à améliorer la prise de conscience du corps
- ► à équilibrer le tonus musculaire
- ► à favoriser la mobilité musculaire
- ► à favoriser l'aisance ainsi que le contrôle du geste sportif
- ► à participer de façon efficace à la prévention des accidents

L'OSTÉOPATHIE

À la fois art, science et technique, l'ostéopathie vise à rétablir les équilibres perturbés ; elle restaure les mobilités nécessaires à la vie, associée ou non à d'autres thérapeutiques. La règle de base est que la structure gouverne la fonction, c'est-à-dire que pour avoir une fonction optimale, pour améliorer ses performances, un sportif a besoin que ses gestes soient libres.
L'ostéopathe utilise un seul outil : ses mains. Son travail consiste à découvrir dans le corps, grâce à un examen spécifique et complet, les freins aux mouvements. Il considère le sportif dans sa discipline, sans s'arrêter sur la seule région dont celui-ci se plaint, puisque toutes les structures du corps sont interdépendantes. Cela signifie que chaque traitement est individuel.

Le sport est ouvert à l'ostéopathie

L'étape fondamentale qu'est l'examen ostéopathique permet de découvrir les zones du corps dont la mobilité est perturbée, mais aussi d'étudier :

Les facteurs dits extrinsèques

- ***Les technopathies*** (problèmes engendrés par la gestuelle spécifique à un sport) : peu de sports respectent les bonnes positions du corps et la symétrie des structures (l'impulsion sur une seule jambe du footballeur) ; notre dynamique, la gestuelle d'une activité physique doivent se faire dans les trois plans de l'espace suivant une incidence en diagonale-spirale, afin de ne pas forcer nos articulations et de ne pas obliger d'autres parties du corps à créer des compensations perturbatrices.
- ***L'entraînement et l'échauffement,*** liés aux objectifs que l'athlète mesure avec son entraîneur.
- ***Le matériel,*** adapté le mieux possible à l'athlète et à sa pratique : les chaussures, l'arc...
- ***Le terrain et sa dureté,*** ses irrégularités...

Les facteurs intrinsèques :

- ***L'hygiène de vie :*** les habitudes alimentaires, l'hydratation, le sommeil...
- ***Les séquelles traumatiques*** risquant d'entraîner une modification des axes mécaniques et des appuis ; s'associe à cela un déséquilibre musculaire par excès de sollicitations, un mauvais déroulement articulaire et un système de compensation à l'origine de lésions ostéopathiques. Ces séquelles doivent nous inciter à vérifier la bonne intégrité de zones clés telles que le bassin, la colonne vertébrale, les pieds (le classique contrôle des cervicales chez la danseuse...).
- ***Les infections chroniques diverses.*** Il faut penser à consulter le dentiste, étant donné le risque de projections douloureuses et de méformes liées à des dents malsaines.
- ***La fragilité psychique, le doute, le stress,*** expressions de la méforme.

Les techniques, l'examen

La représentation simplifiée de la correction ostéopathique repose sur trois aspects :
– libération mécanique : os, ligament, articulation... ;
– facilitation neurologique : nerfs qui commandent les organes ;
– activation circulatoire : sang véhiculant les substances nutritives.
L'examen ostéopathique, recommandé en début et en cours de saison (de trois à quatre consultations par an), devrait être systématique après tout traumatisme (chute, choc, faux mouvement...).

Nombre de formations sportives, séduites par son aspect inoffensif, intègrent l'ostéopathie dans leur suivi. Les exemples sont légion qui dessinent l'histoire de l'ostéopathie du sport. La loi de l'esprit, de la matière et du mouvement, chère à Still (père de l'ostéopathie moderne), détermine de plus en plus l'avenir de nos athlètes, les autorisant à mieux dominer leur art et à préserver leur santé.

Technique de correction dans l'Égypte ancienne.

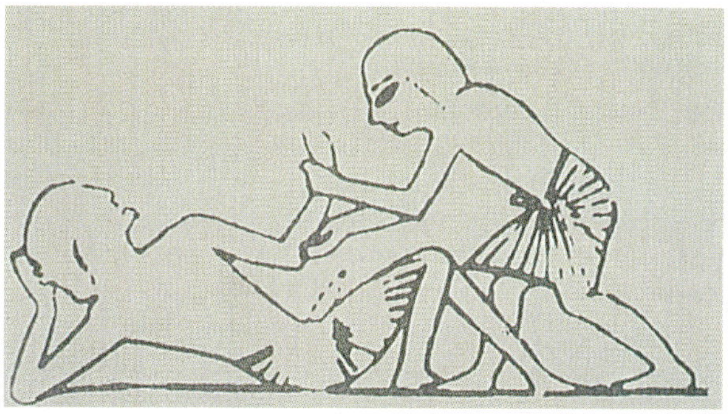

Note de l'éditeur . *Selon les pays, l'ostéopathie est soit une pratique ouverte aux non-médecins, soit une thérapeutique exclusivement réservée aux médecins. C'est le cas en France, où l'ostéopathie est une technique médicale susceptible d'entraîner des poursuites pour exercice illégal de la médecine lorsqu'elle est pratiquée par un non-médecin. Mais ce n'est pas la position de tous les pays européens. Aux États-Unis, il existe même de très officielles facultés de médecine ostéopathique.*

4 Conduite de la vie quotidienne

Conduire sa vie au quotidien, c'est intégrer toutes ses activités dans un ensemble le plus harmonieux et le plus satisfaisant possible. C'est aussi courir les risques des déséquilibres les plus insidieux, demander au fil des jours à l'alcool, au tabac, voire à la drogue de résoudre à notre place des problèmes qui nous assaillent et nous agressent. Au quotidien plus qu'à l'exceptionnel appartient cette recherche patiente des règles de son propre bonheur : savoir à tout âge de la vie trouver les comportements en harmonie avec sa vie intérieure, c'est un grand gage d'équilibre et de santé.

1
À LA RECHERCHE D'UN ÉQUILIBRE PERSONNEL

À l'âge adulte, la vie quotidienne semble pendant des années consacrée principalement à la réalisation des tâches dont la nécessité a force de loi. Sauf en période de surcharge ou de coups durs, nous avons généralement le sentiment d'avoir finalement trouvé un équilibre entre contraintes et obligations d'un côté, temps de loisir et de détente de l'autre.
Seulement, voilà, les motifs de soucis et de stress ne vont pas en diminuant au fil de la vie, mais augmentent et changent insidieusement de nature. C'est d'abord la recherche et le maintien de l'emploi, la fondation d'un foyer, l'agrandissement de la famille. Progressivement, cela s'appelle l'avenir des enfants, les parents qui vieillissent, les menaces sur l'emploi, les échéances financières, la maladie ou l'accident qui frappent durement des êtres proches ou chers. Puis viendront les premières atteintes à la santé, la perspective de la retraite, le départ des enfants, la réduction des revenus, la maison trop grande, les premiers deuils, tout ce qu'on croyait fait pour toujours et qui s'effrite, murs, objets, sentiments...
Les retentissements que des épisodes éprouvants peuvent avoir sur notre santé obligent à dire qu'il ne sert à rien de posséder des trésors de plantes et de médications naturelles, et toute l'expérience pour s'en servir, de savoir gérer ses apports caloriques et ses activités sportives si l'on n'a pas su se construire un équilibre intérieur qui nous permette de nous prémunir contre nos comportements les plus risqués et d'accepter ce que nous ne pouvons modifier du cours de la vie et des événements.

S'accepter comme on est

La règle d'or du bonheur et de l'équilibre intérieur, c'est de nous accepter tels que nous sommes. Ce principe simple n'est pas facile à mettre en œuvre, car nos rêves et nos ambitions, les modes et les canons de beauté, le refus d'accepter les effets de l'âge sont autant de bonnes raisons pour alimenter notre insatisfaction. Or, la clé du bonheur passe par cette acceptation : c'est à partir d'elle que pourront s'exprimer tous nos devoirs envers nous-mêmes.
La deuxième règle consiste à ne pas demander à la vie ce qu'elle n'a pas donné ou ce qu'elle a repris. Une santé de fer, l'amour et la beauté, de l'argent en plus... Il y a là des motifs d'insatisfaction que ne pourront combler aucune drogue ni aucun médicament. En fait, à tout moment, il existe à portée de la main des éléments d'un bonheur, même simple, qui ne dépend ni de la fortune ni de la beauté personnelles : bonheur d'une intimité amoureuse, spectacle de la nature, chaleur d'une amitié, plaisir d'un livre ou d'un concert, délectation de la pause dans l'effort, rêverie du souvenir... S'accepter comme on est, c'est savoir trouver son bonheur dans ce que l'on possède ou que l'on peut raisonnablement acquérir au prix d'un effort sans démesure.

Des devoirs envers nous-mêmes

Dotés d'un esprit et d'un corps indissolublement liés, nous avons envers l'un et l'autre de réelles obligations. Comprendre les limites dans lesquelles notre corps fonctionne est une nécessité impérieuse. Ainsi, le besoin de repos, le sommeil, le rythme des repas et nombre de nos activités quotidiennes ou saisonnières interviennent avec une périodicité qui ne doit rien au hasard, mais dépend d'une remarquable horloge biologique située dans notre cerveau. Nous avons obligation d'en tenir compte pour bien cadrer nos activités et ne pas fonctionner à contre-temps (nuits trop courtes, horaires de repas anarchiques, activité physique importante à jeun ou au contraire après un repas trop copieux, décalages horaires fréquents dus aux voyages transcontinentaux...).

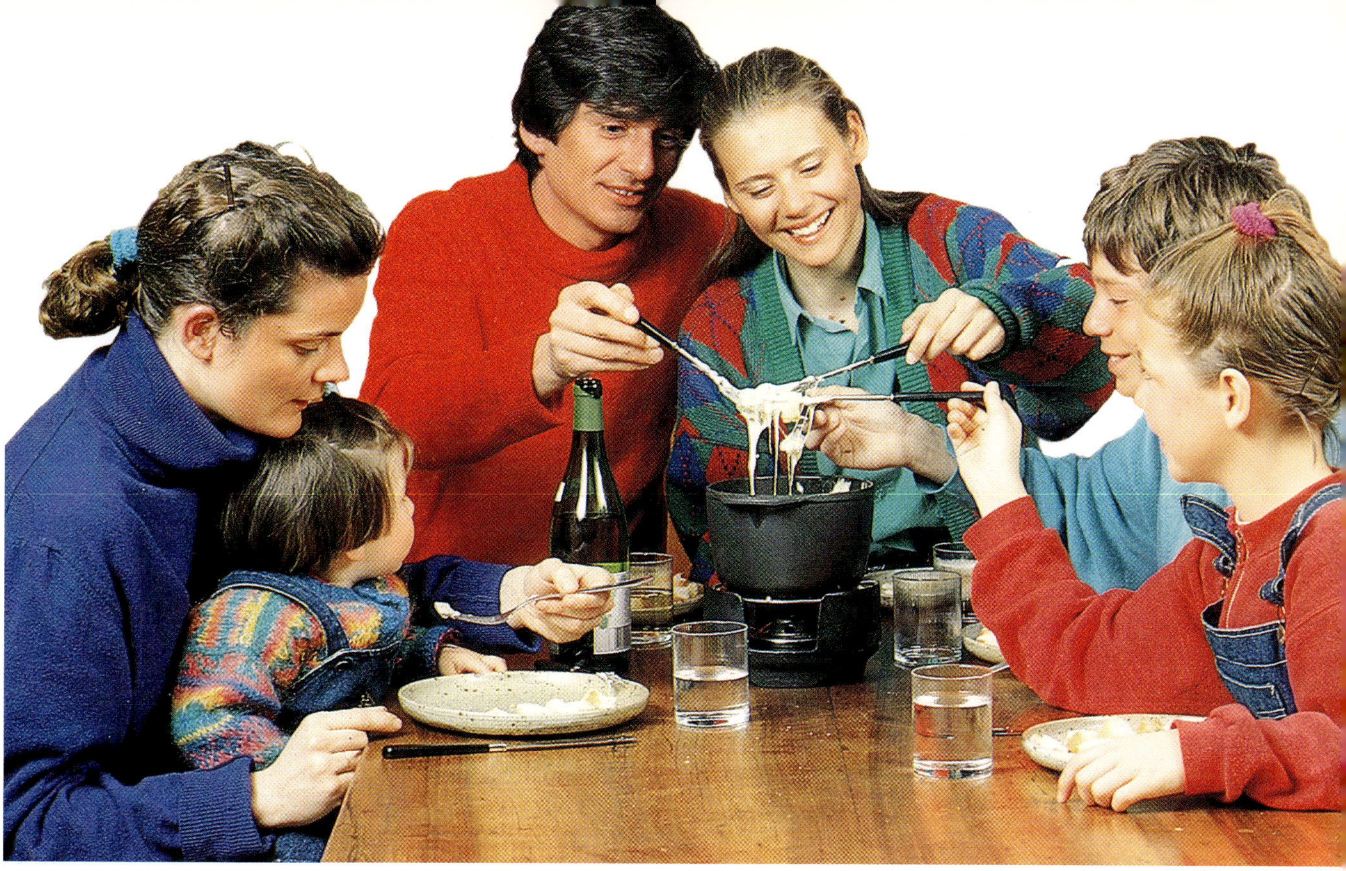

Savoir profiter des plaisirs simples de la vie, dans une ambiance familiale harmonieuse, est une des règles de l'équilibre.

Notre équilibre passe par le respect de règles simples, dont la principale reste la mesure en toute activité. Savoir se ménager et prendre le temps de récupérer. Qu'il s'agisse des activités professionnelles, des pratiques sportives, de la vie sexuelle ou des comportements alimentaires, la recherche de l'équilibre personnel passe par la modération, et la sagesse enseigne que le bonheur ne correspond pas à la satisfaction de tous les désirs mais à une harmonieuse manière d'accéder sans excès aux plaisirs qu'ils procurent. Enfin il ne faut pas oublier que ces devoirs envers nous-mêmes ne peuvent être pris en charge par d'autres, fussent-ils très proches.

Le respect de notre espace intime

L'espace intime, c'est cette petite partie de temps et d'espace où nous pouvons nous retrouver seuls avec nous-mêmes : secrets du petit enfant, boîte du courrier confidentiel de l'adolescent, coin d'armoire où s'empilent lettres, photos, souvenirs, premières dents de lait de nos enfants. Espace où les objets n'ont de sens que pour soi, où tout nous parle. Nous avons tous besoin du respect de cet espace intime : c'est une sorte de droit de l'homme peu écrit mais essentiel, tant pour nous que pour celles et ceux qui nous entourent.

L'équilibre intérieur passe bien souvent par la reconnaissance de ce besoin de temps et d'espace personnels où il est possible de réfléchir sur soi-même, de repenser des décisions, de revenir sur le chemin de la vie. C'est probablement le plus grand de nos droits et de nos devoirs envers nous-mêmes.

Le droit à un environnement familier

On dit souvent de l'être humain qu'il est un animal social. Il faut entendre par là que l'homme est fait pour communiquer, et même qu'il a impérieusement besoin d'échanges avec son environnement. Totalement dépendant à la naissance des adultes qui le soignent et l'entourent, il apprend des autres humains à s'exprimer, à communiquer, à parler. La vie durant, son cadre habituel sera fait des êtres, des visages, des lieux, des objets avec lesquels il communique, dont il se sert pour vivre. Cet environnement familier, qu'il est si difficile de quitter, est à la fois un besoin et un droit. Besoin d'échanger des objets et des biens, de l'information et de l'émotion, droit de communiquer avec des êtres et des lieux familiers, de donner et de recevoir dans la confiance. Curieusement, c'est bien souvent au moment de la vie où il est le plus nécessaire pour survivre – la vieillesse – que ce droit est le plus altéré.

2

ERREURS ET DÉSORDRES

« *Je suis surmené. Je suis stressé* », voilà deux phrases qui ont le mérite de représenter des alternatives de réponse intéressantes au traditionnel « *Bonjour, comment ça va ?* »
Surmenage et stress sont à l'ordre du jour et, dans certains milieux, ils « font bien ». Mais, en fait, que se cache-t-il derrière l'apparence des mots ?

Le stress

Rappelons que le stress est une réponse non spécifique donnée par l'organisme à toute sollicitation inhabituelle provenant de son environnement. Par extension, il définit toute sollicitation externe capable de modifier l'état de neutralité de l'organisme et de déclencher cette réaction d'adaptation. Trois mots clés se dégagent d'emblée de cette définition : sollicitation, réponse, adaptation.
Ils résument au fond l'évolution des idées et concepts relatifs au stress au fil des années. Au début était la sollicitation, entendez la stimulation, adressée à l'organisme. Stimulation de nature très variable, d'origine physique et sensorielle, tels le bruit, le froid, l'altitude, un coup, une décharge électrique, une odeur de parfum..., ou bien d'origine psychique et mentale, qu'il s'agisse de la joie, de la tristesse, de l'amour, du courage, de la jalousie...
Tout notre environnement représente un immense réservoir de stimulations, qui vont obliger l'organisme à formuler une réponse. Face à la multiplicité des demandes possibles, l'organisme ne dispose pas d'une gamme infinie de réponses, et va donc chercher à s'organiser de manière non spécifique ; autrement dit, une réponse identique pourra correspondre à plusieurs stimulations de natures différentes. Prenons un exemple :

– Je viens de retourner mon jardin en plein soleil : je transpire abondamment.
– J'attends avec incertitude les résultats d'un examen : mes mains et mes aisselles sont moites.
– J'ai attrapé une infection à virus : mon corps est couvert de sueur.
– J'ai bu à toute vitesse une bière glacée : mon front ruisselle de transpiration.

Face à ces quatre stimulations bien différentes, l'organisme répond de la même manière, à savoir un accès de transpiration qui correspond à une réaction de stress.

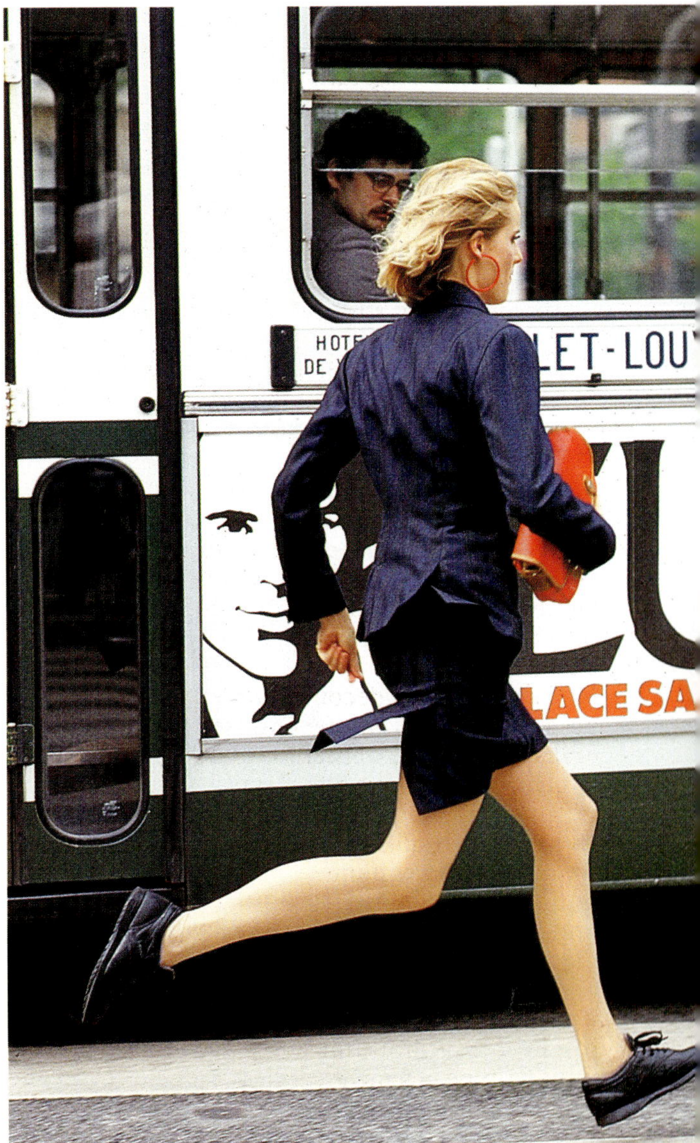

Courir après son bus : le stress au quotidien.

Mais si l'organisme répond de façon identique, quel sens donner à cette réponse identique à quatre situations de stress différentes ?
La transpiration après un effort physique intense, à l'occasion d'une infection, ou à la suite de l'ingestion d'une boisson glacée, correspond à un réajustement de l'équilibre thermique perturbé par ces divers sti-

muli. Il s'agit par conséquent d'un phénomène d'adaptation aux effets favorables sur l'organisme. Ce qui n'est pas forcément le cas lors du trac dans l'attente d'un résultat, où la réaction de transpiration n'apparaît guère adaptée à la situation.

Ce processus adaptatif que déclenche le stress débouche ainsi sur un autre constat, celui de l'efficacité de l'adaptation. Nous avons pu observer en effet que, dans quatre circonstances différentes, l'organisme essayait d'apporter une solution identique, celle-ci s'avérant efficace voire salutaire dans trois d'entre elles, inefficace si ce n'est préjudiciable dans la dernière. C'est ce qui a fait dire qu'il existait un bon et un mauvais stress. Reprenons un exemple :

– Notre étudiant anxieux apprend sa réussite à l'examen : de soulagement, il se met à pleurer.
– Son voisin, beaucoup plus exubérant, a lui aussi réussi et fait des bonds de joie.
– Un autre lauréat, enfin, allume tranquillement sa pipe et va s'offrir un café.

En somme, un même stress, mais trois réponses différentes, car trois personnalités différentes, et par conséquent trois manières différentes de s'adapter à une situation.

Une autre notion découle en droite ligne de cette observation, à savoir que nous sommes loin d'être égaux face au stress, et cette inégalité est fonction de la capacité de chaque être d'assumer le changement induit par le stress, compte tenu de ce que l'événement a éveillé en lui. C'est là, dans ce processus de changement, que se situe en dernier ressort la pierre angulaire de la réaction de stress. Tout stress implique en effet un changement, et ceci à quelque niveau que ce soit : la situation de l'organisme « après » n'est plus, à des degrés divers bien entendu, la même qu'« avant ». De nombreux facteurs vont intervenir et moduler la capacité d'un sujet à assumer le changement ; ils ont trait :
– à ses capacités personnelles, lui permettant de disposer d'un fort potentiel vital ou au contraire d'une vitalité modeste ;
– à son milieu socioculturel, au sein duquel il a appris à donner une signification plus ou moins positive aux expériences et aux événements de la vie ;
– aux convictions, croyances, interdits... qui lui ont été inculqués et qu'il a adoptés ;
– aux influences, aux événements, aux agressions, aux accidents qu'il a subis et intégrés à son histoire.

Il semble bien que plus la vie d'un être humain s'avère riche en stress de tout genre, meilleure sera sa capacité d'adaptation, à la condition essentielle qu'aucun de ces stress ne dépasse cette capacité personnelle sinon sa vie pourrait réellement être en danger. On peut donc affirmer que « le stress, c'est la vie ». Le stress garde encore trop souvent mauvaise réputation ; on lui fait de mauvais procès, en l'accusant d'être un fauteur de troubles, à l'origine de dommages souvent importants. Or sans lui notre vie serait sans nul relief, d'une telle platitude... Rappelons-nous à cet égard que l'on peut mourir d'ennui ! Ce qu'il faut, c'est savoir éviter les situations stressantes qui dépassent nos possibilités de réponse et d'adaptation. Ce qui nous amène à l'autre terme...

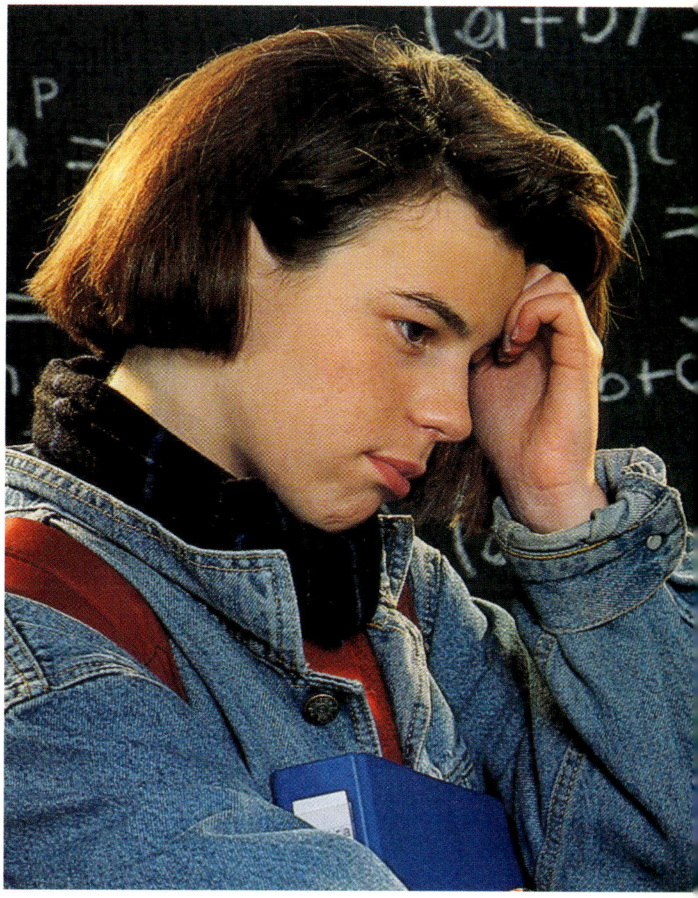

Dans l'attente des résultats d'un examen...

Le surmenage

On a souvent l'impression que, pour beaucoup de gens, il résume à lui seul l'idée de stress. Mais que signifie être surmené ?

- Quand je cours après mon bus tous les matins, suis-je surmené ?
- Quand je travaille d'arrache-pied douze heures par jour, suis-je surmené ?
- Si le moindre effort me coûte, suis-je surmené ?
- Quand j'ai couru 10 km, et que j'en redemande, suis-je surmené ?
- Si j'ai constamment l'impression que je n'y arriverai plus, suis-je surmené ?

Il s'agit dans tous ces cas de situations de stress, où l'organisme a été fortement sollicité, voire poussé dans ses derniers retranchements. Il existe néanmoins entre elles de notables différences. Pour faciliter la compréhension, il suffira de considérer les phrases avec « quand » et celles avec « si » : seules ces dernières traduisent véritablement un état de surmenage, où l'individu exprime quelque chose de l'ordre de l'incapacité à faire face. Que se passe-t-il quand on se sent surmené ?
Naturellement, au fil du développement de l'être humain, le cerveau devient apte à gérer efficacement un nombre croissant de problèmes, de situations conflictuelles, d'événements plus ou moins complexes. Mais cela suppose que le cerveau puisse se concentrer en permanence sur les objectifs prioritaires. Or, que se passe-t-il le plus souvent dans la réalité ? Le sujet, sollicité de toutes parts par un contexte sociopsychologique très contraignant, finit par cumuler une somme de stress qui le dépasse, alors qu'aucun d'entre eux n'était dangereux isolément. Éviter ce genre de situation implique un principe dont nous reparlerons, celui de savoir dire non ; ne pas savoir le faire représente une des causes majeures de stress négatif.

Un individu est donc surmené quand son cerveau devient incapable de gérer efficacement le cumul de ses stress quotidiens, autrement dit de résoudre tous

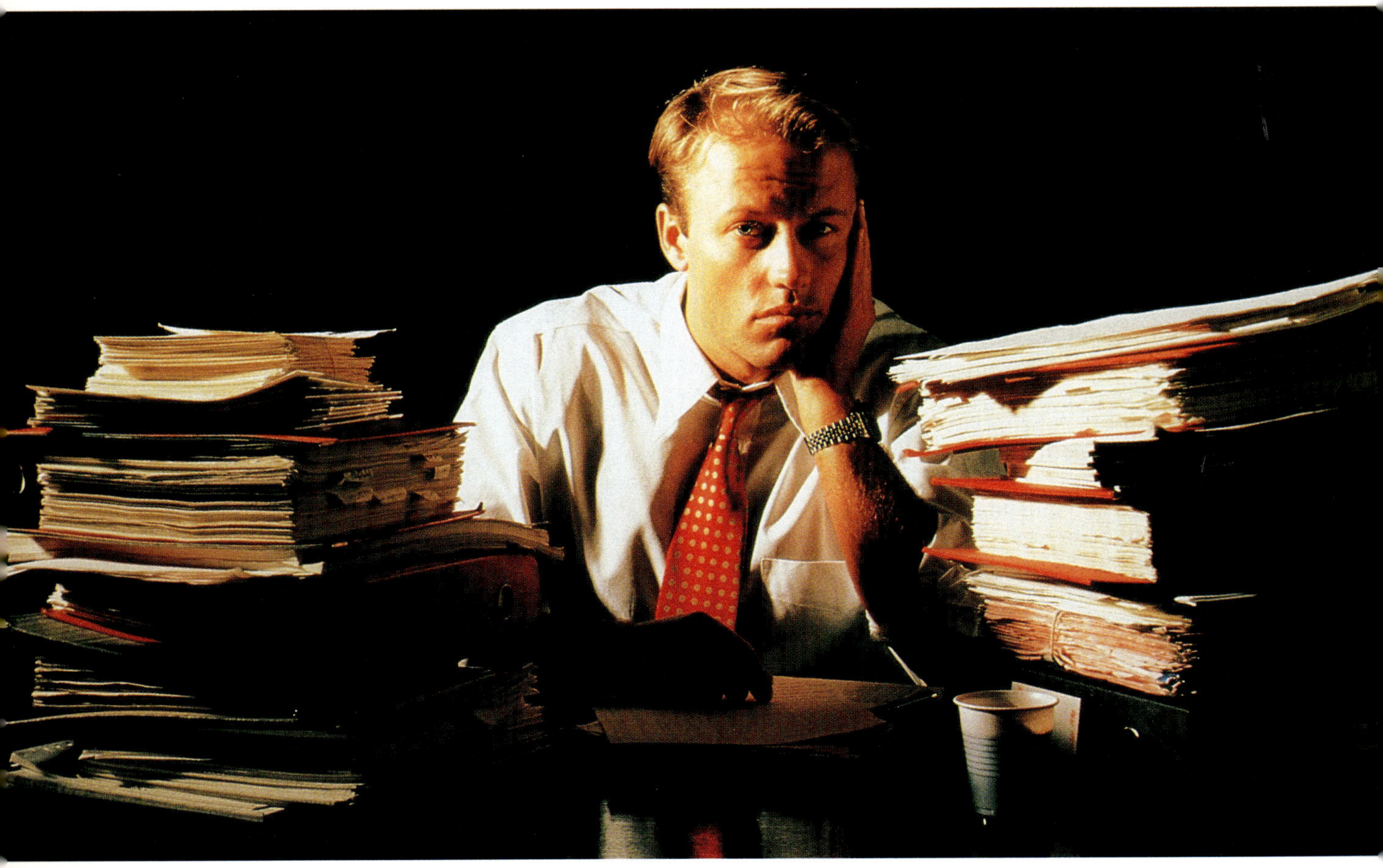

 Quand on se laisse déborder, quand on n'est plus capable de faire face à la somme des stress quotidiens...

les problèmes posés par son environnement au sens le plus large du terme.
Qui dit problèmes dit stress, mais est-ce pour autant négatif ? Sûrement pas, car si tous les matins je cours après le bus, c'est peut-être parce que je reste au lit jusqu'au dernier instant, ce qui me permet de profiter de quelques bons moments avec l'être qui fait l'objet de tous mes désirs. Est-ce négatif ?
Je peux aussi passer des jours et des semaines à travailler comme un forcené, car mon travail est passionnant, et la réussite tant intellectuelle que matérielle me comble. Est-ce négatif ?
Je peux encore, après avoir parcouru des kilomètres dans la nature en courant à mon rythme, sentir mon corps jubiler et avoir envie de continuer jusqu'à éprouver un sentiment de véritable plénitude. Est-ce négatif ?
Maintenant, si tout cela se conjugue avec le verbe devoir, s'il faut, si on est obligé de... etc., là oui, le stress devient négatif, et en s'accroissant il finira par créer un état de surmenage.

Savoir dire non

Regardez un enfant qui a l'âge de cette fameuse « période du non » : il s'amuse avec les « non », il s'en délecte, il en jubile... et cela le rend fort. Ce sont déjà, en quelque sorte, les prémices de son autonomie future qui se dessinent... si toutefois l'éducation ultérieure ne vient briser net cet élan vers la liberté, et rendre l'adulte docile, soumis, craintif, avec toujours de « bonnes » raisons :
– docilité à l'égard d'un milieu familial dictatorial ;
– on ne peut être différent de ses parents ;
– soumission de ce fait à toute autorité, dès lors qu'elle possède une assise reconnue, officielle, légale – on ne peut qu'obéir à ses supérieurs ;
– crainte vis-à-vis de tout changement – on ne peut échapper à son destin.

Rester toujours capable de dire non, de refuser, de rejeter, c'est ne plus craindre les autres, leurs réactions, leurs colères ; ne plus avoir peur de perdre leur affection, leur estime. Pour cela, il est nécessaire que je prenne conscience de moi-même, de ma valeur envers et contre tout, simplement parce que j'existe, et que j'ai le droit d'occuper une place, la mienne, d'avoir ma volonté et mon désir – désir de faire ou de ne pas faire, de dire ou de ne pas dire, d'aimer ou de ne pas aimer. Il m'appartient en propre, est inaliénable, chevillé au corps. Il me confère toute ma dignité humaine, qu'une société tentée par l'uniformité et la robotisation voudrait m'ôter ; tant que j'existe, cela ne pourra être.
Mais alors, tous les jours, que faire ?

Gestion du stress au quotidien

Elle repose sur un postulat fondamental : être soi-même partout, tout le temps et avec n'importe qui, et utilise trois outils pour ce faire : la pensée différente, la pensée positive et la pensée sereine.

Être soi-même, bien se connaître

Cela semble évident, mais vérifiez vous-même.
– Combien de fois chaque jour dis-je exactement ce que je pense, au moment où je le pense, comme je le pense, et à la personne concernée ?
– Combien de fois chaque jour fais-je exactement ce que j'ai envie de faire, quand et comme j'ai envie de le faire ?
– Combien de fois chaque jour suis-je en harmonie avec moi-même et mon environnement ?

Au cas où en toute honnêteté vous pouvez répondre : « Au moins une fois » à chacune des trois questions, le problème du stress négatif ne vous concerne pas. Mais les autres, et ce sont les plus nombreux, doivent apprendre à être eux-mêmes, à s'aimer eux-mêmes ; tel je suis, tel il faut m'accepter. Pour réaliser cet objectif, chacun de nous dispose de trois outils, qui sont autant de moyens d'induire le changement.

Penser autrement

Échapper à la pensée figée, autorisée, officielle représente la principale source de libération mentale. C'est aussi savoir utiliser son cerveau droit, celui de l'intuition, de la créativité, du pouvoir de l'imaginaire et de l'anticipation. C'est encore faire fi du qu'en-dira-t-on, de l'esprit de clocher, des fausses sécurités du conformisme.

Penser positivement

Reléguer aux oubliettes du cerveau la pensée négative permet de sublimer l'esprit, car c'est accorder sa confiance à l'autre, le reconnaître comme semblable, et dès lors le savoir lui aussi capable de se transcender, de se dépasser.

Penser sereinement

C'est penser en fonction de valeurs personnelles permettant de se dégager des contraintes du réel. C'est prendre du recul par rapport à l'événement, pour ne pas s'y perdre, pour ne pas se perdre. C'est décider en connaissance de cause, et démystifier les leurres et les mythes.

Concluons par un clin d'œil à Descartes : s'il est vrai que je pense parce que je suis, il est non moins vrai que je suis comme je le pense.

Les troubles du sommeil

On pense d'abord à l'insomnie, mais il ne faut pas oublier que l'hypersomnie (dormir trop longtemps) est aussi un désordre à corriger.
Les troubles du sommeil représentent un désordre irritant, en apparence plutôt bénin mais qui peut être lourd de significations et de dangers. Ils peuvent être dus au non-respect des temps nécessaires au sommeil – fréquent chez l'enfant couché trop tard, levé trop tôt. La difficulté d'endormissement et le réveil prématuré sont des signes de désordre qui doivent attirer l'attention.
Les troubles du sommeil peuvent avoir des conséquences bien plus dramatiques que des cernes sous les yeux au petit matin. Ainsi cet enfant qui dort mal parce que ses parents ou les voisins sont trop bruyants. Il somnole à l'école, et est énervé le reste du temps. Ses résultats scolaires sont, bien sûr, médiocres, entraînant un manque de confiance en lui, les réprimandes de ses parents et de l'instituteur. Tout cela peut aboutir à un état dépressif, un désintérêt, une boulimie de compensation. Fatigue, mauvaise alimentation, découragement, mauvais résultats scolaires. Un cercle vicieux s'installe, compromettant l'avenir de cet enfant. Un scénario similaire se joue pour beaucoup de gens, à leur insu.

Pourquoi dort-on mal ?

Les causes d'insomnies sont très diverses : bruit, douleur, excitants, repas du soir trop copieux ou pris trop tard, lever trop tardif, télévision, lit de mauvaise qualité, pleurs du bébé, ronflements... Les causes les plus courantes chez l'adulte restent le surmenage, les soucis, l'anxiété concernant l'avenir.
Par ailleurs, 30 à 50 % des personnes âgées se plaignent de troubles du sommeil.

Comment réagir ?

La réponse est trop souvent le somnifère, qui ne respecte pas les cycles et modifie la qualité du sommeil, entraînant des troubles dans la journée. En outre, il crée une dépendance dont il est extrêmement difficile de se libérer.
Il faut essayer, quels que soient les obstacles, de retrouver le rythme naturel des jours et des nuits, de se coucher et se lever à des heures régulières, de façon à respecter le cycle du corps. Selon la médecine chinoise, les heures de sommeil avant minuit comptent double. Les thérapies naturelles proposent de nombreuses solutions (tisanes, homéopathie, acupuncture, relaxation, hydrothérapie, balnéothérapie...), sans conséquences néfastes sur la qualité du sommeil et sans dépendance. Il faut aussi savoir qu'une courte sieste dans la journée peut aider à guérir l'insomnie, et ne jamais oublier que les troubles du sommeil favorisent les relâchements de vigilance et de concentration dans la journée (risques d'accidents de la circulation, du travail, du sport...).

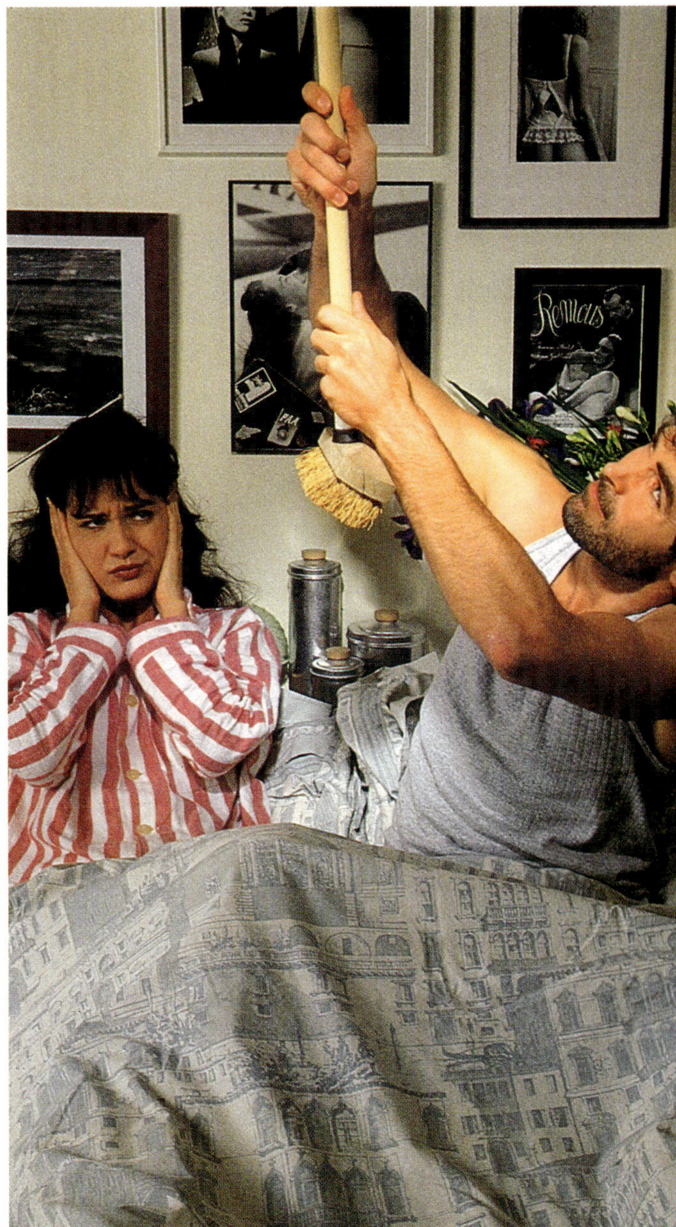

Du balai, les somnifères ! J'ai décidé de réaménager ma vie et mon espace.

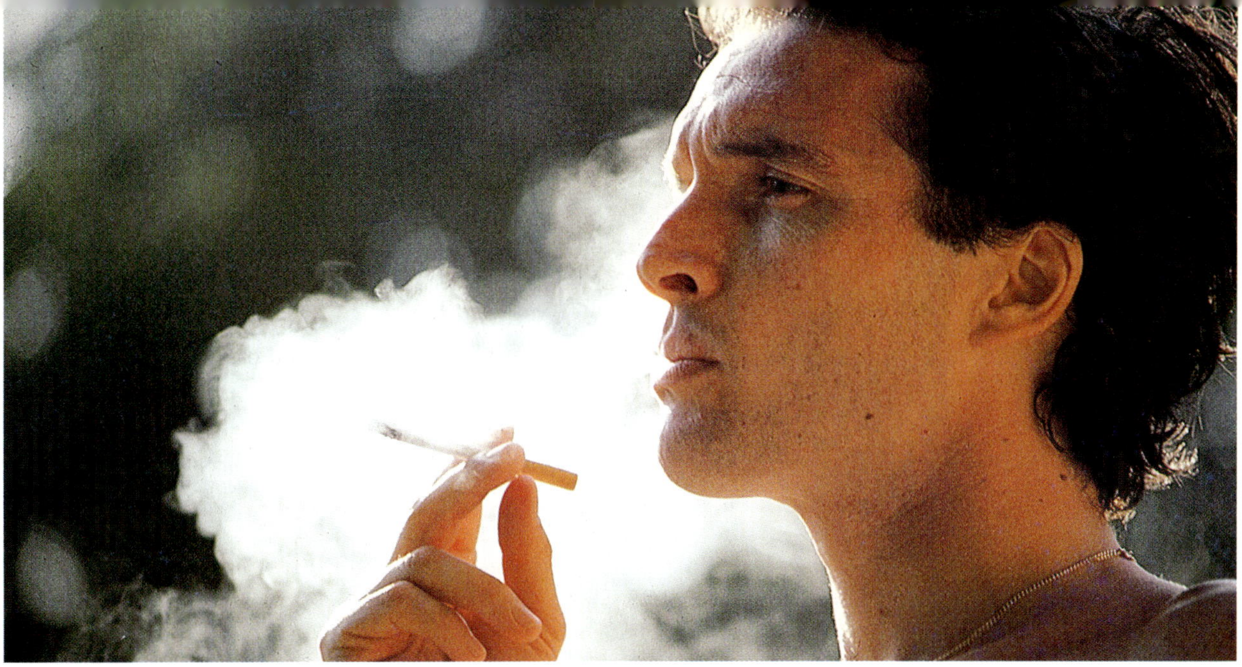

Plus je fume, plus je m'embrume, plus je m'enrhume et plus je pollue l'atmosphère de mon entourage.

Le tabac

Tout le monde a en tête l'image d'un vieux paysan portant joyeusement ses 90 ans la pipe au bec. Elle montre seulement que l'exception confirme la règle.

Des risques toujours sérieux

Les statistiques sont là pour le prouver : on prend en fumant un risque important non seulement pour soi, mais aussi pour son entourage. Entre 1960 et 1980, la mortalité due au cancer du poumon a augmenté de 76 % pour les hommes et de 135 % pour les femmes ! En revanche, les États-Unis, qui avaient pris des mesures avant l'Europe pour diminuer le taux de goudron dans les cigarettes et informer les consommateurs, ont vu la courbe s'inverser. Les chiffres ne sont pas rassurants non plus pour les maladies cardiovasculaires.

Toutefois, il faut savoir qu'il existe d'autres conséquences moins évidentes, mais non moins imputables au tabac. Par exemple, les troubles du sommeil, le stress, l'anxiété, les infections à répétition. S'ajoutent à cette liste les troubles digestifs, articulaires, vasculaires, gynécologiques, qui résultent d'une dégradation générale de l'organisme.

La conséquence la plus immédiate du tabagisme est d'ordre respiratoire. La fumée, irritant les muqueuses, entraîne pharyngites et bronchites, qui tendront au fil du temps à devenir chroniques. Elle modifie également l'équilibre buccal (acidité, flore, température...), favorisant tartre, caries, gingivites.

Par ailleurs, les goudrons et certains produits de la combustion sont des substances cancérigènes qui vont atteindre les cellules de plus en plus intimement, entraînant des cancers des organes proches (gorge, amygdales, œsophage, poumons...) ou distants, comme la vessie.

Le tabac et l'enfant

On a beaucoup parlé des dangers du tabac pour le fœtus – les nouveau-nés des fumeuses sont statistiquement plus petits et d'un poids plus faible que les autres. Mais l'enfant qui vit dans une atmosphère enfumée est également en danger : c'est un fumeur passif. Il est courant que cet enfant présente des problèmes infectieux chroniques (bronchites, rhinopharyngites, otites...), qui disparaissent lorsque les parents cessent de fumer en sa présence.

Tabac et dépendance

Outre les maladies citées, les risques pour le fumeur sont une dépendance psychologique engendrée par la pression sociale (identification à l'adulte, image de soi, dérivé factice de la nervosité, contenance en groupe...) et une dépendance physiologique. Tous les fumeurs le savent : il est très difficile d'arrêter ! La nicotine possède un véritable effet drogue, perturbant le système nerveux et le métabolisme. En outre, la combinaison du tabagisme et d'une consommation excessive d'alcool est particulièrement nocive (cancers, maladies nerveuses, troubles mentaux...).

Celui qui a la volonté et la motivation nécessaires pour arrêter pourra trouver des solutions (plantes, acupuncture, homéopathie...) qui l'aideront sur un plan tant physiologique que psychologique. De plus, il existe des consultations de désintoxication dans beaucoup d'établissements publics et privés.

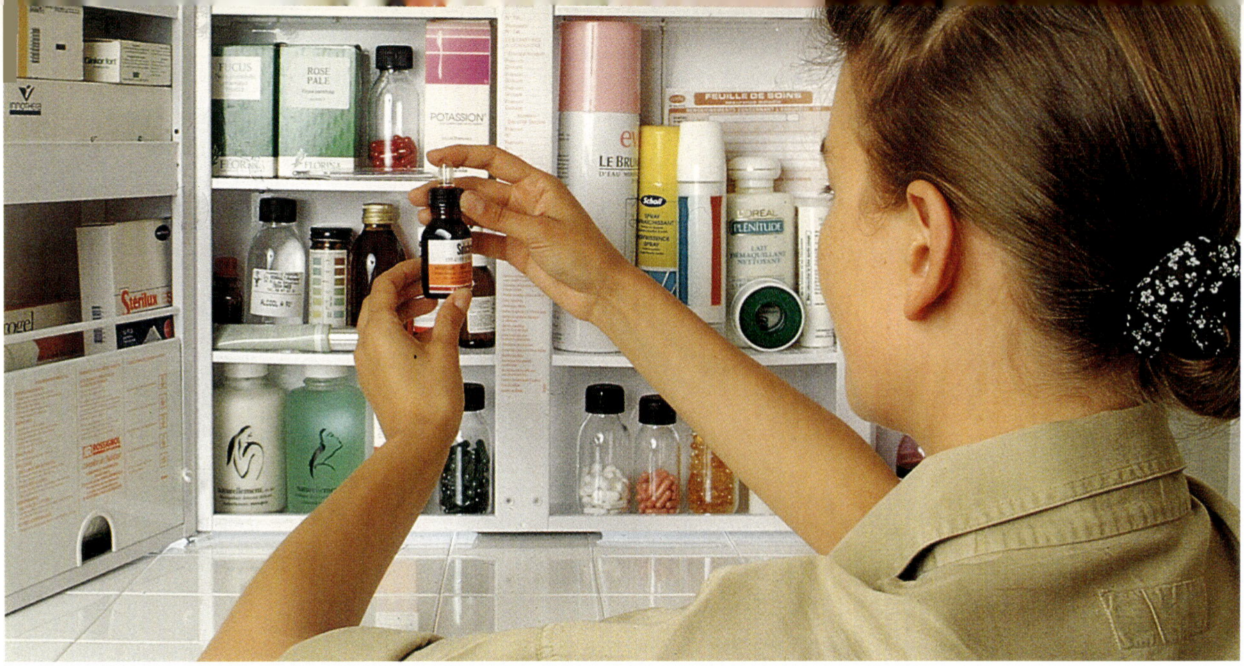

Si les « antisymptômes » améliorent le confort, ils peuvent aussi entraîner allergies, effets secondaires et complications.

Les médicaments

M. X souffrait d'une sciatique. Pour le soulager, on lui fit des infiltrations de cortisone, qui eurent pour résultat de couvrir son corps de plaques rouges, sans pour autant soigner sa sciatique.
Mme Y prenait du paracétamol pour soulager ses maux de tête. Cela provoqua chez elle de fortes douleurs musculaires.
Les exemples ne manquent pas : allergies en tout genre, ulcères d'estomac, accidents sanguins, somnolence ou troubles de l'humeur... Depuis 1981, pas moins d'une trentaine de médicaments courants ont été retirés de la vente ! Sans parler, bien entendu, du phénomène de dépendance, pour les antidépresseurs et les somnifères en particulier.

Des « anti » contre les symptômes

Les « anti » sont particulièrement agressifs (antidépresseurs, antibiotiques, anti-inflammatoires, antalgiques, antisécrétoires, antipyrétiques...). En outre, ils sont seulement symptomatiques, c'est-à-dire qu'ils suppriment le symptôme sans jamais s'attaquer à la cause. Le confort du malade est amélioré mais, si le trouble d'origine n'est pas traité, le soulagement est de courte durée ; ou alors on assiste à un simple déplacement des symptômes qui, eux-mêmes, seront soulagés par d'autres « anti », jusqu'à ce que le corps s'épuise, souffrant toujours de la cause originelle, avec de plus des perturbations engendrées par les médicaments (effets secondaires indésirables ou effets iatrogènes).
Il faut savoir que des symptômes tels que fièvre, frissons, diarrhée ou toux sans caractère chronique sont une réponse normale du corps à une infection ou une irritation.
Ces symptômes représentent une alarme informant de l'existence d'une affection. Certes, ils peuvent constituer un danger par eux-mêmes s'ils sont trop intenses, surtout chez le jeune enfant. Dans la pratique, le recours aux médicaments a souvent pour but de soulager une douleur, un trouble, un désordre. Mais ce comportement risque de masquer la maladie et de perturber les défenses de l'organisme.

Du bon usage des bons médicaments

Idéalement les médicaments ne devraient agir que comme stimulateurs des défenses naturelles, afin qu'un corps dont les limites ont été dépassées retrouve ses capacités d'autoguérison. C'est le principe sur lequel s'appuient les médecines naturelles. Leur mise en jeu demande tout un art, mais elles ont le grand mérite d'être économes en médicaments et de favoriser un retour naturel à l'état normal.
Il ne faut jamais oublier que les médicaments sont d'autant plus dangereux qu'ils sont plus actifs. S'autoprescrire des médicaments restés dans l'armoire à pharmacie ou les administrer à ses enfants peut comporter un réel danger. Attention, si les signes d'alarme (fièvre, vomissements, diarrhée, frissons...) se prolongent, il faut impérativement appeler le médecin.

Les médicaments, c'est un peu comme les champignons : il ne faut consommer que ceux que l'on connaît bien et ne jamais en abuser.

Les drogues

Parler des risques de la drogue est presque un euphémisme tant son issue fatale, du moins avec les drogues « dures » (héroïne, morphine, cocaïne, LSD...), est difficile à éviter pour celui qui n'arrive pas à s'en sortir. C'est bien sûr à la dépendance, qui va crescendo, qu'il faut attribuer ces conséquences, le corps réclamant toujours plus de drogue pour retrouver le même effet, et le psychisme voulant aller toujours plus loin dans la modification des états de conscience. À la dégradation physique et psychique s'ajoute une marginalisation, accompagnée souvent d'une petite ou grande délinquance, sans parler des risques de sida, maladie qui jette le toxicomane dans une profonde détresse et une marginalisation encore plus grande. L'alcool, les somnifères, les anxiolytiques peuvent aussi concourir à accélérer la descente aux enfers. L'overdose conclut bien souvent cette déchéance.

Il faut bien reconnaître, par ailleurs, que les enfants ne sont pas épargnés, puisqu'on estime que, dans le monde, près de 100 millions d'entre eux consomment alcool et drogues.

Le poids de la tradition

La consommation de drogue fait souvent partie des traditions culturelles d'un pays au point de ne plus être considérée comme telle, mais comme un moyen de mieux supporter les difficultés de la vie : l'alcool en France et en Europe, le haschisch ou le kif au Moyen-Orient, la feuille de coca en Amérique latine, la noix de kola mélangée à l'alcool en Afrique du Sud en sont des exemples.

La lutte contre la drogue, y compris les drogues nationales, doit être constante.

Il existe actuellement un certain nombre d'instituts de soins aux toxicomanes, officiels ou non, mais, quelle que soit la méthode employée, il est indispensable que le toxicomane veuille coûte que coûte s'en sortir, et qu'il se sente responsable de sa toxicomanie et de sa guérison. Sinon, tout effort de l'entourage est vain.

Il ne faut jamais oublier que le toxicomane est bien souvent, d'abord, quelqu'un qui ne trouve pas de sens à sa vie. Sans action en profondeur, il risque d'y avoir seulement substitution d'une drogue à une autre, ou récupération par les sectes, qui procèdent fréquemment à un véritable lavage de cerveau et à une exploitation abusive de l'individu malade.

Un centre pas comme les autres...

Au Pérou, un centre expérimental, dirigé par un médecin français, mêle les techniques modernes telles que dynamique de groupe, musicothérapie, respiration « rebirth », aux médecines traditionnelles des chamans amazoniens. On parvient à une désintoxication physique très rapide, à l'aide de plantes purgatives, et à une désintoxication psychique s'appuyant sur des plantes psychotropes qui modifient temporairement la perception des choses, mais sans dépendance. Les résultats sont encourageants et ces techniques sont exportables, mais elles nécessitent des thérapeutes « initiés ».

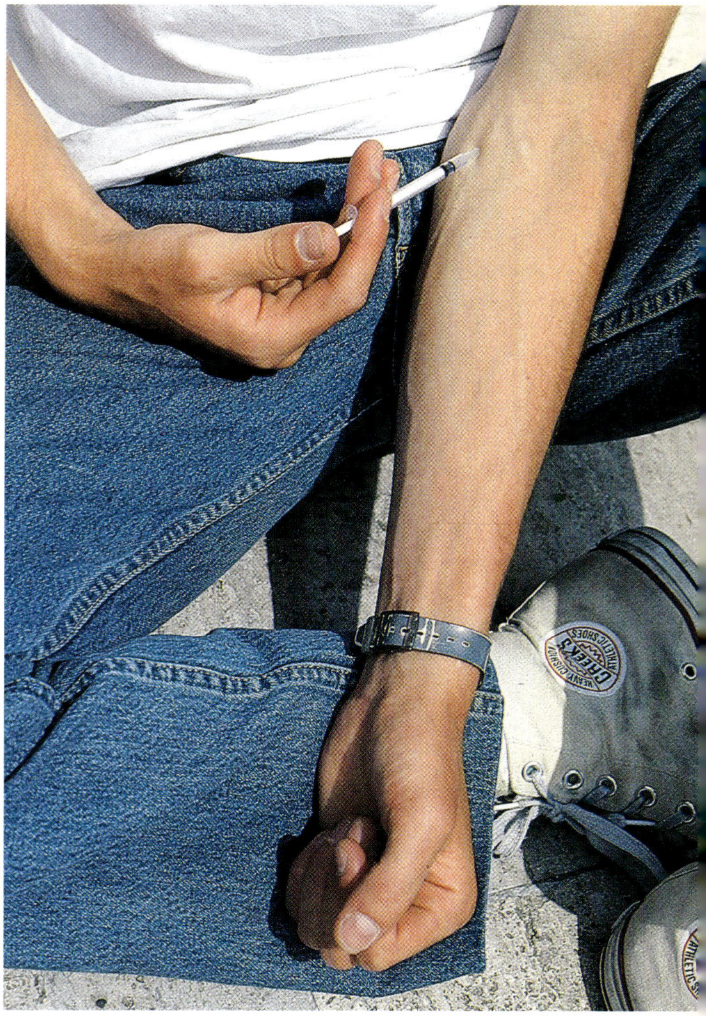

Dépendance, détresse, marginalisation, délinquance, maladies, overdose : des maux liés aux drogues.

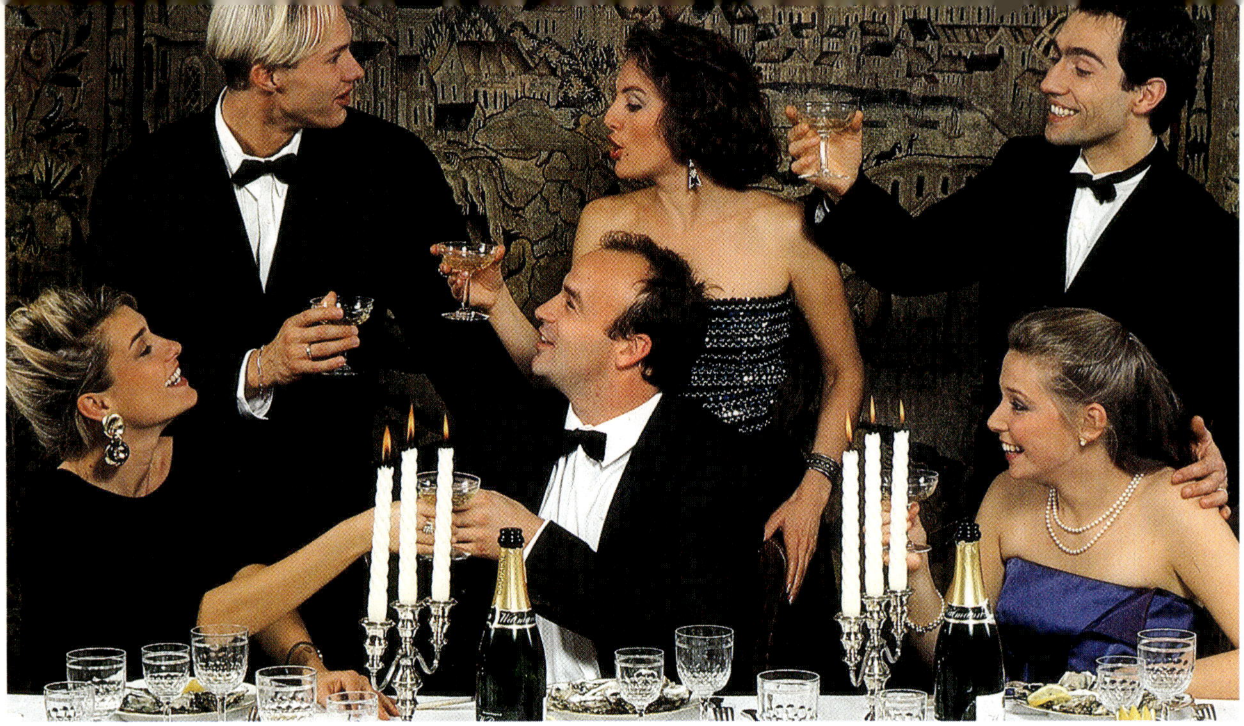

À l'euphorie de la première phase de l'alcoolisation succède irrémédiablement le marasme de la phase dépressive.

L'alcool

Parmi les 36 millions de consommateurs de boissons alcoolisées, il existe en France 5 millions de personnes souffrant d'alcoolisme et menant dans leur écrasante majorité une vie active. La consommation d'alcool, comportement profondément ancré dans les habitudes socioculturelles, est liée à tous points de vue aux croyances qui la normalisent et tendent en quelque sorte à anesthésier le sens critique à son égard. L'alcoolisme comme fléau touchant des millions de personnes est étroitement lié au mode de vie actuel et à la culture qui le caractérise. Cette culture elle-même se définit essentiellement par des comportements. Or, le premier impératif d'une médecine naturelle est pédagogique : instruire les hommes à la lumière des données scientifiques afin de les orienter sur la voie de la guérison, de la santé et du bonheur. Dans cette synthèse succincte faisant le point des connaissances indispensables, chaque mot compte si on veut prévenir ou guérir.

De vraies fausses propriétés

Les études épidémiologiques des croyances montrent que le consommateur méconnaît les effets véritables de l'alcool et lui attribue des vertus qu'il n'a pas. Et ceci du fait des vraies fausses propriétés pour lesquelles l'alcool est absorbé couramment.

● *L'alcool donne de la force ?*

L'alcool atténue la fatigue ; le consommateur peut profiter de cet effet pendant un certain temps, mais le métabolisme de l'alcool ne procure pas d'énergie mécanique, il baisse même le rendement musculaire. Entrant tel quel dans le sang sans être digéré, l'alcool imprègne l'organisme, entraînant une certaine anesthésie de la sensibilité générale. La sensation de fatigue est ainsi supprimée, et l'euphorie apportée par l'alcool crée l'illusion de la force. Ainsi s'installe une habitude qui fausse les mécanismes physiologiques d'adaptation.

● *L'alcool réchauffe ?*

L'alcool provoque une dilatation des vaisseaux de la peau, ce qui crée une sensation passagère de chaleur. En modifiant de cette manière les mécanismes naturels de l'adaptation à l'environnement, le consommateur se fragilise par rapport aux intempéries, au refroidissement et à certaines maladies (notamment pulmonaires).

● *L'alcool nourrit ?*

L'alcool, en inhibant la synthèse des protéines, a tendance à bloquer la croissance de l'enfant. Il doit être interdit aux enfants de moins de 14 ans. Chez l'adulte ayant l'habitude de boire, tout le métabolisme tend à être perturbé, ce qui provoque dans nombre de cas une surcharge pondérale, particulièrement chez la femme (avec vieillissement précoce). L'alcool est un mauvais aliment, qui fait grossir.

● *L'alcool augmente l'appétit ?*

En fait, la consommation d'alcool et de vin avant et après le repas développe l'euphorie collective et favorise la surconsommation d'aliments en falsifiant les mécanismes naturels de la satiété, notamment en faisant descendre le bol alimentaire plus rapidement de l'estomac dans l'intestin.

- ***L'alcool favorise et améliore la sexualité ?***

L'usage de l'alcool à tous les niveaux de l'activité sexuelle (séduction, autostimulation, acte sexuel proprement dit) est courant et souvent recherché pour lever les inhibitions. Or, l'habitude de boire baisse le taux de l'hormone sexuelle chez l'homme, détruit peu à peu les cellules germinatives des glandes génitales, diminue la puissance sexuelle, dégrade la qualité des rapports et des sentiments, pour aboutir, dans des phases avancées de l'intoxication alcoolique, à l'impuissance.

- ***L'alcool procure la joie de vivre ?***

L'alcool agit comme toutes les drogues. En créant une certaine insensibilité, il libère des soucis, lève les inhibitions, crée un état d'euphorie artificiel par l'intoxication du cerveau (en agissant principalement au niveau des fonctions cérébrales supérieures, qu'il déprime). La conséquence en est, dans une deuxième phase – quand l'alcool sera éliminé –, un état de lassitude et de dépression et des troubles de la coordination des mouvements.

- ***L'alcool favorise le sommeil ?***

La croyance dans les vertus sédatives de l'alcool avait créé une habitude jadis très courante – particulièrement chez les agriculteurs – qui consistait à ajouter de l'alcool dans le biberon du nourrisson ! En réalité, l'alcoolisation perturbe généralement le sommeil, diminue ses vertus régénératrices, provoque des cauchemars et des insomnies...

L'alcoolisation

L'alcoolisation sur une si vaste échelle s'explique en grande partie par les mêmes causes écologico-culturelles que celles qui expliquent la tendance générale de la population à consommer des excitants ou des calmants.

En France, environ 15 % de la population utilise des tranquillisants, et 9 millions de personnes ont recours aux médicaments pour dormir (dont 3 millions régulièrement). Car le problème est le même : la vie quotidienne crée un fond de stress général engendrant soit la dépression, la démoralisation et le retrait par rapport à la vie, soit la violence et l'agressivité liées à une angoisse profonde.

Cet état de stress – à la fois source et effet d'une insatisfaction profonde – est inconscient. Seuls les soubresauts en deviennent visibles et évidents (violence, dépression...). L'alcool, les tranquillisants n'en sont que des exutoires. En effet, ni les tranquillisants, ni l'alcool, ni nul autre médicament ne résolvent les problèmes. La solution nécessite une pédagogie et une thérapie naturelles, seules capables de mettre à profit les potentiels de vie de chacun.

Mais il faut tenir compte de la croyance largement répandue selon laquelle la consommation d'alcool apporte un peu de liberté et de joie ; sans cette alcoolisation la vie serait plus triste, pense-t-on couramment. La médecine naturelle démontre que préserver la santé ou recouvrer la satisfaction de vivre sans alcool sont possibles par des moyens simples, à condition de comprendre, de faire son choix et de s'engager activement.

L'alcoolisme

L'alcoolisme est un fléau social dans tous les pays technologiquement avancés. Parmi les millions de personnes qui en souffrent, une infime minorité a fini par découvrir et reconnaître réellement – le plus souvent bien après le début de sa pathologie – ses problèmes avec l'alcool. Qui doit boire moins (et combien) ou s'abstenir de boire ? Les préjugés et les croyances inexactes se situent également à tous les niveaux du concept de l'alcoolisme, qui est la notion la plus malaisée à saisir, alors que sa compréhension

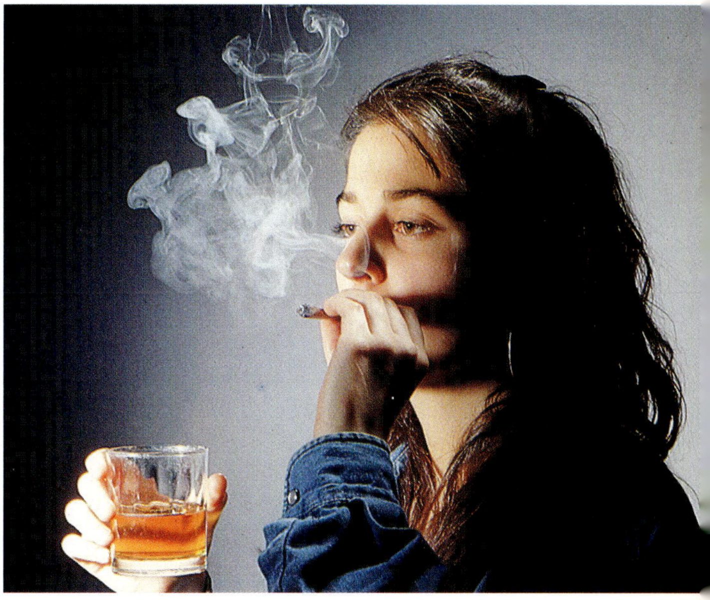

La conjonction de tabac et d'alcool peut multiplier plusieurs dizaines de fois les risques de cancer.

est indispensable tant pour le thérapeute que pour la personne en difficulté avec l'alcool.
Pour mieux comprendre, on peut diviser la pathologie de l'alcoolisation en deux parties :
– les alcoolopathies, c'est-à-dire les maladies connues occasionnées par l'alcool (cancers, cirrhose, pancréatites, polynévrites, etc.) ;
– la dépendance, c'est-à-dire le besoin plus ou moins important de boire, qui relève d'un phénomène, à maints égards subtil, appelé rupture de tolérance.
Quelques remarques s'imposent à cet égard : on peut, dans certains cas d'alcoolisme, être atteint d'alcoolopathie sans être dépendant. On peut également souffrir de la dépendance sans être atteint d'une de ces maladies organiques. Dans ces deux cas d'alcoolisme, il faut mettre un terme à l'alcoolisation, car aucun traitement médicamenteux ne permet à lui seul de recouvrer la santé et l'indépendance par rapport à l'alcool. Dans un cas comme dans l'autre, il existe des tests diagnostiques permettant de déceler et même, par la suite, d'évaluer le degré de l'alcoolisme.

La guérison de la dépendance à l'alcool est possible. Des malades gravement atteints, parfois même condamnés par la médecine, ont réussi à guérir et à vivre sans alcool ni troubles liés à l'absence d'alcool. Les centres d'orientation, de formation, de cure et d'information sont extrêmement nombreux. Pour les connaître, en France ou à l'étranger, ou s'informer au sujet des thérapies naturelles, on peut contacter le Syndicat national des alcoologues, 121, avenue Victor-Hugo, 92100 Boulogne-Billancourt, tél. : 46 37 15 86.

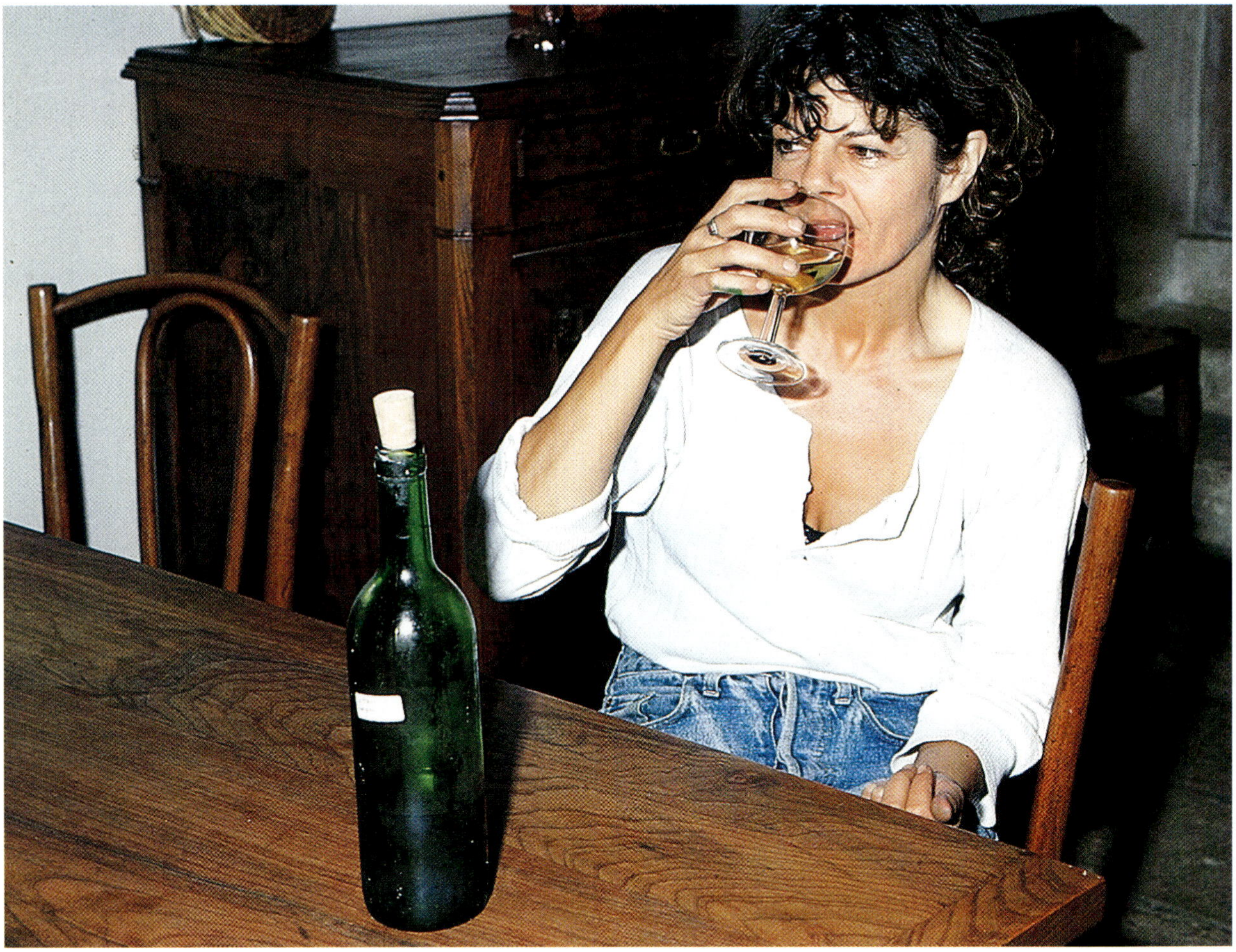

 Un remède ordinaire pour combattre une solitude qu'il crée à son tour et renforce inévitablement.

3
PRATIQUES À USAGE PRÉVENTIF OU CURATIF

Une bonne prise de conscience du corps fait partie de la vie quotidienne. Il est souhaitable de vivre intensément chaque moment, chaque heure de notre existence, quels que soient notre âge et notre sexe. Plus qu'une logique, c'est une légitimité. C'est la raison pour laquelle il est de notre intérêt de toujours réserver quelques instants à des moyens simples autant qu'efficaces d'épanouissement, qui ne peuvent que nous être bénéfiques. Techniques de relaxation, training autogène et sophrologie font partie de ces moyens.

Les techniques de relaxation

Terme de médecine (détendre les tensions) mais aussi terme juridique (libérer, innocenter d'une accusation), la relaxation fait partie du domaine élémentaire de nos possibilités. Malheureusement, l'homme, qui a gagné prodigieusement sur l'animal par l'immense avantage du langage, a beaucoup perdu sur le corps, la prise de conscience du physique, l'instinct et l'intuition.
On peut dire que toute méthode de relaxation procède du fameux adage *Mens sana in corpore sano.* Il est là pour nous rappeler qu'un dialogue permanent est nécessaire entre un corps écouté et respecté et un esprit ouvert, intimement lié à lui.
Issues aussi bien des cultures orientales que des philosophies occidentales, les méthodes de travail par le corps sont nombreuses et parfois bien connues. Il serait fastidieux de les énumérer toutes. Le yoga est un exemple dans le cadre des initiations indienne et tibétaine. L'état hypnoïde est aussi un moyen de relaxation qui a encore une certaine faveur en Occident.
Entre ces deux grandes dimensions s'inscrivent toutes sortes de possibilités, comme la méthode de Jacobson, la relaxation pédagogique d'Alexander (l'eutonie) et la rééducation psychotonique d'Ajuriaguerra, pour ne citer que les plus célèbres. Le principe de ces techniques est la contraction et le relâchement des muscles dans chaque partie du corps, la prise de conscience de la tension et le vécu de la récupération après l'« effort ».
Il faut savoir que toute relaxation entraîne un dialogue corps-mental et constitue de la sorte un échange dans une découverte de soi-même permettant la confirmation ou la mise en place de son propre équilibre, de sa structure spécifique et donc de sa personnalité.

Le training autogène

La première méthode utilisée dans l'ère moderne est le training autogène du Berlinois Schultz.
Extrêmement pratique, d'apprentissage et d'emploi faciles, cet entraînement commence par une formulation mentale très simple. Assis, les yeux fermés, le pratiquant se dit d'abord : « Calme, je suis tout à fait

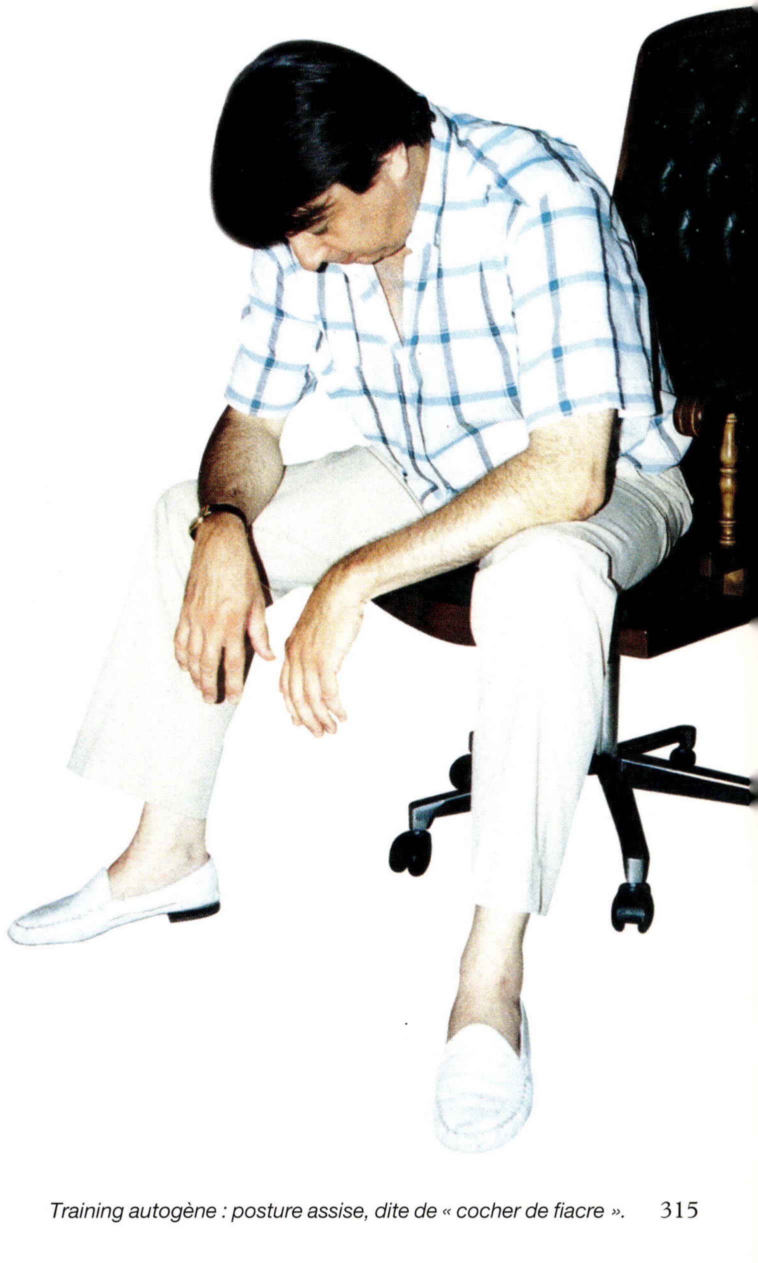

Training autogène : posture assise, dite de « cocher de fiacre ».

calme... » Il est évident que l'évocation du calme favorise la détente et que le sens de cet « ordre » au niveau de l'inconscient n'est pas anodin. Ensuite, le training de Schultz comporte six stades qui constituent un exercice d'environ trois minutes à répéter trois fois par jour pendant à peu près une semaine pour chaque stade. Puis, toujours en trois minutes, on répète chaque stade rapidement avant de passer au suivant pour aboutir à une formule globale comprenant les six stades simultanément et représentant le training proprement dit. L'acquisition demande ainsi peu de temps.

Protocole du training autogène

▶ **Premier stade** : « Mes bras sont lourds, mes jambes sont lourdes. Tout mon corps est lourd, très lourd, de plus en plus lourd. »
▶ **Deuxième stade** : « Mes deux mains sont chaudes, agréablement chaudes. »
▶ **Troisième stade** : « Mon cœur bat, il est calme et régulier. »
▶ **Quatrième stade :** « Ma respiration m'apaise. Je suis tranquillement le rythme de ma respiration. »
▶ **Cinquième stade** : « Mon ventre est chaud, agréablement chaud... Tout mon corps est chaleur douce. »
▶ **Sixième stade** : « Mon front est agréablement frais. »
La reprise se fait ainsi : « Je respire une première fois en pliant les avant-bras sur les bras. Une deuxième fois. Une troisième fois profondément... J'ouvre les yeux. »
Une fois maître de sa relaxation, donc autonome, le sujet peut se décontracter et se mettre en condition à n'importe quel moment, par un véritable réflexe.

Que peut donc apporter le training autogène de Schultz ?
Par sa pratique systématique, ne nécessitant que quelques minutes par jour, on peut obtenir un rétablissement de l'équilibre psychophysiologique, une détente réparatrice, une régulation des fonctions organiques, une sensible augmentation des capacités vitales et de rendement, et également une bonne maîtrise de soi.
En thérapeutique, le training autogène est applicable aux maladies fonctionnelles, aux troubles neurofonctionnels, comme la migraine et l'insomnie, ainsi qu'aux troubles psychomoteurs, comme les tics et les bégaiements.
Dans le cadre de la vie quotidienne et active, pour bien gérer le stress, l'utilité d'une telle méthode aux applications multiples est évidente.

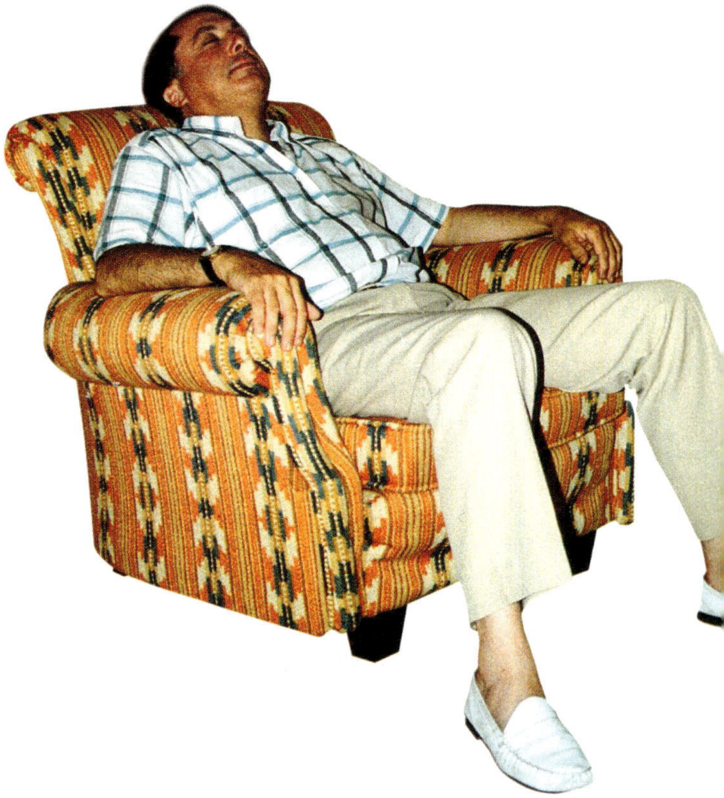

Training autogène : autre posture classique, assis, à demi-allongé.

La sophrologie

Créée en 1960 par le neuropsychiatre espagnol Caycedo, la sophrologie est la science de la conscience et du dynamisme physique et intellectuel de l'être humain. Elle part de la considération d'une conscience non pathologique, en réservant bien sûr des possibilités de traitement de la conscience pathologique.
Elle se situe entre l'observation du « phénomène » – c'est-à-dire le comportement de la personne – et l'écoute du corps précisément dans ses perceptions.
La sophrologie prophylactique est un moyen de prévention qui a pour but d'éviter ou de retarder l'apparition d'un symptôme. C'est aussi un moyen pédagogique : apprentissage et programmation positive.
C'est enfin un moyen thérapeutique, agissant comme un remède naturel, traitant à la fois le symptôme et le patient dans sa globalité.
La sophrologie est une méthode d'éveil tendant à

l'harmonie du couple indissociable corps-esprit en augmentant la vigilance et la perception, qui sont les composantes de la conscience. Elle est dite « recouvrante » dès lors qu'elle utilise essentiellement la suggestion. Elle est aussi « découvrante » quand elle prend la forme du dialogue inconscient-conscient qui ne manque pas de s'établir (c'est la sophrologie analytique).

L'acte sophronique

Dans un but pratique, nous allons considérer l'action relaxante et structurante à la fois de l'acte sophronique.
Le niveau sophroliminal, champ d'action incontournable de toute méthode sophronique, est un état caractéristique entre la veille et le sommeil où le sujet est très réceptif à la suggestion et à l'autosuggestion. Cela lui permet d'enregistrer ce qui est dit et vécu positivement.
La sophronisation, décrite sous le nom de sophronisation de base, comporte trois temps. Le premier temps est la partie physique et mentale de détente. Le deuxième temps, activation intrasophronique, est la suggestion proprement dite, apprentissage ou remède. Le troisième temps est le retour à l'état de veille habituel. La voix du sophrologue est douce et régulière. La durée d'une sophronisation est d'environ dix à quinze minutes, mais peut être beaucoup plus longue en psychothérapie.

Voici très concrètement les termes employés pour faire accéder le sujet au niveau sophroliminal :

« Vous êtes confortablement installé (allongé, assis, voire debout dans certaines techniques) et vous fermez les yeux. Commencez votre détente musculaire par le visage. Impression de front lisse... Relâchez les sourcils, puis les yeux, les muscles autour des yeux, derrière les yeux... les joues, la face externe, votre visage, la face interne, la bouche ; les dents desserrées, la langue souple, le menton plus lourd et de ce fait les lèvres entrouvertes... Commencez la détente de votre cou, puis celle de vos épaules... Laissez aller les bras, les ligaments des coudes, que vous voyez et vivez souples et déliés, les avant-bras, les poignets et les mains jusqu'au bout des doigts. Après avoir relâché le visage, les épaules et les bras, vous remarquez déjà deux choses : la première est que vous détendez votre corps secteur par secteur ; la deuxième est que vous passez votre corps en revue et que vous en faites une reconnaissance. Laissez aller maintenant complètement votre nuque, totalement décontractée... puis votre ventre, comme si vous desserriez une large ceinture abdominale... en même temps, la région lombaire. Prenez conscience de votre bassin, où réside l'énergie. Détendez votre thorax, prenez conscience de votre poitrine, de votre dos... Prenez conscience de votre respiration, qui est un lien harmonieux entre votre bassin et votre poitrine. Détendez votre cerveau, comme si vous détendiez un muscle... Il y a deux façons principales de détendre le cerveau. Dans la première vous constatez que vous êtes provoqué dans votre relaxation par toutes sortes de pensées parasites qui viennent vous déranger. N'essayez pas de les chasser par un effort de volonté. Au contraire, symboliquement, vous les laissez entrer d'un côté de votre cerveau et ressortir de l'autre côté. Elles ne sont pas mémorisées, elles n'ont aucune importance... La deuxième méthode est la fixation d'un objet qui vient se placer devant vos yeux, comme sur l'écran de vos paupières abaissées. Votre cerveau regarde cet objet et n'est plus de la sorte sollicité que par une seule idée. Il se met ainsi au repos. Observons maintenant un moment de silence pour vivre le repos de votre cerveau...
Puis laissez aller les jambes, en commençant par les cuisses, muscles profonds et muscles superficiels, les ligaments de vos genoux, les mollets, les chevilles et les pieds... Vous réunissez maintenant l'ensemble et vous vivez votre corps dans sa globalité... Le dialogue corps-esprit se précise : votre corps peut répondre par des sensations diverses. L'important est de prendre le temps de laisser s'exprimer ces sensations. Plus les sensations se manifestent, plus vous entrez dans l'apaisement et l'harmonie. »

Après cette activation intrasophronique, on peut aborder le retour vers l'état et le niveau de veille habituels de la manière suivante :

« Vous pouvez maintenant envisager la reprise de vos tensions musculaires dans l'harmonie. Faites-vous à cette idée... Commencez votre reprise de la façon suivante : respirez profondément une première fois... une deuxième fois... une troisième fois. Remuez les doigts, serrez les poings trois ou quatre fois... Remuez les orteils. En faisant bouger les mains et les pieds, vous retrouvez quelque tension agréable dans les bras et dans les jambes. Puis, tout en respirant bien fort, vous pouvez vous étirer et, quand vous le voudrez, vous pourrez ouvrir les yeux... »

Ce protocole exprimé lentement d'une voix régulière permet d'atteindre un niveau de relaxation réparateur, donnant la possibilité de réaliser une véritable communion entre le physique et le psychique.

La relaxation dynamique sophronique

Bien que le terme de relaxation semble s'opposer à celui de dynamique, la relaxation dynamique est une méthode active de détente musculaire et mentale donnant le moyen d'aborder des niveaux d'hypervigilance et de sérénité jusque-là réservés à une longue initiation. C'est une méthode de prévention et également une méthode thérapeutique.

La relaxation dynamique peut se vivre individuellement, mais elle se pratique surtout en groupe, ce qui la différencie des techniques précédemment citées. Elle utilise comme activation intrasophronique des procédés inspirés de l'Orient en quatre degrés.

Le premier degré est adapté du yoga (lié à l'hindouisme), le deuxième fait appel au bouddhisme et le troisième fait référence au zen. L'Occidental peut faire un emprunt facile à ces philosophies et religions sans pour autant y adhérer si tel n'est pas son vœu. Le quatrième degré est une synthèse des trois premiers en une sorte de training qui confirme la prise de conscience du corps et de la relaxation proprement dite.

La relaxation dynamique se complète donc par un véritable travail du corps, doux, naturel et progressif, avec toutes les sollicitations qu'entraînent les gestes. Réveillant et privilégiant les émotions, elle a l'indéniable avantage d'aller à la découverte du langage du corps, véritable végétothérapie.

Le corps segmenté répond au stress par des centres de blocages qui représentent une réponse pathologique du corps, par la constitution d'une cuirasse qui « casse » l'intelligence du sujet et son goût de l'action.

- ***Le premier degré*** de relaxation dynamique commence par des respirations synchronisées avec un geste et oblige ainsi le diaphragme à se mobiliser. Un point important s'attache aussi à l'enracinement en position debout, la verticalité étant la véritable position de prise d'énergie.
- ***Le deuxième degré*** constitue le moyen de mieux connaître les mécanismes profonds de notre corps « objet » par la prise de conscience des moyens de perception (concentration sur les organes des sens). Ce monde de l'intérieur, qui peut être source d'angoisse autant que de sérénité, est le point nodal toujours occulté en nous.
- ***Le troisième degré*** se consacre à la recherche de notre équilibre dans une posture de méditation qui tend à libérer les tensions en résolvant le problème de la cuirasse musculaire et en entrant dans un silence qui est lui-même un puissant moyen de relaxation.

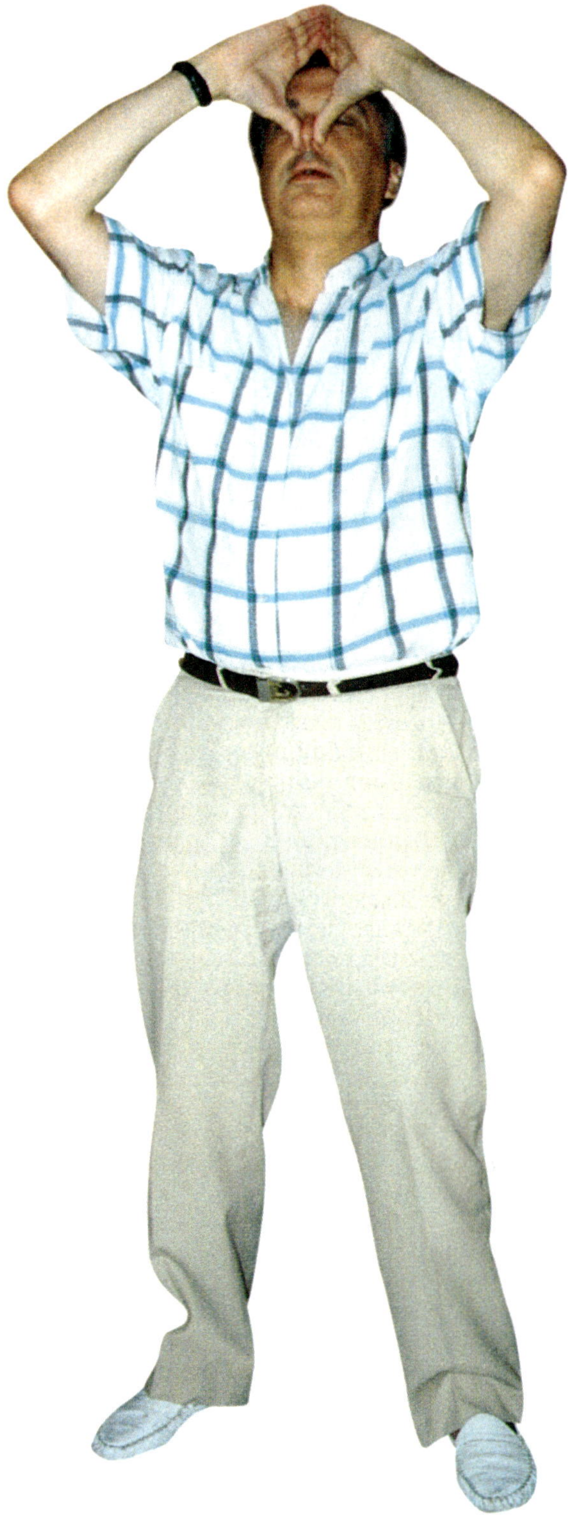

Geste fondamental d'enracinement et de respiration dans la relaxation dynamique au premier degré.

Quelques exercices de relaxation dynamique

Voici quelques exercices que l'on peut régulièrement pratiquer.

Placez-vous debout, les yeux fermés. Passez par le protocole de la sophronisation de base. Prenez conscience de la verticalité, les pieds bien plaqués au sol (enracinement). Respirez amplement. Inspiration en quatre temps, par exemple, et expiration en huit temps. Mouvements de la tête, de haut en bas, puis de droite à gauche. Détendez la nuque. Mouvement dit de karaté : lancez violemment le bras en avant, comme pour viser une cible. Terminez allongé, « en récupération », en laissant venir devant vos yeux une image ou un objet agréables.
Outre tout le travail « découvrant » qui peut ainsi s'exécuter, on peut vite atteindre un bon niveau de relaxation.

Dans toutes les méthodes de relaxation, le relâchement volontaire de la tension des masses musculaires provoque l'inverse de l'excitation nerveuse par absence d'impulsion nerf-muscle. Si nous ne pouvons pas intervenir directement sur nos fonctions organiques, il en est pourtant deux que nous pouvons contrôler, c'est-à-dire passer du pilotage automatique au pilotage manuel : la respiration (d'où son extrême importance) et la tension musculaire, d'où la justification de la relaxation, qui permet de modifier favorablement les réponses, en particulier les réponses d'adaptation au stress.
La sophrologie, entre autres, par son action préventive et curative, donne au sujet la possibilité de s'adapter et de « réparer » par le système bien connu du rétrocontrôle. Elle entre bien là dans le cadre des remèdes naturels.

Les indications de la sophrologie

Outre les indications fondamentales du training autogène de Schultz, les indications de la sophrologie procèdent du diagnostic du médecin, a fortiori du médecin naturothérapeute, en fonction d'une observation du sujet et de la reconstitution rigoureuse de ses antécédents dans une perspective sociopsychosomatique. Ensuite s'établiront le contrat et le choix des techniques.
Sauf refus conscient ou inconscient de la part du patient, on ne peut voir vraiment que des indications évidentes.
Abordant le corps dans un rapport holistique (global), la sophrologie est plus une ouverture de conscience que le training de Schultz. En parallèle avec d'autres moyens ou en thérapeutique essentielle, elle a comme indications majeures les maladies psychosomatiques (asthme, ulcères...) et les somatisations, autrement dit les troubles de fonctions des grands systèmes : cardiovasculaire, articulaire, gastro-intestinal, respiratoire, dermatologique, urogénital. Les troubles psychiques : anxiété, phobies, névroses, troubles du comportement (anorexie, boulimie, colites, toxicomanie) justifient, eux aussi, le recours à la sophrologie.
Citons ensuite les indications pédagogiques : arrêt d'une toxicomanie (médicaments, tabac, drogue), intervention chirurgicale (comprenant aussi l'analgésie ou la facilitation de l'anesthésie locale ou générale), maternité (dont l'accouchement), préparation aux examens, sport, rééducation kinésithérapeutique, thanatologie.
Enfin, les indications prophylactiques : recherche par le sujet de son identité, son harmonie, son authenticité, en commençant par le vécu du corps et, comme nous l'avons précédemment évoqué, la bonne gestion du stress.
On remarque que toutes les méthodes employées visent à un renforcement du moi, principe de réalité.
La sophrologie a sa place dans l'institution psychiatrique dès l'instant où un individu ne présente pas un état dit normal, mais au contraire un état de conscience altéré : passage par des temps intermédiaires, tremblements, impression de perdre son individualité. Les techniques sophroniques ont l'avantage d'apporter une augmentation de « présence au monde », le patient abandonnant son volontarisme pour ressentir.

Parlons plutôt de difficultés que de contre-indications, car on voit mal comment un relâchement musculaire serait mal supporté.
Le danger de ces méthodes est la banalisation.
L'accompagnement contractuel du thérapeute doit être limité et suppose son propre investissement. Sa formation doit être stricte pour ne pas dériver vers une psychanalyse sauvage.
Par ailleurs, un entraînement banalisé sans traitement à la source peut faire disparaître rapidement un symptôme primaire en provoquant l'apparition d'un symptôme de substitution, faisant passer d'un trouble fonctionnel à une altération structurale et à la chronicité. Ne perdons jamais de vue « médecine de sortie » (symptôme) et « médecine d'entrée » (cause profonde). Les méthodes de relaxation sont puissantes ; c'est ce qui fait leur valeur et justifie la prudence avec laquelle il faut les aborder.

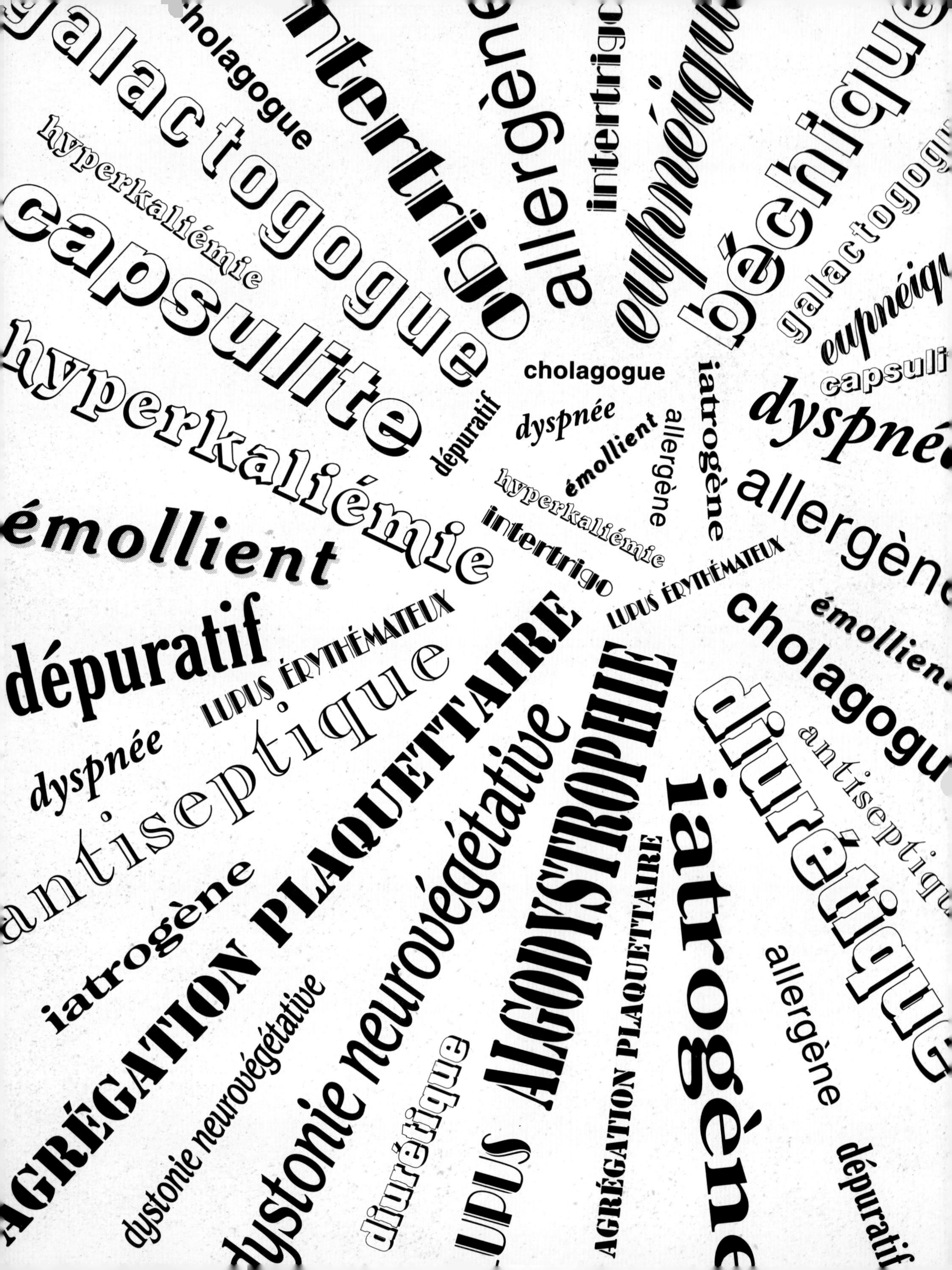
galactogogue
cholagogue
intertrigo
allergène
intertrigo
eupnéique
béchique
hyperkaliémie
capsulite
galactogogue
cholagogue
iatrogène
hyperkaliémie
dépuratif
dyspnée
émollient
allergène
hyperkaliémie
intertrigo
allergène
émollient
LUPUS ÉRYTHÉMATEUX
LUPUS ÉRYTHÉMATEUX
dépuratif
cholagogue
antiseptique
dyspnée
AGRÉGATION PLAQUETTAIRE
dystonie neurovégétative
ALGODYSTROPHIE
diurétique
antiseptique
iatrogène
iatrogène
allergène
dystonie neurovégétative
AGRÉGATION PLAQUETTAIRE
diurétique
dépuratif

Glossaire médical

A

accident vasculaire cérébral Lésion d'une partie du cerveau due à l'interruption de son irrigation sanguine (par obstruction ou rupture d'un vaisseau).
acné rosacée Forme d'acné du visage apparaissant vers la quarantaine, avec congestion, dilatation des vaisseaux et réaction parfois intense des glandes sébacées.
adénopathie Nom générique désignant toute réaction des ganglions lymphatiques, qui deviennent gros, durs, souvent douloureux, sensibles à la palpation. On les sent surtout sur les côtés du cou, au-dessus de la clavicule, dans l'aisselle, dans l'aine.
aérobie Qui a besoin d'oxygène pour exister (germes aérobies, réaction aérobie).
aérogastrie Excès d'air dans l'estomac. Provoque parfois une distension gastrique.
agrégation plaquettaire Accolement de plaquettes (petites cellules sans noyau) sanguines adhésives entre elles et au point d'altération d'un vaisseau sanguin – première étape de l'hémostase. Elle précède la formation du caillot sanguin (coagulation) et joue un rôle dans la constitution de la plaque d'athérome (athérosclérose).
albuminurie Présence d'albumine dans les urines. Généralement signe d'un trouble rénal.
alexitère Qualifiait autrefois un médicament utilisé comme antidote.
algie Douleur touchant un organe ou une région, sans lésion anatomique apparente.
algodystrophie Troubles vasomoteurs et trophiques sous le contrôle du système nerveux sympathique. Douleur, gonflement, impotence (épaule, main, genou, pied), généralement après fracture ou traumatisme même peu sévères.
allergène Substance étrangère à l'organisme, capable d'entraîner une réaction allergique chez des sujets prédisposés.
allergisant Qui peut favoriser une réaction allergique.
amœbicide Qui tue les amibes.
amygdalite Inflammation des amygdales d'origine infectieuse. Fréquente chez les enfants.
anabolisant Qui favorise la croissance et la régénération des tissus.
anaérobie Qui ne peut se développer au contact de l'oxygène (germe anaérobie).
analgésique Qui diminue ou supprime la douleur.
angioprotecteur Synonyme de vasculoprotecteur.
antalgique Synonyme d'analgésique.
anthelminthique Synonyme de vermifuge.
antiarythmique Qui régularise le rythme cardiaque.
antiathérogène Qui s'oppose à la formation de plaques d'athérome vasculaire.
antibiotique a) Qui tue les micro-organismes ou empêche leur développement. b) Substance possédant cette propriété.
anticholinergique Qui bloque les effets de l'acétylcholine, entraînant en particulier relâchement musculaire et tarissement des sécrétions salivaires et bronchiques.
anticorps Substance fabriquée par le système immunitaire d'un organisme vivant en réponse à l'introduction d'un antigène et capable de neutraliser ce dernier. C'est le principe de la vaccination.
antiexsudatif Qui s'oppose au suintement (exsudat) d'une surface enflammée.
antifongique Qui tue les champignons ou empêche leur développement.
antigène Toute substance (protéine, cellule, bactérie, virus...) étrangère à un organisme vivant et capable, si elle y est introduite, de provoquer une réaction immunitaire de défense et la fabrication d'anticorps.
antihistaminique Qui bloque les effets de l'histamine, substance chimique libérée lors d'une réaction allergique.
anti-inflammatoire Qui s'oppose aux réactions inflammatoires de l'organisme.
antimitotique Qui empêche la division et la prolifération cellulaires.
antimycosique Synonyme d'antifongique.
antioxydant Substance qui s'oppose aux effets de l'oxygène.
antiputride Qui empêche la putréfaction.
antipyrétique Synonyme de fébrifuge.
antiseptique a) Qui tue les germes ou empêche leur développement. b) Substance qui possède ces propriétés.
antispasmodique Qui lève les spasmes, contractures, crampes de muscles volontaires et involontaires (muscles lisses).
antisudoral Qui s'oppose à la production de sueur.
antiulcéreux Qui s'oppose à la constitution des ulcères digestifs, soit en abaissant le taux d'acidité, soit en protégeant les muqueuses.
anurie Arrêt complet de la production d'urine par les reins ; signe d'un désordre grave de l'appareil urinaire. Non traité, conduit à l'urémie et à la mort.
apéritif Substance qui ouvre l'appétit (souvent préparations amères, alcoolisées ou non).
aphtose Affection associant aphtes buccaux et génitaux. Évolue par poussées récidivantes. La grande aphtose est une maladie rare de l'homme jeune (bassin méditerranéen, Japon) avec hypersensibilité cutanée et lésions oculaires.
artérite Inflammation dégénérative des artères, fréquente dans le diabète, l'athérosclérose. Peut évoluer vers l'obstruction (nécrose, gangrène) ou la dilatation (anévrisme) et la rupture.
arthralgie Douleur articulaire sans lésion apparente.
ascite Présence anormale de liquide dans la cavité péritonéale qui contient les viscères abdominaux.
astringent Qui resserre et contracte les tissus, les capillaires, les orifices, et tend à diminuer les sécrétions des muqueuses. Les plantes astringentes sont souvent antihémorragiques et provoquent parfois la constipation.
atonie Perte ou diminution de la tonicité d'un organe contractile.
auto-immune Se dit d'une maladie ou d'une affection provoquée par une réaction d'auto-immunisation.
auto-immunisation Réaction immunitaire anormale d'un organisme vivant qui fabrique des anticorps contre certains de ses propres constituants (protéines, cellules), devenus des antigènes (auto-antigènes). Provoque des maladies particulières, dites maladies auto-immunes (lupus érythémateux aigu disséminé, certaines anémies, thyroïdite, certains diabètes...).

B

bactériostatique Qui arrête la croissance ou la multiplication des bactéries.
béchique Qui calme la toux et les irritations du pharynx. Synonyme d'antitussif.
blépharite Inflammation du bord libre des paupières, qui devient rouge, parfois parsemé de squames blanches. Souvent sensation de brûlures et de démangeaisons.
bradycardie Rythme cardiaque particulièrement lent.
bronchiolite Inflammation des bronchioles (dernières ramifications bronchiques), souvent d'origine virale, touchant surtout les bébés et les jeunes enfants.

C

calcul Concrétion pierreuse anormale, qui prend naissance dans des liquides d'excrétion (urine, bile, larmes, salive) par précipitation de certains constituants minéraux et organiques (lithiase). Peut obstruer le canal excréteur.
candidose Nom générique des affections locales ou générales provoquées par des champignons du genre *Candida albicans*.
capillaire a) Qui concerne les cheveux ; fin comme un cheveu. b) Vaisseau sanguin minuscule, en réseau, conduisant le sang des artérioles aux veinules. Il existe aussi des capillaires lymphatiques.
capsulite a) Inflammation de la capsule articulaire (membrane fibreuse recouvrant les surfaces articulaires des os). b) Inflam-

mation de la partie postérieure de la gaine du globe oculaire.
cardiomégalie Cœur volumineux. Parfois affection familiale, de cause inconnue.
cardiomyopathie Affection primitive du muscle cardiaque évoluant vers l'insuffisance cardiaque. La forme dilatée ou hypertrophique provoque une cardiomégalie.
cardiosédatif Qui abaisse l'excitabilité cardiaque.
cardiotonique Qui augmente la tonicité du muscle cardiaque.
carminatif Qui favorise l'expulsion des gaz intestinaux. Les plantes aromatiques sont souvent carminatives et stimulantes.
choc (état de) Brusque état de stupeur avec pâleur, angoisse, chute de la température et de la pression sanguine, perte de connaissance. Convulsions possibles, risque de mort.
choc anaphylactique État de choc d'origine allergique. Rare mais grave.
cholagogue Qui favorise la contraction de la vésicule biliaire et facilite l'évacuation de la bile du canal cholédoque vers l'intestin.
cholécystectomie Ablation chirurgicale de la vésicule biliaire.
cholécystite Inflammation de la vésicule biliaire.
cholécystocinétique Qui favorise l'excrétion de la bile contenue dans la vésicule biliaire.
cholélithiase Synonyme de lithiase biliaire.
cholérèse Sécrétion de la bile.
cholérétique Qui stimule la sécrétion de la bile par le foie.
colibacillose Nom générique des affections provoquées par le colibacille, atteignant notamment l'appareil urinaire (urétrites, cystites). Présent naturellement dans l'intestin, le colibacille peut devenir pathogène dans certaines conditions, provoquant diarrhées infantiles, choléra (colibacilloses intestinales).
coronodilatateur, coronarodilatateur a) Qui dilate les vaisseaux coronaires du myocarde. b) Médicament ou procédé considéré comme capable de dilater les vaisseaux coronaires.
couperose Synonyme d'acné rosacée.
cyanose Coloration bleuâtre de la peau et des muqueuses due à un taux élevé d'hémoglobine sans oxygène dans le sang. Due au ralentissement de la circulation périphérique en cas de froid, elle peut révéler, à température normale, une mauvaise circulation sanguine périphérique, une maladie cardiaque ou pulmonaire, une intoxication avec mauvaise oxygénation du sang...
cytostatique Qui bloque la multiplication cellulaire.

D

déchlorurant Qui diminue la concentration en chlorures d'une solution. Un diurétique a un effet déchlorurant quand il augmente l'excrétion urinaire des chlorures (essentiellement chlorure de sodium).
dépuratif Qui purifie l'organisme en éliminant déchets, toxines, poisons par les selles (laxatif), par les urines (diurétique) ou par la sueur (sudorifique).
dermatophytose Nom générique donné à des infections cutanées (teignes, onychomycoses, épidermophytes) dues à des champignons parasites microscopiques appelés dermatophytes.
dermatose Terme générique désignant toute affection de la peau.
dermite Inflammation cutanée.
diète hydrique Consommation exclusive d'eau (avec éventuellement complément en sels minéraux et vitamines).
diurèse Élimination urinaire, en volume et en composition.
diurétique a) Qui augmente la sécrétion urinaire. b) Substance accroissant sélectivement ou globalement la sécrétion rénale de l'eau, des résidus organiques (urée, ammoniaque, acide urique...) et des sels. Certains diurétiques ont un effet rapide et massif, d'autres une action plus douce et plus prolongée.
diverticulose Présence de diverticules (petites cavités en cul-de-sac, souvent en saillie) en un ou plusieurs points du tube digestif (œsophage, intestin grêle, côlon surtout). Risque d'inflammation et de perforation.
dolichocôlon Segment de côlon anormalement long, parfois de calibre augmenté (mégacôlon), pouvant provoquer constipation ou colite.
dyspareunie Douleur durant les rapports sexuels chez la femme, sans contractures de la vulve.
dyspnée Respiration pénible ou difficile, souvent associée à une modification du rythme, parfois accompagnée d'une sensation de gêne ou d'oppression.
dystrophie Troubles de la nutrition d'un tissu, d'un organe, avec lésions associées.

E

émétique Qui provoque les vomissements.
emménagogue Qui provoque ou régularise les règles.
émollient Qui apaise et ramollit les tissus enflammés.
emphysème a) **cutané :** infiltration gazeuse diffuse du tissu cellulaire sous-cutané. b) **pulmonaire :** dilatation et destruction des bronchioles et des alvéoles pulmonaires associant dyspnée, surinfections à répétition et insuffisance respiratoire progressive.
épiphysite Synonyme d'ostéochondrite.
épistaxis Saignement du nez.
éréthisme État d'excitation d'un organe pouvant entraîner une réaction démesurée.
érysipèle Placard rouge surélevé dû à une infection de la peau par le streptocoque hémolytique. Siège surtout à la face. Fièvre, douleurs articulaires, démangeaisons.
érythème Nom générique d'affections cutanées caractérisées par une rougeur de la peau disparaissant à la pression.
eupeptique Qui facilite la digestion.
eupnéique Qui facilite et régularise la respiration.
eutrophique Qui permet le développement harmonieux et régulier de tout ou partie du corps humain.
expectorant Qui favorise l'expulsion des sécrétions bronchiques et pharyngées.

F

fébrifuge Qui combat la fièvre ou en prévient les accès.
fibrinolytique Qui dissout les caillots sanguins.
fibrome Dénomination impropre du fibromyome, tumeur bénigne (unique ou multiple) de la musculature de l'utérus.
flatulences, flatuosités Production de gaz gastro-intestinaux provoquant un ballonnement plus ou moins important. Émission possible de gaz par la bouche.
fluidifiant Qui rend les sécrétions bronchiques plus liquides, donc plus faciles à expectorer. Certains fluidifiants ont une action dépurative sur le sang.

G

galactogogue Qui favorise ou active la sécrétion de lait chez les femmes qui allaitent.
gastralgie Douleur ayant l'estomac pour origine et pour siège le creux épigastrique (région de l'abdomen située juste sous le sternum).
gastroentérite Inflammation des muqueuses de l'estomac et de l'intestin. Souvent intoxication alimentaire avec vomissements et diarrhées. Guérit normalement en deux ou trois jours. Il faut assurer la compensation des pertes hydriques.
germe Synonyme de bactérie.
glycémie Présence de glucose dans le sang. Par extension, taux sanguin de glucose.
gonadotrope, gonadotrophique Qui stimule l'activité des glandes sexuelles.
gynécomastie Développement anormal de la glande mammaire chez l'homme.

H

hématurie Présence de sang dans les urines. Peut être due à une infection (cystite, urétrite...), des parasites (bilharziose), une atteinte rénale (néphrite, cancer...).
hémolyse Destruction du globule rouge. Processus normal pour renouveler les hématies du sang. Peut être excessive et anormale (hématie anormalement fragile, anomalie immunologique, intoxication).
hémoptysie Rejet par la bouche d'une quantité plus ou moins abondante de sang provenant des voies respiratoires, parfois sous forme de crachats plus ou moins sanguinolents. Nécessite toujours une consultation médicale rapide.
hémostase Ensemble de réactions biologiques naturelles destinées à interrompre une hémorragie. La première étape consiste en un colmatage de la brèche par vasoconstriction et agrégation des plaquettes, la seconde concerne la coagulation proprement dite du sang avec formation du caillot.
hémostatique Se dit de tout moyen capable d'arrêter un écoulement sanguin, une hémorragie (compression, vasoconstriction, facteurs de coagulation, vitamines K, P...).
hépatique Qui concerne le foie et les voies biliaires.
hyperazotémie Quantité anormalement élevée de produit d'excrétion azotée (urée, acide urique...). Caractérise généralement un mauvais fonctionnement rénal.
hyperazoturie Taux anormalement élevé d'urée dans les urines.
hypercalcémie Taux anormalement élevé de calcium dans le sang. S'observe dans les hypervitaminoses D, le syndrome du lait et des alcalins, certaines maladies osseuses.
hypercholestérolémie Taux anormalement élevé de cholestérol dans le sang.
hyperglycémie Taux anormalement élevé de glucose dans le sang.
hyperkaliémie Taux anormalement élevé de potassium dans le sang.
hypertenseur Qui provoque l'élévation de la pression du sang dans les artères.
hypertensif Qui s'accompagne d'une hausse de la pression du sang dans les artères ou la provoque.
hypnotique a) Qui induit le sommeil ; synonyme de somnifère. b) Qui concerne l'hypnotisme.
hypoazotémie Taux anormalement bas de produits d'excrétion azotée dans le sang. S'observe dans les dénutritions, les malnutritions azotées.
hypocalcémie Taux anormalement faible de calcium dans le sang. Peut accompagner rachitisme, ostéoporose, tétanie, spasmophilie.
hypocholestérolémiant Qui abaisse le taux de cholestérol dans le sang.
hypoglycémiant Qui fait baisser le taux de glucose dans le sang.
hypoglycémie Taux anormalement bas de glucose dans le sang.
hypokaliémie Taux anormalement bas de potassium dans le sang.
hypolipémiant Qui abaisse le taux des triglycérides (variété de lipides) sanguins.
hypolipidémiant Qui abaisse le taux de lipides dans le sang.
hypotenseur Qui provoque une baisse de la pression du sang dans les artères
hypotensif Qui s'accompagne d'une baisse de la pression du sang dans les artères ou la provoque.
hypotriglycéridémiant Synonyme d'hypolipémiant.

I

iatrogène Littéralement « engendré par le médecin ». Se dit de maladies, d'accidents, d'effets provoqués par les traitements médicaux, médicamenteux, chirurgicaux.
immunité Protection naturelle, congénitale ou acquise, contre différents agents infectieux (microbes, virus) et contre des cellules ou des molécules étrangères. Est assurée par le système immunitaire de chaque individu.
immunodéficience Diminution ou disparition des moyens de défense immunitaire. Peut être congénitale, consécutive à un traitement immunodépresseur ou provoquée par une affection virale (sida : syndrome d'immunodéficience acquise).
immunodépresseur a) Qui supprime ou réduit les réactions immunitaires de l'organisme. Se dit des rayons X, de divers toxiques, d'agents bactériens ou viraux, de certains médicaments. b) Médicament utilisé pour neutraliser les réactions immunitaires (rejet dans les greffes d'organes, par exemple).
immunostimulant Qui déclenche ou stimule des réactions plus ou moins spécifiques du système immunitaire contre des antigènes.
impétigo Infection cutanée contagieuse, banale chez l'enfant. Petites vésicules, croûtes jaunâtres sur fond rouge ulcéré. Siège au visage (autour du nez et de la bouche) et sur les mains.
induration Durcissement d'un tissu, le plus souvent dû à une inflammation, une infiltration, une poche de liquide ou une tumeur.
infarctus Nécrose non infectieuse d'un fragment de tissu ou d'organe, provoquée par un défaut d'irrigation sanguine (infarctus du myocarde, cérébral...). Toujours grave.
infiltration séreuse Envahissement d'un tissu cellulaire par une sérosité.
insuffisance coronarienne Défaut d'apport du sang au myocarde dû à une anomalie ou à un rétrécissement d'une ou de plusieurs artères coronaires. L'angine de poitrine en est la principale manifestation.
insuffisance veineuse Difficulté de circulation du sang généralement due à la mauvaise qualité du réseau veineux superficiel, provoquant une stagnation du sang et un ensemble de troubles (varices, ulcères, périphlébite, œdème, induration...). Surtout aux jambes.
insuffisance respiratoire Impossibilité de maintenir par la respiration les taux normaux d'oxygène et de gaz carbonique dans le sang. Due à un défaut de ventilation (central ou local par obstruction ou réduction de l'appareil respiratoire) ou à une altération bronchiolo-alvéolaire (emphysème, bronchite chronique). Aiguë ou chronique, associe dyspnée, cyanose, respiration superficielle. Requiert des soins appropriés.
intertrigo Inflammation microbienne ou mycosique d'un pli de la peau (nuque, aisselle, coude, poignet, doigt, fente et plis fessiers, périnée, partie arrière du genou, orteil...). Favorisé par obésité, transpiration, manque d'hygiène.
ischémie Insuffisance ou arrêt de l'irrigation sanguine d'un tissu, d'un organe ou d'un membre. Aiguë, elle peut être transitoire (doigts blancs) ou définitive (provoquant nécrose, infarctus...). Chronique, elle est surtout due à l'athérosclérose, qui obstrue progressivement les artères nourricières correspondantes.

K

kératinisant Qui favorise la kératinisation.
kératinisation Transformation des couches superficielles de la peau ou d'une muqueuse par infiltration de fibres de kératine (protéine fibreuse) produisant un tissu plus résistant mais moins souple, moins perméable, plus cassant.
kyste Cavité fermée sans communication avec son environnement, pouvant contenir une substance liquide, pâteuse ou même un gaz. Pathologique, mais généralement non cancéreux, peut siéger dans différents organes (ovaire, foie, rein, poumon, os, glande sébacée...). Peut atteindre des tailles volumineuses.

L

laxatif a) Qui facilite l'évacuation des selles. b) Purgatif léger.
leucorrhée Chez la femme, écoulement vulvaire d'une mucosité blanchâtre ou jau-

nâtre, plus ou moins purulente. Due habituellement à une infection vaginale microbienne, parasitaire ou mycosique. Synonyme de pertes blanches.
lichen plan Dermatose courante d'évolution chronique caractérisée par de petits boutons roses ou violacés, brillants, très prurigineux, siégeant aux poignets, aux avant-bras, à la partie inférieure des jambes, parfois dans la bouche.
lithiase Présence de calculs dans une glande ou un réservoir : lithiase biliaire, rénale, vésicale, salivaire, lacrymale...
lupus érythémateux a) **aigu** Maladie auto-immune grave. Placards cutanés rouge-violet sur les mains et le visage, douleurs articulaires, fièvres, amaigrissement, asthénie, lésions cardiaques, rénales, pulmonaires. Parfois provoqué par des médicaments, guérit alors à l'arrêt du traitement. b) **chronique** Maladie tenace, généralement bénigne. Plaque indurée rouge, squameuse, bien limitée, atrophiée au centre. Siège sur les zones de la peau exposées au soleil (visage, oreilles, cuir chevelu, mains).
lymphangite Inflammation des vaisseaux lymphatiques. Souvent provoquée par une blessure infectée.
lymphatisme État dystrophique de l'enfance, avec asthénie, augmentation du volume des ganglions lymphatiques et des amygdales, mollesse, infiltration de la peau. Affection mal définie.
lymphœdème Accumulation anormale de lymphe dans les tissus, pouvant provoquer le gonflement d'un membre.

M

mégacôlon Dilatation très importante d'une partie du côlon, accompagnée habituellement d'une distension importante de l'abdomen et d'une constipation chronique sévère.
météorisme Synonyme de flatulences.
mucilagineux Qui contient des glucides se gonflant à l'eau pour former une solution visqueuse, le mucilage.
mucolytique Synonyme d'expectorant.
mucus Substance plus ou moins visqueuse sécrétée par de petites glandes parsemées à la surface des muqueuses. Joue un rôle protecteur et lubrifiant.
muqueuse Tissu cellulaire (épithélium) humide qui tapisse l'intérieur des appareils respiratoire, digestif, génito-urinaire.
muqueux a) Qui concerne le mucus ou qui en possède les caractéristiques (viscosité, épaisseur). b) Qui se rapporte à une muqueuse.
mycose Nom générique donné à toute affection provoquée par un champignon.
myxœdème Infiltration et épaississement de la peau, ralentissement de toutes les fonctions, lenteur intellectuelle. Dû à une insuffisance thyroïdienne. Chez l'enfant, arrêt du développement et de la puberté, arriération mentale.

N

natriurétique Qui se rapporte à l'élimination urinaire du sodium.
naturopathie Ensemble de pratiques de prévention et de soins reposant sur les capacités individuelles de guérison, la limitation ou la suppression des médicaments, une nouvelle hygiène de vie et d'alimentation, le recours à des remèdes naturels.
naturothérapie Discipline proche de la naturopathie. Plus médicalisée, mise en œuvre par des médecins.
nécrose Interruption pathologique et irréversible de processus vitaux au sein d'une cellule, d'un tissu ou d'un organe, suivie de mortification et de destruction (os, peau, myocarde, cerveau).
néphrite Maladie inflammatoire des reins. Aujourd'hui synonyme de néphropathie, nom générique de toute affection rénale.
neuroleptique Qui calme l'agitation et diminue l'activité neuromusculaire. Caractérise un groupe de médicaments sédatifs et antipsychotiques qui atténuent agressivité, idées délirantes, hallucinations.
neurovégétative (dystonie) Troubles de l'excitabilité des systèmes nerveux sympathique et parasympathique pouvant provoquer un dérèglement fonctionnel des grands appareils (cardiaque, vasculaire, digestif, respiratoire, sexuel...) et des fonctions correspondantes.
névrite Terme générique pour désigner toute affection inflammatoire ou dégénérative (sauf le cancer) atteignant un nerf. Synonyme de neuropathie.
névrose Nom générique de toutes les affections psychiques évoluant sans atteinte de la personnalité du patient, qui a conscience du caractère pathologique des symptômes (angoisse, asthénie, obsessions, phobies, hystérie...) sans pouvoir s'en débarrasser.

O

ocytocique Qui hâte l'accouchement et renforce les contractions utérines.
œstrogénique Se dit d'une substance qui produit des effets comparables à ceux des œstrogènes (hormones féminines provoquant l'ovulation et favorisant la fécondation).
oligurie Production anormalement faible d'urine.
ostéomalacie Déminéralisation du squelette osseux chez un adulte, due à un déficit ou à une perte excessive de vitamine D, de calcium (néphrite, grossesse, allaitement). Appelée rachitisme chez l'enfant (avec déformations osseuses, anémie, adénopathies).
ostéochondrite Trouble dystrophique de certaines régions ostéocartilagineuses (épiphyses, apophyses, petits os, vertèbres) entraînant douleur, impotence, déformation. Sans doute due à un défaut de l'irrigation sanguine. Peut régresser chez le jeune.

P

pancréatite Inflammation du pancréas, aiguë ou chronique. Affection toujours très grave.
parodontose Affection dégénérative du tissu de soutien de la dent (gencive, ligament alvéolaire, cément, os alvéolaire) ou parodonte. Destruction et chute de la dent.
pathogène Qui constitue un facteur de maladie (bactérie, agent chimique, situation, comportement).
pectoral Qui exerce une action bénéfique sur l'appareil respiratoire. Les plantes béchiques et les plantes expectorantes sont des pectorales.
pédiculose Dermatose prurigineuse localisée ou généralisée provoquée par la présence d'un grand nombre de parasites de la famille des poux.
périphlébite Inflammation du tissu conjonctif entourant une veine. Parfois utilisée pour parler de phlébite de veines superficielles ou de phlébite variqueuse.
péristaltisme Contractions plus ou moins rythmées de la musculature de l'estomac et des intestins assurant le brassage et la progression des débris alimentaires le long de l'appareil digestif.
phlébite Inflammation d'une veine, souvent accompagnée de la formation d'un caillot, qui peut se détacher et provoquer une embolie.
phlyctène Soulèvement de l'épiderme, rempli d'une sérosité limpide. Les bulles (ou ampoules) et les vésicules sont des phlyctènes.
phosphène Sensation lumineuse sans stimulation externe par la lumière.
photophobie Sensibilisation anormale ou intolérance à la lumière.
photosensibilisation Réaction anormale au soleil, qui se manifeste souvent par une éruption cutanée. Peut être due à l'absorption de certains médicaments (psoralènes), à certaines maladies (porphyries), à une réaction allergique.
pityriasis versicolor Dermatose faite de taches blanches, brunes ou saumonées, sur le cou et le tronc, provoquée par un champignon parasite.
pléthorique Synonyme d'obèse.

polynévrite Atteinte symétrique d'un nerf ou d'un groupe de nerfs périphériques. Déficit moteur, souvent syndrome douloureux associé. Origine toxique, infectieuse ou héréditaire.
provitaminique Se dit d'une substance chimique qui est le précurseur d'une vitamine et qu'une simple réaction chimique transformera en cette vitamine. Ainsi, les carotènes sont des précurseurs de la vitamine A. On parlera de leur caractère provitaminique.
psychose Nom générique des maladies mentales où le sujet n'est pas conscient des troubles, dits psychotiques, touchant sa personnalité et ses comportements.
psychotrope Qui a une action sur le psychisme.
purgatif Substance provoquant une accélération du transit intestinal et de l'évacuation des selles. Leur abus peut provoquer une irritation de la muqueuse intestinale.
purulent Qui se rapporte au pus ou qui en contient.
pyodermite Terme générique désignant des lésions suppuratives de la peau, généralement de nature infectieuse comme les furoncles ou l'impétigo.

Q

Quincke (œdème de) Variété d'urticaire avec infiltrations œdémateuses, localisées, prurigineuses, parfois considérables. Localisé à la face, mais peut atteindre la bouche ou le larynx, avec risque d'asphyxie. Poussées parfois fébriles pendant des années. De nature allergique, sauf la forme héréditaire.

R

rachitisme Maladie de l'enfance entraînant des déformations du squelette osseux. Ostéomalacie due, le plus souvent, à un déficit en vitamine D.
rectocolite Inflammation simultanée du côlon et du rectum.
résolutif a) Qui réduit un engorgement, une inflammation. b) Médicament susceptible de faire disparaître une inflammation sans qu'il y ait suppuration.
révulsif Produit qui, en application externe, provoque un afflux de sang au niveau de la peau, avec rougeur et échauffement, et contribue ainsi au décongestionnement d'un organe interne malade.
rhinite Inflammation de la muqueuse nasale, avec obstruction et écoulement.
rhumatisme Terme générique désignant toute affection se caractérisant par des douleurs et une fluxion au niveau d'une ou de plusieurs articulations ainsi que des tissus voisins.
rhume Inflammation des fosses nasales avec hypersécrétion de la muqueuse. Obstruction nasale partielle, écoulement liquide plus ou moins fluide. Synonyme de coryza.
rubéfiant Substance médicamenteuse qui produit une congestion intense et passagère de la peau.

S

sclérose Modification pathologique des propriétés mécaniques d'un organe ou d'un tissu, caractérisée par une perte de souplesse, une fragilité et une tendance à la rupture sous la pression ou le choc.
sédatif Qui calme et régularise l'activité d'un organe ou d'un appareil.
séreuse Fine membrane cellulaire qui tapisse les grandes cavités anatomiques (péritoine, plèvre, péricarde) ainsi que les organes qui s'y trouvent (appareils digestif et urinaire, poumons, cœur) afin de permettre les mouvements naturels des uns par rapport aux autres (péristaltisme, respiration, contraction).
séreux a) Qui se rapporte à une sérosité. b) Qui se rapporte à une séreuse.
sérosité a) Liquide limpide, incolore ou légèrement jaune trouvé dans les épanchements non inflammatoires, les phlyctènes, les œdèmes, les tissus infiltrés. b) Liquide présent naturellement en faible quantité entre les feuillets des séreuses.
spasme laryngé Contracture tétanique des cordes vocales. a) **du nourrisson :** brusque accès de suffocation, arrêt respiratoire, cyanose, au cours d'une maladie aiguë. b) **de l'enfant :** spasme au cours d'une crise de tétanie. c) en début d'anesthésie générale. Dans tous les cas, tubage du larynx indispensable. Synonyme de laryngospasme, spasme glottique.
spasmolytique Synonyme d'antispasmodique.
sténose Rétrécissement d'un canal ou d'un organe tubulaire.
stomachique Synonyme d'eupeptique.
sudorifique Qui stimule la transpiration.

T

tachycardie Rythme cardiaque particulièrement rapide.
tétanos Maladie généralement mortelle due au bacille de Nicolaier. Provoqué par une plaie souillée. Contractures douloureuses intenses avec hyperexcitabilité sensorielle et neuromusculaire. Protection par la vaccination ou par injection de sérum.
thrombose Formation d'un caillot sanguin (thrombus) dans un vaisseau sanguin ou dans une des cavités cardiaques.
trophiques (troubles) Se dit de troubles dus à la mauvaise nutrition et à la mauvaise vascularisation d'un tissu, d'un organe, d'un membre. Souvent en rapport avec des lésions des nerfs ou des vaisseaux correspondants. Au niveau d'un membre, cyanose, atrophie musculaire, refroidissement, cicatrisation difficile, escarres aux points d'appui, ulcérations cutanées...

U

urétrite Inflammation de la muqueuse de l'urètre. Généralement infectieuse, le plus souvent due au gonocoque.
urticaire Réaction allergique de la peau avec petites boursouflures, démangeaisons. Fréquente après piqûres de moustique, d'ortie, certains aliments, certains médicaments.
urticaire géante (rare) Éruption d'urticaire très étendue pouvant provoquer des difficultés respiratoires. Parfois accompagnée de fièvre, adénopathies, arthralgies. Risque de choc. Urgence médicale.

V

vasculoprotecteur Qui protège les vaisseaux sanguins. Se dit de divers produits naturels (flavones, catéchol, rutine...) doués d'une activité vitaminique P.
vasoconstricteur Qui réduit le calibre des vaisseaux sanguins.
vasodilatateur Qui dilate les vaisseaux sanguins.
vasomoteurs (troubles) Troubles circulatoires dus à la constriction ou à la dilatation des vaisseaux sanguins. Ils sont souvent en relation avec une dystonie neurovégétative.
veino-occlusif (syndrome) Contraction spasmodique des parois d'une veine avec réduction transitoire de son calibre. Synonyme de veinospasme, phlébospasme.
veinotonique Qui accroît la tonicité des parois veineuses. Synonyme de phlébotonique.
vermifuge Qui expulse les vers de l'intestin. On utilise des plantes différentes selon le ver en cause.
vésicant Qui provoque l'apparition de phlyctènes cutanées.
virose Nom générique de toute maladie provoquée par un virus.
vitaminique Qui possède les propriétés d'une vitamine. Définit souvent un extrait naturel ou un mélange de plusieurs substances, qui possède les propriétés d'une ou de plusieurs vitamines sans que celles-ci soient isolées à un niveau de purification.
vitiligo Trouble fréquent de la pigmentation cutanée avec apparition de plaques blanches, bien dessinées, entourées d'une zone plus pigmentée.
vulnéraire Qui contribue à la cicatrisation des plaies et à la guérison des contusions.

Index

Les chiffres en caractères gras renvoient aux sujets développés dans un chapitre, ou à tout un chapitre.
Les chiffres en maigre, aux noms cités dans les textes.

A

D

M

N

O

P - Q

T - U

V - X - Y - Z

CRÉDITS DES PHOTOGRAPHIES

Abréviations : h : haut, m : milieu, b : bas, g : gauche, d : droite.

Couverture :
ALS Conseil/J. Vieussens ; S.R.D./ J.C. Dewolf ; STOCK IMAGE/W. Anderson ; S.R.D./Studio des Grands-Augustins/J.F. Chavanne.

P. 12 : H. JOSSE ; 14 : G. DAGLI ORTI ; 15 : DIAF/Blache ; 16 : JERRICAN/GAILLARD ; 17 : MARCO POLO/F. Bouillot ; 18 : G. DAGLI ORTI ; 19 : JERRICAN/J.M. Labat ; 20/21 : EXPLORER/S. Cordier, F. Hache, P. Lorne, G. Sommer ; BIOS/J. Douillet, Halleux ; DIAF/Ph. Dannic, A. Février, J. Ch. Gérard, H. Gyssels, J. Jullien, J.P. Langeland, S. Villerot ; J.C. MAYER - G. LE SCANFF ; J. DODILLET ; PHANIE/Garo ; MARCO POLO/F. Bouillot ; VANDYSTADT/J.M. Barey, Nicholson, C. Petit ; 76 : J.C. HAYON ; 83 : M. VIARD ; 93 : J.C. HAYON ; 99 : JACANA/Ph. Prigent ; 100 : MAP/N. & P. Mioulane ; 111 : JACANA/Cl. Nardin ; 114 : NATURE/Aucante ; 123 : J.C. HAYON ; 126 : JACANA/M. Viard ; 136 : JACANA/J.P. Champroux ; 138 : SUNSET/Witch-Hazel ; 142 : NATURE ; 147 : JACANA/P. Pilloud ; 152 : SUNSET/Holt Studio ; 168 : J.C. HAYON ; 169 : JACANA/Rouxaime ; 177 : M. VIARD ; 186 : JACANA/P. Darmangeat ; 201 : J.C. HAYON ; 213 : SUNSET/Animals Animals ; 220/221 : EXPLORER/S. Cordier, P. Lorne ; BIOS/J. Douillet ; DIAF/J. Jullien, J.P. Langeland ; 225 : JERRICAN/Bongrand ; 226, 227, 229 : MARCO POLO/F. Bouillot ; 231 : G. DAGLI ORTI ; 232 : Thermes marins, Riva-Bella ; 233 : JERRICAN/Wallet ; 235, 237 : MARCO POLO/F. Bouillot ; 240 : MARCO POLO/F. Bouillot ; 241, 242 : Thermes marins, Riva-Bella ; 243 : DIAF/H. Gyssels ; 246, 247 : S.R.D./Studio des Grands-Augustins ; 249 : MARCO POLO/M. Blanchard ; 250/251 : J.C. MAYER - G. LE SCANFF ; J. DODILLET ; BIOS/Halleux ; PHANIE/Garo ; MARCO POLO/F. Bouillot ; DIAF/Ph. Dannic, A. Février, J. Ch. Gérard, H. Gyssels, S. Villerot ; VANDYSTADT/J.M. Barey, Nicholson, C. Petit ; EXPLORER/F. Hache, G. Sommer ; 255 : DIAF/Reporters ; 258 : MARCO POLO/Ph. Hallé ; 260 : Phototèque Culinaire ; 261, 263 : MARCO POLO/F. Bouillot ; 264/265 : S.R.D./J.C. Mayer ; 265 : Photothèque Culinaire ; 266 : MARCO POLO/F. Bouillot ; 267 : THE IMAGE BANK/S. Nilkes ; 268 : FOTOGRAM-STONE/A. Peek ; 269 : COSMOS/P. Coll/Age ; 270 : ZEFA/R.B. Studio ; 271, 272 : FOTOGRAM-STONE/B. Ayres ; 274 : J.L. CHARMET ; 276 : JERRICAN/Labat ; 277 : EXPLORER/Mary Evans Picture Library ; 278 : FREUD Museum, Londres ; 280/281 : VANDYSTADT ; 282 : GAMMA/Razenkov ; 283g : C. PANSU ; 283d : C. FABRE ; 284, 285 : VANDYSTADT ; 286 : Photo FEEL ; 287 : B.S.I.P./Collet ; 288 : B.S.I.P./Taulin ; 291 : VANDYSTADT/P. Viellanet ; 292 : PRESSE-SPORTS ; 293, 294/295 : PICTOR INTERN. ; 296, 297 : Dessins de MACH ; 300 : VANDYSTADT/C. Cole ; 301 : D.R. ; 303 : MARCO POLO/F. Bouillot ; 304 : JERRICAN/P. Harris ; 305 : MARCO POLO/F. Bouillot ; 306 : PIX/V.C.L. ; 308 : JERRICAN/Labat ; 309 : JERRICAN/Crampon ; 310 : PHANIE/P. Garo ; 311 : JERRICAN/Dianne ; 312 : MARCO POLO/F. Bouillot ; 313 : PHANIE/P. Alix ; 314 : JERRICAN/Ch. Errath ; 315, 316, 318 : J.P. HUBERT.

CRÉDITS DES DESSINS ET ILLUSTRATIONS

P. 80 : David Baxter ; 92, 93, 95, 154, 207 : Françoise Bonvoust ; 86, 87, 120, 198 : Luc Bosserdet ; 123 : Françoise Collet ; 100, 158-160 : Jean Coladon ; 175 : Philippe Couté ; 124, 163 : Françoise de Dalmas ; 76, 105, 147, 208 : Maurice Espérance ; 77, 104, 108, 119, 127, 132, 143, 152, 153, 186, 189, 204, 209 : Anne Eydoux ; 140, 187, 188 : Ian Garrard ; 180 : Odette Halmos ; 84, 88, 103, 121, 135, 139, 141, 151, 161, 166, 168, 172, 212 : Héliadore ; 126, 128, 129, 176, 177, 181 : Madeleine Huau ; 97, 98, 111, 142, 178, 179 : Mette Ivers ; 102, 110, 146, 173, 183, 191, 197, 210, 213 : Josiane Lardy ; 81, 89-91, 94, 107, 114, 117, 118, 125, 133, 134, 136, 138, 144, 199, 200, 201, 211 : Annie Le Faou ; 99, 101, 106, 112, 113, 115, 122, 130, 131, 137, 145, 156, 167, 170, 174, 185, 192, 193, 202, 206 : Guy Michel ; 96, 116 : Daniel Moncla ; 109, 162, 182 : Marie-Claire Nivois ; 164 : Charles Pickard ; 75, 79, 149, 150 : Robert Rousso ; 148, 155, 157 : Jean-Paul Turmel ; 74, 78, 82, 83, 85, 165, 169, 171, 184, 190, 194-196, 203, 205 : Denise Weber.

Les dessins des p. 224-225 ont été réalisés par Michel LOPPÉ d'après des croquis de Simone LARAQUE.

Le dessin de la page 299 a été extrait d'une illustration d'Éric DE WINTER in *Kuatsu de réanimation,* Éditions Chiron.

GUIDE PRATIQUE DES REMÈDES NATURELS
Publié par Sélection du Reader's Digest

Photocomposition : Empreintes, Antony
Photogravure : La Station Graphique, Ivry-sur-Seine
Impression : Maury, Malesherbes
Reliure : Brun, Malesherbes

PREMIÈRE ÉDITION

Achevé d'imprimer : décembre 1994
Dépôt légal en France : janvier 1995
Dépôt légal en Belgique : D 1995.0621.25
Imprimé en France
Printed in France